临床牙周病学和口腔种植学

Clinical Periodontology and Implant Dentistry

第6版

临床牙周病学和口腔种植学

Clinical Periodontology and Implant Dentistry

第6版

下卷

主编 （瑞士）尼克劳斯·朗
（Niklaus P. Lang）

（瑞典）扬·林德
（Jan Lindhe）

主审 束 蓉 王勤涛 宿玉成

主译 闫福华 陈 斌 张 倩 李艳芬

邱 宇 李厚轩 雷 浪

北方联合出版传媒（集团）股份有限公司
辽宁科学技术出版社
沈 阳

中文版序

Foreword

牙周病是一类患病率高且病程长的疾病，严重威胁人类健康，是导致成年人牙齿缺失的最主要原因，同时，也是糖尿病、心血管疾病等全身疾病的危险因素。随着生活水平的提高和口腔保健意识的增强，人们对牙周治疗的需求也大大增加。对牙周病的深入了解，有助于我们形成正确的治疗理念，学会合理且灵活地运用相关技术，是保证牙周治疗长期有效的基础。要实现以上目的，对经典文献和书籍的阅读是必不可少的。

在此，我非常高兴地向大家推荐中译版《临床牙周病学和口腔种植学（第6版）》。本书原著《Clinical Periodontology and Implant Dentistry》，是非常经典的牙周病学专著，历来皆由牙周病学"大咖"编著，自出版以来，受到全球广大牙周病学专科医生、口腔全科医生和口腔医学生的广泛好评。2016年，该书第6版出版，其主编是在牙周学界享有盛誉的Niklaus P. Lang 和 Jan Lindhe。该书原著分为两卷，牙病学基础知识和临床部分两卷，内容丰富、细致，引人入胜。

中译版《临床牙周病学和口腔种植学（第6版）》由中华口腔医学会牙周病学专业委员会候任主任委员、南京大学医学院附属口腔医院闫福华教授领衔的团队翻译，同时，邀请国内著名牙周病学和口腔种植学专家进行审核、校对，主审专家团队包括：束蓉教授、王勤涛教授和宿玉成教授。翻译忠实于原著，叙述清晰，值得一读。特此推荐。

章锦才

中华口腔医学会副会长

2019年12月

前言
Preface

当下，互联网为我们提供了众多的治疗选择，但是这些治疗选择并不是全部基于已验证的正确观念，换句话说，这些治疗可能是在临床医生对背景不完全清楚的条件下提出的。因此，在这样一个时代背景下，执业医生具有职业困惑，越来越难以确定什么是正确的，什么又是专业性错误。在线教育，尽管有其毋庸置疑的益处，但也具有经验治疗的危险，很有可能在没有对患者进行系统科学的详细检查下就对患者治疗，从而可能会有损于患者健康。

在电子媒体已经如此发达的现代，你可能很疑惑教科书究竟有什么作用。显然，教科书仍然代表了一种独特的专业信息，包含的是一种基于科学证据而不是带有尝试、错误或个人偏好的治疗理念。

《临床牙周病学和口腔种植学》一直强调基于临床证据的治疗方法。这本教科书起源于斯堪的纳维亚，记录各种各样有着临床研究数据支持的治疗方法。随后几年内，笔者更加国际化，使得这本教材在全世界范围内取得了成功。在第4版中，仅包含了口腔种植学的一些方面，而在第5版再版时，口腔种植学已经成为临床牙周病学的一个重要组成部分。随着内容增加，目前的两卷（原英文版为两卷）中第1卷提出基本概念，牙周和种植体周围的一些生物应用原则；而第2卷则主要重点介绍治疗相关内容。研究表明，牙周病也会对种植体的生物学产生影响。

综上，牙科学这两个方面已经互相融合。这本教科书的第6版包括了关于牙列缺损义齿修复的重要内容。综合治疗中的一个重要部分是根据生物学原则制订治疗计划，我们对此应给予足够的重视。书中详细地介绍了口腔种植体的植入和愈合，也提出了骨结合的新概念。最后，还有一个非常重要的内容，临床经验表明，口腔种植体植入后常伴随着生物并发症的发生。此外，第6版还着重介绍针对这些不良事件的应对方案以及牙周和种植体周围的健康维护。总而言之，第6版可以说是当代牙周病学和口腔种植学经过改进后的系统的教学大纲。

如果一本教科书要作为参考书和临床实践指导，那么必须对其内容定期更新。在第5版发行后的第7年，我们出版了第6版，在近2年内，我们已经对其中90%的内容进行了修订。新一代的国际知名的研究者或临床专家对其中的许多章节进行了重新组织或重新编写。我们为了保持这本著作与时俱进付出了许多努力，希望第6版的

《临床牙周病学和口腔种植学》仍然是牙周病学和口腔种植学专业领域内的主要教科书。

我们感谢Wiley的许多合作者、我们的出版商，没有他们，这本书的出版难以实现。在此，特别感谢Nik Prowse（自由职业项目经理）、Lucy Gardner（自由编辑）和Susan Boobis（自由标引人员）。

最后，我们将最诚挚的感谢致以您，身为读者、学生、同事、临床专家或临床牙周病学和口腔种植学的研究者们。我们希望您能够喜欢这个具有不同封面及大纲的新版本。

Niklaus P. Lang

Jan Lindhe

2015年2月

译者前言

Preface

"牙周病有着漫长的过去，但牙周病学只有短暂的历史。" 现代牙周病学的建立始于19世纪末20世纪初，虽然对牙周病相关病因、病理、治疗和预防已进行了大量研究，但仍存在较大的困难和诸多的未知。随着医学的进步，学科间的交叉在一定程度上推动了牙周专业的发展，牙周领域也进入了相应的快速发展期。

信息时代的到来，让临床医生与医学研究者有更多的途径了解和学习牙周相关知识，这极大地推动了牙周病学的发展。然而，随之而来的还有信息爆炸所致的选择混乱和障碍，系统的完全基于循证医学的指导意见还较为缺乏。同时，国内一部分医生不方便或不具备查阅和阅读外文文献的能力，这在一定程度上限制了医务工作者接触和了解牙周病学前沿知识的机会。此外，随着种植技术快速开展，大量的种植体被植入患者口腔中，伴随着种植后各种并发症的出现，使种植从业人员也逐渐认识到种植体周围病变需要从牙周的角度来思考和寻求解决的途径。

《临床牙周病学和口腔种植学》由Niklaus P. Lang和Jan Lindhe 教授主编，是一部关于牙周病病因、诊断和治疗的系统性评述，同时也全面详细地介绍了口腔种植体病变的基础与临床知识。从第1版出版之日起，即深受读者的欢迎。本书也随着学科的发展，不断完善而成为一部经典教材，第6版于2016年出版。目前在原书的两卷中第1卷提出基本概念，牙周和种植体周围的一些生物应用原则；而第2卷则主要重点介绍治疗相关内容，同时包括了关于牙列缺损义齿修复的重要内容。书中提出综合治疗中的一个重要部分是根据生物学原则制订治疗计划，着重介绍了针对不利方面的应对方案以及牙周、种植体周围的健康维护。第6版可以说是当代牙周病学和口腔种植学经过改进后的系统的教学大纲，是牙周病学和口腔种植学专业领域内的主要教科书。本书不仅内容丰富、严谨，在多学科的交叉衔接上也具有极高的指导价值。相信通过对本书的不断学习，大家都会有所收获。

全书原著包括上、下两卷，分为解剖、流行病学、微生物学、宿主-微生物相互作用、殆创伤、牙周组织病理、种植体周围（组织）病理学、组织再生、临床检查程序、治疗计划制订、牙周基础治疗（感染控制）、辅助治疗、重建性治疗、种植体植入手术、牙槽嵴重建治疗、咬合和修复治疗、正畸和牙周治疗以及支持治疗共18个部分。其中前6个部分为原书第1卷的内容，主要为基础知识；后12个部分为第2卷的内容，主要为临床部分。我们在翻译的过程中，为了便于读者阅读，将原书的两卷内容分解为3卷，其中上卷仍然为基础知识，中卷主要为牙周病治疗，下卷则为口腔种植治疗。

　　很荣幸，我们南京大学医学院附属口腔医院牙周病学团队能有机会将《临床牙周病学和口腔种植学（第6版）》这本经典教材介绍给大家。在此过程中，我们得到了国内外众多专家和同行的指导与帮助，在此向章锦才教授、束蓉教授、王勤涛教授、宿玉成教授、杜志斌博士、董潇潇医生、万鹏医生等表示真诚的谢意。在翻译的过程中，我们始终致力于忠实原文、原意，但由于译者水平有限，可能会存在一些具有争议或不妥之处，敬请业内同行给予批评指正。

　　最后，要感谢北方联合出版传媒（集团）股份有限公司辽宁科学技术出版社的信任和支持，感谢SUNSTAR公司在本书出版过程中给予的帮助与贡献。

闫福华

中华口腔医学会牙周病学专业委员会　候任主任委员

南京大学医学院附属口腔医院　教授、

主任医师、博士生导师

2019年11月　于南京

译者名单

Translators

下卷主审

宿玉成（中国医学科学院北京协和医院）

下卷主译

闫福华（南京大学医学院附属口腔医院）

李厚轩（南京大学医学院附属口腔医院）

雷　浪（南京大学医学院附属口腔医院）

译者（按姓名首字笔画为序）

万　鹏	卞添颖	史佳虹	吕晶露	刘　娟	闫福华	杜志斌
李丽丽	李厚轩	李　娇	李艳芬	李凌俊	邱　宇	张杨珩
张　倩	张　爽	张　婷	陈畅行	陈　斌	罗　宁	周子谦
周　倩	周　靓	赵云鹤	柯晓菁	柳慧芬	姜　苏	倪　璨
黄永玲	崔　迪	董潇潇	程　远	谢晓婷	雷　浪	魏挺力

编者名单
Contributors

Maurício Araújo
口腔科
马林加州立大学
马林加
巴拉那州
巴西

Jill D. Bashutski
生物医学工程专业
工程学院
安娜堡
密歇根州
美国

Hans-Rudolf Baur
心内科
医学院
伯尔尼大学
伯尔尼
瑞士

Urs C. Belser
口腔修复科
牙科学院
日内瓦大学
日内瓦
瑞士

Gunnar Bergenholtz
牙体牙髓病学系
口腔学院
哥德堡大学萨尔格学院
哥德堡
瑞典

Tord Berglundh
牙周病科
口腔学院
哥德堡大学萨尔格学院
哥德堡

瑞典

Dieter D. Bosshardt
牙周病科
牙医学院
伯尔尼大学
伯尔尼
瑞士

Rino Burkhardt
私人诊所
苏黎世
瑞士
和
口腔学院
香港大学
香港
中国

Gianfranco Carnevale
私人诊所
罗马
意大利

Delwyn Catley
心理学系
密苏里大学–堪萨斯城
堪萨斯
密苏里州
美国

Y. Joon Coe
口腔修复科
马里兰大学
巴尔的摩
马里兰州
美国

Lyndon F. Cooper
口腔修复科

北卡罗来纳大学
教堂山
北卡罗来纳州
美国

Pierpaolo Cortellini
私人诊所
佛罗伦萨
意大利

Mike Curtis
口腔学院
巴兹学院和伦敦口腔医学院
伦敦玛丽女王大学
伦敦
英国

José J. Echeverría
牙周病科
口腔学院
巴塞罗那大学
巴塞罗那
西班牙

Ingvar Ericsson
口腔修复科
口腔系
马尔摩大学
马尔摩
瑞典

William V. Giannobile
密歇根口腔卫生研究中心
密歇根大学临床中心
安娜堡
密歇根州
美国
和
生物医学工程专业
工程学院
安娜堡
密歇根州
美国

Christoph H.F. Hämmerle
固定、活动义齿修复和口腔材料科学诊室
口腔医学中心
苏黎世大学
苏黎世
瑞士

Lisa Heitz - Mayfield
国际研究合作-口腔健康和权益
解剖学院，生理学和人类生物学
西澳大学
克劳利
华盛顿州
西澳大利亚州
澳大利亚

David Herrera
ETEP（牙周病病因和治疗）研究组
口腔系
康普顿斯大学
马德里
西班牙

Palle Holmstrup
牙周病科
口腔学院
哥本哈根大学
哥本哈根
丹麦

Reinhilde Jacobs
口腔生理学实验室
牙周病科
口腔影像学中心
医学系
天主教鲁汶大学

Mats Jontell
口腔医学和病理学
口腔学院
哥德堡大学萨尔格学院
哥德堡
瑞典

Ronald E. Jung
固定和活动义齿修复诊室
口腔医学和颅–颌面外科中心
苏黎世大学
苏黎世
瑞士

D. Kaigler
口腔健康研究密歇根中心
牙周病学和口腔医学科
密歇根大学牙科学院
安娜堡
密歇根州
美国

Thorkild Karring
牙周病学和口腔老年病学科
皇家牙科学院
奥尔胡斯大学
奥尔胡斯
丹麦

Denis Kinane
病理学和牙周病科
口腔医学院
宾夕法尼亚大学
费城
宾夕法尼亚州
美国

Bernard Koong
口腔学院
医学系，牙科和健康科学
西澳大学
珀斯
澳大利亚

Marja L. Laine
牙周病科
阿姆斯特丹牙科学术中心（ACTA）
阿姆斯特丹大学和阿姆斯特丹自由大学
阿姆斯特丹
荷兰

Evanthia Lalla
牙周病科
口腔和诊断科学部
哥伦比亚大学牙科学院
纽约
纽约州
美国

Niklaus P. Lang
牙周病科
牙医学院
伯尔尼大学
伯尔尼
瑞士
和
口腔医学中心
苏黎世大学
苏黎世
瑞士

Jan Lindhe
牙周病科

口腔学院
哥德堡大学萨尔格学院
哥德堡
瑞典

Bruno G. Loos
牙周病科
阿姆斯特丹牙科学术中心（ACTA）
阿姆斯特丹大学和阿姆斯特丹自由大学
阿姆斯特丹
荷兰

Angelo Mariotti
牙周病科
俄亥俄州立大学
口腔学院
哥伦比亚
俄亥俄州
美国

Philip David Marsh
口腔生物学科
口腔学院
利兹大学
利兹
英国

Conchita Martin
口腔系
康普顿斯大学
马德里
西班牙

Giedrè Matulienė
私人诊所
苏黎世
瑞士

Andrea Mombelli
牙周病科
口腔医学院
日内瓦大学
瑞士

Sture Nyman (已故)
牙周病科
口腔学院
哥德堡大学萨尔格学院
哥德堡
瑞典

Panos N. Papapanou
牙周病科
口腔和诊断科学部
哥伦比亚大学牙科学院
纽约
纽约州
美国

Bjarni E. Pjetursson
牙周病科
口腔医学院
伯尔尼大学
伯尔尼
瑞士

Roberto Pontoriero
牙周病科
口腔医学院
伯尔尼大学
伯尔尼
瑞士

Christoph A. Ramseier
牙周病科
口腔医学院
伯尔尼大学
伯尔尼
瑞士

G. Rasperini
生物医学系，外科和牙科学
IRCCS钙格兰达医院
米兰大学
米兰
意大利

Domenico Ricucci
私人诊所
切特拉罗
意大利

Hector F. Rios
牙周病科和口腔医学
密歇根大学
牙科学院
安娜堡
密歇根州
美国

Giovanni E. Salvi
牙周病科
口腔医学院

伯尔尼大学
伯尔尼
瑞士

Mariano Sanz
口腔系
康普顿斯大学
马德里
西班牙

Arne S. Schäfer
牙-颌-面医学中心
夏里特医学院
柏林
德国

Marc A. Schätzle
正畸和儿童口腔医学诊室
牙科医学中心
苏黎世大学
苏黎世
瑞士

Jorge Serrano
ETEP（牙周病病因和治疗）研究组
口腔系
康普顿斯大学
马德里
西班牙

Gregory J. Seymour
口腔系
奥塔哥大学
但尼丁
新西兰

Beatrice Siegrist - Guldener
牙周病科
伯尔尼大学牙科学院
伯尔尼
瑞士

José F. Siqueira, Jr
牙体牙髓病学系
牙科学院
埃斯塔西奥德萨大学
里约热内卢
巴西

Dagmar Else Slot
牙周病科
阿姆斯特丹牙科学术中心（ACTA）

阿姆斯特丹大学和阿姆斯特丹自由大学
阿姆斯特丹
荷兰

Clark M. Stanford
牙科管理
伊利诺伊大学芝加哥分校
口腔学院
芝加哥
伊利诺伊州
美国

Stefan Stübinger
应用生物技术和分子医学中心（CABMM）
瑞士兽医系
苏黎世大学
苏黎世
瑞士

Jeanie E. Suvan
牙周病科
伦敦大学学院伊士曼牙科学院
伦敦
英国

Ricardo P. Teles
牙周病科
福赛斯学院
波士顿
马萨诸塞州
美国

Daniel S. Thoma
固定和活动义齿修复诊室
口腔医学和颅–颌面外科中心
苏黎世大学
苏黎世
瑞士

Cristiano Tomasi
牙周病科，口腔学院
哥德堡大学萨尔格学院
哥德堡
瑞典

Maurizio S. Tonetti
牙周病学欧洲研究组（ERGOPerio）
热那亚
意大利

Leonardo Trombelli
牙周病和种植体周围疾病研究中心
大学附属医院
费拉拉大学
费拉拉
意大利

Ubele van der Velden
牙周病科
阿姆斯特丹牙科学术中心（ACTA）
阿姆斯特丹大学和阿姆斯特丹自由大学
阿姆斯特丹
荷兰

Fridus van der Wijden
牙周病科
阿姆斯特丹牙科学术中心（ACTA）
阿姆斯特丹大学和阿姆斯特丹自由大学
阿姆斯特丹
荷兰

Arie J. van Winkelhoff
医学科学院
口腔卫生和口腔医学中心
格罗宁根大学
格罗宁根
荷兰

Fabio Vignoletti
口腔系
康普顿斯大学
马德里
西班牙

Jan L. Wennström
牙周病科
口腔学院
哥德堡大学萨尔格学院
哥德堡
瑞典

Matthias Zehnder
预防医学、牙周病学和龋病学诊室
苏黎世大学
苏黎世
瑞士

Giovanni Zucchelli
生物医学和神经科学系
博洛尼亚大学
博洛尼亚
意大利

下卷

临床部分（下）

下卷主编　（瑞士）尼克劳斯·朗（Niklaus P. Lang）

　　　　　　（瑞典）扬·林德（Jan Lindhe）

下卷主审　宿玉成

下卷主译　闫福华　李厚轩　雷　浪

第13部分：重建性治疗

Reconstructive Therapy

牙周再生治疗

Regenerative Periodontal Therapy

Pierpaolo Cortellini[1], Maurizio S. Tonetti[2]

[1] Private Practice, Florence, Italy
[2] European Research Group on Periodontology (ERGOPerio), Genoa, Italy

前言

深入理解伤口愈合的生物学机制和牙周再生技术有助于提高伴有牙周骨内缺损或根分叉骨缺损患牙的远期临床效果。再生治疗的目的是通过重建被破坏的附着组织，从而使牙周袋变浅并且易于维护，同时控制龈缘的进一步退缩。通常情况下，牙周再生治疗主要是为了达到以下目标：（1）增加牙周严重受累牙齿的牙周附着水平；（2）减少牙周袋的深度至易维护的范围；（3）缩小根分叉部位的垂直向和水平向的复合骨缺损。然而，目前的方法具有技术敏感性，并且需

要精确的诊断和合理的治疗策略才能获得临床成功。

牙周骨缺损的分类和诊断

位点特异性牙周破坏通常造成3类牙周缺损，从而对牙齿的长期预后造成不同程度的影响。这3类缺损是：骨上（或水平）缺损、骨下（或垂直）缺损，以及牙根间（或根分叉）缺损。

根据Goldman和Cohen（1958）分类，骨上缺损指的是牙周袋袋底位于牙槽嵴冠方的骨缺损。骨上缺损不在本章的讨论范围。

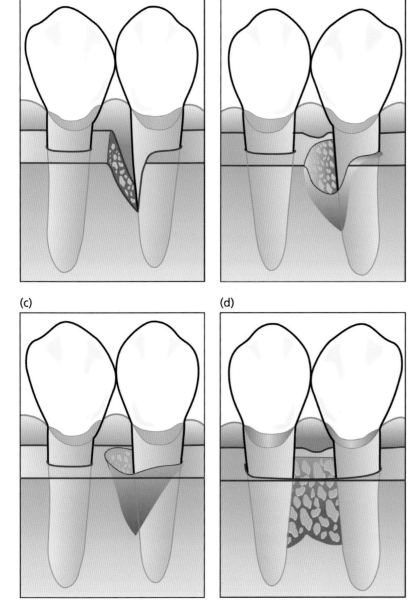

图45-1　骨内缺损类型。（a）一壁骨内缺损。（b）二壁骨内缺损。（c）三壁骨内缺损。（d）邻面牙间凹坑状缺损（来源：Papapanou& Tonetti 2000。John Wiley & Sons授权使用）。

　　骨下缺损指的是牙周袋袋底位于余留牙槽嵴顶的根方的骨缺损。骨下缺损又分为两类：骨内缺损和凹坑状缺损。骨内缺损指的是主要累及一颗牙齿的骨下缺损。而凹坑状缺损指的是缺损同时累及两个相邻牙的根面，而且累及程度相似。骨内缺损（图45-1）根据余留骨壁、缺损宽度（或X线角度）以及牙齿周围缺损延伸等形态特点进行分类。根据余留骨壁数量，骨内缺损可分为一壁、二壁以及三壁骨缺损，这也是目前最主要的分类方法。通常来说，骨内缺损的解剖形态复杂，包括了缺损最根方的三壁缺损部分，以及更表浅位置的二壁和／或一壁缺损部分。半间隔缺损指的是发生于相邻牙根的垂直缺损，其中一颗牙齿仅保留了一半的间隔，这是一类特殊的一壁缺损。一些学者也曾使用描述性方式定义特殊的骨缺损形态特征，如：隧道型缺损、壕沟状缺损、深沟型缺损等。

　　凹坑状骨缺损是一类格外引人瞩目的特殊骨缺损形态（图45-1）。凹坑状骨缺损指的是相邻牙齿之间牙槽骨的杯状或碗状缺损，骨吸收在相邻两牙的牙根几乎相等并且通常低于受累牙齿的颊、舌侧的剩余牙槽骨水平，而且颊、舌/腭侧的剩余骨壁高度也可能不同。此类骨缺损产生的原因可能是由于牙周炎沿相邻两牙牙根之间的狭窄（近远中向）区域向根方扩散的结果。

　　值得注意的是，上述所有定义是基于软组织

翻瓣后缺损的实际形态，而非X线评估。而多种原因引起的多根牙根分叉部位的病理性骨吸收也属于牙周骨缺损，被称为根分叉病变（读者可参见第40章有关根分叉解剖和分类的讨论）。

临床上面临的挑战主要是如何及早发现骨吸收以及正确诊断骨缺损的类型。临床医生主要通过综合考量牙周附着水平和具有诊断价值的口内X线平行投照信息来进行诊断。X线片可以获得有关牙槽骨吸收形态的额外信息。值得注意的是X线所呈现的是三维解剖结构的二维影像，牙槽骨、牙体硬组织以及软组织等三维结构在X线片上是叠加重合的，因此，牙间间隔X线影像的解读十分复杂。这种组织影像的复杂性意味着在X线检查发现组织破坏之前，已经有相当的组织破坏形成了，此时的破坏在X线片上常常表现为模糊不清的早期骨病损。此外，即使严重的病损也可能被重叠的组织所掩盖。但是，总的来说，X线诊断具有高度阳性可预期性（如X线所见的病损实际确实存在），而其阴性可预期性则较低（如X线未发现骨丧失，并不能排除实际上骨病损存在的可能性）。

另一方面，临床附着水平（CAL）是高度敏感的诊断指标，将其与X线片相结合，能够提高诊断的精确度（Tonetti et al.1993b）。特别是将X线片所显示的骨丧失与临床实际测得的附着丧失进行特异性位点比较，能够帮助临床医生对实际的骨缺损形态做出合理的推测。但是，精确的骨缺损形态只有在翻开软组织瓣之后才能观察到。在组织翻瓣手术之前，应当对骨缺损的位置、范围和主要形态特征进行探查。使用穿龈探诊或骨探诊能够辅助术前诊断。

适应证

无论非手术性或是手术性牙周治疗，在愈合后都会产生牙龈边缘的退缩（Isidor et al.1984）。在严重牙周炎病例中，牙龈退缩可能导致前牙区美观受损。特别是当临床医生在手术中为了消除骨缺损而进行骨修整后，美观受损情况将变得尤为明显。但是另一方面，在处理此类病例时，如果不进行骨修整，则可能导致在术后维护阶段器械无法进入余留牙周袋内进行有效清洁。通过再生手术重建牙周骨缺损所造成的牙周附着丧失能够避免或减轻上述问题。因此，是否应用再生性牙周治疗除了要考虑功能和长期预后之外，还需要考虑前牙区的美学因素。

其他再生性牙周治疗的适应证包括根分叉受累的患牙。根分叉区域在成形性手术后或是切除性手术后需要定期清洁，但是由于牙根面经常存在的凹陷和沟槽，这些解剖结构会限制清洁器械的进入，导致无法获得正常的术后清洁维护。对照文献所报告的根分叉病变在传统手术治疗后的长期效果和并发症（Hamp et al.1975; Bühler 1988），再生性牙周治疗能够显著改善根分叉受累患牙的长期预后。

尽管临床病例报道了再生性牙周治疗成功保留了那些存在深垂直骨缺损、松动度增加或者贯穿性根分叉的"无保留希望"的患牙（Gottlow et al.1986）。但是实际上临床普遍认为治疗深牙周袋并且伴有复杂的骨下缺损的牙周病患牙是一项巨大的挑战。文献回顾中发现，大多数学者将此类患牙归为预后可疑或无保留希望的患牙，因为他们认为这类牙齿存在多种交互破坏因素，例如，牙周附着组织的丧失、深牙周袋、无法满足咀嚼功能，以及反复加重的牙齿松动等关键因素（Lang & Tonetti 1996; McGuire & Nunn 1996a,b; Kwok & Caton 2007）。毫无疑问，如果能将这类患牙的预后从"临床治疗困难"或"无保留希望"的分类上升为"良好"甚至是"有利"的分类，这无疑将极大程度上帮助临床医生和患者共同努力以达到"长期保留牙齿"这一困难目标。而任何能够获得牙周支持组织的牙周治疗都将有助于改善患者的舒适度和功能。

再生治疗的远期效果和益处

牙周再生治疗所面临的最重要的一个疑问是人为获得的附着水平增加是否能得到长期稳定。

Gottlow等（1992）的长期随访评估了引导组织再生治疗（GTR）所获得的新附着的稳定性。研究人员观测了39位患者的80个位点。这80个位点均在手术6个月后增加了≥2mm（2～7mm）的新附着。在随后的1～5年的随访观察中，80个位点中，65个位点观测了2年，40个位点观测了3年，17个位点观测了4年，9个位点观测了5年。此项研究和其他类似研究的结果证实：GTR治疗后所获得的新附着组织能够被长期保留（Becker & Becker 1993; McClain & Schallhorn 1993）。

　　一项关于骨内缺损的调查发现：接受GTR治疗的附着水平的位点稳定性取决于患者是否能够积极参与后期的维护治疗、局部菌斑情况、探诊是否出血（BoP）以及治疗位点是否再次被牙周病原菌感染（Cortellini et al. 1994）。Cortellini等（Cortellini et al. 1996a）在另一项使用不可吸收屏障膜治疗后的附着水平位点是否可能出现再

次易感性的研究中发现：同一位患者接受牙周再生治疗和非再生治疗的附着水平位点变化具有高度的一致性（附着稳定性对比复发性附着丧失）。这说明患者整体因素，而非其位点的局部因素（其中包括预期的伤口愈合的组织学类型特性），与疾病的复发相关。在患者因素中，口腔卫生的依从性、吸烟习惯以及牙周疾病进展的易感性是治疗位点稳定的主要决定因素，而非牙周病治疗中所选择的不同治疗手段。

　　另一项实验性研究显示：组织学愈合类型对附着水平的影响是有限的。这项研究使用猴子作为研究对象（Kostopoulos & Karring 1994），研究者在接受过根管治疗的实验牙（实验组）上留置正畸橡皮圈，直至50%的骨水平丧失。然后研究人员翻开软组织瓣，清除所有肉芽组织，并从釉牙骨质界水平截去牙冠，牙根表面覆盖屏障膜后埋入式愈合。愈合4周后再取出屏障膜。此

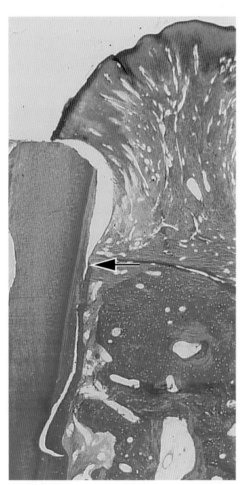

图45-2　治疗组标本结缔组织附着变化的显微镜下图像。采用丝线结扎诱导牙周炎6个月后，从牙根表面的冠方截断水平到箭头所示水平出现附着丧失。

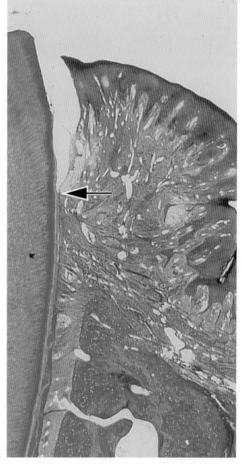

图45-3　对照组天然牙周组织标本的显微镜下图像。采用丝线结扎诱导牙周炎6个月后，从牙表面冠方截断水平处到箭头所示水平出现附着丧失。

表45-1 接受牙周再生治疗的175位患者16年随访的再生牙周附着的生存分析。在这项生存分析中，以临床附着水平（CAL）与再生治疗愈合1年后所获得的附着水平相比丧失≥2mm代表事件的发生。在后续预防复诊维护中，92%的治疗病例中未观察到牙周炎的大量复发（CAL丧失）

风险时间（年数）	CAL丧失≥2mm的数量	检查数量	有效样本量	CAL丧失的条件概率（%）	生存率（%）
0~2	2	0	175	1.1	100
2~4	3	0	166	1.7	98.9
4~6	2	0	155	1.2	97.1
6~8	1	55	119	0.7	96
8~10	0	47	70.5	0	95.3
10~12	2	16	41	3.5	95.3
12~14	0	25	24.5	0	92
14~16	0	21	8	0	92
16	0	1	0.5	0	92

来源：Cortellini & Tonetti（2004）。美国牙周病学会许可复制

时，对侧的对照牙（对照组）开始接受根管治疗和假手术治疗（用类似的方法在相同的釉牙骨质界截去牙冠），假手术后，实验组和对照组均用人工树脂牙冠修复。双侧位点再愈合3个月，愈合期间严格控制菌斑。3个月后，研究人员在实验牙和对照牙上都系上棉质牙线诱导牙周组织破坏。再过6个月后，研究人员处死了实验动物。实验牙（图45-2）和对照牙（图45-3）的组织学切片均观察到相似的附着水平、骨水平、牙周袋探诊深度（PPD）和牙龈退缩。实验证明：通过GTR手术获得的新结缔组织附着和自然存在的牙周组织对牙周炎的易感性无差异。

另一些长期研究也显示：如果患者能够定期接受专业人员提供的牙周支持性治疗，并保持良好的口腔卫生，再生的附着组织能够被长期保存（Sculean et al. 2006; Christgau et al. 1997; Eickholz et al. 2007; Slotte et al. 2007; Sculean et al. 2008; Nickles et al. 2009; Pretzl et al. 2009; Nygaard-Østby et al. 2010）。

少量研究观察了牙周再生治疗对于患牙生存的长期影响。Cortellini和Tonetti（2004）对175位接受过牙周再生治疗的患者进行了Kaplan-Mayer牙齿生存率分析。患者接受专科医生的随访时间为2~16年［平均（8±3.4）年］。结果发现：接受过牙周再生治疗的牙齿的生存率是96%。然而，该研究还发现牙齿丧失患者中有32%患者

吸烟（吸烟者牙齿生存率为89%，非吸烟者为100%）。治疗后15年，92%的病例的临床附着水平仍不低于治疗前水平（表45-1，图45-4）。

一系列有关牙周严重受损的重要基牙（深牙周袋伴深骨下缺损）的连续追踪观察阐述了牙周再生治疗的潜在临床益处。再生治疗后的骨内缺损病例追踪最长达8年（Tonetti et al. 1996b; Cortellini et al. 1996b）。治疗前牙周基线水平检查证明这些伴牙周缺损的牙齿并不适合在咬合重建中选做基牙。然而在所有病例中，使用屏障膜的牙周再生治疗彻底改变了患牙的临床预后，治疗后的患牙在X线片的测量中大约增加了30%的骨支持，同时PPD变浅至可维护水平。而且在随后的复诊过程中患牙的牙周附着水平一直维持稳定（图45-5）。

一些研究还评估了接受再生治疗的根分叉缺损的长期预后。研究纳入了16个下颌Ⅱ度根分叉缺损。研究人员首先行冠向复位瓣手术，然后使用枸橼酸进行根面处理，放置/不放置同种异体脱矿冻干骨移植物（DFDBAs）。之后，研究人员进行了二次探查手术，评估根分叉骨缺损是否完全消除。研究人员在冠向复位瓣手术后4~5年进行了重新评估（Haney et al. 1997）。16个位点中的12个位点重新复发形成了Ⅱ度根分叉病变。所有16个位点都具有可探查到的颊侧根分叉部位骨缺损。最后的研究结论对根分叉部位的

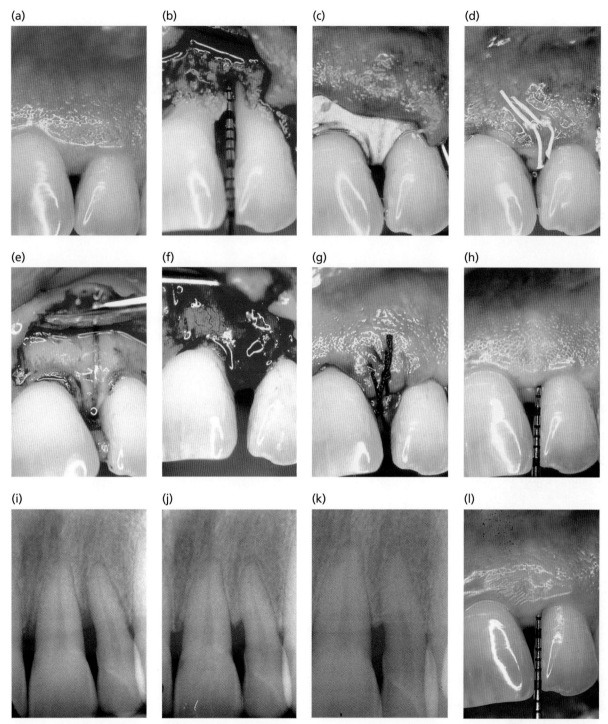

图45-4　（a, b）左侧上颌侧切牙，近中邻面存在深骨内缺损。（c）根据改良牙龈乳头保留技术翻瓣，在缺损上方放置钛加强的屏障膜。（d）冠向复位组织瓣并且保存牙间乳头，因此屏障膜被完全覆盖。（e, f）手术后顺利愈合6周之后，去除屏障膜。（g）新形成的组织被完全覆盖。（h）术后1年，牙周袋余留探诊深度为2mm，并且未发生任何颊侧或牙间牙龈退缩。（i）治疗前基线X线片显示透射阴影累及牙根尖，但是术后1年骨内缺损得到了恢复，并且在牙槽嵴顶似乎有一些成骨（j）。术后6年拍摄的X线片确认了牙槽嵴顶的骨再生（k）。临床影像显示牙间乳头完整，很好地保存了美学外观（l）。

冠向复位瓣手术+骨再生治疗的长期稳定性提出了质疑。而另一项联合使用屏障膜和DFDBA治疗的Ⅱ度根分叉缺损的研究则也得到了相似的结果（Bowers et al. 2003）：其中92%的Ⅱ度根分叉骨缺损在治疗后或者被关闭，或者被转化为Ⅰ度骨缺损，患牙在治疗1年后丧失风险显著降低（McGuire & Nunn 1996a，b）。

McClain和Schallhorn（1993）比较了下颌根分叉骨缺损单独使用GTR，或者联合使用枸橼酸进行根面生物学处理+骨移植再生治疗的长

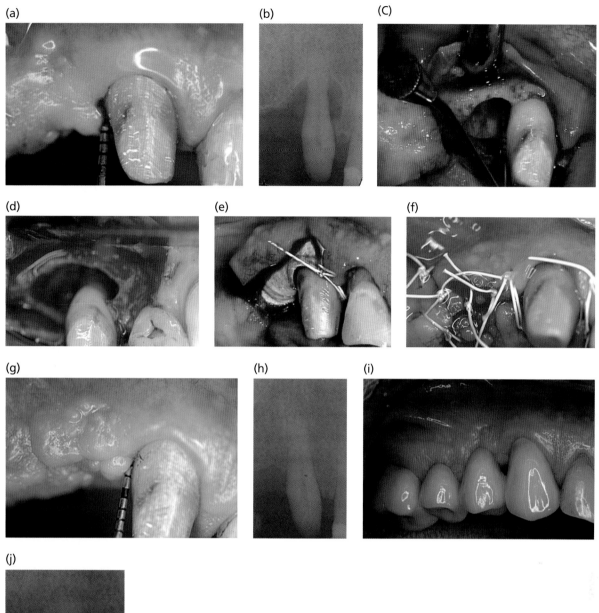

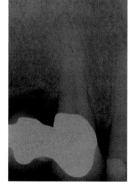

图45-5 牙周再生的临床获益。患者固定桥的近中基牙牙周受损：10mm牙周袋伴10mm骨内缺损延伸至牙齿4个面中的3个面（a~d）。在牙根周围放置并固定屏障膜（e）。使用内置褥式缝合获得创口的严密关闭（f），并在整个愈合阶段保持关闭。术后1年，牙周探诊显示牙周袋变浅，且能够被维护（3mm）（g），并且骨缺损得到完全恢复（h）。再生治疗10年后的临床效果和X线效果稳定（i，j）：显而易见，牙龈边缘稳定、牙周袋变浅、美观效果好、基牙牙周支持良好。

期稳定性。GTR单独治疗组中，其中57%治疗牙在术后6个月和12个月的评估中根分叉缺损被完全充填。但在随后的4~6年评估中，却只有29%治疗牙被评估为根分叉完全充填。但是接受GTR+DFDBA移植的患牙中74%的患牙的根分叉骨缺损在短期和长期评估中均被完全充填。这说明联合牙周再生治疗的长期疗效更为稳定。

Machtei等（1996）报告了使用膨化聚四氟乙烯（e-PTFE）屏障膜进行下颌Ⅱ度根分叉病变的GTR治疗结果。患牙被连续追踪4年，并将其与没有根分叉病变的磨牙进行比较。手术后，研究人员在垂直向（V-CAL）和水平向（H-CAL）都检测到临床附着水平的改善，而且在随后的4年复诊中与对照组的没有根分叉病变的磨牙比较依然保持稳定。这说明以屏障膜行Ⅱ度根分叉病变的GTR治疗所获得的疗效是稳定的。只有9%的治疗位点不稳定，这与在没有根分叉病变的磨牙中所观察到的结果是相似的。良好的口腔卫生（反映在低菌斑指数和牙周致病菌的清除方面）与治疗后的长期稳定性密切相关。基于上述研究结果，笔者的结论是：只要保持良好的口腔卫生并且定期复诊，屏障膜治疗根分叉骨缺损疗效至少在4年的时间内能够保持健康稳定。

　　一些研究也探讨了接受过再生性治疗的根分叉骨缺损患牙的生存率。Yukna和Yukna（1997）追踪观察了26颗上颌和下颌根分叉骨缺损患牙使用合成骨移植物+冠向复位瓣技术治疗后的长期疗效。平均追踪了6.6年后，生存率为100%。Eickholz和Hausmann（2002）也报告了使用屏障膜行GTR技术对上下颌各10颗伴有根分叉骨缺损的磨牙进行治疗后的长期疗效。其60个月的生存率达到100%。Dannewitz等（2006）报告了29颗上颌以及24颗下颌根分叉骨缺损磨牙，在接受GTR治疗并观察107个月之后，生存率为98.1%。Eickholz等（2006）也报告了使用屏障膜行GTR治疗18颗上颌以及下颌磨牙后，其10年生存率为83.3%。

　　总结：牙周再生治疗长期效果的多项临床研

究结果显示，如果患者能够定期接受专业人员的支持性牙周维护治疗并保持良好的口腔卫生，再生的附着组织能够被长期保存。与疾病复发相关的附着丧失的风险因素包括：牙周支持治疗依从性差、口腔卫生差和吸烟。此外，只要辅以适当的牙周支持治疗和家庭自我维护，大部分被牙周骨缺损或根分叉骨缺损累及的牙齿能够在治疗后长期维持稳定。

临床疗效的循证依据

　　这里有两方面的问题需要进行讨论。一方面，功效问题与理想实验条件下（例如处于严格控制下的研究中心环境）治疗措施的额外获益有关。而另一方面，有效性问题与常规临床设置下可取得的获益有关。因为在常规临床环境下，治疗产生并发症以及副反应的风险更大。除了功效方面的考虑，我们也需要功效和有效性方面的证据，以便于为临床领域新疗法的选用提供支持。

　　许多随机对照临床研究通过对牙周再生治疗和标准治疗的比较对牙周再生治疗的临床功效进行了广泛评估。为了限制样本量和观察时间，这些临床研究采用了一些能够替代患牙生存率的观察指标，如：临床附着水平变化、牙周袋探诊深

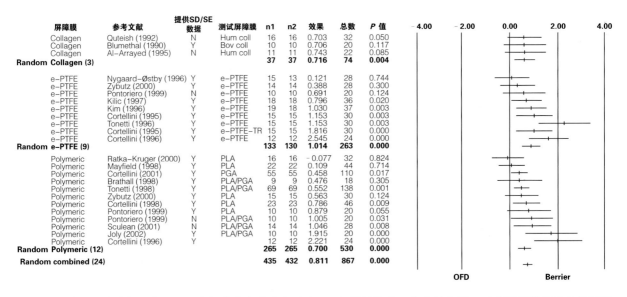

图45-6　关于骨内缺损研究的Meta分析将临床附着水平（CAL）增量作为一个疗效变量，对比了翻瓣刮治和使用屏障膜的引导组织再生治疗（GTR）。（Bov coll：牛来源胶原；e-PTFE：膨化聚四氟乙烯；Hum coll：人来源胶原；PLA：聚乳酸；PLA/PGA：聚乳酸/聚乙醇酸；TR：钛加强；OFD：翻瓣刮治）（来源：Murphy & Gunsolley, 2003。美国牙周病学会许可复制）。

度是否降低、根分叉缺损是否封闭和X线测量评估。这些替代指标被认为代表了牙齿生存的真实结果，例如，深牙周袋或严重的根分叉病变的出现意味着牙周支持组织被彻底破坏，患牙被拔除的风险增高。

大多数的临床研究是小型单中心研究。研究人员应用Meta分析总结了这些研究所提供的证据，所分析的数据来源于对已发表文献进行的系统性综述。欧洲牙周共识会议以及牙周新技术共识会议在2002年、2003年以及2008年评估了目前可获得技术的相关证据。其中包括了屏障膜的技术（GTR）、骨替代移植技术（BRGs）、生物活性再生材料以及联合治疗的应用。临床证据的解读必须依照生物学机制和第28章所讨论过的有关再生治疗的证据。

Needleman等（2002，2006）、Jepsen等（2002）、Murphy和Gunsolley（2003）以及Kinaia（2011）通过系统评价和Meta分析评估了屏障膜的临床功效证据。

关于牙周骨内缺损，研究人员采集了26项对照研究，共计867个骨内缺损（Murphy & Gunsolley 2003）。分析结果发现：使用屏障膜GTR技术比采用通路性翻瓣手术可使临床附着水平额外增加>1mm（图45-6）。近期Needleman等（2006）对17项随机对照临床研究（16项研究测试GTR的单独应用，2项研究测试了GTR+骨替代移植物）进行了Meta分析。GTR对比翻瓣刮治（OFD）治疗，临床附着水平平均差

异为1.22mm［95%可信区间（CI）随机效应0.80～1.64］，而GTR+骨移植物对比OFD治疗，临床附着水平平均差异为1.25mm（95% CI随机效应 0.89～1.61）。笔者强调，如果以治疗是否获得2mm附着组织的位点个数作为参考标准，GTR手术显然具有巨大的优势，其风险率仅为0.54（95% CI随机效应0.31～0.96）。与OFD术式相比，重新需要GTR治疗以获得至少2mm新附着的额外位点个数仅有（NNT）8个，而翻瓣刮治手术对照组治疗结束后未达到2mm新附着的位点概率为28%。当对照组基线概率位于3%～55%范围时，NNT对应的数量分别为71和4。笔者得出的结论是：相对于OFD手术，GTR在牙周治疗中的探诊检查结果明显优于OFD。GTR手术可以获得更多附着组织，牙周袋探诊深度显著变浅、牙龈退缩更少以及二次探查手术时获得了更多骨量。然而值得指出的是，纳入分析的各项研究之间差异显著，而且这些差异的临床相关性也尚不明确。

对于Ⅱ度根分叉缺损，研究人员进行了一项Meta分析，共纳入了15项临床对照研究，涵盖376颗患牙（Murphy & Gunsolley 2003）。屏障膜的使用可获得垂直向和水平向（根分叉病变深度）临床附着水平增加更多（图45-7）。另一项Meta分析（Kinaia et al.2011）对13篇二次手术探查Ⅱ度根分叉病变手术效果的临床对照研究做了系统分析。相对于不可吸收屏障膜，可吸收性生物屏障膜在垂直向骨增量方面有显

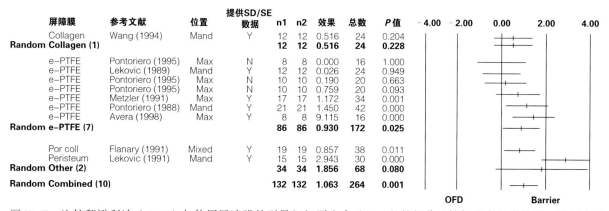

屏障膜	参考文献	位置	提供SD/SE数据	n1	n2	效果	总数	P值	-4.00	-2.00	0.00	2.00	4.00
Collagen	Wang (1994)	Mand	Y	12	12	0.516	24	0.204					
Random Collagen (1)				12	12	0.516	24	0.228					
e-PTFE	Pontoriero (1995)	Max	N	8	8	0.000	16	1.000					
e-PTFE	Lekovic (1989)	Mand	Y	12	12	0.026	24	0.949					
e-PTFE	Pontoriero (1995)	Max	N	10	10	0.190	20	0.663					
e-PTFE	Pontoriero (1995)	Max	N	10	10	0.759	20	0.093					
e-PTFE	Metzler (1991)	Mand	Y	17	17	1.172	34	0.001					
e-PTFE	Pontoriero (1988)	Mand	Y	21	21	1.450	42	0.000					
e-PTFE	Avera (1998)	Max	Y	8	8	9.115	16	0.000					
Random e-PTFE (7)				86	86	0.930	172	0.025					
Por coll	Flanary (1991)	Mixed	Y	19	19	0.857	38	0.011					
Peristeum	Lekovic (1991)	Mand	Y	15	15	2.943	30	0.000					
Random Other (2)				34	34	1.856	68	0.080					
Random Combined (10)				132	132	1.063	264	0.001			OFD	Barrier	

图45-7　比较翻瓣刮治（OFD）与使用屏障膜的引导组织再生术（GTR）的根分叉缺损研究的森林图，应用水平翻瓣探诊附着增量作为一项疗效变量（e-PTFE：膨化聚四氟乙烯；Mand：下颌；Max：上颌）（来源：Murphy & Gunsolley 2003。美国牙周病学会许可复制）。

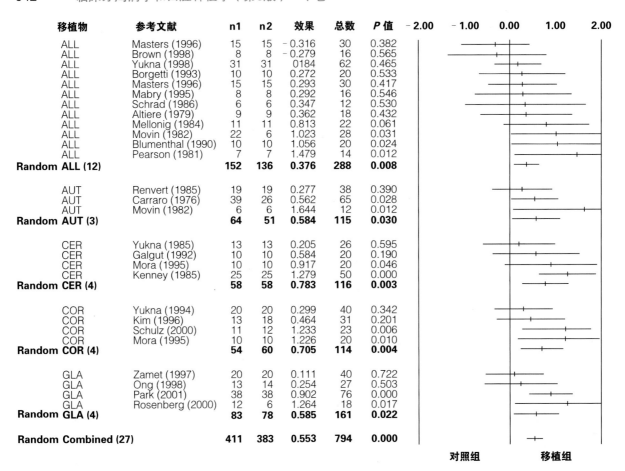

图45-8　比较骨内缺损使用骨替代移植物（BRG）与翻瓣刮治（OFD）的随机对照临床研究中临床附着水平的最终Meta分析［ALL：异体移植物；AUT：自体移植物；CER：磷酸钙（羟基磷灰石）陶瓷；COR：珊瑚碳酸钙；GLA：生物活性玻璃］（来源：Reynolds et al. 2003。美国牙周病学会许可复制）。

著提升（0.77～0.33mm；95% CI 0.13，1.41）。对比翻瓣刮治术（OFD），不可吸收屏障膜在降低垂直向探诊深度（0.75～0.31mm；95% CI 0.14，1.35），增加附着组织（1.41～0.46mm；95% CI 0.50，2.31）、水平向骨增量（1.16～0.29mm；95% CI 0.59，1.73）和垂直向骨增量（0.58～0.11mm；95% CI 0.35，0.80）与OFD相比。可吸收生物膜显示垂直探位深度上的明显减少（0.73～0.16mm；95% CI 0.42，1.05），附着增加（0.88～0.16mm；95% CI 0.55，1.20），水平增量（0.98～0.12mm；95% CI 0.74，1.21）以及垂直向骨增量（0.78～0.19mm；95% CI 0.42，1.15）方面具有显著优势。

但是，单就这些数据而言，我们还不能就疗效得出结论性证据，因为我们并不能排除"倾向于发表得到正面结果的研究"这种可能性。多中心研究才是结论性地评价功效的设计方法。由于上述研究均是在私立执业环境下进行，其目的也是为了评估此类特殊环境下治疗方法的普遍临床效果（有效性）。私立执业环境下的大型前瞻性多中心研究结果（Tonetti et al. 1998, 2004b；Cortellini et al. 2001）结论性地支持了屏障膜在改善骨内缺损临床附着水平方面的额外获益以及其功效和有效性。同时，联合应用BRG+屏障膜的治疗方法在处理根分叉骨缺损方面也存在较为有限的证据（Bowers et al. 2003）。

有两项系统评价评估了BRG材料的功效（Trombelli et al. 2002；Reynolds et al. 2003）。但是这两项系统性综述使用了显著不同的研究纳入标准，所以二者的结论也不一致。Trombelli等（2002）的分析只包括了CAL变化作为主要疗效的对照研究。其结论认为：无足够证据支持BRG材料能够修复骨内缺损。具体原因为：（1）入选的各研究之间存在显著异质性；（2）辅助效

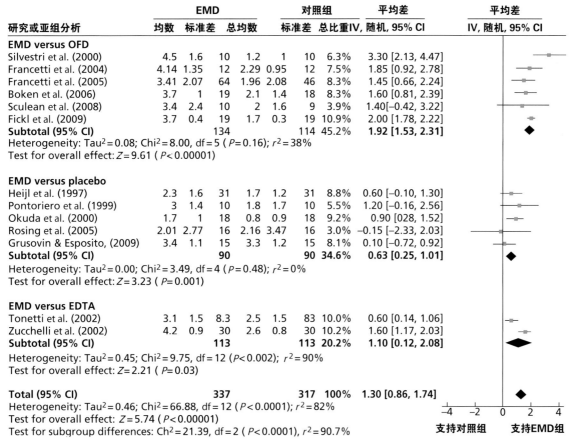

| 研究或亚组分析 | EMD | | | 对照组 | | 平均差 | 平均差 |
	均数	标准差	总均数	标准差	总比重IV, 随机, 95% CI	IV, 随机, 95% CI
EMD versus OFD						
Silvestri et al. (2000)	4.5	1.6	10	1.2	1	10	6.3%	3.30 [2.13, 4.47]
Francetti et al. (2004)	4.14	1.35	12	2.29	0.95	12	7.5%	1.85 [0.92, 2.78]
Francetti et al. (2005)	3.41	2.07	64	1.96	2.08	46	8.3%	1.45 [0.66, 2.24]
Boken et al. (2006)	3.7	1	19	2.1	1.4	18	8.3%	1.60 [0.81, 2.39]
Sculean et al. (2008)	3.4	2.4	10	2	1.6	9	3.9%	1.40 [−0.42, 3.22]
Fickl et al. (2009)	3.7	0.4	19	1.7	0.3	19	10.9%	2.00 [1.78, 2.22]
Subtotal (95% CI)			134		114	45.2%	**1.92 [1.53, 2.31]**

Heterogeneity: Tau^2=0.08; Chi^2=8.00, df=5 (P=0.16); r^2=38%
Test for overall effect: Z=9.61 (P<0.00001)

EMD versus placebo								
Heijl et al. (1997)	2.3	1.6	31	1.7	1.2	31	8.8%	0.60 [−0.10, 1.30]
Pontoriero et al. (1999)	3	1.4	10	1.8	1.7	10	5.5%	1.20 [−0.16, 2.56]
Okuda et al. (2000)	1.7	1	18	0.8	0.9	18	9.2%	0.90 [028, 1.52]
Rosing et al. (2005)	2.01	2.77	16	2.16	3.47	16	3.0%	−0.15 [−2.33, 2.03]
Grusovin & Esposito, (2009)	3.4	1.1	15	3.3	1.2	15	8.1%	0.10 [−0.72, 0.92]
Subtotal (95% CI)			90		90	34.6%	**0.63 [0.25, 1.01]**

Heterogeneity: Tau^2=0.00; Chi^2=3.49, df=4 (P=0.48); r^2=0%
Test for overall effect: Z=3.23 (P=0.001)

EMD versus EDTA								
Tonetti et al. (2002)	3.1	1.5	8.3	2.5	1.5	83	10.0%	0.60 [0.14, 1.06]
Zucchelli et al. (2002)	4.2	0.9	30	2.6	0.8	30	10.2%	1.60 [1.17, 2.03]
Subtotal (95% CI)			113		113	20.2%	**1.10 [0.12, 2.08]**

Heterogeneity: Tau^2=0.45; Chi^2=9.75, df=12 (P<0.002); r^2=90%
Test for overall effect: Z=2.21 (P=0.03)

| **Total (95% CI)** | | | 337 | | 317 | 100% | **1.30 [0.86, 1.74]** |

Heterogeneity: Tau^2=0.46; Chi^2=66.88, df=12 (P<0.0001); r^2=82%
Test for overall effect: Z=5.74 (P<0.00001)
Test for subgroup differences: Ch^2=21.39, df=2 (P<0.0001), r^2=90.7%

支持对照组　支持EMD组

图45-9　骨内缺损研究的Meta分析。比较釉基质衍生物（EMDs）与对照组术后1年临床附着水平（CAL）的变化（Total：患者数量；IV：逆方差；CI：可信区间）（来源：Koop et al. 2012。美国牙周病学会许可复制）。

应小；（3）各研究之间存在的差异不允许将从不同材料所获得的结果整合在一起。另一项关于骨内缺损的Meta分析包括了27项对照研究，共计797个骨内缺损（Reynolds et al. 2003）。与对照组的翻瓣手术治疗相比，BRG的应用能够额外增加0.5mm的CAL（图45-8）。如果应用硬组织测量（骨增量或根分叉修复情况）作为疗效衡量手段时，可以观察到更多应用BRG获得的额外益处。

对于根分叉缺损，由于缺乏恒定一致的对比，所以无法对单独应用BRGs修复根分叉缺损的潜在获益做出有意义的评估（Reynold et al.2003）。目前也尚无大型多中心研究数据评价BRGs修复根分叉缺损的功效和有效性。

关于釉基质衍生物（EMDs）应用的Meta分析（Trombelli et al. 2002；Giannobile & Somerman 2003；Esposito et al. 2009；Koop et al. 2012）、生长因子的Meta分析（Darby & Morris 2013）以及血小板浓缩物的Meta分析（2011）已经总结了应用生物活性再生材料治疗骨内缺损方面的临床功

效证据。

包括了444个缺损的8项研究的分析结果表明：EMD治疗可以使CAL额外增加0.75mm（Giannobil & Somerman 2003）。这些数据结果与另一项大型多中心临床研究结果吻合，该研究表明EMDs治疗骨内缺损方面的功效和有效性（Tonetti et al. 2002）。Esposito等所进行的Meta分析（2009）包括了13项临床研究。一项包括了9项临床研究的Meta分析表明：尽管各研究之间具有高度异质性，但是EMD治疗位点相对安慰剂治疗位点或对照治疗位点，CAL结果具有显著的统计学增加（平均差异1.1mm；95% CI 0.61~1.55），PPD数值也显著降低（0.9mm；95% CI 0.44~1.31）。如果以对照组发生率为25%为参照，对照组中大约需要治疗9位患者（NNT）才能获得1例探诊附着水平（PAL）增加≥2mm的病例。两组患者的牙齿缺失情况和患者自我的美学评价无差异。如果使用更为敏感的分析方法，仅有4篇低风险偏倚文献能被纳入研究，此时PAL的效

应数值为0.62mm（95% CI 0.28～0.96），低于笼统研究得到的1.1mm效应值。

近期一篇基于20项随机对照临床研究的Meta分析（Koop et al. 2012）显示：与OFD、乙二胺四乙酸（EDTA）或安慰剂相比，EMD治疗位点额外获得的CAL显著更多，达1.30mm（图45-9）。

Dardy和Morris的系统性综述（2013）使用Meta分析比较了两篇使用重组人类血小板源性生长因子（rhPDGF-BB）治疗骨内缺损的临床研究。与使用β-磷酸钙（β-TCP）作为骨引导治疗的对照组相比，应用rhPDGF-BB治疗的骨缺损位点能够额外获得大约1mm的CAL增量，填充部位骨量增加了大约40%，骨生长率增加了大约2mm。

Del Fabbro等（2011）在一项包括了10项研究的Meta分析中报告：相比于对照位点（平均调整百分比差异5.50%；95% CI 1.32%～9.67%；P=0.01），富血小板血浆（PRP）治疗的病例CAL增量显著更多。平均权重CAL增量差异为0.50mm（95% CI 0.12～0.88mm）。

近期的两篇Meta分析也对联合治疗进行了探讨。Trombelli等（2008）评价了在OFD基础上单独使用生物活性材料EMDs、或者与植骨材料和/或屏障膜联合使用的临床效果。分析结果表明：单独使用EMDs或是与植骨材料联合使用能够有效治疗骨内缺损；而且在EMDs中加用植骨材料能够提高EMDs的临床效果。将rhPDGF-BB和P-15与生物移植材料合并使用也能提高治疗骨内缺损的效果。但是PRP和生物移植材料联合使用则显示了截然不同的结果。Tu等（2010）回顾了20篇关于使用屏障膜或骨移植材料是否对EMDs具有促进作用的研究。分析发现相对于单独使用EMD的治疗方法，EMD+骨移植材料和EMD+屏障膜能够更多降低PPD的探诊深度，PPD实际上分别多降低了0.24mm和0.07mm。同时EMD+骨移植物和EMD+屏障膜分别额外增加了0.46mm和0.15mm的CAL量。当研究人员使用不同种类的骨移植物和屏障膜进行治疗时，EMD合并小牛骨移植材料显示了更好的治疗效果。笔者最后的结论是：现有的证据支持EMDs与其他再生材料联合使用能够增强治疗效果。

Esposito等（2009）的系统性综述中分析了6篇比较不同再生治疗方法研究的文献。就CAL增量和PPD降低而言，笔者并未发现EMDs与屏障膜之间存在任何差异。该分析结果得到两项大型多中心临床研究的支持（Silvestri et al. 2003；Sanz et al. 2004）。但是值得注意的是，Sanz等的研究（2004）指出：屏障膜治疗组的并发症发生比例明显要高于EMD治疗组。最近，Tu等（2012）使用Bayesian网状Meta分析对53篇随机对照的临床研究进行了分析。他们比较了单独使用GTR、EMDs以及它们与其他再生材料联合使用的治疗效果。笔者发现不同方法的再生治疗效果存在微小差异，但是在统计学上和临床上这种差异都不显著。GTR和GTR联合治疗后的PPD比EMDs和EMDs联合治疗后的PPD降低更多。联合治疗比单独使用EMDs或GTR的临床附着（CAL）略微多一点。最后的结论是：联合治疗比单项治疗效果更好，但是效果仅仅是略好一点。Koop等（2012）的分析也支持上述结论。

影响预后的因素：患者、缺损和牙齿

以上所引用的Meta分析所报告的结果显示，使用再生治疗处理牙周缺损能够获得比翻瓣手术更多的临床改善。但是这些结果也说明不同研究之间临床效果的差异是很大的。此外，分析结果表明，再生治疗只能完全治愈少数位点的骨内缺损和根分叉病变水平骨缺损。事实上，即使在有利的全身和局部条件下并且采用了适当的治疗方法，再生治疗仍然是一个复杂的愈合过程。5个多中心研究中都一致观察到了"中心效应"（Tonetti et al. 1998; Cortellini et al. 2001; Tonetti et al. 2002; Sanz et al. 2004; Tonetti et al. 2004a）。中心之间的差异，指的是最好的中心和最差的中心之间CAL的差异。中心差异对疗效有极其显著的影响，其影响程度甚至超过所测试的再生材料的影响（表45-2）。

表45-2　用回归分析解释术后1年临床附着结果的多变性

	Tonetti 等 （1998）	Cortellini等 （2001）	Tonetti 等 （2002）	Sanz 等 （2004）	Tonetti等 （2004b）
患者数量	143	113	166	67	120
治疗	可吸收生物屏障膜vs翻瓣手术	可吸收生物屏障膜vs翻瓣手术	EMD vs 翻瓣手术	EMD vs 可吸收生物屏障膜	可吸收生物屏障膜+充填物vs翻瓣手术
治疗效应[a]	0.6mm	1.0mm	0.5mm	0.8mm	0.8mm
中心效应[b]	2.4mm	2.1mm	2.6mm	2.6mm	2.8mm

[a]治疗效应=在对照治疗基础上增加的额外临床获益

[b]中心效应=临床疗效最好的中心对比最差中心

EMD：釉基质蛋白衍生物

不同研究中心之间所观察到的差异可能是由于纳入研究的患者的社会经济背景、牙周疾病形式、对治疗的反应以及特定病原菌的持续存在等方面的差异所造成；或是临床医生的临床经验、手术技巧以及治疗团队的构成等方面的差异所造成。此外，研究人员通过多变量方法识别了一系列与临床疗效相关的预后因素（Tonetti et al. 1993a；Cortellini et al.1994；Machtei et al. 1994；Tonetti et al. 1995, 1996a；Falk et al. 1997；Tonetti & Cortellini 2000b）。临床的最主要变异源包括：患者相关因素、骨缺损相关因素以及手术相关因素（Tonetti & Cortellini 2000a）。我们重点关注了一些重要的患者相关、缺损相关以及牙齿相关因素。

患者因素

牙周感染

牙周再生治疗并不能治疗牙周炎，而是修复牙周炎所造成的骨缺损使其获得新附着。在开始牙周再生治疗之前，必须先完成合理的牙周基础治疗。根据上述指导原则，患者在接受牙周治疗之前需先进行一系列去除病因的相关牙周治疗，直到达到临床医生满意的程度。证据显示，牙周再生治疗的疗效与再生手术开始前的牙周炎控制水平有关：菌斑长时间得不到控制，探诊出血水平高，以及持续的超高细菌总量或特定致病菌（或致病菌复合体）都会导致临床疗效不明显。而且上述致病因素的控制和疗效之间的关系类似于剂量-依赖临床治疗关系（Tonetti et al. 1993a；Cortellini et al. 1994；Machtei et al. 1994；Cortellini et al. 1995a, b；Tonetti et al. 1995；Machtei et al. 2003；

Silvestri et al. 2003；Heita-Mayfield et al. 2006）。

菌斑对牙周再生治疗的疗效的影响表现为剂量相关影响。菌斑控制良好的患者中观察到的CAL获得比口腔卫生差的患者更多（Cortellini et al. 1994, 1995a, b；Tonetti et al.1995, 1996a）。小于10%牙面存在菌斑［全口菌斑指数（FMPS）］的患者比FMPS>20%的患者的CAL获得多1.89mm（Tonetti et al.1995）。

尽管术前控制菌斑的功效尚未得到随机临床研究证实，但是我们还是主张在开始牙周再生治疗前需要达到高水平的菌斑控制，并通过行为干预和强化抗感染牙周治疗抑制牙周致病菌群。而且，一些重要的研究评估了在手术区域或再生材料中局部使用抗生素的辅助效果（Yukna & Sepe 1982；Sanders et al.1983；Machtei et al.2003；Stavropoulos et al.2003）。结果显示全身或是局部使用抗生素的治疗组的效果更好。但是目前尚无商业化的可增强抗菌活性的再生材料。伴牙周骨缺损的患牙的牙周袋内的局部微生物感染应当尽可能得到控制（Heitz-Mayfield et al.2006）。临床医生可以通过非常轻柔的根面刮治并且辅以局部使用抗生素达到控制BoP（如细菌）的目的（Tunkel et al.2002；Hanes & Purvis 2003）。

吸烟

一项回顾性研究发现，吸烟患者比不吸烟患者的再生治疗效果差（Tonetti et al.1995）。数据分析表明吸烟可导致CAL获得减少。每日吸烟超过10支患者的CAL获得值为（2.1 ± 1.2）mm，而与之对应的不吸烟患者的CAL获得为（5.2 ± 1.9）mm

（Tonetti et al.1995），二者之间存在显著差别。随后进行的一系列调查研究也证实：吸烟影响骨内缺损（Cortellini et al. 1995b; Falk et al. 1997; Trombelli et al. 1997; Tonetti et al. 1998; Cortellini et al. 2001; Ehmke et al. 2003; Stavropoulos et al. 2004）和根分叉缺损（Luepke et al. 1997; Bowers et al. 2003; Machtei et al. 2003）的CAL获得。

尽管尚无结论性证据，我们还是推荐医生在排除病因的牙周治疗阶段应当劝患者戒烟。临床医生应当告知无法戒烟的患者其再生手术的疗效可能会受到吸烟的影响，而且在围手术期以及早期愈合阶段应当尽量避免吸烟。

其他患者因素

其他患者因素如年龄、遗传、全身健康情况或者身心压力均可能影响再生治疗的效果。由于缺乏科学的证据，通常情况下医生并不需要针对上述影响因素采取应对措施，但是，如果发现患者有手术禁忌证例如未经控制或不稳定的糖尿病、其他严重疾病等则例外。

患者因素的临床相关性

上述讨论的数据表明，患者因素在牙周再生治疗中起到了重要的作用（图45-10）。这些因素中的一部分在某些患者中可以通过适当的干预进行调节，而且这些干预应当在牙周再生治疗之前进行。任何情况下如果干预无法进行，临床医生应当考虑到预期治疗效果会受到影响。

缺损因素

缺损类型

就牙周再生技术而言，尚无证据证明再生治疗能够完全治疗骨上（水平型）缺损、牙槽嵴上的骨内缺损或是Ⅲ度根分叉病变。对于牙间凹坑状缺损的治疗也是一样。因此，牙周再生治疗能够处理的骨缺损类型仅限于骨内缺损和Ⅱ度根分叉缺损。

缺损形态

骨内缺损的形态在牙周再生治疗后的愈合中

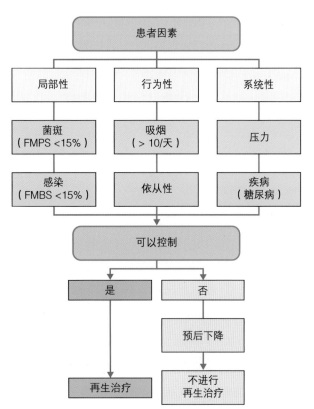

图45-10　患者选择标准。可以看到对患者的局部、行为以及系统特性的控制，可能改善治疗疗效（FMPS：全口菌斑指数；FMBS：全口探诊出血指数）（改编自 Cortellini & Bowers 1995。Quintessence出版公司）。

起到重要作用。研究表明，骨内缺损的深度和宽度能够影响术后1年CAL获得以及骨增量。缺损越深，临床改善越大（Tonetti et al. 1993a, 1996a; Garrett et al. 1988; Ejmke et al. 2003；Silvestri et al. 2003）。

但是，另一项对照研究表明：不论是深缺损还是浅缺损对再生治疗都有着"相同的再生潜力"（Cortellini et al. 1998）。与浅缺损相比，深缺损（>3mm）的CAL获得呈线性增加［（3.7±1.7）mm对比（2.2±1.3）mm］；但是，深缺损的CAL获得与其基线缺损深度相比的百分比（76.7%±27.7%）与浅缺损相似（75.8%±45%）。

骨内缺损的另一项重要形态特征是骨内缺损的宽度，即缺损的骨壁与牙齿长轴之间所形成的夹角（Steffensen & Weber 1989）。较宽的缺损在术后1年的CAL获得和骨增量都相对较少（Tonetti et al. 1993, 1996; Garrett et al. 1988）。

在一项使用屏障膜治疗242个骨内缺损的研究中，Cortellini & Tonetti（1999）发现：X线片上角度≤25°的缺损总是比角度≥37°的缺损获得的附着组织多（平均1.6mm）。随后的两项关于使用EMDs（Tsitoura et al. 2004）或是联合使用BRG和屏障膜（Linares et al. 2006）的研究证实骨内缺损的基线X线角度对预后的重要性。研究确认了基线X线角度宽度在使用"非空间维持"生物膜时对预后的影响，但是尚不能确定对更稳定的联合治疗预后的影响。这些结论与"再生技术的选择可能会部分克服骨内缺损的不利形态"这一观念是一致的。而较早的一项使用钛加强屏障膜的临床对照研究（Tonetti et al. 1996a）的二级分析表明：使用具有支撑特性的屏障膜可能消除缺损形态对预后的影响。

研究还发现残存的骨壁数量与各种再生治疗的疗效相关（Goldman & Cohen 1958；Schallhorn et al. 1970）。3项调查研究讨论了残存骨壁与GTR治疗相关的问题（Selvig et al. 1993；Tonetti et al. 1993a, 1996a）。其中一项研究指出：牙周再生治疗术后1年平均CAL获得为（0.8±0.3）mm。这一增量与构成三壁骨缺损的探诊深度一致（Selvig et al. 1993）。而另两项研究则认为CAL获得与缺损形态为一壁、二壁或三壁构成无关（Tonetti et al. 1993a, 1996a）。后两项研究一共涵盖了70个骨缺损，使用了多变量方法。再生治疗后获得的平均附着组织增量分别为（4.1±2.5）mm和（5.3±2.2）mm。研究人员观察发现：无论一壁、二壁或是三壁缺损，缺损的最冠方部分最易受到口腔环境的负面影响，所以这一部分的骨增量常常不完整。

上述研究质疑了缺损的余留骨壁数量对于使用屏障膜进行牙周再生治疗的影响。研究人员指出：组成缺损的任何一壁骨的部分的位置（很可能是最表浅的部分）可能是其他研究中的混杂干扰因素，也是预测疗效的一个重要预期因素。研究发现单独使用钛屏障膜（Tonetti et al. 1996a）或者与其他生物材料联合治疗（Tonetti et al. 2004a,b）时，骨壁数量对预后的影响并不显著；但是使用可吸收生物屏障膜（Falk et al.1997；Silvestri et al.2003）或EMDs（Tonetti et al. 2002；Silvestri et al. 2003）时，骨壁数量的影响还是非常显著的。值得注意的是，一项多中心临床研究的二级分析显示：EMDs治疗三壁骨缺损比治疗一壁缺损的效果更好（Tonetti et al. 2002, 2004a）。

上述研究也对EMDs凝胶制剂治疗无任何解剖结构支撑的骨缺损（宽缺损伴骨壁缺失）的适用性提出了质疑。但是最近的两项研究显示：使用微创手术技术（MIST）能够降低余留骨壁数量和缺损宽度对EMDs治疗效果的影响（Cortellini et al. 2008; Cortellini & Tonetti 2009a）。这一发现显然与上述证据不同。之前讨论的证据表明骨缺损的局部解剖形态，例如余留骨壁的数量和缺损宽度对临床疗效有着巨大的影响，这与之前的研究中EMDs主要被应用于传统的、创伤很大的，而且实际上非常不稳定的保留牙龈乳头的翻瓣手术有关（Tonetti et al. 2002，2004a）。

牙齿因素

研究人员认为牙髓状态是牙周治疗的潜在相关因素。新的证据（参见第41章）表明接受过根管治疗的牙齿可能会对牙周治疗表现出不同的反应。在一项对208位连续就诊的患者（其中每一位患者都存在一个骨内缺损）的研究中发现：完善的根管治疗并不会对使用屏障膜治疗的深骨内缺损的愈合过程和长期稳定性产生负面影响（Cortellini & Tonetti 2000b）。

长期以来，研究人员一直认为牙齿的松动度是牙周再生治疗的重要影响因素（Sanders et al. 1983）。一项对多中心对照临床研究的多变量分析显示：牙齿的松动与临床再生治疗效果之间呈现剂量-依赖的负相关（即牙齿越松动所获得的临床附着越少）（Cortellini et al. 2001）。尽管在生理性松动范围内其相关性是显著的，但是其效应很微弱。另一篇对于之前报道过的3篇临床研究文献的二级分析评估了松动牙齿的再生治疗效果（Trejo & Weltman 2004）。分析发现当患牙的基线水平的水平向松动度<1mm时，对患牙的牙周再生治疗能够获得成功。尽管迄今为止研究人员尚未进行任何干预性实验，但是上述研究结果似乎支持临床医生在考虑治疗方法时不要纠结于牙齿松动度对患牙的预后或对再生治疗过程的影响，而应该在牙周再生手术之前直接选择用牙周夹板固定松动牙。

结论：基于这些结果，我们可以得出结论：GTR治疗对于活髓牙或接受过根管治疗的天然牙的深而窄的骨内缺损的治疗效果最为显著，也最为可靠。当使用无支撑性生物材料时，骨壁数量和缺损宽度将影响治疗效果。选择一种更为稳定的组织瓣设计能够在一定程度上减轻缺损解剖形态对治疗效果的影响。严重的、未经控制的牙齿松动（Miller Ⅱ度或以上松动度；Miller 1943）可能会损害再生治疗效果。只有那些菌斑控制良好、牙周炎症水平明显降低并且非吸烟的患者才有可能得到好的治疗效果。

影响根分叉区域（再生）临床效果的因素

大量证据显示：用再生治疗的方法治疗上颌Ⅱ度根分叉病变和下颌Ⅲ度根分叉病变其疗效无法预期，但是如果用于治疗下颌Ⅱ度根分叉病变则可能会有临床改善。下颌Ⅱ度根分叉病变在再生治疗后所表现出的临床疗效方面的巨大差异可能也与我们在骨内缺损部分讨论的因素有关。

就牙位/缺损因素来说，不论是下颌第一或是第二磨牙，根分叉缺损是在颊侧或是舌侧对GTR治疗的反应都同样良好（Pontoriero et al. 1988；Machtei et al. 1994）。治疗前牙周袋的水平向探诊深度与治疗后根分叉区域的附着组织增量和骨增量直接相关（Mechtei et al. 1993, 1994；Horwitz et al. 2004）。基线水平向探诊牙周袋越深，再生治疗后水平向的CAL获得和骨增量越大。但是再生治疗的效果与磨牙根分叉部位解剖特征，如：高度、宽度、深度以及体积无关（Machtei et al. 1994）。Horwitz等（2004）证

实：如果患牙具有较长的牙根、较宽的根分叉入口，以及牙槽骨嵴冠方的穹隆的特征时，则对治疗的成功有负面影响。Anderegg等（1995）证实缺损部位牙龈厚度>1mm的位点，手术后产生的牙龈退缩比牙龈厚度<1mm的位点少。Bowers等（2003）曾报道：术前水平向探诊附着水平（PAL-H）越高，则获得完全临床封闭的位点百分比越低。只有53%的PAL-H≥5mm的病损获得完全的封闭。同样，根分叉穹隆顶与骨嵴顶之间距离的增加，根分叉穹隆顶与缺损底部之间距离的增加，水平向的缺损深度增加，以及牙根之间分叉度的增加均与临床关闭概率的显著降低相关。笔者最后的结论是：早期Ⅱ度根分叉缺损观察到的临床根分叉完全关闭的概率最高。Tsao等（2006a）对比观察了OFD、骨移植物、骨移植物+胶原屏障膜治疗下颌磨牙Ⅱ度根分叉病变的临床效果。在所有的解剖因素中，只有基线水平的骨缺损垂直深度会影响垂直向的CAL获得。对治疗结果影响最大的是手术治疗方法的选择。采用再生治疗的手术方法明显比采用单纯翻瓣手术治疗的方法效果好。

手术方法（对再生）的影响

20世纪80年代初，改良标准牙周手术操作过程，使之更利于牙周再生的需求日益显现。特别是如何保存软组织以便尽量关闭包括移植材料的牙间区伤口，或是使冠向复位组织瓣能够完全覆盖根分叉入口。上述需求使得研究人员为牙周再生治疗发展了特殊的组织瓣设计（Takei et al. 1985；Gantes & Garret 1991）。

事实上，愈合阶段的移植材料漏出和屏障膜暴露所引起的细菌感染是目前牙周再生手术的最主要并发症。其中屏障膜暴露被认为是最主要的并发症，其发生率为50%~100%（Becker et al. 1988；Cortellini et al. 1990, 1993b；Selvig et al.1992, 1993；Murphy 1995a；DeSanctis et al. 1996a, b；Falk et al. 1997；Trombelli et al. 1997；Mayfield et al. 1998）。Cortellini等（1995c, d）曾报告，采用保

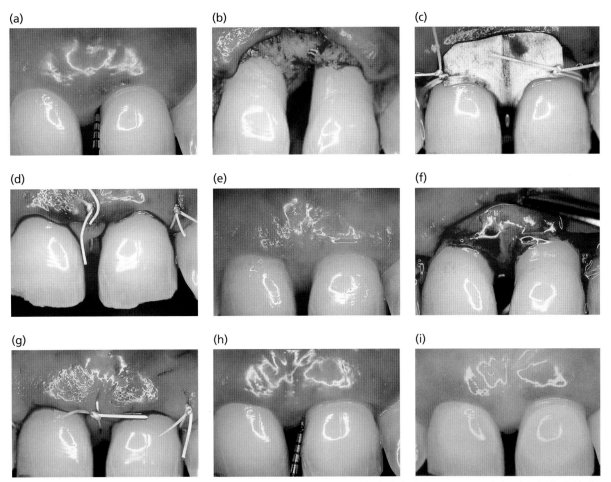

图45-11 （a）左侧上颌中切牙，近中面牙周袋深度为10mm，临床附着丧失为11mm。两中切牙之间存在缝隙。（b）翻颊侧和腭侧全厚瓣后可以看到骨内缺损。在颊侧切断牙间乳头，并将其随腭侧瓣翻起（改良牙龈乳头保留技术）。（c）放置钛加强e-PTFE屏障膜，并将其固定于釉牙骨质界水平附近。（d）完全覆盖屏障膜。通过保存牙间乳头以及将颊侧组织瓣冠向复位获得创口的严密关闭。（e）术后6周，屏障膜被健康的组织完全覆盖。（f）术后6周移除屏障膜之后，缺损中以及钛加强屏障膜维持的骨嵴上空间可见新形成的坚实组织。（g）将翻起的、保存完好的组织瓣完全覆盖新形成的组织。（h）术后1年的临床照片显示余留牙袋深度为4mm。记录显示临床附着增加6mm，与基线相比并无牙龈退缩。（i）术后10年照片显示牙间组织保存情况理想。

存牙间组织的特殊设计翻瓣技术（改良牙龈乳头保留瓣）能够显著减少屏障膜暴露概率（图45-11）。

大量研究显示，暴露的屏障膜会被细菌污染（Selvig et al. 1990, 1992; Grevstad & Leknes 1992; Machtei et al. 1993; Mombelli et al. 1993; Tempro & Nalbandian1993; Nowzari & Slots 1994; Novaes et al. 1995; Nowzari et al. 1995; DeSanctis et al. 1996a, b）。由不可吸收生物膜以及可吸收屏障膜暴露导致的污染会减少骨内缺损的PAL增量（Selvig et al.1992; Nowzari & Slots 1994; Nowzari et al. 1995; DeSanctis et al. 1996a, b）。在一些研究中，不良的临床结果与大量细菌以及牙龈卟啉单胞菌和伴

放线放线杆菌（现称为伴放线聚集杆菌，译者注）的存在有关（Machtei et al. 1994; Nowzari & Slots 1994; Nowzari et al. 1995）。

细菌对再生生物材料的污染可能发生在手术时，也可能发生在术后恢复期间。来源于口腔的细菌可能在植入的生物材料上定居繁殖，并通常会导致牙龈组织的退缩，而牙龈退缩会使得细菌进一步污染根方材料。一项使用猴子作为研究动物的调查表明了细菌污染的显著性（Sander & Karring 1995）。这项研究发现，如果能够在伤口愈合期间预防细菌侵入屏障膜和伤口，就能保障新附着组织和骨的形成。

为了预防感染的发生，一些研究人员选择了

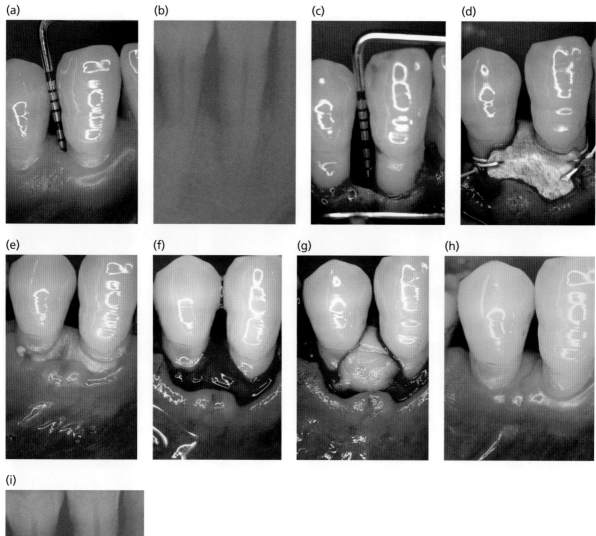

图45-12　临床病例展示如何处理使用不可吸收生物屏障膜之后导致的最常见并发症：屏障膜暴露以及随后牙间软组织的丧失。完成病因相关牙周治疗后，进行了牙周再生手术以处理与骨内缺损相关的深牙周袋（a，b）。在7mm的骨内缺损做改良牙龈乳头保留瓣（c），并放置不可吸收生物屏障膜（d）。通过多层缝合严密关闭创口。但是术后5周，屏障膜被暴露于口腔（e）。在去除屏障膜时（f），新生的组织完全充填屏障膜下方的空间，但是牙间隙的软组织不足以完全覆盖再生组织。为了保护这些组织使之成熟，临床医生从腭侧取一块鞍形游离牙龈移植物，对其裁剪使之精确贴合牙间区域（g）。移植物在高度血管化的受体床上愈合良好，并使得牙间组织良好愈合。完成治疗9年后，临床和X线片结果显示愈合后探诊深度浅，缺损消失（h，i）。

在术前以及使用屏障膜后的第一周全身应用抗生素（Demolon et al. 1993; Nowzari & Slots 1994）。但是，尽管全身应用了抗生素，研究人员还是发现了与植入屏障膜有关的术后伤口感染。这说明所使用的药物或是无法直接抵御引起伤口感染的微生物，或是作用于感染位点的药物浓度并不足够高，所以不足以抑制目标微生物。Sander等（1994）曾报告局部使用甲硝唑能够改善GTR术后的牙周愈合。此项研究纳入12位患者，每位患者都有两个相似的骨内缺损。研究人员在实验组的缺损表面放置了甲硝唑凝胶，并且在关闭创口之前在屏障膜上也放置了甲硝唑凝胶；而对照组缺损只使用了屏障膜进行治疗。移除屏障膜6个月后，实验组缺损PAL增量的中位数为92%（以初始缺损深度的百分比表示），而对照组缺损则为50%。而实验组和对照组的其他临床指标，例如：菌斑指数、探诊出血（BoP）、牙周袋探诊深度（PPD）的降低以及牙龈边缘退缩是相似的。尽管局部和全身使用抗生素可能降低暴露屏障膜的细菌量，但是它们似乎对于预防细菌性生物膜的形成是无效的（Frandsen et al. 1994; Nowzari et al. 1995）。除了与此类创口感染有关的红肿，研究还报告了溢脓、组织瓣开裂或穿孔、屏障膜脱落以及术后疼痛等更为严重的术后并发症（Murphy 1995a，b）。

另一项与临床结果有关的重要议题是：移除不可吸收生物屏障膜之后表面覆盖的再生组织。很多学者都报道屏障膜上方频繁发生的牙龈开裂可能导致牙间再生组织保护不足（Becker et al. 1988; Selvig et al. 1992; Cortellini et al. 1993b; Tonetti et al. 1993a）。再生组织暴露于口腔环境将可能导致机械性以及感染性损伤，而这些损伤可能妨碍再生组织完全形成新的结缔组织附着。事实上，再生组织的不完全覆盖与术后1年附着组织增量和骨增量下降相关（Tonetti et al. 1993a）。在牙间再生组织上覆盖马鞍形游离牙龈移植瓣（图45-12）能够提供比开裂的牙龈组织瓣更好的覆盖和保护（Cortellin et al. 1995a）。在这项随机对照研究中（Cortellini et al. 1995a），14个移除屏障膜后放置了游离牙龈移植瓣的位点，附着组织增量［（5.0±2.1）mm］大于采用传统方法保护再生组织的另外14个位点［（3.7±2.1）mm］。

20世纪90年代初进行的对牙周再生治疗效果变化相关因素的系统性评估进一步证实：手术因素对再生治疗有着重要影响，从而开启了为牙周再生治疗特别设计术式的发展之路（Tonetti et al. 1993a, 1995, 1996a; Machtei et al. 1994; Falk et al. 1997）。总而言之，发展新式的目的是为了完全保存组织，从而在愈合的关键阶段获得并保持所放置的再生材料上方组织瓣的严密关闭，以及为血凝块的形成和成熟保存空间。特别是，组织瓣的设计目的在于尽量获得组织瓣的被动严密关闭和理想的创口稳定性。事实上，基础研究和临床研究表明：在众多条件中，再生治疗的绝对要求包括保持组织瓣和根面之间的交界面存在空间，以供血凝块的形成（Haney

et al. 1993; Sigurdsson et al. 1994; Cortellini et al. 1995b,c; Tonetti et al. 1996a; Wikesjo et al. 2003; Kim et al. 2004），保持血凝块在牙根表面的稳定和连续，从而防止长结合上皮的形成（Linghorne & O'Connel 1950; Hiatt et al. 1968; Wikesjo & Nilveus 1990; Haney et al. 1993），保护治疗区域的软组织不被细菌感染（Selvig et al. 1992; Nowzari & Slots 1994; Nowzari et al. 1995; De Sanctis et al. 1996a,b; Sanz et al. 2004）。

在过去25年中，牙周再生医学的发展沿循了两条既独立而又相互交织的路线。研究人员的兴趣一方面聚焦于再生材料和产品，另一方面聚焦于新型手术术式。

骨内缺损的手术方法

保留龈乳头瓣

改良牙龈乳头保留技术（modified papilla preservation technique，MPPT）的目的是为了增加再生的空间，以及获得和维护牙间区域组织瓣的严密关闭（Cortellini et al. 1995c,d）。这项术式融合了特殊的软组织处理技巧和能够维持骨嵴上方再生空间的具有自我支撑特性的钛金属屏障膜。采用MPPT术式能够使医生彻底关闭牙间间隙，保护屏障膜免受口腔菌群的污染（Cortellini et al. 1995d）。手术时医生须翻起带整个牙间乳头的腭侧全厚瓣，颊侧组织瓣则通过做垂直切口和骨膜减张的方法得以松解，然后将颊侧瓣冠向复位全部覆盖屏障膜，用水平内交叉褥式缝合的方法将颊侧组织瓣固定于腭侧组织瓣，最后表面再用同样的褥式缝合技术将组织瓣和牙间乳头之间的伤口严密关闭。图45-4、图45-11所示为再生病例。

在一项包含了45位患者的随机对照临床研究（Cortellini et al. 1995c）中，MPPT获得的附着增量［（5.3±2.2）mm］显著大于传统GTR［（4.1±1.9）mm］或者翻瓣手术［（2.5±0.8）mm］的组织增量，这说明改良的手术术式能够获得更好的临床疗效。临床观察中，100%的使用钛金属屏障膜位点在手术时都获得了完全的软组织封闭。术后6周去除屏障膜时，73%的位点仍保持了软组织的严密关闭。这项研究证明了特殊组织瓣设计在牙周再生治疗中的益处。多项多中心随机临床研究观察了采用MPPT的再生治疗方法治疗了深骨内缺损的临床效果，结果发现其疗效普遍高于预期（Tonetti et al. 1998; Cortellini et al. 2001; Tonetti et al. 2002，2004b）。

　　一项Meta分析（Murphy & Gunsolley 2003）显示有助于伤口关闭和维持的瓣设计与伤口关闭技术及更佳的临床效果之间存在相关关系（图45-13，图45-14）。Graziani等（2011）在他们的有关翻瓣手术研究的Meta分析中也观察到了相似的趋势，牙龈乳头保留瓣比传统翻瓣手术的效果更好。

　　MPPT技术适用于牙龈乳头最冠方的牙间隙宽度≥2mm的位点。当牙间宽度＜2mm时，使用MPPT将会变得十分困难。为了克服这一问题，术者可以在狭窄的牙间隙采用一种不同的牙龈乳头保留术式［简化牙龈乳头保留瓣（the simplified papilla preservation flap，SPPF）］。此项术式包括了跨越缺损区域牙龈乳头的斜行切口。切口从缺损相关牙的颊侧线角开始，然后延续至接触点下方的邻牙牙龈乳头牙间正中。这样，牙龈乳头被切割为两等份，颊侧部分牙龈乳头与颊侧瓣一同翻起，舌侧部分则与舌侧瓣相连。在

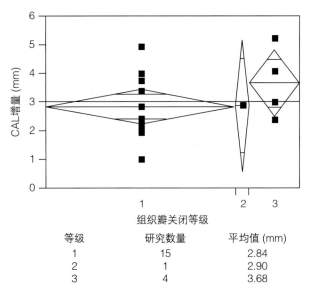

图45-13　检测组织瓣关闭技术等级与临床附着水平（CAL）增量（以mm计）之间关系的研究的平均值，这里只考虑e-PTFE屏障膜类型。各分组情况之间并不存在统计学差异（来源：Murphy & Gunsolley，2003。美国牙周病学会许可复制）。

等级	研究数量	平均值（mm）
1	15	2.84
2	1	2.90
3	4	3.68

所引用的文献研究中，可吸收生物屏障膜上方的狭窄的牙间乳头切口在术后能够100%被关闭。随着伤口的愈合，67%的牙龈乳头仍保持关闭。CAL增量达到（4.9±1.8）mm。在测试屏障膜治疗深骨内缺损普遍临床效果的多中心随机临床研究中，SPPF术式曾被广泛地应用（Tonetti et al. 1998, 2002, 2004b; Cortellini et al. 2001）。

　　在之前所引用的研究中，不同临床医生在不同患者人群中应用GTR治疗深骨内缺损。与单纯使用通路性翻瓣手术相比，其获得的CAL增量在

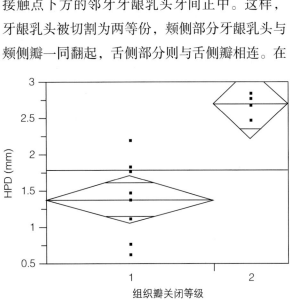

	差异	t 检验	自由度	Prob > |t|
估计	-1.3319	-7.014	10.538	<0.0001
标准差	0.1899			
置信度为95%的下限区间	-1.9277			
置信度为95%的上限区间	-0.7361			

等级	研究数量	平均值（mm）
1	9	1.39
2	4	2.72

图45-14　根分叉缺损研究的回归分析检测组织瓣关闭技术等级与水平探诊深度（HPD）降低量（以mm计）之间的关系。组1和组2之间存在统计学显著差异（来源：Murphy & Gunsolley，2003。美国牙周病学会许可复制）。

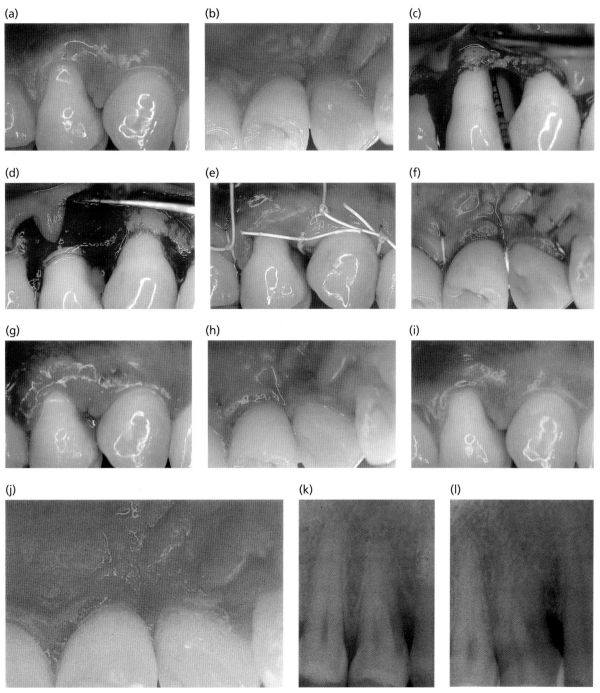

图45-15　（a）右侧上颌第一前磨牙，近中面存在7mm深牙周袋。牙间隙（b）非常窄（<2mm）（原书为＞2mm，根据上下文，改为<2mm，译者注），使用显微手术方式（手术显微镜和显微手术器械）做简化牙龈乳头保留瓣切口。5mm深的骨内缺损（c）。使用可吸收生物屏障膜覆盖（d）。组织瓣严密关闭，覆盖屏障膜（e, f），愈合期一直保持严密关闭（g, h）。术后1年，牙间乳头被完全保留，并且余留牙周袋深度为3mm（i, j）。治疗前拍摄的基线X线片（k）与术后1年的X线片比较（l），显示骨内吸收已经完全愈合。

数量上以及可预期性上均有所增加。研究人员在深骨内缺损的再生治疗中使用显微外科的方法进一步探索了如何通过软组织处理获得对再生位点的稳定保护（图45-15）。在一项患者队列研究中，研究人员对纳入研究的26位患者的26个骨内缺损应用了牙龈乳头保留技术。术后100%的患者在屏障膜上方获得了严密的组织瓣关闭。随着时间的推移，92.3%的位点维持了组织瓣的严密关闭（Cortellini & Tonetti 2001）。治疗后获得了大量的CAL增量［（5.4±1.2）mm］，同时牙龈退缩极少［（0.4±0.7）mm］。因此，改善的视野和选择更好的软组织处理能够显著提高牙周再生治疗

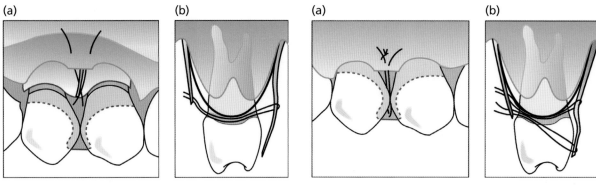

图45-16 缝合以获得颊侧瓣的冠向复位：内置交叉水平褥式缝合示意图，缝合线位于腭侧牙龈乳头基底部与颊侧瓣膜龈联合略微冠方之间。注意缝合线跨越钛加强屏障膜上方。（a）颊侧观。（b）近远中观（来源：Cortellini 等 1995d。美国牙周病学会授权复制）。

图45-17 缝合以获得牙间隙的无张力严密关闭：垂直内褥式缝合示意图，缝合线位于腭侧瓣的最冠方部分（包括牙间乳头）与颊侧瓣最冠方部分之间。（a）颊侧观。（b）近远中观（来源：Cortellini 等 1995d。美国牙周病学会授权复制）。

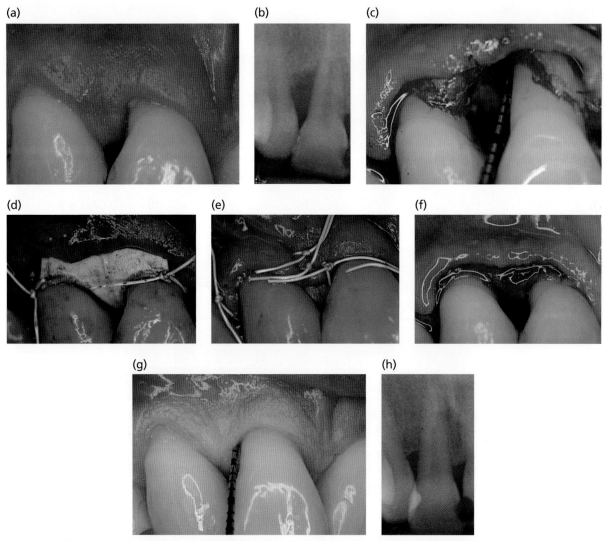

图45-18 临床病例展示：应用改良牙龈乳头保留技术（MPPT），在屏障膜上方完全关闭牙间空间。完成初始病因相关治疗之后，中切牙远中面可见8mm牙周袋伴2mm牙龈退缩（a）。X线片可见宽骨内缺损（b）。使用MPPT切口获得缺损通路，将整个牙间组织保留附着于腭侧瓣上。暴露7mm骨内缺损（c）。根面清创之后，放置钛加强屏障膜（d）。使用多层缝合技术缝合牙龈乳头保留瓣，严密关闭牙间空间，从而将组织瓣冠向复位、完全解除创口张力并且获得良好的组织瓣稳定性（e）。之后屏障膜一直完全埋入龈下，6周后，翻起同样的组织瓣以移除屏障膜。新生组织充填于屏障膜下方维持的空间中（f）。愈合完成后（1年），探诊深度为3mm，并且观察到骨内缺损的充填。再生治疗6年后，临床和X线片显示治疗结果能够被一直维持（g，h）。

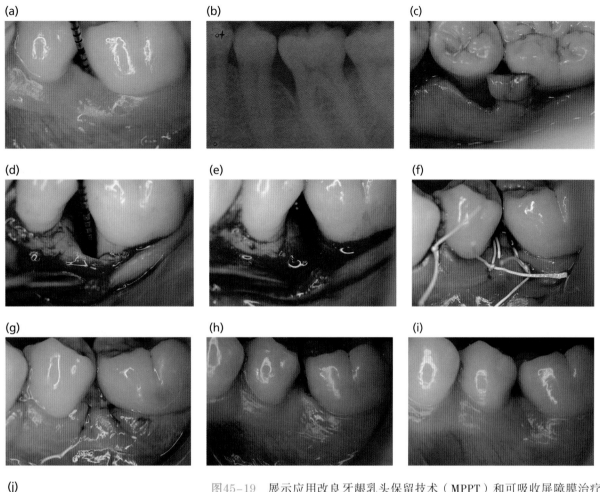

图45-19　展示应用改良牙龈乳头保留技术（MPPT）和可吸收屏障膜治疗的一例病例。完成初始病因相关治疗之后，下颌第一磨牙近中面仍持续存在8mm深的牙周骨缺损（a，b）。使用MPPT切口获得缺损通路，注意将牙间乳头保留在舌侧瓣（c），暴露出7mm深的骨缺损（d）。根面清创之后，放置可吸收屏障膜，然后用可吸收缝合线将膜固定在牙根附近（e）。使用多层缝合技术严密关闭牙间空间（f）直到1周后拆除缝合线（g）。6年后，缺损处牙周袋探诊深度2～3mm，软组织外形良好有利于自我清洁，X线片显示骨缺损被完全消除（h～j）。

的可预期性。

如今，牙龈乳头保留瓣设计及关闭技术已经成为牙周再生手术的标准术式。

改良牙龈乳头保留瓣技术

发展这项技术的目的是为了获得并维持屏障膜上方牙间隙组织瓣的严密关闭（Cortellini et al.1995d）（图45-16～图45-18）。从颊侧牙龈乳头基底部的角化龈处做水平切口，并与近远中沟内切口相连接，以获得进入牙间缺损的通路。翻开颊侧全厚瓣之后，将余留的牙间组织从邻牙以及下方骨组织分离，并向腭侧翻开。翻起包括牙间乳头的腭侧全厚瓣后，就暴露了牙间缺损。

首先对缺损部位进行清创处理，如有需要，可辅以垂直和骨膜减张切口松解颊侧瓣。

这项技术的最初设计是为了和具有支撑作用的屏障膜联合使用。事实上，关闭伤口的缝合技术需要可支撑（或被支撑）屏障膜才能被有效使用（图45-16，图45-17）。为了获得屏障膜上方牙间隙软组织的严密关闭，第一针缝合（水平内交叉褥式缝合）位于全厚瓣下方，在腭侧牙龈乳头基底部与颊侧瓣之间。此缝合的牙间隙部分悬吊于屏障膜顶部，从而使颊侧瓣向冠方复位。这一针缝合解除了组织瓣之间的所有张力。为了确保屏障膜上方牙间组织的严密被动关闭，第二针缝合（垂直内褥式缝合）位于牙间乳头颊侧部分

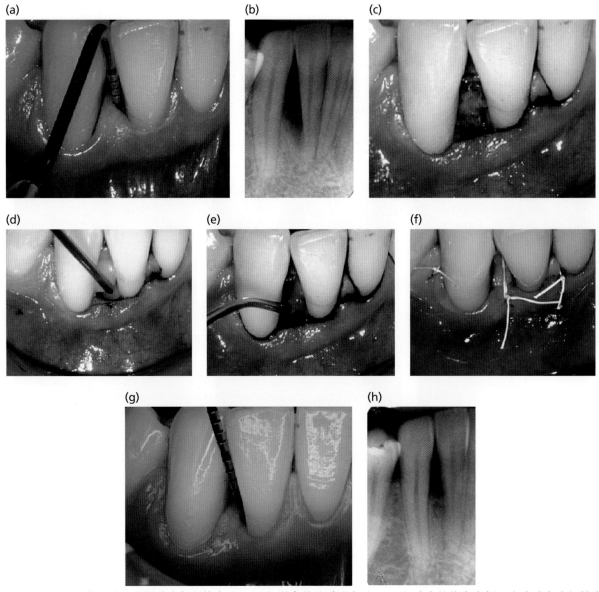

图45-20　展示应用改良牙龈乳头保留技术（MPPT）联合釉基质蛋白（EMDs）治疗的临床病例。在成功完成初始病因相关治疗之后，下颌侧切牙远中可探及10mm牙周袋（a）。X线片显示深骨内缺损延伸至牙根的根尖1/3（b）。缺损处采用MPPT切口（c），避免组织瓣向近远中延伸。在仔细清创之后，按照EMDs的使用说明，先用EDTA凝胶处理根面（d）。在冲洗和干燥缺损以及牙根表面后，在缺损处放置EMD凝胶并覆盖牙根表面（e），使用多层缝合技术缝合组织瓣以获得无张力的创口严密关闭（f）。再生手术后1年，牙周袋变浅，X线片显示缺损得到恢复（g，h）。

（即腭侧瓣的最冠方部分，包括了牙间乳头）与颊侧瓣最冠方之间。这一针缝合无张力。

Lars Laurell博士提出了关闭牙间组织的另一种缝合方法。这种改良内置褥式缝合从颊侧组织瓣的外表面开始，跨越牙间区域，在牙龈乳头基底部穿透舌侧瓣。缝合线在距离前两针3mm的位置依次穿透舌侧瓣的外表面，以及颊侧瓣的内表面，回到颊侧。最后，缝合线从牙龈乳头组织上方的牙间隙穿回舌侧，绕过舌侧缝合线的线圈，再次穿回颊侧，在颊侧打结。这种缝合方式能够非常有效地确保牙间组织的稳定和严密闭合。

在一项包含了45位患者的随机对照临床研究中（Cortellini et al.1995c），MPPT［（5.3±2.2）mm］能够获得比传统GTR［（4.1±1.9）mm］和通路性翻瓣手术［（2.5±0.8）mm］显著增加PAL增量。这说明改良的手术术式能够改善临床效果。除一例病例外，所有使用MPPT技术的位点都获得了严密的组织瓣关闭。直至移除屏障膜时，仍有73%的病例未发生任何牙龈开裂。

此类手术术式也曾与非支撑性生物可吸收

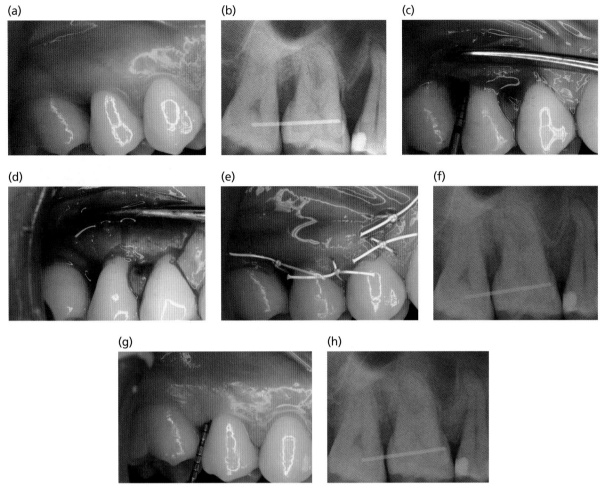

图45-21 展示应用改良牙龈乳头保留技术（MPPT）联合骨替代移植物（BRG）+可吸收生物屏障膜治疗的临床病例。在成功完成初始病因相关治疗之后，上颌第二前磨牙远中可探及9mm深的牙周袋并伴有骨内缺损（a, b）。缺损延伸至牙根根尖部分，存在9mm深的骨吸收（c）。对牙根进行小心清创之后，裁剪可吸收生物屏障膜使其适合局部解剖形态，并覆盖整个缺损区域。屏障膜下方放置BRG，以提供对屏障膜和软组织的额外支撑（d）。使用单个内褥式缝合严密关闭创口（e）。手术完成后拍摄的对照X线片显示缺损内存在X线阻射BRG（f）。术后1年复诊，显示探诊深度为3mm，骨缺损得到完全恢复（g, h）。注意：X线仍能看到阻射的BRG颗粒，但是被包裹在新形成的矿化组织中。

屏障膜联合使用（Cortellini et al.1996c），并获得不错的结果。术后1年的临床附着组织增量为（4.5±1.2）mm。所有的病例均获得了组织瓣的严密关闭。随着时间的推移，80%的位点仍保持了严密关闭（图45-19）。但是，需要指出的是，内置交叉水平褥式缝合很可能会导致屏障膜牙间部分向根向位移，从而减少了组织再生的空间。

MPPT技术能够成功地与各种再生材料联合使用，包括多种生物活性材料。例如EMDs（Tonetti et al. 2002）（图45-20）、各种生长因子，以及BRGs等（图45-21）（Tonetti et al. 2004b; Cortellini & Tonetti 2005）。

MPPT技术对进入牙间隙区的手术操作的要求非常高。研究证实MPPT技术特别适合应用在宽牙间隙（牙间组织水平>2mm），特别是在前牙区。如果能够慎重选择患者，使用这种技术我们能够预期获得大量附着组织增量，可靠的PPD降低并且基本上没有或是极少出现牙间乳头退缩。因此，这种术式非常适用于对美观要求高的患者。

简化牙龈乳头保留瓣

为了克服在使用MPPT技术过程中遇到的一些技术性问题（在后牙区以及狭窄牙间隙使用困难、缝合技术不适用于非支撑性屏障膜），研究人员创造了另一种改良简化术式：简化牙龈乳

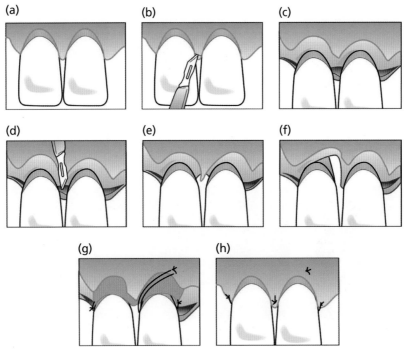

图45-22　（a）简化牙龈乳头保留瓣（SPPF）切口区域的术前观。缺损位于右侧上颌侧切牙近中。（b）在侧切牙的缺损相关牙龈乳头近中线角做第一个斜行切口。手术刀片保持与牙齿长轴平行，一直延续到中切牙接触点正下方的远中面中点。（c）第一个斜行切口在中切牙和侧切牙的颊侧转为龈沟内切口，延伸至相邻牙龈乳头。翻开颊侧全厚瓣，暴露2~3mm骨组织。注意：缺损相关牙龈乳头仍保留于原位。（d）在牙龈乳头基底部尽可能靠近邻间隙骨嵴，做颊舌向水平切口。注意：小心操作，避免舌侧/腭侧穿孔。（e）将牙间隙处的沟内切口一直延伸至切牙的腭侧直到邻近的被部分切开的牙龈乳头。翻起带牙间龈乳头的腭侧全厚瓣。（f）清创后的骨内缺损。注意中切牙远中的骨嵴位置。（g）屏障膜应覆盖至缺损外2~3mm的余留骨组织，然后将其固定于邻牙。用水平内褥式缝合技术从中切牙颊侧正中角化组织基底部跨越至腭侧瓣基底部对称位置进行缝合。这一缝合既不对屏障膜中间部位施加任何直接压力，也能防止屏障膜塌陷入缺损。（h）缝合完后获得组织瓣的严密关闭，完全覆盖了屏障膜（来源：Cortellini等1999a。Quintessence出版公司授权复制）。

头保留瓣（SPPF）（Cortellini et al. 1999a）（图45-15，图45-22）。

　　这种牙间乳头的简化术式的第一个切口跨过缺损相关牙龈乳头，从缺损累及牙的龈缘颊侧线角开始，延伸至邻牙接触点下方牙龈乳头牙间正中。做斜行切口时，术者需将手术刀片与牙齿长轴平行，以免造成余留牙间组织被过度削薄。第一个斜行切口与缺损邻牙颊侧的沟内切口相延续。翻开颊侧全厚瓣之后，需将牙间乳头余留组织从邻牙和下方骨嵴小心分离。然后将缺损位点的牙间乳头组织与舌/腭侧组织瓣一同轻柔翻起，以完全暴露牙间缺损。如有必要，可在对缺损进行清创和根面平整后，做垂直减张切口和/或骨膜减张切口，以改善颊侧瓣的松解度。放置屏障膜后，术者应在屏障膜上方使用无张力缝合技术封闭牙间组织。具体步骤如下：

1. 缺损相关牙间隙的第一针水平内褥式缝合（补偿褥式缝合）起始于未被缺损累及的牙齿的正中颊侧角化组织的基底部（靠近膜龈联合），然后跨越至舌/腭侧组织瓣对称部位的基底部。跨越的缝合线与邻面牙根表面接触，悬吊于邻面余留骨嵴顶，并且固定于舌/腭侧组织瓣。打结之后，这针缝合方式使得颊侧组织瓣冠向复位。非常重要的是，这一缝合方式是依靠邻面骨嵴顶部支撑，所以并不对屏障膜中部产生任何压迫，从而避免使屏障膜向缺损内塌陷。

2. 之后通过以下术式中的一种缝合屏障膜上方的邻面组织，获得严密关闭：当邻间隙狭窄并且间隙内组织菲薄时，使用一针间断缝合；当邻间隙较宽并且间隙内组织较厚时可使用两针间断缝合；当邻间隙宽并且间隙组

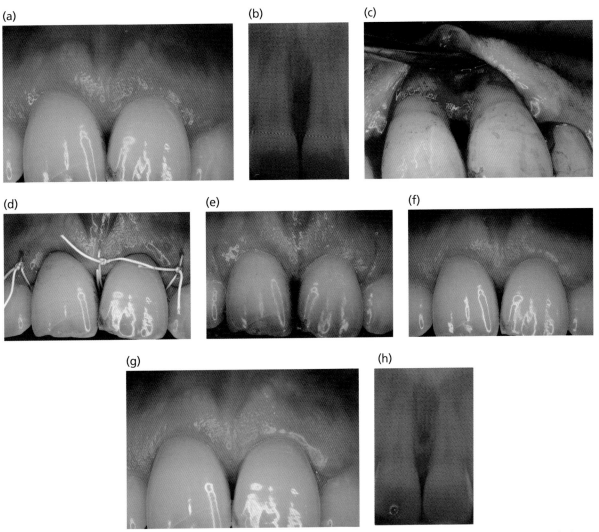

图45-23 临床病例展示：简化牙龈乳头保留瓣（SFFP）联合生物活性再生材料（凝胶形式的EMDs）的临床应用。成功完成初始病因相关治疗后，在重新评估时，左侧中切牙近中腭侧可探及8mm深牙周袋（a）。根尖X线片可见清晰骨内缺损（b）。通过改良牙龈乳头保留技术（MPPT）获得缺损通路后，可见复杂的缺损解剖形态：缺损已贯通颊侧，大部分缺损延伸至牙根腭侧的根1/3（c）。使用EMDs后，通过多层缝合获得组织瓣的严密关闭（d）。术后1周拆线时，可见良好完善的软组织愈合（e）。尽管使用的是凝胶形式的EMDs，术后6个月，牙间乳头的保存依然极其完好。这归功于牙龈乳头保留术式以及尚存的为软组织提供辅助支撑的骨组织桥（f）。术后1年的临床以及X线片结果显示了极佳的美学效果，同时缺损也被消灭（g，h）。牙周探诊深度在2～3mm之间。

织厚时可使用一针内垂直/斜行褥式缝合。

需要特别注意的是，必须确保第一针水平内褥式缝合解除组织瓣的所有张力，并确保第二针缝合能够使屏障膜上方的牙间隙组织严密关闭。如果术者观察到张力仍存在，则必须拆除缝合线，再次尝试无张力缝合关闭伤口。

研究人员在一项包括了18个深骨内缺损的病例系列研究中初步测试了这一术式与可吸收生物屏障膜的联合使用（Cortellini 1999a）效果。结果发现：术后1年平均CAL获得为（4.9±1.8）mm。所有病例都能获得屏障膜上方组织瓣的严密闭合，而且67%的位点长期保持了严密闭合。由7个不同国家的11位临床医生组成的一项多中心随机对照临床研究也对这种术式进行了对比观察（Tonetti et al. 1998）。研究共纳入了136个缺损。在69个联合使用SPPF和可吸收生物屏障膜的缺损中，术后1年观察到的平均CAL获得为（3±1.6）mm。69个联合治疗的位点中，60%以上的位点长期保持了严密闭合。值得强调的是，这些结果是由不同的临床医生治疗不同地区的患者的缺损所获得的，其中包括狭窄缺损空间的患者和口腔后牙区域缺损的患者。SPPF可以与多

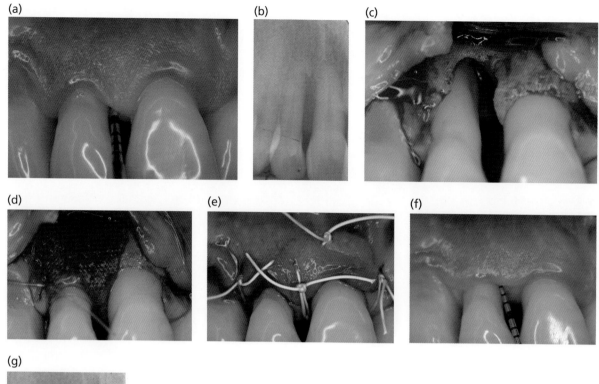

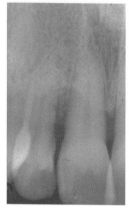

图45-24 临床病例展示：简化牙龈乳头保留瓣（SPPF）联合可吸收生物屏障膜+骨替代移植物（BRG）的临床应用。重新评估时，侧切牙近中可及9mm牙周袋（a）。X线片显示深骨内缺损（b）。应用SPPF切口，暴露主要为二壁的骨内缺损（c）。对牙根小心地进行清创之后，在BRG上方放置可吸收生物膜（d）。应用多层缝合技术严密关闭组织瓣（e）。术后6年，探诊深度变浅（f）；注意：牙龈边缘有中等程度的退缩。术后6年X线片显示缺损消失，而BRG矿化颗粒包裹在新形成的矿化组织中（g）。

种再生材料成功结合使用，包括生物活性材料，例如EMDs（Tonetti et al. 2002）（图45-23）和BRG（图45-24）（Cortellini&Tonetti 2004; Tonetti et al. 2004b）。

微创手术技术

近来研究人员对于更容易被患者接受的、以患者为中心的手术的兴趣日益浓厚。因此临床研究的兴趣聚焦于发展创伤更小的手术术式。Harrell和Rees（1995）提出了微创手术（MIS）术式，以使创伤尽可能小、翻瓣尽可能小，并且轻柔地处理软硬组织（Harrel&Nunn 2001; Harrel et al. 2005）。为了进一步提高创口的稳定性，减轻患者术后的并发症，牙龈乳头保留瓣技术

也能够在高倍放大镜的辅助下被赋予微创概念（Cortellini & Tonetti 2007a）。这种微创术式特别适合与生物活性成分联合使用，例如EMDs或生长因子和/或移植材料。

术者可通过SPPF（Cortellini et al. 1999a）或MPPT技术（Cortellini et al. 1995d）切开与缺损相关牙间隙的牙龈乳头。当间隙宽度≤2mm时，建议使用SPPF技术；而当间隙位点宽度>2mm时，可使用MPPT技术。牙间切口（SPPF或MPPT）需延伸至缺损两侧邻牙的颊舌侧。这些切口严格位于龈沟内，以最大限度保存牙龈的高度和宽度。切口在近远中方向的延伸要尽可能小，只要能够在冠根向翻起一个很小的全厚瓣，暴露缺损外余留骨嵴的1~2mm即可。如果可能的话，手术应尽可

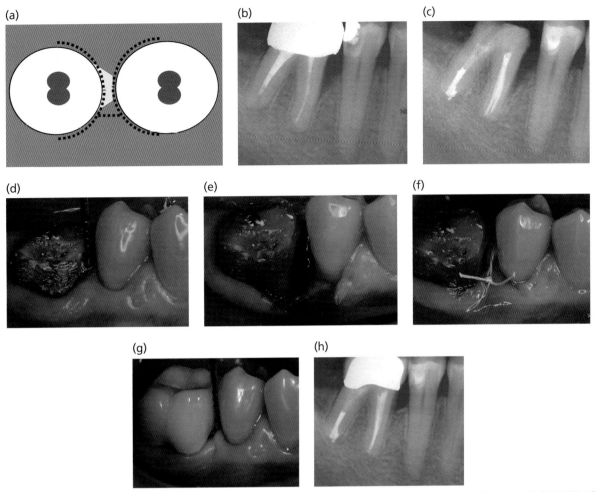

图45-25　临床病例展示：微创手术技术（MIST）在独立的牙间三壁缺损的临床应用。示意图显示在缺损的牙间隙根据改良牙龈乳头保留技术（MPPT）原则所做的切口。为了获得最大的稳定性，组织瓣的近远中向延伸不超过缺损邻近牙齿的颊侧（a）。治疗前X线基线显示存在牙体疾病（根尖感染和龋齿），需要在初始病因相关阶段进行治疗（b）。重新评估时，第一磨牙的近中可探及8mm深的牙周袋并伴有深骨内缺损（c, d）。使用微创MPPT切口获得缺损的通路，暴露三壁骨内缺损后仔细清创（e）。放置釉基质蛋白后，用单个改良内褥式缝合严密关闭创口（f）。术后1年结果显示探诊深度变浅，缺损几乎完全恢复（g, h）。

能只涉及缺损相关的牙龈乳头，并尽量避免做垂直减张切口。尽管在处理不同缺损时可能遇到不同的临床情况，但是都要谨记这些通用原则。

当骨内缺损为纯三壁骨袋，或完全位于相邻牙间隙区域的浅二壁骨缺损和/或一壁骨袋时，切口的近远中延伸应最短，并且翻瓣最小。在此类情况下，近远中切口只涉及缺损相关牙龈乳头以及缺损两侧邻牙的颊舌侧组织的一部分。全厚瓣翻瓣范围应尽可能小，只要暴露牙间缺损区域的颊舌侧骨嵴轮廓即可（图45-25）。

当骨内缺损的冠方部分存在深二壁骨袋时，需要翻较大的冠根向全厚瓣。在依然保有骨壁的一侧（颊侧或舌侧），组织瓣保持尽可能小

的冠根向伸展；在骨壁缺失的位点（舌侧或颊侧），组织瓣向根方延伸较多，其目的是为了暴露1～2mm余留骨嵴（图45-26）。

当治疗深一壁缺损时，全厚瓣翻起的范围在颊舌侧同等。

当颊/舌侧余留骨壁的位置非常深，使用上述微创切口很难或无法探及牙间隙内缺损余留骨壁时，可将组织瓣向近中或远中再延伸一个牙间隙，以翻起范围更大的组织瓣。当骨缺损延伸至患牙的颊侧或腭侧，或骨缺损累及同一患牙两侧的牙间隙（图45-27）或患牙两侧的邻牙时（图45-28），可采取同样术式。在后一种情况下即骨缺损累及同一患牙两侧的牙间隙或

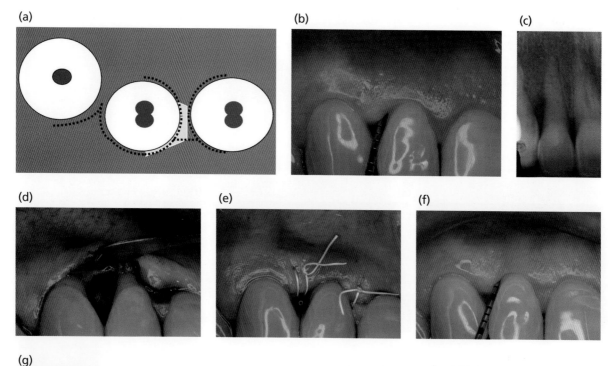

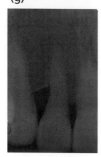

图45-26　临床病例展示：微创手术技术（MIST）在独立牙间缺损的临床应用，缺损向牙齿颊侧延伸。示意图显示缺损相关牙间隙根据改良牙龈乳头保留技术（MPPT）原则所做的切口。组织瓣的近远中向延伸局限于缺损邻近牙齿的颊侧以及邻近缺损颊侧延伸的牙间隙侧，以获得最大的稳定性（a）。成功完成初始病因相关治疗后，侧切牙远中可探及6mm深的牙周袋并伴骨内缺损（b, c）。附着丧失延伸至侧切牙颊侧，提示需要获得这一牙齿颊侧的通路。因此使用微创方式做MPPT切口获得牙间区域的通路并将切口延伸至侧切牙、中切牙之间的牙龈乳头，以获得缺损的足够通路（d）。应用改良内褥式缝合以及单纯缝合严密关闭创口（e）。术后1年结果显示：探诊深度变浅，软组织高度理想，并且缺损得到了恢复（f, g）。

患牙两侧的邻牙时，可根据具体情况采用SPPF或MPPT方式做第二个牙间乳头切口。翻瓣时，如果组织瓣末端存在张力，可以添加垂直减张切口。垂直减张切口应当尽可能短，局限于附着龈范围内（切勿累及膜龈联合）。这一术式总体的目的是：只要有可能，应尽量避免使用垂直减张切口，除非具有清晰的指征。如果一定要使用垂直切口，应当尽量减少垂直切口的数量和累及范围。切勿使用骨膜减张切口。

对缺损部位进行清创时，可以使用迷你刮治器和电动器械对缺损进行清创刮治和细致的平整根面。在刮治过程中，术者需略微翻起组织瓣，然后使用骨膜分离器小心保护组织瓣，同时配合使用生理盐水频繁冲洗。刮治后，放置生物活性剂/生物活性材料/生物活性制剂，然后复位组织瓣。

关于缝合方式，大多数情况下牙间缺损区域仅用一针单纯改良内褥式缝合便可获得牙龈乳头的无张力严密关闭（Cortellini& Tonetti 2001, 2005）。当手术涉及第二个牙间区域时，可使用同样的缝合技术关闭这一区域。垂直减张切口可使用单纯间断缝合关闭。颊舌侧组织瓣复位到术前水平即可，切勿更多冠向复位，以避免在愈合区域造成额外张力。

整个手术过程中都可以辅助使用手术显微镜或放大镜，放大倍数为4～16倍（Cortellini& Tonetti 2001, 2005）。在必要时，可使用显微手术器械作为普通牙周器械套装的补充。

Cortellini和Tonetti 等的两项病例系列研究初步测试了微创手术治疗深骨内缺损的临床效果（Cortellini& Tonetti 2007a, b）。纳入研究的缺损为53个。结果显示：微创术式大幅度降低了患者的术后不适，1年后的临床效果得到显著改善［CAL增加（4.8±1.9）mm, 88.7%±20.7%的缺

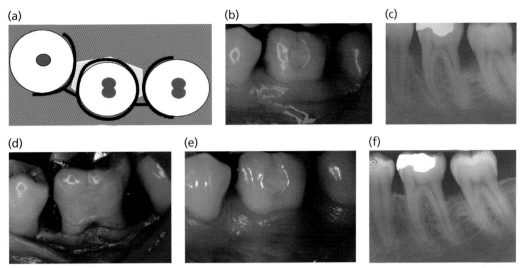

图45-27 临床病例展示：在累及同一牙齿两侧牙间隙的骨内缺损应用微创手术技术（MIST）。示意图显示：在缺损相关的两个牙间隙根据改良牙龈乳头保留技术（MPPT）原则做切口。组织瓣的近远中向延伸局限于与缺损相关的两个牙间乳头（a），并且到达两相邻牙齿线角，以尽量减少创口稳定性的丧失，同时又能获得缺损的足够通路。基线的临床以及X线片表现突出显示了初始病因相关治疗完成后所获得的良好炎症控制，可见近中、远中深牙周袋伴骨内缺损（b，c）。在近中和远中缺损做牙龈乳头保留瓣切口，对缺损进行清创，仔细刮治牙根表面（d）。在容纳性良好的缺损中使用釉基质蛋白之后，使用改良内裤式缝合严密关闭创口。术后1年复诊，浅牙周袋，软组织被完好保存，而且缺损也得到了恢复（e，f）。

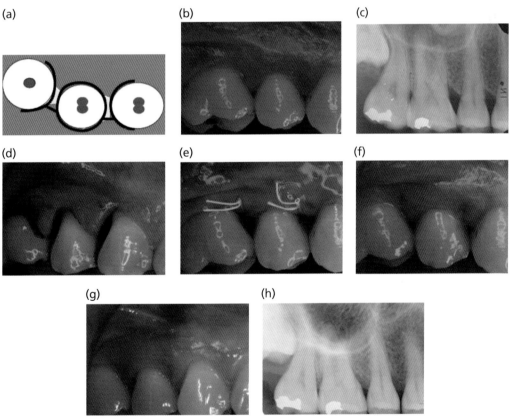

图45-28 临床病例展示：使用微创手术技术（MIST）治疗累及两相邻牙的骨内缺损。示意图显示：在缺损相关的两个牙间隙根据牙龈乳头保留瓣原则做切口。组织瓣的近远中向延伸局限于与缺损相关的两个牙间乳头（a），并且到达两相邻牙齿的线角，以尽量减少创口稳定性的丧失，并减少组织瓣的延伸。在成功进行初始病因相关治疗之后，第一磨牙和第二前磨牙近中可见两个缺损（b，c）。应用简化牙龈乳头保留瓣（SPPF）获得缺损的通路（d）。切口止于第一前磨牙远中线角和第一磨牙的颊侧。对根面进行清创，并且使用凝胶形式釉基质蛋白之后，应用两个改良垂直内裤式缝合严密关闭组织瓣（e）。术后1周拆线，愈合理想，无疼痛或不适（f）。术后1年复诊，无炎症，探诊深度变浅，并且缺损得到了恢复（g，h）。

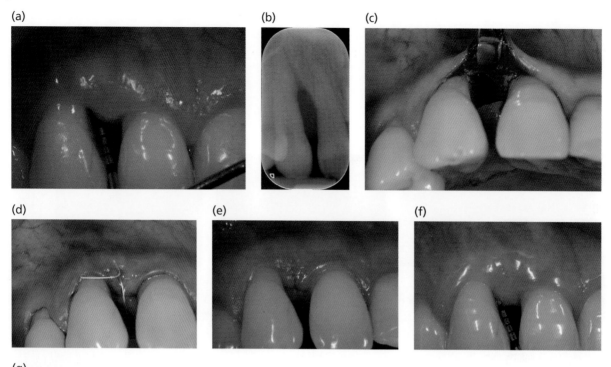

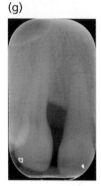

图45-29　应用改良微创手术（M-MIST）治疗的临床病例。右侧上颌尖牙近中可见10mm牙周袋（a）伴深骨内缺损累及牙根中1/3（b）。使用M-MIST手术切口获得治疗区域的通路（c）。颊侧组织瓣从尖牙颊侧轮廓正中被略微翻起至侧切牙。手术并未触及与缺损相关的牙间乳头，也未翻起舌侧瓣。临床医生通过颊侧的微小手术"开窗"对骨内缺损和暴露的牙根表面进行刮治。使用单个改良内褥式缝合关闭治疗区域（d）。缺损内并未放置再生材料，只单纯血凝块充填骨内缺损。术后1周，仍保持了创口严密关闭的完整性（e）。术后1年临床照片显示3mm的正常龈沟，伴7mm临床附着增量，并且无牙龈退缩的增加（f）。术后1年X线片显示缺损的骨内吸收获得了完全充填（g）。

损得到恢复〕。并且，同样的术式用于治疗20位患者的多发性骨内缺损（Cortellini et al.2008），其中44个缺损平均获得（4.4±1.4）mm临床附着，73%的缺损的CAL改善≥4mm，这相当于83%±20%的缺损得到了恢复（15个缺损完全恢复），余留PPDs为（2.5±0.6）mm。牙龈基线水平与术后1年对比，牙龈退缩仅轻微增加（0.2±0.6）mm。

　　近期的一项包含了30位患者的临床对照研究比较了MIST联合EMD与MIST单独应用（Ribeiro et al.2011a）的临床效果。在术后3个月和6个月，两组均出现显著的PPD降低、CAL增加以及X线片的骨增量。两治疗组之间在任何时间点均未发现任何统计学差异。研究结论认为：EMD的使用并未增加MIST对骨内缺损的治疗效果。

　　改良微创手术（M-MIST）顾名思义是对MIST技术的改良，针对这项术式的临床实验已经完成（Cortellini& Tonetti 2009b）（图45-29）。M-MIST技术主要是为了增强组织瓣的稳定性，赋予组织瓣自身维持再生空间的能力。手术术式包括一个微小的牙间入路切口，通过这一切口只需在颊侧翻起一个三角形组织瓣。而牙龈乳头则被保留于原位，通过骨嵴上纤维与骨嵴相关牙的牙根相连（图45-5）。临床医生通过这个微小的颊侧三角形组织瓣获得进入缺损的手术通路：从这个颊侧"窗口"，使用显微刀片将缺损内充斥的软组织（即所谓肉芽组织）从牙龈乳头的骨嵴上结缔组织以及骨壁上锐性分离，然后使用迷你刮治器将其刮除。使用手工以及超声器械对牙根面进行仔细的清创刮治，避免触及缺损相关牙龈乳头的骨嵴上纤维以及舌腭侧组织。微小的创口以及微小的翻瓣能够保存绝大多数为牙

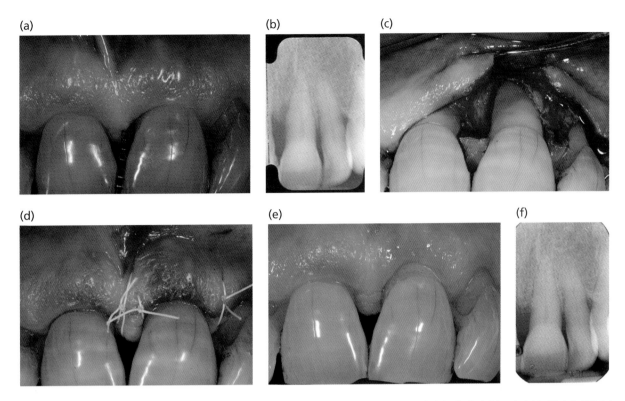

图45-30 应用改良微创手术（M-MIST）+釉基质衍生物（EMDs）+Bio-Oss治疗的临床病例。左侧上颌中切牙近中可探及7mm的附着丧失并伴有6mm深的牙周袋（a）。基线X线片可见明显骨内缺损（b）。做M-MIST切口获得治疗区域的通路。组织瓣延伸至远中牙间隙以暴露颊侧骨开裂（c）。放置EMDs以及移植材料后缝合组织瓣（d）。术后1年临床照片（e）和X线片（f）显示牙周病损得到了解决。

间组织提供血供的血管，对牙间创口的愈合过程非常有利。这一新颖设计术式新颖之处在于通过"悬挂的"牙龈乳头确保牙间软组织的自体支撑，从而增强了组织再生的空间。大多数骨缺损周围的软组织在手术过程中并未被切割或翻起，所以组织瓣极其稳定，从而确保了血凝块的稳定性。微小的组织瓣创伤、完整的血供、绝对无张力的缝合技术，确保了在绝大多数病例中牙间创口被严密关闭，从而防止了细菌的污染。缝合方式基于单一改良内褥式缝合。如果有必要，术者可添加额外缝合，以进一步增加创口关闭的严密性。但是，该术式缩小的颊侧通路意味着这一术式并不适用于累及牙齿舌侧的深缺损，因为狭小的颊侧开窗使器械很难达到缺损牙根的表面对病变牙根面进行刮治（Cortellini& Tonetti 2009b）。

最近，研究人员进行了一项三臂随机对照临床实验，观察M-MIST单独应用、M-MIST+EMD、以及M-MIST+EMD+异种骨矿组织（BMDX）治疗独立牙间骨内缺损的临床疗效

（Cortellini& Tonetti 2011）。研究包括了45个独立深骨内缺损，用M-MIST切开组织后，缺损被随机分为3个实验组：M-MIST单独应用组；M-MIST+EMD组；M-MIST+EMD+BMDX组（图45-30）。每组包括15个骨缺损。1年之后的统计结果发现各组的PPD降低量（$P>0.0001$，student t检验）和CAL增量（$P>0.0001$）与术前基线水平比较均有显著差异，但组间比较任何的测量临床结果均无统计学差异。具体来说，M-MIST对照组观察到的CAL增量为（4.1±1.4）mm；EMD研究组为（4.1±1.2）mm；而EMD+BMDX组为（3.7±1.3）mm。3组骨缺损在X线片上的骨增量分别为77%±19%，71%±18%和78%±27%。这一初步对照研究发现治疗组间的CAL真实差数为0.96mm。但是3组间相似的治疗结果引发了一系列关于手术术式所提供的理想条件下的创口自身愈合潜力的假说。换句话说，本项研究的治疗结果为临床医生带来了挑战：如何不使用再生产品或材料而获得临床上的实质性改善。

Trombelli 等（2010）的独立研究也报告了相似的结果：单纯应用翻瓣途径（SLA）与SLA+生物可吸收屏障膜+羟基磷灰石的治疗结果无统计学差异。

技术深度解读

上述所引用的研究提出了两种不同的治疗骨内缺损的微创术式。MIS（Harrel 1995）以及MIST（Cortellini & Tonetti 2007a, b）术式均包括翻起牙间的牙龈乳头组织以暴露牙间隙，从而获得治疗骨内缺损的完整入路。其区别在于M-MIST术式（Cortellini & Tonetti 2007a）通过翻起微小的颊侧组织瓣来获得治疗缺损的通路，牙间乳头不受影响（图45-27～图45-30）。应用微创手术时，临床医生需要克服的主要难题是视野问题以及手术区域的操作问题，尤其是在高倍放大和直接增强照明下使用M-MIST术式时更难克服上述问题。传统意义上，牙外科医生一直被教导翻开大范围的组织瓣以充分暴露所处理区域。但是实际上是缺损周围的余留骨壁限制了缺损区域的视野，将组织瓣翻起至余留骨壁边缘已经足够观察缺损区域了。过度翻瓣对缺损区视野并无帮助。但是，微创翻瓣技术无疑会使视线角度特别是术区光线变得狭窄。另外，由于组织瓣并未被完全翻起，依然紧密附着于治疗区域，所以器械操作时需要非常小心保护周围软组织。处理软硬组织时必须使用小型器械，例如小的骨膜分离子和微创组织工具。显微刀片、迷你刮治器以及迷你剪使得对手术区域的切割、刮治以及精细修整变得可控，同时伤口关闭时必须使用6-0至8-0的缝合线。

根分叉病变的翻瓣设计

下颌颊舌侧以及上颌颊侧Ⅱ度根分叉病变的翻瓣设计在20年前就已经被阐述了，并且自那时起并无实质性的改动（Pontoriero et al.1988；Andersson et al.1994；Jepsen et al.2004）。做龈沟内切口后，自牙槽突的颊侧或舌侧翻起黏骨膜瓣（图45-31）。使用手工和电动刮治器以及火焰状旋转金刚砂车针小心刮治并平整牙根表面。小

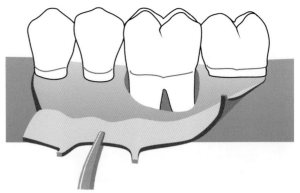

图45-31　根分叉病变的逐步术式演示。在下颌颊侧做龈缘切口和垂直减张切口后，翻颊侧和舌侧全厚瓣。

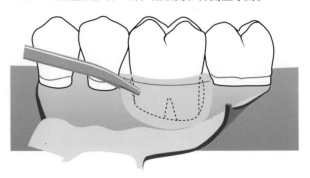

图45-32　根分叉病变的逐步术式演示。放置屏障膜，完全覆盖缺损并且延展超过缺损边缘骨组织至少3mm。

心去除根分叉区域余下的肉芽组织，以暴露牙槽骨的表面。

根分叉缺损再生材料的选择（不可吸收生物屏障膜或可吸收生物屏障膜、骨移植物、生物活性制剂或联合治疗）（图45-32）。当使用屏障膜时，调整屏障膜，使其覆盖根分叉区域入口（颊侧或舌侧）、邻近牙根面（自远中根的远中颊/舌线角至近中根的近中颊/舌线角）以及骨嵴根方的4～5mm宽牙槽骨表面。可以使用悬吊缝合技术将缝合线环绕于磨牙牙冠，从而固定屏障膜。当需要使用骨移植物时，应将其完全充填满根分叉区域，并且在入口处略微超充。如果是生物活性制剂，可直接将其放置在根分叉缺损区域。应用联合治疗时，需要根据每种材料的特性选择不同的放置方法。

放置再生材料后，将黏骨膜瓣复位，完全覆盖根分叉和生物材料（图45-33）。如有必要，可以做骨膜减张切口，以便将组织瓣冠向复位。使用牙间缝合或悬吊缝合固定组织瓣。术后7～15天拆线。如果放置的是不可吸收生物屏障

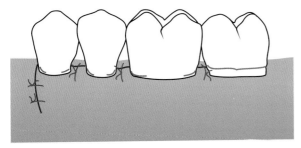

图45-33　根分叉病变的逐步术式演示。将翻起的组织瓣冠向复位缝合，使组织瓣边缘盖过屏障膜边界至少2mm。

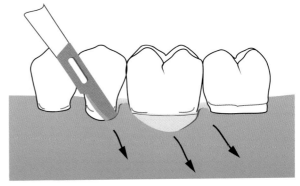

图45-34　根分叉病变的逐步术式演示。为了移除屏障材料，做切口向屏障膜边缘近远中各延伸1颗牙齿。翻起覆盖组织瓣后，就能够去除屏障膜而不损伤新再生的组织。

膜，术后愈合大约6周后需要进行第二次手术取出屏障膜（图45-34）。

　　McClain和Schallhorn（2000）谨慎地完善和修改了手术术式。他们提出的手术技术特别为联合治疗（屏障膜+植骨材料）所设计，但是仍然是基于一个共同的核心部分，只是在遇到特定情况时可以根据需要进行修改。这一共同的核心部分包含龈沟切口的全厚信封瓣应最大限度保留牙龈和牙龈乳头组织，并且充分暴露缺损以获得足够的视野和刮治通路。如果存在牙龈退缩和/或需要将组织瓣冠向复位以便覆盖屏障膜，那么还需要做骨膜减张切口。

　　临床医生可使用超声或声波、手动和电动旋转（细金刚砂和/或精修车针）器械刮治缺损、平整根面，以去除菌斑、沉积物、釉质突和其他牙根表面变异（根面沟、凹陷、龋损等）。如果需要，临床医生还可以通过牙齿修整和/或骨修整以获得治疗牙根间或根分叉底部凹陷缺损的足够通路和/或降低釉质突。足够的根面预备是治疗取得成功的关键。

　　植骨材料（通常是DFDBA）的术前制备通常是在牙科小玻璃皿内完成。使用无菌生理盐水或局部麻醉药液与植骨材料混合，如果无禁忌证，也可以加入四环素（125mg/0.25g DFDBA）。混合好后，可以用一块无菌湿纱布覆盖住小玻璃皿，以防止植骨材料干燥。选择适当的屏障膜进行裁剪至想要的形状，然后放置于无菌纱布上。放置屏障膜时要避免接触到嘴唇、舌、黏膜或唾液，以避免被污染。

　　彻底清洁并隔离手术区域，然后使用小棉球蘸取枸橼酸（pH1）处理再生位点的牙根表面3分钟。这一步操作需要非常小心，溶液只能局限在牙根和骨表面。3分钟后取出小棉球，确认缺损表面没有任何遗留的棉纤维后，再使用无菌水或生理盐水冲洗所处理的位点。如果植骨位点的骨表面已经硬化致密，就用1/4球钻车针钻至骨髓。使用牙周探针"刮擦"韧带表面，以去除表面结痂使之出血。采用溢出超填技术将DFDBA压实于缺损，并且要覆盖住缺损处的牙根根干部分及其融合部分、骨开裂或水平/牙槽嵴顶骨缺损。将个性化裁剪的屏障膜覆盖于植骨材料上，并适当固定。组织瓣复位前再次检查确认有足够的植骨材料覆盖缺损相关区域，然后复位组织瓣覆盖屏障膜，并用不可吸收缝合线固定生物屏障膜（通常用Gore缝合线）。从一开始对根面进行酸蚀处理直到最后的缝合过程均需要隔离治疗位点，以免被唾液污染。

　　如果使用不可吸收生物屏障膜，术后6~8周需要翻起微小的组织瓣取出屏障膜。取出屏障膜前需要小心去除邻近屏障膜部分的组织瓣内部的上皮，然后再向外轻柔去除（剥离）屏障膜。屏障膜取出后，复位组织瓣时应尽可能覆盖再生的组织，然后使用不可吸收生物缝合线关闭创口。

术后护理

　　患者的术后护理策略旨在控制治疗位点的创口感染/污染以及机械创伤。一项Meta分析显示：再生治疗疗效与术后护理策略相关，超越

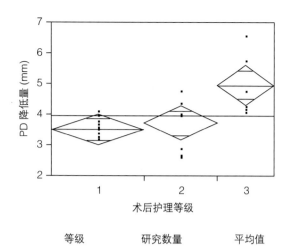

源	DF	平方和	均方	方差比	Prob F
术后护理等级	2	8.45	4.22	7.21	0.004
误差	21	12.29	0.58		
C. 总计	23	20.75			

等级	研究数量	平均值
1	10	3.52
2	8	3.73
3	6	4.97

图45-35　用骨内缺损研究的回归分析检测术后护理策略等级与探诊深度（PD）降低量（以mm计）之间关系。组3与组1、组2之间存在统计学差异（来源:Murphy & Gunsolley 2003。美国牙周病学会授权复制）。

一般护理策略的精心护理意味着更多的CAL增量（Murphy & Gunsolley 2003）（图45-35）。护理策略通常包括术后1周内全身应用抗生素（多西环素或阿莫西林）；0.2%或0.12%的氯己定漱口水漱口，2次/天或3次/天；每周进行专业的牙齿清洁直至屏障膜取出。专业牙齿清洁包括使用橡皮杯和氯己定凝胶进行龈上清洁处理。通常临床医生会告知患者不要在治疗区域使用机械性口腔清洁措施，也要避免在治疗区域咀嚼。

术后4～6周，翻半厚瓣去除不可吸收生物屏障膜。再次告知患者在接下来的3～4周仍需每天2次或3次用氯己定漱口水漱口。避免机械性清洁治疗区域，避免用治疗区域咀嚼。在这一时期，建议患者每周进行专业清洁。如果再生治疗使用的是可吸收生物屏障膜、BRG或生物活性再生材料，那么上述严格的感染控制阶段需延伸至6～8周。度过这一时期后，临床医生可指导患者逐步恢复机械性口腔卫生清洁措施，包括牙间清洁，此时可以停止用氯己定漱口。此后的1年间，患者需要每月复诊接受专业牙周维护治疗。术后1年之内的复诊都应避免在治疗区域进行探诊或深层刮治。

术后并发症

自"引导组织再生"开始之初，并发症就大量频繁发生，特别是屏障膜的暴露。在牙龈乳头保留技术出现前，并发症几乎达到100%（Becker et al. 1988; Cortellini et al. 1990; Selvig et al. 1992; Cortellini et al. 1993a, b; Falk et al. 1997; Trombelli et al. 1997; Murphy 1995a, b; Mayfield et al. 1998）。但是，自从牙龈乳头保留瓣被应用后，文献报告的不良反应率从50%降低到6%（Cortellini et al. 1995a, 1996; Tonetti et al. 1998; Cortellini et al. 1999a; Cortellini &Tonetti 2000; Cortellini et al. 2001; Machtei 2001; Tonetti et al. 2002; Murphy & Gunsolley 2003; Tonetti et al. 2004a; Cortellini & Tonetti 2005）。当再生手术过程没使用屏障膜时，所观察到的并发症更是持续降低。特别是EMDs的应用大幅度减少了并发症的概率（Tonetti et al. 2002; Esposito et al. 2009; Sanz et al. 2004）。Sanz等（2004）的研究显示所有使用屏障膜治疗的位点在愈合阶段均至少出现一项手术并发症，而使用EMDs治疗的位点只有6%的位点观察到了并发症。这项研究显示，某些再生材料/手术相对其他材料/技术来说，对技术的敏感性可能较低。

微创手术的发展很大程度上降低了术后阶段的并发症和副作用的数量。研究显示应用MIST治疗的病例手术中100%的患者获得了组织瓣的严密关闭，术后1周时，95%的单个缺损位点治疗病例（Cortellini & Tonetti 2007a, b）以及100%的多位点缺损治疗病例（Cortellini et al.2008）仍保持了组织瓣的严密闭合。只在少数病例中观察到了水肿（Cortellini&Tonetti 2007a, b; Cortellini et al.2008）。无任何治疗位点出现手术后血肿、化脓、组织瓣开裂、肉芽组织出现或其他并发症（Cortellini &Tonetti 2007a, b; Cortellini et al.2008）。牙根敏感并不经常发生：术后1周约有20%的患者报告根面敏感，但是这一比例在随后的数周快速降低。术后6周，只有一位患者报告仍存在一些根面敏感（Cortellini & Tonetti 2007b）。Ribeiro等（2011a）的研究也证实：微创手术后牙根敏感和水肿都十分轻微，并且没有任何患者出现血肿。

关于M-MIST术式，Cortellini和Tonetti（2009b）等的研究发现：100%的病例在术中和术后获得并保持了创口的严密关闭。在他们的第二项对照研究中（Cortellini & Tonetti 2011），一个M-MIST/EMD /BMDX联合治疗的位点在拆线时（术后1周）牙间创口出现了轻微开裂，但是在第2周，开裂缝隙就闭合了。上述研究中，没有任何位点出现水肿、血肿或化脓（Cortellini &Tonetti 2009a, 2011）。

手术和术后并发症的发生率

迄今为止，很少有人关注那些可能影响患者对GTR手术性价比评估的关键因素。这些因素包括术后疼痛、不适、并发症以及治疗的获益。为了测试这些患者相关因素对手术效果的影响，研究人员设计了一项平行组随机多中心对照临床研究比较上述患者因素对GTR手术和单纯翻瓣手术的功效影响（Cortellini et al. 2001）。在手术过程中，30.4%的实验组患者以及28.6%的对照组患者报告了中等程度的疼痛，实验组的患者对于所经历手术的困难程度的视觉量表（VAS）评估为24±25（VAS从0至100，0=接受手术毫无困难，100=无法忍受手术过程），而对照组的VAS评分为22±23。使用屏障膜的手术比单纯翻瓣手术所需的椅旁时间更长（平均长20分钟）。在

术后并发症中，术后1周最为常见的是水肿，并且与GTR最常相关，而术后疼痛在实验组和对照组的报告都不到50%。患者所描述的疼痛强烈程度为中等疼痛，在实验组平均持续（14.1±15.6）小时，在对照组平均持续（24.7±39.1）小时。术后并发症局限在少数患者中：35.7%的测试组患者和32.1%的对照组患者报告手术影响了日常活动，测试组报告平均影响（2.7±2.3）天，对照组平均影响（2.4±1.3）天。这些数据显示，GTR所需时间比翻瓣手术长大约30分钟，并且术后出现水肿的概率更大。但是在术后疼痛、不适以及对日常活动的影响方面，GTR与翻瓣手术之间未观测到任何差异。

尚无比较性研究报告各种不同再生手术相关并发症的差异。多中心临床研究使用同样方法评估了EMD或屏障膜的应用，两种再生材料获得的结果是相似的（Tonetti et al. 1998, 2004a; Cortellini et al. 2001）。

一项研究测试了接受MIST治疗和EMDs治疗的患者人群的并发症情况。研究人员在手术结束时询问了患者的术中感受，并且在术后1周询问了术后感觉。患者没有报告任何疼痛（Cortellini & Tonetti 2007a）。13位患者中的3位报告在术后第1周的最初两天有非常轻微的不适感。77%的患者描述术后第1周无任何不适。患者描述术后第2天的感觉如同未做手术一样。在一项大样本量病例研究中，40位患者接受了MIST和EMDs治疗（Cortellini & Tonetti 2007b）。没有患者报告术中疼痛或不适。而且70%的患者术后未感觉到任何疼痛。那些报告疼痛的患者也只是将疼痛归类为是非常轻微的疼痛（VAS 19±10，0=无疼痛，100=无法忍受的疼痛），疼痛平均持续（26±17）小时。患者在家中服用的止痛药平均为（1±2）粒。23位患者除了手术后即刻和术后6小时必须服用的止痛药之外，未服用任何止痛药物。12位患者中的7位（17.5%）报告存在疼痛，同时也经历了一定程度的不适（VAS 28±11，0=无不适，100=不能忍受的不适），平均持续（36±17）小时。只有3位患者报告

表45-3　传统治疗临床研究与微创手术治疗临床研究之间的比较

	Cortellini等（2001）	Tonetti 等（2004b）	Cortellini 等（2007b）	Cortellini &Tonetti（2011）
再生治疗	SPPF/MPPT +可吸收生物屏障膜	SPPF/MPPT +EMD	MIST+EMD	M-MIST+EMD
患者数量	56	83	40	15
椅旁时间（分钟）[a]	99±46	80±34	58±11	54.2±7.4
影响日常活动[b]	35.7%	29.5%	7.5%	0
术后存在不适的患者[b]	53.6%	47.5%	17.5%	13.3%
术后存在疼痛的患者[b]	46%	50%	30%	0
疼痛强度[c]	28.1±2.5	28±20	19±10	——
止痛药数量[d]	4.1±2.5	4.3±4.5	1.1±2	0.3±0.6

[a]从实施麻醉开始到完成再生手术治疗为止测量的椅旁时间

[b]术后1周复诊询问时报告术后影响日常活动、不适以及疼痛的患者百分比

[c]疼痛强度以目测类比评分法进行测量（VAS）

[d]除手术结束时必须服用的两粒止痛药外，额外服用的止痛药数量

SPPF：简化牙龈乳头保留瓣；MPPT：改良牙龈乳头保留技术；MIST：微创手术技术；M-MIST：改良微创手术技术；EMD：釉基质蛋白

日常活动（工作和运动）受到影响，持续1~3天。

在第二项关于应用MIST和EMDs治疗相邻多个骨内缺损的大样本量病例研究中（Cortellini et al. 2008），20位患者中的14位未经历任何术后疼痛。6位报告有疼痛的患者认为疼痛非常轻微（VAS 19±9），平均持续（21±5）小时。患者在家中自行服用的止痛药数量为（0.9±1.0）粒。9位患者除了先前两片必须服用的止痛药外，未再服用任何额外的止痛药。10位患者经历了轻微的不适（VAS 21±10），平均持续（20±9）小时。只有4位患者报告日常活动（工作和运动）在1~3天内受到些许影响。

Ribeiro等（2011b）的研究认为：MIST和EMDs治疗时所经历的不适/疼痛程度是极其有限的。此外，在术后第1周的不适也是极其轻微的。而且没有患者出现发热或是报告任何日常活动受到影响。患者服用的止痛药数量也极少（每位患者服用的止痛药少于1片）。

在一项对15位接受了M-MIST和EMDs治疗的病例队列研究中（Cortellini & Tonetti 2009b），没有任何患者报告术中或者术后有明显疼痛。3位患者报告术后最初2天有极其轻微的不适感。

14位患者术后第1周无任何不适，手术第2天之后感觉和没有接受过手术治疗一样。

项对照研究比较了EMDs或EMD/BMDX联合M-MIST治疗与单独应用M-MIST治疗所带来的额外获益（Cortellini & Tonetti 2011）。45位患者中无人报告术中或术后经历任何疼痛。M-MIST组的3位患者（平均VAS 10.7±2.1）、M-MIST/EMD组的2位患者（VAS 11.5±0.7）以及M-MIST/EMD/BMDX组的4位患者（VAS12.3±3.1）报告了轻微的不适感。很少有患者需要服用止痛药:M-MIST组的3位患者［平均服用（0.4±0.7）片；最多服用2片］、M-MIST /EMD组的4位患者［平均服用（0.3±0.6）片；最多服用2片］以及M-MIST/EMD / BMDX组的4位患者［平均服用（0.5±1）片；最多服用3片］服用了止痛药。

表45-3所示为4项研究所使用的一些手术以及术后指标。2项研究考量了传统大范围牙龈乳头保留瓣（MPPT以及SPPF）与可吸收生物屏障膜联合应用（Cortellini et al. 2001），或者与EMDs联合应用（Tonetti et al. 2004b）的情况。其他两项研究考量了MIST与EMDs联合应用的情况（Cortellini et al. 2007; Cortellini & Tonetti 2011）。这一按时间排列的对比清晰地显示了大

部分指标在4项研究中的差异。应用大范围牙龈乳头保留瓣+屏障膜时，手术的椅旁时间最长；应用大范围牙龈乳头保留瓣+EMDs时，手术的椅旁时间较短；而应用M-MIST+EMDs时，椅旁时间大幅度缩至最短。在两项使用牙龈乳头保留瓣的研究报告中，术后日常生活受到影响，不适以及疼痛的患者数量都是相似的；而在应用MIST的研究中报告上述指标的患者数量却大幅下降；在应用M-MIST的研究中这一数量极少甚至没有。应用MIST和M-MIST的两项研究中疼痛强度和止痛药的消耗量都非常低。这些研究所报告的结果显示：术后不适和疼痛显然不受再生材料种类的影响，而是受手术术式种类的影响。患者友好型的、椅旁操作时间短的微创手术的术后问题更少。这些方面的考量能够帮助临床医生选择对患者更为"友好"的手术术式。

再生手术中的（屏障）膜材料

在首次尝试GTR治疗时，研究人员使用了醋酸纤维素（Millipore®）制造的细菌过滤膜作为屏障膜（Nyman et al. 1982; Gottlow et al. 1984; Magnusson et al. 1985）。尽管这类屏障膜能够实现研究人员的研究目的，但是它并不适用于临床。

不可吸收膜

后来的一些研究使用了专门设计的e-PTFE（膨化聚四氟乙烯）膜，用于牙周再生治疗（Gore Tex 牙周材料®）。这种材料是由基本分子构成为碳-碳键和4个氟原子形成的聚合物。是惰性的，植入机体内时并不引起组织反应。这类屏障膜在再生组织愈合之后依然存在，必须通过二次手术移除。e-PTFE屏障膜被成功用于动物实验和一些临床研究。通过这些研究，研究人员总结出屏障膜行使最佳功能必须要满足的一些基本条件：

- 生物学相容性：确保组织能够很好地接受屏障膜。材料不能诱发机体的免疫反应、

致敏反应或慢性炎症。因为这类反应可能会影响愈合，并且对患者生命构成威胁。但是，生物相容性是一个相对概念，事实上并没有任何材料是完全惰性的。

- 屏障作用：隔离不需要的细胞类型，使其不能进入牙根表面邻近的隔离区域。材料如能允许营养物质和气体通过，则更具有优势。

- 组织整合性：允许组织能够长入屏障膜材料但又不能将其完全穿透。组织整合性的目的是防止牙龈上皮沿材料外表面向根方快速长入，或者包裹材料，并且能够对上方的组织瓣提供稳定支撑。一项使用猴子作为研究对象的实验（Warrer et al. 1992）揭示了组织整合的重要性。在这项研究中，研究人员使用聚乳酸（一种合成聚合物）作为可吸收生物屏障膜治疗环绕型牙周缺损。因为此项研究所使用的屏障膜缺乏组织整合性，因此被上皮层包绕，经常被包裹或脱落。

- 能够在牙根表面附近创造并维持一个空间。这使得组织瓣和牙根面间的交界处能够形成血凝块（Haney et al. 1993; Sigurdsson et al. 1994; Cortellini et al. 1995c, d; Tonetti et al. 1996a; Wikesjo et al. 2003; Kim et al. 2004）。一些材料可能过于柔软，易塌陷入缺损区域；另一些材料可能太过坚硬，可能刺穿上方覆盖组织。

- 为血凝块提供稳定支撑，使其保持与牙根表面的连续性，从而防止长结合上皮的形成（Linghorne & O'Connel 1950; Hiatt et al.1968; Wikesjo & Nilveus 1990; Haney et al.1993）。

可吸收膜

近几年来，研究人员在GTR中引入天然或合成的可吸收生物屏障膜材料，以避免移除不可吸收生物材料所必需的二次手术。研究人员在动物研究和临床研究中测试了取自不同物种和不同解

剖位点的胶原所制造的屏障膜材料（Blumenthal 1988; Pitaru et al.1988; Tanner et al.1988; Paul et al.1992; Blumenthal1993; Wang et al.1994; Camelo et al.1998; Mellonig 2000）。通常使用的胶原是猪或牛来源的交联类型。当胶原膜被植入人体内时，巨噬细胞和多形核白细胞的酶活动将吸收胶原膜（Tatakis et al. 1999）。使用这些屏障膜材料获得的成功治疗不胜枚举，但是这些研究的结果差异极大。一些并发症，例如胶原膜过早降解、上皮沿材料向根方长入以及材料的过早丧失，都曾有所报道。这些结果的差异可能是由于材料性质的不同，以及植入时对材料处理的不同所致。尽管发生概率可能微乎其微，动物产品的感染成分也可能传播给人类。而且之前也曾提到，材料的自身免疫作用也可能是一个风险。

聚乳酸以及聚乳酸和聚乙醇酸的共聚物制造的屏障膜材料在动物实验和临床实验中都曾被评估过，目前也被广泛使用（Magnusson et al.1988; Caffesse et al. 1994; Caton et al.1994; Gottlow et al. 1994; Laurell et al. 1994; Hugoson et al. 1995; Polson et al. 1995a; Cortellini et al. 1996c; Hiirzeler et al. 1997; Sculean et al. 1999a; Tonetti et al. 1998; Cortellini et al. 2001）。这些材料都具有生物相容性，但是根据定义，它们都不属于惰性材料，因为当其分解时可能会引发某些组织反应。这些材料通过水解降解，并通过三羧酸反应循环（Krebs cycle），以二氧化碳和水的形式被机体清除（Tatakis et al. 1999）。

研究人员也测试过不同分子构成、不同设计的屏障膜材料类型。显然很多可吸收生物材料都在不同程度上满足了上述所列理想屏障膜的要求。实际上，一些研究（Hugoson et al. 1995; Cortellini et al. 1996b; Smith MacDonald et al. 1998; Tonetti et al. 1998; Cortellini & Tonetti 2000a, 2005）都显示聚乳酸和聚乙醇酸的可吸收生物屏障膜能够获得与不可吸收生物屏障膜相似的满意效果。

（用于）骨内缺损的膜

早期的一些病例研究证据显示：应用GTR治疗深骨内缺损可能获得CAL方面的临床改善（Nyman et al.1982; Gottlow et al. 1986; Becker et al. 1988; Schallhorn & McClain 1988; Cortellini et al. 1990）。近些年来，有相当数量的关于GTR治疗骨内缺损的临床调查报告（表43-2）。在这些研究中，研究人员对应用GTR手术后临床疗效的可预期性进行了评估。表45-4所示为1283个骨内缺损GTR治疗的总体结果。报告结果的加权平均值显示平均CAL增量为（3.8 ± 1.7）mm，95% CI为3.7 ~ 4.0mm（Cortellini & Tonetti 2000a）。GTR治疗后CAL增量比传统翻瓣手术获得的增量显著更大。在一篇基于40个翻瓣手术相关研究的综述中，1172个缺损的加权平均值报告CAL增量为（1.8 ± 1.4）mm（95% CI为1.6 ~ 1.9mm）（Lang 2000）。近期的一篇综述和Meta分析是基于27篇翻瓣手术的临床研究，其中包含了647位患者和734个缺损（Graziani et al. 2011）。翻瓣手术12个月后，牙齿生存率为98%（IQ 96.77% ~ 100%），CAL增量为1.65mm（95% CI 1.37 ~ 1.94; $P<0.0001$），PPD 降低量为2.80mm（CI 2.43 ~ 3.18; $P<0.0001$），而牙龈退缩（REC）增加1.26mm（CI 0.94 ~ 1.49; $P<0.0001$）。

表45-4总结了使用不同种类不可吸收（图45-36）和可吸收（图45-37）生物屏障膜材料的临床研究。对其中一些已经发表的研究报告的结果分析（Proestakis et al. 1992; Cortellini et al. 1993a; Cortellini & Pini-Prato 1994; Laurell et al. 1994;Cortellini et al. 1995b, c; Mattson et al. 1995; Mellado et al. 1995; Cortellini et al. 1996b; Tonetti et al. 1996b）提供了关于GTR治疗骨内缺损的可预期性的重要信息。其中29.2%的缺损观察到了2 ~ 3mm的CAL增量；35.4%的缺损观察到了4 ~ 5mm的CAL增量；24.9%的缺损观察到了≥6mm的CAL增量。只有10.5%的增量<2mm。其中的2例病例CAL无变化也无附着丧失。

其中的一些调查也报告了治疗后骨水平的变化（Becker et al. 1988; Handelsman et al. 1991; Kersten et al. 1992; Cortellini et al. 1993a, b; Selvig

表45-4　引导组织再生治疗（GTR）对于深骨内缺损的临床疗效

研究	屏障膜	数量	CAL增量+SD（mm）	余留PPD±SD（mm）
Becker 等（1988）	e - PTFE	9	4.5 ± 1.7	3.2 ± 1.0
Chung 等（1990）	胶原	10	0.6 ± 0.6	
Handelsman 等（1991）	e - PTFE	9	4.0 ± 1.4	3.9 ± 1.4
Kersten 等（1992）	e - PTFE	13	1.0 ± 1.1	5.1 ± 0.9
Proestakis 等（1992）	e - PTFE	9	1.2 ± 1.3	3.5 ± 0.9
Qutcish & Dolby（1992）	胶原	26	3.0 ± 1.5	2.2 ± 0.4
Selvig 等（1992）	e - PTFE	26	0.8 ± 1.3	5.4
Becker & Becker（1993）	e - PTFE	32	4.5	3.9 ± 0.3
Cortellini 等（1993a）	e - PTFE	40	4.1 ± 2.5	2.0 ± 0.6
Falk 等（1993）	聚乳酸	25	4.5 ± 1.6	3.0 ± 1.1
Cortellini & Pini - Prato（1994）	橡皮障	5	4.0 ± 0.7	2.4 ± 0.5
Laurell 等（1994）	聚乳酸	47	4.9 ± 2.4	3.0 ± 1.5
Al - Arrayed 等（1995）	胶原	19	3.9	2.5
Chen 等（1995）	胶原	10	2.0 ± 0.4	4.2 ± 0.4
Cortellini 等（1995c）	e - PTFE	15	4.1 ± 1.9	2.7 ± 1.0
Cortellini 等（1995c）	e - PTFE+钛	15	5.3 ± 2.2	2.1 ± 0.5
Cortellini 等（1995a）	e - PTFE+FGG	14	5.0 ± 2.1	2.6 ± 0.9
Cortellini 等（1995a）	e - PTFE	14	3.7 ± 2.1	3.2 ± 1.8
Cortellini 等（1995b）	e - PTFE+纤维蛋白	11	4.5 ± 3.3	1.7
Cortellini 等（1995b）	e - PTFE	11	3.3 ± 1.9	1.9
Mattson 等（1995）	胶原	13	2.5 ± 1.5	3.6 ± 0.6
Mattson 等（1995）	胶原	9	2.4 ± 2.1	4.0 ± 1.1
Mellado 等（1995）	e - PTFE	11	2.0 ± 0.9	
Becker 等（1996）	聚乳酸	30	2.9 ± 2.0	3.6 ± 1.3
Cortellini 等（1996c）	聚乳酸	10	4.5 ± 0.9	3.1 ± 0.7
Cortellini 等（1996b）	e - PTFE	12	5.2 ± 1.4	2.9 ± 0.9
Cortellini 等（1996b）	聚乳酸	12	4.6 ± 1.2	3.3 ± 0.9
Gouldin 等（1996）	e - PTFE	25	2.2 ± 1.4	3.5 ± 1.3
Kim 等（1996）	e - PTFE	19	4.0 ± 2.1	3.2 ± 1.1
Murphy（1996）	e - PTFE+ITM	12	4.7 ± 1.4	2.9 ± 0.8
Tonetti 等（1996b）	e - PTFE	23	5.3 ± 1.7	2.7
Benqué 等（1997）	胶原	52	3.6 ± 2.2	3.9 ± 1.7
Caffesse 等（1997）	聚乳酸	6	2.3 ± 2.0	3.8 ± 1.2
Caffesse 等（1997）	e - PTFE	6	3.0 ± 1.2	3.7 ± 1.2
Christgau 等（1997）	e - PTFE	10	4.3 ± 1.2	3.6 ± 1.1
Christgau 等（1997）	聚乳酸羟基乙酸	10	4.9 ± 1.0	3.9 ± 1.1
Falk 等（1997）	聚乳酸	203	4.8 ± 1.5	3.4 ± 1.6
Kilic 等（1997）	e - PTFE	10	3.7 ± 2.0	3.1 ± 1.4
Cortellini 等（1998）	聚乳酸	23	3.0 ± 1.7	3.0 ± 0.9
Eickholz 等（1998）	聚乳酸	14	3.4 ± 1.6	3.2 ± 0.7
Smith MacDonald 等（1998）	e - PTFE	10	4.3 ± 2.1	3.7 ± 0.9
Smith MacDonald 等（1998）	聚乳酸	10	4.6 ± 1.7	3.4 ± 1.2
Parashis 等（1998）	聚乳酸	12	3.8 ± 1.8	3.5 ± 1.4
Tonetti 等（1998）	聚乳酸	69	3.0 ± 1.6	4.3 ± 1.3
Cortellini 等（1999a）	聚乳酸	18	4.9 ± 1.8	3.6 ± 1.2
Pontoriero 等（1999）	不同屏障膜	30	3.1 ± 1.8	3.3 ± 1.3
Sculean 等（1999a）	聚乳酸	52	3.4 ± 1.4	3.6 ± 1.3
Dorfer 等（2000）	聚乳酸	15	4.0 ± 1.2	2.7 ± 0.7

（续）

研究	屏障膜	数量	CAL增量+SD（mm）	余留PPD±SD（mm）
Dorfer 等（2000）	聚二氧六环酮	15	3.4 ± 1.9	3.1 ± 1.1
Eickholz 等（2000）	聚乳酸	30	3.9 ± 1.2	2.6 ± 1.0
Karapataki 等（2000）	聚乳酸	10	4.7 ± 0.7	4.2 ± 1.4
Karapataki 等（2000）	e – PTFE	9	3.6 ± 1.7	4.6 ± 1.4
Ratka - Kruger 等（2000）	聚乳酸	23	3.1 ± 2.3	4.7 ± 1.3
Zybutz 等（2000）	聚乳酸	15	2.4 ± 1.9	
Zybutz 等（2000）	e – PTFE	14	2.4 ± 0.8	
Cortellini & Tonetti（2001）	不同屏障膜	26	5.4 ± 1.2	3.3 ± 0.6
Cortellini 等 2001	聚乳酸	55	3.5 ± 2.1	3.8 ± 1.5
加权平均值		**1283**	**3.8 ± 1.7**	**3.4 ± 1.2**

CAL：临床附着水平；e-PTFE：膨化聚四氟乙烯；FGG：游离牙龈移植；ITM：邻面组织维持；PPD：牙周袋探诊深度；SD：标准偏差

et al.1993）。骨增量范围在1.1～4.3mm之间，并且与所报告的CAL增量相关。在Tonetti等的一项研究中（1993b），GTR术后1年，增量骨位于所获得的CAL位置的根方1.5mm处。

余留牙周袋深度是另一项与再生手术疗效相关的重要指标。在表45-4所列研究中，术后1年的牙周袋始终都很浅。余留牙周袋深度的加权平均值为（3.4 ±1.2）mm（95%CI 2.3～3.5mm）。

研究所报告的治疗结果显示：GTR手术治疗骨内缺损能够可靠地获得比翻瓣手术更好的临床改善（图45-6）。上述结论也得到了11项比较GTR与传统翻瓣手术的随机对照临床研究的进一步确认（表45-5）。11项研究中共计267个缺损接受了翻瓣手术治疗，317个缺损接受了GTR治疗。其中的9项研究显示，GTR比翻瓣手术获得的PAL多，而且存在显著的统计学差异。余留牙周袋深度方面的观察也得到了相似结果。

（用于）根分叉病变的膜

治疗侵犯多根牙根分叉的牙周炎是非常复杂的。根分叉区域狭小的空间往往会限制治疗器械的进入，而且根分叉部位的牙根表面常常存在凹陷和窝沟，使得临床医生不可能对这一区域进行完善的清理（参见第40章）。当病损在根分叉内仅延伸很小一段距离时（<5mm；Ⅰ度和Ⅱ度根分叉病变）通常可以通过牙周刮治并辅以适当的口腔维护来防止疾病的进一步发展。但是在更为严重的病例中（5～6mm；Ⅱ度根分叉病变），

除了病因相关治疗外，通常还需要手术治疗作为补充。手术治疗包括对牙根间骨组织形状的修整（骨修整）或磨改减少根分叉入口处牙体的突度（牙体改形），从而减少根分叉病变的水平延伸。在病损更深入根分叉区域的病例（>5mm；Ⅱ度根分叉病变）或已发展为贯通的缺损中（Ⅲ度根分叉病变），隧道制备术或截根术就成为了治疗的选择。但是，长期而言，这两种治疗都有产生并发症的风险。尽管对于这些治疗手段的长期结果，研究报告仍存在分歧，但是在隧道制备术后，根分叉区域经常发生龋损；而被截除牙根的牙齿也常常发生非牙周性质的并发症（Hamp et al. 1975；Langer et al. 1981；Erpenstein 1983；BUhler 1988；Little et al. 1995；Carnevale et al. 1998）。

考虑到目前治疗根分叉问题的技术复杂性，以及研究报告的使用传统切除性手术治疗重度根分叉病变的长期效果以及并发症问题，根分叉病变位点的可靠牙周组织再生被认为代表了牙周病学科的显著进展。

下颌Ⅱ度根分叉病变

Pontoriero等（1988）报告了一项随机对照临床研究。在这项研究中，研究人员使用e-PTFE屏障膜治疗了21个下颌Ⅱ度根分叉病变后，其水平附着组织（H-CAL）增量（3.8±1.2）mm，比接受单纯翻瓣刮治手术的对照组［H-CAL增量为（2.0±1.2）mm］显著更多。67%的测试位

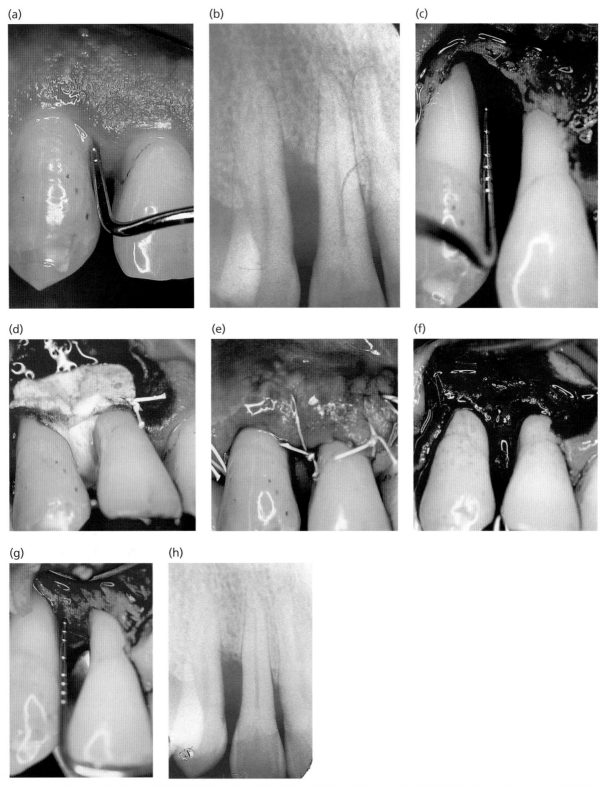

图45-36 使用不可吸收生物屏障膜治疗右侧上颌尖牙近中的骨内缺损。（a）牙周袋深度为9mm伴10mm临床附着丧失。（b）X线片显示存在邻面骨内缺损。（c）翻开全厚瓣，对缺损进行清创，平整根面之后，明显可见4mm骨内缺损。（d）剪裁e-PTFE不可吸收生物屏障膜，放置就位后，紧密缝合于缺损邻牙周围。（e）复位组织瓣，缝合组织瓣以覆盖屏障膜。沟内切口完善地保存了软组织。（f）术后5周移除屏障膜，缺损完全被新形成的组织充填。（g）术后1年再次进行手术探查治疗位点。骨内缺损完全被骨组织所充填。（h）术后1年X线片确认骨内缺损完全恢复。

点观察到了根分叉的完全关闭，而在对照位点仅有10%。但是后续的一些研究所显示的结果并不尽如人意（Becker et al. 1988; Lekovic et al. 1989; Caffesse et al. 1990）。1988年到1996年之间发表的一系列研究显示了临床结果的极大差异（图45-38，图45-39）。表45-6总结了21项临

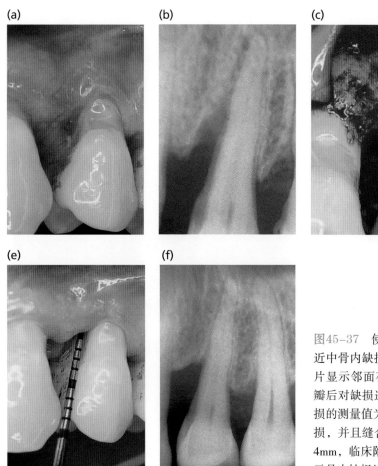

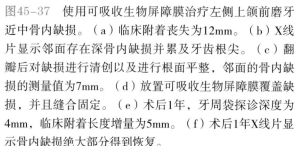

图45-37　使用可吸收生物屏障膜治疗左侧上颌前磨牙近中骨内缺损。（a）临床附着丧失为12mm。（b）X线片显示邻面存在深骨内缺损并累及牙齿根尖。（c）翻瓣后对缺损进行清创以及进行根面平整，邻面的骨内缺损的测量值为7mm。（d）放置可吸收生物屏障膜覆盖缺损，并且缝合固定。（e）术后1年，牙周袋探诊深度为4mm，临床附着长度增量为5mm。（f）术后1年X线片显示骨内缺损绝大部分得到恢复。

床研究的结果，这些研究使用不同种类的不可吸收生物屏障膜和可吸收生物屏障膜，总共治疗了423个下颌磨牙的Ⅱ度根分叉病变。这些研究所报告结果的加权平均值显示，在基线水平PPD为（5.4±1.3）mm的缺损中，H-CAL增量为（2.3±1.4）mm（95% CI 2.0~2.5mm）。研究所报告的GTR治疗后根分叉的完全关闭从0到67%不等。其中3项研究中，没有任何根分叉在治疗后闭合（Becker et al. 1988; Yukna 1992; Polson et al. 1995b）；7项研究中，闭合的根分叉<50%（Schallhorn &McClain 1988; Blumenthal1993; Bouchard et al. 1993; Parashis & Mitsis 1993; Laurell 1994; Mellonig et al. 1994; Hugoson et al. 1995）；而仅有1项研究所治疗的根分叉完全闭合>50%（Pontoriero et al. 1988）。

对表45-6所总结的临床研究的一个子集分析结果显示：使用不可吸收生物屏障膜治疗的根分叉（287）的H-CAL增量为（1.8±1.4）mm（95% CI 1.5~2.1mm）；而与之相对照的174个

使用可吸收生物屏障膜治疗的缺损的H-CAL增量则为（2.3±1.2）mm（95% CI 2~2.6mm）。5项临床研究比较了使用不可吸收e-PTFE屏障膜以及不同种类可吸收生物屏障膜的治疗效果（表45-7）。值得注意的是，其中一项调查认为使用不可吸收生物屏障膜组H-CAL增量显著更多（Bouchard et al. 1993），而另一项临床研究（Hugoson et al. 1995）显示使用可吸收生物屏障膜组的H-CAL增量显著更多。余下的3项研究未在使用可吸收生物膜组和不可吸收生物膜组之间检测到任何显著差异。总体来说，结果显示：如果将完全关闭根分叉病变作为治疗的目标，那么GTR治疗对于下颌Ⅱ度根分叉治疗的可预期性是值得怀疑的。

很多研究者也报告了下颌Ⅱ度根分叉缺损治疗后垂直附着水平（V-CAL）的显著增加以及PPD的显著减少（Pontoriero et al. 1988; Lekovic et al. 1989, 1990; Blumenthal1993; Machtei et al. 1993; Black et al. 1994; Laurell et al.1994; Machtei et

表45-5　对照临床研究比较引导组织再生（GTR）手术与通路性手术治疗深骨内缺损的临床效果

研究	屏障膜	数量	CAL增量+SD（mm）		余留PPD±SD（mm）	
			GTR	通路性翻瓣手术	GTR	通路性翻瓣手术
Chung 等（1990）	胶原	10	0.6 ± 0.6	2.4 ± 2.1	4.0 ± 1.1	
	胶原	9	−0.7 ± 0.9			
	对照	14				
Proestakis 等（1992）	e–PTFE	9	1.2 ± 1.3		3.5 ± 0.9	
	对照	9		0.6 ± 1.0		3.7 ± 3.0
Quteish & Dolby（1992）	胶原	26	3.0 ± 1.5		2.2 ± 0.4	
	对照	26		1.8 ± 0.9		3.4 ± 0.6
Al - Arrayed 等（1995）	胶原	19	3.9	2.7	2.5	3.5
	对照	14				
Cortellini 等（1995c）	e–PTFE	15	4.1 ± 1.9		2.7 ± 1.0	
	e–PTFE+钛	15			2.1 ± 0.5	
	对照	15	5.3 ± 2.2	2.5 ± 0.8		3.7 ± 1.3
Mattson 等（1995）	胶原	13	2.5 ± 1.5		3.6 ± 0.6	
	对照	9		0.4 ± 2.1		4.5 ± 1.8
Cortellini 等（1996b）	e–PTFE	12	5.2 ± 1.4		2.9 ± 0.9	
	聚乳酸	12		4.6 ± 1.2	3.3 ± 0.9	
	对照	12		2.3 ± 0.8		4.2 ± 0.9
Tonetti 等（1998）	聚乳酸	69	3.0 ± 1.6		4.3 ± 1.3	
	对照	67		2.2 ± 1.5		4.2 ± 1.4
Pontoriero 等（1999）	不同屏障膜	30	3.1 ± 1.8		3.3 ± 1.3	
	对照	30		1.8 ± 1.5		4.0 ± 0.8
Ratka - Kruger 等（2000）	聚乳酸	23	3.1 ± 2.3		4.7 ± 1.4	
	对照	21		3.3 ± 2.7		4.9 ± 2.1
Cortellini 等（2001）	聚乳酸	55	3.5 ± 2.1		3.8 ± 1.5	
	对照	54		2.6 ± 1.8		4.7 ± 1.4
加权平均值		**584**	**3.3 ± 1.8**	**2.1 ± 1.5**	**3.5 ± 1.1**	**4.1 ± 1.3**

CAL：临床附着水平；e-PTFE：膨化聚四氟乙烯；PPD：牙周袋探诊深度；SD：标准偏差

1994; Mellonig et al.1994; Wang et al. 1994; Hugoson et al. 1995; Polson et al. 1995b）。研究报告的V-CAL增量平均值在0.1~3.5mm之间，而PPD降低量在1~4mm之间。

　　6项随机对照临床研究调查了使用屏障膜治疗下颌Ⅱ度根分叉缺损的效果。研究将GTR手术与翻瓣手术进行了直接比较（表45-8）。其中66个根分叉病变接受了翻瓣手术治疗，87个根分叉病变接受了GTR治疗。4项研究中的3项报告了H-CAL增量，并得出结论：GTR能够获得比翻瓣手术显著更多的H-CAL增量（Pontoriero et al.1988; Van Swol et al. 1993;Wang et al. 1994）。在这些研究结果中，接受GTR治疗的根分叉的H-CAL增量的加权平均值为（2.5±1）mm（95% CI 2.1~2.9mm）；而接受翻瓣手术治疗的根分叉

仅为（1.3±1）mm（95% CI 0.8~1.8mm）。这些结果显示了GTR对于下颌Ⅱ度根分叉治疗的优势。

上颌Ⅱ度根分叉病变

　　3项对照研究报告（Metzeler et al.1991; Mellonig et al. 1994; Pontoriero & Lindhe1995a）比较了使用不可吸收e-PTFE屏障膜或翻瓣刮治对上颌Ⅱ度根分叉的治疗效果。结果显示：GTR对于此类缺损的治疗是不可预测的。在1项治疗了17个Ⅱ度根分叉病变的研究中，Metzeler等（1991）测量到GTR治疗位点的CAL增量为（1.0±0.9）mm，而对照位点的CAL增量为（0.2±0.6）mm。二次手术探查发现，接受GTR治疗的根分叉水平的PAL增量（H-OPAL）为（0.9±0.4）mm，而接受翻瓣刮治手术治疗的根分叉水平的PAL增量

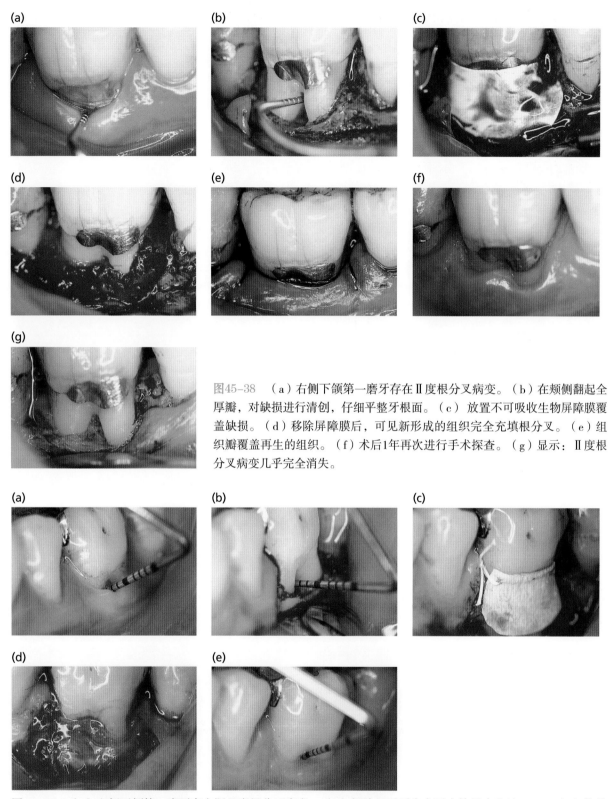

图45-38　（a）右侧下颌第一磨牙存在Ⅱ度根分叉病变。（b）在颊侧翻起全厚瓣，对缺损进行清创，仔细平整牙根面。（c）放置不可吸收生物屏障膜覆盖缺损。（d）移除屏障膜后，可见新形成的组织完全充填根分叉。（e）组织瓣覆盖再生的组织。（f）术后1年再次进行手术探查。（g）显示：Ⅱ度根分叉病变几乎完全消失。

图45-39　（a）左侧下颌第一磨牙存在深Ⅱ度根分叉病变。（b）探诊显示牙齿水平支持骨丧失达7mm。（c）剪裁e-PTFE屏障膜，覆盖根分叉，并缝合固定。（d）术后5周移除屏障膜，新形成的组织完全充填了根分叉。（e）术后1年，测量显示牙齿支持组织增量达3mm，但是依然存在4mmⅡ度根分叉病变。

（H-OPAL）为（0.3±0.6）mm。两组均未观察到根分叉完全关闭的位点。与之相似，Mellonig等（1994）治疗了8个上颌Ⅱ度根分叉，结果发现H-OPAL的增量分别为1.0mm（GTR位点）和

0.3mm（翻瓣刮治术治疗位点）。两组结果中也没有发现任何根分叉被完全关闭。而另一方面，在一项涉及28个上颌Ⅱ度根分叉病变的研究中，Pontoriero以及Lindhe（1995a）发现了颊侧Ⅱ度

表45-6 引导组织再生（GTR）治疗对下颌Ⅱ度根分叉病变的临床疗效和加权平均值

研究	治疗	数量	缺损深度（mm）	H-CAL 获得（mm）	H-OPAL 获得（mm）	根分叉完全封闭的数量
Pontoriero 等（1988）	对照临床研究	e-PTFE	4.4 ± 1.2	3.8 ± 1.2	NA	14（67%）
Becker 等（1988）	病例队列研究	e-PTFE	8.3 ± 2.3	NA	1.8 ± 1.5	0
Schallhorn & McClain（1988）	病例队列研究	e-PTFE	NA	NA	3.1 ± 1.7	5（31%）
Lekovic 等（1989）	对照临床研究	e-PTFE	NA	NA	0.2 ± 0.5	NA
Lekovic 等（1990）	对照临床研究	e-PTFE	4.2 ± 0.2	NA	0.1 ± 0.1	NA
Caffesse 等（1990）	对照临床研究	e-PTFE	4.8 ± ?	0.8 ± ?	NA	NA
Anderegg 等（1991）	对照临床研究	e-PTFE	4.2 ± 2.2	NA	1.0 ± 0.8	NA
Yukna（1992）	对照临床研究	e-PTFE	3.0 ± ?	NA	1.0 ± ?	0
		FDDMA	4.0 ± ?	NA	2.0 ± ?	0
Blumenthal（1993）	对照临床研究	e-PTFE	4.4 ± 0.9	1.8 ± 1.0	1.7 ± 0.5	4（33%）
		胶原	4.5 ± 0.9	2.5 ± 0.8	2.5 ± 0.7	1（8%）
Bouchard 等（1993）	对照临床研究	e-PTFE	NA	2.8 ± 1.3	2.2 ± 1.4	4（33%）
		Conn graft	NA	1.5 ± 1.5	1.5 ± 1.1	2（17%）
Machtei 等（1993）	对照临床研究	e-PTFE	NA	2.3 ± 1.7	NA	NA
Parashis & Mitsis（1993）	对照临床研究	e-PTFE	5.7 ± 0.7	4.7 ± 1.5	NA	4（44%）
Van Swol 等（1993）	对照临床研究	胶原	5.1 ± 1.4	2.3 ± 1.0	1.7 ± ?	NA
Wallace 等（1994）	对照临床研究	e-PTFE	NA	NA	2.3 ± ?	NA
Black 等（1994）	对照临床研究	e-PTFE	4.3 ± 2.0	0.8 ± 2.2	NA	NA
		胶原	4.4 ± 1.5	1.5 ± 2.0	NA	NA
Laurell 等（1994）	病例队列研究	聚乳酸	NA	3.3 ± 1.4	NA	9（47%）
Machtei 等（1994）	对照临床研究	e-PTFE	7.7 ± 1.8	2.6 ± 1.7	NA	NA
Mellonig 等（1994）	对照临床研究	e-PTFE	8.4 ± 1.2	NA	4.5 ± 1.6	1（9%）
Wang 等（1994）	对照临床研究	胶原	6.0 ± 2.7	2.0 ± 0.4	2.5 ± ?	NA
Hugoson 等（1995）	对照临床研究	e-PTFE	5.9 ± 1.3	1.4 ± 2.2	NA	4（11%）
		聚乳酸	5.6 ± 1.4	2.2 ± 2.0	NA	13（34%）
Polson 等（1995）	病例队列研究[a]	聚乳酸	5.4 ± 0.2	2.5 ± 0.1	NA	0
加权平均值		**423**	**5.4 ± 1.3[b]**	**2.3 ± 1.4[c]**	**1.9 ± 1[d]**	

注：上表中"数量"列的数据为 21、6、16、6、15、9、15、11、11、12、12、12、12、18、9、28、7、13、13、19、30、11、12、38、38、29。

[a] 下颌和上颌磨牙

[b] n = mean（340）± SD（302）

[c] n = mean（325）± SD（316）

[d] n = mean（186）± SD（177）

Conn graft：结缔组织移植物；e-PTFE：膨化聚四氟乙烯；FDDMA：同种异体冻干硬脑膜移植物；H-CAL：水平临床附着水平；H-OPAL：翻瓣水平附着水平；NA：无数据

根分叉缺损治疗后的显著CAL增量（1.5mm）和显著的水平骨增量（1.1mm）。尽管这3项研究显示上颌Ⅱ度根分叉缺损在GTR治疗后有轻微的临床改善，但是总体而言各项研究的结果存在分歧。

Ⅲ度根分叉病变

4项关于下颌Ⅲ度根分叉病变的研究（Becker et al. 1988；Pontoriero et al. 1989；Cortellini et al. 1990；Pontoriero & Lindhe 1995b）显示：

应用GTR治疗此类缺损的结果是不可预测的。Pontoriero等进行的一项对照研究（1989）显示：使用不可吸收生物屏障膜治疗21个贯穿的下颌根分叉病变后，只有8个根分叉缺损完全闭合。另外有10个缺损被部分充填，而3个依然开放贯通。而在接受翻瓣刮治治疗的对照组中，10个缺损被部分充填，11个依然开放贯通。Cortellini等（1990）也报告了相似的结果。Cortellini等的研究观察了15个下颌Ⅲ度根分叉病变的治疗效果。结果发现33%的缺损完全愈合，33%的缺损部分

表45-7　使用不可吸收e-PTFE生物屏障膜与其他不同类型可吸收生物屏障膜的引导组织再生（GTR）手术治疗下颌Ⅱ度根分叉病变的临床对照研究比较

研究	设计和治疗	n C/T	缺损深度（mm）		H－CAL获得（mm）		H－OPAL获得（mm）	
			GTR C	GTR T	GTR C	GTR T	GTR C	GTR T
Yukna (1992)	个体内对照研究设计（e－PTFE/FDDMA）	11/11	3.0 ± ?	4.0 ± ?	NA	NA	1.0 ± ?	2.0 ± ?
Blumenthal (1993)	个体内对照研究设计（e–PTFE/胶原）	12/12	4.4 ± 0.9	4.5 ± 0.9	1.8 ± 1.0	2.5 ± 0.8	1.7 ± 0.5	2.5 ± 0.7
Bouchard 等 (1993)	个体内对照研究设计（e–PTFE/Conn graft）	12/12	NA	NA	2.8 ± 1.3a	1.5 ± 2.0	2.2 ± 1.4	1.5 ± 1.1
Black 等 (1994)	个体内对照研究设计（e–PTFE/胶原）	13/13	4.3 ± 2.0	4.4 ± 1.5	0.8 ± 2.2	1.5 ± 2.0	NA	NA
Hugoson 等 (1995)	个体内对照研究设计（e－PTFE/聚四氟乙烯）	38/38	5.9 ± 1.3	5.6 ± 1.4	1.4 ± 2.2a	2.2 ± 2.0a	NA	NA
加权平均值		86/86	4.9 ± 1.4[b]	5 ± 1.3[b]	1.6 ± 1.9[c]	2 ± 1.7[c]	1.3 ± 1[d]	1.4 ± 0.9[d]

[a]治疗间存在统计学显著差异

[b]n=mean（74）± SD（63）

[c]n=mean（75）± SD（75）

[d]n = mean（35）± SD（124）

Conn graft：结缔组织移植物；e-PTFE：膨化聚四氟乙烯；FDDMA：同种异体冻干硬脑膜移植物；GTR C：引导组织再生对照组；GTR T：引导组织再生研究组；H-CAL：水平临床附着水平；H-OPAL：翻瓣水平附着水平；NA：无数据；n C/T：对照治疗组别（C）和研究治疗组别（T）缺损的数量

表45-8　使用引导组织再生（GTR）手术与通路性翻瓣手术治疗下颌Ⅱ度根分叉临床疗效的对照临床研究比较

研究	设计和治疗	n C/T	缺损深度(mm)		H－CAL获得(mm)		H－OPAL获得(mm)	
			通路性翻瓣手术	GTR	通路性翻瓣手术	GTR	通路性翻瓣手术	GTR
Pontoriero 等 (1988)	个体内对照研究设计（e－PTFE）	21/21	4.0 ± 0.8	4.4 ± 1.2	2.0 ± 1.2	3.8 ± 1.2	NA	NA
Lekovic 等 (1989)	个体内对照研究设计（e－PTFE）	6/6	NA	NA	NA	NA	−0.1 ± 0.3	0.2 ± 0.5
Caffesse 等 (1990)	平行研究设计(e－PTFE)	6/9	5.3 ± ?	4.8 ± ?	0.3 ± ?	0.8 ± ?	NA	NA
Van Swol 等 (1993)	平行研究设计(胶原)	10/28	5.7 ± 2.5	5.1 ± 1.4	0.7 ± 1.2a	2.3 ± 1a	0.8 ± ?	1.7 ± ?
Mellonig 等 (1994)	个体内对照研究设计（e－PTFE）	6/6	7.5 ± 2.3	8.4 ± 1.2	NA	NA	1.1 ± 1.3a	4.5 ± 1.6a
Wang 等 (1994)	个体内对照研究设计（胶原）	12/12	5.6 ± 2.7	6.0 ± 2.7	1.1 ± 0.6a	2.0 ± 0.4a	1.5 ± ?	2.5 ± ?
		66/87	5.4 ± 1.8[b]	5.5 ± 1.5[c]	1.3 ± 1[d]	2.5 ± 1[e]	1 ± 1[f]	2.3 ± 1.2[g]

[a]治疗间存在统计学显著差异

[b]n=mean (60) ± SD (54)

[c]n=mean (81) ± SD (72)

[d]n=mean (49) ± SD (43)

[e]n=mean (70) ± SD (61)

[f]>3n = mean (39) ± SD (17)

[g]n=mean (57) ± SD (17)

e-PTFE：膨化聚四氟乙烯；H-CAL：水平临床附着水平；H-OPAL：翻瓣水平附着水平

闭合，而33%的缺损依然贯通。Becker等（1988）对11个下颌Ⅲ度根分叉病变的治疗结果也没有观察到任何根分叉完全愈合。Pontoriero和Lindhe（1995b）的对照临床研究也报道了类似的结果：随机接受GTR治疗或翻瓣手术治疗的11个上颌Ⅲ度根分叉病变没有任何根分叉在治疗后闭合。

结论：基于目前的证据来看，下颌第一或第二磨牙颊侧或舌侧，治疗前存在深牙周袋并且牙龈厚度>1mm的Ⅱ度根分叉病变，可能会从GTR治疗中获益。

骨替代材料

（用于）骨内缺损的骨替代材料

BRGs包括人类（自体或同种异体）、动物或合成来源的不同类型材料。一些BRGs包含骨骼或外骨骼（如贝壳类）矿物质；另一些则主要包括骨基质。这些材料中只有很少一部分具有牙周再生的证据。一项随机对照临床研究提供了组织学方面的证据：应用DFDBA治疗后的骨内缺损的组织学结果显示在缺损的根部或中部有再生的组织成分（Bowers et al.1989a~c）。目前唯一的证据也显示同种异体骨材料和牛来源的骨矿物质在单独使用时具有再生的效果［即不与其他再生材料比如屏障膜或生物活性再生材料（BARGs）联合使用；参见第28章］（Nevins et al.2000）。

BRGs是最早被应用于临床的牙周再生材料。如今在北美，BRGs就像DFDBAs一样被广泛的应用，并且还经常与其他再生材料（GTR 和/或BARG）联合使用。支持自体和异体移植物使用的生物学原理包括骨引导机制和骨诱导机制、及其对空间的维持能力和对血凝块的稳定作用（Rosen et al. 2000; Trombelli & Farina 2008）。

基于27项对照研究的Meta分析结果支持同种异体移植物在骨充填和CAL增量方面的临床功效。此项Meta分析观察到了1mm的额外骨充填和0.4mm的额外CAL增量（图45-8）（Reynolds et al. 2003），但是Meta分析的缺损总量相对较小

（CAL增量方面分析了136个缺损；骨充填方面分析了154个缺损）。此外，目前尚未进行任何大规模多中心临床研究，因此这些结果能否应用于临床诊疗尚不确定。

治疗骨内缺损时，翻起牙龈乳头保留瓣之后可以单独应用BRGs。BRGs充填时需要超充缺损，用以补偿万一组织瓣关闭不完美所造成的移植物的脱落量。一项研究建议将BRGs与抗生素粉末合并使用，以提高对手术创口细菌污染的控制（Yukna & Sepe 1982）。这项研究报告移植物与四环素粉末混合使用能够改善疗效。另外，DFDBAs也已成功与微创手术联合应用（Harrel 1999）。

（用于）根分叉病变的骨替代材料

一系列临床对照研究评估了BRGs在翻瓣术式治疗根分叉缺损中的临床表现。Reynolds等（2003）在他们的文献回顾中发现：在接受BRGs治疗的Ⅱ度根分叉病变中，总的PPD降低量在1.9mm到2.31mm之间，而接受单纯翻瓣手术刮治的Ⅱ度根分叉其PPD降低量在0~1.8mm之间；Ⅲ度根分叉在接受BRGs治疗后的PPD变化量为0.7~2.6mm，而对照组则为-1~2.6mm。下颌Ⅱ度和Ⅲ度根分叉的CAL变化相似，接受移植治疗的位点为1.5~2.5mm，而翻瓣手术对照位点为0~1.5mm。文献分析结果认为：应用BRGs为Ⅱ度和Ⅲ度根分叉病变的治疗增加了一定程度的临床获益，特别是如果将根分叉的完全关闭作为所期待的治疗终点时更是如此。近来，Tsao等（2006b）测试了一种溶剂保存的矿化人类松质骨同种异体移植物（MBA）合并/不合并胶原膜治疗27个下颌Ⅱ度根分叉病变的治疗结果。结果发现溶剂保存的MBA合并/不合并使用胶原膜，能够显著改善下颌Ⅱ度根分叉缺损的骨增量。

再生治疗中的生物活性材料

研究人员回顾了BARGs临床应用之前的证据和临床证据（参见第28章）。生物学产品/成分

的应用基于它们对基质形成以及细胞分化过程的诱导或加速的特性（Bosshardt 2008）。这些产品促进了愈合的过程，但是缺乏空间维持性和保持血凝块稳定的机械特性。因此部分此类产品被复合到固体的、生物学可吸收的载体上，以增加一些机械特性（Palmer & Cortellini 2008; Trombelli & Farina 2008）。目前已经有了用于牙周再生的基于生长因子或牙釉蛋白的复合材料。相当多的临床前（动物实验）证据支持了其对于牙周创口愈合和再生的正面影响（Howell et al.1997; Bosshardt 2008）。

（用于）骨内缺损的生长因子

对生长因子临床应用的支持来源于两项关于重组人类来源生长因子的多中心研究（Nevins et al. 2005; Jayakumar et al. 2011）以及两项关于成纤维生长因子-2（FGF-2）的研究（Kitamura et al. 2008, 2011）。Nevins等（2005）治疗了180个缺损，其中既包括骨内缺损也包括根分叉缺损。治疗使用两种不同浓度PDGF中的一种（0.3mg/mL以及1.0mg/mL）联合使用β-TCP作为载体，或单独应用TCP。研究人员在术后3个月和6个月分别评估了临床以及X线片的检测结果。术后6个月的CAL增量方面，任何一种浓度的PDGF与单独应用BRG比较，未显示出任何显著获益。但是，X线片的测量结果显示：较低浓度PDGF获得的缺损处骨充填百分比（57% vs 18%）以及线形骨生长（2.6mm vs 0.9mm）显著更高。这项研究结果直接使美国食品药品监督管理局通过了对这种材料的审批。笔者将X线结果的额外获益而CAL结果无显著差异这一矛盾现象解释为：生长因子的生物学作用主要是缩短硬组织的愈合时间。

Jayakumar等的研究（2011）对比了使用β-TCP作为载体的rhPDGF-BB1b和单独应用β-TCP治疗骨缺损的再生效果。总共治疗了54位患者。术后6个月的结果发现：实验组的CAL增量、骨生成以及骨充填百分比均显著高于TCP对照组。

Kitamura等（2008）比较了以3%羟丙纤维素

（HPC）作为载体的3种不同浓度FGF-2与HPC的单独应用的再生效果。研究总共观察了74位患者，结果发现研究组与对照组之间的CAL增量无任何差异。但是，0.3%的FGF-2相比于HPC单独应用，其骨增量方面具有显著优势。而另两种浓度（0.03%和0.1%）则未显示骨增量方面的任何优势。第二项随机双盲设计并以安慰剂为对照组的临床研究比较了0.2%、0.3%和0.4%的FGF-2联合载体与载体的单独应用在治疗二壁或三壁垂直骨缺损方面的差异（Kitamura et al. 2011）。研究共观察了253位患者，治疗36周后，各种剂量的FGF-2均显示比载体单独使用具有显著的骨增量优势（$P<0.01$）。但各组间CAL增量方面未观察到显著差异。

在上述引用的4项研究中，没有任何研究曾报告临床安全性的问题。

从这4项研究可以得出结论，在骨增量方面，很明显所测试的两种生长因子均可产生能够测量到的额外获益。4项研究中的3项并未发现CAL增量方面的显著差异。rhPDGF-BB1b和FGF-2的功效和有效性必须在独立条件下被进一步探索。

近期的一项对照研究评估了将重组人类生长/分化因子-5（rhGDF-5）吸附于β-TCP微粒载体（rhGDF-5/β-TCP），手术植入28位患者的牙周缺损后，临床与组织学方面的创口愈合/再生（Stavropoulos et al. 2011）。对照组为单纯翻瓣刮治手术治疗。结果发现：rhGDF-5/β-TCP治疗位点的PPD降低量、CAL增量、牙槽骨再生以及牙周再生比对照组更多。但是这些差异并不具有统计学的显著意义。手术后6个月，研究人员在缺损位点收集块状活检样本。在组织学上，rhGDF-5/β-TCP治疗组的骨再生高度比单纯翻瓣手术刮治组几乎高3倍〔（2.19±1.59）mm vs（0.81±1.02）mm; $P=0.08$〕。同样，治疗组与对照组比较，其再生的牙周膜〔（2.16±1.43）mm vs（1.23±1.07）mm; $P=0.26$〕、牙骨质〔（2.16±1.43）mm vs（1.23±1.07）mm; $P=0.26$〕以及骨再生面积〔（0.74±0.69）mm^2 vs（0.32±0.47）mm^2; $P=0.14$〕

也几乎是对照组的2倍。没有观察到根吸收/骨粘连。但是，研究人员仍需要进行更大样本量的研究以确认上述发现。

（用于）根分叉病变的生长因子

一项临床研究（Camelo et al.2003）评估了rhPDGF-BB与异体骨联合使用治疗重度Ⅱ度根分叉缺损的临床以及组织学治疗结果。研究治疗了3个下颌磨牙根分叉缺损和1个上颌磨牙根分叉缺损：其中2个缺损接受了0.5mg/mL rhPDGF-BB+DFDBA的治疗，2个缺损接受了1.0mg/mL rhPDGF-BB+DFDBA的治疗。结果两种浓度的rhPDGF-BB都获得了水平（平均3.5mm）以及垂直（平均4.25mm）探诊深度和附着水平（平均3.75mm）的显著改善。组织学评估也显示了牙周组织的再生，其中包括参照标记冠方形成的新生骨组织、牙骨质以及牙周膜。研究结果表明使用rhPDGF-BB治疗的骨缺损在临床水平和显微水平均有良好的组织反应。同时结果也表明使用纯化重组生长因子和同种异体骨治疗重度Ⅱ度根分叉缺损，能够获得牙周组织的再生。上述研究结果得到了后续的第二项研究和另一项研究的肯定。在第二项后续研究中，研究人员应用以DFDBA为载体的PDGF治疗了15个Ⅱ度根分叉缺损的位点（Nevins et al. 2003）。而在另一项研究中，研究人员使用以TCP为载体的生长因子治疗了4个Ⅲ度根分叉缺损（Mellonig et al. 2009）。

在这些前期研究中，我们可以看到相当不错的组织学和临床治疗效果。但是，我们还需要大样本量的对照临床研究，以测试生长因子治疗磨牙根分叉病变的真实潜力。

（用于）骨内缺损的釉基质衍生物（EMDs）

EMDs的临床应用已超过10年，它的临床疗效也得到了广泛的认可。人类组织学证据、病例报告研究、基于随机对照临床研究的Meta分析以及大样本多中心临床研究均肯定了EMD凝胶治疗骨内缺损的良好效果（Heijl et al. 1997; Heden et al. 1999; Sculean et al. 1999b; Silvestri et al. 2000; Heden

2000; Tonetti et al. 2002; Giannobile & Somerman 2003; Heden & Wennstrom2006）（图45-26，图45-27，图45-40）。一项前瞻性多中心随机对照临床研究（Tonetti et al. 2002）比较了牙龈乳头保留瓣手术联合或不联合使用EMDs的临床疗效。此项研究在7个国家的12个中心治疗了172位重度慢性牙周炎患者。所有患者都存在至少一个3mm或更深的骨内缺损。研究排除了重度吸烟患者（吸烟>20支/天）。手术过程包括使用SPPF或MPPT术式获得根面刮治通路，并获得最佳的组织贴合度和创口的严密关闭。刮治根面后，使用含有24%EDTA的凝胶处理根面2分钟。治疗组患者使用EMDs，对照组不使用。总共有166位患者接受了术后1年的复诊。平均而言，治疗组缺损获得了（3.1±1.5）mm CAL增量，而对照组缺损的CAL增量则显著较低，为（2.5±1.5）mm。治疗组的牙周袋降低度[（3.9±1.7）mm]也显著比对照组[（3.3±1.7）mm]多。多变量分析显示：治疗、临床中心、吸烟、治疗前基线PPD以及缺损处骨致密化均显著影响CAL增量。一项对于研究结果的频率分布分析显示使用EMDs增加了临床显著结果（CAL增量>4mm）的可预测性，并且降低了CAL增量极少或无CAL增量（CAL增量<2mm）的概率。此项临床研究的结果显示：相比于单纯牙龈乳头保留瓣，联合使用EMDs的牙周再生手术能够提供CAL增量、PPD降低量以及结果可预测性方面的额外获益。

一项多中心临床研究的二级分析显示：对于骨内缺损而言，EMDs治疗三壁骨缺损的额外获益比一壁骨缺损更多（Tonetti et al. 2002）。此外，另一项对于临床研究的二级分析评估了缺损在X线片上的角度对于治疗效果的影响（Tsitoura et al. 2004），发现了这一角度与术后1年的CAL增量呈负相关性。上述数据对于使用凝胶配方的EMDs治疗非支持性解剖形态的骨缺损（宽缺损，并且有骨壁的缺失）是否适当提出了质疑。同时这些数据也引发了相当大的将EMDs与各种BRGs联合使用以增强创口稳定性和空间维持性方面的研究兴趣。但是到现今阶段，尚无系统性证据支持此类联合应用。

近来，EMDs已经成功与微创手术MIS（Harrel et al. 2005）、MIST（Cortellini & Tonetti 2007a, b, Cortellini et al. 2008; Ribeiro et al.2011a）和M-MIST（Cortellini & Tonetti 2009a, 2011）技术结合使用。EMDs很适合应用于微创翻瓣位点，因为EMDs的放置不需要延伸组织瓣，而且微创手术使得创口稳定性更佳，从而也更适合EMDs活性的表达（Cortellini et al. 2008; Cortellini & Tonetti 2009a）。

临床上来看，使用EMDs后创口愈合的速度似乎有所加快。一项应用曝光不足的X线片研究手术位点软组织密度的实验（Tonetti et al. 2004b）发现，使用EMDs后密度增加的速度可能比翻瓣手术对照组有所加快。这一改变被认为：涉及局部创口愈合细胞的生长因子和分化因子局部释放的结果。考虑到釉基质蛋白的疏水性质，它被混合于低pH的凝胶载体中，应用于临床。当牙周创口的pH上升，凝胶将快速消失，此时釉基质蛋白（主要是EMDs）将沉积于创口环境中和牙根表面。虽然EMDs的作用机制尚不完全明了，但是大量证据显示暴露于EMDs的牙周膜细胞转换了其表型，细胞的宿主生长和分化因子-相关基因的表达增加（Brett et al. 2002; Parkar & Tonetti2004），其中包括转化生长因子β（Lyngstadaas et al. 2001）。近期的一项文献回顾（Bosshardt 2008）总结了以下几点：（1）EMDs促进了牙周膜和牙龈成纤维细胞以及成骨细胞和软骨系细胞的细胞增殖；（2）EMDs对于成骨细胞系细胞具有生物作用，包括正向调节骨形成标记物；（3）在异位成骨模型中测试时，特定的小釉原蛋白多肽（5kDa）具有骨诱导特性；（4）证据并未显示EMDs对牙骨质发生具有任何诱导作用。

（用于）根分叉病变的釉基质衍生物

Jepsen等（2004）尝试了使用EMDs治疗下颌Ⅱ度根分叉病变。一项包含了45位患者的随机个体体内研究对EMDs和可吸收生物屏障膜进行了比较。两种治疗方法都产生了显著的临床改善。研究报告：EMD治疗位点根分叉开放深度降低量的中位数值为2.8mm；而屏障膜治疗

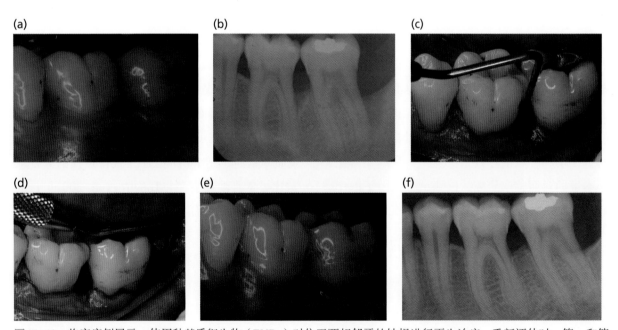

图45-40　临床病例展示：使用釉基质衍生物（EMDs）对位于两相邻牙的缺损进行再生治疗。重新评估时，第一和第二磨牙远中可见深牙周袋伴深骨内缺损（a，b）。在第一磨牙远中做改良牙龈乳头保留技术（MPPT）切口，并且在磨牙间区做嵴顶切口，从而获得缺损的通路（c，d）。进行缺损清创以及根面刮治之后，暴露深缺损（c，d）。使用凝胶形式的EMDs之后，通过多层缝合获得创口的严密关闭。术后1年复诊，可见探诊深度变浅，并且缺损也得到修复（e，f）。

位点则为1.8mm。45个EMD治疗位点中的8个根分叉完全关闭；而45个屏障膜治疗位点中的3个完全关闭。研究位点和对照位点之间的差异并不具有统计学上的显著性。Chitsazi等（2007）的研究报告：接受EMD治疗的下颌Ⅱ度根分叉的H-CAL增量比翻瓣刮治手术对照组显著增加（$P=0.002$）。

另一项随机研究（Casarin et al. 2008）在15位患者中采取双侧对照方法比较了应用EMDs或单纯翻瓣手术对上颌邻面Ⅱ度根分叉的治疗效果。术后6个月，对照组的V-CAL增量为（0.39 ± 1.00）mm，而研究组为（0.54 ± 0.95）mm；对照组的H-CAL增量为（1.21 ± 2.28）mm，而研究组为（1.36 ± 1.26）mm（$P=0.05$）。对照组垂直骨水平为（1.04 ± 1.12）mm，水平骨水平为（1.00 ± 1.79）mm；研究组垂直骨水平为（0.82 ± 1.82）mm，水平骨水平为（1.17 ± 1.38）mm（$P=0.05$）。但是，在研究组所观察到的根分叉病变位点关闭/减轻的数量显著增加（$P=0.05$）。学者得出结论：上颌根分叉缺损应用EMDs并不能更好地降低PPD或者增加临床和骨附着水平，但是可以增加Ⅱ度根分叉病变转变为Ⅰ度根分叉病变的概率。

目前观察到的使用EMDs治疗Ⅱ度上颌或下颌根分叉的疗效结果仍存在分歧。但是，相对于单纯翻瓣手术治疗，EMDs的使用似乎获得了额外的获益。

联合治疗

骨内缺损的联合治疗

联合治疗的生物学原理是"联合应用不同的再生机制，从而获得可能的加成作用"。这些不同机制包括骨引导作用、骨诱导作用、维持空间的能力和稳定血凝块的能力，以及诱导或加速基质形成以及细胞分化过程的能力。这些基质和细胞附着于屏障膜、移植物以及生物活性材料。

牙龈软组织瓣通常由屏障膜支撑。当组织瓣塌陷/降低（部分或全部）进入缺损内或/和贴向牙根表面时，就造成了血凝块形成和新组织（尤其是能够形成牙周膜和成骨的新组织）生长空间的减少，从而导致所观察到的GTR治疗后效果不理想。GTR的早期研究观察到了屏障膜塌陷而导致的再生骨量的减少。在Gottlow等（1984）的研究中，研究人员观察到：屏障膜向根面塌陷导致在整个暴露的牙根表面有新牙骨质形成，而成骨却极少。尽管学者报告了骨组织向冠方生长的程度与新生牙骨质的形成量并无相关，但是他们并未对屏障膜塌陷所造成的影响做出评价。但是，实验性研究确认了屏障膜塌陷对牙周再生的总体负面影响，特别是对骨形成的负面影响（Caton et al. 1992; Haney et al. 1993; Sigurdsson et al. 1994; Sallum et al. 1998）。Haney等（1993）在犬的实验中观察到屏障膜所维持的空间与牙槽嵴上缺损模型的再生牙槽骨量之间具有高度相关性。这一发现与Cortellini等的研究结果一致。Cortellini等（1995c）的研究报告了具有自体支撑作用（钛加强）的e-PTFE屏障膜在临床应用时可以放置在比普通e-PTFE屏障膜更为冠方的位置，并且能在骨内缺损中产生具有统计学意义的更多的PAL增量。当缺损的形态不能支持/保持屏障膜在原先放置的位置时，这些病例中牙龈组织瓣/屏障膜塌陷的风险就特别高。

正如之前所讨论到的，屏障膜材料需要具备一些特性，从而保持其有效性。其中，屏障膜必须能够保持其形状以及完整性，以维持其在牙根表面附近所创造的空间。钛加强的e-PTFE屏障膜是最接近满足这些要求的材料，但是它们的生物学不可吸收性是一个缺点。目前尚无任何可吸收生物屏障膜能够完全满足上述要求，这就意味着，假如在一个宽一壁骨缺损处放置可吸收生物屏障膜，就可能会有屏障膜塌陷的风险。在骨缺损内植入生物材料以支撑屏障膜可能能够防止膜的塌陷，从而使屏障膜保持于原位（图45-24，图45-41）。尽管生物制品能够促进愈合过程，但仍缺乏空间维持性和稳定血凝块的机械特性。因此，一种可能的解决方案就是将生物产品附着

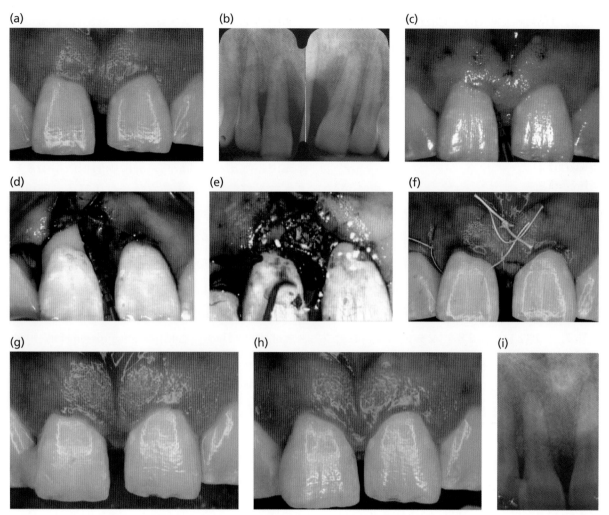

图45-41　临床病例展示：在缺损的解剖形态不能很好地维持空间时，放置骨替代移植物（BRG）以支持可吸收生物屏障膜。控制牙周炎以及风险因素之后，右侧上颌中切牙可见12mm深牙周袋伴延伸近牙根尖的缺损（a~c）。做改良牙龈乳头保留瓣切口暴露出8mm深的骨内缺损（d）。在可吸收生物胶原屏障膜下方放置BRG（e）。使用多层缝合技术严密关闭创口（f）。在术后2周复诊时，已经可以见到早期愈合十分理想（g）。术后1年，牙周组织的再生使得探诊深度变浅，骨内缺损得到很好的修复（h，i）。在新形成的矿化组织中可见X线阻射的BRG颗粒。

于生物学可吸收的载体上，以提供必要的机械特性（Palmer &Cortellini 2008; Trombelli & Farina 2008）。但是，用于这一目的的载体生物材料必须不干扰牙周再生的过程，如果它还能促进骨再生，那么就更为理想了。

正如之前所描述的，研究人员尝试了不同的移植材料以获得牙周再生。其中DFDBAs显然能够在人类临床治疗中促进再生（Ouhayoun 1996）。在3项对照临床研究中，研究人员治疗了总共45对骨内缺损，将DFDBA移植物联合GTR与单纯GTR进行了比较（表45-9）。研究报告结果的加权平均值显示GTR治疗组〔（2.1±1.1）mm; 95% CI 1.6~2.6mm）〕与GTR + DFDBA治疗组

〔（2.3±1.4）mm; 95% CI1.7~2.9mm〕的CAL增量相似。两治疗组间的结果无统计学差异，这提示在治疗骨内缺损时，将DFDBAs与屏障材料联合应用，并不能增加疗效。Guillemin等（1993）治疗了15对骨内缺损，将单纯使用DFDBAs的效果与屏障材料联合DFDBAs的效果进行了比较。术后6个月，两种治疗都产生了显著的CAL增量和骨充填，但是两治疗组间并无显著差异。Reynolds等（2003）在他们的系统性文献回顾中强调：将移植物/屏障膜联合应用，在大的不具备空间维持能力的缺损中常常能够获得临床的改善。结论认为：与单纯应用移植物相比，移植物和屏障膜的合并使用能够获得显著的CAL增加和PPD降低，

表45-9 评估同种异体脱矿冻干骨移植物（DFDBAs）与屏障膜联合应用治疗深骨内缺损的对照临床研究

研究	设计（GTR治疗）	数量[a]	缺损深度（mm）		P值	余留PPD（mm）		P值
			GTR	GTR+DFDBA		GTR	GTR+DFDBA	
Chen等（1995）	个体内（胶原）	8	2.0 ± 0.4	2.3 ± 0.5	>0.05, NS	4.2 ± 0.4	4.2 ± 0.5	>0.05, NS
Mellado等（1995）	个体内（e-PTFE）	11	2.0 ± 0.9	2.0 ± 1.4	0.86, NS	NA	NA	NA
Gouldin等（1996）	个体内（e-PTFE）	26	2.2 ± 1.4	2.4 ± 1.6	NS	3.7 ± 1.6	3.7 ± 1.8	NS
加权平均值		**45**	**2.1 ± 1.1**	**2.3 ± 1.4**		**3.8 ± 1.3[b]**	**3.8 ± 1.5[b]**	

[a]每个治疗组别的缺损

[b]n=mean（34）±SD（34）

e-PTFE：膨化聚四氟乙烯；NA：无数据；NS：不显著

以及不显著的骨增量。

Bio-Oss®移植物是一种牛来源的无机异种骨。研究人员使用GTR技术联合Bio-Oss®移植物治疗牙周骨内缺损获得了不错的临床结果，PAL增量达到1.0~5.5mm（Lundgren & Slotte 1999; Mellonig 2000; Paolantonio et al. 2001）。在病例系列研究中（Camelo et al. 1998），与单纯植入Bio-Oss®相比，Bio-Oss®和GTR的联合应用，能够显著降低PPD、增加PAL，并获得更多的骨增量。一项口内对照研究（Camelo et al. 2000）也证实，Bio-Oss®和GTR治疗的联合应用比单纯翻瓣手术能够降低更多的PPD，并且能够使PAL和骨增量增加更多。

在一项包括了60位患者的随机对照临床研究（Stavropoulos et al. 2003）中，研究人员应用单纯Bio-Oss®或以庆大霉素浸润的Bio-Oss®作为GTR的辅助治疗，处理一壁或二壁骨内缺损，并将其结果与单纯GTR或翻瓣手术后获得的结果相比较。单纯应用屏障膜治疗（图45-42）后获得的平均PAL增量为2.9mm。而在覆盖屏障膜前在缺损内充填Bio-Oss®+庆大霉素或仅充填Bio-Oss®的平均PAL增量分别为3.8mm和2.5mm（图45-43）。对照组仅采取翻瓣手术治疗，其PAL增量仅为1.5mm。接受单纯GTR治疗的缺损和接受GTR联合Bio-Oss®移植物治疗的缺损，其临床改善显著优于接受翻瓣手术治疗的缺损。而采用屏障膜治疗的组之间的差异并不具有统计学的显著性。一项前瞻性多中心随机对照临床研究（Tonetti et al. 2004b）比较了牙龈乳头保留瓣手术联合或不联合使用GTR/骨替代材料的临床治疗结果。124位患有重度慢性牙周炎的患者在7个国家的10个中心分别接受了治疗。所有患者都至少存在一个3mm或以上的骨内缺损。治疗后1年，研究组缺损增加了（3.3 ± 1.7）mmCAL。而对照组缺损CAL增量显著较低，仅为（2.5 ± 1.5）mm。研究组的牙周袋降低量[（3.7±1.8）mm]也比对照组[（3.2±1.5）mm]显著更多。一项多变量分析显示：治疗措施、临床中心、治疗前基线PPD以及基线全口探诊出血指数（FMBS）显著影响CAL增量。研究组治疗措施（OR 2.6, 95% CI 1.2~5.4）、治疗前较深的PPD（OR 1.7, 95% CI 1.3~2.2）能够显著改善获得中位数以上CAL增量的概率（OR）。但是在治疗效果最差的临床中心接受治疗，则显著降低了这一概率（OR 0.9, 0.76~0.99）。本项研究的结果表明，使用GTR/骨替代材料的牙周再生手术在CAL增量、PPD降低量以及效果的可预期性上都比单纯牙龈乳头保留瓣手术具有优势。

在一项对照研究中（Pietruska 2001），Bio-Oss®联合GTR治疗组与釉基质蛋白（Emdogain®）治疗组相比较，获得的临床改善相似。

Camelo等（1998）以及Mellonig（2000）发表了组织学方面的数据，表明在屏障膜下方使用Bio-Oss®可能产生部分牙周组织的再生。但是在所有的病例中，缺损的大部分依然是被去蛋

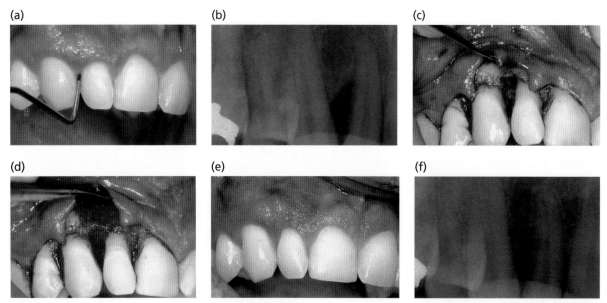

图45-42　右侧上颌侧切牙远中可见8mm深牙周袋伴骨内缺损（a），X线片也可见骨内缺损（b）。翻起颊侧以及腭侧全厚瓣，对缺损进行清创（c）。放置可吸收生物屏障膜覆盖缺损（d）。术后1年，维持了牙间牙龈的水平（e），并且骨内缺损也得到了修复（f）。

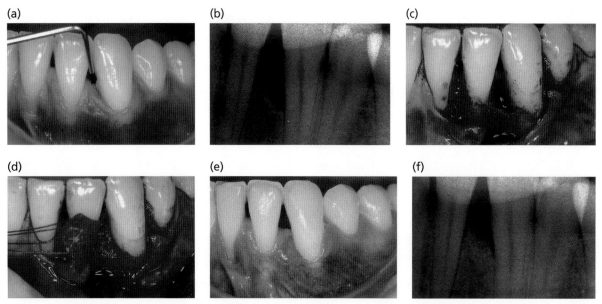

图45-43　左侧下颌尖牙近中可见8mm深牙周袋（a）伴骨内缺损（b）。翻起组织瓣后对缺损进行刮治（c）。放置可吸收生物屏障膜之前，在缺损内放置Bio-Oss®颗粒（d）。术后1年（e），未发生牙龈退缩，并且骨内缺损几乎被完全解决（f）。

白质的Bio-Oss®骨颗粒所占据。牙根附近并未观察到新骨形成，而"新"牙周膜的结缔组织纤维方向大多平行于牙根表面。这些结果支持了Paolantonio等（2001）所报告的发现。他们在8个月前接受Bio-Oss®和胶原膜治疗位点的活检切片中只观察到了在之前已存在的旧骨附近的极其有限的新骨形成。缺损的大部分空间被包裹在结缔组织中的Bio-Oss®颗粒所占据。但是，在一项使用Bio-Oss®联合口内自体骨和GTR治疗的病例报

告中，持续有新的附着组织形成，但是大部分再生骨组织都包含了去蛋白质骨颗粒——Bio-Oss®（Camelo et al. 2001）。

　　研究人员测试了包括EMDs+屏障膜和/或移植材料的联合治疗。一项系统性文献回顾（Trombelli & Farina2008）做出总结：证据支持单纯使用EMDs或EMDs联合移植物，能够有效治疗骨内缺损；而且，相对于单独使用EMDs而言，额外加用移植物似乎提高了临床疗效；将

rhPDGF-BB和 P-15与生物移植材料联合使用治疗骨内缺损具有良好的效果；而PRP和移植物联合使用的治疗效果则截然不同。Tu等的一项系统性文献回顾（2010）曾总结：与单独应用EMDs相比，只有少量证据支持EMDs与其他再生材料联合使用能够带来额外获益。在不同种类的骨移植物和屏障膜的联合使用时，EMDs与牛来源骨移植物的组合显示了最佳的治疗效果。

最近，研究人员在微创手术治疗位点成功应用联合性治疗。Cortellini和Tonetti（2011）建议将EMDs、Bio-Oss®与M-MIST联合应用，而Trombelli等（2010）则建议将可吸收生物屏障膜、移植物与单瓣术式联合使用。

根分叉病变的联合治疗

Schallhorn和McClain（1988）报告了应用屏障膜+DFDBA以及枸橼酸根面处理的联合性治疗能够提高骨内缺损和Ⅱ度根分叉病变的治疗效果。笔者报告75%的治疗位点的根分叉病变在治疗后被完全关闭（McClain & Schallhorn 1993）。

在一项研究中，研究人员将屏障膜的单独应用与联合使用羟基磷灰石进行了比较。两个治疗组间临床疗效的差异在统计学上并不显著，但是联合性治疗获得的根分叉骨增量更多（Lekovic et al. 1990）。

在3项下颌Ⅱ度根分叉再生治疗的研究中，研究人员对单纯GTR治疗与GTR联合DFDBA治疗进行了比较。其中的一项研究发现接受联合治疗的根分叉在H-OPAL方面表现出统计学显著改善（Anderegg et al. 1991）。在后续的一项研究中，研究人员使用了不可吸收生物屏障膜联合/不联合DFDBA治疗了6位患者的17个下颌磨牙颊侧Ⅱ度根分叉病变（Wallace et al. 1994）。10颗牙齿被随机选择为研究位点（e-PTFE + DFDBA），而7个被选择为对照位点（单纯e-PTFE）。术后6个月，二次翻瓣探查所有位点。研究人员记录了软组织测量和翻瓣手术测量结果。结果GTR手术中DFDBA的额外使用并未造成对照组和研究组之间任何软组织和翻瓣手术平均测量结果的

显著改善。两种治疗措施都使得PPD、釉牙骨质界至缺损底部的距离（CEJ-BD）以及水平骨充填（HBF）显著降低，而牙龈退缩显著增加。在第三项研究中，研究人员测试了可吸收生物屏障膜联合/不联合DFDBA对14位患者的成对的下颌磨牙Ⅱ度根分叉缺损的治疗效果（Luepke et al. 1997）。如果将单独应用可吸收生物屏障膜与可吸收生物屏障膜+DFDBA进行比较，PPD降低量在联合治疗组显著更多（$P<0.01$）。联合治疗组的垂直骨增量显著更多（$P<0.02$）。笔者最后认为可吸收生物屏障膜+DFDBA的联合治疗优于仅使用可吸收生物屏障膜的对照组。

Lekovic等（2003）测试了PRP+牛来源多孔骨矿物质（BPBM）+GTR的联合使用治疗52个Ⅱ度根分叉病变（26个接受研究材料治疗，26个作为对照接受翻瓣刮治手术治疗）的临床效果。结果发现研究组表现出比对照组显著更多的牙周袋降低［研究位点为（4.07±0.33）mm，对照位点为（2.49±0.38）mm］、CAL增量［研究位点为（3.29±0.42）mm，对照位点为（1.68±0.31）mm］、垂直骨增量［研究位点为（2.56±0.36）mm，对照位点为（−0.19±0.02）mm］以及水平骨增量［（研究位点为（2.28±0.33）mm，对照位点为（0.08±0.02）mm］。笔者得出结论：PRP/BPBM/GTR联合应用是一种治疗下颌Ⅱ度根分叉缺损的有效措施。但是需要进行进一步研究以明确联合治疗中的每一种成分在获得上述结果时各自所起的作用。

Houser等（2001）比较了联合应用Bio-Oss®与可吸收生物屏障膜（Bio-Gide®）与单纯翻瓣刮治手术治疗下颌Ⅱ度根分叉缺损的临床效果。研究纳入了21位患者的31个根分叉（研究组18个，对照组13个）。结果发现研究组中大多数的临床指标都有统计学意义的显著改善，而翻瓣对照组的改善则极少。研究组的垂直PPD降低量为2.0mm，水平PPD降低量为2.2mm；而对照组的降低量分别为0.3mm和0.2mm。硬组织测量显示：研究组垂直根分叉骨增量为2.0mm，而对照组为0.5mm；研究组水平根分叉骨增量为3.0mm，而

对照组为0.9mm。研究组中82.7%的缺损得到解决，而翻瓣对照组则为42.5%。除了附着水平、龈退缩和牙槽骨嵴吸收外，两组间所有的软硬组织测量结果都有统计学显著差异。笔者认为：联合使用Bio-Oss®和Bio-Gide®能够有效治疗下颌Ⅱ度根分叉缺损。

Belal等（2005）应用5种不同术式（可吸收生物屏障膜或结缔组织移植物联合/不联合生物学可吸收羟基磷灰石，以及作为对照治疗的单纯翻瓣手术）治疗了20位患者的50个根分叉病变。与对照组相比，所有的实验组都获得了临床指标和骨密度的显著改善。但是，实验组之间均未观察到统计学显著差异。实验组根分叉完全关闭的百分比在20%～40%之间，而翻瓣手术对照组则为0。

根面生物改性

两项关于骨内缺损的随机对照临床研究评估了联合应用枸橼酸根面处理+GTR治疗的效果。第一项研究（Handelsman et al.1991）发现实验位点［e-PTFE屏障膜+枸橼酸；（3.5±1.6）mm］和对照位点［单纯e-PTFE屏障膜；（4.0±1.4）mm］都有显著的CAL增量。而Kersten等（1992）的研究认为这两种治疗方法的临床效果都不甚理想。实验组的CAL增量为（1.0±1.1）mm，而对照组为（0.7±1.5）mm。两项研究均未证明枸橼酸与不可吸收生物屏障膜联合使用的额外增益效果。

两项对照研究评估了单独使用四环素进行牙根表面生物学处理和四环素+GTR联合应用治疗Ⅱ度根分叉病变的疗效（Machtei et al.1993；Parashis & Mitsis 1993）。结果两项研究均未发现单纯接受不可吸收生物屏障膜治疗的位点和屏障膜联合四环素牙根表面生物学处理的位点之间的任何显著差异。同样，其他表面活性化学物质（如EDTA）的应用也未对人类GTR治疗提供任何显著附加疗效（Lindhe & Cortellini 1996）。

一篇系统性文献回顾评估了牙根表面生物学处理在促进牙周再生中可能起到的作用（Mariotti et al.2003）。这篇对于现有证据的详尽文献回顾的结果表明：并无证据支持应用枸橼酸、盐酸四环素、磷酸、纤维连接蛋白或EDTA等成分进行牙根面处理后能获得可测量到的改善。

再生治疗的临床潜力和局限

从现代牙周再生治疗的初始阶段就已经很明确的是：在理想状态下，牙周组织能够表达惊人的再生潜力。很少的一些病例报告显示：侵犯根尖1/3的极深的缺损中可以有新生骨和新生临床附着的形成（Pini Prato et al. 1988；Becker et al. 1988；Cortellini et al. 1990）。一些更为大型的研究证实：通常情况下缺损越深能获得的临床改善越多（Tonetti et al. 1993a, 1996a；Garrett et al. 1998; Slotte 2007）。上述研究提出了一个关于牙周再生"潜力"的问题：是否缺损越深，潜能越大？Cortellini等（1998）在一项对照研究中提出了这个问题，他们的研究发现≤3mm的骨内缺损获得的附着增量（解决76%的缺损）与≥4mm的缺损获得的附着增量（解决77%的缺损）相似。这说明浅骨内缺损和深骨内缺损的再生潜力是相似的。各种不同的成功再生术式的大型临床对照研究也间接支持了Cortellini等的研究结论（Cortellini et al. 1995c, 1996b; Tonetti et al. 1998; Cortellini et al. 2001; Tonetti et al. 2002, 2004b）。上述研究中未发表的亚组分析显示：如果按照缺损深度衡量，那么无论缺损深浅，都能获得CAL增量，但是如果以毫米数衡量，深缺损获得的新附着比浅缺损更多。换句话说，只要临床应用的是可靠的再生术式，那么牙周再生就能在再生手术创造的"容器"范围内尽可能大地发挥它的再生潜力，而与选择的何种"再生术式"无关。最近的一项对照研究挑战了牙周组织修复或再生的局限性（Cortellini et al. 2011）。这项长期随机临床研究的目的是：比较附着丧失累及或超过根尖的无保留希望的牙齿经过牙周再生治疗或是拔除并修复后的临床结果和患者的自我评价。研究人员对25颗无保留希望的牙齿进行了再生治疗。其中大多数的牙齿牙周病损超过了

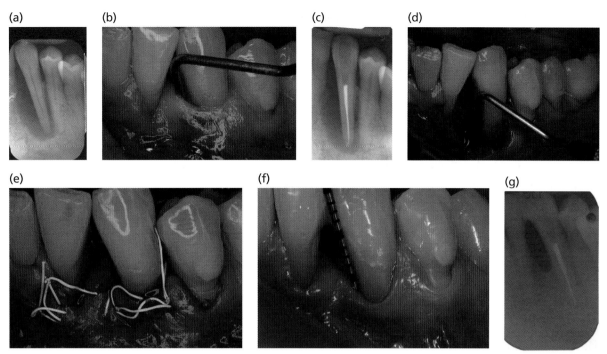

图45-44 应用牙周再生术治疗一个非常严重的牙周缺损。治疗前的基线X线片显示：缺损非常严重，累及范围已大大超过牙根尖（a）。左侧下颌尖牙可探及深度超过15mm的牙周袋（b）。牙齿接受了根管治疗（c）。翻起大范围组织瓣，获得治疗区域的通路，可见几乎呈环绕形状的骨缺损（d）。复位牙龈组织瓣，多层缝合技术缝合（e）。术后1年，牙周探诊深度为4mm（f）。X线片显示牙周缺损被修复（g）。

牙根尖，并且累及牙根的3～4面（图45-44）。结果25颗接受再生治疗的牙齿中的23颗获得了大幅度临床改善。平均CAL增量为（7.7±2.8）mm，X线片上的骨增量为（8.5±3.1）mm，而PPD降低量为（8.8±3）mm。大多数接受再生治疗的牙齿的松动度明显下降。只有2颗牙齿在术后1年因效果不理想被拔除。术后5年复诊时，23颗再生治疗成功的牙齿（92%）仍十分健康，并且能很好地行使其功能。84%的牙齿在复诊阶段未产生任何生物学并发症。笔者最后的结论是：即使是无保留价值的牙齿也可以成功地进行再生治疗，并且有可能改变它们的预后。但是，必须要强调的是，研究所报告的结果是在一个精心选择的患者人群中获得的，而且是由非常有经验的临床医生进行了"最先进"的再生治疗；同时患者接受的牙周和牙科治疗都是高质量的，牙周支持治疗也很严格。换句话说，上述所引用的研究明确表明：极端条件下获得治疗的成功，必须依靠可靠的临床治疗策略。

临床策略

一系列不同的术式已经成功地应用在骨内缺损的牙周再生。正如我们先前所讨论的，随机对照临床研究的Meta分析以及人类和动物的组织学证据都支持屏障膜（Nyman et al. 1982; Gottlow et al. 1986）、DFDBAs（Bowers et al. 1989 a～c）、屏障膜和移植物联合应用（Camelo et al. 1998; Mellonig 2000）以及应用EMDs（Mellonig 1999; Yukna & Mellonig 2000）或再生因子（Howell et al. 1997）在诱导牙周再生方面的潜力。大量的临床对照研究认为上述术式与翻瓣刮治手术比较能够为CAL增量提供附加获益（Needleman et al. 2002; Trombelli et al. 2002; Giannobile & Somerman 2003; Murphy & Gunsolley 2003; Esposito et al. 2009; Needleman et al. 2006; Darby & Morris 2013）。但

是上述术式中的一些再生术式相互之间的比较并未发现任何一种测试材料表现出明显优越性（Giannobile & Somerman 2003; Murphy et al. 2003; Reynolds et al. 2003）。

因此，目前已有的证据并不支持任何特定再生术式具有优越性。此外，所有引用的研究中CAL增量结果也存在巨大差异，部分治疗人群中甚至存在失败或者不甚理想的治疗结果。

再生研究特别是近10年来完成的大部分研究发现牙周再生过程中观察到的结果的差异是由于患者、缺损以及手术相关因素的差异造成的。上述发现完全在意料之中，因为每位患者都具有独特的特征，而且每个缺损也都表现出独具特征的解剖形态。随机研究的结果清楚地显示：没有任何一种再生术式能够解决所有不同患者/缺损的问题。因此，治疗前必须建立一个临床决策图表，使得临床医生能为每个病例做出最恰当的再生治疗决策。

相关的患者因素包括：吸烟、余留牙周感染、口腔卫生以及与缺损形态相关的因素。其中与缺损形态相关的因素一直被认为与最终效果相关（Tonetti et al. 1998; Cortellini et al. 2001）。但是，用来定义缺损的余留骨壁数量似乎以不同的方式影响着不同牙周再生材料的再生效果。例如，EMDs应用在三壁骨缺损的效果比较好（Tonetti et al. 2002），但是如果使用了不可吸收（e-PTFE和钛加强e-PTFE）生物屏障膜或是有移植材料支撑的可吸收生物屏障膜，它们的再生结果反而并不受缺损余留骨壁数量的影响（Tonetti et al. 1993a, 1996a, 2004b）。此外，应用可吸收生物屏障膜或不可吸收e-PTFE屏障膜或EMDs后的愈合效果与骨内缺损在X线片上的宽度相关（Tonetti et al. 1993a; Falk et al. 1997; Tsitoura et al. 2004）。但是如果使用异种BRGs与可吸收生物屏障膜联合治疗骨缺损时，上述相关性并不明显（Tonetti et al. 2004b）。

在这些技术/手术因素中，屏障膜的暴露和污染与较差的治疗结果之间具有相关性（Selvig et al. 1992; Nowzari &Slots 1994; Nowzari et al.1995;

De Sancti et al. 1996a, b）。骨移植治疗也有相似的问题（Sanders et al.1983）。如果组织瓣没有能够很好地保护再生组织，那么在去除不可吸收生物屏障膜时观察到的治疗结果则较差（Tonetti et al. 1993a; Cortellini et al. 1995c）。

一项临床对照研究显示：牙龈乳头保留瓣和钛加强e-PTFE屏障膜联合使用将获得比传统组织瓣术式+e-PTEF屏障膜更多的CAL增量（Cortellini et al.1995c）。一篇系统性文献回顾也部分地支持了这一证据（Murphy & Gunsolley 2003）。这一篇系统性文献回顾强烈提示：手术式的优化和对手术变量的控制，特别是与组织瓣设计、处理以及再生材料选择相关的控制，能够改善治疗结果。在牙周再生方面，研究人员描述了一些获取处理缺损通路时全面保护软组织的特殊组织瓣设计方法（Cortellini et al. 1995c, d, 1996c; Murphy 1996; Cortellini et al. 1999a; Cortellini &Tonetti 2007 a, 2009b）。对这些特殊设计的再生组织瓣的实验证实：这些特殊组织瓣在手术过程中极大地提高了创口严密关闭的能力，几乎所有病例在手术中都获得了理想的牙间隙软组织关闭（Cortellini et al. 1995c, d, 1999, 2001; Tonetti et al. 2004b）。然而在接下去的愈合中，仍在1/3的病例中观察到了牙间隙组织的开裂和屏障膜的暴露。显微手术的应用无疑进一步提升了GTR屏障膜上方组织在术中和术后愈合过程中的严密闭合，研究发现92.3%的治疗位点在整个愈合过程中都维持了严密的创口闭合（Cortellini & Tonetti2001, 2005, 2007a, b, 2009b, 2011）。

研究人员将这一整套证据与一定的临床经验整合发展出了"循证再生策略"。临床医生在决策过程中需要依靠这一策略，才能在骨内缺损的牙周再生治疗中获得最佳的临床效果（Cortellini &Tonetti 2000a, 2005）。决策过程的关键步骤是对患者和缺损进行谨慎的评估，应用牙龈乳头保留瓣获得处理缺损的通路，选择最恰当的再生技术/材料，以及利用理想的缝合技术将再生治疗创口与污染的口腔环境隔离封闭的能力。

一项包括了40位患者的序列病例系列研究评估了这一临床策略的应用情况（Cortellini & Tonetti 2005）。完成初始病因相关牙周治疗后，患者基线全口菌斑指数为10.2%±2.7%，全口探诊出血指数为7.9%±2.8%。骨内缺损区域的CAL为（10.2±2.4）mm，PPD为（8.9±1.8）mm。X线片上的缺损角度为29°±5.9°。CEJ-BD为（11.2±2.7）mm，缺损骨内吸收部分（INFRA）为（6.6±1.7）mm。上述患者中，37.5%的位点使用了SPPF，45%的病例选择使用MPPT。余下的位点，由于缺损与缺牙区相邻，使用了牙槽嵴顶切口。

基于缺损解剖形态，30%的病例使用了不可吸收钛加强e-PTFE屏障膜，在这些病例中，缺损角度从27°到42°不等（平均为32.4°±4.3°），并且11个此类缺损中的8个有1~3mm的一壁骨内吸收部分［12个位点的平均一壁部分为（1.4±1.2）mm］。在11个接受BRG支撑的可吸收生物屏障膜治疗的缺损中的10个，其一壁部分为1~5mm［11个位点的平均一壁部分为（1.8±1.3）mm］，这一组的缺损角度从21°到45°不等（平均为31.4°±7°）。7个位点单纯使用了可吸收生物屏障膜。这些位点基本为二壁和三壁形态，而且缺损角度窄，从20°到28°不等（平均为24.1°±3.7°）。10个基本为三壁形态的位点使用了EMDs。这一组的缺损角度从19°到31°不等（平均为26.5°±4.3°）。

所有治疗位点在手术结束时都获得了创口的严密关闭。在术后1周复诊拆线时，2个SPPF切口位点有小范围的牙间隙创口开裂：一个位点接受的是可吸收生物屏障膜+BRG治疗；另一个位点接受的是EMDs治疗。术后第2周，研究人员发现了另外2个创口的小范围开裂：其中一个所做的是MPPT切口，接受了可吸收生物屏障膜+BRG治疗；另一个所做的是SPPF切口，接受了单纯可吸收生物屏障膜治疗。所有其他位点（90%）在整个早期愈合过程中保持闭合。

术后1年复诊的40位患者的菌斑控制水平极佳，BoP控制在低水平。术后1年CAL增量为（6±1.8）mm（范围为4~11mm）。无任何位点CAL增量<4mm；77.5%的位点增量≥5mm；40%的位点增量>6mm。余留PPDs为（2.7±0.6）mm，平均降低量为（6.1±1.9）mm。只有4个位点显示余留PPD为4mm；所有其他位点在术后1年复诊时PPD≤3mm。研究人员还记录到了从基线到术后1年牙龈退缩量轻微增加了（0.1±0.7）mm。

这一研究显示，当根据策略方案做出治疗选择时（例如：根据牙间隙空间的宽度以选择牙龈乳头保留手术；根据缺损形态以选择再生材料；以及根据材料的选择和局部解剖形态以选择缝合方式），所有4种术式的治疗结果都极好，CAL增量相当于解决了缺损骨内吸收部分的88%~95%的初始深度（Cortellini & Tonetti 2005）。

在骨内吸收部分为（6.6±1.7）mm的缺损中，术后1年观察到了CAL增量为（6±1.8）mm。也就是说CAL增量百分比为92.1%±12%。这意味着缺损的很大一部分得到了恢复。对照Ellegaard标准（Ellegaard et al.1971），所有治疗病例中缺损的恢复都达到了满意或是完全恢复的治疗效果。特别值得一提的是，在40.5%的缺损获得的CAL增量与骨内缺损的治疗前的基线深度相等甚至更多，治疗反应最差的缺损CAL增量为71.4%。上述结果与之前的使用骨移植物或者GTR的临床实验结果进行比较，这一临床术式的结果很明显在CAL增量以及缺损恢复方面均位列前茅（Cortellini & Tonetti 2000a; Rosen et al. 2000）。

为了进一步改善临床效果，确保每一个患者/缺损都能受到恰当的治疗，研究人员已经制定了一整套新的、更为全面的临床策略。这一策略的制订除了考虑到了本章前部描述过的患者特性的相关性因素外，还考虑到牙周再生的3个主要因素：（1）在组织瓣和牙根表面交界处形成血凝块的空间（Haney et al. 1993, Sigurdsson et al. 1994, Cortellini et al.1995b, c, Tonetti et al. 1996a; Wikesjo et al. 2003; Kim et al. 2004）；（2）血凝块维持与牙根表面衔接的稳定性，以防止长结合上皮的形成（Linghorne & O'Connel 1950; Hiatt et al. 1968; Wikesjo & Nilveus 1990;

Haney et al. 1993）；（3）软组织对治疗区域的保护性，以防止细菌感染（Selvig et al. 1992；Nowzari et al. 1995；De Sanctis et al. 1996a，b；Sanz et al. 2004；Polimeni et al. 2006）。空间和血凝块的稳定性主要是由"容纳性的骨缺损"特别是狭窄的三壁骨缺损自身所提供的（Goldman& Cohen 1958; Schallhorn et al. 1970; Selvig et al. 1993; Cortellini & Tonetti 1999; Tsitoura et al. 2004; Linare et al. 2006）；而"非容纳性骨缺损"特别是一壁或二壁大的骨缺损，就需要额外干预措施来补偿不理想的解剖形态所引起的有限的再生空间和血凝块的不稳定（Tonetti et al. 1993，1996; Falk et al. 1997; Tonetti et al. 2002, 2004a，b）。干预措施可以基于生物材料的使用：例如使用类似于"外骨骼"的屏障膜；或是使用类似于"内骨骼"的能够支撑软组织并稳定血凝块的移植物；或者是上述两种方法的联合应用。换句话说，"非容纳性骨缺损"必须要额外使用生物材料以补偿其不理想的解剖形态。临床医生也可以采用不同的手术策略以达到同样的目的，例如尽可能少地翻起组织瓣以增加它们的稳定性（MIST和M-MIST术式）（Cortellini & Tonetti 2007, 2009）。牙齿的过度松动能够明显地影响血凝块的稳定性，因此，必须将Ⅱ度或Ⅲ度松动的牙齿进行夹板固定以避免在愈合早期扰动血凝块（Cortellini et al. 2001; Trejo & Weltman 2004）。

通过特别设计的手术术式能够对再生治疗区域提供保护。不同的手术术式在组织瓣设计方面以及缝合技术方面均有所不同。它们除了能够对再生区域提供保护外，还能在某一或某些相关方面不同程度促进和改善创口愈合。传统的牙龈乳头保留瓣（Cortellini et al. 1995a, 1999）之所以被设计成范围大而且活动度大的组织瓣是为了获得缺损区域的完美视野、易于放置生物材料，并且易于将颊侧组织瓣冠向复位以覆盖屏障膜和生物材料。换句话说，牙龈乳头保留瓣并不具有改善创口稳定性的机械特征或单独为再生组织创造空间的能力。与之相反，MIST（Cortellini & Tonetti 2007a, b）的设计目的则是为了尽可能地减少翻瓣范围和活动度，以增加创口完全关闭以及稳定血凝块的能力。两项研究揭示了MIST的这一潜力。这两项研究显示MIST术式与EMDs联合应用时，余留骨壁数量以及缺损宽度对治疗效果的影响被降低（Cortellini et al. 2008; Cortellini & Tonetti 2009a）。最近的一项比较性研究也进一步肯定了MIST的保护潜力，该研究结果发现单纯MIST与MIST+EMDs具有相似的治疗结果（Ribeiro et al. 2011a）。

M-MIST则是微创手术术式的进一步发展（Cortellini & Tonetti 2009b, 2011）。这一先进的组织瓣设计将牙间乳头软组织保留附着于骨嵴相关牙齿的牙根表面，并且避免翻起舌/腭侧组织瓣，从而提高了组织瓣提供再生空间和稳定性的潜能。其中牙间软组织可以看作是"房间"的"天花板"，而在"房间"中血液能够流动，并形成血凝块。此外，缝合中使用悬吊的牙龈乳头方法防止了软组织的塌陷，从而维持了再生的空间。新型的特殊组织瓣设计能够弥补骨缺损的解剖形态不足，为骨壁缺失的位置提供额外的"软组织壁"，从而改善再生组织的稳定性。"房间"的墙壁可以是余留的骨壁、牙根表面以及颊/舌侧的软组织。组织瓣的延伸范围和翻起的范围尽量小也在很大程度上减轻了对血管系统的损伤。很明显，这种组织瓣并不是为放置屏障膜而设计，但是却很容易与生物制品或移植物联合使用。

临床流程

研究人员已经绘制出了临床流程图，同时也考虑到了科学因素对手术以及术后事项的影响，例如，椅旁时间、副作用以及术后疼痛。

治疗骨内缺损的序列临床策略包括处理患者因素和局部因素的两项术前流程图以及4项手术流程图（手术节点）。手术节点的形成基于医生希望选择用时最短、最简单、最少副作用以及患者接受度最佳的治疗方法来处理特定缺损。此

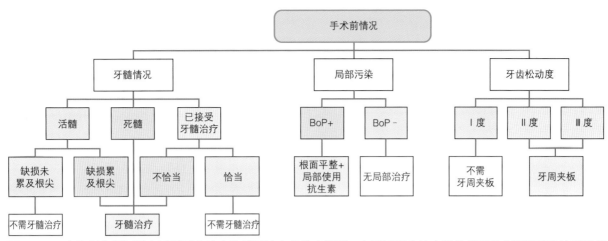

图45-45 决策程序强调了在牙周再生治疗前需要检查的临床情况。与牙周再生治疗相关的因素主要是牙齿的牙髓情况、是否存在局部污染以及牙齿松动（BoP：探诊出血；AB：抗生素）。

外，临床策略还包括术后护理。

序列临床策略从控制患者相关因素开始（图45-10）。这些因素包括：低水平的菌斑水平和余留感染、患者依从性高、无再生手术的不利条件（如吸烟、压力、未经控制的糖尿病或其他系统性疾病）。

某些情况，例如，根管情况、局部污染以及手术涉及牙齿的松动度，必须在术前得以控制（图45-45）。临床医生必须在再生治疗之前完成根管诊断以及最终治疗（Cortellini & Tonetti 2001）。除了牙周病损已累及根尖的牙齿之外，活髓牙都应尽量保留活髓（Cortellini et al. 2011）。死髓牙必须接受恰当的根管治疗。临床医生必须谨慎评估已经治疗过的根管并纠正那些未经恰当治疗的根管。缺损相关牙周袋的局部污染必须尽可能低（Heitz-Mayfield et al. 2006）。如果有探诊出血存在（如细菌），那么临床医生必须在再生治疗前数周（Cortellini et al. 2011）进行额外仔细的根面平整，然后局部辅以抗菌剂治疗（Tunkel et al. 2002; Hanes & Purvis 2003）。Ⅱ度或Ⅲ度松动的牙齿需要在术前或手术后即刻进行夹板固定（Cortellini et al. 2001; Trejo & Weltman 2004）。临床医生在愈合早期阶段必须重新评估那些松动严重的患牙：如果检测到松动度有所增加，那么必须采取相应措施进行处理。

临床医生从3种不同术式中选择骨内缺损的手术通路：SPPF（Cortellini et al. 1999a）、

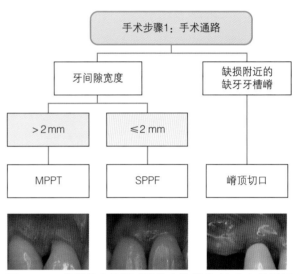

图45-46 获得骨内缺损通路的决策程序：在狭窄的牙间隙（2mm或更窄）使用简化牙龈乳头保留瓣（SPPF），而在较宽的牙间隙（3mm或更宽）使用改良牙龈乳头保留技术（MPPT）。在邻近缺牙区牙槽嵴的牙齿使用嵴顶切口。

MPPT（Cortellini et al. 1995d）、以及嵴顶切口（Cortellini & Tonetti 2000a）（图45-46）。当牙间隙空间宽度（在牙槽嵴上部分牙龈乳头水平测量）≤2mm时，SPPF是首选；当位点牙间宽度>2mm时，则选择MPPT；如果缺损位于缺牙区域附近，则使用牙槽嵴顶切口。

接下来的手术步骤（图45-47）是关于组织瓣设计。当缺损累及牙根的1个或2个面时，选择M-MIST术式从颊侧极小窗口进行清创刮治（Cortellini & Tonetti 2009b, 2011）。在某些情况下，M-MIST也可以应用在缺损相关牙齿的两侧牙间空间，使得临床医生可以对累及牙根

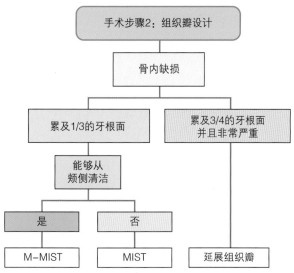

图45-47 选择组织瓣设计的决策程序。根据牙周缺损的严重程度和延展程度选择从小到大的不同类型的手术通路。

3个面的缺损进行治疗。如果从颊侧开窗不能清洁缺损，那么临床医生可以翻起牙间乳头，进行MIST术式治疗（Cortellini & Tonetti 2007a; Cortellini et al. 2008）。如果缺损非常严重、非常深、累及牙根3个或4个面，就需要选择较大的能够延伸至相邻牙的大范围组织瓣并辅以骨膜减张切口和/或垂直减张切口，以保证有充足的刮治视野，并且能够使用内骨骼或外骨骼来源的骨移植材料（Cortellini et al. 1995d, 1999a）。

再生材料的选择应基于缺损的解剖形态和组织瓣的设计（图45-48）。如果使用M-MIST术式，那么EMDs或不放置任何再生材料都是可行的选择（Cortellini & Tonetti 2009b, 2011）。如果使用MIST术式，在具有容纳性的缺损中可以单独应用EMDs，在不具有容纳性的缺损中可以将EMDs与骨充填物联合使用（Cortellini & Tonetti 2007a; Cortellini et al. 2008; Ribeiro et al. 2011a）。如果翻开的组织瓣范围较大，为了稳定术区，必须使用屏障膜或骨充填物，或是屏障膜和骨充填物联合使用或是EMDs/生长因子和骨充填物联合使用。EMDs适合应用在普遍为三壁形态的骨缺损或支持良好的二壁缺损中。

缝合方式的选择根据手术所采用的再生治疗方法而定（图45-49）。当使用M-MIST或在MIST术式中单独应用EMDs时，做1个改良内置褥式缝合（Cortellini & Tonetti 2007a; Cortellini et al. 2008; Cortellini & Tonetti 2009a, 2011）。当翻瓣较大并且有做骨膜减张切口而且缺损处使用了屏障膜或移植物或者是上述材料联合使用时，应当在缺损相关牙间区域做2个内褥式缝合，以获得牙龈乳头的无张力严密关闭（Cortellini et al. 1995b, c, 1999; Cortellini & Tonetti 2000a, 2005）。

上述手术最好能在放大设备，例如放大镜或手术显微镜的帮助下完成（Cortellini & Tonetti 2001; Wachtel et al. 2003; Cortellini & Tonetti 2005）。显微器械和其相关材料是普通牙周手术

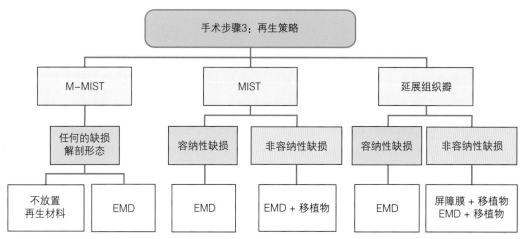

图45-48 在骨内缺损进行再生治疗时，对目前可用技术进行选择的决策程序。临床决策基于两个主要指标：（1）所做手术通路的类型；（2）牙周缺损的形态。（MIST：微创手术技术；M-MIST：改良微创手术技术；EMD：釉基质蛋白）［容纳性缺损（containing defect）为有骨壁包绕/支撑的骨内缺损，如三壁骨下袋的骨缺损或支持良好的二壁缺损；非容纳性缺损为无良好骨壁包绕/支撑的骨内缺损，译者注］。

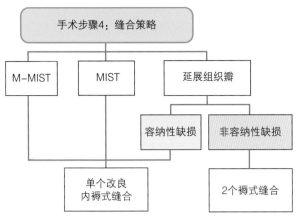

图45-49 选择缝合技术的决策程序（MIST：微创手术技术；M-MIST：改良微创手术技术）。

套装器械的补充。

　　研究人员从众多临床对照研究中汲取经验，总结出了术后以及家庭护理策略（Cortellini et al. 1995c, 1996b; Tonetti et al. 1998; Cortellini et al. 2001; Tonetti et al. 2002, 2004b）。经验性的抗细菌污染控制策略包括服用多西环素（每次100mg，每天2次，服用1周）、每天3次使用0.12%氯己定漱口水以及每周进行洁治。术后1周拆线后，应当继续要求患者在随后的6~10周内避免在治疗区域进行日常刷牙、使用牙线或者咀嚼。术后1周开始，也可以使用特制的手术后极软质牙刷浸泡氯己定，轻柔擦拭治疗区域。术后6周移除不可吸收屏障膜。去除不可吸收膜后2~4周或可吸收生物膜被完全吸收后，患者可以恢复所有口腔卫生清洁措施和治疗区域的咀嚼功能。接受EMDs治疗的患者可以在术后4~5周恢复所有口腔卫生措施。在"早期愈合阶段"的末期，患者开始每3个月进行规律复诊。一般来说，建议在术后9个月之内避免进行任何创伤性临床措施，例如，创

伤较大的龈下刮治、修复性治疗、正畸治疗以及额外的手术。这也属于优化牙周再生治疗临床结果策略的一部分。

结论

　　牙周再生治疗在骨内缺损的治疗中获得了比单纯刮治效果更加显著的临床改善。牙周再生治疗使用很多不同的再生材料，包括：屏障膜、移植物、生物活性成分以及这些材料的联合使用。研究人员设计了不同的牙周再生治疗术式，并且测试了这些术式与各种再生材料联合使用的效果，但是没有任何一种方法比其他方法更具优越性。此外，所有的再生术式都在CAL增量结果方面显示出高度的临床多变性：即没有任何一种术式兼具完全解决所有不同的、独具特征的患者/缺损的能力。因此，临床医生需要从一系列不同再生策略中做出适合的治疗特定缺损的选择。应用临床策略来优化材料和手术术式能够提高牙周再生的疗效，并且在临床结果的改善方面显示出明显优势。不管缺损深浅，牙周再生治疗在各种深度的缺损中都表现出它的潜能。在一些极端情况下，牙周再生治疗也能够改变牙齿的预后，从无保留希望的患牙变为可以保留患牙。

　　牙周再生治疗所获得的临床疗效的长期维持需要患者进行严格的定期复诊维护，包括严格的菌斑控制和保持良好的口腔卫生。目前的数据显示：在一组参加牙周支持治疗维护复诊的患者中，96%接受过牙周再生治疗的严重骨内缺损患牙被保留了15年以上。

参考文献

[1] Al-Arrayed, F., Adam, S., Moran, J. & Dowell, P. (1995). Clinical trial of cross-linked human type I collagen as a barrier material in surgical periodontal treatment. *Journal of Clinical Periodontology* **22**, 371–379.

[2] Anderegg, C., Martin, S., Gray, J., Mellonig, J., & Gher, M. (1991). Clinical evaluation of the use of decalcified freeze-dried bone allograft with guided tissue regeneration in the treatment of molar furcation invasions. *Journal of Periodontology* **62**, 264–268.

[3] Anderegg, C., Metzeler, D. & Nicoll, B. (1995). Gingival thickness in guided tissue regeneration and associated recession at facial furcation defects. *Journal of Periodontology* **66**, 397–402.

[4] Andersson, B., Bratthall, G., Kullendorff, B. *et al.* (1994). Treatment of furcation defects. Guided tissue regeneration versus coronally positioned flap in mandibular molars; a pilot study. *Journal of Clinical Periodontology* **21**, 211–216.

[5] Becker, W. & Becker, B. (1993). Treatment of mandibular three-wall intrabony defects by flap debridement and expanded polytetrafluoroethylene barrier membranes. Long term evaluation of 32 treated patients. *Journal of Periodontology* **64**, 1138–1144.

[6] Becker, W., Becker, B.E., Berg, L. *et al.* (1988). New attachment after treatment with root isolation procedures: Report for treated class III and class II furcations and vertical osseous defects. *International Journal of Periodontics and Restorative Dentistry* **8**, 2–16.

[7] Becker, W., Becker, B.E., Mellonig, J. *et al.* (1996). A prospective multicenter study evaluating periodontal regeneration for class II furcation invasions and intrabony defects after treatment with a biosorbable barrier membrane: 1 year results. *Journal of Periodontology* **67**, 641–649.

[8] Belal, M.H., Al-Noamany, F.A., El-Tonsy, M.M., El-Guindy, H.M. & Ishikawa, I. (2005). Treatment of human class II furcation defects using connective tissue grafts, bioabsorbable membrane, and resorbable hydroxylapatite: a comparative study. *International Academy of Periodontology* **7**, 114–128.

[9] Benqué, E., Zahedi, S., Brocard, D. *et al.* (1997). Guided tissue regeneration using a collagen membrane in chronic adult and rapidly progressive periodontitis patients in the treatment of 3-wall intrabony defects. *Journal of Clinical Periodontology* **24**, 544–549.

[10] Black, S., Gher, M., Sandifer, J., Fucini, S. & Richardson, C. (1994). Comparative study of collagen and expanded polytetrafluoroethylene membranes in the treatment of human class II furcation defects. *Journal of Periodontology* **65**, 598–604.

[11] Blumenthal, N.M. (1988). The use of collagen membranes to guide regeneration of new connective tissue attachment in dogs. *Journal of Periodontology* **59**, 830–836.

[12] Blumenthal, N.M. (1993). A clinical comparison of collagen membranes with e-PTFE membranes in the treatment of human mandibular Class II furcation defects. *Journal of Periodontology* **64**, 925–933.

[13] Bosshardt, D.D. (2008). Biological mediators and periodontal regeneration: a review of enamel matrix proteins at the cellular and molecular levels. *Journal of Clinical Periodontology* **35 8 Suppl**, 87–105.

[14] Bouchard, P., Ouhayoun, J. & Nilveus, R. (1993). Expanded poly tetrafluorethylene membranes and connective tissue grafts support bone regeneration for closing mandibular class II furcations. *Journal of Periodontology* **64**, 1193–1198.

[15] Bowers, G.M., Chadroff, B., Carnevale, R. *et al.* (1989a). Histologic evaluation of new attachment apparatus formation in humans. Part I. *Journal of Periodontology* **60**, 664–674.

[16] Bowers, G.M., Chadroff, B., Carnevale, R. *et al.* (1989b). Histologic evaluation of new human attachment apparatus formation in humans. Part II. *Journal of Periodontology* **60**, 675–682.

[17] Bowers, G.M., Chadroff, B., Carnevale, R. *et al.* (1989c). Histologic evaluation of a new attachment apparatus formation in humans. Part III. *Journal of Periodontology* **60**, 683–693.

[18] Bowers, G.M., Schallhorn, R.G., McClain, P.K. *et al.* (2003). Factors influencing the outcome of regenerative therapy in mandibular Class II furcations: Part I. *Journal of Periodontology* **74**, 255–268.

[19] Brett, P.M., Parkar, M., Olsen, I. & Tonetti, M. (2002). Expression profiling of periodontal ligament cells stimulated with enamel matrix proteins in vitro: a model for tissue regeneration. *Journal of Dental Research* **81**, 776–783.

[20] Bühler, H. (1988). Evaluation of root-resected teeth. Results after 10 years. *Journal of Periodontology* **59**, 805–810.

[21] Caffesse, R., Smith, B., Duff, B. *et al.* (1990). Class II furcations treated by guided tissue regeneration in humans: case reports. *Journal of Periodontology* **61**, 510–514.

[22] Caffesse, R.G., Nasjleti, C.E., Morrison, E.C. & Sanchez, R. (1994). Guided tissue regeneration: comparison of bioabsorbable and non-bioabsorbable membranes. Histologic and histometric study in dogs. *Journal of Periodontology* **65**, 583–591.

[23] Caffesse, R., Mota, L., Quinones, C. & Morrison, E.C. (1997). Clinical comparison of resorbable and non-resorbable barriers for guided tissue regeneration. *Journal of Clinical Periodontology* **24**, 747–752.

[24] Camargo, P.M., Lekovic, V., Weinlander, M. *et al.* (2000). A controlled re-entry study on the effectiveness of bovine porous bone mineral used in combination with a collagen membrane of porcine origin in the treatment of intrabony defects in humans. *Journal of Clinical Periodontology* **27**, 889–986.

[25] Camelo, M., Nevins, M., Schenk, R. *et al.* (1998). Clinical radiographic, and histologic evaluation of human periodontal defects treated with Bio-Oss® and Bio-Gide. *International Journal of Periodontics and Restorative Dentistry* **18**, 321–331.

[26] Camelo, M., Nevins, M.L., Lynch, S.E.*et al.* (2001). Periodontal regeneration with an autogenous bone-Bio-Oss composite graft and a Bio-Gide membrane. *International Journal of Periodontics and Restorative Dentistry* **21**, 109–119.

[27] Camelo, M., Nevins, M.L., Schenk, R.K., Lynch, S.E. & Nevins, M. (2003). Periodontal regeneration in human Class II furcations using purified recombinant human platelet-derived growth factor-BB (rhPDGF-BB) with bone allograft. *International Journal of Periodontics and Restorative Dentistry* **23**, 213–225.

[28] Carnevale, G., Pontoriero, R. & di Febo, G. (1998). Long-term effects of root-resective therapy in furcation-involved molars. A 10-year longitudinal study. *Journal of Clinical Periodontology* **25**, 209–214.

[29] Casarin, R.C., Del Peloso Ribeiro, E., Nociti, F.H. Jr. *et al.* (2008) A double-blind randomized clinical evaluation of enamel matrix derivative proteins for the treatment of proximal class-II furcation involvements. *Journal of Clinical Periodontology* **35**, 429–437.

[30] Caton, J., Wagener, C., Polson, A. *et al.* (1992). Guided tissue regeneration in interproximal defects in the monkey. *International Journal of Periodontics and Restorative Dentistry* **12**, 266–277.

[31] Caton, J., Greenstein, G. & Zappa, U. (1994). Synthetic bioabsorbable barrier for regeneration in human periodontal defects. *Journal of Periodontology* **65**, 1037–1045.

[32] Chen, C., Wang, H., Smith, F. *et al.* (1995). Evaluation of a collagen membrane with and without bone grafts in treating periodontal intrabony defects. *Journal of Periodontology* **66**, 838–847.

[33] Chitsazi, M.T., Mostofi Zadeh Farahani, R., Pourabbas, M. & Bahaeddin, N. (2007). Efficacy of open flap debridement with and without enamel matrix derivatives in the treatment of mandibular degree II furcation involvement. *Clinical Oral Investigation* **11**, 385–389.

[34] Christgau, M., Schamlz, G., Wenzel, A. & Hiller, K.A. (1997). Periodontal regeneration of intrabony defects with resorbable and non-resorbable membranes: 30 month results. *Journal of Clinical Periodontology* **24**, 17–27.

[35] Chung, K.M., Salkin, L.M., Stein, M.D. & Freedman, A.L. (1990). Clinical evaluation of a biodegradable collagen membrane in guided tissue regeneration. *Journal of Periodontology* **61**, 732–736.

[36] Cortellini, P. & Bowers, G.M. (1995). Periodontal regeneration at intrabony defects: an evidence-based treatment approach. *International Journal of Periodontics and Restorative Dentistry* **15**, 128–145.

[37] Cortellini, P. & Pini-Prato, G. (1994). Guided tissue regeneration with a rubber dam; A five case report. *International Journal of Periodontics and Restorative Dentistry* **14**, 9–15.

[38] Cortellini, P. & Tonetti, M. (1999). Radiographic defect angle influences the outcome of GTR therapy in intrabony defects. *Journal of Dental Research* **78**, 381 abstract.

[39] Cortellini, P. & Tonetti, M.S. (2000a). Focus on intrabony defects: guided tissue regeneration (GTR). *Periodontology 2000* **22**, 104–132.

[40] Cortellini, P. & Tonetti, M. (2000b). Evaluation of the effect of

tooth vitality on regenerative outcomes in intrabony defects. *Journal of Clinical Periodontology* **28**, 672–679.

[41] Cortellini, P. & Tonetti, M.S. (2001). Microsurgical approach to periodontal regeneration. Initial evaluation in a case cohort. *Journal of Periodontology* **72**, 559–569.

[42] Cortellini, P. & Tonetti, M.S. (2004). Long-term tooth survival following regenerative treatment of intrabony defects. *Journal of Periodontology* **75**, 672–678.

[43] Cortellini, P. & Tonetti, M.S. (2005). Clinical performance of a regenerative strategy for intrabony defects: scientific evidence and clinical experience. *Journal of Periodontology* **76**, 341–350.

[44] Cortellini, P. & Tonetti, M.S. (2007a). A minimally invasive surgical technique (MIST) with enamel matrix derivate in the regenerative treatment of intrabony defects: a novel approach to limit morbidity. *Journal of Clinical Periodontology* **34**, 87–93.

[45] Cortellini, P. & Tonetti, M.S. (2007b). Minimally invasive surgical technique (M.I.S.T.) and enamel matrix derivative (EMD) in intrabony defects. (I) Clinical outcomes and intra-operative and post-operative morbidity. *Journal of Clinical Periodontology* **34**, 1082–1088.

[46] Cortellini, P. & Tonetti M.S. (2009a). Minimally invasive surgical technique and enamel matrix derivative (EMD) in intrabony defects: 2. Factors associated with healing outcomes. *International Journal of Periodontics and Restorative Dentistry* **29**, 256–265.

[47] Cortellini, P. & Tonetti M.S. (2009b). Improved wound stability with a modified minimally invasive surgical technique in the regenerative treatment of isolated interdental intrabony defects. *Journal of Clinical Periodontology* **36**, 157–163.

[48] Cortellini, P. & Tonetti, M.S. (2011). Clinical and radiographic outcomes of the modified minimally invasive surgical technique with and without regenerative materials: a randomized-controlled trial in intra-bony defects. *Journal of Clinical Periodontology* **38**, 365–373.

[49] Cortellini, P., Pini-Prato, G., Baldi, C. & Clauser, C. (1990). Guided tissue regeneration with different materials. *International Journal of Periodontics and Restorative Dentistry* **10**, 137–151.

[50] Cortellini, P., Pini-Prato, G. & Tonetti, M. (1993a). Periodontal regeneration of human infrabony defects. I. Clinical Measures. *Journal of Periodontology* **64**, 254–260.

[51] Cortellini, P., Pini-Prato, G. & Tonetti, M. (1993b). Periodontal regeneration of human infrabony defects. II. Re-entry procedures and bone measures. *Journal of Periodontology* **64**, 261–268.

[52] Cortellini, P., Pini-Prato, G. & Tonetti, M. (1994). Periodontal regeneration of human infrabony defects. V. Effect of oral hygiene on long term stability. *Journal of Clinical Periodontology* **21**, 606–610.

[53] Cortellini, P., Pini-Prato, G. & Tonetti, M. (1995a). Interproximal free gingival grafts after membrane removal in GTR treatment of infrabony defects. A controlled clinical trial indicating improved outcomes. *Journal of Periodontology* **66**, 488–493.

[54] Cortellini, P., Pini-Prato, G. & Tonetti, M. (1995b). No detrimental effect of fibrin glue on the regeneration of infrabony defects. A controlled clinical trial. *Journal of Clinical Periodontology* **22**, 697–702.

[55] Cortellini, P., Pini-Prato, G. & Tonetti, M. (1995c). Periodontal regeneration of human infrabony defects with titanium reinforced membranes. A controlled clinical trial. *Journal of Periodontology* **66**, 797–803.

[56] Cortellini, P., Pini-Prato, G. & Tonetti, M. (1995d). The modified papilla preservation technique. A new surgical approach for interproximal regenerative procedures. *Journal of Periodontology* **66**, 261–266.

[57] Cortellini, P., Pini-Prato, G. & Tonetti, M. (1996a). Long term stability of clinical attachment following guided tissue regeneration and conventional therapy. *Journal of Clinical Periodontology* **23**, 106–111.

[58] Cortellini, P., Pini-Prato, G. & Tonetti, M. (1996b). Periodontal regeneration of human intrabony defects with bioresorbable membranes. A controlled clinical trial. *Journal of Periodontology* **67**, 217–223.

[59] Cortellini, P., Pini-Prato, G. & Tonetti, M. (1996c). The modified papilla preservation technique with bioresorbable barrier membranes in the treatment of intrabony defects. Case reports. *International Journal of Periodontics and Restorative Dentistry* **14**, 8–15.

[60] Cortellini, P., Carnevale, G., Sanz, M. & Tonetti, M.S. (1998). Treatment of deep and shallow intrabony defects. A multicenter randomized controlled clinical trial. *Journal of Clinical Periodontology* **25**, 981–987.

[61] Cortellini, P., Prato, G.P. & Tonetti, M.S. (1999a). The simplified papilla preservation flap. A novel surgical approach for the management of soft tissues in regenerative procedures. *International Journal of Periodontics and Restorative Dentistry* **19**, 589–599.

[62] Cortellini, P., Stalpers G., Pini-Prato, G. & Tonetti, M. (1999b). Long-term clinical outcomes of abutments treated with guided tissue regeneration. *Journal of Prosthetic Dentistry* **81**, 305–311.

[63] Cortellini, P., Tonetti, M.S., Lang, N.P. *et al.* (2001). The simplified papilla preservation flap in the regenerative treatment of deep intrabony defects: clinical outcomes and postoperative morbidity. *Journal of Periodontology* **72**, 1701–1712.

[64] Cortellini, P., Nieri, M., Pini Prato, G.P. & Tonetti, M.S. (2008). Single minimally invasive surgical technique (MIST) with enamel matrix derivative (EMD) to treat multiple adjacent intrabony defects. Clinical outcomes and patient morbidity. *Journal of Clinical Periodontology* **35**, 605–613.

[65] Cortellini, P., Stalpers, G., Mollo, A. & Tonetti, M.S. (2011). Periodontal regeneration versus extraction and prosthetic replacement of teeth severely compromised by attachment loss to the apex: 5-year results of an ongoing randomized clinical trial. *Journal of Clinical Periodontology* **38**, 915–924.

[66] Dannewitz, B., Krieger, J.K., Husing, J. & Eickholz, P. (2006). Loss of molars in periodontally treated patients: a retrospective analysis five years or more after active periodontal treatment. *Journal of Clinical Periodontology* **33**, 53–61.

[67] Darby, I.B. & Morris, K.H. (2013). A systematic review of the use of growth factors in human periodontal regeneration. *Journal of Periodontology* **84**, 465–476.

[68] Del Fabbro, M., Bortolin, M., Taschieri, S. & Weinstein, R. (2011). Is platelet concentrate advantageous for the surgical treatment of periodontal diseases? A systematic review and meta-analysis. *Journal of Periodontology* **82**, 1100–1111.

[69] Demolon, I.A., Persson, G.R., Johnson, R.H. & Ammons, W.F. (1993). Effect of antibiotic treatment of clinical conditions and bacterial growth with guided tissue regeneration. *Journal of Periodontology* **64**, 609–616.

[70] De Sanctis, M., Clauser, C. & Zucchelli, G. (1996a). Bacterial colonization of barrier material and periodontal regeneration. *Journal of Clinical Periodontology* **23**, 1039–1046.

[71] De Sanctis, M., Zucchelli, G. & Clauser, C. (1996b). Bacterial colonization of bioabsorbable barrier material and periodontal regeneration. *Journal of Periodontology* **67**, 1193–1200.

[72] Dorfer, C.E., Kim, T.S., Steinbrenner, H., Holle, R. & Eickholz, P. (2000). Regenerative periodontal surgery in interproximal intrabony defects with biodegradable barriers. *Journal of Clinical Periodontology* **27**, 162–168.

[73] Ehmke, B., Rudiger, S.G., Hommens, A., Karch, H. & Flemmig, F.D. (2003). Guided tissue regeneration using a polylactic acid barrier. Part II: Predictors influencing treatment outcome. *Journal of Clinical Periodontology* **30**: 368–374.

[74] Eickholz, P. & Hausmann, E. (2002) Evidence for healing of periodontal defects 5 years after conventional and regenerative therapy: digital subtraction and bone level measurements. *Journal of Clinical Periodontology* **29**, 922–928.

[75] Eickholz, P., Lenhard, M., Benn, D.K. & Staehle, H.J. (1998). Periodontal surgery of vertical bony defects with or without synthetic bioabsorbable barriers. 12-month results. *Journal of Periodontology* **69**, 1210–1217.

[76] Eickholz, P., Kim, T.S., Steinbrenner, H., Dorfer, C. & Holle, R. (2000). Guided tissue regeneration with bioabsorbable barriers: intrabony defects and class II furcations. *Journal of Periodontology* **71**, 999–1008.

[77] Eickholz, P., Pretzl, B., Holle, R. & Kim, T.S. (2006) Long-term results of guided tissue regeneration therapy with non-resorbable and bioabsorbable barriers. III. Class II furcations after 10 years. *Journal of Periodontology* **77**, 88–94.,

[78] Eickholz, P., Krigar, D.M., Kim, T.S., Reitmeir, P. & Rawlinson, A. (2007). Stability of clinical and radiographic results after guided tissue regeneration in infrabony defects. *Journal of Periodontology* **78**, 37–46

[79] Ellegaard, B. & Löe, H. (1971). New attachment of periodontal tissues after treatment of intrabony lesions. *Journal of Periodontology* **42**, 648–652.

[80] Erpenstein, H. (1983). A three year study of hemisectioned molars. *Journal of Clinical Periodontology* **10**, 1–10.

[81] Esposito, M., Grusovin, M.G., Papanikolaou, N., Coulthard, P. & Worthington, H.V. (2009). Enamel matrix derivative (Emdogain) for periodontal tissue regeneration in intrabony defects. A Cochrane Systematic Review. *European Journal of Oral Implantology* **2**, 247–266.

[82] Falk, H., Fornell, J. & Teiwik, A. (1993). Periodontal regeneration using a bioresorbable GTR device. *Journal of the Swedish Dental Association* **85**, 673–681.

[83] Falk, H., Laurell, L., Ravald, N., Teiwik, A. & Persson, R. (1997). Guided tissue regeneration therapy of 203 consecutively treated intrabony defects using a bioabsorbable matrix barrier. Clinical and radiographic findings. *Journal of Periodontology* **68**, 571–581.

[84] Frandsen, E., Sander, L., Arnbjerg, D. & Theilade, E. (1994). Effect of local metronidazole application on periodontal healing following guided tissue regeneration. Microbiological findings. *Journal of Periodontology* **65**, 921–928.

[85] Gantes, B.G. & Garrett, S. (1991). Coronally displaced flaps in reconstructive periodontal therapy. *Dental Clinics of North America* **35**, 495–504.

[86] Garrett, S., Loos, B., Chamberlain, D. & Egelberg, J. (1988). Treatment of intraosseous periodontal defects with a combined therapy of citric acid conditioning, bone grafting and placement of collagenous membranes. *Journal of Clinical Periodontology* **15**, 383–389.

[87] Giannobile, W.V. & Somerman, M.J. (2003). Growth and amelogenin-like factors in periodontal wound healing. A systematic review. *Annals of Periodontology* **8**, 193–204.

[88] Goldman, H. & Cohen, W. (1958). The infrabony pocket: classification and treatment. *Journal of Periodontology* **29**, 272–291.

[89] Gottlow, J., Nyman, S. & Karring, T. (1992). Maintenance of new attachment gained through guided tissue regeneration. *Journal of Clinical Periodontology* **19**, 315–317.

[90] Gottlow, J., Nyman, S., Karring, T. & Lindhe, J. (1984). New attachment formation as the result of controlled tissue regeneration. *Journal of Clinical Periodontology* **11**, 494–503.

[91] Gottlow, J., Nyman, S., Lindhe, J., Karring, T. & Wennström, J. (1986). New attachment formation in the human periodontium by guided tissue regeneration. *Journal of Clinical Periodontology* **13**, 604–616.

[92] Gottlow, J., Laurell, L., Lundgren, D. *et al.* (1994). Periodontal tissue response to a new bioresorbable guided tissue regeneration device. A longitudinal study in monkeys. *International Journal of Periodontics and Restorative Dentistry* **14**, 437–449.

[93] Gouldin, A., Fayad, S. & Mellonig, J. (1996). Evaluation of guided tissue regeneration in interproximal defects. II. Membrane and bone versus membrane alone. *Journal of Clinical Periodontology* **23**, 485–491.

[94] Graziani, F., Gennai, S., Cei, S. *et al.* (2011). Clinical performance of access flap surgery in the treatment of the intrabony defect. A systematic review and meta-analysis of randomized clinical trials. *Journal of Clinical Periodontology* **39**, 145–156.

[95] Grevstad, H. & Leknes, K.N. (1992). Epithelial adherence to polytetrafluoroethylene (PTFE) material. *Scandinavian Journal of Dental Research* **100**, 236–239.

[96] Guillemin, M., Mellonig, J. & Brunswold, M. (1993). Healing in periodontal defects treated with decalcified freeze-dried bone allografts in combination with e-PTFE membranes. (I) Clinical and scanning electron microscope analysis. *Journal of Clinical Periodontology* **20**, 528–536.

[97] Hamp, S.E., Nyman, S. & Lindhe, J. (1975). Periodontal treatment of multirooted teeth after 5 years. *Journal of Clinical Periodontology* **2**, 126–135.

[98] Handelsman, M., Davarpanah, M. & Celletti, R. (1991). Guided tissue regeneration with and without citric acid treatment in vertical osseous defects. *International Journal of Periodontics and Restorative Dentistry* **11**, 351–363.

[99] Hanes, P.J. Purvis, J.P. (2003). Local anti-infective therapy: pharmacological agents. A systematic review. *Annals of Periodontology* **8**, 79–98.

[100] Haney, J.M., Nilveus, R.E., McMillan, P.J. & Wikesjö, U.M.E. (1993). Periodontal repair in dogs: expanded polytetraflouroethylene barrier membranes support wound stabilization and enhance bone regeneration. *Journal of Periodontology* **64**, 883–890.

[101] Haney, J.M., Leknes, K.N. & Wikesjö, U.M. (1997). Recurrence of mandibular molar furcation defects following citric acid root treatment and coronally advanced flap procedures. *International Journal of Periodontics and Restorative Dentistry* **17**, 3–10.

[102] Harrel, S.K. (1999). A minimally invasive surgical approach for periodontal regeneration: surgical technique and observations. *Journal of Periodontology* **70**, 1547–1557.

[103] Harrel, S.K. & Nunn, M.E. (2001). Longitudinal comparison of the periodontal status of patients with moderate to severe periodontal disease receiving no treatment, non-surgical treatment, and surgical treatment utilizing individual sites for analysis. *Journal of Periodontology* **72**, 1509–1519.

[104] Harrel, S.K. & Rees, T.D. (1995). Granulation tissue removal in routine and minimally invasive surgical procedures. *Compendium of Continuing Education Dentistry* **16**, 960–967.

[105] Harrel, S.K., Wilson, T.G., Jr. & Nunn, M.E. (2005). Prospective assessment of the use of enamel matrix proteins with minimally invasive surgery. *Journal of Periodontology* **76**, 380–384.

[106] Heden, G. (2000). A case report study of 72 consecutive Em-dogain-treated intrabony periodontal defects: clinical and radiographic findings after 1 year. *International Journal of Periodontics and Restorative Dentistry* **20**, 127–139.

[107] Heden, G. & Wennström, J.L. (2006). Five-year follow-up of regenerative periodontal therapy with enamel matrix derivative at sites with angular bone defects. *Journal of Periodontology* **77**, 295–301.

[108] Heden, G., Wennström, J. & Lindhe, J. (1999). Periodontal tissue alterations following Emdogain treatment of periodontal sites with angular bone defects. A series of case reports. *Journal of Clinical Periodontology* **26**, 855–860.

[109] Heijl, L., Heden, G., Svärdström, C. & Ostgren, A. (1997). Enamel matrix derivate (EMDOGAIN®) in the treatment of intrabony periodontal defects. *Journal of Clinical Periodontology* **24**, 705–714.

[110] Heitz-Mayfield, L., Tonetti, M.S., Cortellini, P. & Lang, N.P.; European Research Group on Periodontology (ERGOPERIO). (2006). Microbial colonization patterns predict the outcomes of surgical treatment of intrabony defects. *Journal of Clinical Periodontology* **33**, 62–68.

[111] Hiatt, W.H., Stallard, R.E., Butler, E.D. & Badget, B. (1968) Repair following mucoperiosteal flap surgery with full gingival retention. *Journal of Periodontology* **39**, 11–16.

[112] Horwitz, J., Machtei, E.E., Reitmeir, P. *et al.* (2004). Radiographic parameters as prognostic indicators for healing of class II furcation defects. *Journal of Clinical Periodontology* **31**, 105–111.

[113] Houser, B.E., Mellonig, J.T., Brunsvold, M.A. *et al.* (2001).

Clinical evaluation of anorganic bovine bone xenograft with a bioabsorbable collagen barrier in the treatment of molar furcation defects. *International Journal of Periodontics and Restorative Dentistry* **21**, 161–169.

[114] Howell, T.H., Fiorellini, J.P., Paquette, D.W. *et al.* (1997). A phase I/II clinical trial to evaluate a combination of recombinant human platelet-de-rived growth factor-BB and recombinant human insulin-like growth factor-I in patients with periodontal disease. *Journal of Periodontology* **68**, 1186–1193.

[115] Hugoson, A., Ravald, N., Fornell, J. *et al.* (1995). Treatment of class II furcation involvements in humans with bioresorbable and nonresorbable guided tissue regeneration barriers. A randomized multicenter study. *Journal of Periodontology* **66**, 624–634.

[116] Hürzeler, M.B., Quinones, C.R., Caffesse, R.G., Schupback, P. & Morrison, E.C. (1997). Guided periodontal tissue regeneration in interproximal intrabony defects following treatment with a synthetic bioabsorbable barrier. *Journal of Periodontology* **68**, 489–497.

[117] Isidor, F., Karring, T. & Attström, R. (1984). The effect of root planing as compared to that of surgical treatment. *Journal of Clinical Periodontology* **11**, 669–681.

[118] Jayakumar, A., Rajababu, P., Rohini, S. *et al.* (2011). Multi-centre, randomized clinical trial on efficacy and safety of recombinant human platelet-derived growth factor with β-tricalcium phosphate in human intra-osseous periodontal defects. *Journal of Clinical Periodontology* **38**, 163–172.

[119] Jepsen, S., Eberhard, J., Herrera, D. & Needleman, I. (2002). A systematic review of guided tissue regeneration for periodontal furcation defects. What is the effect of guided tissue regeneration compared with surgical debridement in the treatment of furcation defects? *Journal of Clinical Periodontology* **29 Suppl 3**, 103–116; discussion 160–162.

[120] Jepsen, S., Heinz, B., Jepsen, K. *et al.* (2004). A randomized clinical trial comparing enamel matrix derivative and membrane treatment of buccal Class II furcation involvement in mandibular molars. Part I: Study design and results for primary outcomes. *Journal of Periodontology* **75**, 1150–1160.

[121] Karapataki, S., Hugoson, A., Falk, H., Laurell, L. & Kugelberg, C.F. (2000). Healing following GTR treatment of intrabony defects distal to mandibular second molars using resorbable and non-resorbable barriers. *Journal of Clinical Periodontology* **27**, 333–340.

[122] Kersten, B., Chamberlain, A., Khorsandl, S. *et al.* (1992). Healing of the intrabony periodontal lesion following root conditioning with citric acid and wound closure including an expanded PTFE membrane. *Journal of Periodontology* **63**, 876–882.

[123] Kilic, A., Efeoglu, E. & Yilmaz, S. (1997). Guided tissue regeneration in conjunction with hydroxyapatite-collagen grafts for intrabony defects. A clinical and radiological evaluation. *Journal of Clinical Periodontology* **24**, 372–383.

[124] Kim, C., Choi, E., Chai, J.K. & Wikesjö, U.M. (1996). Periodontal repair in intrabony defects treated with a calcium carbonate implant and guided tissue regeneration. *Journal of Periodontology* **67**, 1301–1306.

[125] Kim, C.S., Choi, S.H., Chai, J.K. *et al.* (2004). Periodontal repair in surgically created intrabony defects in dogs. Influence of the number on bone walls on healing response. *Journal of Periodontology* **75**, 229–235.

[126] Kinaia, B.M., Steiger, J., Neely, A.L., Shah, M. & Bhola, M. (2011). Treatment of Class II Molar furcation involvement: Meta-analyses of re-entry results. *Journal of Periodontology* **82**, 413–428.

[127] Kitamura, M., Nakashima, K., Kowashi, Y. *et al.* (2008). Periodontal tissue regeneration using fibroblast growth factor-2: randomized controlled phase II clinical trial. *PLoS One* **3**, e2611.

[128] Kitamura, M., Akamatsu, M., Machigashira, M. *et al.* (2011). FGF-2 stimulates periodontal regeneration: results of a multi-center randomized clinical trial. *Journal of Dental Research* **90**,

35–40.

[129] Koop, R., Merheb, J. & Quirynen, M. (2012). Periodontal regeneration with enamel matrix derivative in reconstructive periodontal therapy: a systematic review. *Journal of Periodontology* **83**, 707–720.

[130] Kostopoulos, L. & Karring, T. (1994). Resistance of new attachment to ligature induced periodontal breakdown. An experiment in monkeys. *Journal of Dental Research* **73**, 963 abstract.

[131] Kwok, V. & Caton, J. (2007). Prognosis revisited: a system for assigning periodontal prognosis. *Journal of Periodontology* **78**, 2063–2071.

[132] Lang, N.P. (2000). Focus on intrabony defects – conservative therapy. *Periodontology 2000* **22**, 51–58.

[133] Lang, N.P. & Tonetti, M.S. (1996) Periodontal diagnosis in treated periodontitis. Why, when and how to use clinical parameters. *Journal of Clinical Periodontology* **23**, 240–250.

[134] Langer, B., Stein, S.D. & Wagenberg, B. (1981). An evaluation of root resection. A ten year study. *Journal of Periodontology* **52**, 719–722.

[135] Laurell, L., Falk, H., Fornell, J., Johard, G. & Gottlow, J. (1994). Clinical use of a bioresorbable matrix barrier in guided tissue regeneration therapy. Case series. *Journal of Periodontology* **65**, 967–975.

[136] Lekovic, V., Kenney, E., Kovacevic, K. & Carranza, F. (1989). Evaluation of guided tissue regeneration in class II furcation defects. A clinical re-entry study. *Journal of Periodontology* **60**, 694–698.

[137] Lekovic, V., Kenney, E.B., Carranza, F.A. & Danilovic, V. (1990). Treatment of class II furcation defects using porous hydroxylapatite in conjunction with a polytetrafluoroethylene membrane. *Journal of Periodontology* **61**, 575–578.

[138] Lekovic, V., Camargo, P.M., Weinlaender, M. *et al.* (2003). Effectiveness of a combination of platelet-rich plasma, bovine porous bone mineral and guided tissue regeneration in the treatment of mandibular grade II molar furcations in humans. *Journal of Clinical Periodontology* **30** 746–751.

[139] Linares, A., Cortellini, P., Lang, N.P., Suvan, J. & Tonetti, M.S.; European Research Group on Periodontology (ErgoPerio) (2006). Guided tissue regeneration/deproteinized bovine bone mineral or papilla preservation flaps alone for treatment of intrabony defects. II: radiographic predictors and outcomes. *Journal of Clinical Periodontology* **33**, 351–358.

[140] Lindhe, J. & Cortellini, P. (1996). Consensus report of session 4. In: Lang, N.P., Karring, T. & Lindhe, J., eds. *Proceedings of the 2nd European Workshop on Periodontology*. London: Quintessence Publishing Co. Ltd, pp. 359–360.

[141] Linghorne, W.J. & O'Connel, D.C. (1950). Studies in the regeneration and reattachment of supporting structures of teeth. I. Soft tissue reattachment. *Journal of Dental Research* **29**, 419–428.

[142] Little, L.A., Beck, F.M., Bugci, B. & Horton, J.E. (1995). Lack of furcal bone loss following the tunneling procedure. *Journal of Clinical Periodontology* **22**, 637–641.

[143] Luepke, P.G., Mellonig, J.T. & Brunsvold, MA. (1997). A clinical evaluation of a bioresorbable barrier with and without decalcified freeze-dried bone allograft in the treatment of molar furcations. *Journal of Clinical Periodontology* **24**, 440–446.

[144] Lundgren, D. & Slotte, C. (1999). Reconstruction of anatomically complicated periodontal defects using a bioresorbable GTR barrier supported by bone mineral. A 6-months follow-up study of 6 cases. *Journal of Clinical Periodontology* **26**, 56–62.

[145] Lyngstadaas, S.P., Lundberg, E., Ekdahl, H., Andersson, C. & Gestrelius, S. (2001). Autocrine growth factors in human periodontal ligament cells cultured on enamel matrix derivative. *Journal of Clinical Periodontology* **28**, 181–188.

[146] Machtei, E. (2001). The effect of membrane exposure on the outcome of regenerative procedures in humans: a meta-analysis. *Journal of Periodontology* **72**, 512–516.

[147] Machtei, E., Dunford, R., Norderyd, J., Zambon, J. & Genco, R.

(1993). Guided tissue regeneration and anti-infective therapy in the treatment of class II furcation defects. *Journal of Periodontology* **64**, 968–973.

[148] Machtei, E., Cho, M., Dunford, R. *et al.* (1994). Clinical, microbiological, and histological factors which influence the success of regenerative periodontal therapy. *Journal of Periodontology* **65**, 154–161.

[149] Machtei, E., Grossi, S., Dunford, R., Zambon, J. & Genco, R. (1996). Long-term stability of class II furcation defects treated with barrier membranes. *Journal of Periodontology* **67**, 523–527.

[150] Machtei, E.E., Oettinger-Barak, O. & Peled, M. (2003). Guided tissue regeneration in smokers: Effect of aggressive anti-infective therapy in Class II furcation defects. *Journal of Periodontology* **74**, 579–584.

[151] Magnusson, I., Nyman, S., Karring, T. & Egelberg, J. (1985). Connective tissue attachment formation following exclusion of gingival connective tissue and epithelium during healing. *Journal of Periodontal Research* **20**, 201–208.

[152] Magnusson, I., Batich, C. & Collins, B.R. (1988). New attachment formation following controlled tissue regeneration using biodegradable membranes. *Journal of Periodontology* **59**, 1–6.

[153] Mattson, J., McLey, L. & Jabro, M. (1995). Treatment of intrabony defects with collagen membrane barriers. Case reports. *Journal of Periodontology* **66**, 635–645.

[154] Mayfield, L., Söderholm, G., Hallström, H. *et al.* (1998). Guided tissue regeneration for the treatment of intraosseous defects using a bioabsorbable membrane. A controlled clinical study. *Journal of Clinical Periodontology* **25**, 585–595.

[155] McClain, P. & Schallhorn, R.G. (1993). Long term assessment of combined osseous composite grafting, root conditioning and guided tissue regeneration. *International Journal of Periodontics and Restorative Dentistry* **13**, 9–27.

[156] McClain, P. & Schallhorn, R.G. (2000). Focus on furcation defects – guided tissue regeneration in combination with bone grafting. *Periodontology 2000* **22**, 190–212.

[157] McGuire, M.K. & Nunn, M.E. (1996a). Prognosis versus actual outcome. II. The effectiveness of clinical parameters in developing an accurate prognosis. *Journal of Periodontology* **67**, 658–665.

[158] McGuire, M.K. & Nunn, M.E. (1996b). Prognosis versus actual outcome. III. The effectiveness of clinical parameters in accurately predicting tooth survival. *Journal of Periodontology* **67**, 666–674.

[159] Mellado, J., Salkin, L., Freedman, A. & Stein, M. (1995). A comparative study of e-PTFE periodontal membranes with and without decalcified freeze-dried bone allografts for the regeneration of interproximal intraosseous defects. *Journal of Periodontology* **66**, 751–755.

[160] Mellonig, J.T. (1999). Enamel matrix derivate for periodontal reconstructive surgery: Technique and clinical and histologic case report. *International Journal of Periodontics and Restorative Dentistry* **19**, 9–19.

[161] Mellonig, J.T. (2000). Human histologic evaluation of a bovine-derived bone xenograft in the treatment of periodontal osseous defects. *International Journal of Periodontics and Restorative Dentistry* **20**, 18–29.

[162] Mellonig, J.T., Semons, B., Gray, J. & Towle, H. (1994). Clinical evaluation of guided tissue regeneration in the treatment of grade II molar furcation invasion. *International Journal of Periodontics and Restorative Dentistry* **14**, 255–271.

[163] Mellonig, J.T., Valderrama Mdel, P. & Cochran, D.L. (2009) Histological and clinical evaluation of recombinant human platelet-derived growth factor combined with beta tricalcium phosphate for the treatment of human Class III furcation defects. *International Journal of Periodontics and Restorative Dentistry* **29**,169–177.

[164] Metzeler, D.G., Seamons, B.C., Mellonig, J.T., Gher, M.E. & Gray, J.L. (1991). Clinical evaluation of guided tissue regeneration in the treatment of maxillary class II molar furcation invasions. *Journal of Periodontology* **62**, 353–360.

[165] Mombelli, A., Lang, N. & Nyman, S. (1993). Isolation of periodontal species after guided tissue regeneration. *Journal of Periodontology* **64**, 1171–1175.

[166] Murphy, K. (1995a). Post-operative healing complications associated with Gore-tex periodontal material. Part 1. Incidence and characterization. *International Journal of Periodontics and Restorative Dentistry* **15**, 363–375.

[167] Murphy, K. (1995b). Post-operative healing complications associated with Gore-tex periodontal material. Part 2. Effect of complications on regeneration. *International Journal of Periodontics and Restorative Dentistry* **15**, 549–561.

[168] Murphy, K. (1996). Interproximal tissue maintenance in GTR procedures: description of a surgical technique and 1 year reentry results. *International Journal of Periodontics and Restorative Dentistry* **16**, 463–477.

[169] Murphy, K.G. & Gunsolley, J.C. (2003). Guided tissue regeneration for the treatment of periodontal intrabony and furcation defects. A systematic review. *Annals of Periodontology* **8**, 266–302.

[170] Needleman, I., Tucker, R., Giedrys-Leeper, E. & Worthington, H. (2002). A systematic review of guided tissue regeneration for periodontal infrabony defects. *Journal of Periodontal Research* **37**, 380–388.

[171] Needleman, I.G., Worthington, H.V., Giedrys-Leeper E. & Tucker R.J. (2006). Guided tissue regeneration for periodontal infra-bony defects. *Cochrane Database Systematic Review* **19** (**2**), CD001724.

[172] Nevins, M.L., Camelo, M., Nevins, M. *et al.* (2000). Human histologic evaluation of bioactive ceramic in the treatment of periodontal osseous defects. *International Journal of Periodontics and Restorative Dentistry* **20**, 458–467.

[173] Nevins, M., Camelo, M., Nevins, M.L., Schenk, R.K. & Lynch, S.E. (2003). Periodontal regeneration in humans using recombinant human platelet-derived growth factor-BB (rhPDGF-BB) and allogenic bone. *Journal of Periodontology* **74**, 1282–1292

[174] Nevins, M., Giannobile, W.V., McGuire, M.K. *et al.* (2005). Platelet-derived growth factor stimulates bone fill and rate of attachment level gain: results of a large multicenter randomized controlled trial. *Journal of Periodontology* **76**, 2205–2215.

[175] Nickles, K., Ratka-Kruger, P., Neukranz, E., Raetzke, P. & Eickholz, P. (2009). Open flap debridement and guided tissue regeneration after 10 years in infrabony defects. *Journal of Clinical Periodontology* **36**, 976–983.

[176] Novaes, A. Jr., Gutierrez, F., Francischetto, I. & Novaes, A. (1995). Bacterial colonization of the external and internal sulci and of cellulose membranes at times of retrieval. *Journal of Periodontology* **66**, 864–869.

[177] Nowzari, H. & Slots, J. (1994). Microorganisms in polytetrafluoroethylene barrier membranes for guided tissue regeneration. *Journal of Clinical Periodontology* **21**, 203–210.

[178] Nowzari, H., Matian, F. & Slots, J. (1995). Periodontal pathogens on polytetrafluoroethylene membrane for guided tissue regeneration inhibit healing. *Journal of Clinical Periodontology* **22**, 469–474.

[179] Nygaard-Østby, P., Bakke, V., Nesdal, O., Susin, C. & Wikesjö, U.M.E. (2010). Periodontal healing following reconstructive surgery: effect of guided tissue regeneration using a bioresorbable barrier device when combined with autogenous bone grafting. A randomized controlled trial 10-year follow-up. *Journal of Clinical Periodontology* **37**, 366–373.

[180] Nyman, S., Lindhe, J., Karring, T. & Rylander, H. (1982). New attachment following surgical treatment of human periodontal disease. *Journal of Clinical Periodontology* **9**, 290–296.

[181] Ouhayoun, J. (1996). Biomaterials used as bone graft substitutes. In: Lang, N.P., Karring, T. & Lindhe, J., eds. *Proceedings of the 2nd European Workshop on Periodontology.* London: Quintessence Publishing Co. Ltd, pp. 313–358.

[182] Palmer, R.M. & Cortellini, P (2008). Group B of European Workshop on Periodontology. Periodontal tissue engineering

and regeneration: Consensus Report of the Sixth European Workshop on Periodontology. *Journal of Clinical Periodontology* **35 8 Suppl**, 83–86

[183] Paolantonio, M., Scarano, A., DiPlacido, G., Tumini, V., D'Archivio, D. *et al.* (2001). Periodontal healing in humans using anorganic bovine bone and bovine peritoneum-derived collagen membrane: a clinical and histologic case report. *International Journal of Periodontics and Restorative Dentistry* **21**, 505–515.

[184] Papapanou, P.N. & Tonetti, M.S. (2000). Diagnosis and epidemiology of periodontal osseous lesions. *Periodontology 2000* **22**, 8–21.

[185] Parashis, A. & Mitsis, F. (1993). Clinical evaluation of the effect of tetracycline root preparation on guided tissue regeneration in the treatment of class II furcation defects. *Journal of Periodontology* **64**, 133–136.

[186] Parashis, A., Andronikaki-Faldami, A. & Tsiklakis, K. (1998). Comparison of two regenerative procedures – guided tissue regeneration and demineralized freeze-dried bone allograft – in the treatment of intrabony defects: a clinical and radiographic study. *Journal of Periodontology* **69**, 751–758.

[187] Parkar, M.H. & Tonetti, M. (2004). Gene expression profiles of periodontal ligament cells treated with enamel matrix proteins in vitro: analysis using cDNA arrays. *Journal of Periodontology* **75**, 1539–1546.

[188] Paul, B.F., Mellonig, J.T., Towle, H.J. & Gray, J.L. (1992). The use of a collagen barrier to enhance healing in human periodontal furcation defects. *International Journal of Periodontics and Restorative Dentistry* **12**, 123–131.

[189] Pietruska, M.D. (2001). A comparative study on the use of Bio-Oss and enamel matrix derivative (Emdogain) in the treatment of periodontal bone defects. *European Journal of Oral Science* **109**, 178–181.

[190] Pini Prato, G.P., Cortellini, P. & Clauser, C. (1988). Fibrin and fibronectin sealing system in a guided tissue regeneration procedure. A case report. *Journal of Periodontology* **59**, 679–683.

[191] Pitaru, S., Tal, H., Soldinger, M., Grosskopf, A. & Noff, M. (1988). Partial regeneration of periodontal tissues using collagen barriers. Initial observations in the canine. *Journal of Periodontology* **59**, 380–386.

[192] Polimeni, G., Xiropaidis, V.X. & Wikesjo, U.M.E. (2006). Biology and principles of periodontal wound healing/regeneration. *Periodontology 2000* **41**, 30–47:

[193] Polson, A.M., Southard, G.L., Dunn, R.L. *et al.* (1995a). Periodontal healing after guided tissue regeneration with Atrisorb barriers in beagle dogs. *International Journal of Periodontics and Restorative Dentistry* **15**, 574–589.

[194] Polson, A.M, Garrett, S., Stoller, N.H. *et al.* (1995b). Guided tissue regeneration in human furcation defects after using a biodegradable barrier: a multi-center feasibility study. *Journal of Periodontology* **66**, 377–385.

[195] Pontoriero, R. & Lindhe, J. (1995a). Guided tissue regeneration in the treatment of degree II furcations in maxillary molars. *Journal of Clinical Periodontology* **22**, 756–763.

[196] Pontoriero, R. & Lindhe, J. (1995b). Guided tissue regeneration in the treatment of degree III furcations in maxillary molars. Short communication. *Journal of Clinical Periodontology* **22**, 810–812.

[197] Pontoriero, R., Lindhe, J., Nyman, S. *et al.* (1988). Guided tissue regeneration in degree II furcation-involved mandibular molars. A clinical study. *Journal of Clinical Periodontology* **15**, 247–254.

[198] Pontoriero, R., Lindhe, J., Nyman, S. *et al.* (1989). Guided tissue regeneration in the treatment of furcation defects in mandibular molars. A clinical study of degree III involvements. *Journal of Clinical Periodontology* **16**, 170–174.

[199] Pontoriero, R., Nyman, S., Ericsson, I. & Lindhe, J. (1992). Guided tissue regeneration in surgically produced furcation defects. An experimental study in the beagle dog. *Journal of Clinical Periodontology* **19**, 159–163.

[200] Pontoriero, R., Wennström, J. & Lindhe, J. (1999). The use of

barrier membranes and enamel matrix proteins in the treatment of angular bone defects. A prospective controlled clinical study. *Journal of Clinical Periodontology* **26**, 833–840.

[201] Pretzl, B., Kim, T.S., Steinbrenner, H. *et al.* (2009). Guided tissue regeneration with bioabsorbable barriers III 10-year results in infrabony defects. *Journal of Clinical Periodontology* **36**, 349–356.

[202] Proestakis, G., Bratthal, G., Söderholm, G. *et al.* (1992). Guided tissue regeneration in the treatment of infrabony defects on maxillary premolars. A pilot study. *Journal of Clinical Periodontology* **19**, 766–773.

[203] Quteish, D. & Dolby, A. (1992). The use of irradiated-crosslinked human collagen membrane in guided tissue regeneration. *Journal of Clinical Periodontology* **19**, 476–484.

[204] Ratka-Kruger, P., Neukranz, E. & Raetzke, P. (2000). Guided tissue regeneration procedure with bioresorbable membranes versus conventional flap surgery in the treatment of infrabony periodontal defects. *Journal of Clinical Periodontology* **27**, 120–127.

[205] Reynolds, M.A., Aichelmann-Reidy, M.E., Branch-Mays, G.L. & Gunsolley, J.C. (2003). The efficacy of bone replacement grafts in the treatment of periodontal osseous defects. A systematic review. *Annals of Periodontology* **8**, 227–265.

[206] Ribeiro, F.V., Casarin, R.C., Palma, M.A. *et al.* (2011a). The role of enamel matrix derivative protein in minimally invasive surgery in treating intrabony defects in single rooted teeth: a randomized clinical trial. *Journal of Periodontology* **82**, 522–532.

[207] Ribeiro, F.V., Casarin, R.C., Palma, M.A. *et al.* (2011b). Clinical and patient-centered outcomes after minimally invasive non-surgical or surgical approaches for the treatment of intrabony defects: a randomized clinical trial. *Journal of Periodontology* **82**, 1256–1266.

[208] Rosen, P.S., Reynolds, M.A. & Bowers, G.M. (2000). The treatment of intrabony defects with bone grafts. *Periodontology 2000* **22**, 88–103.

[209] Sallum, E.A., Sallum, A.W., Nociti, F.H. Jr., Marcantonio, R.A. & de Toledo, S. (1998). New attachment achieved by guided tissue regeneration using a bioresorbable polylactic acid membrane in dogs. *International Journal of Periodontics and Restorative Dentistry* **18**, 502–510.

[210] Sander, L. & Karring, T. (1995). New attachment and bone formation in periodontal defects following treatment of submerged roots with guided tissue regeneration. *Journal of Clinical Periodontology* **22**, 295–299.

[211] Sander, L., Frandsen, E.V.G., Arnbjerg, D., Warrer, K. & Karring, T. (1994). Effect of local metronidazole application on periodontal healing following guided tissue regeneration. Clinical findings. *Journal of Periodontology* **65**, 914–920.

[212] Sanders, J.J., Sepe, W.W., Bowers, G.M. *et al.* (1983). Clinical evaluation of freeze-dried bone allografts in periodontal osseous defects. Part III. Composite freeze-dried bone allografts with and without autogenous bone grafts. *Journal of Periodontology* **54**, 1–8.

[213] Sanz, M., Tonetti, M.S., Zabalegui, I. *et al.* (2004). Treatment of intrabony defects with enamel matrix proteins or barrier membranes: results from a multicenter practice-based clinical trial. *Journal of Periodontology* **75**, 726–733.

[214] Schallhorn, R.G. & McClain, P.K. (1988). Combined osseous composite grafting, root conditioning, and guided tissue regeneration. *International Journal of Periodontics and Restorative Dentistry* **4**, 9–31.

[215] Schallhorn, R.G., Hiatt, W.H. & Boyce, W. (1970). Iliac transplants in periodontal therapy. *Journal of Periodontology* **41**, 566–580.

[216] Sculean, A., Donos, N., Chiantella, G.C. *et al.* (1999a). GTR with bioresorbable membranes in the treatment of intrabony defects: a clinical and histologic study. *International Journal of Periodontics and Restorative Dentistry* **19**, 501–509.

[217] Sculean, A., Donos, N., Windisch, P. *et al.* (1999b). Healing of human intrabony defects following treatment with enamel

matrix proteins or guided tissue regeneration. *Journal of Periodontal Research* **34**, 310–322.

[218] Sculean, A., Schwarz, F., Miliauskaite, A. *et al.* (2006). Treatment of intrabony defects with an enamel matrix protein derivative or bioabsorbable membrane: an 8-year follow-up split-mouth study. *Journal of Periodontology* **77**, 1879–1886.

[219] Sculean, A., Kiss, A., Miliauskaite, A. *et al.* (2008). Ten-year results following treatment of intra-bony defects with enamel matrix proteins and guided tissue regeneration. *Journal of Clinical Periodontology* **35**, 817–824.

[220] Selvig, K.A., Nilveus, R.E., Fitzmorris, L., Kersten, B. & Thorsandi, S.S. (1990). Scanning electron microscopic observations of cell population and bacterial contamination of membranes used for guided periodontal tissue regeneration in humans. *Journal of Periodontology* **61**, 515–520.

[221] Selvig, K., Kersten, B., Chamberlain, A., Wikesjo, U.M.E. & Nilveus, R. (1992). Regenerative surgery of intrabony periodontal defects using e-PTFE barrier membranes. Scanning electron microscopic evaluation of retrieved membranes vs. clinical healing. *Journal of Periodontology* **63**, 974–978.

[222] Selvig, K., Kersten, B. & Wikesjö, U.M.E. (1993). Surgical treatment of intrabony periodontal defects using expanded polytetrafluoroethylene barrier membranes: influence of defect configuration on healing response. *Journal of Periodontology* **64**, 730–733.

[223] Sigurdsson, J.T., Hardwick, R., Bogle, G.C. & Wikesjö, U.M.E. (1994). Periodontal repair in dogs: space provision by reinforced e-PTFE membranes enhances bone and cementum regeneration in large supraalveolar defects. *Journal of Periodontology* **65**, 350–356.

[224] Silvestri, M., Ricci, G., Rasperini, G., Sartori, S. & Cattaneo, V. (2000). Comparison of treatments of infrabony defects with enamel matrix derivate, guided tissue regeneration with a nonresorbable membrane and Widman modified flap. A pilot study. *Journal of Clinical Periodontology* **27**, 603–610.

[225] Silvestri, M., Sartori, S., Rasperini, G., Ricci, G., Rota, C. *et al.* (2003). Comparison of infrabony defects treated with enamel matrix derivative versus guided tissue regeneration with a nonresorbable membrane. A multicenter controlled clinical trial. *Journal of Clinical Periodontology* **30**, 386–393.

[226] Slotte, C., Asklow, B. & Lundgren, D. (2007). Surgical guided tissue regeneration treatment of advanced periodontal defects: a 5-year follow-up study. *Journal of Clinical Periodontology* **34**, 977–984.

[227] Smith MacDonald, E., Nowzari, H., Contreras, A. *et al.* (1998). Clinical evaluation of a bioabsorbable and a nonresorbable membrane in the treatment of periodontal intraosseous lesions. *Journal of Periodontology* **69**, 445–453.

[228] Stavropoulos, A., Karring, E.S., Kostopoulos, L. & Karring, T. (2003). Deproteinized bovine bone and gentamicin as an adjunct to GTR in the treatment of intrabony defects: a randomized controlled clinical study. *Journal of Clinical Periodontology* **30**, 486–495.

[229] Stavropoulos, A., Mardas, N., Herrero, F. & Karring, T. (2004). Smoking affects the outcome of guided tissue regeneration with bioresorbable membranes: a retrospective analysis of intrabony defects. *Journal of Clinical Periodontology* **31**, 945–950.

[230] Stavropoulos, A., Windisch, P., Gera, I. *et al.* (2011). A phase IIa randomized controlled clinical and histological pilot study evaluating rhGDF-5/β-TCP for periodontal regeneration. *Journal of Clinical Periodontology* **38**, 1044–1054

[231] Steffensen, B. & Weber, H.P. (1989). Relationship between the radiologic periodontal defect angle and healing after treatment. *Journal of Periodontology* **60**, 248–254.

[232] Takei, H.H., Han, T.J., Carranza, F.A. Jr., Kenney, E.B. & Lekovic, V. (1985). Flap technique for periodontal bone implants. Papilla preservation technique. *Journal of Periodontology* **56**, 204–210.

[233] Tanner, M.G., Solt, C.W. & Vuddhakanok, S. (1988). An evaluation of new attachment formation using a microfibrillar collagen barrier. *Journal of Periodontology* **59**, 524–530.

[234] Tatakis, D.N., Promsudthi, A. & Wikesjö, U.M.E. (1999). Devices for periodontal regeneration. *Periodontology 2000* **19**, 59–73.

[235] Tempro, P. & Nalbandian, J. (1993). Colonization of retrieved polytetrafluoroethylene membranes: morphological and microbiological observations. *Journal of Periodontology* **64**, 162–168.

[236] Tonetti, M., Pini-Prato, G. & Cortellini, P. (1993a). Periodontal regeneration of human infrabony defects. IV. Determinants of the healing response. *Journal of Periodontology* **64**, 934–940.

[237] Tonetti, M.S., Pini-Prato, G.P., Williams, R.C. & Cortellini, P. (1993b). Periodontal regeneration of human infrabony defects. III. Diagnostic strategies to detect bone gain. *Journal of Periodontology* **64**, 269–277.

[238] Tonetti, M., Pini-Prato, G. & Cortellini, P. (1995). Effect of cigarette smoking on periodontal healing following GTR in infrabony defects. A preliminary retrospective study. *Journal of Clinical Periodontology* **22**, 229–234.

[239] Tonetti, M., Pini-Prato, G. & Cortellini, P. (1996a). Factors affecting the healing response of intrabony defects following guided tissue regeneration and access flap surgery. *Journal of Clinical Periodontology* **23**, 548–556.

[240] Tonetti, M., Pini-Prato, G. & Cortellini, P. (1996b). Guided tissue regeneration of deep intrabony defects in strategically important prosthetic abutments. *International Journal of Periodontics and Restorative Dentistry* **16**, 378–387.

[241] Tonetti, M., Cortellini, P., Suvan, J.E. *et al.* (1998). Generalizability of the added benefits of guided tissue regeneration in the treatment of deep intrabony defects. Evaluation in a multi-center randomized controlled clinical trial. *Journal of Periodontology* **69**, 1183–1192.

[242] Tonetti, M., Lang, N.P., Cortellini, P. *et al.* (2002). Enamel matrix proteins in the regenerative therapy of deep intrabony defects. A multicenter randomized controlled clinical trial. *Journal of Clinical Periodontology* **29**, 317–325

[243] Tonetti, M.S., Fourmousis, I., Suvan, J. *et al.*; European Research Group on Periodontology (ERGOPERIO). (2004a). Healing, post-operative morbidity and patient perception of outcomes following regenerative therapy of deep intrabony defects. *Journal of Clinical Periodontology* **31**(12), 1092–1098.

[244] Tonetti, M.S., Cortellini, P., Lang, N.P. *et al.* (2004b). Clinical outcomes following treatment of human intrabony defects with GTR/bone replacement material or access flap alone. A multicenter randomized controlled clinical trial. *Journal of Clinical Periodontology* **31**, 770–776.

[245] Trejo, P.M. & Weltman, R.L. (2004). Favorable periodontal regenerative outcomes from teeth with presurgical mobility: a retrospective study. *Journal of Periodontology* **75**, 1532–1538.

[246] Trombelli, L. & Farina, R. (2008). Clinical outcomes with bioactive agents alone or in combination with grafting or guided tissue regeneration. *Journal of Clinical Periodontology* **35 Suppl**, 117–135.

[247] Trombelli, L., Kim, C.K., Zimmerman, G.J. & Wikesjö, U.M.E. (1997). Retrospective analysis of factors related to clinical outcome of guided tissue regeneration procedures in intrabony defects. *Journal of Clinical Periodontology* **24**, 366–371.

[248] Trombelli, L., Heitz-Mayfield, L.J., Needleman, I., Moles, D. & Scabbia, A. (2002). A systematic review of graft materials and biological agents for periodontal intraosseous defects. *Journal of Clinical Periodontology* **29 Suppl 3**, 117–135; discussion 160–162.

[249] Trombelli, L., Simonelli, A., Pramstraller, M., Wikesjo, U.M.E. & Farina, R. (2010). Single flap approach with and without guided tissue regeneration and a hydroxyapatite biomaterial in the management of intraosseous periodontal defects. *Journal of Periodontology* **81**, 1256–1263.

[250] Tsao, Y.P., Neiva, R., Al-Shammari, K., Oh, T.J. & Wang, H.L. (2006a). Factors influencing treatment outcomes in mandibular Class II furcation defects. *Journal of Periodontology* **77**, 641–646.

[251] Tsao, Y.P., Neiva, R., Al-Shammari, K., Oh, T.J. & Wang, H.L. (2006b). Effects of a mineralized human cancellous bone allograft in regeneration of mandibular Class II furcation defects. *Journal of Periodontology* **77**, 416–425.

[252] Tsitoura, E., Tucker, R., Suvan, J. *et al.* (2004). Baseline radiographic defect angle of the intrabony defect as a prognostic indicator in regenerative periodontal surgery with enamel matrix derivative. *Journal of Clinical Periodontology* **31**, 643–647.

[253] Tu, Y.-K., Woolston, A. & Faggion, C.M. Jr. (2010). Do bone grafts or barrier membranes provide additional treatment effects for infrabony lesions treated with enamel matrix derivatives? A network meta-analysis of randomized-controlled trials. *Journal of Clinical Periodontology* **37**, 59–79.

[254] Tu, Y.-K., Needleman, I., Chambrone, L., Lu, H.-K. & Faggion, C.M. Jr. (2012). A bayesian network meta-analysis on comparisons of enamel matrix derivatives, guided tissue regeneration and their combination therapies. *Journal of Clinical Periodontology* **39**, 303–314.

[255] Tunkel, J., Heinecke, A. & Flemmig, T.F. (2002). A systematic review of efficacy of machine-driven and manual subgingival debridement in the treatment of chronic periodontitis. *Journal of Clinical Periodontology* **29 Suppl 3**, 72-81.

[256] Van Swol, R., Ellinger, R., Pfeifer, J., Barton, N. & Blumenthal, N. (1993). Collagen membrane barrier therapy to guide regeneration in class II furcations in humans. *Journal of Periodontology* **64**, 622–629.

[257] Wachtel, H., Schenk, G., Bohm, S. *et al.* (2003). Microsurgical access flap and enamel matrix derivative for the treatment of periodontal intrabony defects: a controlled clinical study. *Journal of Clinical Periodontology* **30**, 496–504.

[258] Wallace, S., Gellin, R., Miller, C. & Miskin, D. (1994). Guided tissue regeneration with and without decalcified freeze-dried bone in mandibular class II furcation invasions. *Journal of Periodontology* **65**, 244–254.

[259] Wang, H., O'Neal, R., Thomas, C., Shyr, Y. & MacNeil, R. (1994). Evaluation of an absorbable collagen membrane in treating Class II furcation defects. *Journal of Periodontology* **65**, 1029–1036.

[260] Warrer, K., Karring, T., Nyman, S. & Gogolewski, S. (1992). Guided tissue regeneration using biodegradable membranes of polylactic acid or polyurethane. *Journal of Clinical Periodontology* **19**, 633–640.

[261] Wikesjo, U.M.E. & Nilveus, R. (1990). Periodontal repair in dogs: effect of wound stabilisation on healing. *Journal of Periodontology* **61**, 719–724.

[262] Wikesjo, U.M.E., Lim, W.H., Thomson, R.C., Cook, A.D. & Hardwick, W.R. (2003). Periodontal repair in dogs: gingival tissue occlusion, a critical requirement for guided tissue regeneration. *Journal of Clinical Periodontology* **30**, 655–664.

[263] Yukna, R. (1992). Clinical human comparison of expanded polytetrafluoroethylene barrier membrane and freeze dried dura mater allografts for guided tissue regeneration of lost periodontal support. *Journal of Periodontology* **63**, 431–442.

[264] Yukna, R. & Mellonig, J.T. (2000). Histologic evaluation of periodontal healing in humans following regenerative therapy with enamel matrix derivative. A 10-case series. *Journal of Periodontology* **71**, 752–759.

[265] Yukna, R.A. & Sepe, W.W. (1982). Clinical evaluation of localized periodontosis defects treated with freeze-dried bone allografts combined with local and systemic tetracyclines. *International Journal of Periodontics and Restorative Dentistry* **2**, 8–21.

[266] Yukna, R.A. & Yukna, C.N. (1997) Six-year clinical evaluation of HTR synthetic bone grafts in human grade II molar furcations. *Journal of Periodontal Research* **32**, 627–633.

[267] Zybutz, M.D., Laurell, L., Rapoport, D.A. & Persson, G.R. (2000). Treatment of intrabony defects with resorbable materials, non-resorbable materials and flap debridement. *Journal of Clinical Periodontology* **27**, 167–178.

第46章

膜龈手术：牙周美学手术

Mucogingival Therapy: Periodontal Plastic Surgery

Jan L. Wennström[1], Giovanni Zucchelli[2]

[1] Jan L. Wennström1 and Giovanni Zucchelli2

[1] Department of Periodontology, Institute of Odontology, The Sahlgrenska Academy at University of Gothenburg, Gothenburg, Sweden

[2] Department of Biomedical and Neuromotor Sciences, Bologna University, Bologna, Italy

前言

膜龈手术治疗曾经是一个广义的术语，包括了对涉及牙齿或种植体的形态、位置和/或软组织异常及其下方支持骨等缺损进行纠正的牙周治疗（美国牙周病学协会2001）。

Friedman（1957）对膜龈手术治疗提出了更加具体的定义："旨在保留牙龈、去除异常系带和肌肉附着或者增加前庭沟深度的手术"。然而，事实上"膜龈手术"这个术语常被用来描述所有同时涉及牙龈和牙槽黏膜的手术。因此，膜龈手术不仅可以增加牙龈的宽度和纠正软组织缺损，还包括某些牙周袋消除的方法。在1993年，Miller重新定义了牙周整形手术：膜龈手术已经不局限于只与牙龈宽度和牙龈退缩等问题相关的传统治疗，还应该包括纠正牙槽嵴形态

以及软组织美学的治疗。牙周整形手术应定义为："防止或纠正因解剖、发育、创伤或疾病引起的牙龈、牙槽黏膜或骨组织缺损的手术治疗"（Proceedings of the 1996 World Workshop in Periodontics 1996）。符合以上定义的各种软、硬组织手术的治疗目的是：

- 牙龈增量。
- 根面覆盖。
- 种植体黏膜缺损的纠正。
- 牙冠延长术。
- 异位萌出牙齿的牙龈保留。
- 去除异常系带。
- 预防拔牙后的牙槽嵴塌陷。
- 缺牙区牙槽嵴的增量。

本章的重点主要是介绍对牙齿和缺牙区的软组织缺损进行纠正的手术治疗，而对骨增量的介绍请见第50章。

牙龈增量技术

牙龈增量手术的引入基于以下的观念：具有较宽的角化龈和附着黏膜对于维护牙龈健康、防止附着丧失及软组织退缩至关重要（Nabers 1954; Ochsenbein 1960; Friedman & Levine 1964; Hall 1981; Matter 1982）。因此，需要先明确现有观念中"牙龈在对牙周组织的保护中起到了重要作用"这一概念是否具有科学依据。

牙龈组织量和牙周健康

很多年以来，学者们都认同以下的概念：牙龈宽度很窄（图46-1）时：（1）狭窄的牙龈在咀嚼受到外力创伤时无法保护牙周组织；（2）狭窄的牙龈无法抵消周围牙槽黏膜肌肉对牙龈边缘产生的牵拉力（Friedman 1957; Ochsenbein 1960）。因此，人们相信如果牙龈宽度"不足"会导致：（1）由于边缘龈组织的动度造成牙周袋无法正确闭合，进而利于龈下菌斑的形成（Friedman 1962）；（2）由于组织对菌斑引起的牙龈病变向根方播散的抵抗力下降，从而导致附着丧失及软组织退缩（Stern 1976; Ruben 1979）。而当狭窄的牙龈合并浅移行沟时则可以造成：（1）咀嚼时食物残渣的堆积；（2）影响口腔卫生的维护（Gottsegen 1954; Rosenberg 1960; Corn 1962; Carranza & Carraro 1970）。

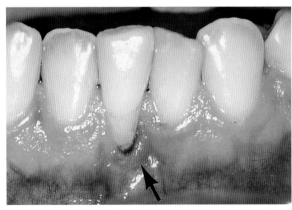

图46-1 下颌前牙区的临床照片。相对具有较宽牙龈的邻牙，41（箭头示）的唇侧牙龈很窄，可见更明显的炎症迹象。

对于"适当的"或"充足的"牙龈量，学者们有着很多不同的观点。有些学者认为小于1mm的牙龈可能已经足够了（Bowers 1963），另一些学者则认为冠根向角化组织的高度应该超过3mm（Corn 1962）。而第三类学者则从更加生物学的角度回答了这个问题，他们指出足够量的牙龈宽度能维护牙龈健康或防止牙槽黏膜运动时的龈缘退缩（Friedman 1962; De Trey & Bernimoulin 1980）。

Lang和Löe（1972）首先尝试评价了牙龈的宽度是否对维持牙周健康有显著性影响；实验过程中对参加实验的牙学院学生每天进行一次专业清洗，并持续6周。之后对所有牙齿的颊、舌侧位点进行了菌斑、牙龈状况以及牙龈冠根向高度的检查。结果表明，尽管牙齿表面没有菌斑，但所有牙龈宽度<2mm的位点临床上都表现出持续性的炎症。基于此观察结果，笔者认为维持牙龈健康的起码牙龈宽度为2mm。然而随后的临床实验（Grevers 1977; Miyasato et al. 1977），却未能证实需要有最小牙龈宽度这一概念。事实上，这些临床实验表明：甚至在牙龈宽度<1mm的区域也可能维持牙龈的临床健康。

Wennström和Lindhe（1983a，b）利用比格犬模型探寻了"坚韧的附着龈是否是保护牙周组织健康的关键"这一问题。在这些研究中，学者们建立了不同临床特性的龈牙复合体：（1）龈牙复合体只有可移动的狭窄角化组织；（2）龈牙复合体具有坚实宽阔的附着龈（图46-2）。每天进行机械菌斑控制，实验发现不管有无附着龈的存在，龈牙复合体均维持临床及病理上的无炎症的状态。菌斑堆积后（40天），缺乏附着龈区域（图46-3a）牙龈炎症的临床症状（发红和肿胀）较具有宽而坚韧角化龈的区域（图46-3b）更为明显。然而，两种龈牙复合体的组织学分析显示：炎性细胞浸润范围的大小及向根向的扩散程度（可以用菌斑向根方迁移的估计值来间接评估）是相似的。牙龈炎症的临床症状并不与炎性细胞浸润范围的大小相对应，这一发现说明在牙龈宽度不同的区域进行的临床检查，其数据的解

(a)

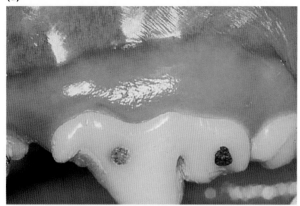

(b)

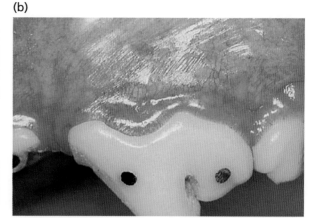

图46-2　两颗动物（犬）牙可见边缘龈的宽度差异很大。（a）牙齿颊侧位点具有较宽的附着龈。（b）该位点可见窄且无附着的牙龈。

(a)

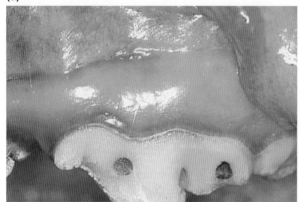

(b)

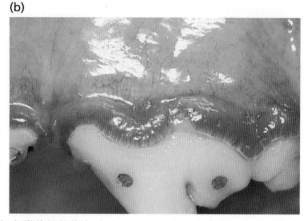

图46-3　菌斑堆积40天后，图46-2中所示的同一颗牙齿。与宽附着龈的位点（a）相比，炎症的临床症状在窄牙龈的位点（b）更为明显。

读是非常困难的。而在解读Lang和Löe（1972）的数据时须牢记，红肿等临床炎症症状更常见于牙龈宽度＜2mm的区域而不是在牙龈较宽的区域。

　　Dorfman等学者（1980）研究了牙龈增量对维护牙周附着的必要性和有效性。92位患者双侧唇面角化组织非常少（＜2mm），一侧进行游离龈移植，而对侧作为对照。手术前后，患者进行了洁治、根面平整及口腔卫生宣教。研究人员毫无意外地发现游离龈移植侧的角化组织宽度发生了显著的增加（约4mm）。在2年的随访中，牙龈宽度及临床附着水平的增加得以维持。在牙龈宽度＜2mm的对照位点，观察期内没有发现显著变化。然而，非移植区域的附着水平也保持不变。因此，持续的附着丧失与牙龈的高度（宽度）没有关系，这一结论在随后对该组患者4年和6年的随访报告中被进一步证实（Dorfman et al.

1982; Kennedy et al. 1985）。

　　许多其他纵向临床研究也进一步支持了"牙龈宽度很窄可能不会影响牙周健康"这一结论（如De Trey & Bernimoulin 1980; Hangorsky & Bissada 1980; Lindhe & Nyman 1980; Schoo & van der Velden 1985; Kisch et al. 1986; Wennstr.m 1987; Freedman et al. 1999）。学者Hangorsky和Bissada（1980）评价了游离软组织移植的远期临床效果，并得出以下结论：游离龈移植是牙龈增宽的有效手段，但没有迹象表明其对牙周健康有直接影响。

　　结论：牙龈健康的维持与牙龈的宽度无关。此外，动物实验和临床研究证明：在菌斑存在的情况下，窄牙龈与宽牙龈对持续附着丧失的"抵抗力"是相同的。因此，需要有一个"足够的"牙龈宽度或附着龈以防止附着丧失这一传统教条是不科学的。

牙龈退缩

龈缘组织退缩，即软组织边缘向根方迁移超过釉牙骨质界（CEJ）而暴露根面，是口腔卫生好的人群的常见特征（如Sangnes & Gjermo 1976；Murtomaa et al. 1987；Löe et al. 1992；Serino et al. 1994），也见于口腔卫生差的人群（如Baelum et al. 1986；Yoneyama et al. 1988；Löe et al. 1992；Susin et al. 2004）。在口腔卫生保持良好的人群中，附着丧失和牙龈退缩主要发生在颊面（Löe et al. 1992；Serino et al. 1994），并经常伴有一颗或数颗牙齿颈缘区域的楔状缺损（Sangnes & Gjermo 1976）。而所有牙齿表面都存在软组织退缩则往往见于未经牙周治疗的牙周病患者人群，单根牙相对磨牙的发病率更高并且更严重（Löe et al. 1978；Miller et al. 1987；Yoneyama et al. 1988；Löe et al. 1992）。

刷牙时用力过度所引起的组织创伤是牙龈退缩的一个主要致病因素，特别是在年轻群体中。创伤性的刷牙和牙齿错位是最常见的与牙龈退缩相关的因素（Sangnes 1976；Vekalahti 1989；Checchi et al. 1999；Daprile et al. 2007）。此外，Khocht等学者（1993）发现牙龈退缩还与使用硬毛牙刷有关。其他与牙龈退缩有关的局部因素还有：（1）牙槽骨开裂（Bernimoulin & Curilivic 1977；Löst 1984）；（2）高位肌肉附着和系带牵拉（Trott & Love 1966）；（3）菌斑和牙石（van Palenstein Helderman et al. 1998；Susin et al. 2004）；（4）与修复和牙周治疗相关的医源性因素（Lindhe & Nyman 1980；Valderhaug 1980）。至少有3种不同类型的牙龈退缩：

1. 退缩与机械性因素相关，主要是刷牙引起的创伤（图46-4）。不当的刷牙方法导致的牙龈退缩往往见于临床上健康的牙龈，其暴露的牙根表面清洁、光滑并有楔状缺损。

2. 退缩与局部菌斑所致的炎症病损相关（图46-5）。发生这类退缩的牙齿往往位置突出，其牙槽骨菲薄或缺如（骨开裂），

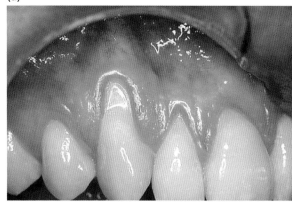

(a)

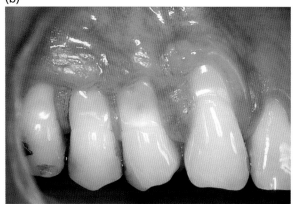

(b)

图46-4　（a，b）与刷牙创伤相关的牙龈退缩。边缘龈健康并且在暴露的牙根上可见不同程度的楔状缺损。

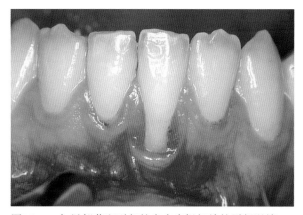

图46-5　与局部菌斑引起的炎症病损相关的牙龈退缩。

而且牙龈组织薄（纤弱）。龈下菌斑导致的炎症病损不断发展并侵入牙龈上皮组织附近的结缔组织。Waerhaug（1952）测量了从牙齿表面菌斑的周边的炎性细胞到侧方和根方最远浸润部位的距离，发现很少超过2mm。因此如果游离龈很宽，炎性浸润只占结缔组织的一小部分。而对于较薄且纤细的牙龈，其整个结缔组织部分可能都会被炎性细胞浸润。从口腔以及龈牙

(a)
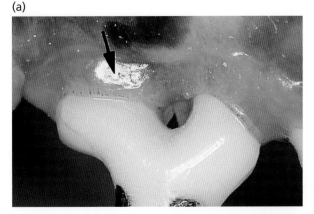

(b)
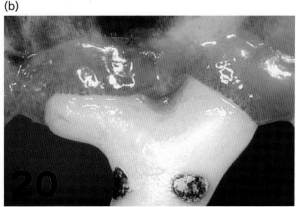

(c)
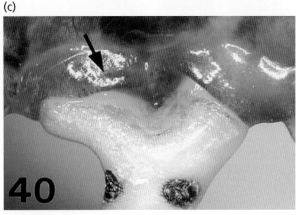

图46-6 临床照片显示比格犬由于菌斑所致的炎症致使软组织退缩发生进展。（a）菌斑刚开始堆积时薄而健康的牙龈（箭头处）。（b）20天后可见明显的临床炎症症状。（c）未进行牙齿清洁40天后，可见牙龈边缘发生退缩（箭头处）。

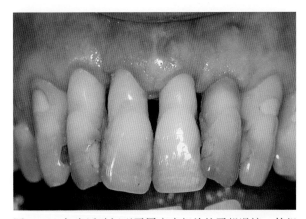

图46-7 与广泛破坏型牙周疾病相关的牙龈退缩。软组织退缩不仅在牙齿的唇侧，也存在于牙齿的邻面位点。

复合体增殖的上皮进入薄而退化的结缔组织可能会导致上皮表面的下陷，临床上则表现为组织边缘的退缩（Baker & Seymour 1976）（图46-6）。

3. 与广泛破坏型牙周疾病相关的牙龈退缩（图46-7）。牙周支持组织在邻面位点的丧失可能会引起牙齿颊/舌面支持骨的代偿性改建，从而导致软组织边缘的根向移位（Serino et al. 1994）。另外，软组织边缘的根向移位是牙周病损治疗后的必然结果，无论是非手术治疗还是手术治疗。

一些横断面研究（Stoner & Mazdyasna 1980; Tenenbaum 1982）显示，牙龈退缩病损与牙龈高度（宽度）之间存在相关性，有些学者进而得出窄牙龈是产生软组织退缩的促进因素的结论（图46-8）。然而事实上，从横断面研究得出的数据并不能证明这一因果关系。而且这些研究报告的数据同样可以被解释为：牙龈退缩病损的形成致使了牙龈高度降低。如果这个解释是正确的，为防止进一步的牙龈退缩而在现存病损的根方区域增加牙龈高度的方法在原理上不一定成立。

事实上，对一些仅有少量牙龈组织患者的前瞻性纵向研究得到的数据更倾向于：即使有一定量的牙龈也不能防止软组织退缩。Lindhe和Nyman（1980）检查了43位具有严重牙周破坏的

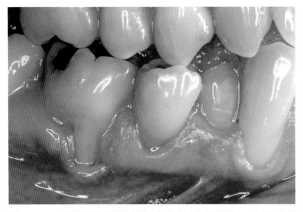

图46-8　下颌牙齿可见颊侧多发性牙龈退缩，显示牙龈退缩深度和牙龈高度间可能有相关性。

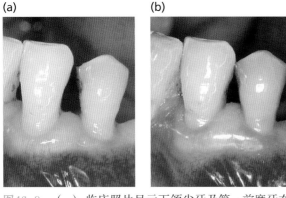

图46-9　（a）临床照片显示下颌尖牙及第一前磨牙在手术治疗后附着龈宽度＜1mm。（b）5年后可见牙齿唇侧牙龈宽度的增加并伴随牙龈边缘的冠向移位。

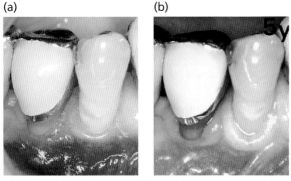

图46-10　（a）下颌尖牙及第一前磨牙区显示术后6个月的牙龈非常窄。（b）尽管缺乏附着龈，5年期间软组织边缘的位置并没有明显变化。

患者进行牙周手术后牙龈边缘位置的变化。对症治疗后，所有患者每3～6个月进行复诊维护。在早期愈合及维护10～11年后对全部牙齿唇侧软组织边缘相对CEJ的位置进行了评估。结果表明：不论愈合后有无角化组织，在维护期都会有微量的（≈1mm）软组织边缘冠向生长。换言之，在这组进行细心维护的患者中没有出现明显的牙龈退缩。

Dorfman等学者（1982）报道的4年随访研究中包括了22位双侧牙列都有牙龈退缩的患者，在牙龈退缩的区域缺乏坚韧的附着龈。洁治和根面平整后，一侧植入游离龈瓣，而对侧对照侧则只进行了洁治和根面平整。在4年的研究期间，所有患者每3～6个月进行一次口腔预防回访。未进行组织瓣移植的对照侧的数据显示，尽管缺乏附着龈却并没有发现进一步的软组织边缘退缩或附着丧失。事实上，该组甚至有轻微的附着获得。笔者认为，如果炎症已经得到控制，已经发生牙龈退缩的位点即便没有附着龈可能也不会有进一步的附着丧失和牙龈退缩。在随后的研究中，Kennedy等学者报告了10名在5年内未参加过牙周维护的患者。与基础治疗结束时相比，这些患者在5年后检查时可见菌斑、牙龈炎症以及进一步的牙龈退缩。然而，除了牙龈炎症在未进行组织瓣移植的对照组中比较明显，对照组中附着龈宽度＜1mm或完全缺如的位点与实验组位点并无差异。

纵向临床研究（Schoo & van der Velden 1985; Kisch et al. 1986; Wennström 1987; Freedman et al. 1999）的结果进一步验证了牙龈高度和软组织退缩的发展之间缺乏相关性。Wennström（1987）的研究对26个通过手术去除了所有角化组织的颊侧位点进行了观察。手术6个月后的基线检查发现，这些位点已经重新获得了一定量的牙龈，而重新获得的牙龈与其下的硬组织无附着或只有极少（＜1mm）附着（图46-9a，图46-10a）。同时检查也包括了具有较宽附着龈的邻牙。在大多数位点，软组织边缘的位置保持稳定超过了5年（图44-9b，图44-10b）。在无/极少附着龈的26个位点发现有2个位点的软组织边缘发生了进一步的退缩，而在12个具有较宽附着龈的相邻牙齿位点中有3个位点发现软组织边缘发生了进一步的退缩。而这5个位点中的4个来自于同一患者（图46-11），所有的位点都没有炎症的临床表现，因此考虑过度刷牙为致病因素；在使用正确的刷牙技术后，未见进一步病损进展。此外，对

(a)　　　　　　　　　　　　　　　　　　　(b)

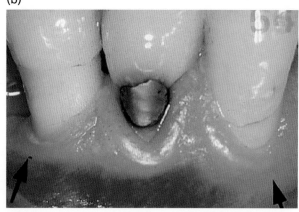

图46-11　右侧下颌尖牙及前磨牙区的临床照片。患者的一些位点显示：在5年的观察期间，软组织边缘向根方移位。（a）初始检查时两颗前磨牙的附着龈<1mm，而尖牙的附着龈>1mm。（b）5年后，尖牙唇侧可见牙龈退缩以及角化组织的丧失，而之前该位点有很宽的牙龈（右侧箭头处）。第二前磨牙也可见软组织边缘的进一步根向移位（左侧箭头处）。

照位点软组织的进一步退缩会导致牙龈宽度的减小，这也印证了局部牙龈退缩根方的狭窄角化龈是牙龈退缩的结果，而非原因。

　　结论：不同口腔卫生状态的人群，都存在边缘软组织退缩的问题。有证据表明，年轻人的局部牙龈退缩的主要原因是创伤性刷牙习惯，而牙周病是老年人牙龈退缩的主要原因。前瞻性纵向研究的证据表明，牙龈宽度不是预防牙龈退缩的关键因素，牙龈退缩的加重会导致牙龈宽度的丧失。

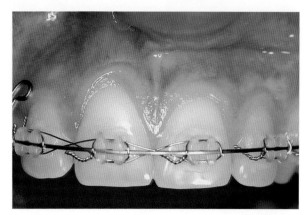

图46-12　在正畸治疗过程中可见11发生软组织退缩。

牙龈退缩与正畸治疗

　　临床和动物实验研究结果表明，大多数形式的正畸治疗对牙周组织是无害的（见第58章）。但临床医生可以见到：有些患者在对切牙进行唇向移动或后牙进行侧方移动后发生了牙龈退缩和附着丧失（Maynard & Ochsenbein 1975; Coatoam et al. 1981; Foushee et al. 1985）（图46-12）。根据临床观察，牙龈退缩可能发生在正畸治疗涉及的牙龈"不足的"区域；这一现象提示这些区域在正畸治疗开始之前应该先通过瓣移植增加牙龈的宽度（Boyd 1978; Hall 1981; Maynard 1987）。

　　正如前面所讨论的，存在牙槽骨的骨开裂被认为是发生牙龈退缩的前提条件，根面的骨开裂可能奠定了利于牙龈组织丧失的环境。这意味着

正畸治疗时，只要牙根完全在牙槽骨内移动，软组织退缩就不会发生（Wennström et al. 1987）。另外，牙齿向颊向移动时，如果控制得不佳，牙齿会穿过颊侧骨皮质而导致牙齿过于颊侧引起骨开裂继而产生软组织退缩。动物实验研究表明：如果骨开裂的牙齿通过矫正将牙根牵回到牙槽骨内应有的位置后，其唇侧的牙槽骨可以再次形成（Engelking & Zachrisson 1982; Karring et al. 1982）（图46-13）。因此，将之前凸出的牙齿移动到牙槽嵴内更合适的位置不仅可以减少牙龈退缩（图46-14），而且伴随着骨形成。

　　牙龈宽度与正畸治疗中牙齿的运动方向相关。牙齿的唇向移动减少了唇侧牙龈的宽度，而舌向移动会增加其宽度（Coatoam et al. 1981; Andlin-Sobocki & Bodin 1993）。动物实验中对猴

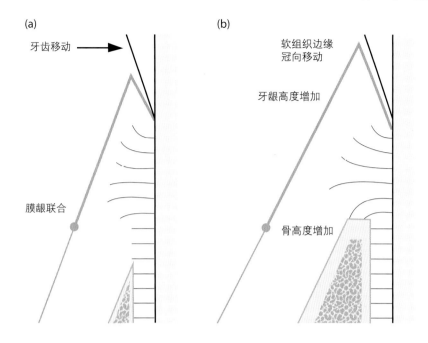

图46-13 （a）示意图说明了伴有骨开裂并突出牙弓的牙齿舌向移动后的边缘牙周组织变化。（b）舌侧移动牙齿后，骨高度和牙龈高度都有所增加并且软组织边缘发生了冠向移位。

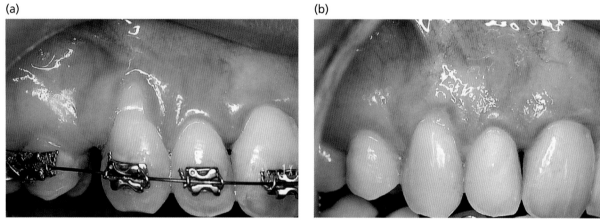

图46-14 （a）突出的13显示软组织退缩。（b）13经过正畸移动后。可以看到，牙龈退缩在牙齿位置改变后明显减轻。

子的门牙进行了前倾结合牵出或整体移动时，其唇侧牙龈会发生龈缘退缩和附着丧失（Batenhorst et al. 1974; Steiner et al. 1981）。然而，相似设计的犬类实验（Karring et al. 1982; Nyman et al. 1982）和人体研究（Rateitschak et al. 1968）并没有发现唇向移动一定伴随牙龈退缩和附着丧失。以上矛盾的结果可能与以下的差异有关：（1）唇向移动的量；（2）牙齿移动区域内的牙齿是否有菌斑和牙龈炎症；（3）牙龈宽度的差异。Steiner等学者（1981）推测牙龈组织会因为牙齿的唇向移动而丧失，并认为施加到牙齿的正畸力所创造的牙龈组织张力可能是一个重要的影响因素。如果这个假设正确的话，很明显受压侧牙龈

组织的量（厚度），而不是它的冠根向高度，将决定边缘组织在正畸治疗时是否会发生退缩。

动物实验将猴子牙齿正畸移动进入具有不同厚度和质地的牙龈软组织中去，为这一假说提供了证据（Wennström et al. 1987）。将切牙整体向唇侧移动并穿过牙槽骨后（图46-15），大多数的牙齿可见少量的软组织边缘根向移位但并无结缔组织附着丧失（图46-16）。换句话说，龈缘的根向移位是游离龈高度减少导致的（图46-17），这反过来又可能与软组织在牙齿唇向移动过程中所受的拉力（"拉伸"）以及颊舌组织厚度变薄有关。类似于Foushee等学者（1985）的临床研究发现的结果：在正畸过程中，牙龈的初

始冠根向宽度（高度）与软组织边缘的根向移位的程度无相关性。因此，这个发现并不支持具备较宽牙龈可以预防正畸治疗中牙龈退缩的概念，而Coatoam等学者（1981）在临床观察中证实：即便只有很窄的牙龈也可以保持正畸治疗期间牙周组织的完整性。

在Steiner（1981）和Wennström（1987）等学者的动物实验研究中观察到：在正畸唇向移动

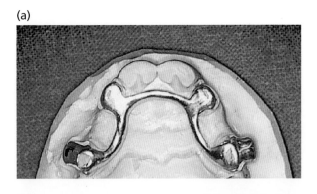

(a)

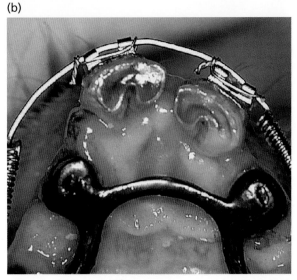

(b)

图46-15　猴子上颌牙列的𬌗面观显示上中切牙唇侧整体移动之前（a）和之后（b）的位置。尖牙和侧切牙使用铸造银夹板连接在一起作为支抗牙。

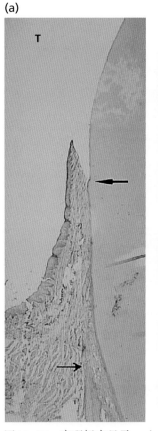

(a)

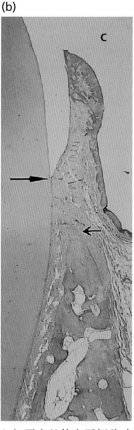

(b)

图46-17　病理标本显示：（a）切牙在整体向唇侧移动后牙槽骨高度降低，同时（b）未移动的切牙牙槽骨高度正常。对于唇向移动的切牙，结缔组织附着的水平得以维持但游离龈的高度下降（a）。大箭头所指位置为釉牙骨质界位置，小箭头所指位置为牙槽嵴顶位置。

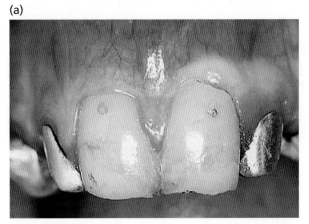

(a)

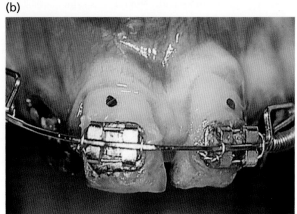

(b)

图46-16　图46-15中所示上切牙在唇向移动前（a）和移动后（b）的唇面观。尽管中切牙发生了唇向移动，其唇侧牙龈边缘的位置没有明显改变。

过程中发生了结缔组织附着丧失的牙齿，在整个实验期间其炎症的临床症状都十分明显。研究已证明，正畸时如果存在菌斑引起的骨上袋病损，正畸力造成牙齿整体移动并不会引起结缔组织附着的加速破坏（Ericsson et al. 1978）；由于唇侧牙龈的"拉伸"而导致边缘组织颊舌向维度的减少可能有利于菌斑相关炎症病损的破坏。通过观察这个假设得以验证，存在菌斑引起的牙龈炎时，薄龈软组织比厚龈的软组织更容易被完全破坏（Baker & Seymour 1976）。此外整体移动被菌斑感染的牙齿时，牙齿都在牙槽骨内的话不论邻近软组织的类型（牙龈或黏膜），其附着丧失方面都没有区别（Wennström et al. 1987）。因此，在牙齿受压的一侧可能是边缘软组织的厚度而不是质地决定了是否发生牙龈退缩。最近对人类的临床研究分析了影响下颌切牙唇向移动导致牙龈退缩加重的重要因素，其研究结果也支持上述概念。Melsen和Allais（2005）发现牙龈炎症和"薄龈生物型"均明显是发生牙龈退缩的危险因子，而Yared等学者（2006）报道：发生牙龈退缩的牙齿中的93%其牙龈厚度＜0.5mm。因此，在研究对观察结果的讨论中特别强调了在正畸治疗过程中，具有足够厚度并感染控制良好的牙龈是非常重要的。

结论：研究结果的临床意义是牙齿进行唇向运动之前，应先对覆盖在牙齿唇侧组织的维度进行仔细检查。只要牙齿在牙槽骨内移动，不论牙齿周围软组织的维度和质地如何，正畸移动对边缘组织产生不利影响的风险就非常小。然而，如果牙齿的移动导致了牙槽骨的骨开裂，这时牙槽骨表面覆盖的软组织的量（厚度）应被视为一个在正畸治疗中或之后可能会影响软组织退缩发生的因素。薄龈对菌斑性炎症或创伤性刷牙导致的软组织退缩病损加重的抵抗是很微弱的。

牙龈组织量与修复治疗

龈下修复体边缘不仅对组织有直接的操作性创伤（Donaldson 1974），而且可能促进龈下菌斑的堆积，从而导致邻近牙龈的炎症和软组织边缘的退缩（Lang 1995; Parma–Benfenati et al. 1985; Günay et al. 2000）。Valderhaug（1980）纵向评估了82位患者的286颗具有龈下或龈上冠边缘的牙齿，在10年期间唇侧位点的软组织变化。修复体戴入1年后进行的再检查发现：具有龈下修复体边缘牙齿的牙龈炎症更明显。150颗在粘接时冠缘位于龈下的牙齿，40%在1年后冠边缘已经暴露在龈上，而在10年检查的时候，因为软组织边缘的退缩，多达71%的冠边缘成为龈上边缘。对比开始为龈上修复体边缘的牙齿，龈下修复体边缘牙齿的牙龈退缩和临床附着丧失的量较大。

Stetler和Bissada（1987）评估了具有不同根冠向牙龈高度的牙齿龈下修复体边缘的牙周状况，并发现牙龈较窄（＜2mm）时临床炎症症状比牙龈较宽的更明显，但两者探诊附着丧失没有差异。然而，如果修复体龈下边缘有利于菌斑聚集且邻近的牙龈较薄，就可能有软组织退缩加重的潜在风险。事实上，在比格犬的动物实验研究中（Ericsson & Lindhe 1984）使用了金属条插入不同牙龈宽度牙齿的龈下区域，插入金属条的组织创伤和随后6个月的菌斑堆积可能会导致牙龈退缩，而龈缘较薄的位点对比角化龈较宽的位点更容易有牙龈退缩。该学者认为修复体龈下边缘可能有利于菌斑滞留，在薄龈位点易导致组织高度的丧失，如软组织边缘的根向移位。因此，为了防止菌斑引起的炎症而导致的根向移位，需加强菌斑控制或增加牙龈边缘的厚度。然而，增加牙龈宽度并不能防止菌斑相关的病损向根尖方向播散以及与其相关的牙周附着丧失。

为保持种植体的稳定性和功能，需在种植体穿龈通道建立功能良好的软组织屏障（Berglundh 1993）。在这方面，学者们一直担心被覆黏膜可能无法提供足够的屏障功能（Zarb & Schmitt 1990; Warrer et al. 1995），故"如果种植体植入前没有足够量的角化组织，应通过膜龈手术重建"（Meffert et al. 1992）。参照Lang和Löe（1972）对天然牙周围角化黏膜宽度与软组织健康之间关系的研究，牙科种植体周围"足够"的宽度通常指≥2mm的角化黏膜。然而，有研究报道种植位点46%～74%周围为被覆黏膜（Adell et al. 1986; Apse et al. 1991; Mericske-Stern et al. 1994），但种植治疗依然有非常高的长期成功率（Adell et al. 1990; Cochran 1996; Lekholm et al. 1999），这就不禁让学者们质疑"足够"宽度的角化黏膜对种植治疗成功的重要性。

最近的系统性回顾，总结了关于角化黏膜对保持种植体周围健康和组织的稳定性是否有必要的问题（Wennström & Derks 2012）。根据该回顾的证据表明：如果具有良好的口腔卫生习惯，即使没有角化黏膜，种植体周围软组织依然可以保持健康。软组织退缩主要发生在复诊的早期阶段（修复后6～12个月），并且在无角化黏膜的位点可能更明显。另一方面，没有证据表明角化黏膜"不足"对软组织退缩、种植体周围的骨丧失或种植体脱落有长期影响。另外，通过组织瓣移植增加角化黏膜从而改善种植治疗效果的这一观念也缺乏证据支持。然而，没有研究以患者为中心来评估口腔卫生执行的效果，必须考虑到一些患者可能在刷牙时因种植体位点为被覆黏膜而感到痛苦和不适，这反过来又可能会影响清洁的充分性。在这种情况下，可以考虑通过组织瓣移植建立坚实的角化黏膜。

结论：随时间的推移，龈下的修复体边缘可能会导致软组织的退缩。动物实验和临床数据表明：由于牙体预备时的直接操作性创伤和菌斑滞留而导致的牙龈退缩的程度可能受牙龈边缘厚度的影响，而非牙龈的冠根向宽度。有证据表明，如具有良好的口腔卫生，即使无角化黏膜也可以保持种植体周围软组织的健康。而没有证据表明，"足够"宽度的角化黏膜是一种更优越的种植体周围软组织保护屏障。但依然建议在种植体植入的过程中，应最大限度地保存现有的角化黏膜。

牙龈增量技术的指征

从严谨的临床研究和动物实验所得到的科学证据已经明确表明：对于维持牙龈健康和牙周组织高度，牙龈冠根向宽度和有无附着龈并不起决定性作用。因此，并不能因为有狭窄的牙龈就

进行牙周手术干预（Lang & Karing 1994; 世界牙周病工作组1996年进展报告，1996）。牙龈增量应考虑只在一些情况下进行，例如，患者在刷牙和/或咀嚼时由于牙或种植体周围被覆黏膜的干扰而感到不适。此外，当正畸准备牙齿移动并且牙齿的最终位置可能会导致牙槽骨骨开裂时，增加其覆盖软组织的厚度可以减少软组织退缩的风险。龈下修复体边缘位于薄龈区时，也可以考虑增加牙龈的厚度。

牙龈增量技术流程

牙龈增量手术包括多种外科术式，其中大部分是基于经验研发的。这些术式中最早的术式是前庭沟加深术，该术式设计以加深前庭沟的深度为目的（Bohannan 1962a, b）。然而最近几年，带蒂或游离软组织移植因其愈合效果具有较高的可预期性已经成为最常用的术式，以解决牙龈宽度的"不足"。

前庭沟加深/牙龈增宽术

剥脱术是将从龈缘水平至膜龈联合根方区域内所有软组织去除，术区的牙槽骨完全暴露（Ochsenbein 1960; Corn 1962; Wilderman1964）（图46-18）。这种手术愈合后经常可以增加牙龈的高度，虽然有些病例会有一些非常有限的效果，但是牙槽骨暴露会产生严重的骨吸收并导致永久性骨高度丧失（Wilderman et al. 1961; Costich & Ramfjord 1968）。此外，术区边缘龈的退缩往往超过根方伤口获得的牙龈（Carranza & Carraro 1963; Carraro et al. 1964）。由于这些并发症以及患者术后严重的疼痛，使用"剥脱术"并不合理。

骨膜保留或半厚瓣的术式（图46-18），只有口腔黏膜伤口的浅层切除，骨仍然由骨膜覆盖（Staffileno et al. 1962; Wilderman 1963; Pfeifer 1965; Staffileno et al. 1966）。虽然保留骨膜与剥脱术相比术后发生的骨吸收不太严重，但这种术式除非骨表面保留的结缔组织层相对较厚，否则牙槽嵴顶的高度也会丧失（Costich & Ramfjord 1968）。如果没有较厚的结缔组织层，骨膜的结

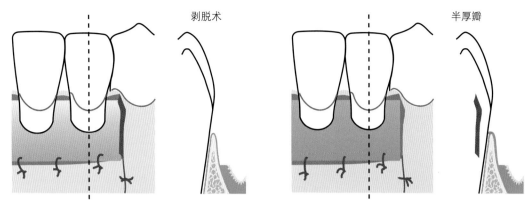

图46-18　为了增加牙龈宽度而采用前庭沟加深术，其切口形成的创面从龈缘水平延展至膜龈联合根方数毫米区域。采用剥脱术需要去除全部软组织，使牙槽骨直接暴露在口内。而半厚瓣术式只切除口腔黏膜的浅层，而牙槽骨仍然被结缔组织覆盖。

缔组织往往出现坏死，而随后的愈合与剥脱术非常相似。

其他牙龈增宽的术式可以认为是对剥脱术和半厚瓣术式的改良或组合。例如根向复位瓣（Friedman 1962），其在软组织瓣翻瓣后通过缝合将瓣错位固定在根方的位置，往往造成术区冠方3~5mm的牙槽骨暴露。这与其他的"剥脱术"一样，可能有导致广泛性骨吸收的风险。Friedman（1962）提出根向复位瓣术后可以获得牙龈宽度的增加，但一些研究表明其术后对比术前的牙龈宽度通常只是保持不变或仅略有增加（Donnenfeld et al. 1964; Carranza & Carraro 1970）。

前庭沟加深/牙龈增宽术的提出是基于咀嚼过程中牙齿周围组织在摩擦力的刺激下会呈现角化组织的假设（Orban 1957; Pfeifer 1963）。因此，当时学者认为：使肌肉附着错位愈合并将前庭沟加深后，手术区域再生的组织会受机械摩擦的影响而变得具有"正常"牙龈的功能（Ivancie 1957; Bradley et al. 1959; Pfeifer 1963）。然而后来的研究表明，牙龈的特征是组织内部固有因素决定的而不是功能性适应的结果，牙龈上皮的分化（角化）由其下方的结缔组织的形态发生刺激因子调控（见第1章）。

组织瓣移植术式

牙龈和腭部软组织移植到牙槽黏膜区后将保持其原有的特性（见第1章）。因此，组织瓣移植的手术方式有可能提供可预期的术后效果。移植的类型可分为：（1）带蒂组织瓣移植，组织瓣在置于受区正确位置后仍保持与供区的连接（图46-19）；（2）游离组织瓣移植，组织瓣与供区完全离断，没有连接（图46-20）。对于牙龈增量，腭部的游离组织瓣最为常用（Haggerty 1966; Nabers 1966; Sullivan & Atkins 1968a; Hawley & Staffileno 1970; Edel 1974）。作为腭部组织瓣的替代方式，现有各种异体移植材料，例如冻干异体脱细胞真皮基质（ADM）（Wei et al. 2000; Harris 2001）和人类成纤维细胞源性真皮替代品可以使用（McGuire & Nunn 2005）；但使用以上这些植入物来增加角化组织宽度，其效果的可预期性可能不会像使用自体组织瓣移植那么好。基于对软组织增量技术进行的系统性回顾，Thoma等学者（2009）得出以下结论：（1）有证据证明根向复位瓣/前庭成形术后角化组织及附着龈的宽度会增加；（2）自体组织瓣移植可以显著地增加附着龈的宽度；（3）使用同种异体移植材料可以增加角化组织的维度，其效果类似于自体组织瓣移植。最近，猪源胶原基质（Mucograft®）被证明在天然牙和种植体周围增加角化组织方面与自体游离组织瓣移植具有相同的有效性和可预测性，但显著地降低了患者的不适感（Sanz et al. 2009; Nevins et al. 2011; Lorenzo et al. 2012）。当使用替代的移植材料时，受植床的制备与自体组织瓣移植是类似的。

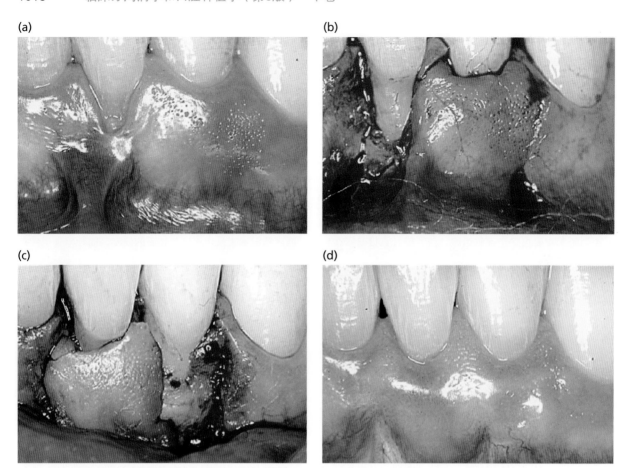

图46-19　采用带蒂组织瓣进行牙龈增量。（a）下颌中切牙可见与高位系带牵拉相关的唇侧软组织退缩。（b）松解系带后从邻牙开始进行角化组织的半厚瓣剥离。（c）侧向移动软组织瓣并固定在受植床的正确位置。（d）术后1年的愈合效果显示重新建立了较宽角化组织且再无系带干扰。

手术术式

1. 手术过程始于受植区的预备（图46-20a，b）。通过锐分离对黏骨膜床进行制备，使其无肌肉附着并制备足够的面积。将半厚瓣进行根向复位并缝合固定。

2. 为确保从供区取出的组织瓣有足够的大小和正确的外形，通常选择前磨牙区黏膜作为供区，并建议比照受区制作锡箔模板。将模板转移到供区，沿模板外形行表浅切口（图46-20c）。最后从供区制备1.5~2mm厚度的组织瓣（图46-20d）。建议在组织瓣从供区彻底离断前先将缝合线置好，这可能有助于将组织瓣转移到受区的过程。

3. 组织瓣立即植入制备好的受植床并缝合（图46-20e）。为了将组织瓣固定在受植区，缝合线需置于黏骨膜或相邻的附着龈。缝合后，为了将组织瓣与受植床之间的血液和渗出物挤出，需轻压组织瓣5分钟。使用牙周塞治剂保护腭部创面。通常使用腭护板以确保塞治剂的固位。

4. 手术1~2周后拆除缝合线和牙周塞治剂。

对带蒂组织瓣移植手术过程的详细描述见"根面覆盖术"。

牙龈增量的术后愈合

前庭沟加深/牙龈增宽术

由于牙龈组织的特异性是由其内在固有因素决定，前庭沟加深术的术后效果取决于各种组织对于创面肉芽组织形成时的作用有多大（Karring et al. 1975）。继剥脱术或半厚瓣等术式后，创面的肉芽组织来源于牙周膜、骨髓腔组织、残余

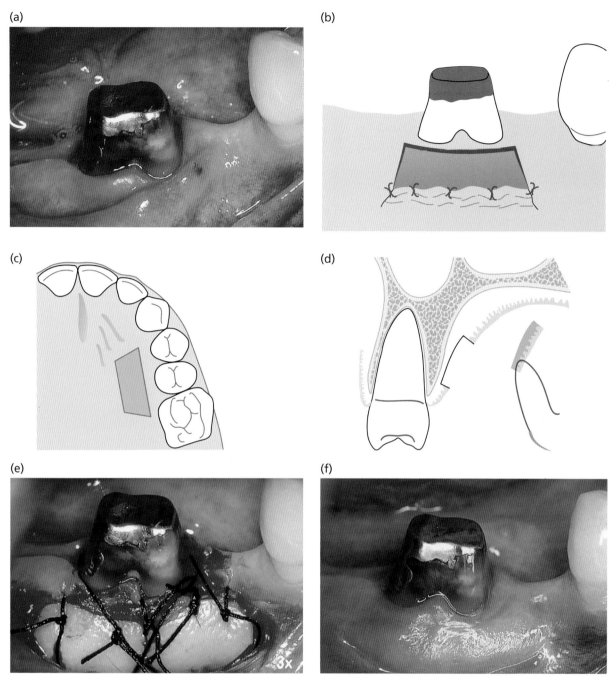

图46-20　牙龈增量的组织瓣移植。（a）患者的下磨牙处由于被覆黏膜及高位系带的干扰导致刷牙时不适。手术将系带附丽向根方复位并通过游离组织瓣进行牙龈增量。（b）使用半厚瓣制备受植床。组织瓣根向复位缝合。（c，d）在前磨牙腭侧黏膜区域，通过锐分离制备1.5～2mm厚并具有适当的大小和形状的游离组织瓣（可依照受植床的需要制备锡箔模板）。（e）游离组织瓣即刻转移到已预备好的受植区，严密缝合后使其与受植床之间紧密贴合。（f）使用牙周塞治剂以保护组织瓣，愈合后将建立较宽的角化组织。

的黏骨膜结缔组织以及周围的牙龈和被覆黏膜（图46-21）。手术创伤引起骨吸收的程度影响了各种不同来源的组织生长进入肉芽组织的相对量。牙槽嵴顶的吸收暴露了牙槽嵴边缘牙周膜组织，这样从牙周膜生长出的肉芽组织会填充创口

的冠方部分。骨丧失越广泛，牙周膜来源的肉芽组织对伤口的充填部分越大。而牙周膜这种特殊的组织具有诱导覆盖上皮角化的能力。这意味着剥脱术和半厚瓣术式的角化组织扩增是以减少骨高度为代价的。而剥脱术相对半厚瓣通常会导致

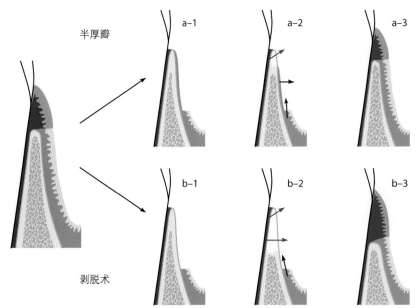

图46-21　半厚瓣（a）和剥脱术（b）术后愈合的不同阶段。从口腔黏膜、骨及牙周膜（红色箭头处）来源的细胞参与了肉芽组织的形成。由于骨吸收的程度不同（a-2，b-2），剥脱术术后创口冠方部分牙周膜来源肉芽组织的面积较半厚瓣术后更大。而牙周膜来源的肉芽组织有能力产生角化上皮，故剥脱术通常比半厚瓣（a-3，b-3）术后产生更宽的角化组织。

更多的骨丧失。因此，剥脱术相比半厚瓣，术后能在牙槽嵴边缘产生更多具有诱导角化上皮细胞生成能力的肉芽组织。根据临床观察，剥脱术通常比半厚瓣在增加角化组织宽度方面效果更佳（Bohannan 1962a, b）。

Wennström（1983）的临床研究在使用龈切术或翻瓣术来消除牙周袋时，两者都对角化组织进行了完整的切除。在龈切术中，创口为延期愈合；而在翻瓣术中，对牙槽黏膜进行了复位以达到对术中暴露的牙槽骨的完全覆盖（图46-22a，图46-23a）。不考虑手术技术，龈切术相比翻瓣术愈合后重新形成的角化组织的宽度更大（图46-22b，图46-23b）。牙周膜来源的肉芽组织具有诱导角化上皮细胞的能力，其沿根面向冠方增殖形成牙龈。这种肉芽组织形成明显来源于龈切术术后愈合时更明显的骨吸收。

可以看出，剥脱术或半厚瓣术后角化组织宽度增加的成败取决于肉芽组织的来源，而这又与由手术创伤引起的骨丧失程度有关。这就意味着通过黏骨膜或牙槽骨暴露增加牙龈宽度，其外科创伤后的效果是不可预知的。因此，在牙周治

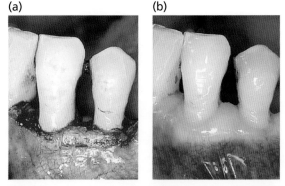

图46-22　（a）尖牙及前磨牙龈切术去除全部牙龈后的颊面临床照片。（b）术后愈合9个月显示获得了角化组织。

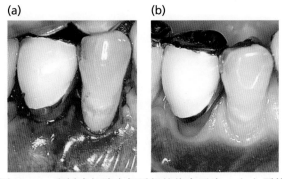

图46-23　翻瓣术切除全部牙龈的临床照片。（a）牙槽黏膜冠向复位完全覆盖暴露的牙槽骨。（b）术后愈合9个月显示在牙齿颊侧重新形成了一窄条牙龈。

疗中使用这种方法是不合理的。我们由此可以看出，由于缺乏对基本生物学原理知识的了解，可能会导致不恰当治疗方法的应用。

组织瓣移植术

Oliver（1968）和Nobuto（1988）等学者在猴子身上进行了关于游离软组织移植到结缔组织受植床的术后愈合研究。根据这些研究的结果，愈合可以分为3个阶段（图46-24）：

1. 初始阶段（第0～3天）。在愈合的第一天，移植的组织瓣与受植床之间有一层薄薄的渗出物。这一阶段，移植的组织瓣靠与受植床之间的无血管"血浆循环"生存。因此，组织瓣生存的关键是手术时移植组织瓣与受植床之间的紧密接触。一层厚厚的渗出物或血凝块可能妨碍"血浆循

环"而导致移植组织瓣的排异。游离移植组织瓣的上皮细胞在初始愈合阶段的早期即出现退化，随后即脱落。在牙龈退缩的区域进行组织瓣移植，必然有部分受植床为无血供的根面。由于移植组织瓣的存活依赖于受植床的血浆融合和随后的血运重建的能力，故利用游离组织瓣移植治疗牙龈退缩有巨大的失败风险。覆盖无血运根面的组织瓣，其营养源于牙龈退缩区域周围的结缔组织床。因此，无血运面积的大小决定了术后能够保存在根面的组织量。

2. 重建血运阶段（第2～11天）。经过4～5天的愈合，受植床和移植组织瓣的血管之间建立了吻合。因此，组织瓣中之前存在的血管重新建立了血液循环。随后，移植组织瓣内部的毛细血管增殖并形成密集的

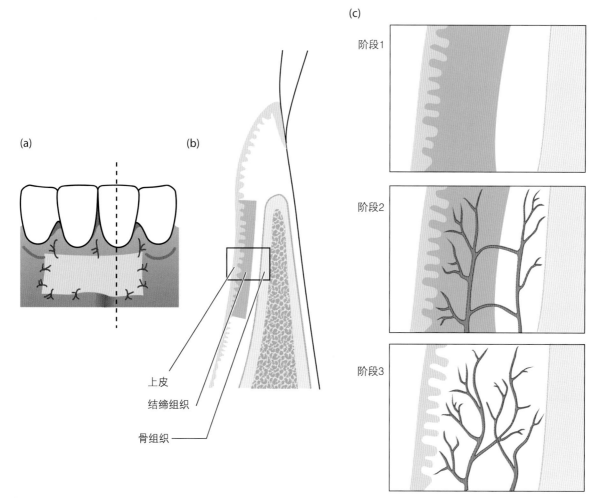

图46-24 游离龈瓣置于结缔组织受植床的愈合过程（a）。（b）受植区域的截面图。方框标记区域（c）显示了愈合过程的3个阶段。

(a) 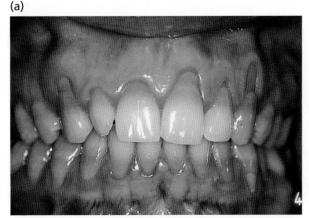　(b)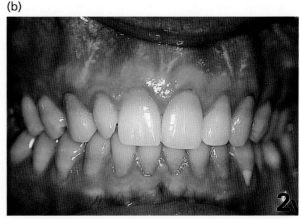

图46-25　（a）一位25岁女性由于上颌多颗牙软组织退缩以及高位笑线引起美观的问题。牙龈健康但是暴露的根面可见楔状缺损，这提示牙龈退缩进展的原因可能是刷牙的创伤。实行根面覆盖术的同时改善了刷牙的方法。（b）术后2年像。

血管网。与此同时，移植组织瓣和受植床结缔组织之间建立起纤维连接。邻近组织的上皮细胞增殖使移植组织瓣表面发生再上皮化。如果游离移植组织瓣置于裸露的根面，在这一阶段上皮可能沿组织瓣向牙根的表面迁移。

3. 组织成熟期（第11～42天）。在此期间，移植组织瓣血管的数量逐渐减少，大约14天之后，移植组织瓣的血管基本正常。此外，在这一阶段上皮细胞逐渐成熟并形成角化层。

愈合初期阶段受植床和移植组织瓣之间的"血浆循环"的建立和维护在此类手术中非常关键。因此，为了确保达成愈合的理想条件，缝合后必须对移植组织瓣施加一定压力以清除移植组织瓣和受植床间的血液。

根面覆盖

根面覆盖术的主要适应证是美学需求（图46-25）和根面敏感。改变边缘软组织的形态以便于菌斑控制也是根面覆盖手术的常见适应证（图46-26）。

牙龈退缩的两个主要致病因素，一个是刷牙引起的创伤，还有就是菌斑引起的牙周炎症。在大多数情况下，控制好这些因素就可以防止牙龈退缩的进一步恶化。这意味着，如果覆盖牙齿的

(a) 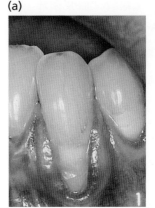　(b)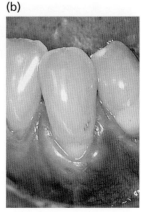

图46-26　（a）下颌尖牙可见明显的牙龈退缩，导致自我菌斑控制的难度加大。（b）为了便于菌斑控制，通过手术的方式改变了软组织边缘的位置。

软组织只有薄薄一层的话，不论是否有早期的牙龈退缩，都应该鼓励患者采取既有效又无创伤的菌斑控制方法。刷牙时应尽量避免使用Bass刷牙法（见第36章），并指导患者在牙龈缘处向根向施加轻力。当然应该使用软毛牙刷。

Miller（1985a）描述了牙龈退缩病损的分类，分类基于游离牙龈移植后根面覆盖的预期效果（图46-27）：

- Ⅰ类：边缘组织退缩不超过膜龈联合；邻间牙槽骨或软组织无丧失。
- Ⅱ类：边缘组织退缩达到或超过膜龈联合；邻间牙槽骨或软组织无丧失。
- Ⅲ类：边缘组织退缩达到或超过膜龈联合；邻间牙槽骨或软组织有丧失或牙齿错位。

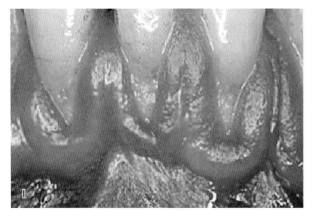
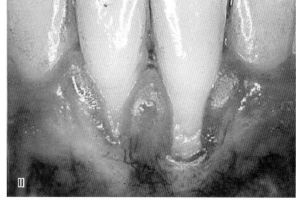
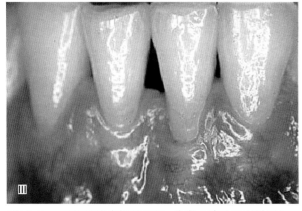
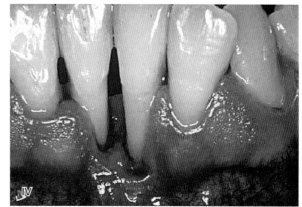

图46-27 牙龈退缩病损的Miller分类（请见正文说明）。

- Ⅳ类：边缘组织退缩达到或超过膜龈联合；邻间牙槽骨或软组织有严重丧失或严重牙齿错位。

对于第Ⅰ类和第Ⅱ类牙龈退缩术后可以获得完全根面覆盖，而对于第Ⅲ类和第Ⅳ类则只能预期部分根面覆盖。似乎并没有理由区分Ⅰ类和Ⅱ类牙龈退缩病损，因为决定根面覆盖手术效果的关键临床变量是牙齿邻面位点的牙周支持组织的水平。为此Cairo等学者（2011）基于邻面的附着水平的临床评估提出了颊面牙龈退缩的简化分类，并以此预测最终的根面覆盖效果：

- 牙龈退缩1型（RT1）：颊侧组织退缩但无邻面附着丧失。
- 牙龈退缩2型（RT2）：颊侧组织退缩且邻面附着丧失少于或达到颊侧附着丧失水平。
- 牙龈退缩3型（RT3）：颊侧组织退缩且邻面附着丧失超过颊侧附着丧失水平。

该分类与完全根面覆盖的可预期性之间关系

的考量，不仅包括牙龈退缩受累牙齿的临床附着水平，也包括了邻牙的变化；即邻面位点是否有软组织高度的丧失。

儿童的牙龈退缩问题需要特别关注。随着孩子的成长，如果能建立和维持良好的菌斑控制，牙龈退缩病损可自行消退（图46-28）。Andlin-Sobocki等学者（1991）报道的3年前瞻性研究发现：初始牙龈退缩深度为0.5～3.0mm的35个病损中，有25个在口腔卫生水平提高后自行愈合。此外，其余的病损中有3个牙龈退缩明显好转，没有位点显示病损深度增加。因此，采用修复性手术治疗软组织退缩对于处于发育期的患者并不是必需的，如需手术最好是将手术推迟到发育完成后再进行。

图中正畸病例表现出的牙龈退缩病损和薄（纤弱）牙龈都与牙根突出、牙齿颊侧位有关（图46-29a），根面覆盖手术应推迟到正畸治疗完成后进行。牙齿舌向移动到牙槽骨恰当的位置后，牙龈退缩以及龈开裂会好转（图46-29b）；

(a)

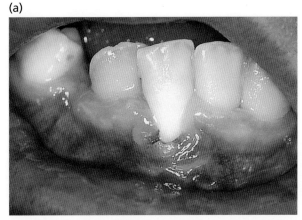

(b)

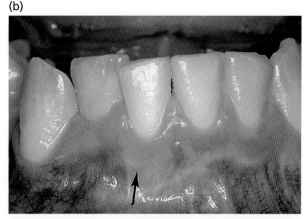

图46-28　一名9岁的男孩，41可见牙龈退缩。（a）牙齿旋转并且偏颊侧位。牙龈退缩病损根方可见少量牙龈并有炎症的迹象。该区域的菌斑控制得以改善，但推迟了手术干预。（b）14岁时的同一颗牙齿区域。可见41在菌斑控制改善及牙槽突（箭头处）生长后软组织发生自发性修复。

(a)

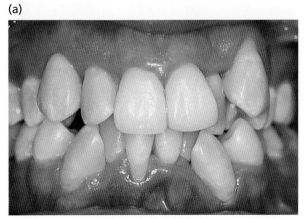

(b)

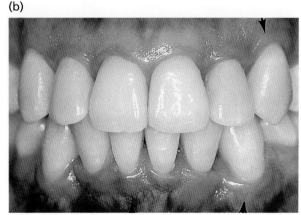

图46-29　牙齿正畸移动后软组织退缩发生自发性修复。（a）22岁女性患者的突出的牙齿尤其23、33、41和43处可见牙龈退缩和薄龈缘。（b）牙齿排齐后，牙龈退缩病损自发地消除并可见牙龈高度的增加。

如果仍需根面覆盖术，手术在牙齿正畸移动后进行比在移动前进行，预期获得完全覆盖的可能性大。

根面覆盖技术流程

用于治疗牙龈退缩的外科手术，基本上可以分为带蒂软组织移植和游离软组织移植。

带蒂组织瓣移植根据转瓣方向可分为：旋转瓣（例如侧向滑行瓣、双乳头瓣、斜向旋转瓣）和推进瓣（如冠向复位瓣、半月冠向复位瓣）。后者不包括带蒂瓣的旋转或横向移动。带蒂组织瓣移植术也可用于再生手术，使用旋转或推进瓣并在组织瓣和牙根之间放置屏障膜或应用釉基质蛋白。

自体游离软组织移植手术有两种术式：上皮组织瓣移植或上皮下结缔组织瓣移植（非上皮组织瓣移植），两种术式通常都从腭部的咀嚼黏膜处制取组织瓣。

在治疗方案选择时，必须考虑如牙龈退缩的深度和宽度、供区组织的可用性、存在的肌肉附着及美学等因素。

暴露根面的处理

在根面覆盖术前，应清除暴露根面的菌斑生物膜。可以使用橡皮杯和抛光膏来完成清洁。对照临床实验表明：术前对牙齿表面进行刮治或只是抛光，两者术后在根面覆盖程度或残留探诊深度方面没有差异（Oles et al. 1988; Pini Prato et al. 1999）。只能在为了有利于移植组织瓣存活或组织再生而减少根突或诊断有表浅根面龋坏的情况

(a)
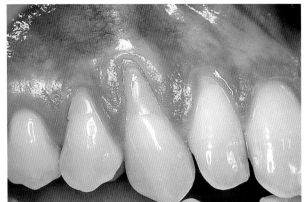

(b)
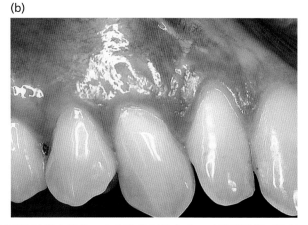

图46-30 （a）尖牙可见明显的牙龈退缩，而且暴露的根面可见树脂充填物。在去除修复体之后，对暴露的根面进行了根面覆盖手术（带蒂组织瓣）。（b）术后2年的愈合效果。

下，才考虑做更广泛深入的根面平整。虽然充填物的存在并不妨碍产生根面覆盖（图46-30），但最好在牙根覆盖软组织前将充填物去除。

之前曾经一度提倡使用根面脱钙剂处理根面，其重要性在于不仅可以去除玷污层，而且通过对牙本质基质胶原纤维的暴露促进了新纤维附着的形成，并利于随后这些纤维与结缔组织中的纤维互相交错结合。然而，对照临床实验比较了根面覆盖术时有无根面处理的临床效果差异，并没有发现用酸进行根面生物改性有临床获益（Ibbott et al. 1985; Oles et al. 1985; Bertrand & Dunlap 1988; Laney et al. 1992; Bouchard et al. 1997; Caffesse et al. 2000）。Gottlow等学者（1986）通过犬类的对照研究，评估了应用冠向复位瓣和枸橼酸进行根面生物改性治疗局部牙龈退缩的术后愈合效果。愈合3个月后的组织学分析发现：使用枸橼酸处理根面的实验组位点和使用生理盐水的对照组位点在根面覆盖及新结缔组织附着的量方面没有差异。虽然在该动物模型中，枸橼酸处理的牙齿经常发生根面吸收，但在人类的临床实验中并没有类似的报道。基于对根面处理效果的系统性回顾，Oliveira和Muncinelli（2012）得出的结论是：没有证据表明在软组织覆盖术前应用枸橼酸、EDTA或激光等进行根面生物改性会提高根面覆盖术的临床效果。

带蒂软组织瓣移植术

旋转瓣

Grupe和Warren（1956）提出应用侧向复位瓣覆盖局部牙龈退缩区域。该术式当时被称为侧向滑行瓣手术，需要病损邻近的供区翻全厚瓣并进行侧方复位以覆盖暴露的根面（图46-19）。为了减少供区牙龈退缩的风险，Grupe（1966）建议翻瓣时保留边缘软组织。Staffileno（1964）、Pfeifer和Heller（1971）等主张使用半厚瓣以减少供区牙龈发生龈裂开的潜在风险。该术式的其他改良术式包括双乳头瓣（图46-31）（Cohen & Ross 1968）、斜向旋转瓣（Pennel et al. 1965）、旋转瓣（Patur 1977）和转位瓣（Bahat et al. 1990）。

该术式的细节如下：

1. 旋转瓣手术（图46-32）首先是受区的预备。沿软组织缺损边缘进行内斜切口（图46-32a）。在去除了离断的袋内壁上皮后，将暴露的牙根表面彻底刮治。

2. 在病损非供区的一侧距切口边缘约3mm处，自龈缘到病损根方约3mm处做表浅切口（图46-32b）。垂直于该切口并从此切口到病损创缘另一端做另一表浅横向切口。以上切口划定区域内的上皮细胞连同表层结缔组织，通过锐性分离切除（图46-32c）。这样病损一侧及根方形成一个3mm宽的受植床。

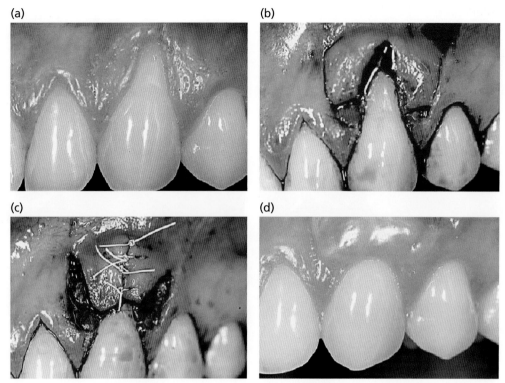

图46-31 双乳头瓣。（a）上颌尖牙术前唇侧可见软组织退缩。使用半厚瓣切口，软组织瓣从牙龈退缩的两侧（b）将双侧组织瓣缝合在一起并覆盖暴露的根面（c）。术后6个月的愈合效果显示完全覆盖根面（d）。

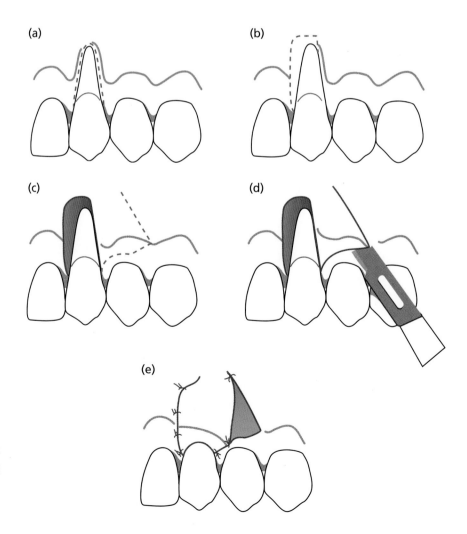

图46-32 （a～e）旋转瓣术式。示意图显示应用带蒂旋转瓣覆盖局部牙龈退缩病损（详见正文说明）。

3. 应用邻近供区切取的组织瓣覆盖牙龈退缩处。该组织瓣制备时，初始切口为距离牙龈退缩创缘超过受植床宽度和暴露根面之和（约3mm）并平行于退缩创缘的垂直表浅切口（图46-32c）。此切口通过朝向退缩位点的斜行松弛切口进行延伸至超过受植床的根方水平，并止于被覆黏膜内。最后的切口将垂直切口和之前退缩处的切口连在一起，该切口平行于供区龈缘并位于供区龈缘根方约3mm处。

4. 将上述切口所勾勒出的区域进行半厚瓣的锐性分离，这样当将组织瓣进行侧向复位覆盖裸露的根面时依然有一层结缔组织覆盖供区牙槽骨（图46-32d）。很重要的一点是：斜行松弛切口向根方足够伸展，这样当受植床临近组织发生移动时置于受植床的组织瓣不易受到拉力。制备的组织瓣需旋转约45°后缝合于受植床（图46-32e）。

5. 组织瓣缝合时带蒂组织瓣与下方的受植床需严密贴合。缝合后轻压组织瓣2~3分钟，以确保创面良好的贴合。愈合初始阶段可应用牙周塞治剂保护术区。例如可使用光固化牙周塞治剂Barricaidtm（登士柏国际有限公司，美国），该塞治剂不仅不会导致组织瓣位置改变而且美观性好。

6. 通常在术后10~14天拆除塞治剂和缝合线，届时告知患者在接下来的2周内避免刷牙，并每天用氯己定溶液漱口2次以控制感染。

推进瓣

基于被覆黏膜富有弹性，当翻瓣超过膜龈联合时组织瓣可以向冠方牵拉覆盖暴露的根面（Harvey 1965; Sumner 1969; Brustein 1979; Allen & Miller 1989; Wennström & Zucchelli 1996; De Sanctis & Zucchelli 2007）。由于易于获得合适可用的供体组织，冠向推进瓣可用于单牙及多牙的根面覆盖。对于唇侧探诊深度很浅的轻微牙龈退缩，可以应用半月瓣冠向复位瓣作为一种替代方法（Harlan 1907; Tarnow 1986）。对于下切牙孤立的深牙龈退缩或上颌第一磨牙的近中根的牙龈

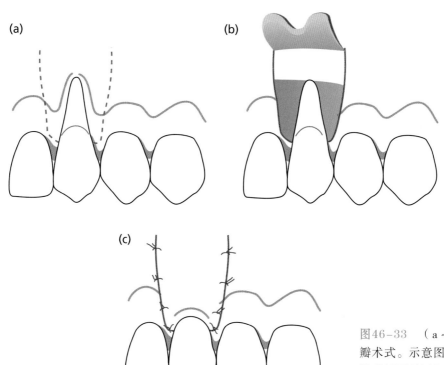

图46-33 （a~c）冠向推进瓣术式。示意图显示应用冠向推进瓣覆盖局部牙龈退缩病损（详见正文说明）。

退缩，Zucchelli等学者（2004）提出应用侧向移动的冠向推进瓣进行治疗。

冠向推进瓣的手术术式如下（图46-33）：

1. 冠向推进瓣术式始于两条梯形垂直松弛切口，切口从CEJ冠方的近远中线角处向根方延伸到被覆黏膜（图46-33a）。

2. 半厚瓣的制备是通过锐性分离将牙龈退缩近远中的切口和沟内切口连接起来。牙齿唇面牙龈退缩软组织边缘的根方应用全厚瓣以保证用于根面覆盖组织瓣的最大厚度（图46-33b）。位于骨开裂根方约3mm处，水平离断黏骨膜并钝性分离到前庭被

覆黏膜以解除肌肉张力。向颊侧及侧方进行钝性分离扩展，以达到组织瓣边缘复位至釉牙骨质界水平时黏膜移植瓣无张力。牙间乳头的唇面部分需要进行去上皮以便最终组织瓣边缘能复位至釉牙骨质界冠方。

3. 组织瓣向冠方复位并调整到与受植床契合的最佳位置，将组织瓣与龈乳头区域的结缔组织床进行缝合并将组织瓣固定在CEJ冠方1～2mm水平（图46-33c）。应用附加的侧方缝合线关闭松弛切口。在愈合的头3～4周，避免对牙齿进行机械清洁（用

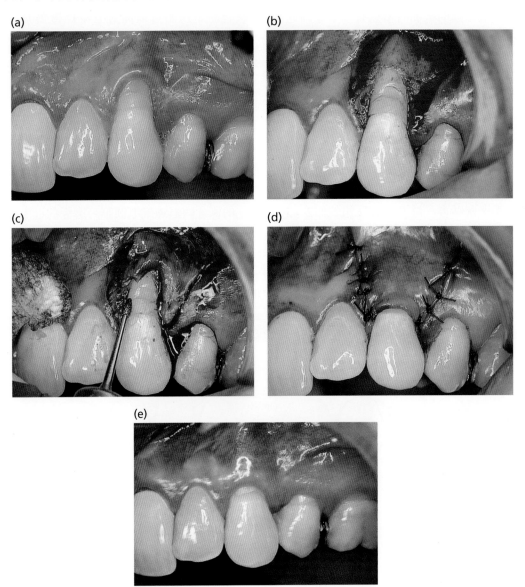

图46-34　冠向推进瓣。（a）尖牙可见深而宽的牙龈退缩病损，同时暴露的根面有树脂充填物。制备带蒂组织瓣之前先用浮石粉和橡皮杯对根面进行抛光。（b）应用半厚瓣制备暴露根面的近远中而退缩的根方则制备全厚瓣。在骨开裂根方约4mm处行黏骨膜离断及钝分离以利于带蒂瓣的冠向复位。（c）去除树脂充填物。（d）缝合创口使带蒂组织瓣覆盖暴露根面。（e）术后1年愈合效果。

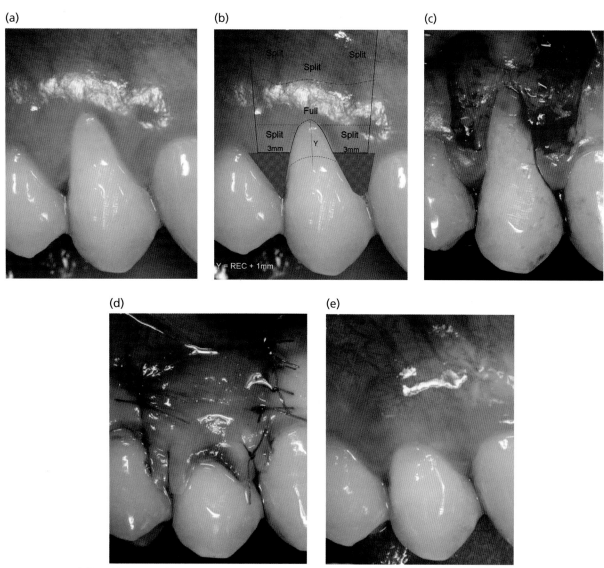

图46-35　冠向推进瓣。（a）第一前磨牙可见牙龈退缩病损。（b）组织瓣制备示意图（蓝线，试图冠向推进的量（mm为单位）；红色区域为去上皮化的龈乳头；半厚为翻半厚瓣；全厚为翻全厚瓣）（c）翻瓣后。龈乳头区域进行了去上皮化以便于将冠向推进瓣固定于釉牙骨质界（CEJ）的冠方。（d）通过悬吊缝合将冠向推进的组织瓣固定到釉牙骨质界（CEJ）的冠方。（e）术后1年愈合效果（Split：半厚瓣；Full：全厚瓣）。

氯己定溶液含漱），重新教患者使用对软组织边缘根向创伤最小的刷牙的技术。

图46-34显示应用冠向推进瓣的术式治疗牙龈退缩。在颊侧使组织瓣的边缘固定在CEJ的冠方，而龈乳头在缝合前必须进行去上皮化（图46-35）。

侧位移动的冠向推进瓣的手术术式如下（图46-36）：

1. 距供区对侧的病损牙龈边缘约3mm做垂直切口，切口平行病损牙龈的侧方边缘。切口从CEJ水平扩展到病损根方约3mm处。在垂直切口的龈端（CEJ水平）向病损侧做水平切口。第三个切口平行于供区侧病损区软组织边缘，从病损底部到之前垂直切口末端。对这些切口划定的区域进行去上皮化。这样就制备好了在病损侧方及根方的3mm宽的受植床。

2. 通过3个切口从邻牙位点获取带蒂组织瓣：（1）第一个切口沿病损侧缘行内斜切口；（2）再做一个大于牙龈退缩病损宽度6mm并靠近龈缘的水平切口；（3）平行于第一切口的垂直内斜切口延伸到牙槽黏膜处。在供区做近龈缘水平切口时应保留3mm的边缘软组织，同时最好在带蒂

(a)

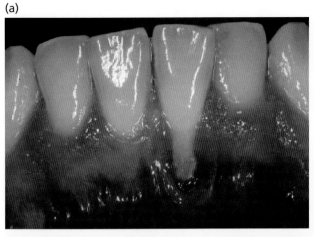

(b)

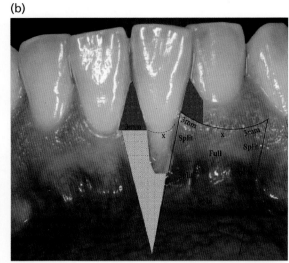

(c)

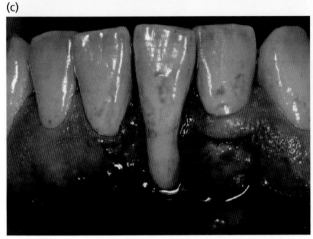

(d)

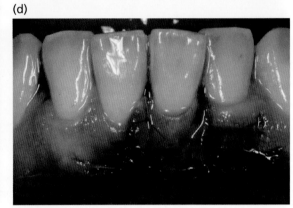

图46-36 侧位移动的冠向推进瓣（详见正文说明）。（a）中切牙可见牙龈退缩病损。（b）受植位点及带蒂组织瓣制备的轮廓示意图（粉色区域为侧位瓣的受植区；红色区域为去上皮化的龈乳头；x为CEJ水平牙龈退缩宽度；Split为半厚瓣；Full为全厚瓣）。（c，d）组织瓣向侧向及冠向转移，并用缝合线固定。使用水平双褥式缝合降低嘴唇对组织瓣边缘部分的张力。（e）术后1年愈合效果。

(e)

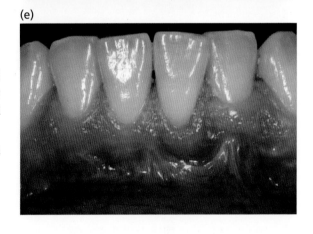

瓣的冠部有至少2mm的角化组织。

3. 组织瓣的侧方部分为半厚瓣，而置于暴露根面的中心部分为全厚瓣。组织瓣根向的半厚瓣剥离超过膜龈联合，直到组织瓣可以无张力地横向移动到受植区。

4. 钝性分离扩展至前庭黏膜，充分释放肌肉张力并允许组织瓣冠向推进并无张力贴合至CEJ冠方水平。

5. 对牙龈乳头唇面进行去上皮化，创造结缔组织床以利于侧位移动的冠向复位瓣的缝合。

6. 组织瓣缝合始于垂直松弛切口，最根方的两针对骨膜行间断缝合，之后应用间断缝合从根方向冠方将组织瓣与相邻创口边缘进行缝合。在垂直切口的根方使用水平双褥式黏骨膜缝合以降低嘴唇对覆盖根面部分组织瓣的张力。冠向悬吊缝合利于组织瓣与根面及牙间结缔组织床的精确贴合。

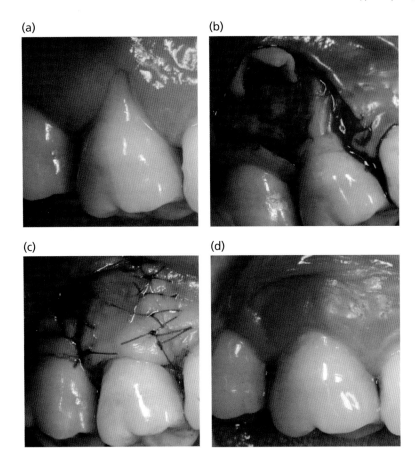

图46-37 侧位移动的冠向推进瓣。（a~c）上颌第一磨牙牙龈退缩病损，由于根面敏感而进行治疗（详见正文说明）。（d）术后1年愈合效果。

图46-37显示应用侧位移动的冠向推进瓣治疗上颌磨牙牙龈退缩病损的手术过程。

Zucchelli和De Sanctis（2000）描述了用于治疗多发牙龈退缩的组织瓣设计，该设计极大地增加了冠向复位后组织瓣的贴合性而且并没有做垂直松弛切口。该技术为治疗多发牙龈退缩病损的冠向推进瓣，其手术过程如下（图46-38）：

1. 在牙间区域行近龈缘的斜行切口并与病损区域的沟内切口相连。需将患牙切口扩展到两侧的邻牙，以便于组织瓣的冠向复位。以牙间区域使用斜行切口这种方式"手术形成的牙龈乳头"，切口后手术区域中线近中的龈乳头偏向根方和远中，而中线远中的龈乳头则偏向根方和近中的位置（图46-38b）。

2. 从牙间斜行切口做半厚瓣分离（图46-38c）。半厚瓣分离至根面暴露的根方时转为全厚瓣以确保冠向复位覆盖根面时的软组织厚度最大化（图46-38d）。

3. 在组织瓣最根方的位置行黏骨膜切开，并剥离至前庭黏膜以消除所有的肌肉张力。松弛的组织瓣可以无张力地达到术区每颗牙齿的釉牙骨质界冠方。

4. 切口后的牙间乳头唇侧残余部分需去上皮化以形成结缔组织受植床，以利于组织瓣的缝合。

5. 通过缝合使冠向推进瓣与牙齿及牙间结缔组织床之间精确贴合（图46-38e）。此外，可以应用水平双褥式缝合以减少唇肌在组织瓣的边缘处造成的张力。

半月瓣冠向复位瓣的术式如下（图46-39）：

1. 半月形切口位于牙龈退缩的根方，并距离牙龈退缩软组织边缘应约3mm。切口的轮廓平行于龈缘的曲度（图46-39a）。切口扩展到两侧牙齿的龈乳头区域，但应注意切口的基底要够宽，以保持带蒂组织瓣的侧方血供。

2. 应用半厚瓣锐性分离唇侧牙龈，由沟内切口向根方延伸至水平半月形切口（图46-

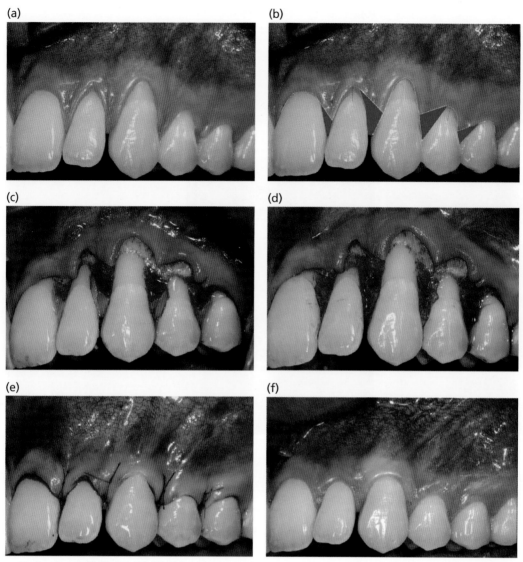

图46-38　治疗多发牙龈退缩的冠向推进瓣（详见正文说明）。（a～e）在牙间区域行斜行切口，术区中线近中的"手术形成的牙龈乳头"会偏向远中和根方，而术区中线远中的"手术形成的牙龈乳头"则会偏向近中和根方。（f）术后1年愈合效果。

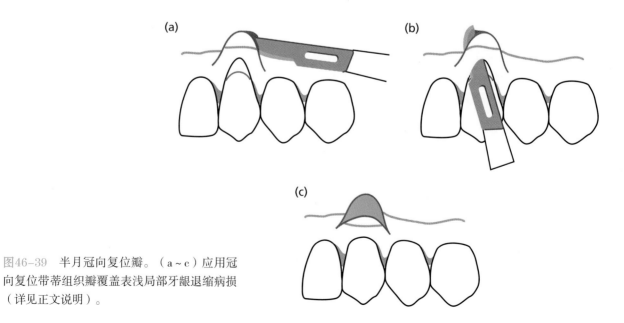

图46-39　半月冠向复位瓣。（a～c）应用冠向复位带蒂组织瓣覆盖表浅局部牙龈退缩病损（详见正文说明）。

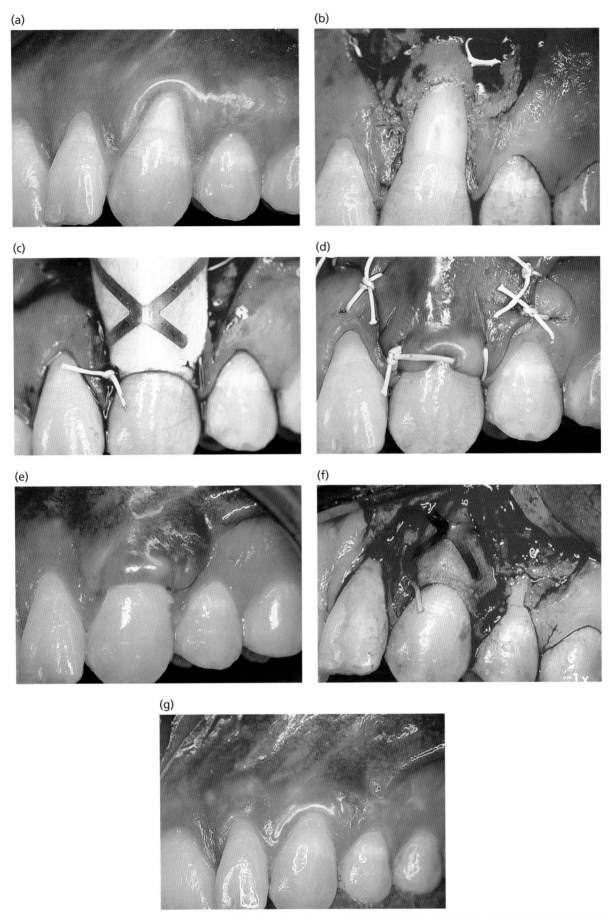

图46-40　冠向推进瓣联合钛加强不可吸收屏障膜。（a～f）23可见牙龈退缩病损，由于患者对美学的需求而进行治疗（详见正文说明）。（g）术后1年愈合效果。

39b）。唇侧中部软组织瓣向冠方复位至CEJ水平（图46-39c），并轻压5分钟使组织瓣稳定。

3. 不需要缝合，但可以使用光固化牙周塞治剂保护创面。

带蒂软组织瓣与屏障膜结合应用的术式

Pini Prato等学者（1992）根据引导组织再生（GTR；见第45章）的原则，将屏障膜联合带蒂软组织瓣作为一种根面覆盖的治疗方法。为了在根面和屏障膜之间形成空间以利于组织的形成，笔者建议进行过度的根面平整，以产生凹面的根面形态。可以使用为治疗牙龈退缩病损而专门设计的膜，如钛加强的可膨型聚四氟乙烯（e-PTFE）不可吸收膜（图46-40c）。此外，市售也有各种生物可吸收性膜；但大多数此类膜并不具备足够的刚性，难以在愈合过程中保持所需的空间。

该手术术式如下：

1. 应用于GTR的带蒂组织瓣的制备同之前描述的冠向推进瓣（图46-40a,b）。为了达到所需要的冠向复位程度，牙间龈乳头的唇面可能需要进行去上皮化以形成合适的带蒂组织瓣受植床。

2. 根面被过度地平整，以获得凹面的牙根表面，从而为组织的形成提供空间。如果使用钛加强膜，可能不需要通过改变根面形态来建立根面和膜之间所需的空间。

3. 修剪屏障膜以覆盖暴露的根面以及骨开裂侧方和根方约3mm的骨面（图46-40c），通过悬吊缝合将膜固定在釉牙骨质界水平。

4. 松弛的组织瓣通过牙间的间断缝合进行冠向复位和固定（图46-40d）。组织瓣应完全覆盖屏障膜，以减少在愈合过程中细菌污染的风险。其他的缝合线用于关闭侧方松弛切口。

5. 建议患者使用氯己定漱口液进行感染控制，

手术区域至少6周不进行任何机械清洁。

6. 使用非生物可降解屏障膜，通常在5～6周时需要二次手术去除屏障膜（图46-40e，f）。翻梯形半厚瓣暴露屏障膜。去除膜之后，组织瓣需复位至釉牙骨质界水平并完全覆盖新形成的组织。膜去除4周后再重新施行机械菌斑控制。

带蒂软组织瓣联合应用釉基质蛋白

Abbas等学者（2003）描述了应用釉基质衍生物（EMD）的生物活性材料（Emdogain）进行牙龈退缩的牙周再生治疗的术式：

1. 手术所应用的冠向推进瓣如前所述（图46-33）。牙间龈乳头需去上皮化以便于缝合时组织瓣最大限度地冠向复位以覆盖暴露的根面。

2. 制备好冠向推进瓣后，暴露的牙根表面使用PrefGel™（24%的EDTA凝胶，pH6.7，士卓曼生物制剂，瑞士）处理2分钟以去除玷污层。

3. 用无菌生理盐水彻底冲洗后，将EMD凝胶（Emdogain，士卓曼生物制剂）涂布于暴露的根面。将带蒂组织瓣进行冠向复位并通过缝合将其固定在略偏CEJ冠方的水平，使用无刺激性的缝合线将组织瓣与去上皮化的龈乳头进行缝合。之后使用2～3针缝合关闭垂直切口。术后3～4周的愈合期，避免使用机械清洁（可使用氯己定溶液漱口），再进行刷牙时需改良刷牙技术，将对软组织边缘的根向创伤减到最小。

游离软组织瓣术式

通常在靠近牙龈退缩病损邻近组织没有合适的供体组织或术后需要获得较厚的边缘组织时，会考虑咀嚼黏膜的游离软组织瓣移植。该术式可用于治疗单发或多发的牙龈退缩。移植的组织瓣可能为角化上皮瓣或硬腭咀嚼黏膜上皮下结缔组织瓣。

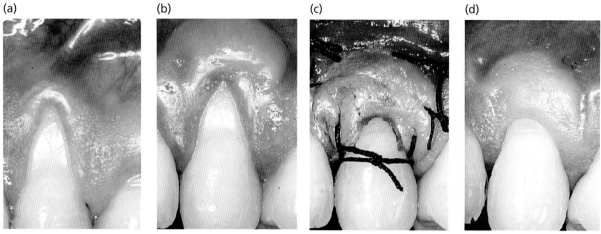

图46-41 两步法进行角化上皮的游离软组织瓣移植。（a~c）将角化软组织瓣置于牙龈退缩病损的根方并愈合。在二期手术时进行冠向推进瓣覆盖裸露的根面。（d）术后1年愈合效果。

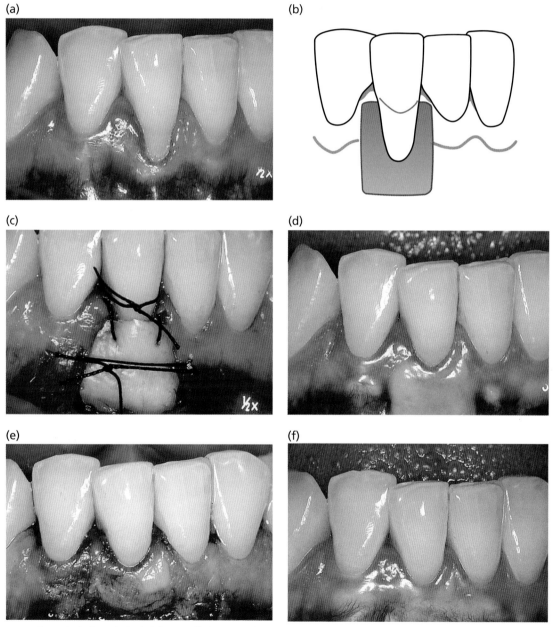

图46-42 （a~f）角化上皮的游离软组织瓣移植。下颌中切牙的牙龈退缩病损采用游离组织瓣移植进行治疗（详见正文说明）。

角化上皮软组织瓣移植术

游离角化上皮软组织瓣移植术式可分为两步法，即先将游离软组织瓣置于牙龈退缩的根方，待愈合后，再将其进行冠向复位以覆盖暴露的根面（图46-41）（Bernimoulin et al. 1975; Guinard & Caffesse 1978）；或一步法，即将组织瓣直接覆盖暴露的根面（Sullivan & Atkins 1968a, b; Miller 1982）（图46-42）。后一种技术更为常用。

应用游离龈移植的原则是由Sullivan和Atkins（1968a，b）提出，后来经过Miller（1982）改良：

1. 在切口之前，需对暴露的根面进行仔细认真地洁治和根面平整（图46-42a）。可以通过降低根的突度来减少近远中无血管受植床的面积。

2. 与带蒂组织瓣移植治疗一样，受植床的预备对游离组织瓣移植手术的成功是至关重要的。在病损的侧方和根方需预备3～4mm宽的结缔组织受植床（图46-42b）。该区域通过几条切口划定，首先是在患牙两侧的龈乳头组织内平CEJ水平的水平切口。随后是两个垂直切口，从龈乳头水平切口的切口线向下至牙龈退缩根方4～5mm处。然后，再做一个水平切口以连接两个垂直切口的根方末端。划定手术区域后，再从沟内切口对上皮和结缔组织进行半厚瓣锐性分离直至去除区域内的全部上皮及结缔组织的外层。

3. 为了确保从供区取得足够大小和适当轮廓的游离龈，需要根据受植床制备锡箔模板。将该模板转移到供区位点，在前磨牙区的腭侧黏膜沿模板使用表浅切口勾勒出所需游离龈瓣的大小。沿以上的轮廓从供区取出厚度2～3mm的组织瓣（图46-20c，d）。目前主张在组织瓣从供区完全离断前先置缝合线，这可能有助于组织瓣向受植区转移。离断组织瓣后，应向伤口

区域施压以控制出血。

4. 组织瓣立即置于预备好的受植床上。为了将组织瓣牢固地固定在受植区，缝合线必须固定在骨膜或相邻的附着龈上。需要一定数量的缝合线以确保游离龈瓣紧密贴合下方的结缔组织和根面（图46-42c）。在放置牙周塞治剂前，对组织瓣加压几分钟以挤净组织瓣和受植床之间的血液。出血控制后，在腭部供区的伤口放置牙周塞治剂。可以使用丙烯酸腭板保持愈合阶段的塞治剂的位置。

5. 缝合线和牙周塞治剂通常需维持2周。3个月后愈合，图46-42d可见组织瓣移植区域愈合3个月后的外观。通过牙龈塑形术后，组织瓣移植区取得了满意的美学效果（图46-42e，f）。

结缔组织瓣移植术

上皮下结缔组织瓣移植，包括将结缔组织瓣直接置于暴露根面，再将黏膜瓣冠向（图46-43）或侧向（图46-44）复位覆盖移植的结缔组织瓣（Langer & Langer 1985; Nelson 1987; Harris 1992; Bruno 1994; Zucchelli et al. 2003）。另一种替代技术是将游离结缔组织瓣移植入一个从软组织边缘进行半厚瓣切口制备后所形成的"盲袋"内，部分游离组织瓣将覆盖在之前暴露于软组织边缘冠方的根面上（图46-45）（Raetzke 1985; Allen 1994）。对多个相邻牙龈退缩的治疗，可以制备多个盲袋并相连组成（"隧道"）受植床（Zabalegui et al. 1999）。可以从上腭或磨牙后垫通过"暗门"技术（图46-46）获取上皮下结缔组织瓣。对比角化上皮瓣移植，结缔组织瓣移植的腭部创伤更小，且移植后的美学效果更佳。可以使用异种胶原基质（如Mucograft®）作为自体结缔组织瓣的替代品（McGuire & Scheyer 2010; Jepsen et al. 2013）。

结缔组织移植结合冠向推进瓣的术式如下（图46-43）：

1. 之前已经介绍过冠向推进瓣的手术术式，

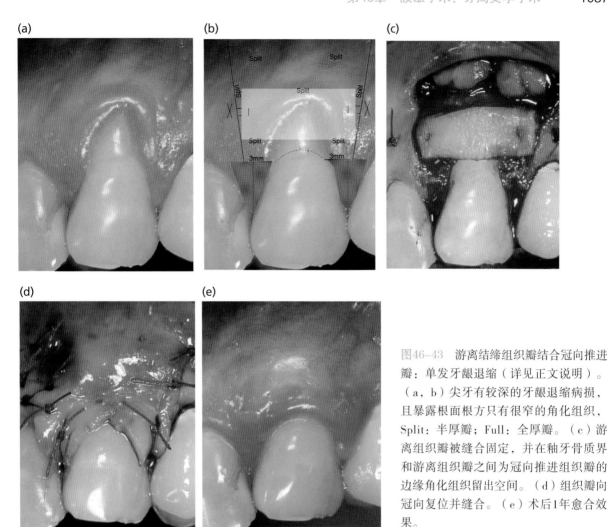

图46-43 游离结缔组织瓣结合冠向推进瓣：单发牙龈退缩（详见正文说明）。（a，b）尖牙有较深的牙龈退缩病损，且暴露根面根方只有很窄的角化组织，Split：半厚瓣；Full：全厚瓣。（c）游离组织瓣被缝合固定，并在釉牙骨质界和游离组织瓣之间为冠向推进组织瓣的边缘角化组织留出空间。（d）组织瓣向冠向复位并缝合。（e）术后1年愈合效果。

与其不同的是，本术式翻瓣全部为半厚瓣。龈乳头处进行去上皮化以利于冠向复位缝合时最大限度地覆盖暴露的根面（图46-43b）。

2. 咀嚼黏膜的上皮下结缔组织瓣是在上颌前磨牙/第一磨牙的腭侧（或磨牙后垫）使用"暗门"技术获取的（图46-46）。切口之前，可使用注射器针刺以估计可用黏膜的厚度。做距龈缘约3mm垂直于骨面的水平切口（图46-46a）。切口在近远中延伸的程度取决于所需的结缔组织瓣的大小，一般比在CEJ的水平测量的龈开裂的宽度长6mm。为了便于组织瓣的切取，可能会在水平切口的近端终点处做垂直松弛切口。然后将腭侧黏膜从两切口的线角处向根方行半厚瓣分离（图46-46b~f）。最后用小头骨膜分离器或手术刀从骨面将结缔组织瓣剥离下来。

3. 组织瓣切取后立即转移至受植位点，使之与CEJ的距离等于牙龈退缩病损根方角化龈的原始高度。使用两个水平双褥式缝合（原文为垂直双褥式缝合，根据图片，修订为水平双褥式，译者注）将组织瓣固定到龈开裂侧方邻近软组织（图46-43c）。在龈乳头区域使用悬吊缝合，将黏膜瓣冠向复位并覆盖CEJ冠方约1mm。使用间断缝合关闭垂直切口（图46-43d）。

图46-47显示多发牙龈退缩病例的治疗术式。

"隧道"技术的术式（图46-48）如下：

1. 使用"隧道"技术时，首先通过内斜切口去除受植区的龈沟上皮（图46-48a）。随后，沿牙龈退缩病损的根方和侧方进行半厚瓣锐性分离形成"隧道"（图46-

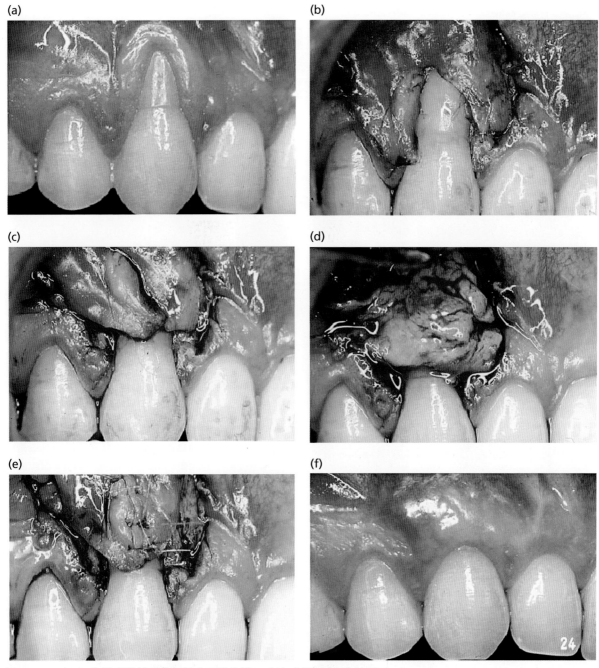

图46-44 （a～e）游离结缔组织瓣结合双乳头瓣。（f）术后1年愈合效果。

48b）。锐分离制备的深度应为3～5mm。根方位点的制备应超出膜龈联合，以便结缔组织瓣的放置并利于缝合时黏膜瓣的冠向复位。

2. 可以通过锡箔模板取得合适大小的结缔组织瓣。将通过上述"暗门"技术（图46-46）所取得的结缔组织瓣，塞入准备好的"隧道"并调整好位置以覆盖暴露的根面（图46-48c,d）。

3. 以缝合线固定移植组织瓣的位置（图46-

48d）。可用交叉悬吊缝合将黏膜瓣进行冠向推进。轻压5分钟，使游离组织瓣和根面及覆盖在外侧的软组织瓣密切贴合。

图46-45显示应用"隧道"技术治疗牙龈退缩病损。

"隧道"技术的术式（图46-49）如下：

1. 如果要治疗多个相邻的牙龈退缩，可以先使用"隧道"技术处理单个牙齿，如上所述。然后再将每个"隧道"的侧方半厚瓣切口延长，并将多个"隧道"的近远中连

(a)

(b)

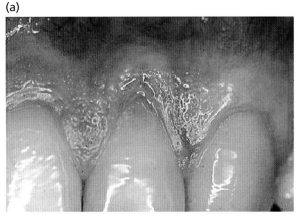
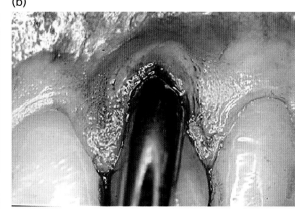

(c)

(d)

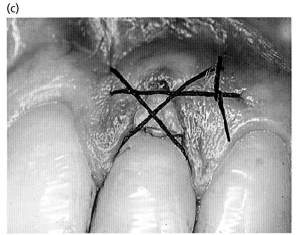
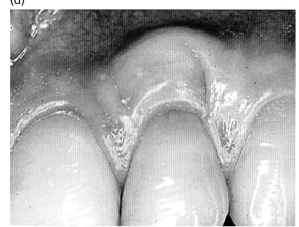

图46-45 （a～c）游离结缔组织瓣移植："隧道"技术（详见正文说明）。（d）术后1年愈合效果（照片由Cortellini友情提供）。

接在一起形成黏膜隧道。应注意避免撕裂龈乳头。

2. 将游离结缔组织瓣轻轻地放入隧道，组织瓣的近远两端用两针间断缝合固定。悬吊缝合可以帮助黏膜瓣向冠方复位覆盖移植的组织瓣暴露的部分。轻压5分钟，使游离组织瓣和根面及覆盖在外侧的软组织瓣密切贴合。

根面覆盖的手术方法选择

对于每个不同的病例，为了获得根面覆盖在选择手术术式时需要考虑几个因素，例如，颌骨、牙齿的位置、牙龈退缩深度和宽度、牙龈退缩根方和侧方组织的厚度和质量、美学需求及患者的依从性。从美学的角度来看，术后覆盖暴露根面的软组织应与邻近组织相协调，因此，更倾向于使用带蒂的组织瓣。

在上颌牙齿，冠向推进瓣可以考虑作为治疗

单发或多发牙龈退缩的基本术式。但如果牙龈退缩根方的黏膜质量不足以进行根面覆盖，则该术式需结合结缔组织瓣移植。

下颌的牙齿由于牙龈退缩根方的黏膜很薄且往往存在多条系带，这种情况不适合采用冠向推进瓣，而游离结缔组织瓣移植结合"盲袋"或"隧道"技术为该情况的首选术式。对于局部单发中等深度的牙龈退缩，如果退缩侧方角化黏膜的维度足够，可以采用旋转瓣术式。

种植体周围的软组织退缩通常与薄龈相关（图46-50），因此种植体周软组织覆盖手术通常会涉及结缔组织瓣移植；或为结缔组织瓣结合冠向推进瓣手术一次完成，或将手术分两个阶段：一期行"隧道"技术结合结缔组织瓣移植，二期行冠向推进瓣。

根面覆盖技术的临床疗效

不同的术式均可获得软组织根面覆盖、浅

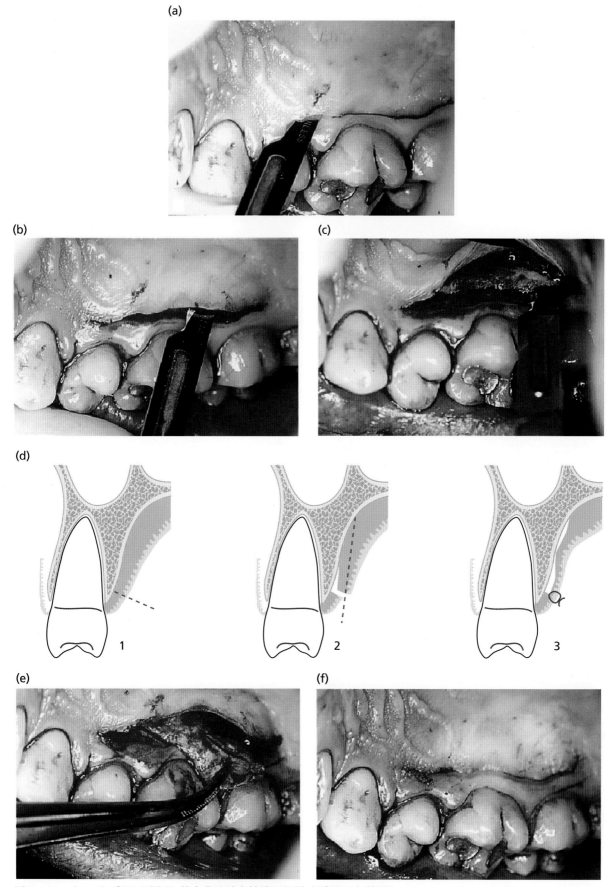

图46-46　（a~f）采用"暗门"技术获取游离结缔组织瓣（详见正文说明）。

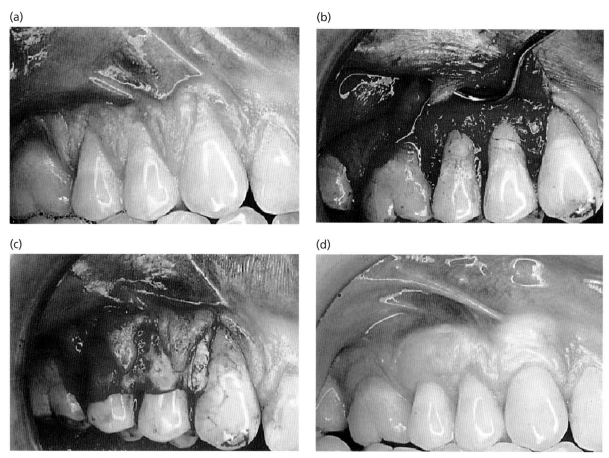

图46-47 （a～c）游离结缔组织瓣结合冠向推进瓣：多发牙龈退缩（详见正文说明）。（d）术后1年愈合效果。

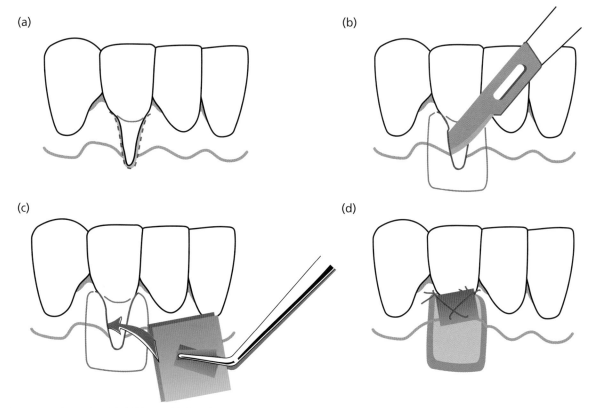

图46-48 （a～d）游离结缔组织瓣移植术："隧道"技术。示意图显示手术术式（详见正文说明）。

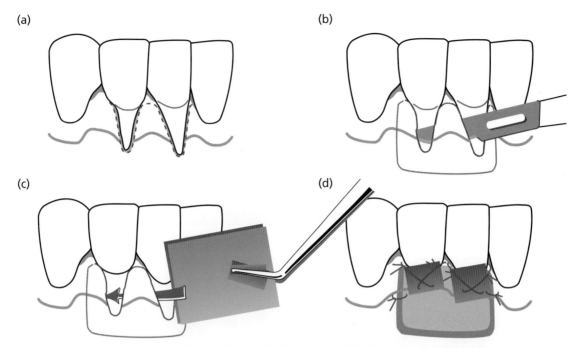

图46-49　（a~d）游离结缔组织瓣移植术："隧道"技术。示意图显示手术术式（详见正文说明）。

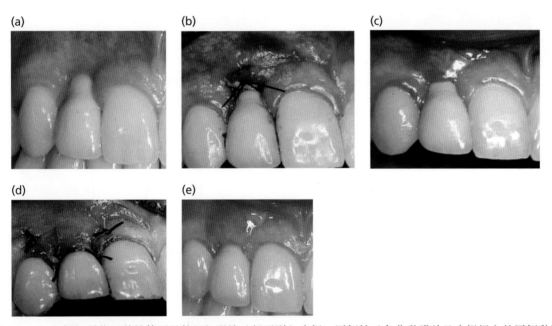

图46-50　（a）侧切牙位置种植体可见软组织退缩（龈开裂）病损。唇侧缺乏角化黏膜并且病损根方的唇侧黏膜菲薄。（b）隧道内植入结缔组织瓣以增加软组织开裂根方的软组织厚度。（c）术后愈合4周后（d）将唇侧软组织进行冠向复位。（e）术后1年复诊。可见唇侧软组织量增加，并且软组织边缘与邻牙协调一致。

的残留探诊深度、临床附着获得以及牙龈高度的增加等治疗效果。根面覆盖的主要适应证是美观的需要及根面敏感，但很少有研究将解决美观及根面敏感问题作为评估治疗是否成功的标准。相反，常规的结果变量为获得的根面覆盖量，表示为覆盖牙龈退缩病损初始深度的百分比和经治位点实现完全根面覆盖的比率。完全根面覆盖可以成功地解决根面敏感，但对于美观需要的角度来

说，完全根面覆盖并不等于治疗成功，因为除了根面覆盖后牙龈外形与邻牙的协调一致，其组织厚度、颜色和质地等因素也会影响美学效果。

根面覆盖

在整体比较了各种根面覆盖术式的治疗结果后发现研究之间的异质性很大（Cairo et al. 2008; Chambrone et al. 2009）。同一研究本身及

不同研究之间，可以观察到不同术式在治疗效果上的差异非常大，这表明这些术式具有很高的术者技术敏感性，而且这些研究并没有充分考虑其他各种影响治疗效果的因素。基于最近纳入系统性回顾的随机对照研究数据（Cairo et al. 2008; Chambrone et al. 2009），对于术前为Miller I ~ II类的牙龈退缩病损，可以采用冠向推进瓣成功治疗，术后平均根面覆盖率约为70%（范围34% ~ 87%），约35%（范围15% ~ 60%）的经治病例可能会达到完全覆盖牙龈退缩病损的终极治疗目标。

有证据表明，辅助使用结缔组织瓣移植或釉基质蛋白可以改善治疗效果。对于完全根面覆盖及牙龈退缩深度减轻的预计平均绝对辅助效应分别为15% ~ 25%及13% ~ 17%（Cairo et al. 2008; Chambrone et al. 2009; Buti et al. 2013）。而使用屏障膜可能并不会改善治疗效果。事实上，基于系统性回顾的数据，采用屏障膜对比单纯采用冠向推进瓣，其完全根面覆盖的预计平均绝对效应为-17%。GTR术式实现完全根面覆盖的可预期性较低与愈合期间屏障膜暴露相关（Trombelli et al. 1995），但无论使用可吸收还是不可吸收屏障膜似乎并不影响治疗效果（Roccuzzo et al. 1996）。

关于采用软组织覆盖术治疗种植体周软组织退缩及开裂等问题，报道治疗效果的文献资料非常有限。Burkhardt等学者（2008）对患者数量有限的病例系列报告显示，尽管采用了结缔组织瓣移植结合冠向推进瓣的联合术式，对于2 ~ 5mm深的种植体周的软组织退缩病损，没有任何病例获得完全覆盖。术后6个月的随访发现，软组织覆盖的平均获得量达到66%。

影响根面覆盖程度的因素

患者相关因素。与其他牙周手术治疗一样，口腔卫生差会影响根面覆盖手术的成功（Caffesse et al. 1987）。此外，刷牙创伤是牙龈退缩加剧的一个主要致病因素，因此为了确保理想的根面覆盖效果，必须予以纠正。以根面覆盖为治疗效果指标的话，通常吸烟者比非吸烟者的效果差（Trombelli & Scabbia 1997; Zucchelli et al. 1998; Martins et al. 2004; Erley et al. 2006; Silva et al. 2006），但也有一些研究表明两者之间没有差异（Tolmie et al. 1991; Harris 1994）。

位点相关因素。在位点相关因素中，牙间牙周支持组织的水平可能对根面覆盖的效果影响最大。从生物学角度看，在Miller I ~ II类牙龈退缩病损可以实现完全根面覆盖（图46-51），而当邻面位点发生结缔组织附着及软组织高度的损失时（III ~ IV类牙龈退缩病损），则只能获得部分唇面的根面覆盖（Miller 1985b）（图46-52）。

影响根面覆盖程度的另一个因素是牙龈

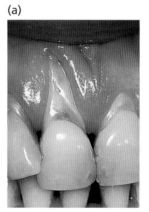
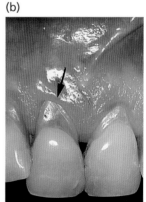

图46-52 （a）11可见颊侧深牙龈退缩病损。邻面位点也可见支持组织的丧失（Miller III类），所以不可能实现完全根面覆盖。邻牙也可见所有牙面都有牙龈退缩。（b）11进行尝试性根面覆盖术后2年的唇侧愈合效果（箭头处）。邻面牙周支持组织的丧失程度决定了术后唇侧软组织边缘的冠向移位程度。

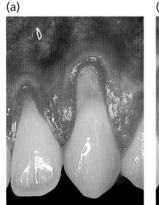
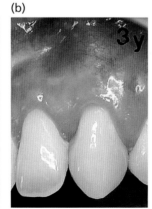

图46-51 （a）颊侧牙龈退缩病损但无邻面牙周支持组织的丧失。可以获得完全根面覆盖。（b）术后3年复诊。

退缩病损的大小。对于比较宽（＞3mm）和深（≥5mm）的牙龈退缩病损，其治疗效果也较差（Holbrook & Ochsenbein 1983; Pini Prato et al. 1992; Trombelli et al. 1995）。在一个比较冠向推进瓣和游离结缔组织瓣移植治疗效果的研究中，Wennström和Zucchelli（1996）报道了：在初始深度≥5mm的病损中有50%获得了完全根面覆盖，而对于较浅的病损完全根面覆盖率为96%。Pini Prato等学者（1992）基于对照临床实验的临床观察结果建议：对比单独应用冠向推进瓣术式，较深的牙龈退缩病损（≥5mm）采用GTR技术获得了更好的根面覆盖效果。在18个月复诊检查时，有/无使用屏障膜的平均根面覆盖率分别为77%和66%。然而，最新的系统评价和Meta分析（Roccuzzo et al. 2002; Oates et al. 2003）显示：屏障膜的使用会明显降低根面覆盖的预期效果，这限制了GTR术式在牙龈退缩病损治疗中的应用。治疗前牙龈退缩病损根方的牙龈高度与获得的根面覆盖量无关（Romanos et al. 1993; Harris 1994）。

技术相关因素。以下几个技术相关因素可能会影响带蒂组织瓣移植的治疗效果。包括了15篇研究文献的系统评价（Hwang & Wang 2006）发现组织瓣厚度与牙龈退缩的减少呈正相关。想获得完全根面覆盖，其组织瓣的厚度至少应有约1mm。而采用全厚或半厚的带蒂组织瓣并不影响根面覆盖的治疗效果（Espinel & Caffesse 1981）。

能否消除组织瓣张力被认为是影响冠向推进瓣手术疗效的重要因素。Pini Prato等学者（2000a）测量了冠向推进瓣的张力，并比较了有/无余留张力的组织瓣愈合后产生根面覆盖的量。在有余留张力（平均6.5g）的位点，术后3个月根面覆盖率为78%，并有18%的治疗位点为完全根面覆盖。而无张力的位点，术后3个月的平均根面覆盖率为87%，并有45%的位点为完全根面覆盖。此外，组织瓣余留张力的大小与术后牙龈退缩减少的量在统计学上也表现为明显的负相关。

虽然牙龈退缩病损两侧的结缔组织对组织瓣冠向复位并覆盖根面时的固定作用很大，但是牙间龈乳头的大小并不影响根面覆盖术的临床预后效果（Saletta et al. 2001）。可以预期的是，缝合后龈缘相对CEJ的位置会影响愈合后出现完全根面覆盖的概率。Pini Prato等学者（2005）表明：Miller I类牙龈退缩采用冠向推进瓣治疗，如果想获得100%的完全根面覆盖可预期性，冠向复位的组织瓣边缘必须至少置于釉牙骨质界冠方2mm处。

对于游离组织瓣移植术式，移植组织瓣的厚度影响成功概率（Borghetti & Gardella 1990）。建议游离组织瓣厚度约为2mm。

牙龈高度的增加

在所有的术式中，无论是病损附近牙龈的带蒂组织瓣还是腭侧的游离组织瓣，置于牙龈退缩病损处后都会有牙龈冠根向高度的增加。但是，冠向推进瓣之后也经常观察到这种高度的增加，而该术式只涉及退缩根方现有的牙龈（图46-53）。这一发现可能是创缘组织愈合和成熟时的几方面原因造成的。源于牙周膜组织的肉芽组织形成的结缔组织类似牙龈结缔组织，具有形成角化覆盖上皮的潜质（Karring et al. 1971）。另外一个可能的因素是：膜龈联合在通过冠向"错位"覆盖暴露的根面后有恢复其"原位"的倾向。Ainamo等学者的研究认为膜龈联合随着时间的推移终将恢复其原来的位置，该研究支持了这一理论。学者们在下前牙区进行了根向复位瓣，这使膜龈联合位置向根方移位了3mm。18年后再

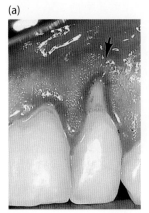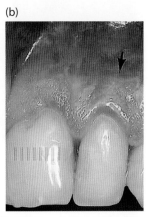

图46-53 冠向推进瓣进行根面覆盖，术后1年可见角化组织量增多。（a）术前及（b）术后1年。箭头指示膜龈联合的位置。

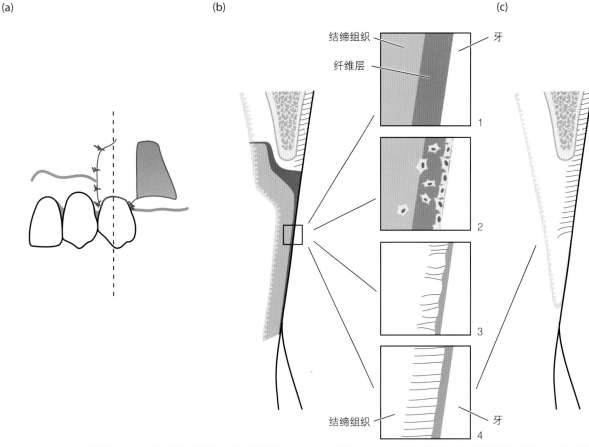

图46-54　（a）采用带蒂组织瓣治疗局部软组织退缩的术后愈合过程。（b）手术区域的术后即刻截面图。方框区域（1~4）显示愈合过程可以分为4个阶段。（c）手术区域愈合后。成功实现根面覆盖的病损处，约50%的区域可能为新结缔组织附着。

检查时发现：根向复位瓣位点与对侧手术未涉及膜龈联合的对照位点相比，其膜龈联合的位置无差异。这表明膜龈联合又恢复了原来的位置。

根面覆盖术后的软组织愈合

应用带蒂组织瓣或游离组织瓣治疗牙龈退缩可能会在临床上成功地覆盖了根面，但软组织愈合究竟是形成结缔组织附着还是上皮附着呢？无论哪种附着方式，根面覆盖术式显然很少导致深牙周袋的形成。

带蒂软组织瓣的愈合

在牙龈退缩病损周围区域中受植床骨组织被结缔组织覆盖的部分，愈合方式与传统的组织瓣手术后相似。受植床以及移植组织瓣的细胞和血管侵入纤维蛋白层，之后该层逐渐被结缔组织取代。1周后，移植组织瓣和下方组织之间已经建立了纤维结合。

Wilderman和Wentz（1965）通过对犬类的动物实验，研究了带蒂组织瓣与裸露根面的接触区域的愈合。愈合过程分为4个不同的阶段（图46-54）：

1. 贴合阶段（第0~4天）。侧向复位瓣与暴露根面间有一层薄纤维层。移植组织瓣的上皮细胞开始增殖，并于几天后在组织瓣冠缘处到达牙齿表面。

2. 增殖阶段（第4~21天）。在这一阶段的早期，组织瓣内面的结缔组织增生侵入根面与组织瓣之间的纤维层。不同于两个结缔组织表面之间的愈合，该阶段只有一侧结缔组织长入纤维蛋白层。6~10天后，可见一层成纤维细胞沉积在根面。这些细胞在愈合后期分化为成牙骨质细胞。在增殖阶段结束时，根面附近形成薄胶原

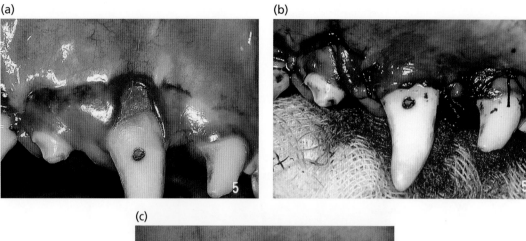

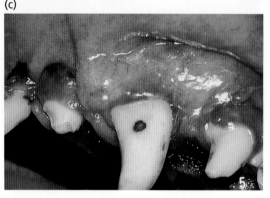

图46-55　临床照片显示采用冠向推进瓣治疗犬类实验性局部牙龈退缩病损。（a）术前可见局部牙龈退缩病损。（b）组织瓣覆盖病损位点。（c）术后愈合3个月。

纤维，但仍没有观察到结缔组织和根面之间的纤维结合。上皮从创口的冠缘沿根面向根方增殖。根据Wilderman和Wentz（1965）的观察，上皮细胞向根方的增殖通常会止于病损冠方1/2以内，但也经常可以观察到上皮进一步地向根方增殖。

3. 附着阶段（第27～28天）。在愈合过程的这一阶段中，薄胶原纤维插入在病损根方部分根面形成的新生牙骨质内。

4. 成熟阶段。这是愈合的最后一个阶段，其特征为持续形成胶原纤维。2～3个月后，胶原纤维束插入牙龈退缩病损根方部分被刮治后的根面牙骨质层。

通过对猴子和犬的动物实验研究了牙周创口的愈合特征，其结果表明：牙龈结缔组织缺乏与根面形成新的结缔组织附着的能力，但可能会引起牙根吸收（见第28章）。当考虑应用游离或带蒂组织瓣治疗牙龈退缩病损的基本原理时，这一发现显得尤为有趣。因为在这些手术中，牙龈结缔组织直接与裸露的根面接触，这时应该预期会发生牙根吸收。而为什么此类治疗后这种并发症又不常见呢？原因可能有两个：要么牙周膜细胞与根面形成了纤维附着；要么上皮细胞向根方增殖形成牙根保护屏障（长结合上皮），将牙龈结缔组织与根面分开。

组织学研究确定了采用带蒂组织瓣治疗牙龈退缩后所形成的附着类型，结果表明部分病损区域形成了新的结缔组织附着。Wilderman和Wentz的研究（1965）发现在病损被软组织覆盖的部分，分别各有2mm的结缔组织附着和上皮附着；而成功产生软组织覆盖的病损中约50%显示有新的结缔组织附着形成。Gottlow等学者（1986）观测了采用冠向推进瓣治疗犬类实验性牙龈退缩病损的治疗结果（图46-55）。愈合3个月后的组织学分析发现：由于愈合过程中的牙龈退缩，平均病损原有冠根高度的20%已经重新暴露（实现约80%的根面覆盖），40%是由上皮覆盖，另外的40%为结缔组织与新生牙骨质形成的附着（图

46-56）。愈合的类型由病损大小和形状决定。病损根方部分获得新结缔组织附着的可能性更高，狭窄的牙龈退缩病损比较宽的病损好；这很有可能是因为病损侧方的牙周膜将作为肉芽组织的细胞来源，这样就形成了新结缔组织附着。

带蒂组织瓣移植的组织学研究使用了猴子作为动物模型（Caffesse et al. 1984; Gottlow et al. 1990），在这些研究中发现：成功的牙龈退缩病损覆盖中有38%~44%的表现为新结缔组织附着的形成。Gottlow等学者的研究（1990）也表明：在根面和带蒂组织瓣之间应用GTR膜可以明显产生更多的新结缔组织附着（牙龈退缩病损被覆盖部分的79%）。而在犬类的实验性牙龈退缩病损应用釉基质蛋白结合冠向推进瓣治疗后，也发现牙骨质形成量明显增加并伴有胶原纤维插入（Sallum et al. 2004）。

一些有人体块状组织切片的病例报告提供了进一步的证据表明：在带蒂组织瓣移植后可能形成新结缔组织附着。两颗牙齿采用侧向复位瓣治疗后的组织学评价显示：在病损被覆盖部分的根方1/4的根面重新建立了结缔组织附着（Sugarman 1969）。Cortellini等学者（1993）对经过GTR治疗的牙齿进行了组织学检查，结果表明：在牙龈退缩病损的74%的高度可见结缔组织附着。伴有胶原纤维插入的新生牙骨质形成了新结缔组织附着，其覆盖了48%的经过刮治的根面。此外，釉基质蛋白治疗后的牙齿组织形态学评估表明，新生牙骨质覆盖了原来病损的73%（Heijl 1997）。

游离软组织瓣移植的愈合

置于裸露根面的游离移植软组织瓣的存活取决于：与龈开裂周围结缔组织床相接触的移植组织瓣的血浆融合以及随后的重新血管化。邻近受植床创缘的血管逐渐建立侧支循环，以形成"桥接"愈合现象（Sullivan & Atkins 1968a）。因此，在根面上可以保存组织的多少受无血运区大小的制约（Oliver et al. 1968; Sullivan & Atkins 1968）。其他影响覆盖移植组织瓣成活的关键因素还有：龈开裂区域血管床的充分制备以及采用

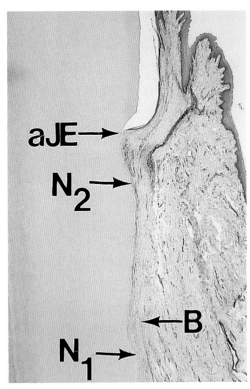

图46-56　图46-55（原书为44-54，根据上下文，译者修订为46-55）中的同一只犬在冠向推进瓣术后愈合的显微照片。新形成的结缔组织附着，从骨开裂（N_1）底部预备的凹槽的根方边缘向冠方延伸至用于指示术前软组织边缘水平（N_2）的凹槽内（B：牙槽嵴顶）。

较厚的移植组织瓣（Miller 1985b）。

游离组织瓣移植术后，经常可以观察到的另一个愈合现象是"附着爬行"，即软组织边缘的冠向迁移。这是治疗1年后组织成熟所导致的。

有几篇组织学评价，讨论了对采用游离组织瓣移植进行根面覆盖的附着建立。Sugarman（1969）报道了一例采用游离组织瓣治疗牙龈退缩病损的组织学评价，在被覆盖病损的根方1/4区域发现了新结缔组织附着。Harris（1999）和Majzoub等学者（2001）报告了两例游离结缔组织瓣移植，组织学结果发现只有少量新牙骨质在牙龈退缩病损最根方形成，而覆盖的软组织和根面间大部分愈合为长结合上皮。Carnio等学者（2002）进行了4例采用釉基质蛋白（Emdogain®）联合结缔组织瓣移植进行根面覆盖的组织学评价。他们发现：仅在移植组织瓣最根方的区域，才能观察到与根面发生了结缔组织愈合并有新的牙骨质形成。

因此，从有限的关于游离软组织瓣移植愈合

的人类组织学研究中，我们发现其愈合模式与之前提到过的带蒂组织瓣很相似，即在牙龈退缩病损的最根方和侧方可能形成结缔组织附着，而在根面的大部分区域形成上皮附着。此外，应用釉基质蛋白虽然可能会防止上皮细胞向根方迁移，但可能不利于游离组织瓣和根面之间形成真正的结缔组织附着。

龈乳头重建

某些原因造成龈乳头高度的丧失，从而形成了牙齿之间的"黑三角"。其在成年个体最常见的原因是由菌斑引起的牙周支持组织的丧失。然而牙齿形状的异常、修复体的不良外形和创伤性口腔卫生习惯也可能对牙间软组织的形态产生负面的影响。

Norland和Tarnow（1998）依照天然牙龈乳头高度提出了一个分类系统，分类基于3个解剖标志：牙间接触点、唇侧釉牙骨质界的根向位置及邻面釉牙骨质界的冠向位置（图46-57）：

- 正常：牙间龈乳头占据整个接触点/面根方的邻间隙。
- Ⅰ类：牙间龈乳头尖端位于邻面的接触点和釉牙骨质界水平之间。
- Ⅱ类：牙间龈乳头尖端位于邻面釉牙骨质界水平或其根方，但位于颊面中间处釉牙骨质界的冠方。
- Ⅲ类：牙间龈乳头尖端位于颊面中间处的釉牙骨质界水平或其根方。

Tarnow等学者（1992）通过对人类的观察研究，分析了龈乳头的形态与接触点距邻面牙槽嵴顶的垂直距离之间的关系。当接触点至嵴顶的垂直距离≤5mm时，龈乳头几乎100%占据邻间隙；而如果该距离≥6mm则只有部分龈乳头占据邻间隙，而这种情况最为常见。考虑到嵴顶上结缔组织附着区通常约为1mm（Gargiulo 1961），通过观察发现牙间龈乳头的生物学高度可能限于4mm左右。根向复位瓣造成邻间组织裸露后，软组织的纵向生长在术后3年约4mm（Van der

Velden 1982），这一观察结果支持了以上的观点。因此，在尝试进行手术重建龈乳头之前需仔细评估牙间骨间隔嵴顶和接触点最根方之间的垂直距离及牙间区域的软组织高度。如果骨嵴顶到接触点的距离≤5mm并且龈乳头的高度<4mm，那么可以考虑通过手术增加龈乳头体积以解决"黑三角"问题。然而，如果骨嵴顶到接触点的距离>5mm，这可能因为牙周支持组织的丧失和/或牙齿间不正确的接触关系，这时应该向根方延长两牙的接触面而不是采用手术的方法改善龈乳头的外形。

如果龈乳头的高度损失只是因为日常牙齿清洁时对软组织造成的损伤所致，则需先中断邻面清洁让软组织得以恢复，然后再改善清洁方法以消除/减少对龈乳头的创伤。

手术技术

目前已经发表了一些关于龈乳头重建外科技术的病例报告（例如：Beagle 1992; Han & Takei 1996; Azzi et al. 1999）。然而，并没有这些术式预后的记录，同时文献中也没有关于手术重新获得的龈乳头的长期稳定性的数据。

Beagle（1992）描述了利用牙间区域腭侧的带蒂软组织瓣的术式（图46-58）。在牙间区域的腭侧行半厚瓣切口。将该组织瓣翻向唇侧、进行折叠并缝合在牙间区域的唇侧部分以形成新的龈乳头。为了支持龈乳头，牙周塞治剂只应用于腭侧。

Han和Takei（1996）基于游离结缔组织瓣移植技术提出了一种龈乳头重建方法（"半月瓣冠向复位龈乳头"）（图46-59）。于牙间区域颊侧的牙槽黏膜行半月形切口并通过隧道瓣在牙间区域制备受植床。在邻牙的近远中行沟内切口并延展到颊侧中点以便于将结缔组织与根面剥离而使龈乳头能够冠向复位。将从腭侧取得的结缔组织瓣，放入预备好的隧道内受植床以支撑冠向复位的牙间组织。

Azzi等学者（1999）描述的术式为隧道型的组织瓣，其可以覆盖移植的游离结缔组织瓣（图

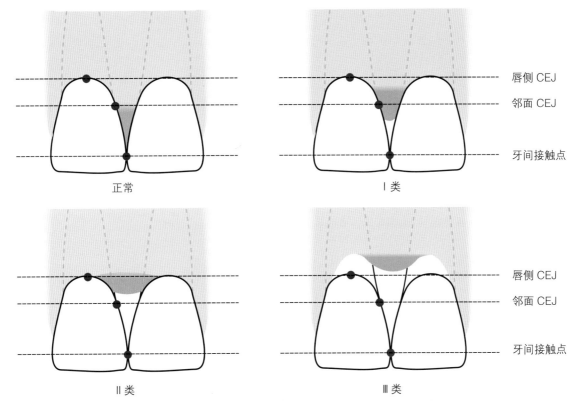

图46-57　牙龈乳头高度的分类（CEJ：釉牙骨质界）（来源：Nordland & Tarnow 1998）。

46-60）。在需重建牙间区域行沟内切口。随后，在牙间区域的唇侧做横行切口，制备隧道型半厚瓣，一端进入邻间隙另一端向根方超过膜龈联合。从上颌结节区域切取结缔组织瓣，修剪到适当的大小和形状后置于牙间区域的组织瓣下方。将组织瓣与其下方的游离结缔组织瓣缝合在一起。

牙冠延长术

牙龈的过度暴露

大多数人微笑时，上唇的下缘呈"翼状"的形态限制了牙龈的暴露。具有高位唇线的患者在微笑时会露出很多牙龈组织，因而他们可能经常会表现出对"露龈笑"的担心（图46-61）。嘴唇的形态、说话和微笑时嘴唇的位置是很难改变的，但牙科医生可能会在必要时修改/控制牙齿和牙间龈乳头的形状以及牙龈边缘和牙齿切缘的位置来进行改善。通过牙周和修复治疗的结合，改善这类患者的牙颌面美学是可行的。

作为治疗决策的基础，应该认真地分析牙颌面结构以及它是如何影响美学的。它应包括以下特点：

- 面部对称性。
- 瞳孔连线，一致或不一致。
- 笑线：低位、中位或高位。
- 牙齿中线与面中线的关系。
- 在讲话、大笑及微笑时牙龈显露的情况。
- 牙龈边缘的和谐对称。
- 龈缘相对于CEJ的位置。
- 牙周生物型。
- 牙齿的大小和比例是否和谐。
- 切平面/𬌗平面。

如果牙龈过度暴露的原因是临床牙冠长度不足，可以采用牙冠延长术减少牙龈暴露量，这会使前牙的形貌变得更加好看。为了选择正确的牙冠延长方法，对每个病例要分析冠-根-牙槽骨的关系。

对于拥有健康牙周组织的年轻成年人，其牙龈边缘通常位于CEJ冠方约1mm处。然而，一些患者游离龈高度可能大于1mm，从而造成临床牙冠的外观不成比例。如果这样的患者其"门牙

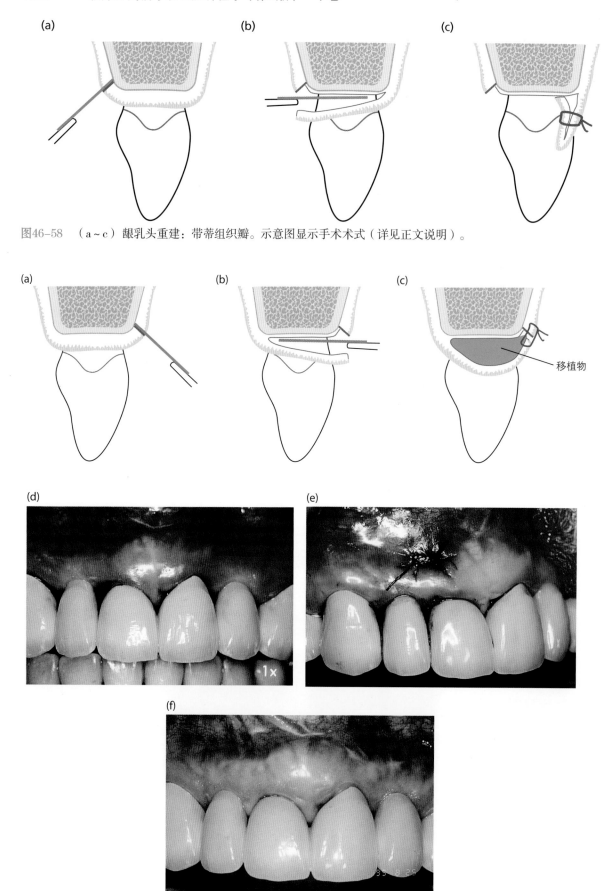

图46-58　（a~c）龈乳头重建：带蒂组织瓣。示意图显示手术术式（详见正文说明）。

移植物

图46-59　龈乳头重建："半月瓣冠向复位龈乳头"术式。（a~c）示意图显示手术术式（详见正文说明）。
（d~f）对佩戴固定桥修复体的患者使用"半月瓣冠向复位龈乳头"术式重建中切牙远中龈乳头。

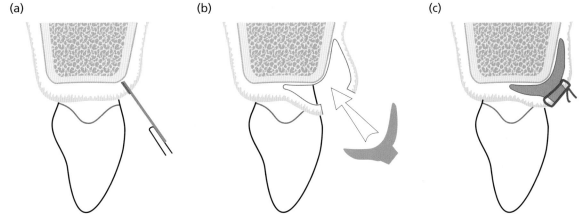

图46-60　龈乳头重建："隧道"技术。（a～c）示意图显示手术术式（详见正文说明）。

短小"，并且牙周组织为薄龈生物型，可以通过牙龈切除术及塑形术暴露全部解剖冠（图46-61）。

对于牙龈组织中存在的色素沉着的量和图案也应做出相应的评估，还要了解患者维持或去除组织内色素沉着的意愿。通常在牙龈切除术时采用外斜切口将色素沉着去除，之后在初期愈合时会产生粉红色的牙龈组织（图46-62）。手术引起的牙龈组织颜色变化十分迅速并显著影响了美学。正因为如此，对于牙龈组织有色素的患者，进行外斜切口的牙龈切除术时切口不应该止于中线，而是应该跨越中线到达前磨牙区，以避免前牙美学区牙龈颜色的不对称。颜色的改善可能是永久的，但也可能色素沉着会在一年或更久些慢慢再出现。应该告知患者牙龈组织的颜色可能会变化，从而让患者自己选择术后组织的颜色。如果患者希望保留色素沉着，在切口时应采用内斜切口（内斜切口的牙龈切除术）（图46-63）。

如果牙周组织是厚龈型而牙槽嵴顶又有骨性膨隆时，应采用根向复位瓣（参见第39章）。同时需进行骨轮廓修整（图46-64）。

如果患者前牙区具有较短的解剖牙冠时，则需要采用更广泛的骨轮廓修整来解决美观问题。在这类患者中，在采用切除性牙周治疗增加了牙冠的冠根高度后必须再进行修复治疗（图46-65）。这种准备进行牙周切除性治疗的患者可以分为两类：

1. 具有正常的咬合关系和切导的患者。这类患者的前牙切线必须保持不变，但临床牙冠可以通过外科手术暴露牙根结构以及将修复体颈缘定位于釉牙骨质界根方的方式进行延长（图46-65）。

2. 后牙区咬合关系异常并且在切对切接触时后牙咬合间隙过大的患者。这类患者可以减少上颌前牙长度，同时不会引起后牙的咬合干扰。此外，在进行冠修复前可进行龈切或牙龈边缘的根向复位。

有些患者的牙龈过度显露，而牙齿大小和形状以及龈缘的位置完全正常。这类牙龈过度显露通常是由上颌骨垂直向过长以及面中部过长造成的（图46-66）。而牙冠延长术也不足以解决他们的问题，上颌必须进行颌面外科手术。在向患者推荐此类手术治疗解决美观问题时，必须先彻底评估风险获益比及性价比。

暴露健康的牙体结构

牙冠延长术可用于解决以下问题：（1）修复治疗时牙体组织量不足；（2）冠折线位于龈下；（3）龋坏位于龈下。能实现牙冠延长的技术包括：根向复位瓣结合骨切除；伴/不伴牙周膜环切术的牵引萌出。

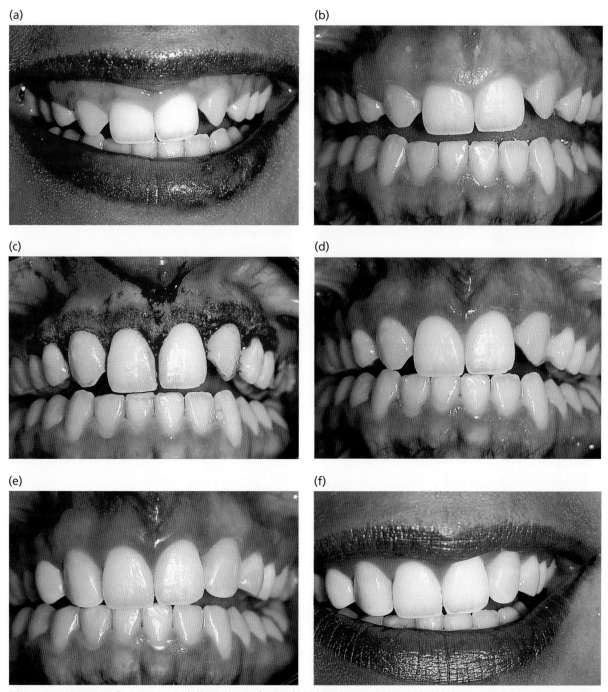

图46-61 牙冠延长术。（a，b）术前照片。临床牙冠较解剖牙冠短。侧切牙先天缺失，正畸治疗已将后牙向前移动。尖牙在侧切牙的位置显得更加不美观。（c）通过牙龈切除术暴露牙齿的解剖牙冠。（d）术后1个月。这次复查对尖牙和第一前磨牙进行了改形和树脂粘接。（e）通过树脂粘接改善了牙齿的形状和比例，使之更加协调。（f）治疗后3年，牙龈组织没有表现出反弹，保持了手术时切削成的形态。

根向复位瓣结合骨轮廓修整

　　根向复位瓣结合骨轮廓修整（骨切除）可以用于暴露健康的牙齿结构。作为一般性原则，手术时至少暴露4mm的健康牙齿结构。在愈合过程中，牙槽嵴顶上方的软组织将会向冠方增生而覆盖2～3mm的根面（Herrero et al. 1995; Pontoriero & Carnevale 2001; Lanning et al. 2003），从而只留下1～2mm位于龈上的健康牙体结构。当采用这种术式进行冠延长时，必须意识到牙龈组织有一

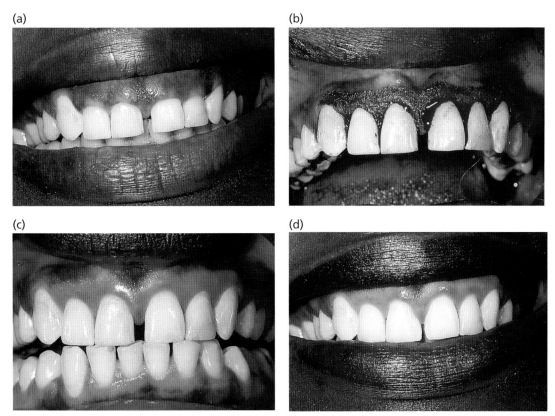

图46-62 （a）术前照片。患者不喜欢她的"小门牙"和大牙缝。X线和探诊表明，牙龈组织覆盖了颈部1/3的牙冠。牙槽嵴顶骨板薄并与釉牙骨质界的位置关系正常。患者希望有"粉红色的牙龈"。（b）采用外斜切口完成牙龈切除术。（c）术后2个月的临床照片，前牙区牙龈颜色粉红且轮廓令人满意。通过直接树脂充填关闭部分牙缝。（d）术后临床照片显示患者的美观度得以提升。

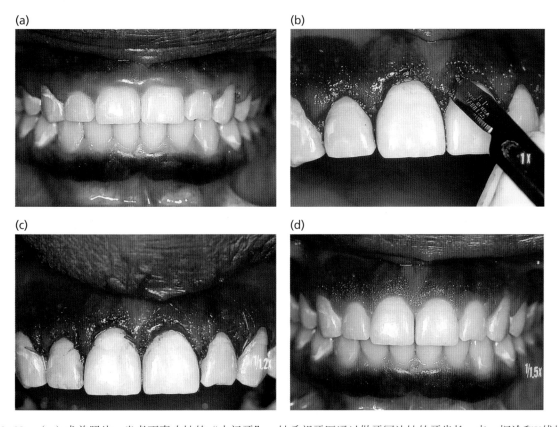

图46-63 （a）术前照片。患者不喜欢她的"小门牙"。她希望牙医通过做牙冠让她的牙齿长一点。探诊和X线检查表明，牙槽骨外形正常但宽厚的附着龈覆盖了颈部1/3的牙冠。同患者沟通后决定采用手术的方式使她的牙冠变长。患者不希望改变牙龈的颜色。（b）采用内斜切口完成"内斜切口的牙龈切除术"，同时保持了组织内部的色素。术中在龈乳头区域翻微小瓣（c），使用5-0羊肠线缝合固定龈乳头。（d）术后3个月可见，牙冠延长的同时保持了牙龈颜色的协调（照片由E.Saacks友情提供）。

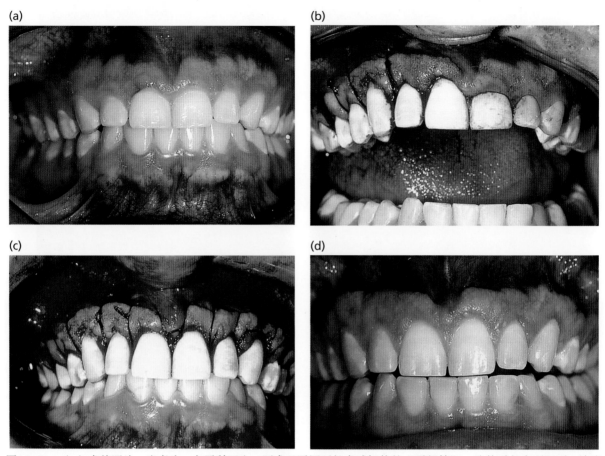

图46-64 （a）术前照片。患者为一名牙科医生，要求以牙冠延长术减轻他的"露龈笑"，让他看起来更阳刚。该患者的附着龈很宽同时牙槽嵴骨嵴很厚。触诊发现骨性隆突。（b）从第二前磨牙到对侧第二前磨牙，通过根向复位瓣及骨切除术延长了牙齿。手术仅限于唇面。该照片显示手术完成一半时的样子。（c）应用垂直褥式缝合将组织瓣固定在根方。（d）术后3年。牙龈组织仍保留了术中所形成的形态。

种将其下方骨嵴轮廓的参差不齐进行平滑过渡的倾向。因此，为了使牙龈边缘稳定在新的偏根方的位置，必须同时进行骨轮廓修整，不仅是有问题的牙齿，其邻牙也需要修整骨嵴轮廓（图46-67）。因此，牙冠延长术联合根向复位瓣可能/必须以牺牲大量附着为代价。同样重要的是，出于审美的原因两侧牙弓的牙齿长度必须对称。因此，在某些情况下，手术时可能需要纳入更多的牙齿。

- 适应证：牙列中同一象限或区段的多颗牙齿的牙冠延长术。
- 禁忌证：美学区的单牙手术冠延长（图46-68）。
- 术式：根向复位瓣术式和用于骨轮廓修整的方法请参见第39章。

牵引萌出

正畸产生的牙齿移动可应用于成人牙齿的牵引萌出（Reitan 1967; Ingber 1974, 1976; Potashnick et al. 1982）。如果使用温和的牵出力，整个牙周附着装置将随牙齿一起移动。牙齿被牵出的距离应该等于或略长于将来手术要暴露的健康牙齿的部分。当牙齿达到了预期的位置并已经稳定后，翻全厚瓣并进行骨轮廓修整以暴露健康的根面结构。出于美观的原因，保持邻牙的骨和软组织水平不变非常重要。

为了获得和谐的美学效果，可以采用牵引萌出排齐龈缘和牙冠。如有错位或持续性牙龈退缩的牙齿，应进行牵引萌出将其牙龈排列至正常位置牙齿的水平，而不是采用手术将正常牙齿的龈

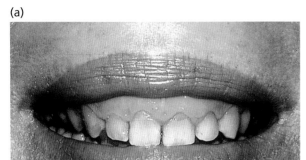

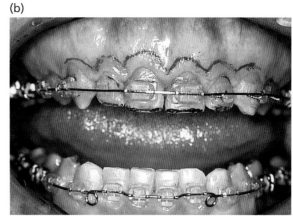

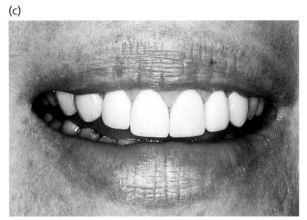

图46-65　通过外科及修复手段进行的牙冠延长。（a）术前照片。患者"前牙短小"并且暴露大量牙龈组织。患者的解剖冠已经全部暴露，想要进一步暴露牙根则需进行手术。（b）患者拥有异乎寻常宽的附着龈。按红墨水标记的轮廓行近龈缘进路的内斜切口组织瓣，可以实现牙龈边缘的根向复位。并减少一定的牙槽嵴高度。（c）待手术后组织成熟，对每颗前牙进行单冠修复。牙冠延长之后，患者不再暴露大量的牙龈组织（照片由D. Garber友情提供）。

缘向根方复位至牙龈退缩或排列不齐牙齿的龈缘水平 。整个牙周附着装置和龈牙结合会随牙根向冠方移动（图46-69）。

- 适应证：要避免去除邻牙附着和骨组织的牙冠延长位点。牵引萌出技术也可以用来减轻角形骨缺损位点的探诊深度（Brown 1973; Ingber 1974, 1976）。虽然患牙的角形骨缺损可以减轻，但邻牙牙齿表面的附着水平仍保持不变（图46-70）。

- 禁忌证：牵引萌出技术需要使用固定正畸矫治器。因此，如果患者口内只有少数牙齿残留，则只能考虑另外的方式进行牙冠延长。

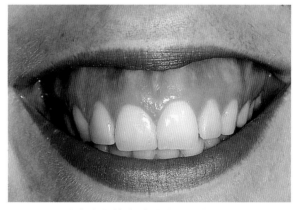

图46-66　患者在微笑或说话时，会露出大量的牙龈组织。患者有较长的面中1/3及上颌骨垂直向生长过度。龈缘位于釉牙骨质界冠方1mm，解剖牙冠和临床牙冠基本一致。

(a)　　　　　　　　　　　　　　　　　　　　　(b)

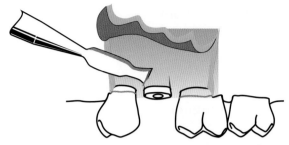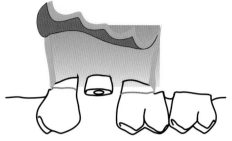

图46-67　以牙冠延长为目的的切除性手术治疗，切除时不能仅局限于需要治疗的牙齿。（a，b）而根据骨切除的原则，也需要在邻牙去骨以获得平滑过渡的骨嵴外形。这将引起邻牙的附着丧失及牙龈退缩。

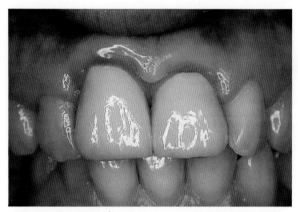

图46-68　由于采用单牙牙冠延长术暴露健康牙体结构，术后右侧上颌中切牙产生的畸形影响了牙齿的美观。软组织有时并不能代偿其下方骨轮廓的高低不齐。当牙冠预备侵入到牙槽嵴顶上方正常的结缔组织时，就会产生慢性牙周袋继而不利于美学（照片由A. Winnick友情提供）。

伴牙周膜环切术的牵引萌出

如果牵引萌出时进行了牙周膜环切术，牙槽嵴顶和龈缘保留在治疗前的位置，而邻牙的牙-龈界面是不变的。牙周膜环切术是牵引萌出过程中每间隔7~10天用手术刀切断牙槽嵴顶上的结缔组织纤维，从而防止了牙槽嵴顶跟随牙根向冠方移位。图46-71所示的病例中，只在近中半根进行了牙周膜环切术。9周后显示，远中发生了牙槽嵴顶的骨迁移而近中面却没有（Pontoriero et al. 1987）。

- 适应证：必须保持邻牙牙龈边缘位置不变，同时又需要牙冠延长的位点。
- 禁忌证：该手术不应该用于有角形骨缺损的牙齿。

- 技术细节：与牙齿牵引萌出技术相似。在牙齿牵引萌出期间，每7~10天进行一次牙周膜环切。

牙齿异位萌出

牙齿萌出位于牙槽嵴唇侧的异位萌出经常需要手术治疗（图46-72）。为了给恒牙创造足够宽度的牙龈组织，常使用萌出恒牙和乳牙之间的组织作为供体组织（Agudio et al. 1985；Pini Prato et al. 2000b）。

对于颊侧萌出牙齿的阻断性膜龈治疗，根据供区（乳恒牙间牙龈）和受植区（萌出恒牙的唇侧根方区域）之间的距离，分成3种不同的术式（Agudio et al. 1985；Pini Prato et al. 2000b）：

- 双蒂瓣（图46-73）。当恒牙位于角化龈内萌出且靠近膜龈联合时。乳牙处采用沟内切口，并侧向延伸到邻牙的龈沟以及根向延伸到萌出的恒牙。翻起乳恒牙间牙龈并将其推至萌出牙齿颊侧根方膜龈联合处。通过缝合线将萌出牙齿唇侧龈组织缝合固定。
- 根向复位瓣（图46-74）。当恒牙位于膜龈联合根方萌出时，需采用垂直松弛切口以便于角化组织的根向复位。双侧松弛切口扩展需超过膜龈联合。乳牙处行沟内切口并行半厚瓣分离超过异位萌出的牙齿。将龈瓣推至萌出牙齿根方并进行缝合固定。
- 游离龈瓣（图46-75）。如果牙齿在牙槽

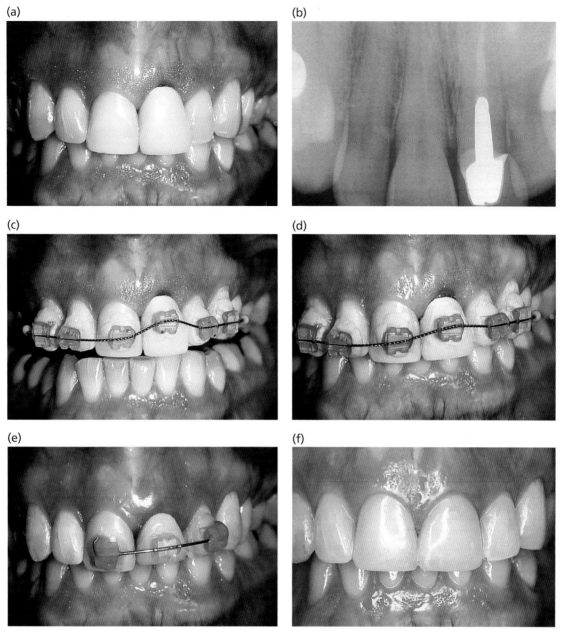

图46-69　在治疗单牙的牙龈退缩时，利用牙齿牵引萌出（所示方法）排齐龈缘水平，以获得和谐对称的美学效果。（a，b）左侧中切牙牙龈退缩所暴露的根面因根管治疗变色。龈缘不齐及根面变色使患者的笑容失色不少。（c）将镍钛丝置入偏龈方粘接的托槽槽沟内，缓慢地牵出切牙。（d）在冠的舌侧进行咬合调整，为牙齿的牵出留出空间。临床照片显示：经过1个月的牙齿移动，牙龈组织跟随牙根一起移动。（e）经过3个月的牵引萌出，已经将牙龈水平排齐。而正畸托槽则用于做冠前的暂时稳定。（f）新冠遮住了变色的牙根。对称的龈缘和漂亮的牙冠看起来和谐美观（照片由J. Ingber友情提供）。

黏膜内萌出并且距离膜龈联合较远，则可能选择游离龈移植。通过半厚瓣切取乳恒牙间牙龈，并将其作为上皮—结缔组织瓣。将游离组织瓣放置于萌出恒牙唇侧根方处制备好的受植床位点。仔细缝合以保证移植组织瓣与其下方结缔组织床的紧密贴合。

所有这些术式都可以有效地在异位萌出牙齿矫正后的唇侧建立正常的牙龈（Pini Prato et al. 2000b, c）。

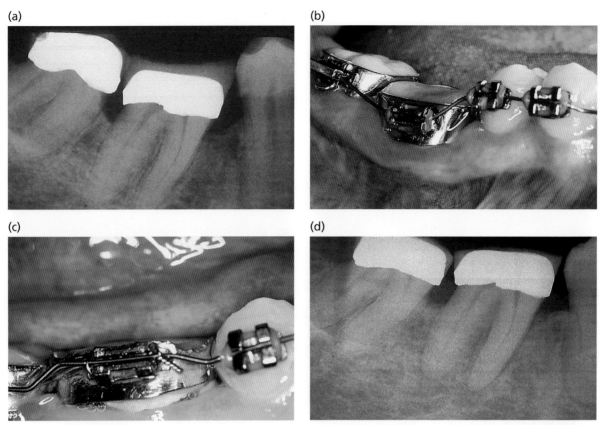

图46-70　缓慢牙齿萌出用于调整排齐釉牙骨质界和角形骨嵴顶。（a）术前照片。（b）使用镍钛丝牵引萌出磨牙。（c）在治疗的4个月期间通过选择性调磨磨短牙冠。（d）治疗开始后8个月拍X线片。角形骨缺损通过排齐而消除。

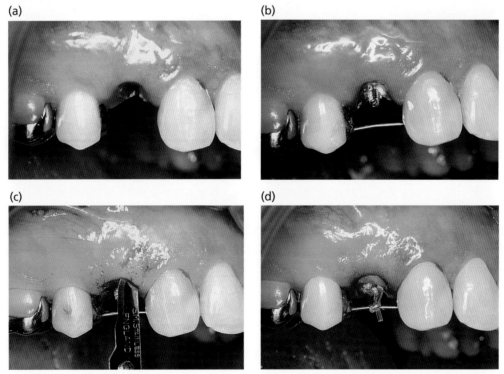

图46-71　快速牙齿萌出与牙周膜环切术联合应用。（a）颊面观可见，第一前磨牙的牙折断面延伸到龈下。（b）去除软腐后，根管内临时粘接带有殆面钩的麻花丝简易临时桩核。将一条金属条一端放入前磨牙银汞合金充填物内，另一端与尖牙的舌面粘接。（c，d）在近中半颗牙离断龈沟内纤维直至牙槽嵴顶水平。而远中半颗牙作为对照面不离断。在快速牙齿萌出的3周治疗期间，每周离断牙周膜一次。

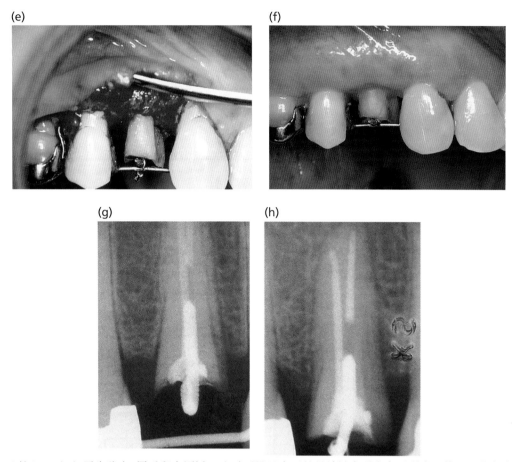

图46-71（续）　（e）牙齿稳定6周后翻全厚瓣。这时可见远中面的骨嵴被牵引出来而形成"外凸"的角度，而作为"实验"面的近中面则骨水平保持不变。可以采用骨切除术平整远中面的骨隔。（f）牙冠延长术后，龈缘愈合后恢复到其治疗前的形状和位置。（g）治疗前X线片放大后显示：牙槽骨间隔嵴顶的形态正常。（h）正畸萌出后X线片（3周的快速萌出并稳定6周）放大后显示：远中"对照"面骨嵴被牵出呈"外凸"的角度，而近中"实验"面的嵴顶则保持不变（照片由R. Pontoriero友情提供）。

无牙区牙槽嵴成形术

部分缺牙的牙槽嵴可能保存了牙槽突的形状。而这种牙槽嵴是传统意义上的正常牙槽嵴。尽管这种正常牙槽嵴保留了牙槽突的颊舌向和冠根向维度，但它的许多其他方面是不正常的；如根突以及牙间龈乳头都消失了。

正常缺牙牙槽嵴的平滑轮廓给修复医生带来了一些问题。固定桥的桥体经常给人的印象是：（1）盖在牙槽嵴上而不是从牙槽突里穿出来的；（2）没有根突；（3）缺乏边缘龈和牙间龈乳头。而在桥体间以及基牙和桥体间的邻间隙存在"黑三角"会影响美观。因此，在正常的牙槽嵴的条件下，很难或几乎不可能有真正能恢复天然牙列美学和功能的固定修复体。

拔牙后软组织塌陷的预防

随着牙齿的拔除，其周围的软硬组织的形态也将改变。拔牙窝软组织边缘会塌陷，而相邻龈乳头的高度也会降低。而在拔牙后立即在拔牙窝放置卵圆形的桥体以支持软组织，可能会预防软组织的塌陷。图46-76显示中切牙由于根折需要拔除。拔牙后即刻放置桥体，在拔牙创愈合的过程中，唇侧软组织边缘和龈乳头几乎没有变化。另外，当需要拔除几颗相邻的牙齿时，放置卵圆形桥体可能会有利于软组织轮廓的保存（图46-77）。

应该考虑预防拔牙后由于牙槽骨吸收引起的牙槽嵴塌陷。Borghetti和Laborde（1996）推荐的预防拔牙后牙槽嵴塌陷的方法可以应用于下列情况：

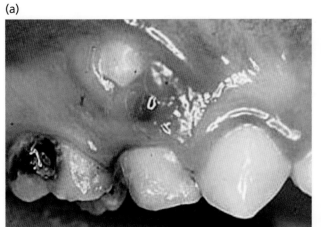

图46-72 （a，b）牙齿异位萌出。恒牙萌出位置靠近膜龈联合。

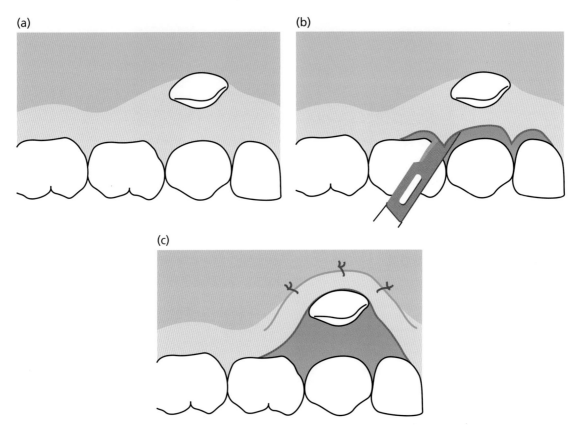

图46-73 （a~c）牙齿异位萌出：双蒂瓣。示意图显示手术术式（详见正文说明）。

- 颊侧骨板因拔牙或外伤骨折。
- 颊侧骨板吸收。
- 颊侧骨板菲薄。

　　在拔牙同时以预防牙槽嵴塌陷为目的的术式包括（1）翻瓣以获得拔牙位点的完全软组织关闭（Borghetti & Glise 2000）；（2）应用结缔组织瓣移植覆盖拔牙位点（Nevins & Mellonig 1998）；（3）放置植骨材料（Becker et al. 1994）；（4）屏障膜的应用（Lekovic et al. 1997）。在第50章中将讨论拔牙后牙槽骨维度的保留的术式。

通过软组织移植术纠正牙槽嵴缺损

　　拔牙、严重的牙周疾病及脓肿形成等都可导致牙槽嵴的变形。牙槽嵴的变形与牙根结构及相关骨丧失的数量有直接关系。Seibert（1983）将

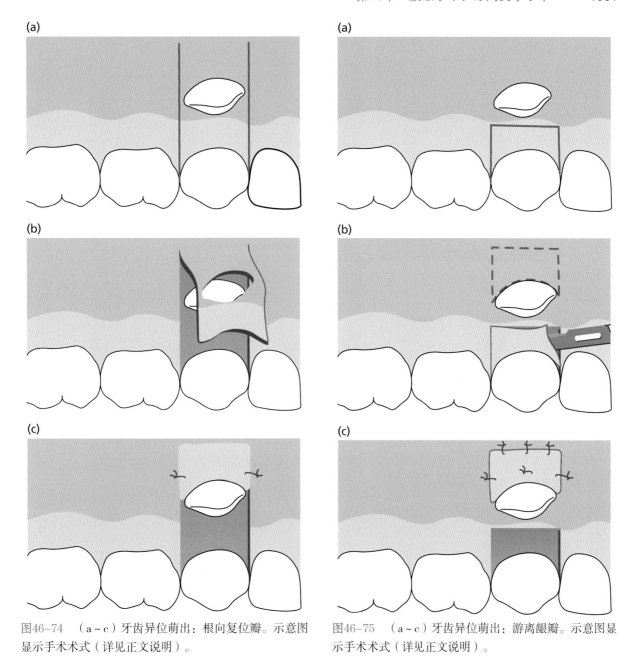

图46-74　（a～c）牙齿异位萌出：根向复位瓣。示意图显示手术术式（详见正文说明）。

图46-75　（a～c）牙齿异位萌出：游离龈瓣。示意图显示手术术式（详见正文说明）。

牙槽嵴缺损分为3类：

- Ⅰ类：　颊舌向宽度丧失但冠根向高度正常。
- Ⅱ类：　冠根向高度丧失但颊舌向宽度正常。
- Ⅲ类：牙槽嵴的高度和宽度都有丧失。

　　牙槽嵴增量手术前，外科医生和修复医生应一起谨慎地商讨并制订外科–修复治疗计划，以达到最佳的美学效果。治疗开始前，应确定以下因素：

- 消除牙槽嵴变形所需的组织量。

- 所需的组织瓣移植类型。
- 各种治疗的治疗时机。
- 临时修复体的设计。
- 软组织变色与颜色匹配的潜在问题。

　　理想情况下，应在术前制作临时修复体。临时修复体牙齿的形状，牙轴的倾斜度、牙齿的穿龈形态以及邻间的形态都应是最终修复体的精确原型。临床医生应通过手术进行组织增量，使临时修复体与软组织以最自然的方式相接触。如果单个或多个临时可摘局部义齿桥体的牙龈缘部分使用了粉红丙烯酸甲酯，术前须去除这部分丙烯

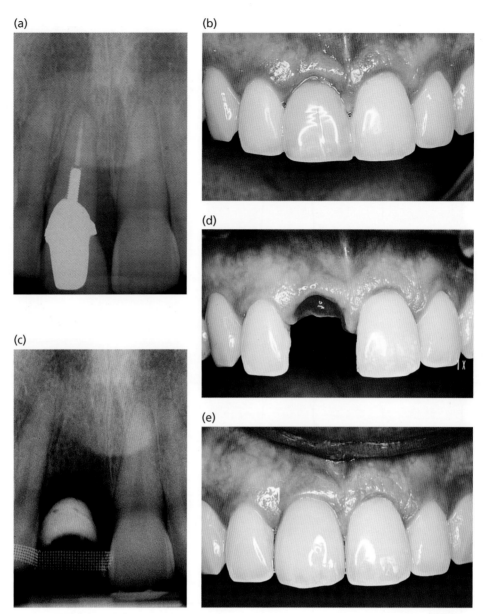

图46-76 （a）中切牙因根折无法保留，根折造成了明显的牙周破坏。（b）拔牙后立即戴入卵圆形桥体，以支撑唇侧和邻面的软组织。（c，d）拔牙后6周的X线片及临床照片。（e）永久修复体（单牙种植体）戴入1年后复诊照片。

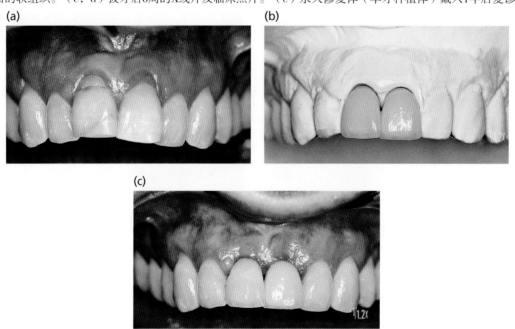

图46-77 （a）26岁女性患者上颌中切牙外伤。由于根折及根管治疗的并发症，两颗上颌中切牙不得不拔除。（b）制作具有卵圆形桥体的金属翼板树脂粘接桥（Rochette bridge）作为临时修复体。（c）拔牙8周后树脂粘接临时桥的前牙区临床照片。

酸甲酯以免对移植的组织瓣产生压力并给术后愈合过程中的组织肿胀留出空间。手术受植区位点的软组织因为进行了组织瓣移植，在组织愈合的早期阶段将经历相当程度的肿胀，组织将与桥体或局部义齿的组织面相接触。因此，义齿可以用来帮助牙槽嵴增量后进行轮廓塑形。而临时桥邻间区域的位置和形状将决定所形成牙槽嵴"龈乳头"的位置。

牙槽嵴增量技术流程

许多组织瓣移植及种植手术都试图重建之前文献中描述的部分缺牙牙槽嵴或牙槽嵴缺损。可根据牙槽嵴增量的方法将这些术式进行分类：（1）软组织增量手术；（2）硬组织增量手术。在这一章中，只涉及软组织增量手术，而硬组织增量手术将在第50章进行讨论。为了更好地说明软组织增量的各种方法，需要对以下术式进行讨论：

- 带蒂组织瓣移植：
  - 翻卷瓣移植。
- 游离组织瓣移植：
  - 隧道瓣移植。
  - 夹心瓣移植。
  - 嵌体瓣移植。

Studer等学者（1997）提出采用带蒂组织瓣移植纠正伴有微量水平和垂直丧失的单牙牙槽嵴缺损，而采用埋入游离结缔组织瓣手术治疗较大的缺损。全厚嵌体瓣移植主要适应证为存在膜龈问题的牙槽嵴增量，如牙龈宽度不足、系带位置偏高、牙龈瘢痕或牙龈着色等。这些建议基于不同术式术后获得牙槽嵴体积增加的短期评估，而结缔组织瓣的埋入式移植与全厚瓣移植相比临床效果更好（Studer et al. 2000）。

翻卷瓣移植术
手术概念

翻卷瓣移植术（Abrams 1980）包括制备去上皮的结缔组织带蒂瓣，并随后将其翻卷后置于上皮下的结缔组织受植床（图46-78）。该术式主要用于治疗单颗牙齿的I类牙槽嵴中小缺损。该术式可在桥体颈部区域的根方及唇向进行增量，并使受植位点牙齿-牙龈交界处的外观看起来更加正常。因此，颊舌向牙槽嵴的凹陷可转换为类似相邻牙齿根突的突起（图46-79）。

术式

在缺损腭侧制备长方形带蒂结缔组织瓣（图46-78）。蒂的长度必须与冠根向计划增量的量一致。而计划增量的多少又与缺损两侧天然的根突大小相关。如果固定桥有2个或3个牙桥体位点需要翻卷瓣治疗，那么需要独立做2个或3个带蒂瓣。而每个带蒂瓣将形成一个新的"颈缘根突"。

先去除供区软组织表面上皮。利用锐分离尽可能将骨膜上结缔组织从腭侧翻起。供区产生的空隙将由肉芽组织逐渐填充。切取带蒂组织瓣时必须谨慎，当平切至唇侧时需避免组织穿孔。在牙槽嵴颊（唇）面的骨膜上结缔组织内制备隧道受植床。为了尽可能多地保留受植位点的结缔组织和血供，锐分离切口应尽可能靠近颊侧骨板的骨膜。

将蒂翻卷塞入隧道受植床。这时进行蒂大小的调整。调整理想后进行固定蒂的缝合。缝合方法如图46-78所示。缝合位置应接近膜龈联合。这样医生能够将蒂拉到隧道受植床最根方的部位。缝合不应太紧，因为它只是定位和稳定作用。推荐使用可吸收缝合线。

桥体轮廓的调整

对于佩戴固定桥的患者，常见手法是通过调整桥体组织面并使其与牙槽嵴软组织增量手术治疗后的牙槽嵴轮廓相吻合。带蒂组织瓣和桥体组织面保持轻微接触。术后的肿胀会使软组织依从桥体的形状塑形。这可以使临床医生能够将增量位点的软组织塑形成预期的形状。将桥体组织面加入自凝树脂，并等树脂达到面团期。将临时桥戴入并压入增量位点。当树脂硬化后，将临时桥摘下并放入热水以完成聚合过程（图46-79）。修整临时桥的桥体组织面和邻间隙区，为最终修

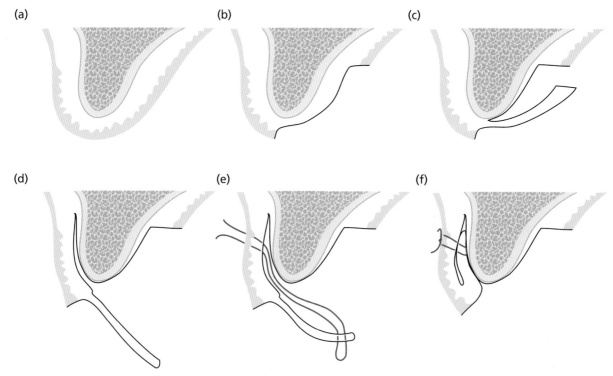

图46-78 翻卷瓣移植术的手术步骤。（a）术前缺牙牙槽嵴的截面图。（b）去除上皮。（c）翻起带蒂瓣。（d）制备隧道。（e）缝合线置于膜龈联合处，用缝合线将带蒂瓣尖端缝合后拉入隧道。（f）固定组织瓣。之后牙槽嵴便呈现凸起状。

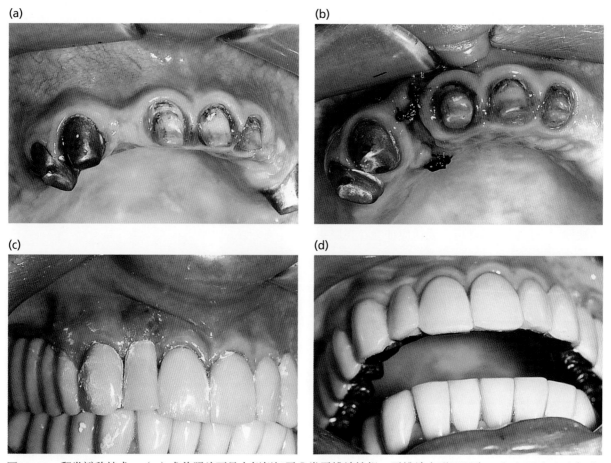

图46-79 翻卷瓣移植术。（a）术前照片可见右侧侧切牙Ⅰ类牙槽嵴缺损。牙槽嵴有明显凹陷。（b）照片显示术后1周拆除缝合线之前的手术位点。（c）桥体组织面使用自凝树脂重衬。（d）最终修复体就位。侧切牙桥体根方处产生了根突及游离龈缘的错觉（照片由L. Abrams友情提供）。

复体塑形。将桥体表面抛光并使用临时粘接剂进行粘接。

术后的护理

牙周塞治剂覆盖供区位点。组织瓣移植区域的颊（唇）侧表面会出现术后肿胀，不应放置塞治剂。供区位点的塞治剂应每周更换，直到伤口愈合不再有触痛为止。

隧道瓣移植术
手术概念

在牙槽嵴缺损处进行上皮下隧道受植床制备后，将游离结缔组织瓣植入隧道受植床以形成预期的牙槽嵴轮廓。手术进路切口及锐分离的平面可以以不同的方式进行（Kaldahl et al. 1982; Seibert 1983; Allen et al. 1985; Miller 1986; Cohen 1994）：

- 冠根向：在缺损的腭侧或舌侧行水平进路切口，锐分离平面朝向根方（图46-80）。
- 根冠向：水平进路切口位于颊黏膜前庭根方近前庭沟处，锐分离平面朝向冠方的牙槽嵴顶。
- 侧向：从缺损的任何一侧行1个或2个垂直进路切口（图46-81）。锐分离平面侧向跨越缺损区域。

适应证

该式式用于纠正Ⅰ类牙槽嵴缺损。但如果患者缺损体积较大同时其腭部组织也较薄，这样供区的组织量不足以填满缺损区域。对于这些病例，可能会选择各种硬组织增量的术式（参见第50章）。

术式

隧道受植床制备如上所述。而隧道受植床边缘的近远中向进路切口应为小角度倾斜切口并且朝向缺损的腭（舌）侧（图46-80）。在隧道受植床塞入移植组织瓣后，唇侧组织将被拉紧。由于进路切口为倾斜切口，这使得组织瓣的腭部边

缘向唇面滑动后在切口处仍然没有缝隙。有时，需要沿缺损边缘侧向做垂直松弛切口。

合适的供区位点有腭部、上颌结节区域或在缺牙区，而游离结缔组织的切取可使用"暗门"的方法。取出组织瓣后需立即转移到受植位点的正确位置上。之后将腭部进路切口和松弛切口进行缝合关闭。

夹心瓣移植术
手术概念

夹心瓣移植时不会像上皮下结缔组织瓣那样被完全埋入和覆盖（图46-82）（Seibert 1991, 1993a, b）。因此，不需要去除供区组织表面的上皮细胞。如果不仅需要在颊舌向也需要在冠根向进行增量，则部分移植组织瓣必须凸出于受植区周围组织表面（图46-83）。因此，一部分移植的结缔组织瓣会暴露在口腔中。

适应证

夹心瓣移植术用于纠正Ⅰ类和Ⅱ类的中小牙槽嵴缺损。

术式

在缺损区域的唇面制备隧道或半厚瓣结合松弛切口。当评估充填缺损需要的组织量时，可以将临时桥就位后作为参考。牙周探针可用于测量隧道受植床制备后空隙的长度、宽度和深度。供区位点通常在上腭或上颌结节区域，切取游离上皮－结缔组织瓣（图46-82）。

将供区处组织瓣转移到受植区，并放置于正确位置。如果不打算进行牙槽嵴高度的增量，移植组织瓣上皮表面与周围受植区上皮需平齐。沿游离组织瓣边缘一周与受植床组织进行缝合。如之前所述，临时桥桥体修整后粘接临时桥。不可使用牙周塞治剂覆盖受植位点。

如果位点也需要牙槽嵴高度的增量，则移植组织瓣的一部分必须高于周围组织（图46-83d）。愈合期随着肉芽组织的形成，终将使移植组织瓣和邻近组织的交界处变得光滑并由上皮

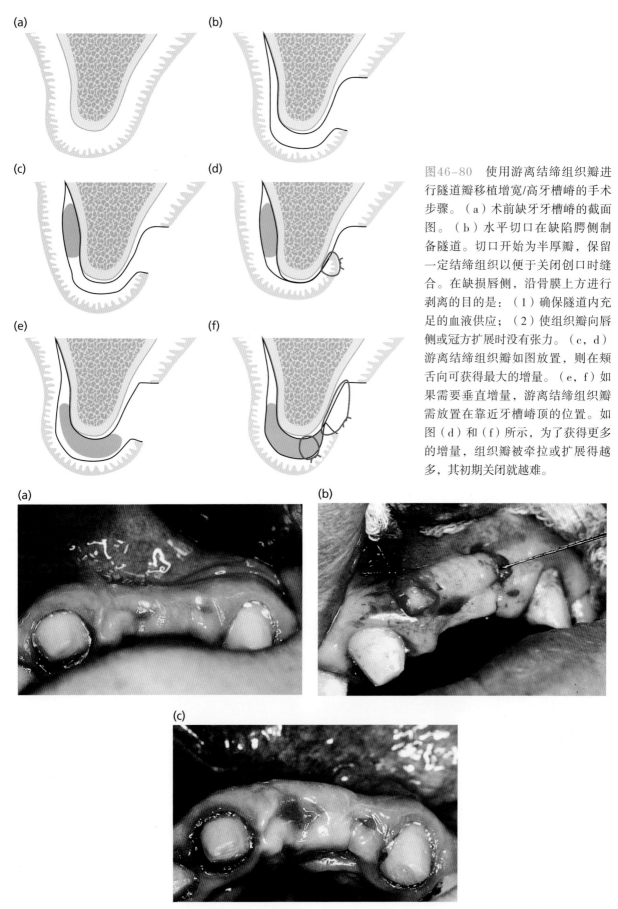

图46-80　使用游离结缔组织瓣进行隧道瓣移植增宽/高牙槽嵴的手术步骤。（a）术前缺牙牙槽嵴的截面图。（b）水平切口在缺陷腭侧制备隧道。切口开始为半厚瓣，保留一定结缔组织以便于关闭创口时缝合。在缺损唇侧，沿骨膜上方进行剥离的目的是：（1）确保隧道内充足的血液供应；（2）使组织瓣向唇侧或冠方扩展时没有张力。（c，d）游离结缔组织瓣如图放置，则在颊舌向可获得最大的增量。（e，f）如果需要垂直增量，游离结缔组织瓣需放置在靠近牙槽嵴顶的位置。如图（d）和（f）所示，为了获得更多的增量，组织瓣被牵拉或扩展得越多，其初期关闭就越难。

图46-81　隧道瓣移植。（a）Ⅰ类牙槽嵴缺损的术前照片。（b）在2个垂直切口之间进行隧道受植床的制备，再将游离结缔组织瓣植入隧道。将缝合线缝在游离组织瓣一端，并将其拉入隧道并就位。（c）治疗后4个月显示：缺牙牙槽嵴恢复了唇侧的形态。

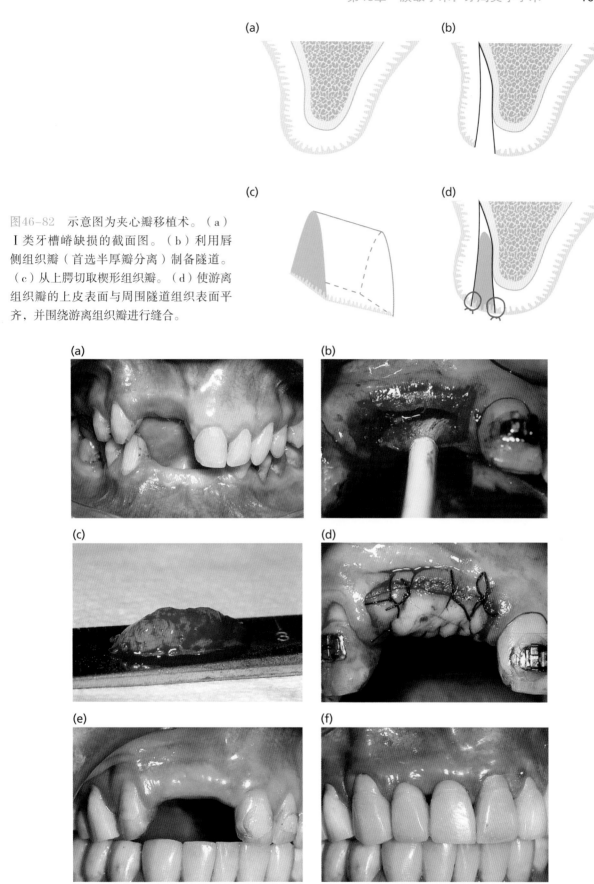

图46-82　示意图为夹心瓣移植术。（a）Ⅰ类牙槽嵴缺损的截面图。（b）利用唇侧组织瓣（首选半厚瓣分离）制备隧道。（c）从上腭切取楔形组织瓣。（d）使游离组织瓣的上皮表面与周围隧道组织表面平齐，并围绕游离组织瓣进行缝合。

图46-83　（a）术前照片，Ⅲ类牙槽嵴缺损。采用两步法进行牙槽嵴增量。（b）为夹心瓣在受植床制备隧道。去除受植位点边缘的上皮以便于将一部分游离组织瓣放置于受植床周围组织之上，这样就可以获得冠根向的增量。（c）楔形瓣的中心厚达10mm。（d）夹心瓣植入唇侧隧道后，不仅在唇侧增加了牙槽嵴的宽度，也增加了牙槽嵴的高度。（e）术后2个月。还需要进一步的冠根向增量。（f）第2阶段进行嵌体瓣移植用以形成龈乳头以及消除桥体间的"黑三角"。

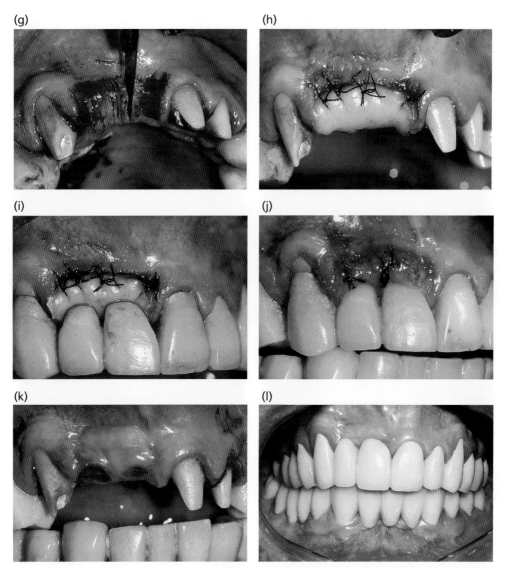

图46-83（续） （g）第一次手术后2个月，对牙槽嵴进行了去上皮化并在放置嵌体瓣前将结缔组织做一系列平行深切口。（h）嵌体瓣缝合在正确的位置上。（i）对桥体进行调整，使之与移植组织瓣轻接触。（j）术后14天移植组织瓣仍有明显的肿胀。（k）第二次手术2个月之后，行牙龈塑形术加深卵圆形桥体对应位点的牙龈弧度。（l）最后一次手术术后1年的临床照片（照片由J.Seibert和P. Malpeso友情提供）。

覆盖。术后发生的肿胀将有助于牙槽嵴轮廓外形的塑造。

嵌体瓣移植术

手术概念

嵌体瓣移植术的目的是对牙槽嵴缺损进行冠根向的增量，从而使牙槽嵴高度增加（Meltzer 1979; Seibert 1983）。嵌体瓣移植术为游离上皮瓣移植，其植入后营养由下方受植床的去上皮结缔组织供应。冠根向增量的多少与移植组织瓣的初始厚度、伤口愈合过程是否顺利以及移植组织瓣存活的量有关（图46-83～图46-85）。如果

有必要，可以每2个月重复做一次移植来逐步增加牙槽嵴高度。

适应证

嵌体瓣移植术用于治疗Ⅱ类、Ⅲ类大的牙槽嵴缺损。但对于因为之前伤口愈合形成瘢痕组织而影响到受植区血供的位点，该术式并不适用。

术式

术中需尝试尽可能多地保留受植位点的黏膜固有层。局麻药应尽量注射在前庭沟和腭部深方，从而使受植位点的血管收缩最小。使用刀片

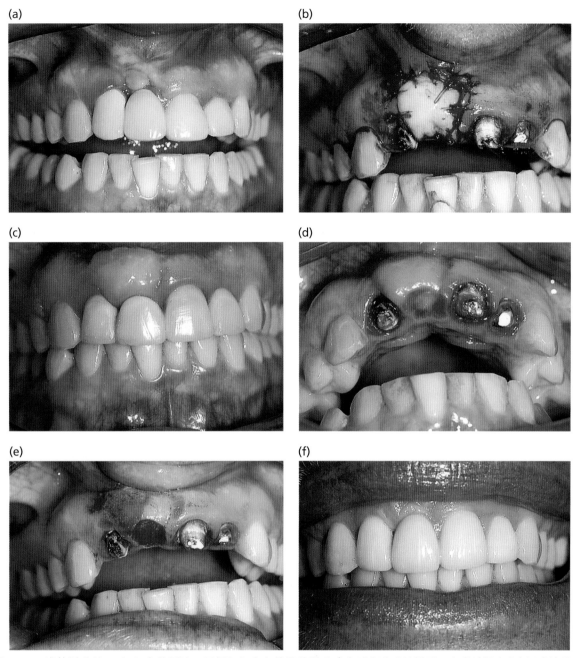

图46-84　嵌体瓣移植。（a）术前照片。牙龈组织在之前的美学重建尝试失败后的样子。患者希望在右侧上颌侧切牙和中切牙之间有正常的龈乳头以及自然美观的固定桥。（b）对包括在右侧上颌切牙近中的龈乳头在内的桥体区域进行去上皮化后，将厚（5mm）嵌体瓣缝合在正确的位置。（c）手术时将桥体处磨短以容纳厚嵌体瓣。术后3个月，移植组织瓣的收缩已经达到最大，这时可以进行牙龈塑形手术。（d）术后3个月的切缘观。可见"龈乳头"已形成。牙槽嵴顶上的压痕是由于组织肿胀后桥体挤压而产生的。（e）用金刚砂车针进行牙龈塑形，将肥厚的组织瓣受植区牙龈重塑成为正常的牙龈轮廓，同时加深卵圆形桥体所对应的牙龈位点，并协调好龈缘。（f）临床照片显示：术后2年的软组织和牙齿形态美观和谐（照片由J.Seibert和C. Williams友情提供）。

切除上皮。手术刀轻轻片去受植区上皮表层深约1mm的组织。片切时尽可能少地切除结缔组织。受植区位点边缘制备时可以采用对接或斜面的形式。当切取供区游离龈瓣时，应使用蘸有生理盐水的手术纱布覆盖制备好的受植区（图46-83g～i）。

供区的选择

嵌体瓣以及夹心瓣移植术都需要大量的供区组织。前磨牙及第一磨牙腭部穹隆区的龈缘与腭中缝之间是上颌唯一可以对大型缺损进行增量的软组织供区。在术前规划阶段，腭部组织需用

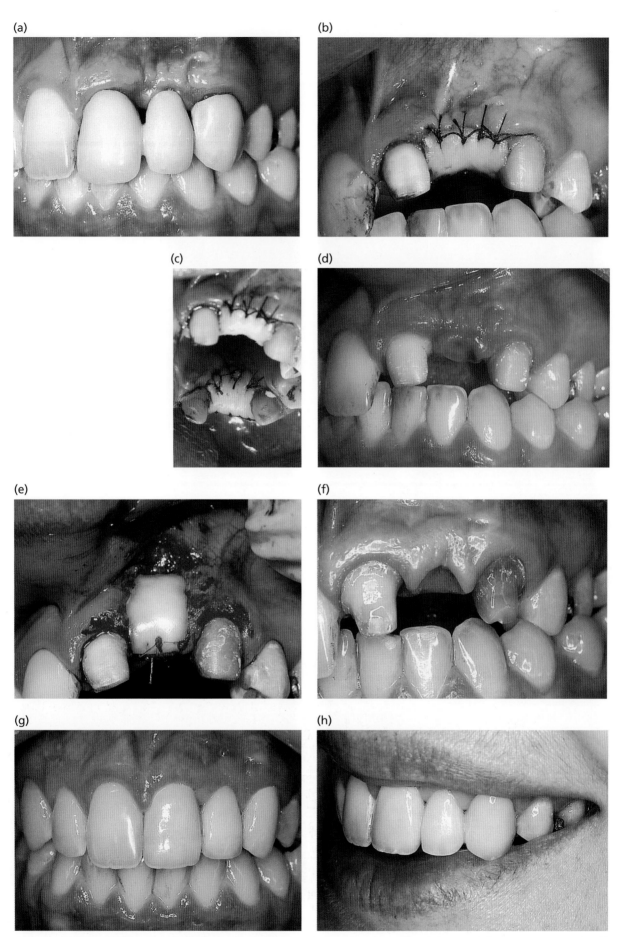

图46-85　采用嵌体瓣移植进行牙槽嵴增量及龈乳头重建。（a）术前照片。左侧上颌侧切牙外伤后拔除。患者不满桥体近中的"黑三角"、糟糕的牙齿外形及异常的牙龈轮廓。（b，c）通过嵌体瓣移植进行牙槽嵴的冠根向和颊舌向增量，同时形成龈乳头。游离组织瓣延伸到牙槽嵴的腭侧以加大与结缔组织床接触的面积，从而获得更多的血供。（d，e）术后2个月，第2阶段使用嵌体瓣消除不规则牙龈表面形态并在颊舌向进一步进行增量。（f）在第二次手术4个月后，在卵圆形桥体对应位点进行牙龈塑形。（g，h）术后1年，患者的美观得以恢复（照片由J.Seibert和D. Garber友情提供）。

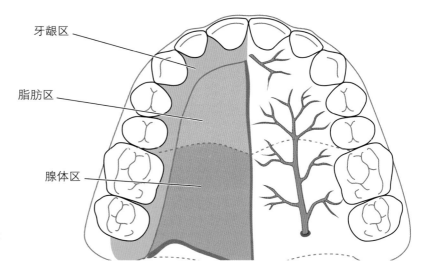

牙龈区

脂肪区

腺体区

图46-86　腭部的基础解剖-组织学结构。注意腭大孔的正常位置。

30GA直径的细针头进行探诊以确保术中可取得足够厚度的组织。

　　腭大动脉从位于上颌第二磨牙远中面邻近的后腭孔穿出，位于龈缘与腭中缝之间（图46-86）。该动脉向前走行贴近腭部骨面。因此，上颌第二和第三磨牙区域不被用作切取大块移植组织瓣的供区。

组织瓣制备的方案

　　切取的组织瓣应比受植区所需的更大一些。在腭侧，使用手术刀轻轻地划出移植组织瓣的外形，这样创口的轻微出血会指示出所取移植组织瓣的范围。为了避免伤及腭动脉，移植组织瓣边界必须按照以下方式进行制备，其较薄的部分位于腭穹隆较高的位置或第一磨牙区而较厚的部分则应从前磨牙区切取。

供区的制备

　　移植组织瓣的基底应为V形或U形以匹配牙槽嵴缺损的形状。在腭部制备时不同的切口有着不同的平面，而这些切口最终汇聚到组织瓣中间下方区域或朝向组织瓣的一个边缘。用手术刀从前向后或从腭盖深方侧向牙齿进行锐分离都相对比较容易。而从供体位点的远端边缘向前做锐分离制备是很难的。也有些刀柄可将刀片放置在不同的角度，使医生可以进行反向切割。当供体组织切下来之后移植之前，必须一直包在蘸有生理盐水的手术纱布中。

供区位点的处理

　　在供区腭穹隆处难以放置牙周塞治剂，但可以在术前制作丙烯酸甲酯的腭护板。腭护板应在双侧都有冷弯制卡环以增加固位并利于患者戴入和取出。

　　供区位点必须仔细检查动脉出血的迹象。如果观察到任何小血管出血，需在出血点的近心端进行血管环绕结扎缝合。随后，在供区塞入止血剂并将伤口的边缘进行严密缝合。最后戴入腭护板。

移植组织瓣试戴和稳定

　　使用组织镊将移植组织瓣夹到受植区位点进行调整。将移植组织瓣修剪到适当的形状，使其与所制备的牙槽嵴结缔组织受植床相一致。在缝合之前做一系列深入到受植位点黏膜固有层的平行切口，以获得更好的血供（图46-83g）。沿组织瓣边缘使用间断缝合将其固定。牙科助理应将嵌体瓣固定在受植区表面，同时医生完成缝合。

受植区位点的伤口愈合

　　在隧道瓣移植和嵌体瓣移植术后1周内常发生相当明显的肿胀。移植组织瓣上皮细胞脱落形成了其表面的一层白色薄膜。术后第1周，患者应每天使用抗菌剂漱口液含漱2～4次，并避免对手术区域的机械性清洁，直到新上皮覆盖形成，

(a) (b) (c) (d) (e) (f)

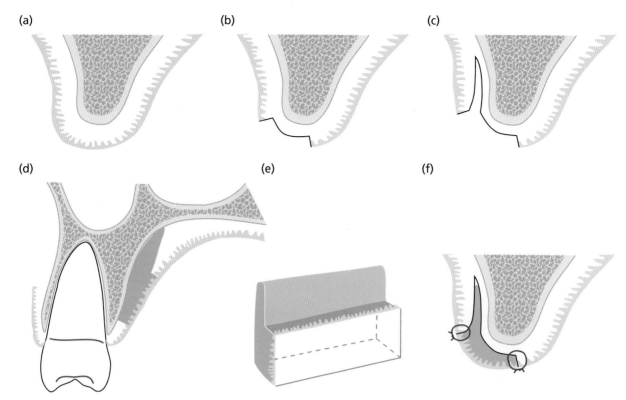

图46-87　嵌体-夹心复合瓣术式示意图。（a）Ⅲ类牙槽嵴缺损的截面图。（b）将牙槽嵴顶及唇侧的嵌体瓣受植床进行去上皮化。（c）再使用半厚瓣分离组织，以制备植入夹心瓣的隧道。（d）从腭侧表面以恰当的角度开始切取组织瓣。手术刀刀片在切取长条形结缔组织时应成一定角度倾斜。（e）游离组织瓣的嵌体瓣部分（包括上皮）及对颊舌向进行增量的结缔组织部分的三维视图。（f）将组织瓣缝合到正确位置（经Quintessence Pub. Co.授权转载）。

此时移植组织瓣的毛细血管循环已经重新建立（手术后4~7天）。在上皮层增厚之后，受植区组织将变为正常的颜色。组织的形态在术后3个月逐渐稳定，但随后的几个月还有进一步收缩的可能。因此，应该在术后6个月后再开始进行最终的修复。

供区的伤口愈合

肉芽组织会逐渐填充供区。在切取4~5mm厚的组织瓣后，初期愈合通常需要3~4周。患者应佩戴2周腭护板，以保护正在愈合的伤口。腭部恢复到术前的轮廓约需3个月。

嵌体-夹心复合瓣

Ⅲ类牙槽嵴缺损对临床医生来说是很大的挑战，因为牙槽嵴的垂直向和水平向都需要进行增量。嵌体-夹心复合瓣（图46-87，图46-88）可以成功地用于该情况（Seibert & Louis 1996）。

复合瓣术式具有以下优点：

- 夹心瓣部分的结缔组织为埋入式愈合，辅助了嵌体瓣部分的血运重建，从而获得更大的成活面积。
- 腭部供区的开放伤口较小。
- 腭部供区的愈合更快，同时患者的不适感较轻。
- 仅凭单次手术，就对颊舌和冠根向增量的多少具有更大的自由度或控制力。
- 前庭沟深度没有变浅且膜龈联合没有向冠方移位，因此不需要进一步的手术进行纠正。

桥体轮廓的精修以及牙龈软组织塑形

在局部缺牙区牙槽嵴进行缺损的重建时，我们希望对缺损进行适度的矫枉过正。这将弥补创口的收缩，并提供必要的牙槽嵴组织量以完成之后对牙槽嵴的最终塑形。牙龈整形时使用高速手

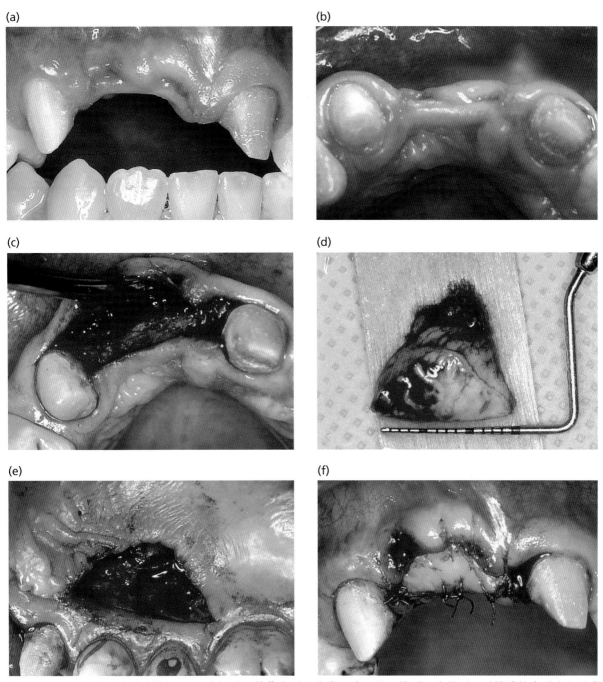

图46-88 （a，b）右侧上颌侧切牙和中切牙因外伤失牙。临床照片可见：拔牙10个月后，牙槽嵴的水平向和垂直向组织丧失。（c）半厚瓣切口向唇侧和根部延展形成隧道。使用骨膜分离器检查隧道的空间大小及组织瓣的松弛程度。（d）照片可见游离组织瓣的上皮部分。（e）右侧上颌前磨牙区作为供区。该区域暴露的结缔组织与游离组织瓣中嵌体瓣的部分相对应。以小角度切口向中线延长5~7mm就获得了游离组织瓣中夹心瓣的部分。（f）游离组织瓣被塞入唇侧隧道。先沿其腭侧边缘进行缝合，随后将受植区唇侧组织瓣沿游离组织瓣上皮与结缔组织交界处进行缝合。由于唇侧受植区组织瓣上残存的拔牙窝印记，使得其边缘软组织不连贯。（g）术后6周可以看到，在垂直向和水平向需要进一步软组织增量。第2阶段的手术可以在此时进行。（h）采用1.5mm深的切口去除牙槽嵴顶表面的上皮。手术并没有累及到龈乳头。在嵌体瓣受植床的近远中边缘向根方做松弛切口。整体受植位点为梯形。使用半厚瓣分离在唇侧受植位点形成隧道。（i）左侧上颌前磨牙区作为二期手术供体区。（j）侧面观清晰地显示了游离组织瓣中带上皮的嵌体瓣部分和无上皮的结缔组织部分，以及组织的厚度。（k）游离组织瓣先与固定的腭侧边缘缝合以获得初步稳定。然后，夹心瓣的结缔组织部分沿受植区侧缘缝合。之后受植区唇侧组织瓣覆盖夹心瓣的结缔组织部分，并与游离组织瓣嵌体瓣部分的表皮边缘及垂直切口缝合。（l）术后6周调整临时修复体，并使桥体组织面与愈合后牙槽嵴相接触。（m）术后2个月，进一步调整临时修复体的牙齿形态并通过牙龈塑形术将牙龈修整为它的最终形态，同时平滑牙龈表面的不规则形态。（n）最终的金属烤瓷修复体戴牙后4个月。软组织及牙列的重建十分自然，恢复了患者的牙齿美学（照片由J.Seibert、J.Louis和D.Hazzouri友情提供。经Quintessence Pub. Co.授权转载）。

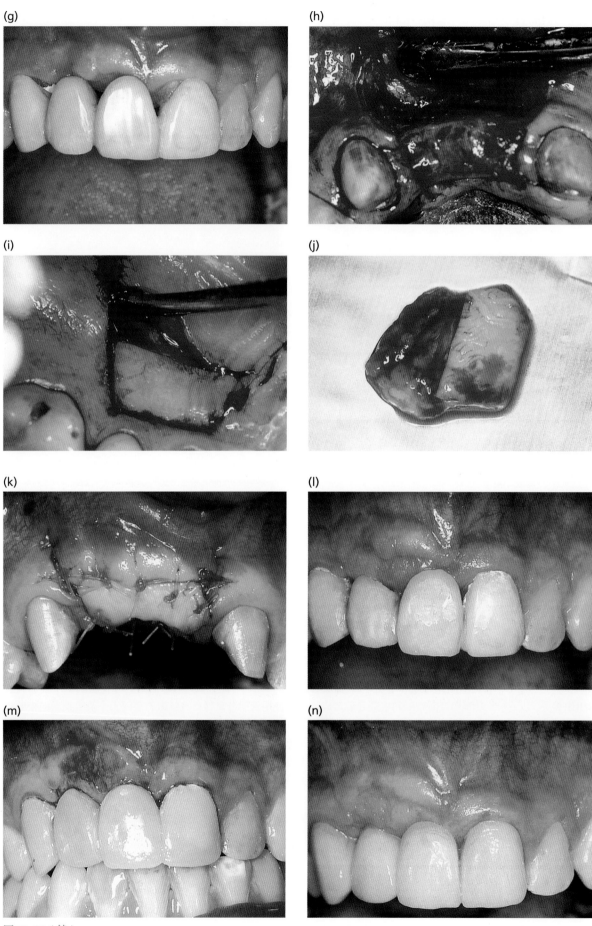

图46-88（续）

机在大量喷水的情况下，用粗金刚砂磨头平滑切口瘢痕以及修磨牙槽嵴软组织并使之与桥体形态完美协调（图46-84，图46-88）。通过这些调整来塑造桥体颈部牙龈外形及穿龈轮廓，并使之与周围牙齿相一致。桥体的组织面通过自凝塑料进

行重衬并抛光。这是对组织的最后塑形步骤，虽然对临时义齿的改变很小但却对龈乳头的塑形很有利，并让人产生了在桥体–牙槽嵴接口处有游离龈袖口的错觉。

参考文献

[1] Abbas, F., Wennström, J., Van der Weijden, F., Schneiders, T. & Van der Velden, U. (2003). Surgical treatment of gingival recessions using Emdogain gel: clinical procedure and case reports. *International Journal of Periodontics & Restorative Dentistry* **23**, 607–613.

[2] Abrams, L. (1980). Augmentation of the residual edentulous ridge for fixed prosthesis. *Compendium of Continuing Education in General Dentistry* **1**, 205–214.

[3] Adell, R., Lekholm, U., Rockler, B. *et al*. (1986). Marginal tissue reactions at osseointegrated titanium fixtures (I). A 3-year longitudinal prospective study. *International Journal of Oral and Maxillofacial Surgery* **15**, 39–52.

[4] Adell, R., Eriksson, B., Lekholm, U., Brånemark, P.I. & Jemt, T. (1990). Long-term follow-up study of osseointegrated implants in the treatment of totally edentulous jaws. *International Journal of Oral & Maxillofacial Implants* **5**, 347–359

[5] Agudio, G., Pini Prato, G., De Paoli, S. & Nevins, M. (1985). Mucogingival interceptive therapy. *International Journal of Periodontics & Restorative Dentistry* **5**, 49–59.

[6] Ainamo, A., Bergenholtz, A., Hugoson, A. & Ainamo, J. (1992). Location of the mucogingival junction 18 years after apically repositioned flap surgery. *Journal of Clinical Periodontology* **19**, 49–52.

[7] Allen, A.L. (1994). Use of the supraperiosteal envelope in soft tissue grafting for root coverage. I. Rationale and technique. *International Journal of Periodontics & Restorative Dentistry* **14**, 217–227.

[8] Allen, E.P. & Miller, P.D. (1989). Coronal positioning of existing gingiva. Short term results in the treatment of shallow marginal tissue recession. *Journal of Periodontology* **60**, 316–319.

[9] Allen, E.P., Gainza, C.S., Farthing, G.G. *et al*. (1985). Improved technique for localized ridge augmentation. *Journal of Periodontology* **56**, 195–199.

[10] American Academy of Periodontology. (2001). *Glossary of Periodontic Terms*, 4th edn. Chicago: American Academy of Periodontology.

[11] Andlin-Sobocki, A. & Bodin, L. (1993). Dimensional alterations of the gingiva related to changes of facial/lingual tooth position in permanent anterior teeth of children. A 2-year longitudinal study. *Journal of Clinical Periodontology* **20**, 219–224.

[12] Andlin-Sobocki, A., Marcusson, A. & Persson, M. (1991). 3-year observation on gingival recession in mandibular incisors in children. *Journal of Clinical Periodontology* **18**, 155–159.

[13] Apse, P., Zarb, G.A., Schmitt, A. & Lewis, D.W. (1991) The longitudinal effectiveness of osseointegrated dental implants. The Toronto Study: periimplant mucosal response. *International Journal of Periodontics & Restorative Dentistry* **11**, 94–111.

[14] Azzi, R., Etienne, D. & Carranza, F. (1998). Surgical reconstruction of the interdental papilla. *International Journal of Periodontics & Restorative Dentistry* **18**, 467–473.

[15] Baelum, V., Fejerskov, O. & Karring T. (1986). Oral hygiene, gingivitis and periodontal breakdown in adult Tanzanians. *Journal of Periodontal Research* **21**, 221–232.

[16] Bahat, O., Handelsman, M. & Gordon, J. (1990). The transpositional flap in mucogingival surgery. *International Journal of Periodontics & Restorative Dentistry* **10**, 473–482.

[17] Baker, D.L. & Seymour, G.J. (1976). The possible pathogenesis of gingival recession. A histological study of induced recession in the rat. *Journal of Clinical Periodontology* **3**, 208–219.

[18] Batenhorst, K.F., Bowers, G.M. & Williams, J.E. (1974). Tissue changes resulting from facial tipping and extrusion of incisors in monkeys. *Journal of Periodontology* **45**, 660–668.

[19] Beagle, J.R. (1992). Surgical reconstruction of the interdental papilla: case report. *International Journal of Periodontics and Restorative Dentistry* **12**, 144–151.

[20] Becker, W., Becker, B.E. & Caffesse, R. (1994). A comparison of demineralized freeze-dried bone and autologous bone to induce bone formation in human extraction sockets. *Journal of Periodontology* **65**, 1128–1133.

[21] Berglundh, T. (1993). Studies on gingiva and periimplant mucosa in the dog. Thesis. University of Gothenburg, Sweden.

[22] Bernimoulin, J.P. & Curilivic, Z. (1977). Gingival recession and tooth mobility. *Journal of Clinical Periodontology* **4**, 208–219.

[23] Bernimoulin, J.P., Lüscher, B. & Mühlemann, H.R. (1975). Coronally repositioned periodontal flap. Clinical evaluation after one year. *Journal of Clinical Periodontology* **2**, 1–13.

[24] Bertrand, P.M. & Dunlap, R.M. (1988). Coverage of deep, wide gingival clefts with free gingival autografts: root planing with and without citric acid demineralization. *International Journal of Periodontics and Restorative Dentistry* **8**, 65–77.

[25] Bohannan, H.M. (1962a). Studies in the alteration of vestibular depth. I. Complete denudation. *Journal of Periodontology* **33**, 120–128.

[26] Bohannan, H.M. (1962b). Studies in the alteration of vestibular depth. II. Periosteum retention. *Journal of Periodontology* **33**, 354–359.

[27] Borghetti, A. & Gardella, J-P. (1990). Thick gingival autograft for the coverage of gingival recession: A clinical evaluation. *International Journal of Periodontics and Restorative Dentistry* **10**, 217–229.

[28] Borghetti, A. & Glise, J.M. (2000). Aménagement de la crête édentée pour la prothèse fixéesur pilers naturales. In: Borghetti, A. & Monnet-Corti, V., eds. *Chirurgie Plastique Parodontale*. Rueil-Malmaison Cedex: Editions CdP Groupe Liaisons SA, pp. 391–422.

[29] Borghetti, A. & Laborde, G. (1996). La chirurgie parodontale pro-prothétique. *Actualités Odonto-Stomatologiques* **194**, 193–227.

[30] Bouchard, P., Nilveus, R. & Etienne, D. (1997). Clinical evaluation of tetracycline HCL conditioning in the treatment of gingival recessions. A comparative study. *Journal of Periodontology* **68**, 262–269.

[31] Bowers, G.M. (1963). A study of the width of attached gingiva. *Journal of Periodontology* **34**, 201–209.

[32] Boyd, R.L. (1978). Mucogingival considerations and their relationship to orthodontics. *Journal of Periodontology* **49**, 67–76.

[33] Bradley, R.E., Grant, J.C. & Ivancie, G.P. (1959). Histologic evaluation of mucogingival surgery. *Oral Surgery* **12**, 1184–1199.

[34] Brown, S.I. (1973). The effect of orthodontic therapy on certain types of periodontal defects. I. Clinical findings. *Journal of Periodontology* **44**, 742–756.

[35] Bruno, J.F. (1994). Connective tissue graft technique assuring wide root coverage. *International Journal of Periodontics and Restorative Dentistry* **14**, 127–137.

[36] Brustein, D. (1979). Cosmetic periodontics. Coronally repositioned pedicle graft. *Dental Survey* **46**, 22.

[37] Burkhardt, R., Joss, A. & Lang, N.P. (2008) Soft tissue dehiscence coverage around endosseous implants: a prospective cohort study. *Clinical Oral Implants Research* **19**, 451–457.

[38] Buti, J., Baccini, M., Nieri, M., La Marca, M. & Pini-Prato, G.P. (2013) Bayesian network meta-analysis of root coverage procedures: ranking efficacy and identification of best treatment. *Journal of Clinical Periodontology* **40**, 372–386.

[39] Caffesse, R.G., Kon, S., Castelli, W.A. & Nasjleti, C.E. (1984). Revascularization following the lateral sliding flap procedure. *Journal of Periodontology* **55**, 352–359.

[40] Caffesse, R.G., Alspach, S.R., Morrison, E.C. & Burgett, F.G. (1987). Lateral sliding flaps with and without citric acid. *International Journal of Periodontics and Restorative Dentistry* **7**, 44–57.

[41] Caffesse, R.G., De LaRosa, M., Garza, M. *et al.* (2000). Citric acid demineralization and subepithelial connective tissue grafts. *Journal of Periodontology* **71**, 568–572.

[42] Cairo, F., Pagliaro, U. & Nieri, M. (2008). Treatment of gingival recession with coronally advanced flap procedures: a systematic review. *Journal of Clinical Periodontology* **35**, 136–162.

[43] Cairo, F., Nieri, M., Cincinelli, S., Mervelt, J. & Pagliaro, U. (2011) The interproximal clinical attachment level to classify gingival recessions and predict root coverage outcomes: an explorative and reliability study. *Journal of Clinical Periodontology* **38**, 661–666.

[44] Carnio, J., Camargo, P.M., Kenney, E.B. & Schenk, R.K. (2002). Histological evaluation of 4 cases of root coverage following a connective tissue graft combined with an enamel matrix derivative preparation. *Journal of Periodontology* **73**, 1534–1543.

[45] Carranza, F.A. & Carraro, J.J. (1963). Effect of removal of periosteum on post-operative results of mucogingival surgery. *Journal of Periodontology* **34**, 223–226.

[46] Carranza, F.A. & Carraro, J.J. (1970). Mucogingival techniques in periodontal surgery. *Journal of Periodontology* **41**, 294–299.

[47] Carraro, J.J., Carranza, F.A., Albano, E.A. & Joly, G.G. (1964). Effect of bone denudation in mucogingival surgery in humans. *Journal of Periodontology* **35**, 463–466.

[48] Chambrone, L., Sukekava, F., Araújo, M.G. *et al.* (2009). Root coverage procedures for the treatment of localised recession-type defects. *Cochrane Database of Systematic Reviews* **2**, CD007161..

[49] Checchi, L., Daprile, G., Gatto, M.R. & Pelliccioni, G.A. (1999). Gingival recession and toothbrushing in an Italian School of Dentistry: a pilot study. *Journal of Clinical Periodontology* **26**, 276–280.

[50] Coatoam, G.W., Behrents, R.G. & Bissada, N.F. (1981). The width of keratinized gingiva during orthodontic treatment: its significance and impact on periodontal status. *Journal of Periodontology* **52**, 307–313.

[51] Cochran, D. (1996). Implant therapy I. Proceedings of the 1996 World Workshop in Periodontics. *Annals of Periodontology* **1**, 707–791

[52] Cohen, D. & Ross, S. (1968). The double papillae flap in periodontal therapy. *Journal of Periodontology* **39**, 65–70.

[53] Cohen, E.S. (1994). Ridge augmentation utilizing the subepithelial connective tissue graft: Case reports. *Practical Periodontics and Aesthetic Dentistry* **6**, 47–53.

[54] Corn, H. (1962). Periosteal separation – its clinical significance. *Journal of Periodontology* **33**, 140–152.

[55] Cortellini, P., Clauser, C. & Pini Prato, G.P. (1993). Histologic assessment of new attachment following the treatment of a human buccal recession by means of a guided tissue regeneration procedure. *Journal of Periodontology* **64**, 387–391.

[56] Costich, E.R. & Ramfjord, S.F. (1968). Healing after partial denudation of the alveolar process. *Journal of Periodontology* **39**, 5–12.

[57] Daprile, G., Gatto, M.R. & Checchi, L. (2007). The evaluation of buccal gingival recessions in a student population: a 5-year follow-up. *Journal of Periodontology* **78**, 611–614.

[58] De Sanctis, M. & Zucchelli, G. (2007). Coronally-advanced flap: a modified surgical approach for isolated recession type defects. 3-year results. *Journal of Clinical Periodontology* **34**, 262–268.

[59] De Trey, E. & Bernimoulin, J. (1980). Influence of free gingival grafts on the health of the marginal gingiva. *Journal of Clinical Periodontology* **7**, 381–393.

[60] Donaldson, D. (1974). The etiology of gingival recession associated with temporary crowns. *Journal of Periodontology* **45**, 468–471.

[61] Donnenfeld, O.W., Marks, R.M. & Glickman, I. (1964). The apically repositioned flap – a clinical study. *Journal of Periodontology* **35**, 381–387.

[62] Dorfman, H.S., Kennedy, J.E. & Bird, W.C. (1980). Longitudinal evaluation of free autogenous gingival grafts. *Journal of Clinical Periodontology* **7**, 316–324.

[63] Dorfman, H.S., Kennedy, J.E. & Bird, W.C. (1982). Longitudinal evaluation of free gingival grafts. A four-year report. *Journal of Periodontology* **53**, 349–352.

[64] Edel, A. (1974). Clinical evaluation of free connective tissue grafts used to increase the width of keratinized gingiva. *Journal of Clinical Periodontology* **1**, 185–196.

[65] Engelking, G. & Zachrisson, B.U. (1982). Effects of incisor repositioning on monkey periodontium after expansion through the cortical plate. *American Journal of Orthodontics* **82**, 23–32.

[66] Ericsson, I. & Lindhe, J. (1984). Recession in sites with inadequate width of the keratinized gingiva. An experimental study in the dog. *Journal of Clinical Periodontology* **11**, 95–103.

[67] Ericsson, I., Thilander, B. & Lindhe, J. (1978). Periodontal condition after orthodontic tooth movement in the dog. *Angle Orthodontics* **48**, 210–218.

[68] Erley, K.J., Swiec, G.D., Herold, R., Bisch, F.C. & Peacock, M.E. (2006). Gingival recession treatment with connective tissue grafts in smokers and non-smokers. *Journal of Periodontology* **77**, 1148–1155.

[69] Espinel, M.C. & Caffesse, R.G. (1981). Lateral positioned pedicle sliding flap – revised technique in the treatment of localized gingival recession. *International Journal of Periodontics & Restorative Dentistry* **1**, 44–51.

[70] Foushee, D.G., Moriarty, J.D. & Simpson, D.M. (1985). Effects of mandibular orthognatic treatment on mucogingival tissue. *Journal of Periodontology* **56**, 727–733.

[71] Freedman, A.L., Green, K., Salkin, L.M., Stein, M.D. & Mellado, J.R. (1999). An 18-year longitudinal study of untreated mucogingival defects. *Journal of Periodontology* **70**, 1174–1176.

[72] Friedman, N. (1957). Mucogingival surgery. *Texas Dental Journal* **75**, 358–362.

[73] Friedman, N. (1962). Mucogingival surgery: The apically repositioned flap. *Journal of Periodontology* **33**, 328–340.

[74] Friedman, N. & Levine, H.L. (1964). Mucogingival surgery: Current status. *Journal of Periodontology* **35**, 5–21.

[75] Gargiulo, A.W. (1961). Dimensions and relations of the dentogingival junction in humans. *Journal of Periodontology* **32**, 261–267.

[76] Gottlow, J., Nyman, S., Karring, T. & Lindhe, J. (1986). Treatment of localized gingival recessions with coronally displaced flaps and citric acid. An experimental study in the dog. *Journal of Clinical Periodontology* **13**, 57–63.

[77] Gottlow, J., Karring, T. & Nyman, S. (1990). Guided tissue regeneration following treatment of recession-type defects in the monkey. *Journal of Periodontology* **61**, 680–685.

[78] Gottsegen, R. (1954). Frenulum position and vestibular depth in relation to gingival health. *Oral Surgery* **7**, 1069–1078.

[79] Grevers, A. (1977). Width of attached gingiva and vestibular depth in relation to gingival health. Thesis. University of Amsterdam.

[80] Grupe, J. (1966). Modified technique for the sliding flap operation. *Journal of Periodontology* **37**, 491–495.

[81] Grupe, J. & Warren, R. (1956). Repair of gingival defects by a sliding flap operation. *Journal of Periodontology* **27**, 290–295.

[82] Guinard, E.A. & Caffesse, R.G. (1978). Treatment of localized gingival recessions. III. Comparison on results obtained with lateral sliding and coronally repositioned flaps. *Journal of Periodontology* **49**, 457–461.

[83] Günay, H., Tschernitschek, H. & Geurtsen, W. (2000). Placement of the preparation line and periodontal health – a prospective 2-year clinical study. *International Journal of Periodontics and Restorative Dentistry* **20**, 173–181.

[84] Haggerty, P.C. (1966). The use of a free gingival graft to create a healthy environment for full crown preparation. *Periodontics* **4**, 329–331.

[85] Hall, W.B. (1981). The current status of mucogingival problems and their therapy. *Journal of Periodontology* **52**, 569–575.

[86] Han, T.J. & Takei, H.H. (1996). Progress in gingival papilla reconstruction. *Periodontology 2000* **11**, 65–68.

[87] Hangorsky, U. & Bissada, N.B. (1980). Clinical assessment of free gingival graft effectiveness on maintenance of periodontal health. *Journal of Periodontology* **51**, 274–278.

[88] Harlan, A.W. (1907). Discussion of paper: Restoration of gum tissue. *Dental Cosmos* **49**, 591–598.

[89] Harris, R.J. (1992). The connective tissue and partial thickness double pedicle graft: a predictable method of obtaining root coverage. *Journal of Periodontology* **63**, 477–486.

[90] Harris, R.J. (1994). The connective tissue with partial thickness double pedicle graft: the results of 100 consecutively-treated defects. *Journal of Periodontology* **65**, 448–461.

[91] Harris, R.J. (1999). Human histologic evaluation of root coverage obtained with a connective tissue with partial thickness double pedicle graft: a case report. *Journal of Periodontology* **70**, 813–821.

[92] Harris, R.J. (2001). Clinical evaluation of 3 techniques to augment keratinized tissue without root coverage. *Journal of Periodontology* **72**, 932–938.

[93] Harvey, P. (1965). Management of advanced periodontitis. Part I. Preliminary report of a method of surgical reconstruction. *New Zealand Dental Journal* **61**, 180–187.

[94] Hawley, C.E. & Staffileno, H. (1970). Clinical evaluation of free gingival grafts in periodontal surgery. *Journal of Periodontology* **41**, 105–112.

[95] Heijl, L. (1997). Periodontal regeneration with enamel matrix derivative in one human experimental defect. A case report. *Journal of Periodontology* **24**, 693–696.

[96] Herrero, F., Scott, J.B., Maropis, P.S. & Yukna, R.A. (1995). Clinical comparison of desired versus actual amount of surgical crown lengthening. *Journal of Periodontology* **66**, 568–571.

[97] Holbrook, T. & Ochsenbein, C. (1983). Complete coverage of the denuded root surface with a one-stage gingival graft. *International Journal of Periodontics and Restorative Dentistry* **3**, 9–27.

[98] Hwang, D. & Wang, H.L. (2006). Flap thickness as a predictor of root coverage: a systematic review. *Journal of Periodontology* **77**, 1625–1634.

[99] Ibbott, C.G., Oles, R.D. & Laverty, W.H. (1985). Effects of citric acid treatment on autogenous free graft coverage of localized recession. *Journal of Periodontology* **56**, 662–665.

[100] Ingber, J.S. (1974). Forced eruption: Part I. A method of treating isolated one and two wall infrabony osseous defects – rationale and case report. *Journal of Periodontology* **45**, 199–206.

[101] Ingber, J.S. (1976). Forced eruption: Part II. A method of treating non-restorable teeth – periodontal and restorative considerations. *Journal of Periodontology* **47**, 203–216.

[102] Ivancie, G.P. (1957). Experimental and histological investigation of gingival regeneration in vestibular surgery. *Journal of Periodontology* **28**, 259–263.

[103] Jepsen, K., Jepsen, S., Zucchelli, G. *et al.* (2013). Treatment of gingival recession defects with a coronally advanced flap and a xenogeneic collagen matrix: a multicenter randomized clinical trial. *Journal of Clinical Periodontology* **40**, 82–89.

[104] Kaldahl, W.B., Tussing, G.J., Wentz, F.M. & Walker, J.A. (1982). Achieving an esthetic appearance with a fixed prosthesis by submucosal grafts. *Journal of the American Dental Association* **104**, 449–452.

[105] Karring, T., Ostergaard, E. & Löc, H. (1971). Conservation of tissue specificity after heterotopic transplantation of gingiva and alveolar mucosa. *Journal of Periodontal Research* **6**, 282–293.

[106] Karring, T., Cumming, B.R., Oliver, R.C. & Löe, H. (1975). The origin of granulation tissue and its impact on postoperative results of mucogingival surgery. *Journal of Periodontology* **46**, 577–585.

[107] Karring, T., Nyman, S., Thilander, B., Magnusson, I. & Lindhe, J. (1982). Bone regeneration in orthodontically produced alveolar bone dehiscences. *Journal of Periodontal Research* **17**, 309–315, 1982.

[108] Kennedy, J.E., Bird, W.C., Palcanis, K.G. & Dorfman, H.S. (1985). A longitudinal evaluation of varying widths of attached gingiva. *Journal of Clinical Periodontology* **12**, 667–675.

[109] Khocht, A., Simon, G., Person, P. & Denepitiya, J.L. (1993). Gingival recession in relation to history of hard toothbrush use. *Journal of Periodontology* **64**, 900–905.

[110] Kisch, J., Badersten, A. & Egelberg, J. (1986). Longitudinal observation of "unattached", mobile gingival areas. *Journal of Clinical Periodontology* **13**, 131–134.

[111] Laney, J.B., Saunders, V.G. & Garnick, J.J. (1992). A comparison of two techniques for attaining root coverage. *Journal of Periodontology* **63**, 19–23.

[112] Lang, N.P. (1995). Periodontal considerations in prosthetic dentistry. *Periodontology 2000* **9**, 118–131.

[113] Lang, N.P. & Löe, H. (1972). The relationship between the width of keratinized gingiva and gingival health. *Journal of Periodontology* **43**, 623–627.

[114] Lang, N.P. & Karing, T., eds. (1994). *Proceedings of the 1st European Workshop on Periodontology*. Consensus report of session II. Berlin: Quintessence Publ. Co., Ltd., pp. 210–214..

[115] Langer, B. & Langer, L. (1985). Subepithelial connective tissue graft technique for root coverage. *Journal of Periodontology* **56**, 715–720.

[116] Lanning, S.K., Waldrop, T.C., Gunsolley, J.C. & Maynard, G. (2003). Surgical crown lengthening: evaluation of the biological width. *Journal of Periodontology* **74**, 468–474.

[117] Lekholm, U., Gunne, J., Henry, P. *et al.* (1999). Survival of the Branemark implant in partially edentulous jaws: a 10-year prospective multicenter study. *International Journal of Oral & Maxillofacial Implants* **14**, 639–645.

[118] Lekovic, V., Kenney, E.B., Weinlaender, M. *et al.*. (1997). A bone regenerative approach to alveolar ridge maintenance following tooth extraction. Report of 10 cases. *Journal of Periodontology* **68**, 563–570.

[119] Lindhe, J. & Nyman, S. (1980). Alterations of the position of the marginal soft tissue following periodontal surgery. *Journal of Clinical Periodontology* **7**, 525–530.

[120] Lorenzo, R., García, V., Orsini, M., Martin, C. & Sanz, M. (2012). Clinical efficacy of a xenogeneic collagen matrix in augmenting keratinized mucosa around implants: a randomized controlled prospective clinical trial. *Clinical Oral Implants Research* **23**, 316–324.

[121] Löe, H., Ånerud, A., Boysen, H. & Smith, M. (1978). The natural history of periodontal disease in man. The rate of periodontal destruction before 40 years of age. *Journal of Periodontology* **49**, 607–620.

[122] Löe, H., Ånerud, Å. & Boysen H. (1992). The natural history of periodontal disease in man: prevalence, severity, extent of gingival recession. *Journal of Periodontology* **63**, 489–495.

[123] Löst, C. (1984). Depth of alveolar bone dehiscences in relation to gingival recessions. *Journal of Clinical Periodontology* **11**, 583–589.

[124] Majzoub, Z., Landi, L., Grusovin, G. & Cordioli, G. (2001). Histology of connective tissue graft. A case report. *Journal of Periodontology* **72**, 1607–1615.

[125] Martins, A.G., Andia, D.C., Sallum, A.W. *et al.* (2004). Smoking may affect root coverage outcome: a prospective clinical study in humans. *Journal of Periodontology* **75**, 586–591.

[126] Matter, J. (1982). Free gingival grafts for the treatment of gingival recession. A review of some techniques. *Journal of Clinical Periodontology* **9**, 103–114.

[127] Maynard, J.G. (1987). The rationale for mucogingival therapy in the child and adolescent. *International Journal of Periodontics and Restorative Dentistry* **7**, 37–51.

[128] Maynard, J.G. & Ochsenbein, D. (1975). Mucogingival problems, prevalence and therapy in children. *Journal of Periodontology* **46**, 544–552.

[129] McGuire, M.K. & Nunn, M.E. (2005). Evaluation of the safety and efficacy of periodontal applications of a living tissue-engineered human fibroblast-derived dermal substitute. I. Comparison to the gingival autograft: a randomized controlled pilot study. *Journal of Periodontology* **76**, 867–880.

[130] McGuire, M.K. & Scheyer, E.T. (2010). Xenogeneic collagen matrix with coronally advanced flap compared to connective tissue with coronally advanced flap for the treatment of dehiscence-type recession defects. *Journal of Periodontology* **81**, 1108–1117.

[131] Meffert, R.M., Langer, B. & Fritz, M.E. (1992). Dental implants: a review. *Journal of Periodontology* **63**, 859–870.

[132] Melsen, B. & Allais, D. (2005). Factors of importance for the development of dehiscences during labial movement of mandibular incisors: a retrospective study of adult orthodontic patients. *American Journal of Orthodontics and Dentofacial Orthopedics* **127**, 552–561.

[133] Meltzer, J.A. (1979). Edentulous area tissue graft correction of an esthetic defect. A case report. *Journal of Periodontology* **50**, 320–322.

[134] Mericske-Stern, R., Steinlin Schaffner, T., Marti, P. & Geering, A.H. (1994). Peri-implant mucosal aspects of ITI implants supporting overdentures. A five-year longitudinal study. *Clinical Oral Implants Research* **5**, 9–18.

[135] Miller, P.D. (1982). Root coverage using a free soft tissue autograft following citric acid application. I. Technique. *International Journal of Periodontics and Restorative Dentistry* **2**, 65–70.

[136] Miller, P.D. (1985a). A classification of marginal tissue recession. *International Journal of Periodontics and Restorative Dentistry* **5**, 9–13.

[137] Miller, P.D. (1985b). Root coverage using a free soft tissue autograft following citric acid application. III. A successful and predictable procedure in areas of deep-wide recession. *International Journal of Periodontics and Restorative Dentistry* **5**, 15–37.

[138] Miller, P.D. Jr. (1986). Ridge augmentation under existing fixed prosthesis. Simplified technique. *Journal of Periodontology* **57**, 742–745.

[139] Miller P.D. (1993). Root coverage grafting for regeneration and aesthetics. *Periodontology 2000* **1**, 118–127

[140] Miller, A.J., Brunelle, J.A., Carlos, J.P., Brown, L.J. & Löe, H. (1987). *Oral health of United States adults*. Bethesda, Maryland: NIH Publication No. 87–2868, National Institute of Dental Research.

[141] Miyasato, M., Crigger, M. & Egelberg, J. (1977) Gingival condition in areas of minimal and appreciable width of keratinized gingiva. *Journal of Clinical Periodontology* **4**, 200–209.

[142] Murtomaa, H., Meurman, J.H., Rytömaa, I. & Turtola, L. (1987). Periodontal status in university students. *Journal of Clinical Periodontology* **14**, 462–465.

[143] Nabers, C.L. (1954). Repositioning the attached gingiva. *Journal of Periodontology* **25**, 38–39.

[144] Nabers, C.L. (1966). Free gingival grafts. *Periodontics* **4**, 244–245.

[145] Nelson, S.W. (1987). The subpedicle connective tissue graft. A

[146] Nevins, M. & Mellonig, J.T. (1998). *Periodontal Therapy: Clinical Approaches and Evidence of Success*. Quintessence Publishing Co, Inc.

[147] Nevins, M., Nevins, M.L., Kim, S.W., Schupbach, P. & Kim, D.M. (2011). The use of mucograft collagen matrix to augment the zone of keratinized tissue around teeth: a pilot study. *International Journal of Periodontics and Restorative Dentistry* **31**, 367–373.

[148] Nobuto, T., Imai, H. & Yamaoka, A. (1988). Microvascularization of the free gingival autograft. *Journal of Periodontology* **59**, 639–646.

[149] Nordland, W.P. & Tarnow, D.P. (1998). A classification system for loss of papillary height. *Journal of Periodontology* **69**, 1124–1126.

[150] Nyman, S., Karring, T. & Bergenholtz, G. (1982). Bone regeneration in alveolar bone dehiscences produced by jiggling forces. *Journal of Periodontal Research* **17**, 316–322.

[151] Oates, T.W., Robinson, M. & Gunsolley, J.C. 2003). Surgical therapies for the treatment of gingival recession. A systematic review. *Annals of Periodontology* **8**, 303–320.

[152] Ochsenbein, C. (1960). Newer concept of mucogingival surgery. *Journal of Periodontology* **31**, 175–185.

[153] Oles, R.D., Ibbott, C.G. & Laverty, W.H. (1985). Effects of citric acid treatment on pedicle flap coverage of localized recession. *Journal of Periodontology* **56**, 259–261.

[154] Oles, R.D., Ibbott, C.G. & Laverty, W.H. (1988). Effects of root curettage and sodium hypochlorite on pedicle flap coverage of localized recession. *Journal of the Canadian Dental Association* **54**, 515–517.

[155] Oliver, R.G., Löe, H. & Karring, T. (1968). Microscopic evaluation of the healing and re-vascularization of free gingival grafts. *Journal of Periodontal Research* **3**, 84–95.

[156] Oliveira, G.H.C. & Muncinelli, E.A.G. (2012). Efficacy of root surface biomodification in root coverage: a systematic review. *Journal of the Canadian Dental Association* **78**, cq22.

[157] Orban, B.J. (1957). *Oral Histology and Embryology*, 4th edn. St. Louis: C.V. Mosby Company, pp. 221–264.

[158] Parma-Benfenati, S., Fugazzato, P.A. & Ruben, M.P. (1985). The effect of restorative margins on the postsurgical development and nature of the periodontium. *International Journal of Periodontics and Restorative Dentistry* **5**, 31–51.

[159] Patur, B. (1977). The rotation flap for covering denuded root surfaces. A closed wound technique. *Journal of Periodontology* **48**, 41–44.

[160] Pennel, B.M., Higgison, J.D., Towner, T.D. *et al.* (1965). Oblique rotated flap. *Journal of Periodontology* **36**, 305–309.

[161] Pfeifer, J.S. (1963). The growth of gingival tissue over denuded bone. *Journal of Periodontology* **34**, 10–16.

[162] Pfeifer, J.S. (1965). The reaction of alveolar bone to flap procedures in man. *Periodontics* **3**, 135–140.

[163] Pfeifer, J. & Heller, R. (1971). Histologic evaluation of full and partial thickness lateral repositioned flaps. A pilot study. *Journal of Periodontology* **42**, 331–333.

[164] Pini Prato, G.P., Tinti, C., Vincenzi, G., Magnani, C., Cortellini, P. & Clauser, C. (1992). Guided tissue regeneration versus mucogingival surgery in the treatment of human buccal gingival recession. *Journal of Periodontology* **63**, 919–928.

[165] Pini Prato, G., Baldi, C., Pagliaro, U. *et al.* (1999). Coronally advanced flap procedure for root coverage. Treatment of root surface: Root planing versus polishing. *Journal of Periodontology* **70**, 1064–1076.

[166] Pini Prato, G., Pagliaro, U., Baldi, C. *et al.* (2000a). Coronally advanced flap procedure for root coverage. Flap with tension versus flap without tension: A randomized controlled clinical study. *Journal of Periodontology* **71**, 188–201

[167] Pini Prato, G.P., Baccetti, T., Magnani, C., Agudio, G. & Cortellini, P. (2000b). Mucogingival interceptive surgery of buccally-erupted premolars in patients scheduled for orthodontic treatment. I. A seven-year longitudinal study. *Journal of Periodontology* **71**, 172–181.

[168] Pini Prato, G.P., Baccetti, T., Giorgetti, R., Agudio, G. &

Cortellini, P. (2000c). Mucogingival interceptive surgery of buccally-erupted premolars in patients scheduled for orthodontic treatment. II. Surgically treated versus nonsurgically treated cases. *Journal of Periodontology* **71**, 182–187.

[169] Pini Prato, G.P., Baldi, C., Nieri, M. *et al.* (2005). Coronally advanced flap: The post-surgical position of the gingival margin is an important factor for achieving complete root coverage. *Journal of Periodontology* **76**, 713–722.

[170] Pontoriero, R. & Carnevale, G. (2001). Surgical crown lengthening: A 12-month clinical wound healing study. *Journal of Periodontology* **72**, 841–848.

[171] Pontoriero, R., Celenza, F. Jr., Ricci, G. & Carnevale, M. (1987). Rapid extrusion with fiber resection: A combined orthodontic-periodontic treatment modality. *International Journal of Periodontics and Restorative Dentistry* **5**, 30–43.

[172] Potashnick, S.R. & Rosenberg, E.S. (1982). Forced eruption: Principles in periodontics and restorative dentistry. *Journal of Prosthetic Dentistry* **48**, 141–148.

[173] *Proceedings of the 1996 World Workshop on Periodontics* (1996). Consensus report on mucogingival therapy. *Annals of Periodontology* **1**, 702–706.

[174] Raetzke, P.B. (1985). Covering localized areas of root exposure employing the "envelope" technique. *Journal of Periodontology* **56**, 397–402.

[175] Rateitschak, K.H., Herzog-Specht, F. & Hotz, R. (1968). Reaktion und Regeneration des Parodonts auf Behandlung mit festsitzenden Apparaten und abnehmbaren Platten. *Fortschritte der Kieferorthopädie* **29**, 415–435.

[176] Reitan, K. (1967). Clinical and histologic observations on tooth movement during and after orthodontic treatment. *American Journal of Orthodontics* **53**, 721–745.

[177] Roccuzzo, M., Lungo, M., Corrente, G. *et al.* (1996). Comparative study of a bioresorbable and a non-resorbable membrane in the treatment of human buccal gingival recessions. *Journal of Periodontology* **67**, 7–14.

[178] Roccuzzo, M., Bunino, M., Needleman, I. & Sanz, M. (2002). Periodontal plastic surgery for treatment of localized gingival recession: a systematic review. *Journal of Clinical Periodontology* **29 Suppl 3**, 178–194.

[179] Romanos, G.E., Bernimoulin, J.P. & Marggraf, E. (1993). The double lateral bridging flap for coverage of denuded root surface: Longitudinal study and clinical evaluation after 5 to 8 years. *Journal of Periodontology* **64**, 683–688.

[180] Rosenberg, N.M. (1960). Vestibular alterations in periodontics. *Journal of Periodontology* **31**, 231–237.

[181] Ruben, M.P. (1979). A biological rationale for gingival reconstruction by grafting procedures. *Quintessence International* **10**, 47–55.

[182] Saletta, D., Pini Prato, G.P., Pagliaro, U. *et al.* (2001). Coronally advanced flap procedure: Is the interdental papilla a prognostic factor for root coverage? *Journal of Periodontology* **72**, 760–766.

[183] Sallum, E.A., Pimentel, S.P., Saldanha, J.B. *et al.* (2004). Enamel matrix derivative and guided tissue regeneration in the treatment of deshicence-type defects: A histomorphometric study in dogs. *Journal of Periodontology* **75**, 1357–1363.

[184] Sangnes, G. (1976). Traumatization of teeth and gingiva related to habitual tooth cleaning procedures. *Journal of Clinical Periodontology* **3**, 94–103.

[185] Sangnes, G. & Gjermo, P. (1976). Prevalence of oral soft and hard tissue lesions related to mechanical tooth cleaning procedures. *Community Dentistry and Oral Epidemiology* **4**, 77–83.

[186] Sanz, M., Lorenzo, R., Aranda, J.J., Martin, C. & Orsini, M. (2009). Clinical evaluation of a new collagen matrix (Mucograft prototype) to enhance the width of keratinized tissue in patients with fixed prosthetic restorations: a randomized prospective clinical trial. *Journal of Clinical Periodontology* **36**, 868–876.

[187] Schoo, W. H. & van der Velden, U. (1985). Marginal soft tissue recessions with and without attached gingiva. *Journal of Periodontal Research* **20**, 209–211.

[188] Seibert, J.S. (1983). Reconstruction of deformed, partially edentulous ridges, using full thickness onlay grafts: I. Technique and wound healing. *Compendium of Continuing Education in General Dentistry* **4**, 437–453.

[189] Seibert, J.S. (1991). Ridge augmentation to enhance esthetics in fixed prosthetic treatment. *Compendium of Continuing Education in General Dentistry* **12**, 548–561.

[190] Seibert, J.S. (1993a). Treatment of moderate localized alveolar ridge defects: Preventive and reconstructive concepts in therapy. *Dental Clinics of North America* **37**, 265–280.

[191] Seibert, J.S. (1993b). Reconstruction of the partially edentulous ridge: Gateway to improved prosthetics and superior esthetics. *Practical Periodontics and Aesthetic Dentistry* **5**, 47–55.

[192] Seibert, J.S. & Louis, J. (1996). Soft tissue ridge augmentation utilizing a combination onlay-interpositional graft procedure: case report. *International Journal of Periodontics and Restorative Dentistry* **16**, 311–321.

[193] Serino, G., Wennström, J.L., Lindhe, J. & Eneroth, L. (1994). The prevalence and distribution of gingival recession in subjects with high standard of oral hygiene. *Journal of Clinical Periodontology* **21**, 57–63.

[194] Silva, C.O., Sallum, A.W., de Lima, A.F.M. & Tatakis, D.N. (2006). Coronally positioned flap for root coverage: Poorer outcomes in smokers. *Journal of Periodontology* **77**, 81–87.

[195] Staffileno, H. (1964). Management of gingival recession and root exposure problems associated with periodontal disease. *Dental Clinics of North America* March, 111–120.

[196] Staffileno, H., Wentz, F. & Orban, B. (1962). Histologic study of healing of split thickness flap surgery in dogs. *Journal of Periodontology* **33**, 56–69.

[197] Staffileno, H., Levy, S. & Gargiulo, A. (1966). Histologic study of cellular mobilization and repair following a periosteal retention operation via split thickness mucogingival surgery. *Journal of Periodontology* **37**, 117–131.

[198] Steiner, G.G., Pearson, J.K. & Ainamo, J. (1981). Changes of the marginal periodontium as a result of labial tooth movement in monkeys. *Journal of Periodontology* **52**, 314–320.

[199] Stern, J.B. (1976). Oral mucous membrane. In: Bhaskar, S.N., ed. *Orban's Oral Histology and Embryology*. St. Louis: C.V. Mosby, Ch 8.

[200] Stetler, K.J. & Bissada, N.B. (1987). Significance of the width of keratinized gingiva on the periodontal status of teeth with submarginal restorations. *Journal of Periodontology* **58**, 696–700.

[201] Stoner, J. & Mazdyasna, S. (1980). Gingival recession in the lower incisor region of 15-year old subjects. *Journal of Periodontology* **51**, 74–76.

[202] Studer, S., Naef, R. & Schärer, P. (1997). Adjustment of localized alveolar ridge defects by soft tissue transplantation to improve mucogingival esthetics: a proposal for clinical classification and an evaluation of procedures. *Quintessence International* **28**, 785–805.

[203] Studer, S.P., Lehner, C., Bucher, A. & Schärer, P. (2000). Soft tissue correction of a single-tooth pontic space: a comparative quantitative volume assessment. *Journal of Prosthetic Dentistry* **83**, 402–411.

[204] Sugarman, E.F. (1969). A clinical and histological study of the attachment of grafted tissue to bone and teeth. *Journal of Periodontology* **40**, 381–387.

[205] Sullivan, H.C. & Atkins, J.H. (1968a). Free autogenous gingival grafts. I. Principles of successful grafting. *Periodontics* **6**, 121–129.

[206] Sullivan, H.C. & Atkins, J.H. (1968b). Free autogenous gingival grafts. III. Utilization of grafts in the treatment of gingival recession. *Periodontics* **6**, 152–160.

[207] Sumner, C.F. (1969). Surgical repair of recession on the maxillary cuspid: incisionally repositioning the gingival tissues. *Journal of Periodontology* **40**, 119–121.

[208] Susin, C., Haas, A.N., Oppermann, R.V., Haugejorden, O. & Albandar, J.M. (2004). Gingival recession: epidemiology and risk indicators in a representative urban Brazilian population.

Journal of Periodontology **75**, 1377–1386.

[209] Tarnow, D.P. (1986). Semilunar coronally repositioned flap. *Journal of Clinical Periodontology* **13**, 182–185.

[210] Tarnow, D.P., Magner, A.W. & Fletcher, P. (1992). The effect of the distance from the contact point to the crest of bone on the presence or absence of the interproximal dental papilla. *Journal of Periodontology* **63**, 995–996.

[211] Tenenbaum, H. (1982) A clinical study comparing the width of attached gingiva and the prevalence of gingival recessions. *Journal of Clinical Periodontology* **9**, 86–92.

[212] Thoma, D.S., Benić, G.I., Zwahlen, M., Hämmerle, C.H. & Jung, R.E. (2009). A systematic review assessing soft tissue augmentation techniques. *Clinical Oral Implants Research* **20 Suppl 4**, 146–165.

[213] Tolmie, P.N., Rubins, R.P., Buck, G.S., Vagianos, V. & Lanz, J.C. (1991). The predictability of root coverage by way of free gingival autografts and citric acid application: An evaluation by multiple clinicians. *International Journal of Periodontics & Restorative Dentistry* **11**, 261–271

[214] Trombelli, L. & Scabbia, A. (1997). Healing response of gingival recession defects following guided tissue regeneration procedures in smokers and non-smokers. *Journal of Clinical Periodontology* **24**, 529–533.

[215] Trombelli, L., Schincaglia, G.P., Scapoli, C. & Calura, G. (1995). Healing response of human buccal gingival recessions treated with expanded polytetrafluoroethylene membranes. A retrospective report. *Journal of Periodontology* **66**, 14–22.

[216] Trott, J.R. & Love, B. (1966). An analysis of localized recession in 766 Winnipeg high school students. *Dental Practice* **16**, 209–213.

[217] Valderhaug, J. (1980). Periodontal conditions and caries lesions following the insertion of fixed prostheses: a 10-year follow-up study. *International Dental Journal* **30**, 296–304.

[218] Van der Velden, U. (1982). Regeneration of the interdental soft tissues following denudation procedures. *Journal of Clinical Periodontology* **9**, 455–459.

[219] Van Palenstein Helderman, W.H., Lembariti, B.S., van der Weijden, G.A. & van't Hof, M.A. (1998). Gingival recession and its association with calculus in subjects deprived of prophylactic dental care. *Journal of Clinical Periodontology* **25**, 106–111.

[220] Vekalahti, M. (1989). Occurrence of gingival recession in adults. *Journal of Periodontology* **60**, 599–603.

[221] Waerhaug, J. (1952). The gingival pocket. Anatomy, pathology, deepening and elimination. *Odontologisk Tidskrift* **60 Suppl**.

[222] Warrer, K., Buser, D., Lang, N.P. & Karring, T. (1995). Plaque-induced peri-implantitis in the presence or absence of keratinized mucosa. An experimental study in monkeys. *Clinical Oral Implants Research* **6**, 131–138.

[223] Wei, P-C., Laurell, L., Geivelis, M., Lingen, M.W. & Maddalozzo, D. (2000). Acellular dermal matrix allografts to achieve increased attached gingival. Part 1. A clinical study. *Journal of Periodontology* **71**, 1297–1305.

[224] Wennström, J.L. (1983). Regeneration of gingiva following surgical excision. A clinical study. *Journal of Clinical Periodontology* **10**, 287–297.

[225] Wennström, J.L. (1987). Lack of association between width of attached gingiva and development of gingival recessions. A 5-year longitudinal study. *Journal of Clinical Periodontology* **14**, 181–184.

[226] Wennström, J.L. & Derks, J. (2012). Is there a need for keratinized mucosa around implants to maintain health and tissue stability? *Clinical Oral Implants Research* **23 Suppl 6**, 136–116.

[227] Wennström, J.L. & Lindhe, J. (1983a). The role of attached gingiva for maintenance of periodontal health. Healing following excisional and grafting procedures in dogs. *Journal of Clinical Periodontology* **10**, 206–221.

[228] Wennström, J.L. & Lindhe, J. (1983b). Plaque-induced gingival inflammation in the absence of attached gingiva in dogs. *Journal of Clinical Periodontology* **10**, 266–276.

[229] Wennström, J.L. & Zucchelli, G. (1996). Increased gingival dimensions. A significant factor for successful outcome of root coverage procedures? A 2-year prospective clinical study. *Journal of Clinical Periodontology* **23**, 770–777.

[230] Wennström, J.L., Lindhe, J., Sinclair, F. & Thilander, B. (1987). Some periodontal tissue reactions to orthodontic tooth movement in monkeys. *Journal of Clinical Periodontology* **14**, 121–129.

[231] Wilderman, M.N. (1963). Repair after a periosteal retention procedure. *Journal of Periodontology* **34**, 484–503.

[232] Wilderman, M.N. (1964). Exposure of bone in periodontal surgery. Dental Clinics of North America **March**, 23–26.

[233] Wilderman, M.N. & Wentz, F.M. (1965). Repair of a dentogingival defect with a pedicle flap. *Journal of Periodontology* **36**, 218–231.

[234] Wilderman, M.N., Wentz, F.M. & Orban, B.J. (1961). Histogenesis of repair after mucogingival surgery. *Journal of Periodontology* **31**, 283–299.

[235] Yared, K.F.G., Zenobio, E.G. & Pacheco, W. (2006). Periodontal status of mandibular central incisors after orthodontic proclination in adults. *American Journal of Orthodontics and Dentofacial Orthopedics* **130**, 6.e1–6.e8.

[236] Yoneyama, T., Okamoto, H., Lindhe, J., Socransky, S.S. & Haffajee, A.D. (1988). Probing depth, attachment loss and gingival recession. Findings from a clinical examination in Ushiku, Japan. *Journal of Clinical Periodontology* **15**, 581–591.

[237] Zabalegui, I., Sicilia, A., Cambra, J., Gil, J. & Sanz, M. (1999). Treatment of multiple adjacent gingival recessions with the tunnel subepithelial connective tissue graft: a clinical report. *International Journal of Periodontics & Restorative Dentistry* **19**, 199–206.

[238] Zarb, G.A. & Schmitt, A. (1990). The longitudinal clinical effectiveness of osseointegrated dental implants: the Toronto study. Part III: Problems and complications encountered. *The Journal of Prosthetic Dentistry* **64**, 185-194.

[239] Zucchelli, G. & De Sanctis, M. (2000). Treatment of multiple recession-type defects in patients with esthetic demands. *Journal of Periodontology* **71**, 1506–1514.

[240] Zucchelli, G., Clauser, C., De Sanctis, M. & Calandriello, M. (1998). Mucogingival versus guided tissue regeneration procedures in the treatment of deep recession type defects. *Journal of Periodontology* **69**, 138–145.

[241] Zucchelli, G., Amore C., Montebugnoli, L. & De Sanctis, M. (2003). Bilaminar techniques for the treatment of recession type defects. A comparative clinical study. *Journal of Clinical Periodontology* **30**, 862–870.

[242] Zucchelli, G., Cesari, C., Amore C., Montebugnoli, L. & De Sanctis, M. (2004). Laterally moved, coronally advanced flap: a modified surgical approach for isolated recession-type defects. *Journal of Periodontology* **75**, 1734–41.

第47章

牙周美学显微手术
Periodontal Plastic Microsurgery

Rino Burkhardt[1,2], Niklaus P.Lang[3,4]

[1] Private Practice, Zurich, Switzerland
[2] Faculty of Dentistry, University of Hong Kong, Hong Kong, China
[3] Department of Periodontology, School of Dental Medicine, University of Berne, Berne, Switzerland
[4] Center of Dental Medicine, University of Zurich, Zurich, Switzerland

牙科治疗中的显微手术技术：理念的发展

外科手术的主要目的不再只是挽救患者的生命及保留患者的器官，而还应该尽量保留患者的最大功能以及改善患者的舒适度。在外科的许多专业中，患者的这些需求可以通过微创手术的方法满足。

显微外科不是一门独立的学科，而是一种可以应用于外科不同领域的技术。它基于的理论是：经过适当训练的双手可以进行超过肉眼观察范围的精细动作。19世纪时第一次报道了显微手术，当时开发了用于眼科的显微镜（Tamai 1893）。后来，在瑞典首次应用了显微镜手术进行硬化性耳聋的治疗（Nylén 1924）。然而，直到20世纪50年代，显微外科技术并未引起外科医生的兴趣。蔡司公司开发并商业化量产了第一个拥有同轴照明系统和立体视图视野的外科手术显微镜OPMI 1。

主要由神经外科医生（Jacobsen & Suarez 1960; Donaghy & Yasargil 1967）开发的微血管手术彻底改变了塑形和移植手术。随着手术技术的显微化，可以成功地常规吻合直径＜1mm的小血管（Smith 1964）。随着该技术的发展，1965年第一次进行了完全离断拇指的断指再植并取得了成功（Komatsu & Tamai 1968）。1966—1973年间，上海第六人民医院在没有放大条件下共进行了351个断指再植手术，而愈合率只有51%（Zhong-Wei et al. 1981）。而1973年后，这种断指再植术都使用了外科显微镜，其相应的成功率增加到了91.5%。这些结果证明，对于肢端的再植及游离组织移植，快速而成功地恢复血液循环是至关重要的。显微外科技术在整形外科方面取得了进一步成就，其中包括：移植脚趾代替缺失的拇指（Cobbett 1969）、束间神经移植（Millesi 1979）、趾关节的微血管移植（Buncke & Rose 1979）、趾髓微神经血管移植以恢复指尖的灵敏度（Morrison et al. 1980）、指甲复合体的微血管移植（Foucher 1991）。由于显微改良外科技术的良好效果，使其现在广泛、常规地应用于矫形、妇科、泌尿科、整形外科及儿科手术。

在一些早期的单个病例报告之后（Bowles 1907; Baumann 1977; Apotheker & Jako 1981），在20世纪90年代外科显微镜被引入了牙科。病例报告和显微镜的应用主要发表在修复（Leknius & Geissberger 1995; Friedman & Landesman 1997, 1998; Mora 1998）、根管（Carr 1992; Pecora & Andreana 1993; Ruddle 1994; Mounce 1995; Rubinstein 1997）和牙周文献中（Shanelec 1991; Shanelec & Tibbetts 1994; Tibbetts & Shanelec 1994; Shanelec & Tibbetts 1996; Burkhardt & Hürzeler 2000）。

引入显微根管技术后，一篇前瞻性研究对牙髓病治疗效果进行了统计学分析（Rubinstein & Kim 1999, 2002）。在根尖显微手术后1年内，96.8%的病损发生了愈合。在术后第1年后的5～7年再评估时，通过对临床和影像学参数的测量仍有91.5%的成功率（Rubinstein & Kim 2002）。而传统不应用外科显微镜的根尖手术与之相比，术后6个月至8年发生愈合的病例只有44.1%（Friedman et al. 1991）。今天在根管治疗中采用显微增强技术会取得更好的疗效，这一观点得到了系统评价和Meta分析的良好支持（Del Fabbro & Taschieri 2010; Setzer et al. 2012）。

尽管在前瞻性研究中有良好的效果（Cortellini & Tonetti 2001; Rubinstein & Kim 2002; Burkhardt & Lang 2005），外科显微镜在口腔修复、牙髓病治疗（Seldon 2002）及牙周手术方面应用的接受速度还是很慢。这可能与学习曲线较长、设备的可操作性较差以及购买设备的成本较高有关。

微创手术的概念

随着外科显微镜的不断发展、手术器械的精密化、缝合材料的改进以及完善的培训中心的建立，对在世界范围内建立起多专业的显微手术技术起到了决定性的作用。而放大、照明和器械被称为显微外科的三大要素（Kim et al. 2001），是提高手术精确性的先决条件。如果上述要素缺少任何一个，显微外科手术都不可能成立。

放大技术

牙周临床实践中，最佳的视野是绝对必要的。超过90%人体的感觉是通过视觉印象感知的。视觉是一个复杂的过程，涉及到眼睛、视网膜、视神经和大脑之间的多个器官联系的整合。衡量人类视力的一个重要参数是视敏度（以分视角为单位测量），其定义为区分两个物体的能力。视力受解剖和生理因素的影响，例如视网膜上细胞排列的密度以及视网膜成像时的电生理过程。如果需要的话，可以用矫正镜片改善视力。

影响视觉敏感度的另一个重要因素是照明。视觉敏感度和光强度的关系已经得到了证明：无论是弱低光还是强光的情况下，视觉敏感度都会下降。而在1000cd/m^{2}的光强度及最佳的照明条件下，可以获得最佳的视觉敏感度。

放大物体的图像可以增强细节的可视性。这可以通过两种方式实现：（1）靠近物体；（2）放大。如果为前者，眼睛内晶状体的适应能力就变得非常重要并会影响视力。通过改变晶状体的形状，使光学器官的折射增加，进而将物距缩短。随着年龄的增长，因为眼睛的晶状体失去弹性使得近处物体的聚焦能力受到影响（Burton & Bridgeman 1990）。这种现象称为老花眼。老花眼影响中年人，当距离物体比眼睛可以准确聚焦的理想工作距离还近时就会变得尤其明显（Burton & Bridgeman 1991）。为了能够准确的看到很小的物体，必须增加焦距。例如，一个年长的人不戴眼镜阅读时必须将读物放得更远，但读物放远后字会显得更小。这种因增加工作距离而使图像变小的现象是老花眼造成的，而且会影响临床工作。在牙周工作中，通常术中对组织的处理是非常精细的，以正常的视力有时很难操作。因此，有时可能只有通过使用放大设备提高了精度以及工作质量后，才能使临床工作成功地进行。

放大镜的光学原理

牙科常用的有两类放大系统：手术显微镜

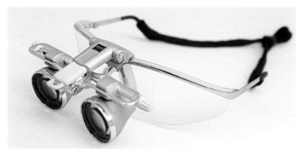

图47-1　复合放大镜，可倾斜并可调瞳距（伽利略原理）。

(a)

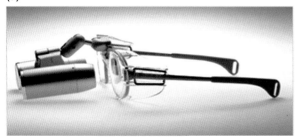

(b)

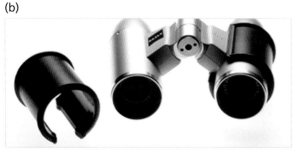

图47-2　（a）棱镜放大镜，密封防水，前框架安装后完全可调（棱镜原理）。（b）在外科手术期间可使用防接触可灭菌护板安全地旋转放大镜。

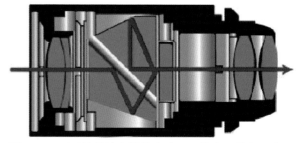

图47-3　通过棱镜放大镜的光路。即使光的传播距离增加，其亮度或图像对比度也不会降低，即使在×4或×5的放大倍率下。这是由于光线没有通过空气，而只通过了棱镜的玻璃。

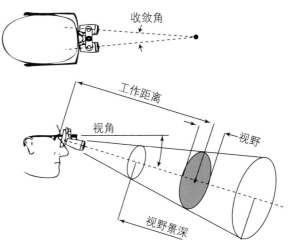

图47-4　放大镜的主要光学特征。

和放大镜。后者可进一步分为单镜头放大镜（夹持式、翻转式、单眼式）和多镜头伸缩放大镜。单镜头放大镜通过调节工作距离增加屈光度。随着屈光度的增加，工作距离相应减小。如果工作距离已经被锁定，术者头部便不能随意移动而增加了保持焦距的难度，进而可能导致因姿势不良引起的颈背部肌肉紧张（Basset 1983; Diakkow 1984; Shugars et al. 1987）。另外，这种增加屈光度的放大镜图像质量较差，制约了手术的质量（Kanca & Jordan 1995）。这类放大镜不能真正达到放大的效果。

多镜头伸缩放大镜（复合或棱镜放大镜）更加符合人体工程学并有更好的光学性能（Shanelec 1992）。复合放大镜不是通过增加单镜头的厚度而是使用相隔一定距离的多组镜头增加放大率（图47-1）。这些特性使放大镜在不大幅增加体积和重量的前提下对放大率、工作距离和视野景深仍有良好的控制。棱镜放大镜是光学性能最佳的放大镜（图47-2）。复合放大镜使用多组折射面及镜片的间隙调节其光学特性，而棱镜放大镜为低功耗望远镜。其中包含了Pechan或Schmidt棱镜以加长光通过放大镜内部一系列镜面反射的路径（图47-3）。棱镜放大镜相比其他放大镜具有更好的放大率、更大更深的视野以及更长的工作距离。为了确保对放大镜的正确调节，应了解其基本的分类以及关键的光学特性（图47-4）。

工作距离

工作距离（图47-4）是眼睛的晶状体和被视物体之间的距离。工作距离需增加多少没有一定之规。根据牙科医生的身高及手臂长度，手臂微曲时的工作距离通常为 30～45cm。术者在这个距离范围内操作，其身体的姿势体位更符合人体工程学并同时减少了眼球内收而减轻了眼球紧张。没有使用放大镜时牙科医生饱受背、颈、肩和眼睛的问题的困扰，而出现这些问题的原因是：不得不缩短工作距离才能看得更清晰（Coburn 1984; Strassler 1989）。而佩戴手术放大镜后，牙医的头部可以保持在人体的平衡的中心——脊柱正上方，这有利于对抗重力而使头部稳定。

工作范围

工作范围（景深）（图47-4）是可清晰聚焦物体的范围。正常视野深度是从工作距离到无穷远的距离。当从很近的工作距离移开时，眼睛自然地适应调整到新的工作距离。通常眼睛的位置和身体姿势不是长时间不变的，而是不断变化的。佩戴放大镜改变了这一现象。放大镜的特点决定了其观测的范围，而人体的坐姿和眼外肌的位置受限于放大镜的观测范围。我们应该知道：每个人的视觉取决于其个人的内部工作范围，这意味着他/她的焦距可能只能维持在15cm的范围内，即使使用放大镜也只能获得23cm的景深。佩戴任何品牌的放大镜，随着放大倍数的增加景深都会减小。

收敛角

收敛角（图47-4）是眼睛对准两目镜时两目镜轴角的夹角，这时双眼所指向的距离和角度是相同的。在一定的工作距离下，收敛角随瞳距变化。在较短工作距离下，眼距较宽的人会有更多的眼球会聚。因此，收敛角决定了眼外肌的位置，而这可能会导致眼内肌、外直肌的紧张；这种眼肌的紧张可能是导致眼睛疲劳的一个重要因素。

视野

视野（图47-4）是通过望远镜观察物体时，所能看到物体的线性尺寸或角度范围。它的大小取决于光学透镜系统的设计、工作距离和放大倍率。景深不变的话，当放大倍数增加时，视野减小。

瞳距

瞳距（图47-4）的大小取决于每个人眼睛在头部的位置，是长期常规使用放大镜的关键所在。当使用双筒放大镜时，如果瞳距设定理想的话，双眼可以看到略呈卵圆形视野中的单个图像。如果将视野调整为圆形，眼部肌肉会过于紧张而缩短使用放大镜的时间。

视角

视角（图47-4）定义为能舒适工作时的光学倾角。视角越小，观看工作对象时颈部需要倾斜的角度越大。因此，牙医所用的放大镜比专业技工的视角要大。固定在眼镜片上的放大镜如果其光学倾角小或无仰角，则可能导致佩戴者观察特定对象时头部过度倾斜。这不仅可能会导致颈部不适、肩部肌肉疼痛并可能引起头痛。工作姿势很可能随着时间的变化而改变，可以调节放大镜以适应任何姿势。

照明

大多数放大镜制造商会提供相应的照明系统或固定装置。这些系统对4倍及更高放大倍数的放大镜特别有用。大视野的放大镜对比窄视野的放大镜需要有更好的照明而看到的图像则会更明亮。在选择辅助照明的光源时，需要重点考量的因素是总重量、产品质量、光的亮度、聚焦的难易程度、在放大镜视野内对光的难易程度以及是否方便携带（Strassler et al. 1998）。

必须意识到，光在镜头中每折射一次就会有4%的透射光由于反射而损失。对于伸缩放大镜，这可能意味着亮度下降了50%。现已开发了抗反射涂层用以抵消上述影响，使镜头更有效地传送光线。由于透镜涂层的质量参差不齐，应在选择放大镜时进行评估（Shanelec 1992）。

选择放大镜

在选择放大系统之前，需要考虑放大镜的

表47-1　选择放大镜系统时要考虑的特性

复合放大镜 （伽利略）	放大范围 ×2-3.5 重量轻 工作距离短 镜筒短
棱镜放大镜 （开普勒）	放大范围 ×3-5 重量略重 工作距离长 镜筒长
前框架安装	周边视觉可达90% 不要与普通眼镜一起使用 需要柔软且有缓冲的鼻托 重量分布更好
头戴式	有限的周边视觉 可使用普通眼镜 重量分布更好 需要更频繁地调整
固定镜头放大镜	体位改变时无法调节 重量极轻
可翻转放大镜	需要可拆卸及消毒手柄，以便 于从放大状态切换至正常状态
镜头的质量	带有色差和球差校正 镜头边缘的清晰度无下降 密封良好，避免水汽渗入 可消毒
可调整选项	瞳距 可视角 垂直调整 锁定在调整位置 收敛角度（预设角度可能会更 方便用户使用）
镜头涂层	更亮的图像 更明亮
附件	专用运输箱 侧方及前方护板 可安装光源 可拆卸靠垫

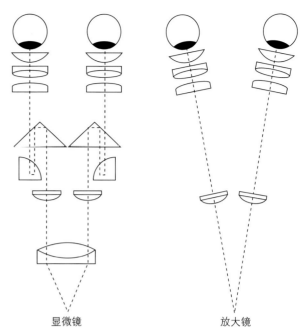

图47-5　放大镜和显微镜进行视觉增强的比较。放大镜需要眼睛会聚，而显微镜具有平行的视觉。

落在操作者的视网膜上；由于不需要双眼内聚，眼外直肌基本不用紧张（图47-5）。显微镜由光学元件、照明单元和固定系统组成。为避免在使用过程中的不良振动，显微镜应牢固地安装在墙壁、天花板或地板上。当安装在地板上时，显微镜在房间的位置必须方便使用。

显微镜的光学元件包括以下组成部分（图47-6）：（1）变倍器；（2）物镜；（3）双目镜筒；（4）目镜；（5）照明元件（Burkhardt & Hürzeler 2000）。

类型及调试放大镜的合适时间。不合适或调试不当的放大镜以及镜片质量不良会影响放大镜的性能。牙周手术中使用的放大镜应选择头戴式或镶嵌式，为可调节的高质量的密封的棱镜放大镜，其带涂层的镜片放大倍数为×4～4.5倍。而且放大镜的工作距离应适于牙周手术，视野要大。表47-1中的信息可作为选择放大镜的基本指南。

手术显微镜的光学原理和组件

手术显微镜是一个复杂的透镜系统，在工作区有良好的照明的前提下，可放大4～40倍并具有立体视觉。与放大镜不同，显微镜的光线平行

变倍器

变倍器或称"伽利略"变倍器，是由两个伽利略望远镜系统组成的圆筒（包括一个凸透镜和一个凹透镜），可以组成不同放大倍率。变倍器的位置决定了这些望远镜系统的朝向。共有4个可选的放大率。光线未通过光学元件进行直线传播时不会被放大。变倍器和不同的物镜目镜组合时，通过调节控制装置可增加放大率。

无级电机驱动变倍器在光学系统中的放大率需为×0.5～2.5倍，通过调整安装在显微镜上的脚踏或电动旋钮来操控。操作者可选择使用手动或电动变倍器。如需经常改变放大率，手动变倍器比电动变倍器更快捷，因为没有中间挡。电动

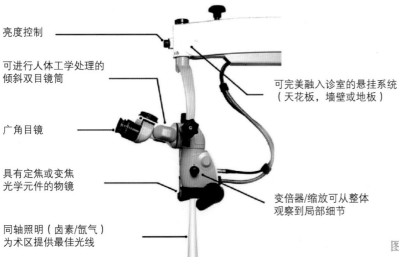

亮度控制

可进行人体工学处理的
倾斜双目镜筒

广角目镜

具有定焦或变焦
光学元件的物镜

同轴照明（卤素/氙气）
为术区提供最佳光线

可完美融入诊室的悬挂系统
（天花板，墙壁或地板）

变倍器/缩放可从整体
观察到局部细节

图47-6　手术显微镜的系统组件。

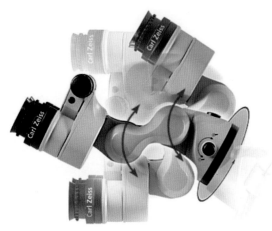

图47-7　可倾斜折叠的双目镜筒可以在临床工作时保持人体工程学的姿势，这是使用显微外科技术获得最佳效果的先决条件。

系统相对手动系统有更好的对焦能力和舒适性，但前者更加昂贵。

物镜

由变倍器处理的图像仅由单个物镜投射。同时，照明光从其光源两次由偏转棱镜投射进入术区（即同轴照明）。最经常使用的物镜为200mm（$F=200mm$）。物镜的焦距一般与物镜的工作距离相同。

双目镜筒

根据使用的目的不同，有两种不同的双目镜筒（直筒和斜筒）可供选用。直筒的视野方向平行于显微镜轴向。使用斜筒，则与显微镜轴向成45°角。对于牙科用显微镜而言，只有具有倾斜和旋转功能的双目镜筒才可以进行连续的视野调节以满足人体工程学方面的需要。显微镜最新配置的双目镜筒可折叠，且集成了360°旋转功能。这样的设计可以精确地增加或减少工作距离，以补偿术者与助理之间眼睛的差异，而这是改善牙周显微手术人体工程学的一个重要方面（图47-7）。瞳距的精确调整是术区立体视觉的基本前提。

目镜

目镜放大双目镜筒产生的临时图像。使用不同的目镜可以获得不同的放大倍率（×10，×12.5，×16，×20）。目镜的选择不仅决定了放大率，而且也决定了视野的大小。当使用放大镜时，放大倍率和视野之间存在间接关系。×10目镜的放大率和视野之间的关系十分平衡。现代目镜允许-8°～+8°的屈光度误差，其为一种纯粹的球面校正。

大部分外科显微镜为模块化设计，可以配备附件，包括集成的视频系统、相机的图像适配器、图像存储单元、彩色打印机及强大的光源等。在购买附件之前，没有使用经验的临床医生应该先好好思考一下他们的需求。一般建议在采购显微镜之前先应使用好放大镜，以习惯于在放大的条件下工作。

照明装置

使用高倍率放大时需要配合最佳的照明。现

在卤素灯已成为照明的主流选择。由于卤素灯的色温较高，它比传统灯泡发出的光线更白。但卤素灯发出的辐射相当一部分为红外光谱，而装有冷光镜的显微镜可以将术区的这部分红外线过滤掉。卤素灯的另一种替代品是氙气灯，其寿命比卤素灯长10倍。氙气灯所发出的光具有日光的特性但更白，故其产生的图像更亮、更真实且对比度更强。

放大镜和显微镜手术的优点和缺点

大量的牙周病专科医生在他们的临床工作中使用低倍率的放大设备并从中受益。大多数结果基于患者的主观陈述或主治医生的观察。目前，我们只能推测放大倍率的选择对手术效果的影响程度。对于外科手术的放大率，推荐从×2.5倍到×20倍（Apotheker & Jako 1981；Shanelec 1992）。在牙周手术中，取决于手术的类型，×4~5倍的放大镜和×10~20倍的手术显微镜效果似乎比较理想。随着放大率的增加，视野深度降低，对于如单牙软组织退缩的根面覆盖或GTR治疗骨内袋病损的牙间创口关闭等局部病损的外科手术，能采用的最大放大率仅×12~15倍。而×6~8倍放大率适用于临床检查或术区为整个象限的手术。×15~25倍等更高的放大倍率可能只适用于临床细节的检查，如根管治疗。

放大镜与显微镜相比，其优点为：降低了技术敏感性、费用和学习时间。但术区的照明往往不够充分，这可能会限制×4.5倍以上放大镜的应用。而手术显微镜则更符合人体工程学（Zaugg et al. 2004），对术区的照明效果最佳，并可自由选择放大倍数。这些优势抵消了它的缺点，如昂贵的设备费用和外科医生及其助手更长的学习时间。为了能看到难以取得进路的舌、腭位点，显微镜必须有足够的可操作性。改进后的显微镜可以直接看到口内术区。通过使用这些光学设备，所有的牙周手术都可能在手术显微镜下进行。

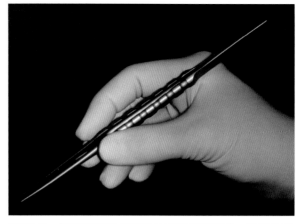

图47-8 使用显微手术器械的正确手部姿势。需要以执笔式持握方式进行精细旋转运动以获得精确的动作。

手术器械

技术方面

适手的器械是显微外科的基础。虽然不同的制造商提供了各种显微外科器械套装，但这些套装通常都是为显微血管和神经手术设计的，并不一定适用于牙周塑形手术。医生可以从不同的制造商处选购合适的不锈钢或钛金属的牙周手术器械。最基本的器械包括持针器、显微剪、显微刀柄、显微镊和1套剥离子。

由于手术器械主要由拇指、食指和中指操作，因此器械的手柄应为圆柱状，这样操作时才能更精准地控制旋转运动。手部从2点位到7点位的旋转动作（右利手）是人体能进行的最精确的动作。手术器械应该约18cm长，操作时置于操作手拇指和食指之间的虎口处，通常器械的尖端略重以便于能够更准确地进行操作（图47-8）。器械表面经常会有彩色涂层以避免在显微镜下的金属眩光。手术器械的重量不应超过15~20g（0.15~0.20N），以避免手部和手臂肌肉的疲劳。

持针器应配备精确的锁扣，而锁扣的锁结力不应超过50g（0.5N）。锁结力太大会产生震颤，而锁结力太小会降低手指对运动的感觉。为了避免打结时滑扣，持针器喙部有平面设计或细金刚砂涂层设计，而后者在夹持缝合线时更加稳定（Abidin et al. 1990）。持针器喙部的结构对这种稳定性有相当大的影响。喙部碳化钨镶片上的齿状结构为夹持后的缝合针提供了最大的旋转力支撑，但使用时必须权衡其对缝合材料的潜在损坏。喙部为光滑无齿状结构的持针器不会明显损伤6-0单丝尼龙线缝合针，而喙部为有齿状结构的持针器（7000/in^2）明显削弱了缝合针的断裂强度（Abidin et al. 1990）。此外，持针器喙外缘的锋利边缘必须磨圆以免损伤较细的缝合线（Abidin et al. 1989）。当持针器的喙闭合时，应闭合严密光线无法透过。

锁扣使手柄进行旋转运动时没有压力。当持针器置于手上没有压力时，持针器两侧尖端应略分开1~2mm。

可以从眼科及整形外科的器械中选取各种大小、形状不同的显微刀片，辅以传统的手术中的精细手术器械（细凿、骨锉、骨膜分离器、拉钩和吸引器）。

显微手术器械通常存放在无菌的器械盒或托盘里，以免受到损害。在器械灭菌及运输过程中，仪器的尖端不得相互接触。对相关人员应进行器械清洁和维护的详细培训，比如对于这些昂贵的显微手术器械，如果在热消毒设备中消毒时不进行固定会对器械尖端造成不可弥补的损害。

缝合材料

缝合材料和技术是显微手术需要考量的要素（Mackensen 1968）。创口关闭是术后创口愈合的先决条件，其对于避免并发症的发生也是最重要的（Schreiber et al. 1975; Kamann et al. 1997）。最流行的关闭创口的技术需要实现：创缘有足够的稳定性以及确保创口在愈合阶段为关闭状态。然而，缝合时缝合针穿透软组织会造成创伤，并且缝合线作为异物可以显著提高创口感染的概率（Blomstedt et al. 1977; Osterberg & Blomstedt 1979）。因此，缝针缝合线的特性也会影响创口的愈合和手术的效果。

缝合针的特性

针由镦部、体部和尖端组成，并以材料、长度、型号、尖端形态、体部直径以及针与线连接方式等进行分类。对于无创缝合线，缝合线通过压接工艺的镦部或激光打孔牢固地连接在缝合针上。两种连接方式之间的稳定性没有区别（Von Fraunhofer & Johnson 1992）。缝合针的体部应该扁平以防止在持针器夹持时发生扭转或旋转。针尖端的差别很大，这取决于它们的特殊用途。针尖端有切割刃的适合粗糙的组织或无损穿入。为了减小显微牙周手术的组织创伤，应优先使用锋利而精密的反角针或微尖扁平刃缝合针（图47-9）（Thacker et al. 1989）。

缝合针可以是直的或不同曲度的。对于显微牙周手术，3/8"弧的缝合针通常可以获得最佳的效果。缝合针的长度为尖端到针锁近端的曲长，其范围很大。缝合后牙区龈乳头时，13~15mm长度的缝合针比较合适。缝合前牙区龈乳头时需要针的长度为10~12mm；缝合颊侧松弛切口时，缝合针的长度为5~8mm就足够了。缝合针需要穿过狭窄部位时（如龈缘及龈乳头的基底），为了防止组织撕裂必须确保与软组织面垂直进针，这时应选用变弯曲针。在多数外科手术中，至少使用两种不同的缝合线是使创口理想闭合的前提条件。表47-2为选择适当缝合材

(a)   (b)

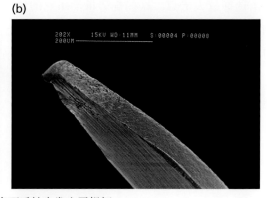

图47-9　（a）完整尖锐的扁平刃缝合针。（b）接触釉质表面后针尖发生了损坏。

表47-2 用于显微牙周手术的理想针-线组合（不可吸收）

适应证	缝合线强度	针的特性	缝合线材料	商品名
颊侧减张切口	7-0	3/8弧，具有精密尖端的角针，针长7.6mm	聚丙烯	Prolene®
	7-0	变弯曲角针，针体为柱状，针长8.9mm	聚丙烯	Prolene®
	9-0	3/8弧，扁平刃缝合针，针长5.2mm	聚酰胺	Ethilon®
牙间缝合，前牙区	6-0	3/8弧，具有精密尖端的角针，针长11.2mm	聚丙烯	Prolene®
	7-0	3/8弧，具有精密尖端的角针，针长11.2mm	聚酰胺	Ethilon®
牙间缝合，前磨牙区	6-0	3/8弧，具有精密尖端的角针，针长12.9mm	聚酰胺	Ethilon®
	6-0	3/8弧，具有精密尖端的角针，针长12.9mm	聚丙烯	Prolene®
牙间缝合，磨牙区	6-0	3/8弧，角针，针长16.2mm	聚酰胺	Ethilon®
牙槽嵴顶切口	7-0	3/8弧，具有精密尖端的角针，针长11.2mm	聚酰胺	Ethilon®
	6-0	3/8弧，具有精密尖端的角针，针长12.9mm	聚丙烯	Prolene®
龈乳头基底切口	7-0	变弯曲角针，针体为柱状，针长8.9mm	聚丙烯	Prolene®
	9-0	1/2弧，微头角针，针长8.0mm	聚酰胺	Ethilon®

料的基本指南。

缝合线的特性

缝合线分为可吸收和不可吸收两种材料。在这两类中，又可以进一步分为单丝线和复丝线。当选择缝合材料时，需要注意口腔内的细菌负荷。一般来说，如果口腔创口愈合十分顺利，那么缝合线污染导致感染的风险就会降低。由于复丝缝合线具有高度虹吸作用，故更推荐使用单丝缝合线（Mouzas & Yeadon 1975）。假单丝缝合线实际为有涂层的复丝线，旨在减少机械创伤。缝合时涂层断裂后，假单丝线成为复丝线（Macht & Krizek 1978）。然而，涂层的碎片可能会侵入周围组织而引起异物反应（Chu & Williams 1984）。

可吸收缝合线

可吸收缝合线可分为天然的和合成的。天然可吸收性缝合线（如羊肠线）来自绵羊或牛的肠黏膜。这种经抛光并交织在一起的线在体内6~14天后，由于酶的分解而丧失其稳定性（Meyer & Antonini 1989）。组织学检查证实，当使用这类缝合线时会有明显的浸润性炎症反应。因此，天然可吸收性缝合线已经过时而不再使用（Bergenholtz & Isaksson 1967; Helpap et al. 1973; Levin 1980; Salthouse 1980）。

合成缝合线的优势在于具有稳定的物理和生物特性（Hansen 1986）。它们是由聚酰胺、聚烯烃或聚酯合成的，可以水解为乙醇和酸。聚酯缝合线的机械稳定性好，根据不同的水解特性，缝合线在不同的时间分解。聚乙醇酸和聚乳酸羟基乙酸可吸收缝合线在体内2~3周时强度减少50%，而聚葡糖酸酯和聚对二氧环己酮缝合线则分别为4周和5周。精细缝合线会用到缠绕复丝线或单丝线形式的缝合线。对于聚乳酸羟基乙酸缝合线来说虹吸作用是有限的，其作用几乎可以忽略不计（Blomstedt & .sterberg 1982）。

不可吸收缝合线

聚酰胺为一种常用的细单丝线材料（0.1~0.01mm），具有良好的组织相容性。其组织反应很少发生，除非在聚合过程中发生问题（Nockemann 1981）。聚烯烃是一种惰性材料，在组织内不被降解（Salthouse 1980; Yu & Cavaliere 1983）。聚丙烯和该类最新材料聚六氟丙烯都具有良好的组织相容性。缝合后，缝合线埋入结缔组织内可维持长时间的稳定性。5-0或更粗的缝合线相对较硬，可能会影响患者的舒适度。

聚四氟乙烯有相似生物学相容性，但有更好的操作性。由于其多孔的表面结构，单丝线只能用于口腔细菌负荷较少的患者。

口腔内缝合线周围组织的反应

缝合后的组织初始的反应是对创伤的反应。

如果可吸收缝合线在创口闭合后仍留置于原位超过2周，可能会发生急性炎症反应。这种现象是由于细菌进入并穿过缝合线而导致的（Chu & Williams 1984; Selvig et al. 1998）。反应在术后第3天达到顶点（Selvig et al. 1998），可吸收性和不可吸收性缝合线没有区别（Postlethwait et al. 1975）。这种早期反应组织学改变的特征分为3个区域（Selvig et al. 1998）：（1）在缝合线入口附近密集的细胞渗出；（2）其外层为同心圆区域，含有受损的细胞以及未分离的组织碎片；（3）周围结缔组织较宽的炎性细胞浸润区域。

可吸收性缝合线吸收过程中（Lilly et al. 1972），羟基乙酸无法建立其抑菌效果（Thiede et al. 1980），由于感染引起的酸性环境抑制了聚乙醇线的吸收（Postlethwait & Smith 1975）。这些研究证实了：在潮湿和细菌较多的口腔环境下，细菌沿缝合线迁移的风险增加。动物实验和临床资料表明，大多数感染始于创口内残留的缝合材料（Edlich et al. 1974; Varma et al. 1974）。此外，复丝缝合线更利于细菌的迁移，细菌可以穿入复丝缝合线的内部空间而使宿主的免疫反应降低（Blomstedt et al. 1977; Haaf & Breuninger 1988）。这是缝合时首选单丝不可吸收性缝合线的原因之一，该缝合线应该在机体可接受的最早时间拆除（Gutmann & Harrison 1991）。可以通过每日含漱或局部应用氯己定等抗感染方法来减少感染的潜在可能性（Leknes et al. 2005）。

另一个减少细菌沿缝合线迁移的有效方法是缝合线上含有抑菌物质的涂层。Vicry®Plus（Ethicon®，诺德施泰特，德国）是一种使用三氯生涂层的可吸收缝合材料，该涂层可通过破坏细菌细胞膜抑制细菌生长，效果长达6天（Rothenburger et al. 2002; Storch et al. 2002）。

培训内容：外科医生和助理

牙周手术中使用手术显微镜的益处显而易见。那么，牙医们迟迟不肯使用显微镜进行牙周手术的原因是什么呢？主要原因是大多数外科医生不适应使用手术显微镜，而那些已经成功地使用手术显微镜的医生并没有给出切实有效的建议来帮助其他牙周外科医生克服这个最开始出现的问题。在显微镜下工作时，因为手术过程中无法看到器械的工作端同时镜下视野变小，这改变了临床环境。此外，由于组织结构以及缝合针线都很小，这就要求手的动作必须由视觉而不是触觉控制引导。这种临床情况的改变需要外科医生适应。

手术显微镜使用中3个最常见的错误是：（1）使用的放大倍率太高；（2）外科医生和助理之间的配合不好；（3）缺乏实践。

高倍率放大

使用显微镜时，会出现使用过高放大倍率的倾向。如上所述，基本光学原理之一是放大倍率越高视野越窄同时景深越小。因此，使用过高的放大倍率会使手术更加难做，尤其是涉及动作幅度比较大时。在这种情况下，应使用4~7倍的低倍率显微镜。而当手术术区很小并且需要术者动作幅度很小时，应使用10~15倍的较高放大倍率的显微镜，例如龈乳头保留术。一般在恰当的放大倍率下，外科医生操作很轻松，并不会增加他/她在做特定手术时的时间。一旦外科医生已经完全适应显微镜，其手术时间并不一定增加。外科医生使用显微镜的经验和熟练度越好，在使用放大倍率高的显微镜时越轻松。

外科医生可能需要6个月或更多的时间来熟悉10倍放大倍率的显微镜，这通常是牙周塑形手术中使用的最大倍数。最终放大带来的获益终将超过视野狭窄所带来的弊端。

外科医生和助理之间的任务分配共享（团队合作）

在显微根管治疗过程中，术者的体位变化最小。可以很容易地通过朝向或背向物镜移动口镜进行聚焦。而在牙周手术中，双手都要持握器械而且要不停地变换体位，这增加了对手术团队的要求，需要外科医生和助理之间的完美配合。

所有的手术至少都要有两个人参与：外科医生以及协助其进行最基本操作的助理。手术时几乎所有的操作都要助理承担一部分工作，这就需要其掌握各种技巧，如：组织瓣牵拉、吸唾、冲洗和剪线。为了保证外科手术过程的流畅，经常需要第二个助理来管理器械。

因为显微牙周手术中医生只有很小的进路，所以术中的组织瓣牵拉非常重要。应从不同位置进行牵拉，并在牵拉时不应有任何震颤或运动。这是一项非常艰巨的工作，有时助理会保持相同的姿势超过1小时。随着时间的推移，由于助理的疲劳会增加震颤的发生。

为了获得最佳的工作条件，助理也需要在放大的条件下操作。戴了放大镜的助理也可以使用周边的正常视野来安排器械以及术中检查患者的面部表情。而使用双目镜的医生和助手会有相同的视野；这样助理可以在正确的位置进行吸引并保持视野清晰；但这也存在一个问题，在缝合时吸管容易吸走细缝合线。

缺乏实践

当外科医生在高放大倍率下工作时，必须建立手眼之间新的协调以适应狭窄的视野。通过大量简单外科手术进行练习才能建立这种协调。训练工具应包含由显微镜、显微器械以及不同用途的模型。在训练开始时可使用橡皮障等二维模型，以练习器械的操作、持针及打结。之后，可以在三维模型（水果、鸡蛋、鸡肉）上进行练习，以帮助外科医生习惯操作区有限的景深。

训练的另一个目的是减少震颤。震颤的生理基础现在还不确定，重要的是要知道其原因以便防止其发生。其中重要的因素是身体的姿势，身体的姿势必须是自然的、脊柱伸直的同时前臂与手都有良好的支撑。术者的座椅应该是有轮的并易于调节的，医生应该使自己处于最舒适的位置。不同个体之间，甚至在不同条件下同一个体之间震颤的差异很大。有些人饮用咖啡、茶或酒精可能会加重震颤；而另一些人在情绪变化、锻炼身体或搬重物时会导致震颤。

经过适当的培训之后，对器械的掌握就会变得得心应手，医生在适应了新的环境后就能够完全专注于外科手术本身，而不需要额外再花时间调整。

临床指征和缺点

显微牙周手术的临床获益主要通过病例报告（Shanelec & Tibbetts 1994; Michaelides 1996; Shanelec & Tibbets 1996; de Campos et al. 2006）和病例队列研究（Cortellini & Tonetti 2001; Wachtel et al. 2003; Francetti et al. 2004）进行评估。以上研究所涉及的术式为颊侧牙龈退缩的根面覆盖术以及再生治疗后的组织瓣关闭。这两种术式在术中处理脆弱软组织结构时的共同之处是选择微创手术。所有的研究都证实了采用显微外科手术的获益。当覆盖牙龈退缩的根面时，因为暴露的根面没有血供，所以创伤组织的血管化成为了手术成功的关键。经常会通过上腭结缔组织瓣移植进行根面覆盖；而结缔组织瓣与牙龈相比具有不同的血管特性，并且它是唯一天然的并可在无血运根面存活并具有功能的组织。移植组织瓣的存活取决于早期的血浆扩散（Oliver et al. 1968; Nobutu et al. 1988）、稳固的组织瓣和移植组织瓣的贴合，这些因素对减少血凝块以及促进新生血管生长至关重要。微创方法使组织瓣的制备与缝合更精确，并且组织和血管的创伤更少，这样有利于受植床的新生毛细血管芽与组织瓣或移植组织瓣的血管更快和更完全地吻合。强有力的证据支持细胞外基质的力学特性是毛细血管形态发生的重要影响因素，而pH（酸性条件）、离子强度和其他生化指标则主要刺激内皮细胞的增殖和迁移（Nehls & Herrmann 1996）。

牙间龈乳头也是血管条件有限且比较脆弱的组织。由于牙龈的血管丛并不向邻间隙延伸，牙间软组织的中心部分的血供只来源于牙周膜血管网和牙槽间隔嵴顶的小动脉（Folke & Stallard 1967; Nuki & Hock 1974）。这些解剖因素影响了术后组织创口的愈合能力，而微小的结构（如龈乳头或龈谷）会影响组织瓣边缘的精准贴合。因此，龈乳头保留技术缝合龈乳头后伤口裂开而导致延期愈合是十分常见的（Tonetti et al. 2004）。应用显微外科进行改良或简化的龈乳头保留瓣，可以使治疗位点在术后6周获得92.3%的一期创口关闭（Cortellini & Tonetti 2001）。

上述同一批学者将该结果与他们没有应用外科显微镜的研究进行了比较，结果显示显微外科术式具有明显的优势。在应用简化龈乳头保留瓣治疗的患者中，只有67%为完全一期创口关闭（Cortellini et al. 1999b），而改良龈乳头保留瓣则为73%（Cortellini et al. 1999a）。这些结果清晰地表明，用微创的方法实现牙间软组织的初期关闭可以明显改善组织的保留及手术的操作难度（图47-10）。

队列研究评估了应用釉基质衍生物[微创外科技术（MIST）]结合显微外科技术的组织瓣设计，证实了之前得到的阳性结果，即所有的治疗

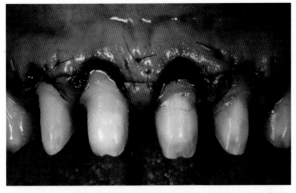

图47-10 牙冠延长手术后颊侧龈乳头创口的初期关闭。使用7-0聚酰胺线（黑色）的改良褥式缝合（参见Laurell）和8-0聚丙烯线（蓝色）的两个单结关闭创口。

位点在术后6周都为创口的一期关闭（Cortellini & Tonetti 2007）（图47-11）。

临床医生的主观观察发现，在牙周手术时使用放大设备和精细的缝合材料时造成的创伤较小。这种方式确保了大多数手术中的被动创口关闭。体外使用不同型号的缝合线以及不同特性的缝合针缝合黏膜组织标本后再对其施加拉力，通过以上方法评估的撕裂特性证实了之前的推测（Burkhardt et al. 2006）。将猪腭黏膜组织样本固定到瑞士纺织公司生产的撕裂测试仪上，测试了3-0、5-0、6-0和7-0缝合线在0~20N拉力时的拉力撕裂表。3-0的缝合线在平均13.4N时基本会导致组织断裂，而7-0的缝合线在3.6N的拉力下在组织被撕裂之前缝合线会断裂。对于5-0与6-0的缝合线，在10N的拉力下上述两种情况随机发生。这意味着，临床医生对粗/细缝合线的选择会影响到组织创伤大小。根据以上的事实，我们推测伤口的裂开是可以预防的，而使用纤细的缝合线可能会改善组织瓣的被动贴合；如果这种优势被认可，就需要使用放大技术。

相对身体其他部位，牙周与种植体周病损在翻瓣手术术后的创口愈合是一个更为复杂的过程，这是因为创面是由几种基本结构完全不同的组织面构成的。结缔组织瓣面向血管床的一面相对更加耐受机械力，而血凝块附着于无血供的表面如牙本质、牙釉质、陶瓷或钛，似乎更易受损，因此，创口界面更容易撕裂（Wikesjö

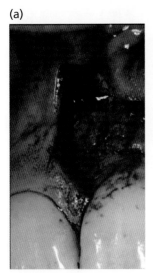
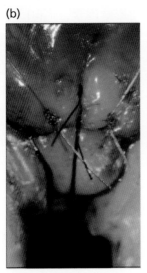
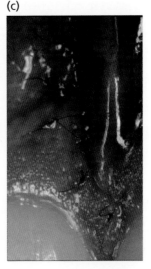

图47-11 微创手术技术（Cortellini & Tonetti 2007）。（a）使用8-0聚丙烯线（蓝色）缝合。（b）术后7天的临床外观。（c）术后4天松弛切口处的临床外观。

& Nilvéus 1990; Wikesjö et al. 1991; Werfully et al. 2002）。显而易见，我们应更加关注对组织瓣张力的控制，特别是在组织瓣需要机械稳定性时，必须严格控制它的张力。

最近的临床研究探究了组织瓣张力在创口初期关闭中所起的作用（Burkhardt &Lang 2010）。研究招募了60位计划植入单颗种植体的患者。缝合前，使用电子张力设备记录了组织瓣的张力。1周后对创口进行检查，以确定是否完全关闭。受到最小初始张力为0.01～0.1N的组织瓣只有少数（10%）创口裂开，而所受关闭张力较高（>0.1N）的组织瓣创口裂开的概率明显增加（>40%）。这项研究还发现，厚度>1mm的组织瓣与较薄的组织瓣（≤1mm）相比，当关闭张力较高（>15g）时，组织瓣裂开的比例明显低很多。这项研究证明需要在创缘控制创口关闭的张力。为了把对组织造成的损伤最小化，使用更细的缝合线和放大设备可能会有帮助，因为较细的缝合线（6-0、7-0、8-0）可能会断开而非撕裂组织（Burkhardt et al. 2006）。

牙周显微手术的反对者常提到使用显微镜会延长操作时间。而牙周手术术后并发症和疼痛的发生率及严重程度与手术的时长密切相关（Curtis et al. 1985）。有学者推测，手术操作时间的延长可能会抵消微创技术所带来的益处。然而，比较显微和常规手术方法的研究打消了这种顾虑（Burkhardt & Lang 2005）。

考虑到所有这些事实，牙周手术使用显微镜并无临床禁忌证。从用户的角度来看，口腔内的某些位置显微镜难以取得进路。在这些情况下，手术时需要经常变换体位，这时使用放大镜可能更好。

与传统膜龈手术的比较

现在的牙周塑形手术，不仅包括膜龈手术还包括了所有旨在预防或纠正解剖、发育、创伤或疾病引起的牙龈、牙槽黏膜或牙槽骨病损的外科手术（世界牙周病工作组1996年进展报告）。

为了验证显微外科手术的获益，首先要评估常规外科手术对所有不同适应证的效果。作为描述成功的治疗终点的变量可能会有所不同，这取决于膜龈手术的特定目标。有一些效果，如牙槽嵴增量后的体积变化，由于缺乏明确的治疗终点在临床上难以评估，因此这些参数只是定性测量后记录在文献中。牙周整形手术在文献中有明确测量标志的是引导组织再生术（Needleman et al. 2006）和颊侧牙龈退缩的根面覆盖术（Roccuzzo et al. 2002; Clauser et al. 2003; Oates et al. 003; Pagliaro et al. 2003; Cairo et al. 2008）。前者的效果有探诊深度的减少、附着获得的改善和牙龈退缩的减少，与翻瓣刮治相比其临床附着水平的改善，显著减少了牙龈退缩。然而，受病例的选择、使用的材料、应用的技术和外科医生手灵巧程度的影响，不同研究间的差异是巨大的。由于现有文献未清晰论述影响效果的因素，并且文献中可能存在一些研究方式方面的问题（如偏差），因此很难得出一般性的结论。在这些因素中，外科医生手的灵巧程度排名很高并对结果有很大影响。灵巧程度是一个复杂的本体感受性反射，涉及眼、手、脑，因而难以在临床环境中进行评估。为了消除其影响并评估显微外科手术的切实获益，需要进行显微手术和常规手术对照比较研究。

一篇随机对照临床实验对比了两者（显微和常规手术）对牙龈退缩进行根面覆盖治疗的效果（Burkhardt & Lang 2005）。研究人群包括10位双侧上颌尖牙有Miller I 类和 II 类退缩的患者。在该半口对照实验设计中，牙龈退缩病损随机地采用显微手术（实验组）或常规手术（对照组）进行根面覆盖。在术后即刻、术后3天和7天使用荧光血管造影评估移植组织瓣的血管化情况。在实验位点，结果显示术后即刻的血管化率为8.9%±1.9%。经过3天和7天，分别上升为53.3%±10.5%和84.8%±13.5%。在对照位点相应的结果分别为7.95%±1.8%、44.5%±5.7%和64%±12.3%（图47-12）。实验组和对照组间差异有统计学意义。此外，在术前及术后1个月、

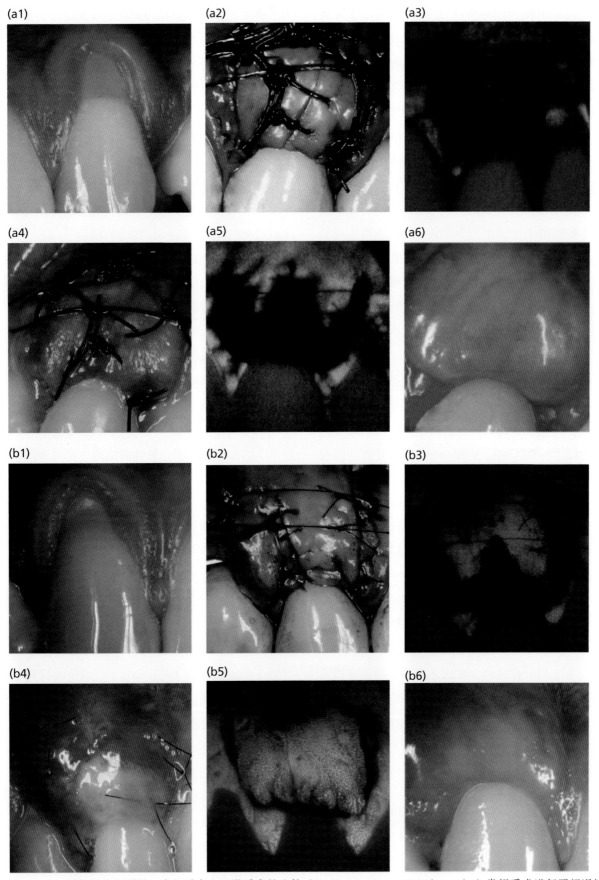

图47-12　牙龈退缩的覆盖：常规手术和显微手术的比较（Burkhardt&Lang 2005）。（a）常规手术进行牙龈退缩的根面覆盖。（a1）术前临床照片；（a2）术后即刻照片；（a3）术后立即进行血管造影评价；（a4）愈合7天后；（a5）术后7天的血管造影评价；（a6）术后3个月的临床照片（切口线轮廓清晰可见）。（b）显微手术进行牙龈退缩的根面覆盖。（b1）术前临床照片；（b2）术后即刻照片；（b3）术后立即进行血管造影评价；（b4）愈合7天后；（b5）术后7天的血管造影评价；（b6）术后3个月的临床情况（已无手术痕迹）。

3个月、6个月和12个月对临床参数进行了评估。术后1个月对牙龈退缩的平均覆盖率为：实验组99.4% ± 1.7%，对照组90.8% ± 12.1%。而该差异具有统计学意义。而第一年实验和对照位点的根面覆盖率保持稳定，分别为98%和90%。

该临床研究清楚地表明：与常规条件下进行手术的临床表现相比，通过显微膜龈手术覆盖暴露根面的效果更加显著并更具临床意义。然而，具体选择显微还是常规手术方式不仅要考虑治疗效果，还要考虑流程、成本并应该以患者为中心。未来的比较研究将论证使用手术显微镜是否能进一步提高手术的有效性，进而使其成为牙周外科手术中不可缺少的一部分。

参考文献

[1] Abidin, M.R., Towler, M.A., Thacker, J.G. *et al.* (1989). New atraumatic rounded-edge surgical needle holder jaws. *American Journal of Surgery* **157**, 241–x242.

[2] Abidin, M.R., Dunlapp, J.A., Towler, M.A. *et al.* (1990). Metallurgically bonded needle holder jaws. A technique to enhance needle holding security without sutural damage. *American Surgeon* **56**, 643–647.

[3] Apotheker, H. & Jako, G.J. (1981). Microscope for use in dentistry. *Journal of Microsurgery* **3**, 7–10.

[4] Basset, S. (1983). Back problems among dentists. *Journal of the Canadian Dental Association* **49**, 251–256.

[5] Baumann, R.R. (1977). How may the dentist benefit from the operating microscope? *Quintessence International* **5**, 17–18.

[6] Bergenholtz, A. & Isaksson, B. (1967). Tissue reactions in the oral mucosa to catgut, silk and Mersilene sutures. *Odontologisk Revy* **18**, 237–250.

[7] Blomstedt, B. & Österberg, B. (1982). Physical properties of suture materials which influence wound infection. In: Thiede, A. & Hamelmann, H., eds. *Moderne Nahtmaterialien und Nahttechniken in der Chirurgie.* Berlin: Springer.

[8] Blomstedt, B., Österberg, B. & Bergstrand, A. (1977). Suture material and bacterial transport. An experimental study. *Acta Chirurgica Scandinavica* **143**, 71–73.

[9] Bowles, S. (1907). A new adaptation of the microscope to dentistry. *The Dental Cosmos* **1**, 358–362.

[10] Buncke, H.J. & Rose, E.H. (1979). Free toe-to-fingertip neurovascular flap. *Plastic and Reconstructive Surgery* **63**, 607–612.

[11] Burkhardt, R. & Hürzeler, M.B. (2000). Utilization of the surgical microscope for advanced plastic periodontal surgery. *Practical Periodontics and Aesthetic Dentistry* **12**, 171–180.

[12] Burkhardt, R. & Lang, N.P. (2005). Coverage of localized gingival recessions: comparison of micro- and macrosurgical techniques. *Journal of Periodontology* **32**, 287–293.

[13] Burkhardt, R. & Lang, N.P. (2010). Role of flap tension in primary wound tension of mucoperiosteal flaps: A prospective cohort study. *Clinical Oral Implants Research* **21**, 50–54.

[14] Burkhardt, R., Preiss, A., Joss, A. & Lang, N.P. (2006). Influence of suture tension to the tearing characteristics of the soft tissues – an *in vitro* experiment. *Clinical Oral Implants Research* **19**, 314–319.

[15] Burton, J.F. & Bridgeman, G.F. (1990). Presbyopia and the dentist: the effect of age on clinical vision. *International Dental Journal* **40**, 303–311.

[16] Burton, J.F. & Bridgeman, G.F. (1991). Eyeglasses to maintain flexibility of vision for the older dentist: the Otago dental lookover. *Quintessence International* **22**, 879 – 882.

[17] Cairo, F., Pagliaro, U. & Nieri, M. (2008). Treatment of gingival recession with coronally advanced flap procedures: a systematic review. *Journal of Clinical Periodontology* **35**, 136–162.

[18] Carr, G.B. (1992). Microscopes in endodontics. *Californian Dental Association Journal* **20**, 55–61.

[19] Chu, C.C. & Williams, D.G. (1984). Effects of physical configuration and chemical structure of suture materials on bacterial adhesion. *American Journal of Surgery* **147**, 197–204.

[20] Clauser, C., Nieri, M., Franceschi, D., Pagliaro, U. & Pini-Prato, G. (2003). Evidence-based mucogingival therapy. Part 2: Ordinary and individual patient data meta-analysis of surgical treatment of recession using complete root coverage as the outcome variable. *Journal of Periodontology* **74**, 741–756.

[21] Cobbett, J.R. (1969). Free digital transfer. *Journal of Bone and Joint Surgery* **51B**, 677–679.

[22] Coburn, D.G. (1984). Vision, posture and productivity. *Oral Health* **74**, 13–15.

[23] Cortellini, P. & Tonetti, M.S. (2001). Microsurgical approach to periodontal regeneration. Initial evaluation in a case cohort. *Journal of Periodontology* **72**, 559–569.

[24] Cortellini, P. & Tonetti, M. (2007). A minimally invasive surgical technique with an enamel matrix derivate in regenerative treatment of intrabony defects: a novel approach to limit morbidity. *Journal of Clinical Periodontology* **34**, 87–93.

[25] Cortellini, P., Pini Prato, G. & Tonetti, M. (1999a). The modified papilla preservation technique. A new surgical approach for interproximal regenerative procedures. *Journal of Periodontology* **66**, 261–266.

[26] Cortellini, P., Pini Prato, G. & Tonetti, M. (1999b). The simplified papilla preservation flap. A novel surgical approach for the management of soft tissues in regenerative procedures. *International Journal of Periodontics and Restorative Dentistry* **19**, 589–599.

[27] Curtis, J.W., McLain, J.B. & Hutchinson, R.A. (1985). The incidence and severity of complications and pain following periodontal surgery. *Journal of Periodontology* **56**, 597–601.

[28] De Campos, G.V., Bittencourt, S., Sallum, A.W. *et al.* (2006). Achieving primary closure and enhancing aesthetics with periodontal microsurgery. *Practical Procedures and Aesthetic Dentistry* **18**, 449–454.

[29] Del Fabbro, M. & Taschieri, S. (2010). Endodontic therapy using magnification devices: a systematic review. *Journal of Dentistry* **38**, 269–275.

[30] Diakkow, P.R. (1984). Back pain in dentists. *Journal of Manipulative and Physiological Therapeutics* **7**, 85–88.

[31] Donaghy, R.M.P. & Yasargil, M.G. (1967). *Microvascular Surgery.* Stuttgart: Thieme, pp. 98–115.

[32] Edlich, R.F., Panek, P.H., Rodeheaver, G.T., Kurtz, L.D. & Egerton, M.D. (1974). Surgical sutures and infection: a biomaterial evaluation. *Journal of Biomedical Materials Research* **8**, 115–126.

[33] Folke, L.E.A. & Stallard, R.E. (1967). Periodontal microcirculation as revealed by plastic microspheres. *Journal of Periodontal Research* **2**, 53–63.

[34] Foucher, G. (1991). Partial toe-to-hand transfer. In: Meyer, V.E. & Black, J.M., eds. *Hand and Upper Limb, Vol. 8: Microsurgical Procedures.* Edinburgh: Churchill Livingstone, pp. 45–67.

[35] Francetti, L., Del Fabbro, M., Testori, T. & Weinstein, R.L.

(2004). Periodontal microsurgery: report of 16 cases consecutively treated by the free rotated papilla autograft technique combined with the coronally advanced flap. *International Journal of Periodontics and Restorative Dentistry* **24**, 272–279.

[36] Friedman, M.J. & Landesman, H.M. (1997). Microscope-assisted precision dentistry – advancing excellence in restorative dentistry. *Contemporary Esthetics and the Restorative Practice* **1**, 45–49.

[37] Friedman, M.J. & Landesman, H.M. (1998). Microscope-assisted precision dentistry (MAP) – a challenge for new knowledge. *Californian Dental Association Journal* **26**, 900–905.

[38] Friedman, A., Lustmann, J. & Shaharabany, V. (1991). Treatment results of apical surgery in premolar and molar teeth. *Journal of Endodontics* **17**, 30–33.

[39] Gutmann, J.L. & Harrison, J.W. (1991). *Surgical Endodontics*. Boston: Blackwell Scientific, pp. 278–299.

[40] Haaf, U. & Breuninger, H. (1988). Resorbierbares Nahtmaterial in der menschlichen Haut: Gewebereaktion und modifizierte Nahttechnik. *Der Hautarzt* **39**, 23–27.

[41] Hansen, H. (1986). Nahtmaterialien. *Der Chirurg* **57**, 53–57.

[42] Helpap, B., Staib, I., Seib, U., Osswald, J. & Hartung, H. (1973). Tissue reaction of parenchymatous organs following implantation of conventionally and radiation sterilized catgut. *Brun's Beiträge für Klinische Chirurgie* **220**, 323–333.

[43] Jacobsen, J.H. & Suarez, E.L. (1960). Microsurgery in anastomosis of small vessels. *Surgical Forum* **11**, 243–245.

[44] Kamann, W.A., Grimm, W.D., Schmitz, I. & Müller, K.M. (1997). Die chirurgische Naht in der Zahnheilkunde. *Parodontologie* **4**, 295–310.

[45] Kanca, J. & Jordan, P.G. (1995). Magnification systems in clinical dentistry. *Journal of the Canadian Dental Association* **61**, 851–856.

[46] Kim, S., Pecora, G. & Rubinstein, R.A. (2001). Comparison of traditional and microsurgery in endodontics. In: *Color Atlas of Microsurgery in Endodontics*. Philadelphia: W.B. Saunders Company, pp. 1-12.

[47] Komatsu, S. & Tamai, S. (1968). Successful replantation of a completely cut-off thumb. *Journal of Plastic and Reconstructive Surgery* **42**, 374–377.

[48] Leknes, K.N., Selvig, K.A., Bøe, O.E. & Wikesjö, U.M.E. (2005). Tissue reactions to sutures in the presence and absence of anti-infective therapy. *Journal of Clinical Periodontology* **32**, 130–138.

[49] Leknius, C. & Geissberger, M. (1995). The effect of magnification on the performance of fixed prosthodontic procedures. *Californian Dental Association Journal* **23**, 66–70.

[50] Levin, M.R. (1980). Periodontal suture materials and surgical dressings. *Dental Clinics of North America* **24**, 767–781.

[51] Lilly, G.E., Cutcher, J.L., Jones, J.C. & Armstrong, J.H. (1972). Reaction of oral tissues to suture materials. *Oral Surgery, Oral Medicine, Oral Pathology* **33**, 152–157.

[52] Macht, S.D. & Krizek, T.J. (1978). Sutures and suturing – current concepts. *Journal of Oral Surgery* **36**, 710–712.

[53] Mackensen, G. (1968). Suture material and technique of suturing in microsurgery. *Bibltheca Ophthalmologica* **77**, 88–95.

[54] Meyer, R.D. & Antonini, C.J. (1989). A review of suture materials, Part I. *Compendium of Continuing Education in Dentistry* **10**, 260–265.

[55] Michaelides, P.L. (1996). Use of the operating microscope in dentistry. *Journal of the Californian Dental Association* **24**, 45–50.

[56] Millesi, H. (1979). Microsurgery of peripheral nerves. *World Journal of Surgery* **3**, 67–79.

[57] Mora, A.F. (1998). Restorative microdentistry: A new standard for the twenty first century. *Prosthetic Dentistry Review* **1**, Issue 3.

[58] Morrison , W.A., O'Brien, B. McC. & MacLeod, A.M. (1980). Thumb reconstruction with a free neurovascular wrap-around flap from the big toe. *Journal of Hand Surgery* **5**, 575–583.

[59] Mounce, R. (1995). Surgical operating microscope in endodontics: The paradigm shift. *General Dentistry* **43**, 346–349.

[60] Mouzas, G.L. & Yeadon, A. (1975). Does the choice of suture material affect the incidence of wound infection? *British Journal of Surgery* **62**, 952–955.

[61] Needleman, I.G., Worthington, H.V., Giedrys-Leeper, E. & Tucker, R.J. (2006). Guided tissue regeneration for periodontal infrabony defects. *Cochrane Database of Systematic Reviews* **19**, CD001724.

[62] Nehls, V. & Herrman, R. (1996). The configuration of fibrin clots determines capillary morphogenesis and endothelial cell migration. *Microvascular Research* **51**, 347–364.

[63] Nobutu, T., Imai, H. & Yamaoka, A. (1988). Microvascularization of the free gingival autograft. *Journal of Periodontology* **59**, 639–646.

[64] Nockemann, P.F. (1981). Wound healing and management of wounds from the point of view of plastic surgery operations in gynecology. *Gynäkologe* **14**, 2–13.

[65] Nuki, K. & Hock, J. (1974). The organization of the gingival vasculature. *Journal of Periodontal Research* **9**, 305–313

[66] Nylén, C.O. (1924). An oto-microscope. *Acta Otolaryngology* **5**, 414–416.

[67] Oates, T.W., Robinson, M. & Gunsolley, J.C. (2003). Surgical therapies for the treatment of gingival recession. A systematic review. *Annals of Periodontology* **8**, 303–320.

[68] Oliver, R.C., Löe, H. & Karring, T. (1968). Microscopic evaluation of the healing and revascularization of free gingival grafts. *Journal of Periodontal Research* **3**, 84–95.

[69] Österberg, B. & Blomstedt, B. (1979). Effect of suture materials on bacterial survival in infected wounds. An experimental study. *Acta Chirurgica Scandinavica* **143**, 431–434.

[70] Pagliaro, U., Nieri, M., Franceschi, D., Clauser, C. & Pini-Prato, G. (2003). Evidence-based mucogingival therapy. Part 1: A critical review of the literature on root coverage procedures. *Journal of Periodontology* **74**, 709–740.

[71] Pecora, G. & Andreana, S. (1993). Use of dental operating microscope in endodontic surgery. *Oral Surgery, Oral Medicine, Oral Pathology* **75**, 751–758.

[72] Postlethwait, R.W. & Smith, B. (1975). A new synthetic absorbable suture. *Surgery, Gynecology and Obstetrics* **140**, 377–380.

[73] Proceedings of the 1996 World Workshop on Periodontics (1996). Consensus report on mucogingival therapy. *Annals of Periodontology* **1**, 702–706.

[74] Roccuzzo, M., Bunino, M., Needleman, I. & Sanz, M. (2002). Periodontal plastic surgery for treatment of localized gingival recessions: a systematic review. *Journal of Clinical Periodontology* **29 Suppl 3**, 178–194.

[75] Rothenburger, S., Spangler, D., Bhende, S. & Burkley, D. (2002). *In vitro* antimicrobial evaluation of coated VICRYL Plus antibacterial suture (coated polyglactin 910 with triclosan) using zone of inhibition assays. *Surgical Infections* **3 Suppl 1**, 79–87.

[76] Rubinstein, R.A. (1997). The anatomy of the surgical operation microscope and operation positions. *Dental Clinics of North America* **41**, 391–413.

[77] Rubinstein, R.A. & Kim, S. (1999). Short-term observation of the results of endodontic surgery with the use of a surgical operation microscope and Super EBA as root-end filling material. *Journal of Endodontics* **25**, 43–48.

[78] Rubinstein, R.A. & Kim, S. (2002). Short-term follow-up of cases considered healed one year after microsurgery. *Journal of Endodontics* **28**, 378–383.

[79] Ruddle, C.J. (1994). Endodontic perforation repair using the surgical operating microscope. *Dentistry Today* **5**, 49–53.

[80] Salthouse, T.N. (1980). Biologic response to sutures. *Otolaryngological Head and Neck Surgery* **88**, 658–664.

[81] Schreiber, H.W., Eichfuss, H.P. & Farthmann, E. (1975). Chirurgisches Nahtmaterial in der Bauchhöhle. *Chirurg* **46**, 437–443.

[82] Seldon, H.S. (2002). The dental-operating microscope and its slow acceptance. *Journal of Endodontics* **28**, 206–207.

[83] Selvig, K.A., Biagotti, G.R., Leknes, K.N. & Wikesjö, U.M. (1998). Oral tissue reactions to suture materials. *International Journal of Periodontics and Restorative Dentistry* **18**, 475–487.

[84] Setzer, F.C., Kohli, M.R., Shah, S.B., Karabucak, B. & Kim, S. (2012). Outcome of endodontic surgery: a meta-analysis of the literature - Part 2: Comparison of endodontic microsurgical techniques with and without the use of higher magnification. *Journal of Endodontics* 38, 1–10.

[85] Shanelec, D.A. (1991). Current trends in soft tissue. *Californian Dental Association Journal* **19**, 57–60.

[86] Shanelec, D.A. (1992). Optical principles of loupes. *Californian Dental Association Journal* **20**, 25–32.

[87] Shanelec, D.A. & Tibbetts, L.S. (1994). Periodontal microsurgery. *Periodontal Insights* **1**, 4–7.

[88] Shanelec, D.A. & Tibbetts, L.S. (1996). A perspective on the future of periodontal microsurgery. *Periodontology 2000* **11**, 58–64.

[89] Shugars, D., Miller, D. & Williams, D., Fishburne, C. & Strickland, D. (1987). Musculoskeletal pain among general dentists. *General Dentistry* **34**, 272–276.

[90] Smith, J.W. (1964). Microsurgery of peripheral nerves. *Journal of Plastic and Reconstructive Surgery* **33**, 317–319.

[91] Storch, M., Perry, L.C., Davidson, J.M. & Ward, J.J. (2002). A 28-day study of the effect of coated VICRYL Plus antibacterial suture (coated polyglactin 910 with triclosan) on wound healing in guinea pig linear incisional skin wounds. *Surgical Infections* **3 Suppl 1**, 89–98.

[92] Strassler, H.E. (1989). Seeing the way to better care. *Dentist* **4**, 22–25.

[93] Strassler, H.E., Syme, S.E., Serio, F. & Kaim, J.M. (1998). Enhanced visualization during dental practice using magnification systems. *Compendium of Continuing Education in Dentistry* **19**, 595–611.

[94] Tamai, S. (1993). History of microsurgery – from the beginning until the end of the 1970s. *Microsurgery* **14**, 6–13.

[95] Thacker, J.G., Rodeheaver, G.T. & Towler, M.A. (1989). Surgical needle sharpness. *American Journal of Surgery* **157**: 334–339.

[96] Thiede, A., Jostarndt, L., Lünstedt, B. & Sonntag, H.G. (1980). Kontrollierte experimentelle, histologische und mikrobiologische Untersuchungen zur Hemmwirkung von Polyglykolsäurefäden bei Infektionen. *Chirurg* **51**, 35–38.

[97] Tibbetts, L.S. & Shanelec, D.A. (1994). An overview of periodontal microsurgery. *Current Opinion in Periodontology* **2**, 187–193.

[98] Tonetti, M.S., Fourmousis, I., Suvan, J. *et al.* (2004). Healing, postoperative morbidity and patient perception of outcomes following regenerative therapy of deep intrabony defects. *Journal of Clinical Periodontology* **31**, 1092–1098.

[99] Varma, S., Ferguson, H.L., Breen, II. & Lumb, W.V. (1974). Comparison of seven suture materials in infected wounds – an experimental study. *Journal of Surgical Research* **17**, 165– 170.

[100] Von Fraunhofer, J.A. & Johnson, J.D. (1992). A new surgical needle for periodontology. *General Dentistry* **5**, 418–420.

[101] Wachtel, H., Schenk, G., Bohm, S. *et al.* (2003). Microsurgical access flap and enamel matrix derivate for the treatment of periodontal intrabony defects: a controlled clinical study. *Journal of Clinical Periodontology* **30**, 496–504.

[102] Werfully, S., Areibi, G., Toner, M. *et al.* (2002). Tensile strength, histological and immunohistochemical observations of periodontal wound healing in the dog. *Journal of Periodontal Research* **37**, 366–374.

[103] Wikesjö, U.M.E. & Nilvéus, R. (1990). Periodontal repair in dogs: Effect of wound stabilization on healing. *Journal of Periodontology* **61**, 719–724.

[104] Wikesjö, U.M.E., Crigger, M., Nilvéus, R. & Selvig, K.A. (1991). Early healing events at the dentin-connective tissue interface. Light and transmission electron microscopy observations *Journal of Periodontology* **62**, 5–14.

[105] Yu, G.V. & Cavaliere, R. (1983). Suture materials, properties and uses. *Journal of the American Podiatry Association* **73**, 57–64.

[106] Zaugg, B., Stassinakis, A. & Hotz, P. (2004). Influence of magnification tools on the recognition of artificial preparation and restoration defects. *Schweizerische Monatsschrift für Zahnmedizin* **114**, 890–896.

[107] Zhong-Wei, C., Meyer, V.E., Kleinert, H.E. & Beasley, R.W. (1981). Present indications and contraindications for replantation as reflected by long-term functional results. *Orthopedic Clinics of North America* **12**, 849–870.

第14部分：种植体植入手术

Surgery for Implant Installation

第48章

使用超声骨刀进行精确切割和选择性切割骨组织手术

Piezoelectric Surgery for Precise and Selective Bone Cutting

Stefan Stübinger[1], Niklaus P. Lang[2,3]

[1] Center for Applied Biotechnology and Molecular Medicine (CABMM), Vetsuisse Faculty, University of Zurich, Zurich, Switzerland
[2] Department of Periodontology, School of Dental Medicine, University of Berne, Berne, Switzerland
[3] Center for Dental Medicine, University of Zurich, Zurich, Switzerland

背景和物理学原理

超声的振荡声波超出了人耳听觉水平的上限（20~30kHz）。超声在牙周病学（Flemming et al. 1998；Lea et al.2003）和牙髓病学（Walmsley et al. 1992）临床工作中已经得到广泛应用。1955年，超声第一次作为牙周治疗的辅助治疗（Zinner 1955）。高频超声波被用于牙体硬组织的机械清创（Catuna 1953）。在临床上，与传统刮治术相比，超声波在去除牙石方面有明显优势（Johnson & Wilson 1957）。并且超声波对去除根管内充填物和折断的器械也有明确的效果（Walmsley et al. 1990）。

通常通过磁致伸缩或压电效应将电能转换为超声波，以这样的方式实现超声的热能、机械和化学应用。磁致伸缩改变了磁场区域材料的物理尺寸，而压电现象则以所谓的压电效应为基础。法国物理学家Jean和Marie Curie在1880年首次提及压电效应（Hoigne et al. 2006）。他们描述了特定晶体和一些物质在受到机械力后其表面可产生电流的现象。随后又发现逆压电效应，即晶体在电流作用下也可发生变形。

对极化的压电陶瓷晶体使用交流电压可使材料在极性方向上发生膨胀，在其垂直方向上发生收缩。这种振动运动和反应导致了晶体以特定频率和振幅发生振荡（Stübinger et al. 2005）。这种振荡波的传播和反射可以用于医学成像，它可对人体组织进行检测和测量，并提供有用的信息。通过复杂的吸收、反射、折射、扩散、衍射的相互作用，渗透组织的特定声阻抗可引起波边界的改变（Bains et al. 2008）。

超声骨刀的操作特点

Catuna（1953）将压电物理过程有效应用于牙科硬组织的切除和磨削。几年后，研究者以动物为实验对象，对使用传统超声技术切除矿化组织进行了研究（Mazorow 1960；Mcfall 1961；Horton et al. 1975,1981）。

Horton等（1981）报道称基于超声的骨成形术可安全、精确地去除硬组织，且术中出血少，减少了对术者操作的干扰。该实验组还报道称，与使用低速旋切钻相比，使用超声截骨术去除犬颊侧牙槽突病变后在组织学上可见到更好的愈合趋势。尽管在用涡轮机钻截骨的位点，骨表面最光滑，但是超声截骨术后的骨愈合更佳。

然而，由于技术的限制，这些研究中使用的磁致伸缩式超声器械并没能应用于临床。为了突破这些技术限制，Vercellotti等（2001a）以动物为研究对象，对一种临床上新型有效的超声和声波压电式骨切除器械进行了研究，该器械称为超声骨刀（Pizosurgery®）。在2000年，第一项采用压电式骨科手术程序的人类临床研究成果被发表（Vercellotti 2000）。这种被广泛接受的革命性的手术方法被应用于一例牙槽嵴劈开的病例，在该病例里缺牙区的牙槽嵴过于狭窄，此前无法使用其他切除器械做到切除的同时又保持其完整性。

如今超声骨刀代表了一项创新的骨切除器械，它以特定超声频率的微振为基础，该频率可由声波调节（图48-1）。经过较短的学习曲线的学习之后，超声骨刀的切除效率与其他骨切除器械相当，但是超声骨刀对处理微小骨片的控制则更好。

超声骨刀进行骨切割时，发生骨超微粉碎现象，该现象由声波和超声波频率（30~30000Hz）线性振动的机械冲击波产生。刀尖振幅的减低（20~80μm）是最令人感兴趣的此类手术特点的主要成因，特点包括：选择性切割、精确切割、术中控制和安全性。选择性切割是机械微振动有限的振幅的结果：在这些振幅下，只有矿化组织可被切开，软组织则由于它们的弹性而避开。超声技术若要切开软组织需要大于50kHz的频率（Labanca et al. 2008）。

此外，频率在24~30kHz的机械微动可在灌洗液中形成空穴效应，减少术中过热和出血现

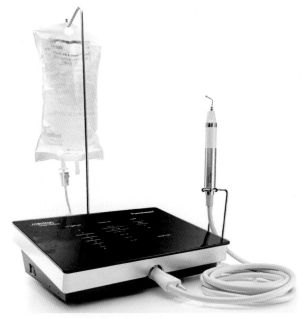

图48-1　Mectron 超声骨刀。

象，从而提高术中可见度和安全性，并促进愈合。

超声骨刀的应用

超声骨刀设备的设计通常与传统手机相似，但由于该设备的切割原理不同，外科医生在使用前仍需训练。尽管Salami等（2010）发现，特别对训练有素的耳外科医生来说，在使用超声骨刀成功地进行直线截骨术前并不需要任何特定的学习期，但他们仍然总结称："所有第一次使用超声骨刀设备的外科医生都需要经过审核培训期。"

在超声截骨术中，超声骨刀设备和垂直预备轴之间的最佳倾角为0°~10°（Khambay & Walmsley 2000）。在这个角度范围之外，切割的效率和精确度的水准都降低。与旋切钻不同，增加手对超声骨刀设备的压力并不能加快切割速度。相反，增大压力会使刀尖不再能自由操作，并大幅度约束它的振动，导致过热。此外，增大手部压力会减小触觉灵敏度，因而通常会对脆弱的骨质及软组织结构造成医源性损伤。因此，在应用接触压力时需要十分小心。周期性中断操作

将减缓切割振动，在进行广泛深部组织切割时尤其推荐使用（Robiony et al. 2004）。这些间隔也给外科医生机会去改良最合适的截骨设计，以达到更高的精确度，更好地保护组织。

在灵敏度和触觉敏感度方面，超声骨刀有明确的优势。在微截骨术中，减小接触压力和宏观振动有利于提高可操作性。减小接触压力支持这个效应。因此不仅可以减少对邻近软组织结构的意外损伤，还可以降低手术过程的创伤。手术中不需要补充外力来平衡器械的旋转或振动，从而避免了因缺少控制所造成的组织损伤。与之相反，骨钻以20000bpm的速度旋转大约使用320冲击波/分钟，并形成降低精确度和术中控制的宏观振动。实际上，在切割操作中，外科医生必须在手机上施加大约几千克的压力。超声微振动和小而精细的刀尖一起，降低了切割边缘的碎片效应。脆弱的矿化硬组织的裂开是很微小的，并只发生于个别案例，因为在这些案例中外科医生用力插入的方向出现倾斜或有操作杆的移动。

因此，精细操作和操作经验对最大限度发挥超声骨刀的优势来说至关重要。只有这样，才能在那些解剖上难以到达的区域或先前不易接近的位置做到非常精细的切割。就这一点而言，切割过程中的声反馈，可有助于确定切割皮质骨或松质骨时最合适的操作压力。

骨质和工作尖的物理特性对振动的模式、形状和振幅大小有极大影响。Claire等（2013）研究了通用OP3超声骨刀尖的振动模式对切割的形态学特点的影响。定性分析表明，切除皮质骨可形成一狭窄的骨缺损，该缺损区相对于松质骨有明确的骨切割界限。对于皮质骨理想的工作尖物理负荷应达到100g；200g的负荷会显著地降低工作尖振动。对于松质骨增加负荷后则未发现该效应。负荷的下限也需要谨慎考虑，因为过低的负荷会导致工作尖在骨面滑行，从而使切端不锋利，截骨的边缘也会变得不规则（Romeo et al. 2009）。

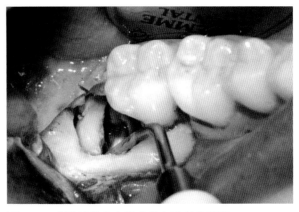

图48-2　盐溶液的空穴效应带来清晰的视野。

超声骨刀的临床和生物学优势

组织损伤小且失血少的截骨术有助于达到最理想的愈合状态。减轻疼痛和肿胀，提高患者的舒适度。此外，不间断的可调节的冲洗冷却可在术中提供清晰的视野，从而精确去除血块和切割碎片。超声诱发灌洗液的空穴作用能进一步提高术区的清晰度（图48-2）。

超声骨刀除了技术精确度之外，更重要的是它的生物学效果，包括防止骨坏死和邻近组织的热损伤与机械损伤。当前手术的发展趋势是高精确度、低意外损伤，超声骨刀能避免过热和组织创伤，是一种安全的手术技术。手术应激会对细胞活性和创伤后的再生治疗产生重大影响。因此，任何的骨操作都应该尽可能地避免损伤，从而促进快速、顺利地愈合。

在一系列不同的体外和体内研究中，一些作者报道称使用超声骨刀进行骨切割不会对骨重建和细胞活性造成损害。Chiriac等（2005）分析了使用超声骨刀或传统旋切钻形成的骨碎片内细胞的形态、活性和分化。骨碎片主要来源于供区皮质骨。学者称，不论是使用超声骨刀还是传统旋切钻获得的自体骨碎片，都含有在体外可分化为成骨细胞的重要细胞。总之，他们发现，用两种方法获得的骨碎片之间其活力并无明显差异。

von See等（2010）使用超声骨刀获得了软骨内成骨类（股骨）和骨膜内成骨类（下颌骨）的骨细胞，对它们的活性进行了进一步分析，并与使用旋切钻或刮刀获得的细胞进行比较。形态学

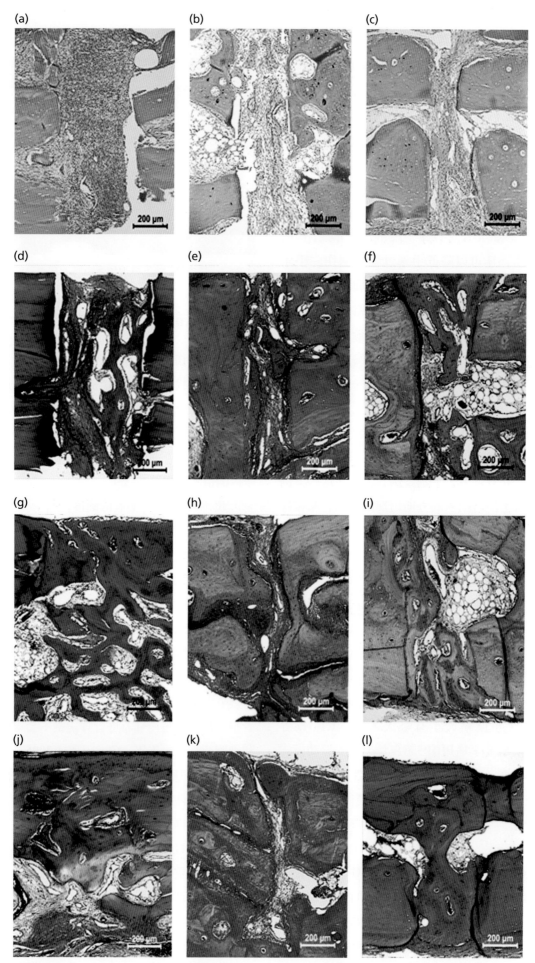

图48-3　使用超声骨刀（a, d, g, j）、新型骨锯（b, e, h, k）或传统骨锯（c, f, i, l）进行截骨术后组织学检验结果。（a～c）截骨术1周后苏木精和伊红染色，清楚地显示早期愈合阶段的软组织和基质结构。（d～f）2周、（g～i）3周和（j～l）5周后的样本用甲苯胺蓝染色，来评估新生骨的形成和骨重建。在早期愈合阶段，3种截骨技术都表现为截骨位点和不成熟编织骨之间的特征性愈合间隙。5周后，各组样本均表现为板层骨的进一步改建（经Springer许可转载）。

检测显示使用钻或超声骨刀后骨表面都很光滑。相反，使用刮刀后可见小的裂缝和不规则的骨表面。总之，软骨内成骨和骨膜内成骨的成骨细胞的增殖在不同的获取方法间未见明显差异；但是与使用钻获得的样本相比，细胞计数显示使用刮刀或超声骨刀所获得的样本中明显可见到更多的成骨样细胞。因此，使用超声骨刀所获得的自体骨的成骨潜能有望用于再生治疗。

关于截骨间隙周围的产热和相关的组织生物学反应，Heinemann等（2012）在新鲜的猪颌骨片段上对不同的声波与超声系统和传统的旋切钻进行了比较。尽管组织学研究显示用3种器械处理的截骨边缘周围骨细胞均未受损，但是超声骨刀周围温度上升最高（18.17℃）。和声波手术不同，漏斗状超声截骨位点的骨壁侧面可见大约30μm的明显污染的缺损部位。此外，松质骨结构可见明显的波动。Metzger等（2006）在羊下颌骨上进行了进一步的尸体研究，研究发现与传统旋切钻相比，超声骨刀的"气锤"效应形成了明显更粗糙的表面、更疏松的骨边缘以及约170μm明显的缺损区。

Vercellotti等（2005）在犬模型上从组织学角度评估了切除性牙周压电式截骨术和骨成形术后的修复潜能及骨反应。翻开全厚瓣，并进行软组织处理后，在每颗牙齿周围随机使用超声骨刀、碳化钨刚钻或金刚砂钻去除4mm的骨。在早期（14天）和晚期（56天）愈合阶段，两个使用钻的组在组织学上均可明确检测到骨缺损，而使用超声骨刀组在这两个时间点骨水平均可见少量增加。基于这些结果，笔者认为超声骨刀可能对牙周切除性手术术后牙槽骨结构的生理重建大有益处。

在一项以兔颅骨为实验对象的进一步研究中，Ma等（2013）比较了使用超声骨刀或两种不同的摆动型锯片进行截骨术后的骨愈合情况。1周后，超声骨刀组的截骨间隙可见大量炎性细胞、高度血管化的组织结构（72.8%）和临时基质（21.8%）。在一些样本里，截骨边缘可见向心性成骨起始阶段所形成的小而分散的骨岛。2

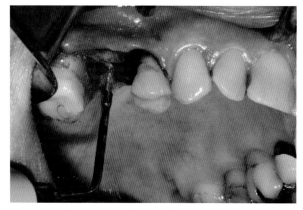

图48-4 插入IM2，超声种植位点预备技术（ultrasonic implant site preparation technique，UISP），引导截骨术。

周后，间隙主要被不成熟的编织骨结构的混合物充填，且新骨的数量和矿化骨组织均有所增加。5周后，截骨间隙基本完全被高度矿化的新生骨充填。很多样本中截骨间隙基本完全闭合，一些样本中新生骨结构表现为板层状排列（图48-3）。该实验组还用超声骨刀在兔的胫骨模型上进行了截骨术，并报道了相似的实验结果（Stübinger，2010a）。压电式截骨术3个月后，可见骨重建活跃，板层骨形成。中轴的截骨线是早期愈合时形成的纵向排列的板层骨的边界。

采用超声骨刀进行种植位点预备

除了传统的截骨术，超声骨刀还可用于种植位点预备（Vercellotti et al. 2014），但需要特殊形状和结构的工作头，以磨出匀称的种植孔，减小产热和对骨组织的机械损伤（图48-4）。

Preti等（2007）对使用超声骨刀或传统钻进行种植位点预备后的新骨生成和炎症反应进行了分析。笔者评估了骨形成蛋白-4（bone morphogenetic protein-4，BMP-4）、转化生长因子-β2（transforming growth factor-beta 2，TGF-β2）、肿瘤坏死因子-α（tumor necrosis factor-alpha，TNF-α）、白介素-1β（interleukin-1 beta，IL-1β）和白介素-10（IL-10）的水平。在早期阶段（7~14天），用超声骨刀进行种植位点预备后可见更多的含大量成骨细胞的新生骨。除了IL-1β和TNF-β，超声骨刀组的BMP-4、TGF-β2和IL-10水平在该阶段均有所增加。总之，压电式骨手术更有利于种植体周围成骨，减少促炎细胞因子产生。在羊骨盆模型中也报道到，用压电式种植位点预备可带来相似的良好的生物学和生物机械学效果（Stübinger et al. 2010b）。

超声骨刀的临床应用

一些有关压电式截骨术术后的骨愈合和软硬组织结构的生物学行为实验和临床研究，为超声骨刀的临床应用提供了良好的临床基础。然而，尽管超声骨刀被证明有显著的优势，但是患者个体的医疗护理和术者的经验对确定疗效和患者接受程度至关重要。

对于超声骨刀最强烈的批评之一是该技术耗时过长。由于术者不能通过先进的手动调控来加速超声骨刀的切割，它的总效率取决于预先设定的功率，而手动调控是传统钻的控制方法。所以，在大量去骨时，联合使用超声骨刀和传统的高速钻是一种被认可和提倡的方案。

尽管如此，超声骨刀的术中安全性使它成为各类型骨手术中的首选技术。使用自体骨来调整和重建骨缺损仍然是一种广受认可和优先选择的修复缺失骨的方法。获取整块骨碎片和颗粒骨在不同的临床适应证中均有明显优势。然而，若要保证成功的疗效，获得的骨碎片的再生能力与获取技术都要有特殊的手术和技术要求（Berengo et al. 2006；Bacc et al. 2011）。尽管传统的旋转或振荡设备能简单快速地获取大块骨移植物，但它们在获取骨碎片中的应用很有限。在收集颗粒骨方面，刮刀的性能更优越，但不能用来进行完整骨结构的切除。超声骨刀克服了这些局限，因为它的用户定制设计工作头可以根据实际情况，实现个体化的手术方案。超声骨刀使用可调节的功率设定，其刀尖的形状、宽度和厚度是为了常见的典型的口内应用而最优化的。因此，超声骨刀技术被广泛应用于常规牙科手术（图48-5）。

超声骨刀在种植医学中得到广泛应用，如上颌窦底提升术、骨移植术、下牙槽神经移位术、牙槽嵴扩张术和正畸显微截骨术。

上颌窦底提升术

在口腔手术，尤其是种植手术中，超声骨刀迎合了微量选择性切除的需求，是一种理想的微创技术，特别是在上颌窦底提升术中。当缺牙区剩余牙槽嵴高度降低导致骨量不足时，上颌窦底提升技术可配合种植义齿，重建后牙缺牙区上颌骨。根据报道，种植体植入骨移植上颌窦的临床成功率与植入原始骨的成功率相似（Pjetursson et al. 2008）。该结论的前提是手术每一步都能正确实施。使用传统钻设备进行标准上颌窦底提升术时，最常见的并发症是Schneiderian膜穿孔，它可发生在截骨和提升操作时。发生穿孔后实施植骨术，常常在愈合阶段发生炎症并发症，可能需要进行再治疗。为了减小穿孔的风险，Vercellotti等（2001b）研究了使用超声骨刀的新手术方

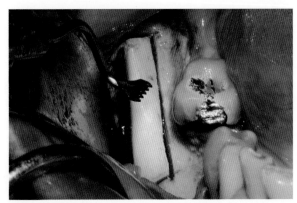

图48-5　OT8R插入式切割可以简化方块截骨术，减少软组织损伤。

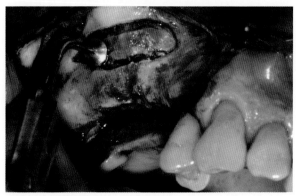

图48-6　使用安全超声骨刀进行骨开窗截骨术后，插入EL1分离窦膜。

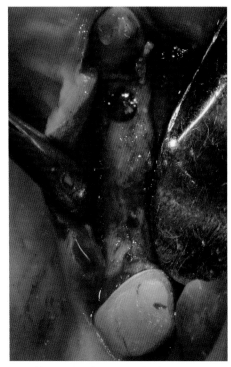

图48-7 使用OT9尖进行上颌窦底提升，以保护Schneiderian膜。

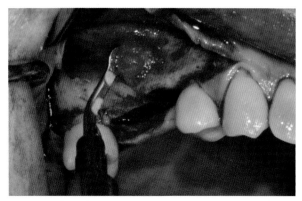

图48-8 侧面窦壁骨成形术，插入OP3减小骨壁厚度，从而更安全地进行窦开窗术，同时获取骨碎片。

案。结果显示膜穿孔的概率明显减少（5%），尽管该研究是初步研究，仅在少量患者身上进行，但它的结果被认为是很有前景的。使用钝刀尖截骨有效且安全，可以避免Schneiderian膜发生意外的医源性撕裂或穿孔，保留了窦底脆弱的软组织结构（图48-6）。

尽管大多数研究都报道了使用超声骨刀进行截骨和膜松弛有良好的临床疗效，但一些研究显示使用超声骨刀未见明显手术获益（Rickert et al. 2013）。不过后者不是阻止外科医生常规使用超声骨刀进行上颌窦底提升术的理由（图48-7）。

超声骨刀最常见的应用是侧壁开窗技术，

其他的方法也有报道，包括从颈部和腭侧开窗（Stübinger et al. 2009；Baldi et al. 2011；Cassetta et al. 2012）。尤其是，用超声骨刀进行薄而精细的切割，有利于侧壁开窗的窗盖向原缺损位点正确地复位（Sohn et al. 2010）。当使用颗粒骨增量技术来充填窦腔时，有助于种植的稳定。在一些案例里，屏障膜的使用被认为是可有可无或甚至没必要的。超声骨刀除了能进行骨开窗，还可以在缺牙区牙槽嵴邻面以刮-拉的形式获取颗粒骨（Stacchi et al. 2013）。这种自体骨材料可单独使用，也可与各种生物材料联合使用（图48-8）。尽管截骨术设计之间有细微差别，但研究都强调并肯定了用超声骨刀进行上颌窦底提升术的有效性和成功率。

骨移植

使用骨内种植修复牙列缺损或缺失是一种可行的治疗方案，它有着可靠的长期疗效（Adell et al. 1990；Blanes et al. 2007）。然而，种植牙成功和稳定的前提是有足够和适宜的剩余骨量。对于种植位点骨量不足的问题，有人提倡使用牙槽嵴骨增量等技术解决。就这一点而言，使用取自颏部或下颌支区域的自体骨移植物对口内缺损处进行骨重建，是一种安全可靠的方法，这些自体骨有成骨特性和良好的长期稳定性，且吸收较少。对于所有的治疗，包括取骨术，若要在承受压力或振动后易折裂的薄而脆弱的骨结构区进行，需要准确、无损伤的截骨术。超声骨刀提供了一种潜在的安全骨处理技术，它的高精确性使它能够切出独特的形状。尤其在要求美观的区域，可保留其之前的轮廓，或通过超声骨刀的定制化设计切除来获取相应的定制化骨块，再使用该骨块来进行理想化重建（Majewski 2012）。通过定制的刀尖，可以在难以到达的解剖区域实施截骨术，并使周围软组织结构的创伤最小化。这使外科医生可以安全地从一些区域获取骨移植物，如下颌升支区域或颧上颌区域（Stübinger et al. 2006）。此外，彻底且广泛的截骨线可减少取骨时锤子和骨凿的使用，从而减少患者的不适，降低意外损伤下方如下牙槽神经之类的重要组织结构的风险。因此，超声骨刀给外科医生带来了前所未有的机会，让他们能够精确和安全地获取口内自体骨移植物。

下牙槽神经移位术

避免医源性损伤是极其重要的，它不仅对外科医生高超的技能有要求，还要求有微创的截骨技术。在阻生牙拔除术、体积较大的肿瘤或囊肿手术以及在垂直向严重萎缩的牙槽嵴上进行的种植手术的过程中，避免对下牙槽神经的损伤尤其重要。通常来说，在1%~22%的案例中（Degerliyurt et al. 2009），传统的低位阻生第三磨牙拔除术有损伤下牙槽神经的风险。由于神经和阻生牙极为接近，再加上对旋转或振荡器械的手工控制的减小，使外科医生难以安全地保护这一重要结构。

在种植体植入的移位过程中，外科医生也面临相同的问题。下牙槽神经移位术通常用来替代骨增量术（Metzger et al. 2006）。特别是在后牙区域，传统的器械限制了区分软硬组织所需的可见度和手术控制。这通常会导致手术中神经组织的损伤。超声骨刀的精确切割和选择性切割及空穴效应可提供更高的安全性（Bovi 2005）。通过在血管神经束上方创造一个可置换的横向皮质骨盖，外科医生可以自由、清楚地接近神经。骨开窗易于复位回原处，并能在神经收缩、移位和随后的种植术中保护神经结构。即使无意中接触到神经，它的副作用与传统的旋转或振荡器械接触到神经相比要低很多。

牙槽嵴劈开术

在缺牙区牙槽嵴使用牙槽嵴劈开技术，无须从口内或口外供区获取自体骨移植物来进行骨增量。因此，可以克服这种需要第二个手术供区的缺点。在牙槽嵴劈开术中，受累的牙槽嵴从顶部切开，分开颊舌侧骨板，形成一个扩展的空隙，种植体就植入其中。

在临床上，已发现牙槽嵴劈开技术对于上

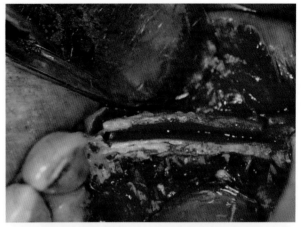

图48-9　在上颌骨用超声骨刀行牙槽嵴劈开术。

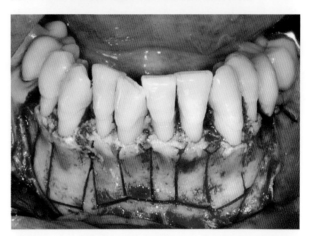

图48-10　通过超声骨刀去皮质术，进行单皮质牙脱位和牙周膜牵张。

颌松质骨尤其成功（图48-9）。上颌牙槽骨中松质骨结构的高弹性和柔韧性使它可以进行有效快速的截骨术且无损伤的牙槽嵴扩张（Amato et al. 2012）。在下颌骨的皮质骨上进行骨劈开较困难，因为机械创伤和切割工具的形状与设计通常会使薄而脆弱的骨块发生折裂。相反，用超声骨刀进行骨切割保证了不伴宏观振动的微量截骨，易于操作，即使在骨质脆弱的情况下也有较高的操作性。在这些情况中，超声骨刀可理想地用于提供稳定可靠的牙种植体的植入和整合。因此，尽管使用传统设备进行缺牙区牙槽嵴劈开已被证实是一种成功的治疗方法（Simion et al. 1992；Sciponi et al. 1999），但超声骨刀的使用可以提高和完善该治疗方法。

正畸显微手术

超声截骨具有精确切除、选择性切除、压

力和振荡极小的特点，据此，提倡使用超声截骨进行牙槽骨骨增量相关的选择性牙槽骨去皮质术，加速正畸治疗（Wilcko et al. 2001）。现代正畸治疗中，快速获得兼顾功能和美观的稳定咬合是至关重要的。在纠正错𬌗畸形的正颌手术中，单皮质牙脱位伴牙槽骨补偿是常用的方法，还有一些正畸方法也可用来纠正错𬌗畸形或错𬌗倾向（Lai et al. 2008；Wilmes et al. 2009）。然而，某些疾病，如软硬组织开裂、开窗缺损、牙根吸收和牙龈退缩等，都会降低临床疗效。联合使用牙间或前庭皮质骨切开术和正畸治疗，可能是一种减小所需正畸力、缩短治疗时间的手术方法（Ahn et al. 2012）。随着超声截骨的精确度增加，正畸显微手术已成为有前景的可靠的治疗理念（Vercellotti & Podesta，2007；Bertossi et al. 2011）。只需简单的牙间垂直切口和极小程度的

软组织处理，通过垂直的基部单皮质骨切开术，就可以让每颗牙齿移动，并且彼此分开（图48-10）。同时还可以用骨片或骨块进行牙槽骨骨增量术。刀尖不同的设计和形状，为骨-牙块理想的重新定位和稳定提供了大量的截骨方法。

结论

在口腔和颌面部手术中，超声骨刀不仅可以对已有的手术方法进行改进，而且为常规的标准手术治疗提供了新奇的手术技术。超声骨刀的临床应用增强了对脆弱结构的保护。由于超声骨刀易于操作，能提供有效的骨切割，降低对周围软组织结构的意外损伤，因此在切割薄而脆弱的骨质时，超声优于其他器械。

参考文献

[1] Adell, R., Eriksson, B., Lekholm, U., Branemark, P.I. & Jemt, T. (1990). Long-term follow-up study of osseointegrated implants in the treatment of totally edentulous jaws. *International Journal of Oral & Maxillofacial Implants* **5**, 347–359.

[2] Ahn, H.W., Lee, D.Y., Park, Y.G. *et al.* (2012). Accelerated decompensation of mandibular incisors in surgical skeletal class III patients by using augmented corticotomy: a preliminary study. *American Journal of Orthodontics and Dentofacial Orthopedics* **142**, 199–206.

[3] Amato, F., Mirabella, A.D. & Borlizzi, D. (2012). Rapid orthodontic treatment after the ridge-splitting technique--a combined surgical-orthodontic approach for implant site development: case report. *International Journal of Periodontics and Restorative Dentistry* **32**, 395–402.

[4] Bacci, C., Lucchiari, N., Valente, M. *et al.* (2011). Intra-oral bone harvesting: two methods compared using histological and histomorphometric assessments. *Clinical Oral Implants Research* **22**, 600–605.

[5] Bains, V.K., Mohan, R. & Bains, R. (2008). Application of ultrasound in periodontics: Part I. *Journal of the Indian Society of Periodontology* **12**, 29–33.

[6] Baldi, D., Menini, M., Pera, F., Ravera, G. & Pera, P. (2011). Sinus floor elevation using osteotomes or piezoelectric surgery. *International Journal of Oral & Maxillofacial Surgery* **40**, 497–503.

[7] Berengo, M., Bacci, C., Sartori, M. *et al.* (2006). Histomorphometric evaluation of bone grafts harvested by different methods. *Minerva Stomatologica* **55**, 189–198.

[8] Bertossi, D., Vercellotti, T., Podesta, A. & Nocini, P.F. (2011). Orthodontic microsurgery for rapid dental repositioning in dental malpositions. *Journal of Oral & Maxillofacial Surgery* **69**, 747–753.

[9] Blanes, R.J., Bernard, J.P., Blanes, Z.M. & Belser, U.C. (2007). A 10-year prospective study of ITI dental implants placed in the posterior region. I: Clinical and radiographic results. *Clinical Oral Implants Research* **18**, 699–706.

[10] Bovi, M. (2005). Mobilization of the inferior alveolar nerve with simultaneous implant insertion: a new technique. Case report. *International Journal of Periodontics and Restorative Dentistry* **25**, 375–383.

[11] Cassetta, M., Ricci, L., Iezzi, G. *et al.* (2012). Use of piezosurgery during maxillary sinus elevation: clinical results of 40 consecutive cases. *International Journal of Periodontics and Restorative Dentistry* **32**, 182–188.

[12] Catuna, M.C. (1953). Sonic energy: A possible dental application. Preliminary report of an ultrasonic cutting method. *Annals of Dentistry* **12**, 100–101.

[13] Chiriac, G., Herten, M., Schwarz, F., Rothamel, D. & Becker, J. (2005) Autogenous bone chips: influence of a new piezoelectric device (Piezosurgery) on chip morphology, cell viability and differentiation. *Journal of Clinical Periodontology* **32**, 994–999.

[14] Claire, S., Lea, S.C. & Walmsley, A.D. (2013). Characterisation of bone following ultrasonic cutting. *Clinical Oral Investigations* **17**, 905–912.

[15] Cortes, A.R., Cortes, D.N. & Arita, E.S. (2012). Effectiveness of piezoelectric surgery in preparing the lateral window for maxillary sinus augmentation in patients with sinus anatomical variations: a case series. *International Journal of Oral & Maxillofacial Implants* **27**, 1211–1215.

[16] Degerliyurt, K., Akar, V., Denizci, S. & Yucel, E. (2009). Bone lid technique with piezosurgery to preserve inferior alveolar nerve. *Oral Surgery, Oral Medicine, Oral Pathology, Oral Radiology and Endodontology* **108**, 1–5.

[17] Flemming, T.F., Petersilka, G.J., Mehl, A., Hickel, R. & Klaiber, B. (1998). The effect of working parameters on root substance removal using a piezoelectric ultrasonic scaler *in vitro*. *Journal of Clinical Periodontology* **25**, 158–163.

[18] Heinemann, F., Hasan, I., Kunert-Keil, C. *et al.* (2012). Experimental and histological investigations of the bone using two different oscillating osteotomy techniques compared with

conventional rotary osteotomy. *Annals of Anatomy* **194**, 165–170.

[19] Hoigne, D.J., Stübinger, S., Von Kaenel, O. *et al.* (2006). Piezoelectric osteotomy in hand surgery: first experiences with a new technique. *BMC Musculoskeletal Disorders* **7**, 36.

[20] Horton, J.E., Tarpley, T.M. Jr. & Wood, L.D. (1975). The healing of surgical defects in alveolar bone produced with ultrasonic instrumentation, chisel, and rotary bur. *Oral Surgery, Oral Medicine, Oral Pathology* **39**, 536–546.

[21] Horton, J.E., Tarpley, T.M. Jr. & Jacoway, J.R. (1981). Clinical applications of ultrasonic instrumentation in the surgical removal of bone. *Oral Surgery, Oral Medicine, Oral Pathology* **51**, 236–242.

[22] Johnson, W.N. & Wilson J.R. (1957) The application of ultrasonic dental units to scaling procedures. *Journal of Periodontology* **28**, 264–271.

[23] Khambay, B.S. & Walmsley, A.D. (2000). Investigations into the use of an ultrasonic chisel to cut bone. Part 2: Cutting ability. *Journal of Dentistry* **28**, 39–44.

[24] Labanca, M., Azzola, F., Vinci, R. & Rodella, L.F. (2008). Piezoelectric surgery: twenty years of use. *British Journal of Oral and Maxillofacial Surgery* **46**, 265–269.

[25] Lai, E.H., Yao, C.C., Chang, J.Z., Chen, I. & Chen, Y.J. (2008). Three-dimensional dental model analysis of treatment outcomes for protrusive maxillary dentition: comparison of headgear, miniscrew, and miniplate skeletal anchorage. *American Journal of Orthodontics and Dentofacial Orthopedics* **134**, 636–645.

[26] Lea, S.C., Landini, G. & Walmsley, A.D. (2003). Ultrasonic scaler tip performance under various load conditions. *Journal of Clinical Periodontology* **30**, 876–881.

[27] Ma, L., Stübinger, S., Xi, L., Schneider, U. & Lang N.P. (2013). Healing of osteotomy sites applying either piezosurgery or two conventional saw blades: A pilot study in rabbits. *International Orthopedics* **37**, 1597–1603.

[28] Majewski, P. (2012). Autogenous bone grafts in the esthetic zone: optimizing the procedure using piezosurgery. *International Journal of Periodontics and Restorative Dentistry* **32**, 210–217.

[29] Mazorow, H.B. (1960). Bone repair after experimental produced defects. *Journal of Oral Surgery* **18**, 107–115.

[30] McFall, T.A., Yamane, G.M. & Burnett, G.W. (1961). Comparison of the cutting effect on bone of an ultrasonic cutting device and rotary burs. *Journal of Oral Surgery, Anesthesia and Hospital Dental Service* **19**, 200–209.

[31] Metzger, M.C., Bormann, K.H., Schoen, R., Gellrich, N.C. & Schmelzeisen, R. (2006). Inferior alveolar nerve transposition--an in vitro comparison between piezosurgery and conventional bur use. *Journal of Oral Implantology* **32**, 19–25.

[32] Pjetursson, B.E., Tan, W.C., Zwahlen, M. & Lang, N.P. (2008). A systematic review of the success of sinus floor elevation and survival of implants inserted in combination with sinus floor elevation. *Journal of Clinical Periodontology* **35**, 216–240.

[33] Preti, G., Martinasso, G., Peirone, B. *et al.* (2007). Cytokines and growth factors involved in the osseointegration of oral titanium implants positioned using piezoelectric bone surgery versus a drill technique: a pilot study in minipigs. *Journal of Periodontology* **78**, 716–722.

[34] Rickert, D., Vissink, A., Slater, J.J., Meijer, H.J. & Raghoebar, G.M. (2013). Comparison between conventional and piezoelectric surgical tools for maxillary sinus floor elevation. A randomized controlled clinical trial. *Clinical Implant Dentistry and Related Research* **15**, 297–302.

[35] Robiony, M., Polini, F., Costa, F., Vercellotti, T. & Politi, M. (2004). Piezoelectric bone cutting in multipiece maxillary osteotomies. *Journal of Oral & Maxillofacial Surgery* **62**, 759–761.

[36] Romeo, U., Del Vecchio, A., Palaia, G. *et al.* (2009). Bone damage induced by different cutting instruments--an in vitro study. *Brazilian Dental Journal* **20**, 162–168.

[37] Salami, A., Dellepiane, M. & Mora, R. (2008) A novel approach to facial nerve decompression: use of Piezosurgery. *Acta Otolaryngologica* **128**, 530–533.

[38] Salami, A., Mora, R., Mora, F. *et al.* (2010). Learning curve for piezosurgery in well-trained otological surgeons. *Otolaryngology-Head and Neck Surgery* **142**, 120–125.

[39] Scipioni, A., Brusci, G.B., Calesini, G., Bruschi, E. & De Martino, C. (1999). Bone regeneration in the edentulous ridge expansion technique: histologic and ultrastructural study of 20 clinical cases. *International Journal of Periodontics and Restorative Dentistry* **19**, 269–277.

[40] Simion, M., Baldoni, M. & Zaffe, D. (1992). Jawbone enlargement using immediate implant placement associated with a split-crest technique and guided tissue regeneration. *International Journal of Periodontics and Restorative Dentistry* **12**, 462–473.

[41] Sohn, D.S., Moon, J.W., Lee, H.W., Choi, B.J. & Shin, I.H. (2010). Comparison of two piezoelectric cutting inserts for lateral bony window osteotomy: a retrospective study of 127 consecutive sites. *International Journal of Oral & Maxillofacial Implants* **25**, 571–576.

[42] Stacchi, C., Vercellotti, T., Toschetti, A. *et al.* (2013). Intraoperative complications during sinus floor elevation using two different ultrasonic approaches: a two-center, randomized, controlled clinical trial. *Clinical Implant Dentistry and Related Research* [Epub ahead of print].

[43] Stübinger, S., Kuttenberger, J., Filippi, A., Sader, R. & Zeilhofer, H.F. (2005). Intraoral piezosurgery: preliminary results of a new technique. *Journal of Oral & Maxillofacial Surgery* **63**, 1283–1287.

[44] Stübinger, S., Robertson, A., Zimmerer, K.S. *et al.* (2006). Piezoelectric harvesting of an autogenous bone graft from the zygomaticomaxillary region: case report. *International Journal of Periodontics and Restorative Dentistry* **26**, 453–457.

[45] Stübinger, S., Saldamli, B., Seitz, O., Sader, R. & Landes, C.A. (2009). Palatal versus vestibular piezoelectric window osteotomy for maxillary sinus elevation: a comparative clinical study of two surgical techniques. *Oral Surgery, Oral Medicine, Oral Pathology, Oral Radiology and Endodontology* **107**, 648–655.

[46] Stübinger, S., Nuss, K., Pongratz, M. *et al.* (2010a). Comparison of Er:YAG laser and piezoelectric osteotomy: An animal study in sheep. *Lasers in Surgery and Medicine* **42**, 743–751.

[47] Stübinger, S., Biermeier, K., Bächi, B. *et al.* (2010b). Comparison of Er:YAG laser, piezoelectric, and drill osteotomy for dental implant site preparation: a biomechanical and histological analysis in sheep. *Lasers in Surgery and Medicine* **42**, 652–661.

[48] Vercellotti, T. (2000). Piezoelectric surgery in implantology: a case report—a new piezoelectric ridge expansion technique. *International Journal of Periodontics and Restorative Dentistry* **20**, 358–365.

[49] Vercellotti, T. & Podesta, A. (2007). Orthodontic microsurgery: a new surgically guided technique for dental movement. *International Journal of Periodontics and Restorative Dentistry* **27**, 325–331.

[50] Vercellotti, T., Crovace, A., Palermo, A. & Molfetta, A. (2001a). The piezoelectric osteotomy in orthopedics: Clinical and histological evaluations (pilot study in animals). *Mediterranean Journal of Surgical Medicine* **9**, 89–95.

[51] Vercellotti, T., De Paoli, S. & Nevins, M. (2001b). The piezoelectric bony window osteotomy and sinus membrane elevation: introduction of a new technique for simplification of the sinus augmentation procedure. *International Journal of Periodontics and Restorative Dentistry* **21**, 561–567.

[52] Vercellotti, T., Nevins, M.L., Kim, D.M. *et al.* (2005). Osseous response following resective therapy with piezosurgery. *International Journal of Periodontics and Restorative Dentistry* **25**, 543–549.

[53] Vercellotti, T., Stacchi, C., Russo, C. *et al.* (2014). Ultrasonic implant site preparation using Piezosurgery: a multicentre case series study analyzing 3,579 implants with a 1-3-year follow-up. *International Journal of Periodontics and Restorative Dentistry* **34**, 11–18.

[54] von See, C., Rücker, M., Kampmann, A. *et al.* (2010). Comparison of different harvesting methods from the flat and long bones of rats. *British Journal of Oral and Maxillofacial Surgery* **48**, 607–612.

[55] Wallace, S.S., Mazor, Z., Froum, S.J., Cho, S.C. & Tarnow, D.P. (2007). Schneiderian membrane perforation rate during sinus elevation using piezosurgery: clinical results of 100 consecutive cases. *International Journal of Periodontics and Restorative Dentistry* **27**, 413–419.

[56] Wallace, S.S., Tarnow, D.P., Froum, S.J. *et al.* (2012). Maxillary sinus elevation by lateral window approach: evolution of technology and technique. *Journal of Evidence-Based Dental Practice* **12**, 161–171.

[57] Walmsley, A.D., Walsh, T.F., Laird, W.R. & Williams, A.R. (1990). Effects of cavitational activity on the root surface of teeth during ultrasonic scaling. *Journal of Clinical Periodontology* **17**, 306–312.

[58] Walmsley, A.D., Laird, W.R. & Lumley, P.J. (1992). Ultrasound in dentistry. Part 2- Periodontology and endodontics. *Journal of Dentistry* **20**, 11–17.

[59] Wilcko, W.M., Wilcko, T., Bouquot, J.E. & Ferguson, D.J. (2001). Rapid orthodontics with alveolar reshaping: two case reports of decrowding. *International Journal of Periodontics and Restorative Dentistry* **21**, 9–19.

[60] Wilmes, B., Olthoff, G. & Drescher, D. (2009). Comparison of skeletal and conventional anchorage methods in conjunction with pre-operative decompensation of a skeletal class III malocclusion. *Journal of Orofacial Orthopedics* **70**, 297–305.

[61] Zinner, D.D. (1955) Recent ultrasonic dental studies, including periodontia, without the use of an abrasive. *Journal of Dental Research* **34**, 748–749.

第49章

种植体植入的时机
Timing of Implant Placement

Christoph H.F. Hämmerle[1], Maurício Araújo[2], Jan Lindhe[3]

[1] Clinic for Fixed and Removable Prosthodontics and Dental Material Science,
Center of Dental Medicine, University of Zurich, Zurich, Switzerland
[2] Department of Dentistry, State University of Maringá, Maringá, Paraná, Brazil
[3] Department of Periodontology, Institute of Odontology, The Sahlgrenska
Academy at University of Gothenburg, Gothenburg, Sweden

前言

在完全愈合和未受破坏的牙槽突进行种植修复有很高的临床成功率和存留率（Pjetursson et al. 2004）。然而，目前种植体也会种植于：（1）不同大小的骨缺损位点；（2）新鲜的拔牙窝；（3）上颌窦区域等。尽管多年前就曾提出临床治疗中的一些方法，但是直到近期才得以普遍应用。因此，目前种植学在临床和动物研究中，研究热点包括对牙缺失后发生的组织改变和种植体植入的合适时机的研究。

在理想的案例里，临床医生在拔除一颗或多颗牙之前，有时间为之后修复治疗（包括种植体的使用）制订计划。在该计划里，必须要决定种植体是拔牙后即刻种植，还是等牙槽突软硬组织愈合几周（或月）后再进行种植。种植体植入时机的把握与牙拔除相关，并且需要建立在对牙缺失后牙槽突结构变化正确了解的基础上。这些自

适应过程在第3章中有所描述。

单颗或多颗牙的拔除将导致牙槽突缺牙区内发生一系列改变。因此，在牙槽窝愈合期间，硬组织壁发生吸收，牙槽窝中心被松质骨充填，该位点的整体骨量明显减少。尤其是缺牙位点的颊侧壁，它不仅在颊舌/腭方向，还在冠根向上减少（Pietrokovski & Massler 1967；Schropp et al. 2003）。除了硬组织的改变，拔牙位点的软组织也发生了显著的适应性改变。牙拔除瞬间，拔牙窝中缺少黏膜，且拔牙窝的入路是开放的。在牙拔除后1周的时间内，黏膜内细胞聚集，导致其结缔组织量增加。最终，软组织创上有上皮生成，拔牙位点被角化黏膜覆盖。黏膜的轮廓会根据牙槽突硬组织的外轮廓的改变而不断发生适应性的改变。因此，牙槽嵴的萎缩是骨组织和结缔组织共同丧失的最终结果。图49-1显示的是上述的组织变化。很明显在牙拔除后理想的时间点并不存在，理想的时间点要求拔牙位点有牙槽窝内最大量的骨充填和大量成熟的覆盖黏膜。

2004年发表了1篇共识，描述了与拔牙窝内种植体植入时机相关的问题（Hämmerle et al. 2004）。之前研究者已经尝试确定早期、晚期和延期种植体植入的优缺点。然而，Hämmerle和他的同事们认为发展一个新概念（分类）很有必要，该概念将包含种植领域不断增长的知识。这个分类考虑了描述牙拔除后发生的组织改变的数据和临床观察所得的知识。

表49-1展示的分类在共识报道中有介绍。重要的方面包括：

- 在临床实践中，拔牙后种植体植入时机通常由愈合窝内软硬组织的特性决定。愈合

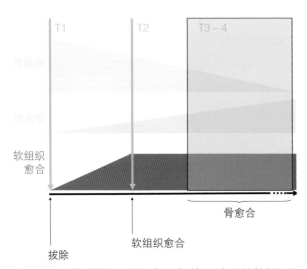

图49-1 示意图描绘了牙拔除后随时间而发生的软硬组织的变化。T1~4代表了4种不同的种植体植入的时间点。

并不一定遵循严格的时间框架，可能会因为位点和患者的因素而不同。

- 为了避免基于时序的描述，该新的分类使用了数字描述——类型1、2、3、4，分别反映了软硬组织的状态。
- 类型1：拔牙后即刻种植。
- 类型2：拔牙位点软组织已经愈合且牙槽窝被黏膜覆盖时植入种植体。
- 类型3：拔牙位点牙槽窝内大量新生骨形成时植入种植体。
- 类型4：在完全愈合的牙槽嵴上植入种植体。
- 进一步认识到，拔牙窝内外的软、硬组织的愈合是明显分开的。

该分类此后不断改进（Chen et al. 2009）。

表49-1显示了不同时机的优缺点。

两种种植位点瓣关闭的方法也有做描述。一种方法要求初期创口关闭，而另一种允许种植体或者愈合帽穿龈。一项自身对照设计比较了这两种方法，它们的存留率和邻间区骨水平未见明显差异（Ericsson et al. 1997；Astrand et al. 2002；Cecchinato et al. 2004）。然而，这些研究没有从美学高度对埋入式和穿龈式种植体愈合的区别进行细致的分析。因此，在制订治疗计划期间，需

表49-1 类型1~4种植体植入的分类，以及每种类型的优缺点

分类	定义	优点	缺点
类型1	拔牙后即刻种植	减少手术次数 减少整体治疗时间 现有骨量的优化利用	位点的形态会使理想的植入和支抗变得复杂 薄组织生物型可能影响理想疗效 缺乏角化黏膜（牙龈量不足，译者注） 可能需要辅助外科手术 技术要求高
类型2	拔牙窝完全被软组织覆盖后种植（通常4~8周）	软组织区域和量的增加有利于软组织瓣的处理 可对局部进行病理学评估	位点的形态会使理想的植入和支抗变得复杂 增加治疗时间 拔牙窝壁不同的骨吸收量 可能需要辅助外科手术 技术要求高
类型3	临床和/或影像学上显示拔牙窝内大量的骨充填后种植（通常12~16周）	拔牙窝内大量的骨充填有利于种植体的植入 成熟的软组织有利于皮瓣的处理	增加治疗时间 可能需要辅助外科手术 拔牙窝壁不同的骨吸收量
类型4	愈合的位点上种植（通常＞16周）	临床愈合的牙槽嵴 成熟的软组织有利于皮瓣的处理	增加治疗时间 可能需要辅助外科手术 可用的骨量变化很大

要考虑的参数不仅有缺牙间隙的宽度，还有牙槽突的宽度。

一篇近期综述根据上述的时间方案对植入的种植体的临床疗效进行了分析（Chen & Buser 2009）。基于91项研究的分析，研究者发现在1型、2型、3型种植中使用骨增量术比在4型中使用更有效。此外，当种植体按类型1的时机进行种植时，似乎更常出现颊侧黏膜边缘的退缩。

类型1：拔牙后即刻种植

种植体植入后的骨改建

因各种原因在患牙按计划拔除后行即刻种植，越来越多见。这些年来，学者们提出了很多观点，认为即刻种植具有优越性（Chen et al. 2004）。这些优点包括更易辨识种植位点，减少复诊次数，减少治疗费用和时间，种植位点的骨保存，最佳的软组织美学效果以及患者接受程度较高（Werbitt & Goldberg 1992; Barzilay 1993; Schwartz-Arad & Chaushu 1997b; Mayfield 1999; Hammerle et al. 2004）。

在新鲜的拔牙窝中植入种植体被认为能够促进骨组织的形成和骨结合，从而对抗拔牙后的适应性变化。也就是说，1型植入方式能够促进牙槽窝和周围颌骨的骨组织保存。事实上，这种术后即刻的植入方式，被推荐为减少拔牙术后骨萎缩的方法之一（Denissen et al. 1993; Watzek et al. 1995; 综述见Chen et al. 2004）。

临床研究（Botticelli et al. 2004; Covani et al. 2004）和以犬为模型的动物实验（Araujo & Lindhe 2005; Araujo et al. 2006a,b）已经分析了在新鲜拔牙窝中放入种植体对拔除位点骨改建的影响。

Botticelli等（2004）研究了在新鲜拔牙窝中放入种植体后4个月内牙槽突硬组织的改建情况。研究纳入18位中度牙周炎受试者（21个拔牙位点）。实验计划是拔除这18位受试者的某一颗牙，随后用种植体修复切牙、尖牙和前磨牙区的牙列缺损。切开牙龈，翻起全厚瓣，小心挺松患牙，用牙钳拔除。用导向钻和扩孔钻预备种植术区。牙槽窝底部预打孔。植入1颗表面粗糙的非自攻实心螺纹种植体（Straumann®, Basel, Switzerland），使得种植体粗糙部分的边缘位于牙槽窝颊侧和舌/腭侧骨壁边缘的根方（图49-2a）。植入种植体后，使用游标卡尺测量种植体与颊/舌骨板内外表面的距离以及种植体与颊侧、舌侧、近中和远中骨壁之间边缘间隙的宽度。软组织瓣复位，种植体在愈合过程中呈"半埋入式"（图49-2b）。愈合4个月后，进行外科再入手术（图49-2c）。再次进行临床检查，观察牙槽窝颊侧和舌/腭侧骨壁的厚度和高度以及边缘间隙的宽度是否在愈合过程中产生变化。

图49-3a示刚拔除了上颌尖牙的拔牙窝。再入手术时发现边缘间隙已经完全消失。此外，颊侧和腭侧骨壁的厚度显著减少（图49-3c,d）。在图49-3d中，透过极薄的残余颊侧骨板可以看见种植体表面。

图49-4显示了此临床研究的另一个位点。拔除上颌第一前磨牙（14牙）（图49-4a），在

(a)
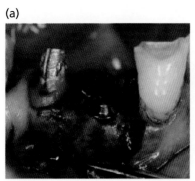

(b)
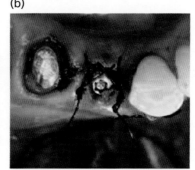

(c)
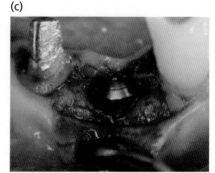

图49-2　临床图像示：（a）新鲜牙槽窝中种植体的位置；（b）瓣复位和缝合；（c）愈合4个月后的种植体（颊面观）。

(a)

(b)

(c)

(d)

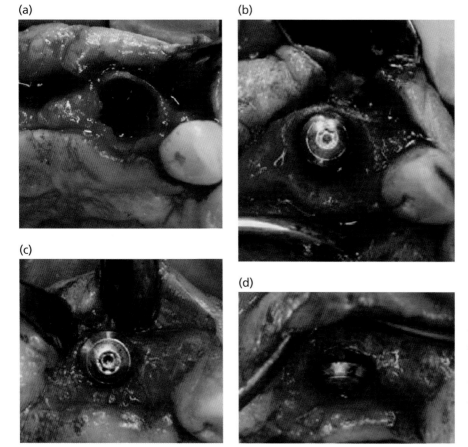

图49-3　临床图片示：（a）上颌尖牙牙槽窝；（b）种植体植入新鲜牙槽窝中；（c）愈合4个月后的种植体位点（殆面观）；（d）愈合4个月后的种植体位点（颊面观）。注意颊侧面仅有非常薄的骨壁。

新鲜的腭侧牙槽窝中植入1颗种植体。在已愈合的失牙牙槽嵴（15）再植入1颗种植体（图49-4b）。再入手术中观察到：（1）边缘间隙完全消失；（2）种植体与颊侧骨板外侧面的距离显著减小（图49-4c）。

　　Botticelli等（2004）报道，牙拔除和植入种植体后的4个月，几乎所有的边缘间隙都消失了。在植入种植体时，种植体与颊侧骨板外侧面的平均距离（18个受试者，21个位点）为3.4mm，距离舌/腭侧的距离为3.0mm。4个月后再入时，相应的距离变小为1.5mm（颊侧）和2.2mm（舌侧）。也就是说，颊侧距离减少了1.9mm（56%），而舌侧为0.8mm（27%）。Botticelli等（2004）的发现有力地证明，在新鲜拔牙窝中植入种植体其实并不能预防牙拔除后牙槽嵴的生理性改建。

　　在近期的一项临床随机对照研究中，研究者在93个上颌非磨牙新鲜拔牙窝中植入圆柱形和圆锥形的种植体（Sanz et al. 2010）。在术前及术后16周进行详细的临床检查，以评估牙槽窝骨壁和种植体表面间关系的变化。可以观察到，16周后颊侧骨明显吸收，而舌侧面的骨壁吸收程度略小。牙槽嵴的吸收在圆柱形和圆锥形的种植体之间无明显差异。与牙槽嵴外部骨量减小相反的是，在植入种植体16周后发现牙槽窝骨壁和种植体表面之间的空隙已经部分被新生骨充填（Huynh-Ba et al. 2010; Sanz et al. 2010）。

　　随后的一篇文章分析了同一批患者，结果发现与切牙或尖牙相比，前磨牙的骨充填（种植体与牙槽窝骨壁之间的空隙），以及颊侧骨高度的保存效果更佳（Ferrus et al. 2010; Tomasi et al. 2010）。此外，颊侧骨壁的厚度和间隙的大小能够影响4个月内骨充填的量。为期3年跟踪调查显示，两组种植体术后软硬组织情况都很稳定，种植体失败率很低（Sanz et al. 2014）。

　　为了更加详细地了解种植体植入新鲜拔牙窝后的骨改建过程，Araujo和Lindhe（2005）在比格犬上用组织学方法，研究在新鲜拔牙窝中

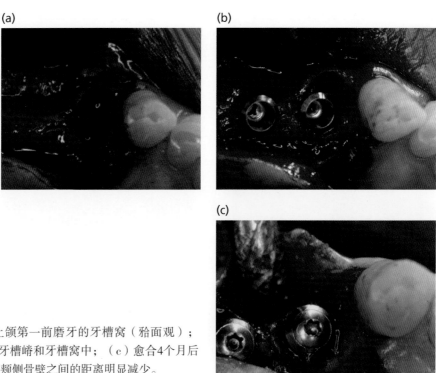

图49-4　临床图片示：（a）上颌第一前磨牙的牙槽窝（殆面观）；（b）种植体植入已愈合的无牙牙槽嵴和牙槽窝中；（c）愈合4个月后的种植体位置。注意到种植体与颊侧骨壁之间的距离明显减少。

植入种植体后牙槽突的尺寸变化。翻起下颌颊侧、舌侧全厚瓣，拔除第三、第四前磨牙远中根（图49-5a）。在右下颌牙槽窝内植入1颗表面粗糙的种植体（solid screw, Straumann®），使得粗糙面的边缘线位于颊舌侧骨边界的下方（图49-5b）。瓣复位，使得创口能够"半埋入式"愈合（图49-5c）。同时，左侧下颌的相应位置，不植入种植体，拔牙窝被完全覆盖在瓣的下方（图49-5d）。3个月后，左、右侧下颌实验位点的黏膜似乎已完全愈合（图49-6）。处死动物，切开包含种植体位点和无牙牙槽窝位点的组织块，进行组织学检查。图49-7为愈合3个月后的无牙位点颊舌向组织切片。新生骨覆盖了牙槽窝的入口。颊侧皮质骨板的板层骨位于舌侧相应部位的根方约2.2mm处。图49-8a为同一只比格犬另一侧有种植体位点的切片，颊侧骨板的边缘位于舌侧牙槽嵴顶根方约2.4mm处。也就是说，在新鲜拔牙窝中植入种植体，并不能影响牙拔除后发生在牙槽窝硬组织壁的骨改建过程。因此，在愈合3个月后，颊侧骨壁高度的降低量（与舌侧改变相比）在种植体位点和无牙位点相似。在3个月时，颊侧与舌侧骨边缘之间的垂直高度差在两种位点均>2mm（无牙区为2.2mm，种植体区为2.4mm）。

在一项比格犬的后续研究中，Araujo等（2006a）研究了在新鲜拔牙窝中植入种植体后形成的骨结合，是否会在愈合的过程中由于持续不断的组织改建而消失。正如他们之前的研究一样（Araujo & Lindhe 2005），翻瓣拔除下颌双侧第三和第四前磨牙的远中根。在新鲜拔牙窝中植入种植体，保证所有种植体的初期稳定性。瓣复位，使得种植位点得到"半埋入式"愈合。瓣关闭以后，立即取得两只比格犬的活检样本，1个月以及3个月后从另外5只比格犬获得活检样本。图49-9a显示了即刻植入种植体后的拔牙位点的颊舌向切片。可以看到种植体表面螺纹和牙槽窝壁之间已经形成接触。在接触区之间的空隙（图49-9b）和边缘间隙中可以看到血凝块的存在。在愈合4周后的切片中，可以观察到这个空隙已被与种植体粗糙表面接触的编织骨充满（图49-10）。在这4周的间隔中：（1）颊侧和舌侧骨壁表面显著吸收；（2）颊侧硬组织薄壁的高度降低。在术后4周到12周之间，颊侧骨壁高度进一步降低（图49-11）。在4周的样本中，在边缘

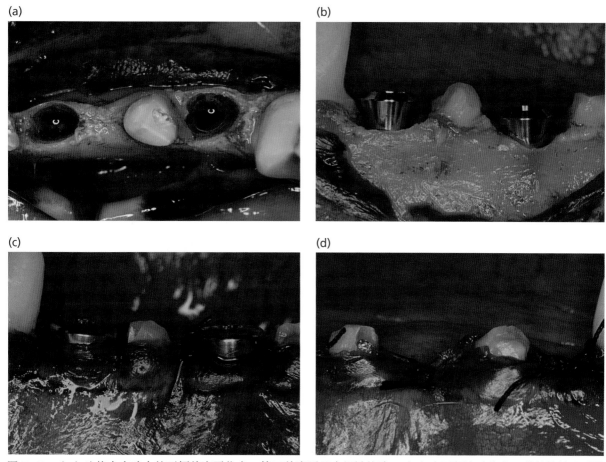

图49-5　（a）比格犬实验中的下颌前磨牙位点，第四前磨牙远中根被拔除。（b）在下颌实验位点，种植体植入牙槽窝内，使得种植体粗糙表面边缘平齐骨嵴顶（文中为位于骨嵴顶下方，译者注）。（c）黏膜全厚瓣复位，缝合，使创口得到"半埋入式"愈合。（d）下颌对侧，牙槽窝未植入种植体。

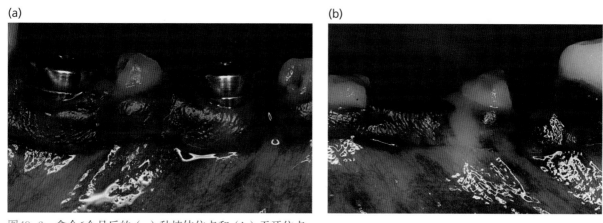

图49-6　愈合6个月后的（a）种植体位点和（b）无牙位点。

间隙区域中与种植体接触的颊侧编织骨发生了改建，只有部分骨保留（图49-11c）。实验结束时，颊侧骨的高度位于种植体粗糙表面边缘的根方>2mm处。

　　这些研究表明，在植入种植体后，牙槽窝早期愈合过程中形成的骨（编织骨）-种植体接触，在颊侧骨壁持续萎缩时，也部分消失了。因

此，显然失牙后的牙槽突，将逐渐萎缩，以适应功能需求的变化，从这个意义上来说，种植体不能替代原有的牙齿。1型种植方式的临床问题在于，骨丧失会导致种植体颊侧的硬组织覆盖逐渐减少，当种植体周围的黏膜很薄时，可以看到种植体的金属表面，引起美学问题（图49-12）。

　　那么是否有办法可以解决这个问题。Araujo

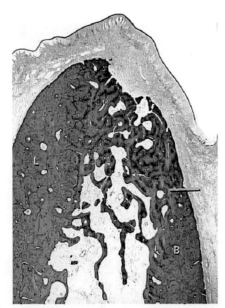

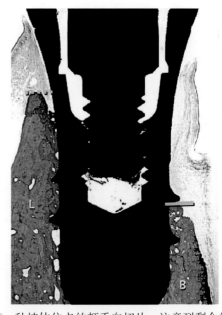

图49-7　无牙位点的颊舌向切片。注意到剩余的颊侧骨嵴（实线）远在舌侧骨嵴（虚线）下方（B：颊侧；L：舌侧）。

图49-8　种植体位点的颊舌向切片。注意到剩余的颊侧骨嵴（实线）远在舌侧骨嵴（虚线）下方（B：颊侧；L：舌侧）。

(a)

(b)

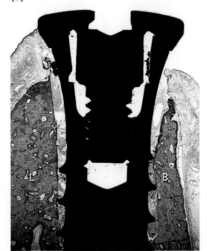

图49-9　（a）拔牙后立即植入种植体的颊舌向切片。（b）种植体表面螺纹和牙槽窝壁之间已形成接触（B：颊侧；L：舌侧）。

(a)

(b)

(c)

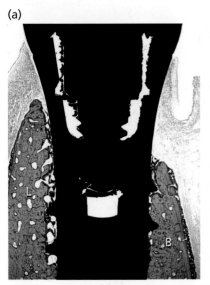

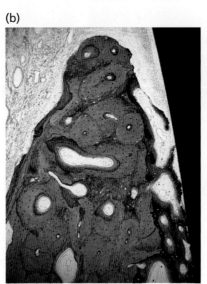

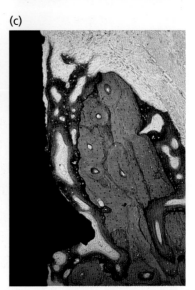

图49-10　（a）植入种植体4周后的颊舌向切片。从舌侧（b）和颊侧（c）观，种植体表面和骨壁之间的间隙完全被新生骨充满（B：颊侧；L：舌侧）。

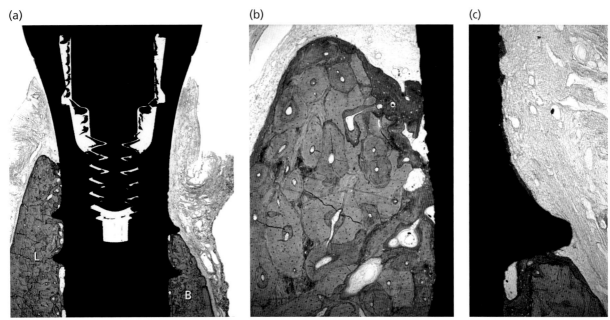

(a) (b) (c)

图49-11 （a）植入种植体12周后的颊舌向切片。请注意颊侧骨嵴顶高度降低，裸露的种植体表面可见部分碎片（c）。但舌侧骨嵴顶高度保持稳定（b）（B：颊侧；L：舌侧）。

等（2006b）的一项比格犬实验对此进行了研究。拔除下颌第三前磨牙及下颌第一磨牙的远中根，在新鲜拔牙窝中植入种植体。在这个比格犬模型中，第三前磨牙的拔牙窝相对比较小，因此植入的种植体（Straumann® 标准种植体，直径4.1mm）占据了大部分的硬组织术创（图49-13）。在愈合过程中，颊侧骨壁逐渐吸收（图49-14），超过2mm的种植体边缘部分暴露在种植体周围黏膜中。

而另一方面磨牙牙槽窝非常大（图49-15），因此植入种植体（Straumann® 标准种植体，直径4.1mm）后，在种植体和骨壁之间出现了一个宽于1mm的间隙（图49-16b）。使种植体金属体部与牙槽窝的底部（根尖周）接触，以获得初期稳定性。在愈合的早期阶段，磨牙牙槽窝中的这个间隙被编织骨持续充填。而在颊侧骨壁程序性萎缩过程中，间隙区域中的新生骨保持骨结合状态，继续覆盖种植体的所有表面（图49-16a，b）。

结论：这些数据揭示了一个重要的生物学原则。在失牙后，无牙牙槽嵴会发生萎缩，在新鲜牙槽窝中植入种植体并不能预防这种变化的发生。萎缩包括颊侧和舌侧骨板宽度与高度的明显

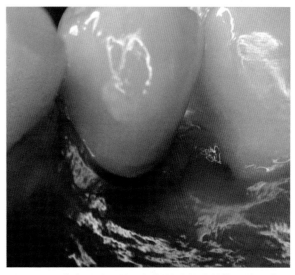

图49-12 临床图片示缺少颊侧骨壁的种植体。请注意：透过薄薄的黏膜，可以看到种植体的金属表面。

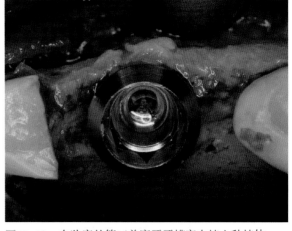

图49-13 在狭窄的第三前磨牙牙槽窝中植入种植体。

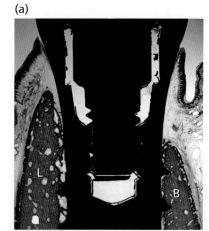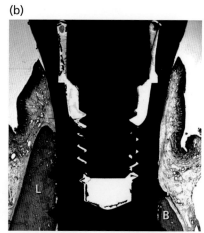

图49-14　植入种植体（a）4周和（b）12周后，前磨牙位点的颊舌向切片（B：颊侧；L：舌侧）。

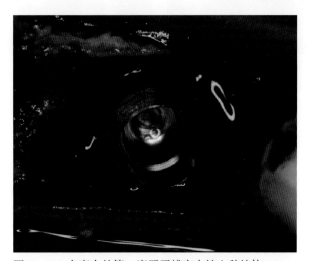

图49-15　在宽大的第一磨牙牙槽窝中植入种植体。

减少，特别是颊侧骨板减少更为显著。从某种程度上来说，可以在新鲜牙槽窝舌/腭侧和更根方的地方放置种植体，来解决颊侧骨吸收的问题。

综上所述，为了增加或保持拔牙窝的骨量及颊侧外形，需要进行骨再生手术。这种骨增量在美学区域有时候是必需的。

种植体的稳定性

1型种植方式（同时也是2型）的另一个问题是，为了在颌骨中获得初期稳定性，种植体必须锚定在一个位置，同时这个位置也要适合后续的修复，满足美观和功能的高要求。对于1型种植方式来说，大多数情况下，种植体都固定于牙槽窝根方的自体骨中（图49-17）。也可以将种植体植入在牙槽窝壁或牙根间隔，获得额外固位。

1型种植方式的另一个关键问题是如何处理拟拔除牙根尖的病变。在一个临床对照实验中，研究者发现，使用1型种植方式后，一些种植体并不能获得初期稳定性（Siegenthaler et al. 2007）。此研究中，拔除根尖周有病变（实验组）和根尖周健康（对照组）的牙齿，植入种植体（Siegenthaler et al. 2007）。除了实验组的4个位点和对照组1个位点因为骨形态不良，不能保证初期稳定性，无法放置种植体外，实验组和对照组之间未发现明显差异。对患者进行5年随访，两组种植体的成功率均为100%。此外，边缘骨丧失量少，临床检查指标良好，且两组之间未发现有显著差异。

近期一项样本量为418例，关于种植体即刻植入存在根尖周病变的拔牙窝内的研究显示，平均随访时间>5年后，种植体的成功率为97.8%（Fugazzotto 2012）。

一项最近的系统回顾分析了8项研究关于种植体即刻植入存在根尖周病变的牙槽窝内的人体实验（Waasdorp et al. 2010）。治疗措施包括在植入种植体前对位点进行彻底的清创。存在骨缺损区域通常采用引导骨组织再生术（guided bone regeneration, GBR）。大多数情况下，建议使用抗生素。临床检查和影像学结果显示，与非感染位点相比，两者的成功率相似。与之相反的是，有研究报道，当拔除的牙齿或种植体邻近的牙齿存在根尖周病变时，种植体根尖周病变的发生率变高（Lefever et al. 2013）。

(a)　　　　　　　　　　　　　　　　(b)

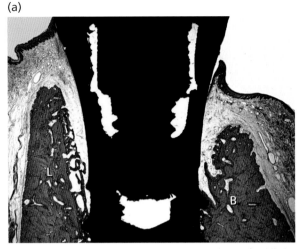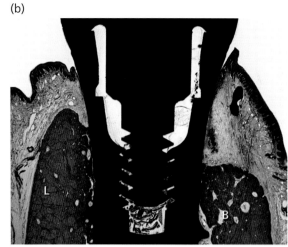

图49-16 种植体植入（a）4周和（b）12周后的磨牙位点的颊舌向切片（B：颊侧；L：舌侧）。

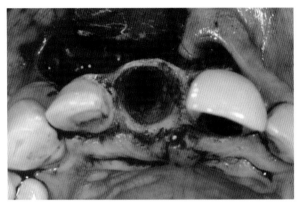

图49-17 1型植入方式提供最优的拔牙后的骨外形。请注意：颊侧骨壁很薄。通过使种植体与牙槽窝底，牙槽窝腭侧壁接触的方法使种植体固位。

因此，如果待拔除牙存在根尖周病变，那么种植体即刻植入后发生根尖周问题的风险增加。然而，重要的证据显示，如果治疗过程仔细，即使种植体即刻植入存在根尖周病变的牙齿牙槽窝内，仍可以在较长一段时间保持较高的成功率。

另一个关于1型植入方式的重要问题是如何处理存在边缘性牙周问题的牙齿。近期的一项研究中，种植体被即刻植入两组牙槽窝中（Crespi et al. 2010）。其中一组的牙齿存在边缘牙周感染，而另一组边缘牙周健康。种植体植入4年后，两组之间种植体存留率、边缘骨水平和种植体周围软组织状况均无明显差异。因此，如果操作适当，当待拔除牙齿存在边缘性牙周炎时，预后也良好。

类型2：拔牙窝被软组织完全覆盖时种植

2型植入方式因以下几种原因常被建议使用。在此愈合阶段，牙槽窝的入口被黏膜覆盖。软组织：（1）相对比较成熟；（2）量适当；（3）翻瓣和复位时较好操作。此外，2型植入方式允许医生对拔除牙根尖周病变的情况做出一个评估。2型植入方式自身缺点包括：（1）牙槽窝壁的吸收；（2）治疗时间延长（表49-1）。

牙拔除后，血凝块充满牙槽窝，随后在几周内被肉芽组织代替。在通常情况下，软组织（肉芽组织，临时结缔组织，参见第3章）需要4~8周的时间充满牙槽窝，且牙槽窝表面被上皮覆盖（Amler 1969; Zitzmann et al. 1999; Hammerle & Lang 2001; Nemcovsky & Artzi 2002）。为了使瓣更易操作，还需要更长的时间来让软组织成熟（胶原纤维的进一步沉积和定位）。

当使用2型植入方式时，种植体植入位点的软组织量越多，黏膜瓣的操作性越好，越有利于软组织的愈合（图49-18）。而牙槽窝壁和颊侧骨板的吸收会导致硬组织量减少，牙槽嵴外形改变，必须要能与之抗衡。必须认识到，在某些拔牙位点，黏膜可能仍然通过瘢痕组织与下方的骨或临时结缔组织相连。在这种情况下，不易分离软组织与骨面，瓣活动受限。这样，强行剥离带

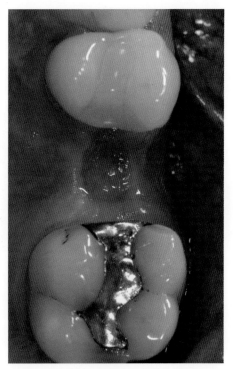

图49-18　拔牙后8周，牙槽窝表面的软组织已愈合完全（2型）。

来的创伤和翻瓣过程会损伤软组织，影响愈合。反过来也会导致软组织裂开、局部感染和炎症（Zitzmann et al. 1997）。

如图49-1中所示，初期获得的黏膜量（面积和体积）会全面减少。有研究证明，牙槽突量（包括骨和相应的黏膜组织），在拔牙后最开始的12个月中显著减少（Schropp et al. 2013）。

在拔牙到2型植入的4～8周中，牙槽窝中只有少量的新骨（编织骨）形成。这表明1型和2型植入方式种植体初期稳定性的风险是相似的。因此，如果牙根根方的可用骨高度<3mm，通常不能在拔牙窝的根方获得种植体的初期稳定性。此外，如果牙槽窝比较宽大，种植体无法与骨壁接触，这种情况下可能适用3型植入方式。

类型3：拔牙窝内有骨充填时种植

3型植入方式适用于需要在拔牙窝中进行骨充填的位点。长达10～16周的愈合期后，牙槽窝中会充满新生的编织骨（Evian et al. 1982）。在此期间，牙槽窝壁在持续性地完全吸收，被编织骨代替。在改建过程中形成的编织骨像盖子一样封住了牙槽窝的入口。覆盖牙槽窝的黏膜具有以下性质：（1）位于矿化牙槽嵴表面，（2）比较成熟，在外科翻瓣和复位过程中易操作。

3型植入方式使临床医生能够更好地进行后续的修复治疗。这种方法的缺点包括：（1）治疗时间延长；（2）牙槽嵴的额外吸收和体积减小，包括外形变化；（3）与之相伴的软组织量丧失。

类型4：牙槽突愈合后种植

4型植入方式中，种植体植入完全愈合的牙槽嵴内。4个月后牙槽嵴即可完全愈合，但更常见的是牙拔除（丧失）后6～12个月。拔牙后6～12个月，牙槽嵴表面致密皮质骨上衬有成熟、角化良好的黏膜。皮质骨板下方，松质骨占据了牙槽突的很大一部分（参见第3章）。

一项人体调查研究发现，拔牙窝中新骨形成的速率在愈合3～4个月后开始降低。这时，新生骨和牙槽窝壁的剩余骨进入改建阶段（Evian et al. 1982）。当位于中央的骨组织进行改建的同时，牙槽外侧骨吸收使牙槽嵴外形和体积进一步减小，这个吸收的过程至少持续12个月（Schropp et al. 2003）。

4型植入方式的优点在于，在植入种植体时，牙槽窝已或多或少完全愈合，之后牙槽嵴的外形不会发生较大变化。缺点包括：（1）治疗时间延长；（2）牙槽嵴整体体积减少更多，外形变化更大。这种牙槽嵴的额外损失有时需要进行复杂的骨增量手术来弥补（图49-19）。因此，当要替换的牙齿在检查和拟定治疗计划时尚未拔除，则大多数情况下一般不考虑4型植入方式。

临床理念

当要在牙槽嵴无牙区植入种植体时，除了组织变化外的其他因素也要考虑在内。因此，拟

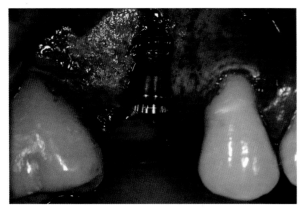

图49-19 牙拔除数月后，颊侧骨壁大量吸收，种植体植入时，颊侧出现骨开裂缺损（4型）。

定治疗计划时，必须考虑：（1）治疗的总体目标；（2）口腔中牙齿的位置——在美学区或非美学区；（3）拟种植位点骨组织和软组织的解剖。

治疗目标

种植体的主要目的通常是用来恢复口腔健康和功能。因此，要在种植治疗的手术阶段创造理想的条件，使种植体与骨组织、软组织间建立良好的结合。越来越多的病例中需要在美观方面满足患者的需求。除了骨结合和软组织整合外，其他因素也发挥了重要的作用，因此，对手术和修复治疗的整体要求也越来越高。

健康和功能的修复

如果治疗的主要目标是恢复健康和功能，那可用软硬组织的位置和体积是非常重要的考虑因素。在这种情况下，通常采用1型植入方式（Wichmann 1990）。

大多数情况下，在完全愈合的牙槽嵴中，替代单根牙的种植体，其初期稳定性较佳且位置正确。此外，软组织的体积和面积都足够。黏膜瓣可以覆盖到种植体的颈部（或愈合帽）（一期手术）。当需要进行初期伤口缝合（二期手术），软组织的可移动性使得黏膜瓣边缘能够无张力地连接。

当在未愈合的多根牙位点植入种植体时，对手术操作的要求更高。种植体的理想位置一般位于牙根间隔。如果牙根间隔脆弱，种植体的初期

稳定性很难保持（图49-20）。此外，磨牙位点剩余的软组织量通常很少。这样很难用可移动、无张力的瓣关闭创口。在一些磨牙位点，植入种植体后，一期伤口可能无法关闭。

在过去，4型植入术后种植体与完全愈合牙槽嵴边缘之间的缺损（间隙）被认为是影响骨结合的重要因素。但人体实验和动物实验表明，如果水平向的边缘缺损（间隙）≤2mm，会形成新骨且缺损消失，形成种植体（粗糙钛表面）骨结合（Wilson et al. 1998; Botticelli et al. 2004; Cornelini et al. 2005）。

美学重要性和组织生物型

在美学区域进行种植替代缺失牙是一项高要求的手术操作。骨组织和软组织的缺少，可能会影响治疗的美学效果（Grunder 2000）。因此，如果在美学区域放置种植体，除了考虑硬组织的解剖外，还要考虑软组织的质地和外观。

近期的一项系统评价显示，拥有完整颊侧骨壁和厚软组织生物型的患者，其颊侧软组织退缩的风险较小（Cosyn et al. 2012）。此外，它认为，关于不同指标（如薄或厚组织生物型，未翻瓣或翻瓣手术，即刻或延期修复）对颊侧软组织退缩的影响的文献很少。在另一个包括1型植入术，未翻瓣即刻修复的特殊治疗中，Cabello（2013）等报道已取得良好的美学效果，仅牙间乳头的高度和颊黏膜边缘少量改变。

在美学区域植入种植体时，通常考虑2型植入方式（图49-21）。2型植入最大的优点在于（与1型相反），在牙拔除后的最初几周中，形成的软组织量会增多。必须强调一点，尚未有随机对照实验比较过1型和2型植入方式的临床预后有何不同。

除了能在原先的拔牙窝入口获得软组织覆盖外，相对于1型植入方式，2型植入方式也被认为能够减少颊侧软组织退缩。一项比较研究评估了即刻种植和常规种植的美学预后效果，两种方法的美学效果都各有优劣（Raes et al. 2011）。有趣的是，常规种植比即刻植入的软组织退缩量更

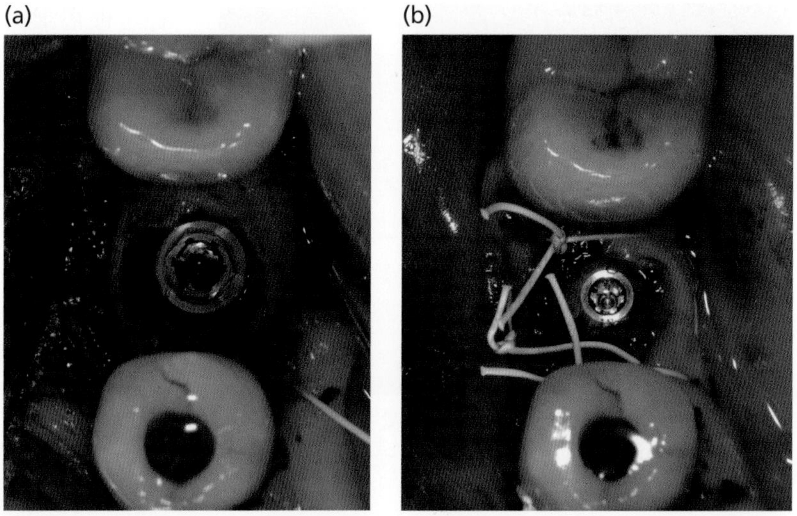

(a) (b)

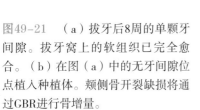

图49-20　（a）在下颌前磨牙拔牙窝内即刻植入种植体（1型）。请注意：颊侧骨量不足，将通过GBR增加骨量。（b）与（a）中相同的位点，种植体颈部瓣复位后，形成一种穿龈愈合。

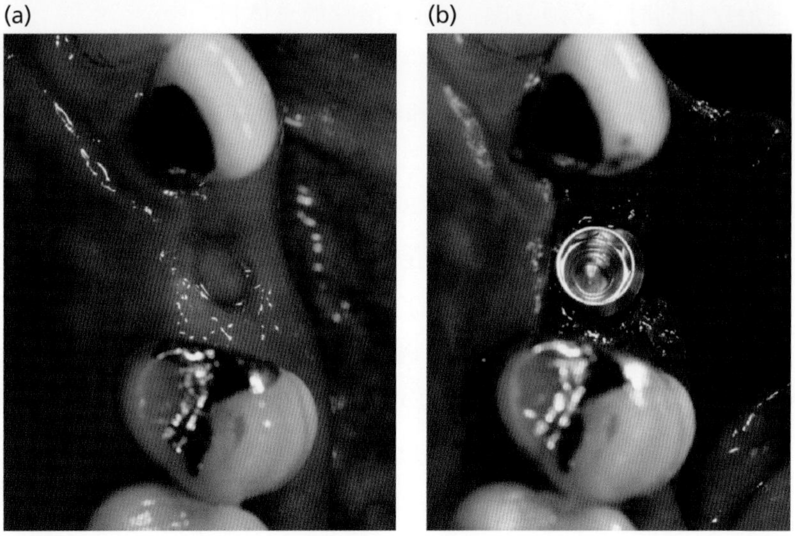

(a) (b)

图49-21　（a）拔牙后8周的单颗牙间隙。拔牙窝上的软组织已完全愈合。（b）在图（a）中的无牙间隙位点植入种植体。颊侧骨开裂缺损将通过GBR进行骨增量。

多。一项在新鲜拔牙窝中植入种植体的临床研究中（Botticelli et al. 2004），研究者发现，在愈合过程中，种植体与牙槽窝的边界之间形成了临床骨结合。但颊侧骨板高度（外形）显著丧失。前牙美学区域骨轮廓的改变可能导致预后不佳。因此，通常都要在美学区域进行组织增量手术。

　　基于上文所述，必须了解，当使用二期种植方案时，唇黏膜在基台连接手术后会退缩。临床研究（Grunder 2000; Oates et al. 2002; Ekfeldt et al. 2003）报道平均退缩量在0.5~1.5mm，但个体差异大。这些发现进一步强调了在美学区域植入种植体时，精细的治疗是非常必要的。软硬组织的生物型（参见第4章）在种植治疗的美学效果中

也起着非常重要的作用。根据特点不同，软硬组织分为两种生物型：厚-平型和薄-扇型（Olsson & Lindhe 1991; Olsson et al. 1993; Weisgold et al. 1997）。第二种类型中的薄组织包括薄的游离龈，狭窄的附着龈，牙龈边缘呈现薄扇外形。此外，薄-扇生物型影响骨组织的维持。近期研究中发现，相对于厚生物型的患者，薄生物型患者单颗牙种植体的颊侧组织退缩更多（Evans & Chen 2008）。基于以上发现和临床经验，一般认为薄-扇生物型的患者应该选用2型、3型、4型种植方式，而不是1型（图49-22）。目前，因为缺乏可靠的临床研究数据，尚不能明确不同种植体植入方式对其稳定性和软组织高度的影响。

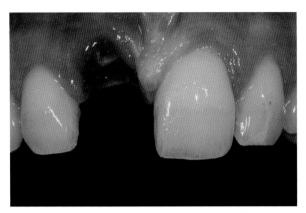

图49-22 薄组织生物型的患者表现为游离龈薄，角化附着龈窄，探诊深度浅，以及牙龈边缘典型的"扇贝状"外观，包括上颌部分前牙软组织退缩。拟拔除右侧上颌中切牙，使用2型或3型植入方式植入种植体。

治疗成功率和远期疗效

无数临床研究表明，1型植入方式是一种成功的可预测的临床方法（Lang et al. 1994; Schwartz–Arad & Chaushu 1997a; Hammerle et al. 1998; Covani et al. 2004）。此外，有研究报道，与在愈合牙槽嵴上的种植体相比，1型植入方

式的成功率和存留率无明显差异（Gelb 1993; Grunder 2000; Gomez–Roman et al. 2001; Gotfredsen 2004; Schwartz–Arad et al. 2004）。动物实验组织学结果也证实了1型植入的存活能力。在拔牙窝中植入的未负载的钛种植体表现出高度骨结合性（Anneroth et al. 1985），与在愈合位点植入的种植体类似。此外，一些研究表明，2型和3型植入方式的存留率与1型和4型类似（Watzek et al. 1995; Nir–Hadar et al. 1998; Polizzi et al. 2000）。

结论

当需要用种植体替代天然牙时，拔牙后进行种植的最佳时间取决于很多因素。最重要的莫过于治疗的总体目标，牙齿在口腔中的位置，种植位点骨和软组织的解剖形态，以及拔牙后牙槽突的适应性改变。只有在全面了解拔牙后牙槽突结构变化（有或没有种植体）的基础上，才能决定种植体植入的最佳时机。

参考文献

[1] Amler, M.H. (1969). The time sequence of tissue regeneration in human extraction wounds. *Oral Surgery, Oral Medicine, Oral Pathology* **27**, 309–318.

[2] Anneroth, G., Hedstrom, K.G., Kjellman, O., Kondell, P.A. & Nordenram, A. (1985). Endosseus titanium implants in extraction sockets. An experimental study in monkeys. *International Journal of Oral Surgery* **14**, 50–54.

[3] Araújo, M.G. & Lindhe, J. (2005). Dimensional ridge alterations following tooth extraction. An experimental study in the dog. *Journal of Clinical Periodontology* **32**, 212–218.

[4] Araújo, M.G., Sukekava, F., Wennstrom, J.L. & Lindhe, J. (2006a). Tissue modeling following implant placement in fresh extraction sockets. *Clinical Oral Implants Research* **17**, 615–624.

[5] Araújo, M.G., Wennstrom, J.L. & Lindhe, J. (2006b) Modeling of the buccal and lingual bone walls of fresh extraction sites following implant installation. *Clinical Oral Implants Research* **17**, 606–614.

[6] Astrand, P., Engquist, B., Anzen, B. *et al.* (2002). Nonsubmerged and submerged implants in the treatment of the partially edentulous maxilla. *Clinical Implant Dentistry and Related Research* **4**, 115–127.

[7] Barzilay, I. (1993). Immediate implants: Their current status. *International Journal of Prosthodontics* **6**, 169–175.

[8] Botticelli, D., Berglundh, T. & Lindhe, J. (2004). Hard-tissue alterations following immediate implant placement in extraction sites. *Journal of Clinical Periodontology* **31**, 820–828.

[9] Cabello, G., Rioboo, M. & Fabrega, J.G. (2013). Immediate placement and restoration of implants in the aesthetic zone with a trimodal approach: Soft tissue alterations and its relation to gingival biotype. *Clinical Oral Implants Research* **24**, 1094–1100.

[10] Cecchinato, D., Olsson, C. & Lindhe, J. (2004). Submerged or non-submerged healing of endosseous implants to be used in the rehabilitation of partially dentate patients. *Journal of Clinical Periodontology* **31**, 299–308.

[11] Chen, S.T. & Buser, D. (2009). Clinical and esthetic outcomes of implants placed in postextraction sites. *International Journal of Oral & Maxillofacial Implants* **24** **Suppl**:,186–217.

[12] Chen, S.T., Wilson, T.G., Jr. & Hämmerle, C.H. (2004). Immediate or early placement of implants following tooth extraction: Review of biologic basis, clinical procedures, and outcomes. *International Journal of Oral & Maxillofacial Implants* **19** **Suppl**, 12–25.

[13] Chen, S.T., Beagle, J., Jensen, S.S., Chiapasco, M. & Darby, I. (2009). Consensus statements and recommended clinical procedures regarding surgical techniques. *International Journal of Oral & Maxillofacial Implants* **24** **Suppl**, 272–278.

[14] Cornelini, R., Cangini, F., Covani, U. & Wilson, T.G., Jr. (2005). Immediate restoration of implants placed into fresh extraction sockets for single-tooth replacement: A prospective clinical study. *International Journal of Periodontics and Restorative Dentistry* **25**, 439–447.

[15] Cosyn, J., Hooghe, N. & De Bruyn, H. (2012). A systematic review on the frequency of advanced recession following single immediate implant treatment. *Journal of Clinical Periodontology* **39**, 582–589.

[16] Covani, U., Crespi, R., Cornelini, R. & Barone, A. (2004). Immediate implants supporting single crown restoration: A 4-year prospective study. *Journal of Periodontology* **75**, 982–988.

[17] Crespi, R., Cappare, P. & Gherlone, E. (2010). Immediate loading of dental implants placed in periodontally infected and non-infected sites: A 4-year follow-up clinical study. *Journal of Periodontology* **81**, 1140–1146.

[18] Denissen, H.W., Kalk, W., Veldhuis, H.A. & van Waas, M.A. (1993). Anatomic consideration for preventive implantation. *International Journal of Oral & Maxillofacial Implants* **8**, 191–196.

[19] Ekfeldt, A., Eriksson, A. & Johansson, L.A. (2003). Peri-implant mucosal level in patients treated with implant-supported fixed prostheses: A 1-year follow-up study. *International Journal of Prosthodontics* **16**, 529–532.

[20] Ericsson, I., Randow, K., Nilner, K. & Petersson, A. (1997). Some clinical and radiographical features of submerged and non-submerged titanium implants. A 5-year follow-up study. *Clinical Oral Implants Research* **8**, 422–426.

[21] Evans, C.D. & Chen, S.T. (2008). Esthetic outcomes of immediate implant placements. *Clinical Oral Implants Research* **19**, 73–80.

[22] Evian, C.I., Rosenberg, E.S., Coslet, J.G. & Corn, H. (1982). The osteogenic activity of bone removed from healing extraction sockets in humans. *Journal of Periodontology* **53**, 81–85.

[23] Ferrus, J., Cecchinato, D., Pjetursson, E.B. *et al.* (2010). Factors influencing ridge alterations following immediate implant placement into extraction sockets. *Clinical Oral Implants Research* **21**, 22–29.

[24] Fugazzotto, P. (2012). A retrospective analysis of immediately placed implants in 418 sites exhibiting periapical pathology: Results and clinical considerations. *International Journal of Oral & Maxillofacial Implants* **27**, 194–202.

[25] Gelb, D.A. (1993). Immediate implant surgery: Three-year retrospective evaluation of 50 consecutive cases. *International Journal of Oral & Maxillofacial Implants* **8**, 388–399.

[26] Gomez-Roman, G., Kruppenbacher, M., Weber, H. & Schulte, W. (2001). Immediate postextraction implant placement with root-analog stepped implants: Surgical procedure and statistical outcome after 6 years. *International Journal of Oral & Maxillofacial Implants* **16**, 503–513.

[27] Gotfredsen, K. (2004). A 5-year prospective study of single-tooth replacements supported by the astra tech implant: A pilot study. *Clinical Implant Dentistry and Related Research* **6**, 1–8.

[28] Grunder, U. (2000). Stability of the mucosal topography around single-tooth implants and adjacent teeth: 1-year results. *International Journal of Periodontics and Restorative Dentistry* **20**, 11–17.

[29] Hämmerle, C.H. & Lang, N.P. (2001) Single stage surgery combining transmucosal implant placement with guided bone regeneration and bioresorbable materials. *Clinical Oral Implants Research* **12**, 9-18.

[30] Hämmerle, C.H., Bragger, U., Schmid, B. & Lang, N.P. (1998). Successful bone formation at immediate transmucosal implants: A clinical report. *International Journal of Oral & Maxillofacial Implants* **13**, 522–530.

[31] Hämmerle, C.H., Chen, S.T. & Wilson, T.G., Jr. (2004). Consensus statements and recommended clinical procedures regarding the placement of implants in extraction sockets. *International Journal of Oral & Maxillofacial Implants* **19 Suppl**, 26–28.

[32] Huynh-Ba, G., Pjetursson, B.E., Sanz, M. *et al.* (2010). Analysis of the socket bone wall dimensions in the upper maxilla in relation to immediate implant placement. *Clinical Oral Implants Research* **21**, 37–42.

[33] Lang, N.P., Bragger, U., Hämmerle, C.H. & Sutter, F. (1994). Immediate transmucosal implants using the principle of guided tissue regeneration. I. Rationale, clinical procedures and 30-month results. *Clinical Oral Implants Research* **5**, 154–163.

[34] Lefever, D., Van Assche, N., Temmerman, A. *et al.* (2013). Aetiology, microbiology and therapy of periapical lesions around oral implants: A retrospective analysis. *Journal of Clinical Periodontology* **40**, 296–302.

[35] Mayfield, L. (1999). Immediate and delayed submerged and transmucosal implants. Paper presented at the 3rd European Workshop on Periodontology, Ittingen, Switzerland.

[36] Nemcovsky, C.E. & Artzi, Z. (2002). Comparative study of buccal dehiscence defects in immediate, delayed, and late maxillary implant placement with collagen membranes: Clinical healing between placement and second-stage surgery. *Journal of Periodontology* **73**, 754–761.

[37] Nir-Hadar, O., Palmer, M. & Soskolne, W.A. (1998). Delayed immediate implants: Alveolar bone changes during the healing period. *Clinical Oral Implants Research* **9**, 26–33.

[38] Oates, T.W., West, J., Jones, J., Kaiser, D. & Cochran, D.L. (2002). Long-term changes in soft tissue height on the facial surface of dental implants. *Implant Dentistry* **11**, 272–279.

[39] Olsson, M. & Lindhe, J. (1991). Periodontal characteristics in individuals with varying form of the upper central incisors. *Journal of Clinical Periodontology* **18**, 78–82.

[40] Olsson, M., Lindhe, J. & Marinello, C.P. (1993). On the relationship between crown form and clinical features of the gingiva in adolescents. *Journal of Clinical Periodontology* **20**, 570–577.

[41] Pietrokovski, J. & Massler, M. (1967). Alveolar ridge resorption following tooth extraction. *Journal of Prosthetic Dentistry* **17**, 21–27.

[42] Pjetursson, B.E., Tan, K., Lang, N.P. *et al.* (2004). A systematic review of the survival and complication rates of fixed partial dentures (fpds) after an observation period of at least 5 years. *Clinical Oral Implants Research* **15**, 625–642.

[43] Polizzi, G., Grunder, U., Goene, R. *et al.* (2000). Immediate and delayed implant placement into extraction sockets: A 5-year report. *Clinical Implant Dentistry and Related Research* **2**, 93–99.

[44] Raes, F., Cosyn, J., Crommelinck, E., Coessens, P. & De Bruyn, H. (2011). Immediate and conventional single implant treatment in the anterior maxilla: 1-year results of a case series on hard and soft tissue response and aesthetics. *Journal of Clinical Periodontology* **38**, 385–394.

[45] Sanz, M., Cecchinato, D., Ferrus, J. *et al.* (2010). A prospective, randomized-controlled clinical trial to evaluate bone preservation using implants with different geometry placed into extraction sockets in the maxilla. *Clinical Oral Implants Research* **21**, 13–21.

[46] Sanz, M., Cecchinato, D., Ferrus, J. *et al.* (2014). Implants placed in fresh extraction sockets in the maxilla: Clinical and radiographic outcomes from a 3-year follow-up examination. *Clinical Oral Implants Research* **25**, 321–327.

[47] Schropp, L., Wenzel, A., Kostopoulos, L. & Karring, T. (2003). Bone healing and soft tissue contour changes following single-tooth extraction: A clinical and radiographic 12-month prospective study. *International Journal of Periodontics and Restorative Dentistry* **23**, 313–323.

[48] Schwartz-Arad, D. & Chaushu, G. (1997a). Placement of implants into fresh extraction sites: 4 to 7 years retrospective evaluation of 95 immediate implants. *Journal of Periodontology* **68**, 1110–1116.

[49] Schwartz-Arad, D. & Chaushu, G. (1997b). The ways and wherefores of immediate placement of implants into fresh extraction sites: A literature review. *Journal of Periodontology* **68**, 915–923.

[50] Schwartz-Arad, D., Yaniv, Y., Levin, L. & Kaffe, I. (2004). A radiographic evaluation of cervical bone loss associated with immediate and delayed implants placed for fixed restorations in edentulous jaws. *Journal of Periodontology* **75**, 652–657.

[51] Siegenthaler, D.W., Jung, R.E., Holderegger, C., Roos, M. & Hämmerle, C.H. (2007). Replacement of teeth exhibiting periapical pathology by immediate implants: A prospective, controlled clinical trial. *Clinical Oral Implants Research* **18**,

727–737.

[52] Tomasi, C., Sanz, M., Cecchinato, D. *et al.* (2010). Bone dimensional variations at implants placed in fresh extraction sockets: A multilevel multivariate analysis. *Clinical Oral Implants Research* **21**, 30–36.

[53] Waasdorp, J. A., Evian, C. I. & Mandracchia, M. (2010). Immediate placement of implants into infected sites: A systematic review of the literature. *Journal of Periodontology* **81**, 801–808.

[54] Watzek, G., Haider, R., Mensdorff-Pouilly, N. & Haas, R. (1995). Immediate and delayed implantation for complete restoration of the jaw following extraction of all residual teeth: A retrospective study comparing different types of serial immediate implantation. *International Journal of Oral & Maxillofacial Implants* **10**, 561–567.

[55] Weisgold, A.S., Arnoux, J.P. & Lu, J. (1997). Single-tooth anterior implant: A world of caution. Part i. *Journal of Esthetic Dentistry* **9**, 225–233.

[56] Werbitt, M.J. & Goldberg, P.V. (1992). The immediate implant: Bone preservation and bone regeneration. *International Journal of Periodontics and Restorative Dentistry* **12**, 206–217.

[57] Wichmann, M. (1990). [Visibility of front and side teeth,] *ZWR* **99**, 623–626.

[58] Wilson, T.G., Jr., Schenk, R., Buser, D. & Cochran, D. (1998). Implants placed in immediate extraction sites: A report of histologic and histometric analyses of human biopsies. *International Journal of Oral & Maxillofacial Implants* **13**, 333–341.

[59] Zitzmann, N.U., Naef, R. & Scharer, P. (1997). Resorbable versus nonresorbable membranes in combination with bio-oss for guided bone regeneration. *International Journal of Oral & Maxillofacial Implants* **12**, 844–852.

[60] Zitzmann, N.U., Scharer, P. & Marinello, C.P. (1999). Factors influencing the success of gbr. Smoking, timing of implant placement, implant location, bone quality and provisional restoration. *Journal of Clinical Periodontology* **26**, 673–682.

第15部分：牙槽嵴重建治疗
Reconstructive Ridge Therapy

第50章

牙槽嵴增量技术流程
Ridge Augmentation Procedures

Hector F. Rios[1], Fabio Vignoletti[2], William V. Giannobile[1,3,4], Mariano Sanz[2]

[1]Department of Periodontology and Oral Medicine, University of Michigan, School of Dentistry, Ann Arbor, MI, USA

[2]Faculty of Odontology, University of Complutense, Madrid, Spain

[3]Michigan Center for Oral Health Research, University of Michigan Clinical Center, Ann Arbor, MI, USA

[4]Deparment of Biomedical Engineering, College of Engineering, Ann Arbor, MI, USA

前言：牙槽骨再生原理

牙槽突对一些能够影响其功能和完整性的环境、生理性因素敏感。在开展种植治疗前，人们大多忽视牙拔除后无牙牙槽嵴的生理状态和愈合模式，或者没有做适当处理（Amler et al. 1960; Amler 1969）。现在，即便是在严重吸收的牙槽骨进行种植体治疗，已成为了人们熟知的治疗方法，极大地影响了种植治疗的成功。虽然牙槽骨的丧失可能是由先天、创伤、疾病、急/慢性感染，或牙周炎导致的，最常经历的感受是牙拔除后机械功能的丧失。事实上，牙拔除后的第一年，大约有25%的骨量丧失。随着时间的推移，

这种破坏会逐渐进展，牙缺失后前3年骨量缺失达到40%~60%。骨的水平向逐渐丧失和垂直向骨高度快速丧失，导致牙槽嵴量不足（Carlsson et al. 1967）。因此，临床医生建议，应通过适当的方法尽量减小牙槽嵴的吸收或纠正骨量不足（Tarnow & Eskow 1995; Sclar 2004; Seo et al. 2004）（图50-1）。

成功的牙槽嵴增量术基于骨的基本生物学和生理性原则，以提高宿主的再生潜能。在骨缺损处植入骨移植材料以利愈合，或增大萎缩的无牙牙槽嵴以便于种植体植入等方法已经在许多实验性和临床性研究中得以应用，并且已经变成种植治疗中的"金标准"（图50-2）。

已经发现，传统移植术中增加骨再生潜能的

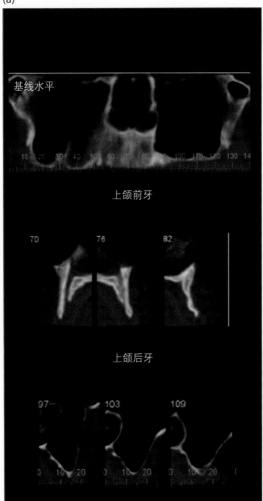
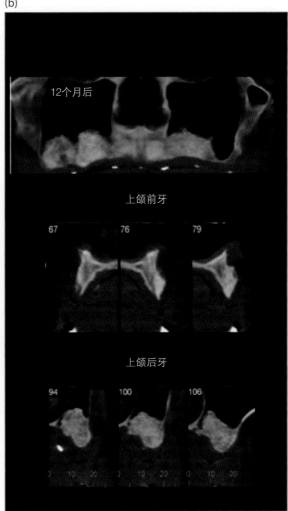

图50-1　上颌前部和后部牙槽嵴缺损（a）术前和（b）术后的CBCT影像。通过先进的骨移植方法，使牙槽嵴缺损严重无法进行种植治疗的区域，也能够进行可靠的种植体植入。

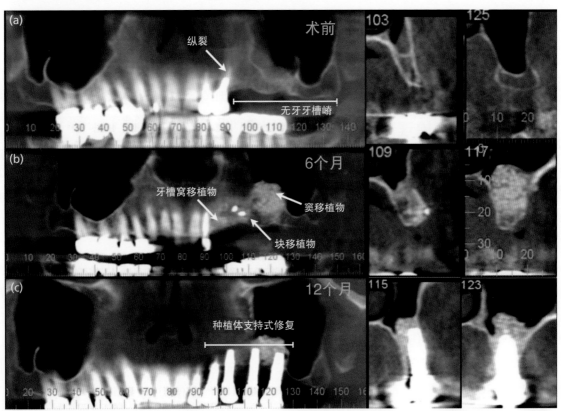

图50-2　不同骨移植材料的可用性。显著促进了牙槽嵴增量技术的成功。（a）基线显示了无牙牙槽嵴的高度。（b）移植术后6个月。（c）术后12个月，行种植支持式修复。

成骨环境受许多局部和全身因素的影响。在一些情况下，受区的骨移植物可能部分或全部受损，使得供体移植材料发生骨吸收和骨丧失。因此，预想的很大一部分体积都丧失了，并且这些缺损常常以纤维结缔组织而不是骨组织的形式愈合。上文已讨论过骨再生手术的基本原则，我们已经明白愈合过程中起决定性作用的生理和生物学因素（Wang & Boyapati 2006）。从拔牙到最终骨化，剩余牙槽嵴的修复，这整个伤口愈合的分子机制，是一个有序的成骨分子的表达过程，包括血管生成、细胞存活、基质合成和成熟（Lin et al. 2011）。下面将讨论一些能够帮助伤口更好愈合的最重要因素。

加速初期软组织愈合

伤口的初期闭合对骨再生尤为重要，因为它为骨的愈合提供了一个不受干扰的环境（Gelb 1993; Becker & Becker 1996; Fugazzotto 1999; Goldstein et al. 2002）。理想的瓣关闭应是相对被动和无张力的。这样的话，膜暴露、伤口收缩、胶原形成和改建、再上皮化的风险和患者不适感等都会减少。为了保证初期伤口闭合，在术前必须评估是否有足够的软组织。当软组织缺乏时，可以在骨增量前先进行软组织增量手术。

促进细胞增殖和分化

适当的细胞增殖和分化不仅能够给组织带来血供、氧气和营养，同时也能成为成血管细胞和成骨细胞的来源。成骨细胞的来源包括骨膜、骨内膜和未分化的多潜能间充质干细胞。骨髓是这些间充质干细胞的良好来源，可以分化为成骨细胞和破骨细胞。为了促进早期愈合过程，推荐进行骨皮质穿孔，以利于细胞迁移到愈合位点（Buser et al. 1995）。有文献称这种过程为局部加速现象（regional acceleratory phenomenon, RAP）。这些穿孔作为机械性或非感染性刺激，能够增加愈合位点的血流灌注。因此，会释放一些重要的生长因子，使得组织愈合的速度比那些未受干扰的再生过程要快（Frost 1983; Shih &

Norrdin 1985）。

目前，许多生物活性产品已经在临床上得到运用，来克服原有伤口愈合过程中的缺陷。这些产品的原理是促进细胞的增殖和分化，以及加快移植物和宿主组织之间的同化过程与信号传导。

保护术创的初期稳定性和完整性

血凝块的稳定性是影响伤口愈合的因素之一，屏障膜的使用能够帮助稳定血凝块（Wang et al. 2004）。这非常重要，因为血凝块中含有大量细胞因子［如白介素–1（IL–1）、IL–8、肿瘤坏死因子］、生长因子［如血小板源性生长因子（PDGF）、胰岛素样生长因子–1（IGF–1）、成纤维细胞生长因子（FGF–2）］以及能够帮助募集细胞促进愈合的信号分子。此外，血凝块对肉芽组织和随后骨组织的形成非常重要（Schenk et al. 1994）。

此外，为了骨形成细胞的增殖，需要一个物理性空间（Oh et al. 2003）。为了这个目的，通常使用膜或合适的支架来隔绝上皮和结缔组织细胞。下文中将叙述，一旦膜塌陷了，将不能保证成骨细胞的空间。因此，与使用胶原膜相比（Oh et al. 2003），使用钛加强型膜在塌陷时仍能保持一定的空间，特别是在严重骨丧失的情况下（Jovanovic et al. 1995）。

本章讲述了在种植治疗前，为了增加剩余不足的牙槽嵴，临床医生经常采用骨增量方法，以及这些方法的临床证据。

治疗目标

任何类型牙槽嵴增量术的基本原理都是获得足够的骨量，从而保证种植术的安全性和预后，同时也需要保证在植入的种植体周围有足够的骨宽度。Spray等（2000）在二期开窗术中评估了骨宽度对边缘骨反应的影响，该研究报道：当骨宽度达到1.8~2mm时，骨丧失现象（如种植体周骨开裂）明显减少。尽管骨宽度"是否充足"取决于不同种植体的宏观与微观结构以及相应的临床适应证，但目前普遍认为：颊侧骨宽度应至少达到2mm，才能保证种植体长期稳定健康与美学效果。

随着功能性种植体周围发生的生物学并发症的发生率逐渐升高，该理论得到进一步证实。种植体周围病（如种植体周围炎）会影响到种植体周围支持骨，28%～56%的患者以及12%～43%的种植体发病（Zitzmann & Berglundh 2008）。种植体周围炎有许多潜在危险因素，其中，粗糙的种植体表面暴露于口腔环境使得菌斑堆积的风险大大提高，进而导致黏膜的炎症反应（Renvert et al. 2011）。Schwarz等（2012）评估了引导骨组织再生（GBR）术后持续存在的边缘骨开裂对种植体周围长期健康的影响，该研究报道：GBR术后种植体周围骨开裂 >1mm者，术后4年黏膜发生临床附着丧失、边缘骨退缩和探诊深度加深等现象的风险更高。因此实施种植术者一定要保证术区有足够的骨量完全覆盖种植体表面，当骨量有限时，应进行骨增量术。

诊断和治疗计划

患者

总的来说，如果患者自身能够承受其他常规的口腔科手术治疗，那么就牙槽嵴增量术而言并无绝对禁忌证。无论是进行牙槽嵴增量术还是其他口腔科手术治疗，都需要考虑到一些相对禁忌证，主要是不利于骨愈合的因素。例如，对于伴有糖尿病的患者而言，如果血糖控制措施得当，那么其种植术成功率可与不伴有糖尿病患者相当。然而，也有一些动物实验研究的病理检查结果表明：尽管糖尿病组和健康对照组都能获得一定程度的骨结合，但糖尿病组的种植体周围愈合不良（Colombo et al. 2011；Schlegel et al. 2013）。最近有一项研究以大鼠下颌骨为研究对象，对糖尿病组和对照组GBR术后骨重新形成的情况进行了对比研究（Retzepi et al. 2010）。研究者发现，垂直型骨再生量在无干预的糖尿病组、以胰岛素干预的糖尿病组以及健康对照之间无统计学差异。但是，在无干预的糖尿病组，感染性并发症的发生率更高，预后也受到一定影响。而当机体的代谢异常状态得到控制时，不利于愈合的因素也随之消除。

研究发现，吸烟不利于骨结合的长期预后（Bain & Moy 1993）。临床研究证实：吸烟不仅导致种植体失败率升高（De Bruyn & Collaert 1994；Lambert et al. 2000），并且在种植体成功形成骨结合后，也更容易发生一系列的并发症（Roos-Jansaker et al. 2006），如种植体周围黏膜炎或种植体周围炎（Heitz-Mayfield 2008）。尽管已经有大量的研究表明，吸烟会影响牙周再生手术，如引导组织再生术（GTR）的疗效（Patel et al. 2012），但是目前还没有多少研究，对吸烟在引导骨组织再生（GBR）手术预后中的影响进行直接评估。一篇包含6项独立研究的Meta分析发现，在实施了骨增量术后再进行的种植治疗中，吸烟导致种植失败的比值比（OR）为3.61（95% CI 2.26～5.77）（Strietzel et al. 2007）。在该系统性评价中，对4项回顾性研究的结果进行汇总，对吸烟在不同类型骨再生治疗（水平型和/或垂直型骨增量术）中的影响进行了综合评价。其中3项研究均认为：与不吸烟者相比，吸烟者发生种植失败或并发症比率更高。此外，吸烟者骨增量的高度也低于不吸烟者。另外，近期一系列临床实验也得出了类似的结果：在进行了联合自体骨移植以及膨体聚四氟乙烯（e-PTFE）膜的GBR术后，不吸烟组有95%的病例骨增量术获得成功，而吸烟组的成功率仅为63%；与此同时，总共有10处手术位点（37%）发生了软组织炎症，其中吸烟组占了大多数（约占75%），而不吸烟组相对较少（约占21%）（Lindfors et al. 2010）。

以上这些患者自身因素虽然不是骨增量术的绝对禁忌证，但在进行诊断以及制订治疗计划时还是应当考虑到它们的影响。只有患者的全身情况符合一定要求时，才能进行骨增量手术。

缺损分类

骨存留量是种植术安全性以及良好预后的

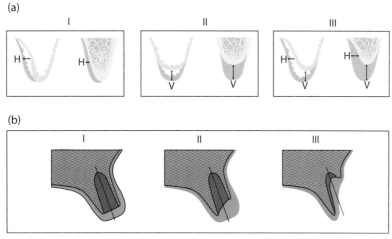

图50-3 （a）Seibert牙槽嵴缺损分类。（b）Hämmerle和Jung牙拔除术后牙槽窝缺损分型。

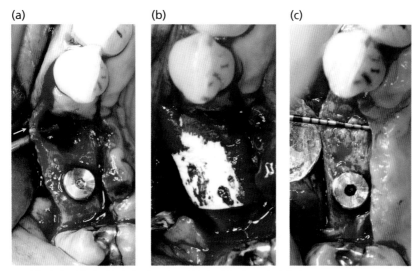

图50-4 （a，b）13牙拔除术后颊侧骨壁有骨开窗（箭头所指处）（该位点属于Hämmerle和Jung牙槽窝缺损分型Ⅱ型），对该拔牙窝行位点保存术（采用无机牛骨材料+非交联型胶原膜）；同时在14牙位点行即刻种植（未植骨）。（c）术后4个月行二期手术。术中可见位点保存术效果。请注意观察预行种植术位点（13牙位点，译者注）的骨重建情况。

主要先决条件。然而，由于多种原因，临床诊疗中经常遇到骨量不足的情况，此时就需要进行骨增量术。必须对骨嵴存留情况进行全面细致的评估，不仅要进行临床检查，还要通过三维（3D）影像学检查（图50-1，图50-2）对存留骨量进行形态学分析。

Seibert（1983）将牙槽嵴缺损分为以下3类（图50-3）：

- Ⅰ类缺损：以水平型骨缺损为主。
- Ⅱ类缺损：以垂直型骨缺损为主。
- Ⅲ类缺损：兼有水平型和垂直型两种类型的骨缺损。

根据存留骨量和缺损类型不同，会采取不同的治疗方案，如：植体植入同时联合骨增量术（即一期GBR术）或先进行骨增量术获得足够的骨量再行延期种植术（即二期GBR术）。1类缺损是一期GBR术的适应证，此时有充足垂直骨量保证种植体的初期稳定以及水平型骨增量术的骨重建效果。对2类和3类缺损而言，由于垂直骨量不足，建议行二期GBR术（图50-4）。

进行即刻种植术时，也可同期行骨增量术。这种需求多数情况下是由于牙槽窝形态与种植体直径不匹配，同时，考虑到发生进一步骨缺损可能，需要进行其他类型的骨增量术。

Hämmerle和Jung（2008）将牙拔除术后牙槽窝缺损分为如下类型（图50-3）：

- Ⅰ型：牙拔除术后牙槽窝骨壁完整。
- Ⅱ型：牙拔除术后颊侧骨壁边缘有骨开裂/骨开窗。
- Ⅲ型：牙拔除术后颊侧骨壁有大范围的骨开裂/骨开窗。

Ⅰ型和Ⅱ型缺损是一期GBR术的适应证，对于较大的Ⅲ型缺损则建议行二期GBR术。

进行即刻种植术时，进行骨增量术的时机也有讲究，根据牙齿拔除后时间的长短，软组织的状态会发生相应变化。关于即刻种植术治疗方案内容详见第49章。

骨增量治疗

在20世纪80年代中期，Melcher（1976）提出以屏障膜"引导"创伤愈合的生物学过程理论，依据相关研究成果，GTR术逐渐在牙周再生治疗中得到广泛应用。早期的实验研究（Nyman et al. 1982）证实，采用屏障膜可以阻止软组织长入骨缺损区域，从而为具有骨再生潜能的细胞（牙周膜或骨髓来源）迁移至缺损区并促进牙周组织再生创造条件。有学者（Dahlin et al. 1988）依据相同的生物学原理，将GBR治疗的概念总结为：通过机械阻挡软组织长入骨缺损区，从而保证骨原细胞等占据创伤区。对GBR术的预后起关键作用的因素是屏障膜下方的空间大小，这关系着再生骨量的多少。根据缺损区的形态，应用颗粒状或块状的移植物可以维持这一空间。多种天然或人工合成的生物材料已经从科研应用到了临床，作为移植材料应用于骨增量术。

以下章节将结合不同的临床前实验模型，对GBR术的生物学原理进行详述，并介绍目前研究的最全面的几种生物材料，它们作为移植材料被广泛使用。

引导骨组织再生术的生物学原理

Seibert和Nyman（1990）以手术切除的方式在犬类的缺牙区牙槽嵴建立了颊舌向骨缺损的实验模型，并在实验中证实经90天愈合期后，不可

吸收性e-PTFE膜（Gore-Tex®）下方的空隙里充满新生骨。此外，Smukler等（1995）报道了采用屏障膜技术治疗Ⅲ类骨缺损能够获得平均约3.31mm的垂直型骨增量（Buser et al. 1995），当行GBR术后6个月再行种植治疗，新生骨能够与种植体形成良好的骨结合。

有许多实验性研究分析了GBR术中骨再生的过程与模式。Schenk等（1994）在犬类缺牙区牙槽嵴以手术切除并联合应用屏障膜技术的方式构建了骨缺损模型。组织学分析发现骨再生的过程始于屏障膜下方空隙中血凝块的机化。随后，富含新生血管的结缔组织取代了血凝块，并且在骨壁周围开始有编织骨的沉积，这些骨组织会呈同心圆状逐层充填缺损。这些编织骨最终会被纤维平行排列的板层骨取代，缺损区周围也会形成皮质骨样结构。进行GBR术后，在屏障膜下方间隙中骨再生的过程与拔牙术后牙槽窝的愈合过程是相似的（Cardaropoli et al. 2003）。

Dahlin等（1989）最早证实了GBR术能够在植体周围有效促进骨再生。该实验将种植体植于兔子的胫骨（不完全植入，译者注），并以e-PTFE膜覆盖暴露的螺纹，结果显示：如果屏障膜能够保证足够的空间，在暴露的植体周围是能够重新成骨的。Becker等（1990）将植体植于犬类下颌骨（不完全植入，译者注），研究了GBR技术治疗暴露螺纹的效果。他们发现在GBR组，骨再生的高度平均约为1.37mm，而假手术组仅为0.23mm。

Jovanovic等（1995）同样以该原理应用e-PTFE膜，对不完全植于犬类牙槽嵴的植体进行了垂直型骨增量实验研究。在该实验中，采用钛加强的或常规的e-PTFE膜进行GBR术，分别获得1.82mm（SD 1.04）和1.9mm（SD 0.3）的骨增量。还有研究以猴子为对象进行即刻种植联合应用e-PTFE膜，组织学检查结果显示：进行了GBR术的位点种植体周围有骨再生，而在没有进行GBR术的对照位点，种植体与骨组织没有接触（Warrer et al. 1991）。同样的结果在以犬类为实验对象的即刻种植实验中也得到了印证（Becker et al. 1991；Gotfredsen et al. 1993）。

再生材料

屏障膜

在GBR手术的发展过程中，曾尝试使用过多种不同类型的屏障膜。这些膜材料必须满足特定要求，包括生物相容性、能够阻止细胞穿透、无排异性以及具备空间维持能力，才能促进缺牙区牙槽嵴骨再生。根据材料不同，屏障膜可以分为两大类，即不可吸收膜和可吸收膜。在牙周组织和骨组织再生的临床治疗中，使用率最高的不可吸收性膜是e-PTFE膜。它非常柔韧，外表面疏松多孔，有利于组织附丽，内面能够阻止细胞穿透，起到屏障作用。它由化学性质稳定的惰性生物学聚合物组成，能够抵抗微生物和酶的降解作用，并且不会引起免疫反应。为了进一步提高该材料的空间维持能力，在其内外两层膜中间添加了钛网以增加产品的硬度，使其结构更加稳定。使用这种不可吸收屏障膜需要进行二次取出手术。除了该缺点，使用该材料还常常造成早期暴露并导致术后并发症，所以其临床运用日益受限，与此同时，可吸收的膜材料逐渐得到迅速的发展和广泛的使用。

生物可吸收性膜材料的吸收降解过程应当反应性小，并且不影响骨再生过程（Hardwick et al. 1995）。有多种生物可吸收膜已经验证能够成功诱导骨再生。这种膜材料可以是由天然成分（异种Ⅰ型或Ⅲ型胶原），也可以由人工合成的聚合物，如聚氨酯、聚乳酸和聚羟基乙酸共聚物910、聚乳酸、聚羟基乙酸、聚原酸酯、聚乙二醇以及多种聚乳酸和聚羟基乙酸共聚物（Sandberg et al. 1993；Zellin et al. 1995；Brunel et al. 1998；Jung et al. 2006）。一旦被植入湿润的环境，如生物环境，这些可降解的聚合物材料就会经酶解作用被逐步水解。天然成分的胶原膜也是被各种酶类降解的。可吸收膜被降解的过程受多种因素影响，如膜材料的成分、生物环境pH、温度、聚合物的结晶度、胶原膜的

交联度以及膜的尺寸大小（Warrer et al. 1992；Hämmerle & Jung 2003）。屏障作用维持的时间是不定的，这可能会干扰创伤愈合过程或影响骨再生的效果。

有许多实验研究对各种屏障膜促进骨再生的潜能进行了对比分析。结果（Hurzeler et al. 1997）发现：尽管在实验组和对照组都有一定量的新骨生成，并且与种植体直接接触，但是采用不可吸收的e-PTFE膜时，种植体周围再生骨量要比采用人工合成的D，L-丙交酯-三亚甲基碳酸酯共聚物可吸收膜更多。这种差异主要是因为可吸收膜强度不足，空间维持能力也不佳，因此当它被直接覆盖于种植体螺纹表面时是塌陷状态的，无法为骨再生支撑起有效的愈合空间。为了解决这一问题，可以在可吸收膜下方植入支架材料或移植物，从而有利于组织长入并进一步形成骨组织。有研究（Hurzeler et al. 1998）对不可吸收性膜和可吸收胶原膜（联合或不联合应用支架材料）的促再生效果进行了对比，发现使用不可吸收性膜与使用可吸收性胶原膜联合应用支架材料获得的骨再生效果无明显差异。

对于胶原膜而言，胶原成分的交联程度决定了其降解特性以及组织相容性。有研究对以下几类胶原膜的生物学特性进行了对比研究：（1）Bio-Gide（BG）（非交联型猪皮来源Ⅰ型和Ⅲ型胶原，双层膜）（Geistlich Biomaterials，Wolhusen，Switzerland）；（2）BioMend（BM）（戊二醛交联型牛皮来源Ⅰ型胶原）（Sulzer Medica，Colla-Tec Inc.，Plainsboro，NJ，USA）；（3）BioMendExtend（BME）（戊二醛交联型牛皮来源Ⅰ型胶原）（Sulzer Medica）；（4）Ossix（OS）（酶联型牛皮来源Ⅰ型胶原）（3i，Colbar R&D Ltd，Ramat Hush-aron，Israel）；（5）TutoDents（TD）（非交联型牛皮来源Ⅰ型胶原，双层膜）（Tutogen，Carlsbad，CA，USA）；（6）VN（1）；（7）VN（2）；（8）VN（3）（1、3、4×化学交联型猪皮来源Ⅰ型和Ⅲ型胶原）（Geistlich Biomaterials）（Rothamel et al. 2004）。对比结果显示：非交联

型猪皮来源Ⅰ型和Ⅲ型胶原具有良好的组织相容性（实验中未观察到异物反应）和快速成血管特性，在术后4周基本能够降解。而酶化学法交联合成的胶原膜血管化的过程相对较慢，降解率直接取决于交联程度。

通常根据需要增加骨量的多少，尤其是垂直骨量，选择不同的膜材料。与可吸收膜相比，e-PTFE膜的空间支撑特性与屏障作用更佳，同时也避免了在生物降解过程中对成骨的潜在影响，因此在临床应用中能够获得更好的疗效（Hämmerle & Jung 2003）。然而，应用e-PTFE膜时发生软组织开裂的情况也更常见。一旦出现这种并发症导致膜材料早期被污染，骨再生的效果会受到很大影响。一项Meta分析研究了膜材料的早期暴露与骨再生效果之间的关系发现，与软组织裂开的病例相比，没有发生软组织开裂时能够获得6倍的成骨量（Machtei 2001）。

正如前文所述，使用不可吸收膜可能频繁地出现上述并发症，同时必须进行二次手术将膜材料取出，因此被能够避免以上缺点的可吸收膜逐渐取而代之。通过联合应用足够多的支持组织以弥补其空间支撑方面的缺陷，可吸收膜逐渐成为了现行的"金标准"。选用这种膜材料主要是基于其成血管早、炎症反应少、降解快和生物相容性好的优势。

骨移植物和骨替代材料

骨移植物

自体骨移植物（自体移植物）是骨再生治疗中用于评价疗效的"金标准"，因为有充分的证据表明，其具有很好的骨传导性、骨诱导性和成骨源性（Yukna 1993）。在骨增量术中，可选用颗粒状或块状的自体骨。颗粒状自体骨常取自口内，使用时需遵循GBR术的原则，联合应用屏障膜。应用此类骨碎片有一个缺点，即口内可取骨的位点有限，并且，由于其缺乏坚强的支持结构，因此在Ⅱ类和Ⅲ类骨缺损的治疗中，无法达到满意的空间恢复效果。如需应用颗粒状自体移植物修复此类缺损，需联合应用钛加强型的

e-PTFE膜，或采取其他空间支持手段，如支帐螺丝（tenting screw）或微种植支抗。自体移植物还有另一个缺点，即该材料自身较快的吸收率。因此必须及早进行种植术以保证再生的骨组织及时获得功能性负载，从而防止骨吸收。

自体单层皮质骨块移植物可取自口内和口外的供区。口内常用供区为下颌骨的颏部或升支，口外常用供区包括：髂嵴和颅盖骨。这些移植物可单独使用，或与屏障膜联合应用，但均需采用微型螺丝将骨块固定于受区牙槽嵴，从而避免移植物在愈合期间可能发生的轻微移动。此类移植物具有较好的空间支持能力，因此特别适用于牙槽嵴缺损较大，需要进行垂直骨增量的位点。但该类移植物最主要的不足之处在于，容易引发供区，尤其是颏部供区的并发症。和颗粒状自体移植物一样，块状自体移植物的吸收率也很高，但是与屏障膜或者颗粒状异体骨联合应用时，吸收速度会有所减慢。

骨替代材料

为了避免取自体骨时发生各种并发症，作为替代物的同种异体移植物、异种移植物和异质移植物应运而生，许多研究也对其性能进行了研究、验证。

同种异体移植物是将取自遗体捐献者的骨组织进行冷冻或脱矿联合冷冻处理后所得的骨移植物。这些骨移植物经过消毒灭菌后，以颗粒骨或块状骨的形式，储存于具备专门许可的组织库内。脱矿冻干异体骨移植物（demineralized freeze-dried bone allograft，DFDBAs）在脱矿处理的过程释放出了骨形成蛋白（bone morphogenetic protein，BMPs），具有良好的骨传导性和骨诱导性。研究者对过去25年中超过100万例使用了DFDBAs的病例进行了统计分析。尽管并没有发生感染性疾病的报道先例（Kukna 1993），仍有学者对这种材料是否绝对无菌存有疑虑。使用这种材料时，通常需要联合使用屏障膜，之后按GBR原则进行处理。

异种移植物是动物来源的生物材料移植物，

主要是牛骨或马骨。这些移植物经过脱蛋白处理后，去除了有机成分，从而避免了免疫源反应。这些化学或低热处理步骤能够保留生物材料的骨结构和无机成分，从而保证了骨传导性。无机牛骨移植材料通常是颗粒状的，依据GBR原则，该材料通常联合可吸收的胶原膜材料同时使用。许多临床前及临床研究证实，这些材料作为骨替代物，无论是应用于牙周或是种植体周围的骨增量，都是安全有效的（Balldini et al. 2011）。近年来发现，在异体移植材料中添加高度纯化的猪源Ⅰ型胶原纤维能够提高矿化颗粒之间的内聚力，从而提升材料的临床操作性。

异质移植物是人工合成的骨材料，它是将钙、磷成分通过煅烧形成纤维编织结构，该材料能够避免材料物理性状的差异，同时减低吸收率。将羟基磷灰石与 β –磷酸三钙（ β –TCP）结合，能够保证材料的支架功能（羟基磷灰石）和骨传导性（ β –TCP）。这些生物材料大都是可吸收的，呈颗粒状。他们通常都需要与屏障膜联合使用。

材料的选择

需要根据临床指征选择不同的材料。对于需要同时进行水平骨增量和垂直骨增量的牙槽嵴缺损，异种移植材料和异质材料的骨增量效果较好。有实验研究对比了牙拔除术后充填不同移植材料的牙槽窝骨壁保存能力。研究发现，拔牙后以自体骨移植物充填牙槽窝并不能阻止骨壁生理性的改建过程（Araújo & Lindhe 2011）。实际上，充填了自体骨的牙槽窝其愈合过程与未充填任何材料时无明显差异。相反，以异种骨移植物充填拔牙窝后，骨吸收速率显著降低，牙槽窝骨壁保存效果明显优于未治疗组。组织学检查发现，这些填入的异种颗粒结合为一个整体，周围充满了新生骨质（Araújo & Lindhe 2009）。另一项选用了上述类似实验模型的研究发现，以异质移植物 β –TCP填充牙槽窝后，长入的结缔组织将这些颗粒材料分别包被隔离，骨再生效果不理想（Araújo et al. 2010）。

对于牙槽嵴顶处的骨缺损，在以颗粒状骨移植物进行骨增量时，需要联合屏障膜的使用。有实验研究对比了双相羟基磷灰石与 β –TCP结合物（biphasic hydroxyapatite + β –TCP，BCG）和胶原包被脱蛋白矿化牛骨（collagen-coated DBBM，BOC）这两种骨移植材料的性能，研究发现这两种生物材料均能够增加骨充填量，同时能够提高新生骨与颗粒状骨移植物的骨结合率。由此得出结论，BCG和BOC均能作为骨传导支架，从而为在骨开裂缺损处实施GBR提供保障（Schwartz et al. 2007）。

而在骨缺损程度较重，需要同时进行水平型和垂直型骨增量的牙槽嵴顶处，自体单层皮质骨块移植物是最佳选择。实验研究对比了以块状骨移植物进行骨增量时，联用或不联用屏障膜对骨增量的影响作用。结果发现，在未联用屏障膜组，颊侧骨嵴顶发生了明显的骨吸收，骨增量效果不佳。据此，该研究认为，在进行块状骨移植物进行骨增量时，需常规联用可吸收的屏障材料覆盖骨移植物（von Arx et al. 2001）。

牙槽嵴增量技术的循证医学结果

该技术主要应用于5类临床操作：牙槽嵴保存术、牙拔除术后牙槽窝内即刻骨再生（位点保存术）、水平型骨增量术、牙槽嵴劈开术（骨凿扩张术）以及垂直型骨增量术。

牙槽嵴保存术

在牙拔除术后，无牙区牙槽嵴的结构会发生显著变化，进而改变牙槽嵴顶的三维形态。据一篇最近的关于人类牙拔除术后术区软硬组织形态变化的系统性评价报道，与牙拔除术后即刻相比，术后6个月时骨组织的宽度和高度分别减少了29%～63%和11%～22%（Tan et al. 2012）。有许多临床治疗手段都想要通过减缓这些生理性的软硬组织改建（吸收）过程，达到拔牙后尽可能保存牙槽嵴结构形态的目的。总的来说，这些牙槽嵴保存技术基本可概括为："在牙拔除术后即刻采取的一切能够保存牙槽窝形态结构的技术手段，其目的是最大限度地保留骨量，从而为种植术提供基础条件（Vignoletti et al. 2012）"。

这些牙槽嵴保存手段与GBR术的原则一致，采用如下再生技术手段：

- 仅使用可吸收或不可吸收屏障膜。
- 同时使用可吸收屏障膜与骨替代材料。
- 仅使用骨替代材料。
- 同时使用骨替代材料与软组织移植物。

此外，根据需要可采用不同的术式，如：翻瓣/不翻瓣、一期愈合/二期愈合。

一项系统评价评估了位点保存术的疗效，结果显示拔牙后位点保存术仍可能导致骨量的改变，尽管可预见一定量的水平型和垂直型骨量吸收（Ten Heggeler et al. 2011）。这些结果与近期另外一项系统回顾研究结果类似，该研究分析比较了拔牙后位点保存术与自体愈合下骨量的情况。结果显示，与实验组比较，对照组骨量在高度和宽度上显著降低，实验组与对照组的骨量降低的加权平均值分别为1.47mm和1.84mm。为了进一步分析影响结果的因素有哪些，又对亚组进行了一项Meta回归分析。结果显示有以下可能因素：（1）牙槽位点：牙槽骨壁完整/不完整，邻牙存/缺失；（2）手术方式：翻瓣/非翻瓣手术，一期/二期愈合；（3）生物材料的使用：有膜/无膜，或移植材料的类型。亚组分析结果如下：

- 就水平型骨增量而言，加用屏障膜比仅行植骨术疗效更佳。
- 一期愈合时，牙槽窝发生水平型骨吸收的倾向更小。
- 进行翻瓣术能够进一步减少水平型骨吸收的发生。

根据以上循证医学依据，还不足以总结出哪种术式或再生材料是最适于位点保存术的，但是可以看出，使用屏障膜和进行翻瓣术有助于提高疗效，建议采用。

新鲜拔牙窝的骨再生

按照第三次ITI共识会议提出的分型标准

（Hämmerle et al. 2004），牙拔除术后最佳的种植方案为即刻种植和早期种植（Ⅰ型和Ⅱ型）。1型方案（即刻种植）是Schulte和Heimke（1976）最先采用的。正因为在牙拔除术后行即刻种植有许多优势，在过去10年中其应用率不断提高，临床医生和科研学者都对其很感兴趣（图50-5）。

临床前实验和临床实验的研究结果显示，即使在牙拔除术后进行即刻种植，仍然无法抵消牙槽嵴顶生理性的骨改建过程。临床实验结果证实，进行即刻种植后牙槽嵴外形在水平向和垂直向均有变化。Botticelli等（2004）研究了在上颌前牙区拔除单颗牙并进行即刻种植后骨量的变化发现：约56%的颊侧骨壁以及30%的腭侧骨壁发生了水平骨吸收。与之类似的研究也得到了一致的结果：分别有36%和14%的颊侧和腭侧骨壁发生了硬组织吸收。此外，也有研究观察了颊侧骨壁垂直向骨吸收的情况，发现有平均约1mm的吸收量（SD2）（Sanz et al. 2010）。这些水平向和垂直向骨吸收的程度主要取决于颊侧骨板的厚度（>1mm）和植体表面与牙槽窝颊侧骨壁之间是否有缝隙。即，即刻种植位点的牙槽窝颊侧骨壁厚度<1mm/植入的种植体与颊侧骨壁之间不贴合是术后发生骨开裂导致植体暴露于口腔环境的危险因素，同时也增加了术后发生更广泛的牙槽嵴水平向骨吸收的风险。

有学者提出引入多学科治疗理念进一步完善1型即刻种植方案：

- 即刻种植联合单独植骨术或屏障膜，或联合软组织移植术（图50-6）。
- 即刻种植后即刻负载。

近期一篇系统评价（Lang et al. 2012）对即刻种植术后种植体以及上部修复体的保存率和成功率；生物学、技术性、美学方面并发症的发生率；以及软、硬组织吸收程度进行了综合评估。在46次临床实验中，即刻种植后植体存留率达两年以上者约占98.4%（97.3%~99%）。但是，关于生物学并发症的长期随访数据较少。在术后随访达3年以上的即刻种植患者中，由于种植体颊

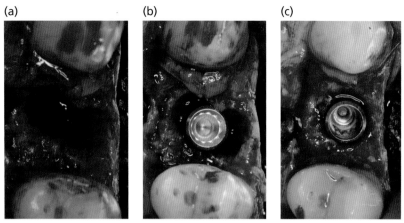

图50-5　（a）14牙拔除术后。牙槽窝缺损Ⅰ型（Hämmerle和Jung分型）。（b）该牙拔除后行即刻种植术。（c）经4个月愈合期后行二期手术。请注意观察，上颌牙槽嵴整体的萎缩情况。

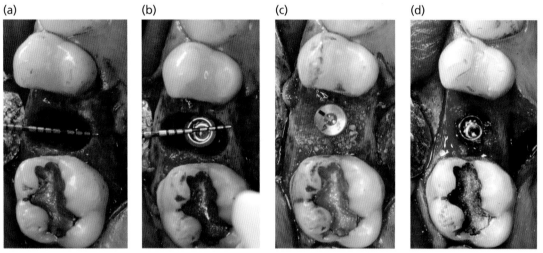

图50-6　（a）15牙拔除术后牙槽窝缺损属于Hämmerle和Jung分型Ⅰ型。（b，c）该牙拔除后行即刻种植术，同时以脱蛋白矿化牛骨和猪胶原纤维进行植骨术。（d）经4个月愈合期后行二期手术。术中可见植骨术效果。

侧软组织退缩导致美学效果欠佳者约占20%。牙龈生物型和种植体在牙槽嵴中的颊舌/腭向位置是影响颊侧软组织水平的两个主要因素。

有一项多中心前瞻性研究（De Angelis et al. 2011）对再生治疗与1型即刻种植的联合疗效进行了评估。在该研究中，患者分为单独应用可吸收膜治疗组和应用骨替代物联合可吸收膜治疗组，并从种植体负载开始随访1年。结果显示应用骨替代物联合可吸收膜能够获得更好的疗效。但是，该研究也显示，单颗牙即刻种植也是种植术并发症的高风险因素。

尽管很多文献报道了1型即刻种植有较高的术后存留率，但是目前还没有大量长期的随访资料对其种植体周健康状况和美学效果进行评估。根据现有资料分析，导致术后美学效果无法预估

的主要风险因素是牙槽窝颊侧骨板的厚度、牙龈生物型以及植体在牙槽嵴颊侧/腭向的位置。尽管很多学者主张联合运用即刻种植及水平型骨增量术（GBR），但是目前尚无相关临床对照实验。

为了弥补即刻种植在术中及临床上的一些欠缺之处，遂提出2型或早期种植方案。该治疗方案在牙拔除术后，需要彻底清理牙槽窝，随后经过4～6周的愈合期，待拔牙创愈合且软组织完全覆盖后，再行早期种植。该手术方案的原理主要考虑到消除感染组织对拔牙创愈合的影响，尤其是根尖周或重度牙周病变的病灶牙。此外，愈合后的软组织能够为植入的种植体提供更好的初期创面覆盖，避免了通过改变膜龈联合的位置来获得无张力的龈瓣。这些考虑非常有必要，因为

在临床诊疗过程中，由于重度牙周或根尖周病变导致患牙无法保留的情况非常普遍，这些位点通常骨量不足，需要联合骨增量术才能进行种植术。早期种植方案同时也考虑到了牙槽窝骨壁的保存问题，经过4周的愈合，拔牙窝的（颊侧）骨壁保存下来，这对于种植体植入以及联合进行骨增量术都十分有利。此外，最近有一些学者（Huynh-Ba et al. 2010；Januario et al. 2011）认为，在牙槽窝颊侧骨壁非常薄（1mm）的上颌前牙区（即使垂直骨量充足），若要获得良好的美学效果，无论是即刻还是早期进行种植术，都需要常规联合骨增量术。2型方案（早期种植）就符合该要求。在种植术中，想要获得良好的骨增量效果不仅需要牙槽骨有一定的高度和宽度，还需要有足够量的角化龈为术区提供愈合保障；以无张力的龈瓣保证术区的良好覆盖是骨增量术成功的前提（Buser et al. 2008）。

最近有一篇系统评价对早期种植和延期种植（即标准的3型方案，牙拔除术后至少3个月后再行种植术）的疗效进行了对比分析。文章报道合并两者标准差，2型方案相比较3型方案的术后骨高度降低减少13.11%，骨宽度降低减小19.85%（Sanz et al. 2012）。关于术后美学效果的对比，综合另外两项研究（Schropp et al. 2004；Schropp & Isidor 2008）的结果发现，进行早期种植方案的患者在术后2年随访时，无论是在修复体美观性还是整体使用感受都更佳。但是在随访了5年之后，这种差异不明显。

牙槽嵴增宽术

水平型牙槽嵴增量术可采用颗粒状或块状骨移植物，伴或不伴联合使用屏障膜（图50-7）。通常，在Ⅰ类骨缺损区进行种植术时，如果骨宽度足以保证种植体获得初期稳定，建议选用颗粒状骨移植物并覆以屏障膜（GBR）。在重度Ⅰ类骨缺损区，建议进行延期（二期）骨再生方案，即应用块状骨移植物以达到较好的空间支持效果，从而获得足够的骨增量。在水平型牙槽嵴增量术中，无论采用GBR术还是块状骨移植

术，都能获得较好的形态恢复效果（图50-7，图50-8）（Fiorellini & Nevins 2003；Schwartz-Arad & Levin 2005；Schwartz-Arad et al. 2005）。Donos等（2008）报道了二期GBR术后种植体存留率达到99%~100%，而一期牙槽嵴增量术后种植体存留率为87%~95%。但是在该系统评价中，缺少随机临床对照实验，且异质性大，因此实际评价的研究数量相对减少。

有许多学者相继报道了应用骨移植物进行水平型牙槽嵴增量术的临床病例，认为该手术方法疗效可靠。对15位局部缺牙患者进行了共计18例牙槽嵴增量术，采用的移植物取自下颌升支或正中联合。在这些病例中获得的水平型牙槽嵴增量均值为（6.5±0.33）mm。之后在进行种植术时检查发现，该平均值降低至（5.0±0.23）mm，即发生了23.5%的骨吸收量，尽管如此，留存的骨增量仍然足够支持种植体（Cordaro et al. 2002）。Raghoebar等（2000）报道了在7例下颌无牙患者采用自体块状骨进行的水平型牙槽嵴增量术。术后牙槽嵴宽度从平均（1.3±0.3）mm增至（5.6±0.6）mm。尽管在术后3个月进行种植术时检查发现，发生了约（0.5±0.3）mm的骨吸收，留存的骨增量仍然足够支持种植体。另外，在一项临床对照研究中，将30位骨宽度不足的患者分为两组：（1）GBR+e-PTFE+自体骨移植物；（2）仅覆以自体骨移植物。结果发现：GBR组获得的平均骨增量为2.7mm，而块状骨移植术组的平均骨增量达到4mm。该研究者发现GBR组移植物的吸收率比块状骨移植组更高（40% vs 25%）（Chiapasco et al. 1999）。

由于采集自体移植物时可能会导致供区并发症，并且该移植物术后骨吸收率也较高（特别是以骨碎片的形式应用时），因此其应用有一定的局限性。与此同时，以骨替代物，尤其是异源性的骨移植物，与可吸收的膜材料（胶原膜）联用进行一期或二期的水平型牙槽嵴增量术，由于可减少患者不适以及降低术后并发症而逐渐得到了推广应用。不仅如此，这种异源性骨移植物术后的吸收速度也很慢，因而能够保证远期稳定性。

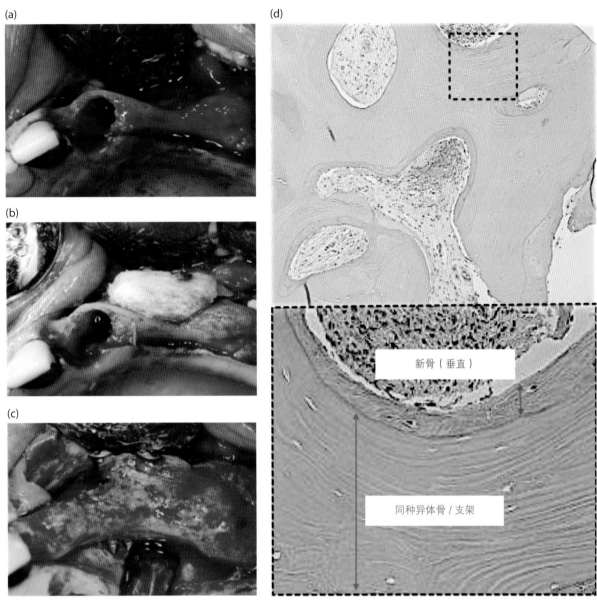

图50-7 （a，b）在上颌后牙区进行同种异体骨组织块移植术。（c）术后6个月行二期手术。（d）对再生的骨组织进行组织学评估发现其有良好的骨传导性，并且骨移植物内有长入的新生骨颗粒。说明采用骨组织块移植物可以改善重度的水平型牙槽嵴缺损，并有较好的预后。

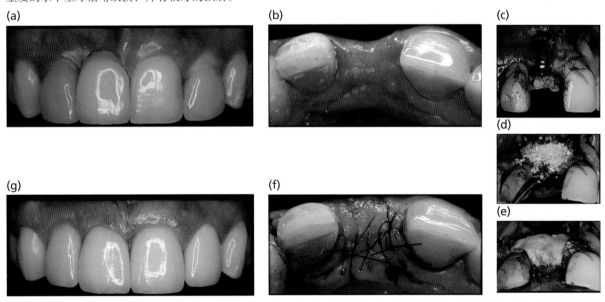

图50-8 （a，b）牙槽嵴顶缺损第2类（Seibert）。（c~f）植入种植体后，采用脱蛋白矿化牛骨和非交联型胶原膜进行水平型诱导骨组织再生术（GBR）。（g）种植体支持式修复体。

在一项前瞻性病例研究中，在12位准备进行种植术的患者的共计15个位点进行了牙槽嵴增量术，选用的移植物是脱蛋白矿化牛骨（DBBM）联用或不联用屏障膜，在种植术前分别跟踪随访了9~10个月（Hämmerle et al. 2008）。移植术后，牙槽嵴顶的宽度从术前基线水平的3.2mm增加到了6.9mm，由此证明使用骨替代物进行水平型牙槽嵴增量术也能获得可靠的疗效。

牙槽嵴劈开/扩张术

另一种技术手段也能够通过骨挤压的方式增加上颌骨宽度，即牙槽嵴劈开术或（骨凿）扩张术。Summers（1994 a，b）发明了这种骨挤压术，该技术能够在完成闭合式上颌窦底提升术的同时，增加骨宽度。这种方法更适用于上颌骨，因为根据骨质分级，该区属于Ⅲ型或Ⅳ型，比Ⅰ型和Ⅱ型的区域更需要进行骨增量。该技术不需要钻磨，而是通过骨凿或骨刀形成人为的纵向青枝骨折，并获得骨切开位点。如此便可以尽可能地保存骨量。随后，可使用直径逐级递增的骨凿将劈开的骨组织逐步向两侧推开，这步操作使得骨质的强度和密度都有所增加。这种技术方法的优势在于：能够保证在预定位点（restoratively driven position）植入直径最理想的种植体。此外，在骨劈开区填入的移植物能够与松质骨和骨髓直接接触，这能够促进移植物的再血管化和愈合过程（Engelke et al. 1997）。考虑到在皮质骨板之间形成松质骨需要一定的骨量基础，所以Summers（1994 b）建议：如果要进行该手术，需要保证原有牙槽骨宽度至少有3mm。但是，Katranji等（2007）最近进行了一项在大体标本上的观察研究，发现：无牙上颌骨和下颌骨唇侧的皮质骨板厚度为1.0~2.1mm。因此，谨慎起见，建议在牙槽嵴颊舌向（水平）宽度达到4~5mm的情况下，再考虑进行该手术。进行这种骨增量术时，可同期进行即刻种植。

牙槽嵴劈开术和/或扩张术通常都是放在一起介绍的，因为二者都能够获得相似的效果：增加侧向骨宽度。牙槽嵴劈开术实际上是人为的颊侧皮质骨板骨折并向颊侧移位，从而能够满足种植术的需要。行骨劈开术及种植术后，两侧皮质骨板与种植体之间的间隙需填以颗粒状骨移植材料（Scipioni et al. 1994；Engelke et al. 1997）。而进行牙槽嵴扩张术时，首先需要用初级种植钻（initial implant drill）预备骨切开位，之后再以骨凿或种植体在骨切开位点进行扩张术。根据Donos等（2008）的报道，应用这种骨劈开术进行骨增量，术区获得足够的骨宽度以满足种植需求的成功率为87.5%~97.8%，而植体留存率为86.2%~100%。

牙槽嵴增高术

总的来说，目前尚无随机对照临床实验对垂直型牙槽嵴增量术的疗效进行评价。此外，现有的研究也几乎都存在异质性，且样本量很小，因此尚且无法得出一个有效的结论。根据现有的信息可以看出，该手术方法是一种技术敏感性很高的操作，也能够获得很好的疗效，如：获得足够的垂直骨高度，并满足种植术的顺利进行（图50-9）。

在最近的一项系统评价中对"垂直型骨增量术能否获得足够的骨量从而满足种植手术的要求"进行了综合评估（Rocchietta et al. 2008）。该系统评价将研究中所应用的垂直型骨增量技术分为3类：（1）GBR术（7例）；（2）单纯骨块移植术（5例）；（3）牵张成骨术（13例），并对在骨增量区行种植术的临床表现、病理学变化以及远期效果进行了全面汇总、评价。该作者认为有足够的临床和病理学证据支持垂直型牙槽嵴增量术具有良好的骨增量效果。但是，由于该系统评价中所包括的研究类型并非临床实验、各研究间存在异质性以及样本量小等特点，因此无法进行更深入的Meta分析。尽管垂直型牙槽嵴增量术可能获得较好的骨增量效果，但也需要重视术后可能出现的各种技术相关性并发症。以GBR术为例，其术后并发症发生率为0~45.5%，主要发生原因是屏障膜暴露。而对牵张成骨术而言，术后并发症的发生率更高（10%~75%），这些并

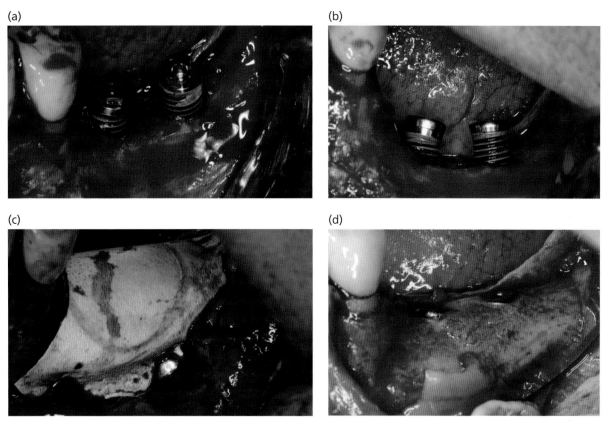

图50-9　（a～c）牙槽嵴顶缺损第3类（Seibert）。采用e-PTFE膜和自体骨进行垂直型诱导骨再生术，并植入植体。（d）术后12个月行二期手术（图片由S.Morante友情提供）。

发症主要包括：牵张器导致的骨折或感染、神经症状、被牵张骨或基底骨的骨折以及被牵张骨颊舌侧的倾斜移位。采用单纯植骨术进行骨增量，术后并发症发生率相对较低，并发症的类型主要为供区并发症以及移植骨块收缩。以上这些结论与更早一篇系统评价相似，后者对水平型和垂直型骨增量术的疗效均进行了评估（Esposito et al. 2009）。由此我们可以发现，并没有某一种特定的垂直型骨增量术具有更明显的优势，治疗中应注意这些手术操作的复杂性，并警惕术后并发症的发生。

有许多已发表的病例研究认为，获得显著的垂直型骨增量并非不可能，但是其垂直型骨增量术的操作复杂，同时可能伴随多种并发症。在一项小样本量的临床研究中，招募了6例牙列缺损受试者，并在其缺牙区植入了共计14颗种植体，植入时将植体的冠方1/3暴露于牙槽嵴以外。在暴露的植体周围覆以自体骨移植物，并以钛加强的e-PTFE膜覆盖在骨移植物和植体之上，之后

松弛两侧龈瓣严密缝合术区，保证植体的埋入式愈合过程。经过12个月的愈合过程，在膜材料未暴露的术区平均垂直骨增量为4.95mm（Tinti et al. 1996）。在另一项类似的研究中，Simion等（1994）对5位受试者进行了种植术，并将种植体冠方的4～7mm暴露在牙槽嵴顶以外，并在暴露的螺纹周围直接覆盖e-PTFE膜。术后9个月时进行了组织学评估发现，与原有牙槽嵴高度相比，垂直骨量增加了3～4mm，并且新生骨与种植体有良好的骨结合。Simion等（2001）进行了一项多中心长期随访研究，对进行垂直型骨增量术同期植入的种植体的留存率进行了评估。共计123颗种植体在植入时保留冠方2～7mm暴露于原有牙槽嵴以外，并分为3组，分别覆盖以钛加强的e-PTFE膜、同种异体移植物以及自体移植物。覆盖了钛加强的e-PTFE膜的种植体，其总体种植成功率为97.5%，该组骨吸收量也是3组中最低的。

牵张成骨最先应用于整形外科，最近该技术

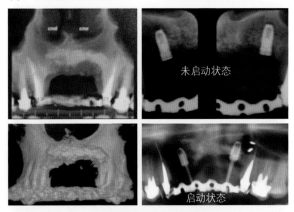

(a)　　重度垂直型骨缺损　　　　基线时的牵张器状态

未启动状态

启动状态

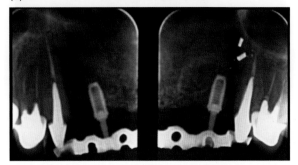

(b)　　　顺利完成垂直型牵张成骨

图50-10　（a，b）牵张成骨术。采用单向的矢量牵张器顺利完成了上颌前牙区垂直型牙槽嵴增量术（图片由T.Valcanaia友情提供）。

开始被应用于缺牙区牙槽嵴的骨增量。牵张成骨技术一般有3个临床分期：（1）间歇期；（2）牵引期；（3）稳定期（Cano et al. 2006）（图50-10）。在间歇期一旦进行骨皮质切开术，术区需超过1周的无干扰愈合。在此之后开始启动牵引器，该设备置于骨皮质切开术中已预留的骨断面中，以骨断面牵引速度为0.5～1mm/d为目的设置牵引力量。牵引期通常为30天以上，一般可以获得显著的骨增量（4～7mm）（Gaggl et al. 2000）。在稳定期，两侧骨断面之间的缝隙中会形成新生松质骨，并进一步改建为成熟的骨组织。该技术的优点包括：不需要供骨区，并且能够获得垂直型、水平型或是双向的骨增量。但是，牵张成骨技术也会导致许多并发症，有些甚至很严重，如下颌骨骨折，或是形成游离骨片。有许多患者在牵引期感到不适，还有一些方向安置不当的牵引器会导致过多的舌侧骨质形成，后者会导致不恰当的骨形成（Saulacic et al. 2009）。

考虑到该技术的实施难度大、并发症较多、异质性以及缺乏足够的科学依据，因此不做全面推广，仅限于经验丰富的医生采用。

新技术

生长因子

通过应用生长因子来增加骨量的创伤修复手段，显著推进了牙周再生医学的发展。生长因子对骨和组织再生的影响，已经成为牙周研究的一个主要焦点（Giannobile 1996；Anusaksathien & Giannobile 2002；Nakashima & Reddi 2003；Raja et al. 2009）。得益于分子克隆技术的进步，用于组织工程的重组生长因子不再受用量的限制。常见的用于皮肤和骨组织创伤修复的重组生长因子，如血小板源性生长因子（PDGF）（Rutherford et al. 1992；Giannobile et al. 1994；Camelo et al. 2003；Ojima et al. 2003；Nevins et al. 2005；Judith et al. 2010）、胰岛素样生长因子（IGFs）（Lynch et al. 1991；Giannobile et al. 1994，1996；Howell et al. 1997）、成纤维细胞生长因子（FGFs）（Terranova et al. 1989；Sigurdsson et al. 1995；Giannobile 1998；Takayama et al. 2001；Murakami et al. 2003）和骨形成蛋白（BMP）（Gao et al. 1995；Wikesjo et al. 2004；Huang et al. 2005），已经在临床前和临床实验中用于治疗重度牙槽嵴和牙槽骨缺损（Jung et al. 2003；Fiorellini et al. 2005；Nevins et al. 2005）。目前，BMP-2和PDGF-BB这两种重组蛋白应用于临床能够促进缺牙区牙槽嵴的再生。

PDGF的生物学特性

PDGF是多功能多肽家族的一个成员，能够结合两种细胞膜酪氨酸激酶受体（PDGF-Rα和PDGF-Rβ），从而在细胞增殖、细胞迁移、细胞外基质合成和抗凋亡等方面发挥生物效应（Kaplan et al. 1979；Seppa et al. 1982；Heldin et al. 1989；Rosenkranz & Kazlauskas 1999）。PDGF-α和PDGF-β受体在再生中的牙周软硬组织中表达（Parkar et al. 2001）。除此之外，PDGF还可以激发细胞趋化作用（Nishimura & Terranova 1996）、细胞有丝分裂（Oates et al. 1993）、基质合成（Haase et al. 1998）和细胞黏附（Zaman et al. 1999）。更重要的是，体内单独应用PDGF或与IGF-1联合应用能够促进矿化组织的修复（Lynch et al. 1989，1991；Rutherford et al. 1992；Giannobile et al. 1994，1996）。PDGF对牙周膜细胞和成骨细胞的再生均有促进作用（Matsuda et al. 1992；Oates et al. 1993；Marcopoulou et al. 2003；Ojima et al. 2003）。

BMPs的生物学特性

BMPs是TGF-β蛋白超家族的多功能多肽（Wozney et al. 1988）。人类基因组至少编码20种BMPs（Reddi 1998）。BMPs能够与Ⅰ型和Ⅱ型丝氨酸-苏氨酸激酶受体结合。Ⅰ型受体能够磷酸化细胞内名叫Smads的信号基质（秀丽隐杆线虫中的Sma基因和果蝇中的Mad基因）。磷酸化的BMP-信号Smad蛋白入核并激发其他骨相关基质蛋白的合成，从而引起骨形态的改建。BMPs最显著的特性是能够诱导异位成骨（Urist 1965）。BMPs不仅在胚胎发育过程和出生后组织再生过程中作为强有力的软骨和骨形成的调节器，同时还参与了其他器官的发育和修复，例如脑、肾和神经（Reddi 2001）。

已有研究证明：BMPs在牙齿发育和牙周组织，如牙槽骨的修复中均有表达（Aberg et al. 1997；Amar et al. 1997）。有关动物模型的研究表明：rhBMP-12（Wikesjo et al. 2004）或rhBMP-2（Lutolf et al. 2003；Wikesjo et al. 2003）对牙槽骨缺损具有很强的修复作用。以人类牙拔除术后颊侧骨壁缺损的模型进行的临床实验中，与单独使用胶原海绵相比较，含有rhBMP-2的可吸收胶原海绵表现出明显的骨形成作用（Fiorellini et al. 2005）。此外，BMP-7，也被称为成骨蛋白-1，可促进牙和种植体周围、以及上颌窦底提升过程中的骨组织再生（Rutherford et al. 1992；Giannobile et al. 1998；van den Bergh et al. 2000）。

细胞治疗

细胞是新生组织生长和分化的关键。以细胞为基础的再生医学，是将细胞放置在缺损部位以促进再生过程（Mao et al. 2006）。通过负载细胞来加速缺牙区牙槽嵴的再生，其机制有以下两点：（1）使用细胞作为载体来传递生长或胞内信号；（2）提供能够分化成多种细胞类型的细胞以促进再生。使用细胞作为传递生长因子的载体能够刺激内源性的再生过程（Discher et al. 2009）。这种手段已经广泛运用在牙周软硬组织的再生中。过去几年里干细胞研究持续升温，涌现了大量关于它们在修复和再生方面潜能的报道。

间充质干细胞（Mesenchymal stem cells, MSCs）可以自我更新，并且能分化成多种类型的细胞，它们组成了间叶组织和结缔组织（Pittenger et al. 1999；Mao et al. 2006）。骨髓基质细胞因为其易获得性成为了研究最广泛的MSCs。这类细胞具有贴壁生长的特性，早在50年前就被分离出来并加以描述（Becker et al. 1963）。自那时起，这种简单可行的方法便被广泛运用，随后，从多种组织如脂肪组织、肌肉、肝脏、胰腺以及软骨中都分离得到了MSCs（Ward et al. 2010）。由于具备分化潜能，并能形成多种组织，MSCs在再生医学中具有巨大的研究前景。在牙周组织工程学中，取自口内或口外的干细胞都可以进一步增殖。本文评估了多种来源的干细胞用于缺牙区牙槽嵴的治疗和再生的效果（Huang et al. 2009）。将取自口外的MSC移植到口腔或颅颌面组织中具有很大的应用潜能（Noth et al. 2010；Ward et al. 2010）。

骨髓基质细胞还能促进骨愈合以及种植体的骨结合过程（Bueno和Glowacki 2009）。Yamada等（2004）在一系列的研究中，使用了一种富血小板血浆的自体支架与体外增殖的骨髓基质细胞的结合体，来促进牙种植术中的成骨过程。与对照组相比，这种"自体可注射性骨疗法"获得了更好的边缘骨水平、更紧密的骨–种植体接触和更高的骨密度。近来，有研究将骨髓中收集的细胞经单向灌注启动MSC通路，这能够促进拔牙窝愈合过程中以及上颌窦底提升术中的骨再生（Kaigler et al. 2010）。

正如牙周膜在成骨和牙骨质生长与改建过程中的必要性，源于这些组织的细胞也是损伤修复反应中的必备要素（Shimono et al. 2003）。在体内实验中，移植的牙周膜细胞也展现出了促进牙槽骨再生的潜能（Nakahara et al. 2004）。

基于移植细胞能经由自分泌和旁分泌通路刺激生长因子从而促进再生的理论，除了干细胞移植，其他基于细胞的疗法也得到了发展。同种异体的包皮成纤维细胞能够在牙龈退缩缺损区域安全有效地促进角化龈的形成（Nevins et al. 2005）。有研究报道，一种组织工程化的由多种新生角质细胞和成纤维细胞组成的活的细胞结构能够达到和牙龈移植近似的临床效果，它能通过刺激血管生成信号发挥促进组织新生的作用（Morelli et al. 2011）。

这些研究为细胞疗法促进组织再生提供了理论支持，同时阐明了细胞疗法在形成多种牙周组织中的显著潜能。

可输送细胞和基因的支架材料

支架模型广泛应用于组织工程领域，它在组织缺损区能够起到空间支持作用，以保障细胞生长增殖以及其他组织长入缺损区。当这些支架材料能够以预成的三维结构发挥支持作用，与细胞或基因相关的组织工程技术联合应用时，可以为牙周组织再生提供保障。近20年来，支架材料相关技术蓬勃发展，对其研究也越来越深入，且被广泛应用。其应用应遵循一些基本原则（Murphy & Mooney 1999）。当其应用于组织工程时，应满足：（1）支持一定的三维空间所需的体积、形态和机械强度；（2）具有较高的孔隙率和表面积–体积比，并且呈现互通良好的多孔结构从而保证较高的细胞接种密度，同时携带更多的生物活性分子；（3）具备生物相容性；（4）降解

速率和模式可控，从而在组织缺损完全修复前提供足够的支持。

采用组织工程支架可以实现细胞移植（Murphy & Mooney 1999），前者为干细胞之间的黏附和锚定提供了保障，它可以控制细胞黏附位点的表现方式，从而促进细胞存活和定植（Alsberg et al. 2003；Davis et al. 2005）。通过类似的细胞治疗方法，能够改善缺损严重区组织重建的预后。正如一项研究所报道的（Warnke et al. 2004），通过使用金属和高分子聚合物的支架，加上干细胞和BMPs实现了一位患者下颌骨的再生。

生物活性分子，如生长因子，也可以被包裹成纳米粒子/微粒子嵌入支架模型中，以达到缓释的目的，从而刺激组织形成。还可以通过模拟种子细胞生态位支架来调节子代细胞的增殖、分化，并分散到周围的组织中，或者吸引有用的细胞到所需部位（Discher et al. 2009）。

应用于牙周组织工程学的支架制造工艺包括传统的预成支架，包括颗粒状的、固相的以及适用于牙周缺损的注射式的支架材料；以及新型的基于图像处理技术的3D打印支架，后者能特异性适用于个性化的缺损区域。

预成支架模型

传统应用于体内组织再生的支架是预成的，制造天然的或合成高分子支架的方法有很多。天然支架包括自体移植物、同种异体移植物和异种移植。同种移植物和其他高分子聚合物是由和天然支架中功能类似的生物活性分子组成的复合材料。

天然支架材料

有很多应用于组织工程学的天然支架。冻干异体骨移植物（Freeze-dried bone allograft, FDBA）是一种矿化骨移植物，能够促进骨诱导和骨引导再生，尽管关于其再生效率的报道结果不尽相同（Altiere et al. 1979；Dragoo & Kaldahl 1983；Goldberg & Stevenson 1987）。在不同骨

骼库中，同种异体移植物的预处理方式、再生效果以及骨诱导性具有差异性（Shigeyama et al. 1995；Schwartz et al. 1996）。尽管如此，FDBA仍然是牙周组织再生的一种实用性材料。异种移植物与人类骨基质的理化性质相似，它在多种牙周和种植体相关骨修复治疗中能起到负载细胞的作用（Nevins et al. 2006）。DBBM具有骨传导性（Hamerle et al. 1998）。

合成高分子聚合物仿生支架

与天然支架相比，合成高分子聚合物因其易于修饰的特性，如可调控的宏观结构和降解时间，常作为负载系统应用于基因治疗（Jang et al. 2004）。此外，生物活性分子，如生长因子的释放机制和作用时间也是可控的（Ramseier et al. 2006）。作为局部基因仓库，合成高分子聚合物支架可以维持编码的蛋白质保持其治疗效果，从而避免不必要的免疫反应或蛋白质分子的副作用（Ghali et al. 2008）。

例如聚乳酸-羟基乙酸共聚物［poly（lactic-co-glycolic acid），PLGA］等高分子聚合物因其卓越的基因装载特性而受到广泛关注（Mundargi et al. 2008）。PLGA微球已经广泛应用于传递抗生素、GTR的封闭膜、牙周再生治疗的生长因子以及牙骨质和其他牙体复杂结构的组织工程技术的载体（Williams et al. 2001；Kurtis et al. 2002；Young et al. 2002；Jin et al. 2003；Cetiner et al. 2004；Moioli et al. 2006）。微球体系统的临床价值已经得到了肯定，随着新兴显微技术的发展，纳米级微粒成为了新的研究焦点（Agarwal & Mallapragada 2008）。纳米技术负载治疗用药或基因的能力日渐受到关注，它能解决一些再生医学中所遇到的难题，许多的研究和系统回顾都阐述了它对再生医学的巨大贡献（Agarwal & Mallapragada 2008；Mundargi et al. 2008；Sanvicens & Marco 2008）。

胶原蛋白的纳米级纤维结构能够影响细胞的生物学活性，据此推断，合成高分子聚合物支架也可以模拟胶原蛋白的纳米纤维状结构（Woo

et al. 2007）。此外，最近还有研究设计了一种多孔的高分子聚合材料，其材料表面具有多种规格的气孔，这能够优化微环境，从而诱导细胞活性的表达，引导组织三维形态再生（Wei & Ma 2009）。因此，支架材料作为载体传递介质，同时还要能为目标细胞或组织提供适宜的环境，并且需要为其携带的生物制剂配备可控的缓释体系。应用这些材料进行牙周组织再生的研究才刚刚起步。

在牙科领域，透明质酸（HA）一方面可以参与牙周缺损的修复过程，同时也可用于携带、传递BMPs和FGF-2等生长因子（Wikesjo et al. 2003）。最近有一项体外研究发现，HA和胶原（Col）复合支架材料能够为人牙周膜细胞提供良好的生长环境，因此在牙周组织工程领域具有良好的应用前景（Wang et al. 2009）。

无机的钙磷类材料也可作为传递载体。例如β-TCP这种合成材料，它既可以直接参与天然牙或种植体周围骨缺损的修复，同时还能携带某些生长因子发挥辅助功能（Gille et al. 2002）。

交联或自组装的水凝胶材料是由多种天然的或人工合成的亲水性材料构成的多聚体，其90%以上的成分为水，这些材料可提取自壳聚糖、葡聚糖、藻酸盐或纤维蛋白原。其固有特性使之能够与细胞相互作用且自身能够有序降解，因此在组织工程技术领域发挥重要的作用（De Laporte & Shea 2007；Moioli et al. 2007；Agarwal & Mallapragada 2008）。水凝胶的载体释放性能取决于材料本身的物理结构和降解过程，以及材料与载体之间的相互作用（De Laporte & Shea 2007）。

计算机辅助的支架设计与制造

以计算机辅助组织工程是支架设计与制造技术发展的最新成果，这些支架材料能够作为细胞和基因的载体（He et al. 2010）。这种新技术依赖于图像处理技术进行材料设计，它能够将CT或MRI检查所获得数据资料进行图像重建，从三维水平还原组织缺损的形态。根据这些重建结果，能够更好地制订手术计划。这种组织工程技术最显著的特点为：不仅能够从解剖几何学角度真实还原缺损区的三维形态，还能根据这些数据资料，在解剖学水平设计出支架模板。由于设计时所用数据来源于骨缺损区的三维形态，所以这种三维打印的支架材料是与缺损区精密匹配的。更重要的是，在这个支架材料整体之中，还可以根据不同异质性的区域，分别设定不同的生物材料模量、支架表面形态，还可以诱导不同的细胞行为方向（Hollister et al. 2002）。

前景

组织工程技术的发展为骨再生治疗带来了巨大的突破。生物工程学研究通过细胞和基因疗法，能够引导、促进牙周组织创伤的自然愈合转变为更有效的组织再生模式，从而能够形成一套有效的治疗系统，促进骨再生（Rios et al. 2011）。多种新型支架材料已得到了广泛深入的研究，并且已经能够生产出实物。据报道这些材料能够解决目前再生治疗中遇到的一些问题。尽管如此，仍然有一些难题目前尚无有效的解决方法。其中最主要的一个问题就是，如何能够使支架材料上携带的相应的细胞或基因定位到与之匹配的愈合位点。通常在这些位点，原有的信号分子系统可能无法调控该区域的细胞进行修复再生（Ramseier et al. 2005）。另外，在组织工程技术领域还需面对一些难题，诸如：如何鉴定细胞来源、如何确定实际临床应用中细胞用量、如何使移植的细胞整合入原有组织结构，以及面对扩展后的生物材料谱，如何搭配选用各种材料并发挥

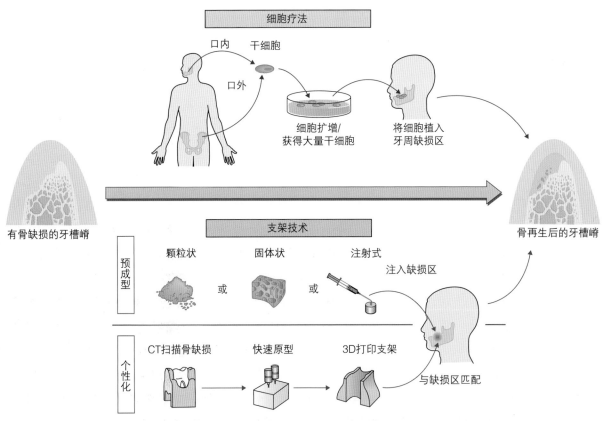

图50-11　治疗无牙牙槽嵴骨缺损的新技术。新的研究成果能够将细胞疗法和新型支架制造技术进行有效结合。这种理想的材料模型能够显著提高组织再生的速度和预后水平，从而提升种植治疗的疗效。取自于口外或口内的干细胞能够进行增殖培养，这是获得大量细胞的主要途径，同时这些干细胞还具有多能分化的潜能。通过体外培养可以获得足够的细胞量，并且能够在适宜的条件下对细胞进行预处理。目前，预成型的支架材料或是依赖图像重建的个性化支架材料逐渐成为再生治疗中的基本要素。理想的支架材料不仅是细胞和蛋白分子定植的基础条件，同时它还能引导其参与再生过程，并且能够发挥良好的空间支持作用。

(a)

(b)

(c)

(d)

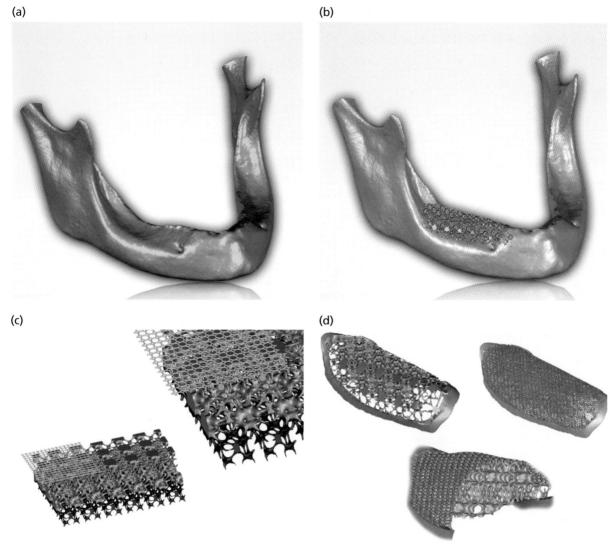

图50-12　（a）对下颌无牙牙槽嵴进行CBCT扫描后，再进行容积重建。CT能够提供有效的数字化图像数据，从而对骨缺损进行全面评估。（b）个性化支架设计。（c）多层面设计。根据三维图像数据，采用计算机辅助设计（CAD）技术逐层设计支架材料。应用支架形态学可以提高或调整细胞/组织的结合水平。（d）改良的支架形态学。

其最大功效。对细胞移植技术和转基因技术进行临床推广之前，还应当出台相应的操作规范和监管制度。

综上，联合细胞疗法、支架材料和基因工程的再生治疗手段使得这些独立的治疗方法相互之间取长补短，发挥最大效益，尽可能地恢复组织的结构与功能（图50-11，图50-12）。我们可以期待，在不久的将来，生物活性材料如BMPs和PDGF等会在再生治疗领域发挥重要作用，它们能够提升组织缺损区的愈合潜能，获得更快、更简便和更理想的治疗效果。今后，牙周再生治疗的疗效将会因为这些新技术的发展与整合，获得很大的提升。

结论

总的来说，随着技术的发展，牙槽嵴增量术的预后越来越好。正确地评估病情，选择合适的治疗方法并配合相应的生物材料，是决定种植体存留率/种植成功率的关键。在种植牙科学中长期存在某些技术操作难点，一些生物材料的应用也存在较大的局限性，目前，许多关于高水平骨移植术的研究正致力于攻克这些难题。随着新型支架生物材料、生物活性分子的应用，以及手术操作技术的改进，骨增量术的治疗效果和骨缺损治疗的预后将会不断提升。只有通过更深入的研究，不断提升支架制造产业以及细胞和基因疗法的技术水平，才能继续推进组织工程技术的发展。

表感谢。本章内容的撰写工作由NIH DE 13397（W.V.G.），1K23DE019872（H.F.R.）的部分资金以及Osteology基金资助。

致谢

笔者对Chris Jung先生所提供的插图帮助深

参考文献

[1] Aberg, T., Wozney, J. & Thesleff, I. (1997). Expression patterns of bone morphogenetic proteins (BMPs) in the developing mouse tooth suggest roles in morphogenesis and cell differentiation. *Developmental Dynamics* **210**, 383–396.

[2] Agarwal, A. & Mallapragada, S.K. (2008). Synthetic sustained gene delivery systems. *Current Topics in Medical Chemistry* **8**, 311–310.

[3] Alsberg, E., Kong, H.J., Hirano, Y. *et al.* (2003). Regulating bone formation via controlled scaffold degradation. *Journal of Dental Research* **82**, 903–908.

[4] Altiere, E.T., Reeve, C.M. & Sheridan, P.J. (1979). Lyophilized bone allografts in periodontal intraosseous defects. *Journal of Periodontology* **50**, 510–519.

[5] Amar, S., Chung, K.M., Nam, S.H. *et al.* (1997). Markers of bone and cementum formation accumulate in tissues regenerated in periodontal defects treated with expanded polytetrafluoroethylene membranes. *Journal of Periodontal Research* **32**, 148–158.

[6] Amler, M.H. (1969). The time sequence of tissue regeneration in human extraction wounds. *Oral Surgery, Oral Medicine, Oral Pathology* **27**, 309–318.

[7] Amler, M. H., Johnson, P. L. & Salman, I. (1960). Histological and histochemical investigation of human alveolar socket healing in undisturbed extraction wounds. *Journal of the American Dental Association* **61**, 32–44.

[8] Anusaksathien, O. & Giannobile, W.V. (2002). Growth factor delivery to re-engineer periodontal tissues. *Current Pharmaceutical Biotechnoloy* **3**, 129–139.

[9] Araújo, M.G. & Lindhe, J. (2009). Ridge preservation with the use of Bio-Oss collagen: A 6-month study in the dog. *Clinical Oral Implants Research* **20**, 433–440.

[10] Araújo, M.G. & Lindhe, J. (2011). Socket grafting with the use of autologous bone: An experimental study in the dog. *Clinical Oral Implants Research* **22**, 9–13.

[11] Araújo, M.G., Liljenberg, B. & Lindhe, J. (2010). beta-Tricalcium phosphate in the early phase of socket healing: an experimental study in the dog. *Clinical Oral Implants Research* **21**, 445–454.

[12] Bain, C.A. & Moy, P.K. (1993). The association between the failure of dental implants and cigarette smoking. *International Journal of Oral & Maxillofacial Implants* **8**, 609–615.

[13] Baldini, N., De Sanctis, M. & Ferrari, M. (2011). Deproteinized bovine bone in periodontal and implant surgery. *Dental Materials* **27**, 61–70.

[14] Becker, W. & Becker, B.E. (1996). Flap designs for minimization of recession adjacent to maxillary anterior implant sites: A clinical study. *International Journal of Oral & Maxillofacial Implants* **11**, 46–54.

[15] Becker, A.J., McCulloch, E.A. & Till, J.E. (1963). Cytological demonstration of the clonal nature of spleen colonies derived from transplanted mouse marrow cells. *Nature* **197**, 452–454.

[16] Becker, W., Becker, B.E., Handlesman, M. *et al.* (1990). Bone formation at dehisced dental implant sites treated with implant augmentation material: A pilot study in dogs. *International Journal of Periodonticsand Restorative Dentistry* **10**, 92–101.

[17] Becker, W., Becker, B.E., Handelsman, M., Ochsenbein, C. & Albrektsson, T. (1991). Guided tissue regeneration for implants placed into extraction sockets: A study in dogs. *Journal of Periodontology* **62**, 703–709.

[18] Botticelli, D., Berglundh, T. & Lindhe, J. (2004). Hard-tissue alterations following immediate implant placement in extraction sites. *Journal of Clinical Periodontology* **31**, 820–828.

[19] Brunel, G., Benque, E., Elharar, F. *et al.* (1998). Guided bone regeneration for immediate non-submerged implant placement using bioabsorbable materials in beagle dogs. *Clinical Oral Implants Research* **9**, 303–312.

[20] Bueno, E.M. & Glowacki, J. (2009). Cell-free and cell-based approaches for bone regeneration. *Nature Reviews Rheumatology* **5**, 685–697.

[21] Buser, D., Dula, K., Belser, U.C., Hirt, H.P. & Berthold, H. (1995). Localized ridge augmentation using guided bone regeneration. II. Surgical procedure in the mandible. *International Journal of Periodontics and Restorative Dentistry* **15**, 10–29.

[22] Buser, D., Chen, S.T., Weber, H.P. & Belser, U.C. (2008) Early implant placement following single-tooth extraction in the esthetic zone: biologic rationale and surgical procedures. *International Journal of Periodontics and Restorative Dentistry* **28**, 441–451.

[23] Camelo, M., Nevins, M.L., Schenk, R.K., Lynch, S.E. & Nevins, M. (2003). Periodontal regeneration in human class II furcations using purified recombinant human platelet-derived growth factor-BB (rhPDGF-BB) with bone allograft. *International Journal of Periodontics and Restorative Dentistry* **23**, 213–225.

[24] Cano, J., Campo, J., Moreno, L.A. & Bascones, A. (2006). Osteogenic alveolar distraction: A review of the literature. *Oral Surgery, Oral Medicine, Oral Pathology, Oral Radioliology and Endodontics* **101**, 11–28.

[25] Cardaropoli, G., Araújo, M. & Lindhe, J. (2003). Dynamics of bone tissue formation in tooth extraction sites. An experimental study in dogs. *Journal of Clinical Periodontology* **30**, 809–818.

[26] Carlsson, G.E., Bergman, B. & Hedegard, B. (1967). Changes in contour of the maxillary alveolar process under immediate dentures. A longitudinal clinical and x-ray cephalometric study covering 5 years. *Acta Odontologica Scandinavica* **25**, 45–75.

[27] Cetiner, D., Unsal, B., Parlar, A., Gultekin, E. & Kurtis, B. (2004). Evaluation of periodontal healing in class II furcation defects following guided tissue regeneration with two different types of polylactic acid membranes. *Chinese Medicine Journal* **117**, 270–274.

[28] Chiapasco, M., Abati, S., Romeo, E. & Vogel, G. (1999). Clinical outcome of autogenous bone blocks or guided bone regeneration with e-PTFE membranes for the reconstruction of narrow edentulous ridges. *Clinical Oral Implants Research* **10**,

278–288.

[29] Colombo, J.S., Balani, D., Sloan, A.J. *et al.* (2011). Delayed osteoblast differentiation and altered inflammatory response around implants placed in incisor sockets of type 2 diabetic rats. *Clinical Oral Implants Research* **22**, 578–586.

[30] Cordaro, L., Amade, D.S. & Cordaro, M. (2002). Clinical results of alveolar ridge augmentation with mandibular block bone grafts in partially edentulous patients prior to implant placement. *Clinical Oral Implants Research* **13**, 103–111.

[31] Dahlin, C., Linde, A., Gottlow, J. & Nyman, S. (1988). Healing of bone defects by guided tissue regeneration. *Plastic Reconstructive Surgery* **81**, 672–676.

[32] Dahlin, C., Sennerby, L., Lekholm, U., Linde, A. & Nyman, S. (1989). Generation of new bone around titanium implants using a membrane technique: An experimental study in rabbits. *International Journal of Oral & Maxillofacial Implants* **4**, 19–25.

[33] Davis, M.E., Motion, J.P., Narmoneva, D.A. *et al.* (2005). Injectable self-assembling peptide nanofibers create intramyocardial microenvironments for endothelial cells. *Circulation* **111**, 442–450.

[34] De Angelis, N., Felice, P., Pellegrino, G. *et al.* (2011). Guided bone regeneration with and without a bone substitute at single post-extractive implants: 1-year post-loading results from a pragmatic multicentre randomised controlled trial. *European Journal of Oral Implantology* **4**, 313–325.

[35] De Bruyn, H. & Collaert, B. (1994). The effect of smoking on early implant failure. *Clinical Oral Implants Research* **5**, 260–264.

[36] De Laporte, L. & Shea, L.D. (2007) Matrices and scaffolds for DNA delivery in tissue engineering. *Advances in Drug Delivery Reviews* **59**, 292–307.

[37] Discher, D.E., Mooney, D.J. & Zandstra, P.W. (2009). Growth factors, matrices, and forces combine and control stem cells. *Science* **324**, 1673–1677.

[38] Donos, N., Mardas, N. & Chadha, V. (2008). Clinical outcomes of implants following lateral bone augmentation: Systematic assessment of available options (barrier membranes, bone grafts, split osteotomy). *Journal of Clinical Periodontology* **35**, 173–202.

[39] Dragoo, M.R. & Kaldahl, W.B. (1983). Clinical and histological evaluation of alloplasts and allografts in regenerative periodontal surgery in humans. *International Journal of Periodontics and Restorative Dentistry* **3**, 8–29.

[40] Engelke, W.G., Diederichs, C.G., Jacobs, H.G. & Deckwer, I. (1997). Alveolar reconstruction with splitting osteotomy and microfixation of implants. *International Journal of Oral & Maxillofacial Implants* **12**, 310–318.

[41] Esposito, M., Grusovin, M.G., Felice, P. *et al.* (2009). Interventions for replacing missing teeth: Horizontal and vertical bone augmentation techniques for dental implant treatment. *Cochrane Database of Systematic Reviews* **9**, CD003607.

[42] Fiorellini, J.P. & Nevins, M.L. (2003). Localized ridge augmentation/preservation. A systematic review. *Annals of Periodontology* **8**, 321–327.

[43] Fiorellini, J.P., Howell, T.H., Cochran, D. *et al.* (2005). Randomized study evaluating recombinant human bone morphogenetic protein-2 for extraction socket augmentation. *Journal of Periodontology* **76**, 605–613.

[44] Frost, H.M. (1983). The regional acceleratory phenomenon: A review. *Henry Ford Hospital Medical Journal* **31**, 3–9.

[45] Fugazzotto, P.A. (1999). Maintenance of soft tissue closure following guided bone regeneration: Technical considerations and report of 723 cases. *Journal of Periodontology* **70**, 1085–1097.

[46] Gaggl, A., Schultes, G. & Karcher, H. (2000). Vertical alveolar ridge distraction with prosthetic treatable distractors: A clinical investigation. *International Journal of Oral & Maxillofacial Implants* **15**, 701–710.

[47] Gao, Y., Yang, L., Fang, Y.R. *et al.* (1995). The inductive effect of bone morphogenetic protein (bmp) on human periodontal

fibroblast-like cells *in vitro. Journal of the Osaka Dental University* **29**, 9–17.

[48] Gelb, D.A. (1993). Immediate implant surgery: Three-year retrospective evaluation of 50 consecutive cases. *International Journal of Oral & Maxillofacial Implants* **8**, 388–399.

[49] Ghali, S., Dempsey, M.P., Jones, D.M. *et al.* (2008). Plastic surgical delivery systems for targeted gene therapy. *Annals of Plastic Surgery* **60**, 323–332.

[50] Giannobile, W.V. (1996). Periodontal tissue engineering by growth factors. *Bone* **19**, 23S–37S.

[51] Giannobile, W.V., Finkelman, R.D. & Lynch, S.E. (1994). Comparison of canine and non-human primate animal models for periodontal regenerative therapy: Results following a single administration of PDGF/IGF-I. *Journal of Periodontology* **65**, 1158–1168.

[52] Giannobile, W.V., Hernandez, R.A., Finkelman, R.D. *et al.* (1996). Comparative effects of platelet-derived growth factor-BB and insulin-like growth factor-i, individually and in combination, on periodontal regeneration in macaca fascicularis. *Journal of Periodontal Research* **31**, 301–312.

[53] Giannobile, W.V., Ryan, S., Shih, M.S. *et al.* (1998). Recombinant human osteogenic protein-1 (OP-1) stimulates periodontal wound healing in class III furcation defects. *Journal of Periodontology* **69**, 129–137.

[54] Gille, J., Dorn, B., Kekow, J., Bruns, J. & Behrens, P. (2002). Bone substitutes as carriers for transforming growth factor-beta(1) (TGF-beta(1)). *International Orthopaedics* **26**, 203–206.

[55] Goldberg, V.M. & Stevenson, S. (1987). Natural history of autografts and allografts. *Clinical Orthopaedics and Related Research* **26**, 7–16.

[56] Goldstein, M., Boyan, B.D. & Schwartz, Z. (2002). The palatal advanced flap: A pedicle flap for primary coverage of immediately placed implants. *Clinical Oral Implants Researh* **13**, 644–650.

[57] Gotfredsen, K., Nimb, L., Buser, D. & Hjorting-Hansen, E. (1993). Evaluation of guided bone generation around implants placed into fresh extraction sockets: An experimental study in dogs. *Journal of Oral & Maxillofacial Surgery* **51**, 879–884; discussion 885–876.

[58] Haase, H.R., Clarkson, R.W., Waters, M.J. & Bartold, P.M. (1998). Growth factor modulation of mitogenic responses and proteoglycan synthesis by human periodontal fibroblasts. *Journal of Cell Physiology* **174**, 353–361.

[59] Hämmerle, C.H. & Jung, R.E. (2003). Bone augmentation by means of barrier membranes. *Periodontology 2000* **33**, 36–53.

[60] Hämmerle, C.H., Chiantella, G.C., Karring, T. & Lang, N.P. (1998). The effect of a deproteinized bovine bone mineral on bone regeneration around titanium dental implants. *Clinical Oral Implants Research* **9**, 151–162.

[61] Hämmerle, C.H., Chen, S.T. & Wilson, T.G., Jr. (2004). Consensus statements and recommended clinical procedures regarding the placement of implants in extraction sockets. *International Journal of Oral & Maxillofacial Implants* **19 Suppl**, 26–28.

[62] Hämmerle, C.H., Jung, R.E., Yaman, D. & Lang, N.P. (2008). Ridge augmentation by applying bioresorbable membranes and deproteinized bovine bone mineral: A report of twelve consecutive cases. *Clinical Oral Implants Research* **19**, 19–25.

[63] Hardwick, R., Hayes, B.K. & Flynn, C. (1995). Devices for dentoalveolar regeneration: An up-to-date literature review. *Journal of Periodontology* **66**, 495–505.

[64] He, H., Cao, J., Wang, D. *et al.* (2010). Gene-modified stem cells combined with rapid prototyping techniques: A novel strategy for periodontal regeneration. *Stem Cell Reviews* **6**, 137–141.

[65] Heitz-Mayfield, L.J. (2008). Peri-implant diseases: Diagnosis and risk indicators. *Journal of Clinical Periodontology* **35**, 292–304.

[66] Heldin, P., Laurent, T.C. & Heldin, C.H. (1989). Effect of growth factors on hyaluronan synthesis in cultured human

fibroblasts. *Biochemical Journal* **258**, 919–922.

[67] Hollister, S.J., Maddox, R.D. & Taboas, J.M. (2002). Optimal design and fabrication of scaffolds to mimic tissue properties and satisfy biological constraints. *Biomaterials* **23**, 4095–4103.

[68] Howell, T.H., Fiorellini, J.P., Paquette, D.W. *et al.* (1997). A phase I/II clinical trial to evaluate a combination of recombinant human platelet-derived growth factor-BB and recombinant human insulin-like growth factor-I in patients with periodontal disease. *Journal of Periodontology* **68**, 1186–1193.

[69] Huang, K.K., Shen, C., Chiang, C.Y., Hsieh, Y.D. & Fu, E. (2005). Effects of bone morphogenetic protein-6 on periodontal wound healing in a fenestration defect of rats. *Journal of Periodontal Research* **40**, 1–10.

[70] Huang, G.T., Gronthos, S. & Shi, S. (2009). Mesenchymal stem cells derived from dental tissues vs. those from other sources: Their biology and role in regenerative medicine. *Journal of Dental Research* **88**, 792–806.

[71] Hurzeler, M.B., Quinones, C.R. & Schupbach, P. (1997). Guided bone regeneration around dental implants in the atrophic alveolar ridge using a bioresorbable barrier. An experimental study in the monkey. *Clinical Oral Implants Research* **8**, 323–331.

[72] Hurzeler, M.B., Kohal, R.J., Naghshbandi, J. *et al.* (1998). Evaluation of a new bioresorbable barrier to facilitate guided bone regeneration around exposed implant threads. An experimental study in the monkey. *International Journal of Oral & Maxillofacial Surgery* **27**, 315–320.

[73] Huynh-Ba, G., Pjetursson, B.E., Sanz, M. *et al.* (2010). Analysis of the socket bone wall dimensions in the upper maxilla in relation to immediate implant placement. *Clinical Oral Implants Research* **21**, 37–42.

[74] Jang, J.H., Houchin, T.L. & Shea, L.D. (2004). Gene delivery from polymer scaffolds for tissue engineering. *Expert Reviews in Medical Devices* **1**, 127–138.

[75] Januario, A.L., Duarte, W.R., Barriviera, M. *et al.* (2011). Dimension of the facial bone wall in the anterior maxilla: A cone-beam computed tomography study. *Clinical Oral Implants Research* **22**, 1168–1171.

[76] Jin, Q.M., Zhao, M., Webb, S.A. *et al.* (2003). Cementum engineering with three-dimensional polymer scaffolds. *Journal of Biomedical Materials Research A* **67**, 54–60.

[77] Jovanovic, S.A., Schenk, R.K., Orsini, M. & Kenney, E.B. (1995). Supracrestal bone formation around dental implants: An experimental dog study. *International Journal of Oral & Maxillofacial Implants* **10**, 23–31.

[78] Judith, R., Nithya, M., Rose, C. & Mandal, A.B. (2010). Application of a pdgf-containing novel gel for cutaneous wound healing. *Life Sciences* **87**, 1–8.

[79] Jung, R.E., Glauser, R., Scharer, P. *et al.* (2003) Effect of rhBMP-2 on guided bone regeneration in humans. *Clinical Oral Implants Research* **14**, 556–568.

[80] Jung, R.E., Zwahlen, R., Weber, F.E. *et al.* (2006) Evaluation of an in situ formed synthetic hydrogel as a biodegradable membrane for guided bone regeneration. *Clinical Oral Implants Research* **17**, 426–433.

[81] Kaigler, D., Pagni, G., Park, C.H. *et al.* (2010). Angiogenic and osteogenic potential of bone repair cells for craniofacial regeneration. *Tissue Engineering Part A* **16**, 2809–2820.

[82] Kaplan, D.R., Chao, F.C., Stiles, C.D., Antoniades, H.N. & Scher, C.D. (1979). Platelet alpha granules contain a growth factor for fibroblasts. *Blood* **53**, 1043–1052.

[83] Katranji, A., Misch, K. & Wang, H.L. (2007). Cortical bone thickness in dentate and edentulous human cadavers. *Journal of Periodontology* **78**, 874–878.

[84] Kurtis, B., Unsal, B., Cetiner, D. *et al.* (2002). Effect of polylactide/glycolide (PLGA) membranes loaded with metronidazole on periodontal regeneration following guided tissue regeneration in dogs. *Journal of Periodontology* **73**, 694–700.

[85] Lambert, P.M., Morris, H.F. & Ochi, S. (2000). The influence of smoking on 3-year clinical success of osseointegrated dental implants. *Annals of Periodontology* **5**, 79–89.

[86] Lang, N.P., Pun, L., Lau, K.Y., Li, K.Y. & Wong, M.C. (2012). A systematic review on survival and success rates of implants placed immediately into fresh extraction sockets after at least 1 year. *Clinical Oral Implants Research* **23 Suppl 5**, 39–66.

[87] Lin, Z., Rios, H.F., Volk, S.L. *et al.* (2011). Gene expression dynamics during bone healing and osseointegration. *Journal of Periodontology* **82**, 1007–1017.

[88] Lindfors, L.T., Tervonen, E.A., Sandor, G.K. & Ylikontiola, L.P. (2010). Guided bone regeneration using a titanium-reinforced eptfe membrane and particulate autogenous bone: The effect of smoking and membrane exposure. *Oral Surgery, Oral Medicine, Oral Pathology, Oral Radiology and Endodontics* **109**, 825–830.

[89] Lutolf, M.P., Weber, F.E., Schmoekel, H.G. *et al.* (2003). Repair of bone defects using synthetic mimetics of collagenous extracellular matrices. *Nature Biotechnology* **21**, 513–518.

[90] Lynch, S.E., Williams, R.C., Polson, A.M. *et al.* (1989). A combination of platelet-derived and insulin-like growth factors enhances periodontal regeneration. *Journal of Clinical Periodontology* **16**, 545–548.

[91] Lynch, S.E., de Castilla, G.R., Williams, R.C. *et al.* (1991). The effects of short-term application of a combination of platelet-derived and insulin-like growth factors on periodontal wound healing. *Journal of Periodontology* **62**, 458–467.

[92] Machtei, E.E. (2001). The effect of membrane exposure on the outcome of regenerative procedures in humans: A meta-analysis. *Journal of Periodontology* **72**, 512–516.

[93] Mao, J.J., Giannobile, W.V., Helms, J.A. *et al.* (2006). Craniofacial tissue engineering by stem cells. *Journal of Dental Research* **85**, 966–979.

[94] Marcopoulou, C.E., Vavouraki, H.N., Dereka, X.E. & Vrotsos, I.A. (2003). Proliferative effect of growth factors TGF-beta1, PDGF-BB and rhBMP-2 on human gingival fibroblasts and periodontal ligament cells. *Journal of the International Academy of Periodontology* **5**, 63–70.

[95] Matsuda, N., Lin, W.L., Kumar, N.M., Cho, M.I. & Genco, R.J. (1992). Mitogenic, chemotactic, and synthetic responses of rat periodontal ligament fibroblastic cells to polypeptide growth factors in vitro. *Journal of Periodontology* **63**, 515–525.

[96] McGuire, M.K., Scheyer, E.T., Nunn, M.E. & Lavin, P.T. (2008). A pilot study to evaluate a tissue-engineered bilayered cell therapy as an alternative to tissue from the palate. *Journal of Periodontology* **79**, 1847–1856.

[97] Melcher, A.H. (1976). On the repair potential of periodontal tissues. *Journal of Periodontology* **47**, 256–260.

[98] Moioli, E.K., Hong, L., Guardado, J., Clark, P.A. & Mao, J.J. (2006). Sustained release of TGFbeta3 from plga microspheres and its effect on early osteogenic differentiation of human mesenchymal stem cells. *Tissue Engineering* **12**, 537–546.

[99] Moioli, E.K., Clark, P.A., Xin, X., Lal, S. & Mao, J.J. (2007). Matrices and scaffolds for drug delivery in dental, oral and craniofacial tissue engineering. *Advances in Drug Delivery Reviews* **59**, 308–324.

[100] Morelli, T., Neiva, R., Nevins, M.L. *et al.* (2011). Angiogenic biomarkers and healing of living cellular constructs. *Journal of Dental Research* **90**, 456–462.

[101] Mundargi, R.C., Babu, V.R., Rangaswamy, V., Patel, P. & Aminabhavi, T.M. (2008). Nano/micro technologies for delivering macromolecular therapeutics using poly(D,L-lactide-co-glycolide) and its derivatives. *Journal of Controlled Release* **125**, 193–209.

[102] Murakami, S., Takayama, S., Kitamura, M. *et al.* (2003). Recombinant human basic fibroblast growth factor (BFGF) stimulates periodontal regeneration in class II furcation defects created in beagle dogs. *Journal of Periodontal Research* **38**, 97–103.

[103] Murphy, W.L. & Mooney, D.J. (1999) Controlled delivery of inductive proteins, plasmid DNA and cells from tissue engineering matrices. *Journal of Periodontal Research* **34**, 413–419.

[104] Nakahara, T., Nakamura, T., Kobayashi, E. *et al.* (2004). *In situ* tissue engineering of periodontal tissues by seeding with periodontal ligament-derived cells. *Tissue Engineering* **10**, 537–544.

[105] Nakashima, M. & Reddi, A.H. (2003). The application of bone morphogenetic proteins to dental tissue engineering. *Nat Biotechnol* **21**, 1025–1032.

[106] Nevins, M., Giannobile, W.V., McGuire, M.K. *et al.* (2005). Platelet-derived growth factor stimulates bone fill and rate of attachment level gain: Results of a large multicenter randomized controlled trial. *Journal of Periodontology* **76**, 2205–2215.

[107] Nevins, M., Camelo, M., De Paoli, S. *et al.* (2006). A study of the fate of the buccal wall of extraction sockets of teeth with prominent roots. *International Journal of Periodontics and Restorative Dentistry* **26**, 19–29.

[108] Nishimura, F. & Terranova, V.P. (1996). Comparative study of the chemotactic responses of periodontal ligament cells and gingival fibroblasts to polypeptide growth factors. *Journal of Dental Research* **75**, 986–992.

[109] Noth, U., Rackwitz, L., Steinert, A.F. & Tuan, R.S. (2010). Cell delivery therapeutics for musculoskeletal regeneration. *Advances in Drug Delivery Reviews* **62**, 765–783.

[110] Nyman, S., Gottlow, J., Karring, T. & Lindhe, J. (1982). The regenerative potential of the periodontal ligament. An experimental study in the monkey. *Journal of Clinical Periodontology* **9**, 257–265.

[111] Oates, T.W., Rouse, C.A. & Cochran, D.L. (1993). Mitogenic effects of growth factors on human periodontal ligament cells in vitro. *Journal of Periodontology* **64**, 142–148.

[112] Oh, T.J., Meraw, S.J., Lee, E.J., Giannobile, W.V. & Wang, H.L. (2003). Comparative analysis of collagen membranes for the treatment of implant dehiscence defects. *Clinical Oral Implants Research* **14**, 80–90.

[113] Ojima, Y., Mizuno, M., Kuboki, Y. & Komori, T. (2003). *In vitro* effect of platelet-derived growth factor-BB on collagen synthesis and proliferation of human periodontal ligament cells. *Oral Diseases* **9**, 144–151.

[114] Parkar, M.H., Kuru, L., Giouzeli, M. & Olsen, I. (2001). Expression of growth-factor receptors in normal and regenerating human periodontal cells. *Archives of Oral Biology* **46**, 275–284.

[115] Patel, R.A., Wilson, R.F. & Palmer, R.M. (2012). The effect of smoking on periodontal bone regeneration: A systematic review and meta-analysis. *Journal of Periodontology* **83**, 143–155.

[116] Pittenger, M.F., Mackay, A.M., Beck, S.C. *et al.* (1999). Multilineage potential of adult human mesenchymal stem cells. *Science* **284**, 143–147.

[117] Raghoebar, G.M., Batenburg, R.H., Meijer, H.J. & Vissink, A. (2000). Horizontal osteotomy for reconstruction of the narrow edentulous mandible. *Clinical Oral Implants Research* **11**, 76–82.

[118] Raja, S., Byakod, G. & Pudakalkatti, P. (2009). Growth factors in periodontal regeneration. *International Journal of Dental Hygiene* **7**, 82–89.

[119] Ramseier, C.A., Abramson, Z.R., Jin, Q. & Giannobile, W.V. (2006). Gene therapeutics for periodontal regenerative medicine. *Dental Clinics of North America* **50**, 245–263, ix.

[120] Reddi, A.H. (1998). Role of morphogenetic proteins in skeletal tissue engineering and regeneration. *Nature Biotechnology* **16**, 247–252.

[121] Reddi, A.H. (2001). Bone morphogenetic proteins: From basic science to clinical applications. *Journal of Bone & Joint Surgery, American* **83-A Suppl 1**, S1–6.

[122] Renvert, S., Polyzois, I. & Claffey, N. (2011). How do implant surface characteristics influence peri-implant disease? *J Clin Periodontol* **38 Suppl 11**, 214–222.

[123] Retzepi, M., Lewis, M.P. & Donos, N. (2010). Effect of diabetes and metabolic control on de novo bone formation following guided bone regeneration. *Clinical Oral Implants Research* **21**, 71–79.

[124] Rios, H.F., Lin, Z., Oh, B., Park, C.H. & Giannobile, W.V. (2011). Cell- and gene-based therapeutic strategies for periodontal regenerative medicine. *Journal of Periodontology* **82**, 1223–37.

[125] Rocchietta, I., Fontana, F. & Simion, M. (2008). Clinical outcomes of vertical bone augmentation to enable dental implant placement: A systematic review. *Journal of Clinical Periodontology* **35**, 203–215.

[126] Roos-Jansaker, A.M., Lindahl, C., Renvert, H. & Renvert, S. (2006). Nine- to fourteen-year follow-up of implant treatment. Part i: Implant loss and associations to various factors. *Journal of Clinical Periodontology* **33**, 283–289.

[127] Rosenkranz, S. & Kazlauskas, A. (1999). Evidence for distinct signaling properties and biological responses induced by the pdgf receptor alpha and beta subtypes. *Growth Factors* **16**, 201–216.

[128] Rothamel, D., Schwarz, F., Sculean, A. *et al.* (2004). Biocompatibility of various collagen membranes in cultures of human pdl fibroblasts and human osteoblast-like cells. *Clinical Oral Implants Research* **15**, 443–449.

[129] Rutherford, R.B., Niekrash, C.E., Kennedy, J.E. & Charette, M.F. (1992). Platelet-derived and insulin-like growth factors stimulate regeneration of periodontal attachment in monkeys. *Journal of Periodontal Research* **27**, 285–290.

[130] Sandberg, E., Dahlin, C. & Linde, A. (1993). Bone regeneration by the osteopromotion technique using bioabsorbable membranes: An experimental study in rats. *Journal of Oral & Maxillofacial Surgery* **51**, 1106–1114.

[131] Sanvicens, N. & Marco, M.P. (2008). Multifunctional nanoparticles--properties and prospects for their use in human medicine. *Trends in Biotechnology* **26**, 425–433.

[132] Sanz, M., Cecchinato, D., Ferrus, J. *et al.* (2010). A prospective, randomized-controlled clinical trial to evaluate bone preservation using implants with different geometry placed into extraction sockets in the maxilla. *Clinical Oral Implants Research* **21**, 13–21.

[133] Sanz, I., Garcia-Gargallo, M., Herrera, D. *et al.* (2012). Surgical protocols for early implant placement in post-extraction sockets: A systematic review. *Clinical Oral Implants Research* **23 Suppl 5**, 67–79.

[134] Saulacic, N., Zix, J. & Iizuka, T. (2009). Complication rates and associated factors in alveolar distraction osteogenesis: A comprehensive review. *International Journal of Oral & Maxillofacial Surgery* **38**, 210–217.

[135] Schenk, R.K., Buser, D., Hardwick, W.R. & Dahlin, C. (1994). Healing pattern of bone regeneration in membrane-protected defects: A histologic study in the canine mandible. *International Journal of Oral & Maxillofacial Surgery* **9**, 13–29.

[136] Schlegel, K.A., Prechtl, C., Most, T. *et al.* (2013). Osseointegration of SLActive implants in diabetic pigs. *Clinical Oral Implants Research* **24**, 128–134.

[137] Schropp, L. & Isidor, F. (2008). Timing of implant placement relative to tooth extraction. *Journal of Oral Rehabilitation* **35**, 33–43.

[138] Schropp, L., Isidor, F., Kostopoulos, L. & Wenzel, A. (2004). Patient experience of, and satisfaction with, delayed-immediate vs. delayed single-tooth implant placement. *Clinical Oral Implants Research* **15**, 498–503.

[139] Schulte, W. & Heimke, G. (1976). [The tubinger immediate implant]. *Quintessenz* **27**, 17–23.

[140] Schwartz, Z., Mellonig, J.T., Carnes, D.L., Jr. *et al.* (1996). Ability of commercial demineralized freeze-dried bone allograft to induce new bone formation. *Journal of Periodontology* **67**, 918–926.

[141] Schwarz, F., Herten, M., Ferrari, D. *et al.* (2007). Guided bone regeneration at dehiscence-type defects using biphasic hydroxyapatite + beta tricalcium phosphate (bone ceramic) or a collagen-coated natural bone mineral (Biooss collagen): An immunohistochemical study in dogs. *International Jouranl of Oral & Maxillofacial Surgery* **36**, 1198–1206.

[142] Schwartz-Arad, D. & Levin, L. (2005). Intraoral autogenous

block onlay bone grafting for extensive reconstruction of atrophic maxillary alveolar ridges. *Journal of Periodontology* **76**, 636–641.

[143] Schwartz-Arad, D., Levin, L. & Sigal, L. (2005). Surgical success of intraoral autogenous block onlay bone grafting for alveolar ridge augmentation. *Implant Dentistry* **14**, 131–138.

[144] Schwarz, F., Sahm, N. & Becker, J. (2012). Impact of the outcome of guided bone regeneration in dehiscence-type defects on the long-term stability of peri-implant health: Clinical observations at 4 years. *Clinical Oral Implants Research* **23**, 191–196.

[145] Scipioni, A., Bruschi, G.B. & Calesini, G. (1994). The edentulous ridge expansion technique: A five-year study. *International Journal of Periodontics and Restorative Dentistry* **14**, 451–459.

[146] Sclar, A.G. (2004). Strategies for management of single-tooth extraction sites in aesthetic implant therapy. *Journal of Oral and Maxillofacial Surgery* **62**, 90–105.

[147] Seibert, J.S. (1983). Reconstruction of deformed, partially edentulous ridges, using full thickness onlay grafts. Part ii. Prosthetic/periodontal interrelationships. *Compendium of Continuing Education in Dentistry* **4**, 549–562.

[148] Seibert, J. & Nyman, S. (1990). Localized ridge augmentation in dogs: A pilot study using membranes and hydroxyapatite. *Journal of Periodontology* **61**, 157–165.

[149] Seo, B.M., Miura, M., Gronthos, S. *et al.* (2004). Investigation of multipotent postnatal stem cells from human periodontal ligament. *Lancet* **364**, 149–155.

[150] Seppa, H., Grotendorst, G., Seppa, S., Schiffmann, E. & Martin, G.R. (1982). Platelet-derived growth factor in chemotactic for fibroblasts. *Journal of Cell Biology* **92**, 584–588.

[151] Shigeyama, Y., D'Errico, J.A., Stone, R. & Somerman, M.J. (1995). Commercially-prepared allograft material has biological activity in vitro. *Journal of Periodontology* **66**, 478–487.

[152] Shih, M.S. & Norrdin, R.W. (1985). Regional acceleration of remodeling during healing of bone defects in beagles of various ages. *Bone* **6**, 377–379.

[153] Shimono, M., Ishikawa, T., Ishikawa, H. *et al.* (2003). Regulatory mechanisms of periodontal regeneration. *Microscopy Research and Technique* **60**, 491–502.

[154] Sigurdsson, T.J., Lee, M.B., Kubota, K. *et al.* (1995). Periodontal repair in dogs: Recombinant human bone morphogenetic protein-2 significantly enhances periodontal regeneration. *Journal of Periodontology* **66**, 131–138.

[155] Simion, M., Trisi, P. & Piattelli, A. (1994). Vertical ridge augmentation using a membrane technique associated with osseointegrated implants. *International Journal of Periodontics and Restorative Dentistry* **14**, 496–511.

[156] Simion, M., Jovanovic, S.A., Tinti, C. & Benfenati, S.P. (2001). Long-term evaluation of osseointegrated implants inserted at the time or after vertical ridge augmentation. A retrospective study on 123 implants with 1-5 year follow-up. *Clinical Oral Implants Res* **12**, 35–45.

[157] Smukler, H., Barboza, E.P. & Burliss, C. (1995). A new approach to regeneration of surgically reduced alveolar ridges in dogs: A clinical and histologic study. *International Journal of Oral & Maxillofacial Implants* **10**, 537–551.

[158] Spray, J.R., Black, C.G., Morris, H.F. & Ochi, S. (2000). The influence of bone thickness on facial marginal bone response: Stage 1 placement through stage 2 uncovering. *Annals of Periodontology* **5**, 119–128.

[159] Strietzel, F.P., Reichart, P.A., Kale, A. *et al.* (2007). Smoking interferes with the prognosis of dental implant treatment: A systematic review and meta-analysis. *Journal of Clinical Periodontology* **34**, 523–544.

[160] Summers, R.B. (1994a). A new concept in maxillary implant surgery: The osteotome technique. *Compendium* **15**, 152, 154–156, 158 passim; quiz 162.

[161] Summers, R.B. (1994b). The osteotome technique: Part 2--the ridge expansion osteotomy (reo) procedure. *Compendium* **15**, 422, 424, 426, passim; quiz 436.

[162] Takayama, S., Murakami, S., Shimabukuro, Y., Kitamura, M. &

Okada, H. (2001). Periodontal regeneration by FGF-2 (BFGF) in primate models. *Journal of Dental Research* **80**, 2075–2079.

[163] Tan, W.L., Wong, T.L., Wong, M.C. & Lang, N.P. (2012). A systematic review of post-extractional alveolar hard and soft tissue dimensional changes in humans. *Clinical Oral Implants Research* **23 Suppl 5**, 1–21.

[164] Tarnow, D.P. & Eskow, R.N. (1995). Considerations for single-unit esthetic implant restorations. *Compendium of Continuing Educucation in Dentistry* **16**, 778, 780, 782–774 passim; quiz 788.

[165] Ten Heggeler, J.M., Slot, D.E. & Van der Weijden, G.A. (2011). Effect of socket preservation therapies following tooth extraction in non-molar regions in humans: A systematic review. *Clinical Oral Implants Research* **22**, 779–788.

[166] Terranova, V.P., Odziemiec, C., Tweden, K.S. & Spadone, D.P. (1989). Repopulation of dentin surfaces by periodontal ligament cells and endothelial cells. Effect of basic fibroblast growth factor. *Journal of Periodontology* **60**, 293–301.

[167] Tinti, C., Parma-Benfenati, S. & Polizzi, G. (1996). Vertical ridge augmentation: What is the limit? *International Journal of Periodontics and Restorative Dentistry* **16**, 220–229.

[168] Urist, M.R. (1965). Bone: Formation by autoinduction. *Science* **150**, 893–899.

[169] van den Bergh, J.P., ten Bruggenkate, C.M., Groeneveld, H.H., Burger, E.H. & Tuinzing, D.B. (2000). Recombinant human bone morphogenetic protein-7 in maxillary sinus floor elevation surgery in 3 patients compared to autogenous bone grafts. A clinical pilot study. *Journal of Clinical Periodontology* **27**, 627–636.

[170] Vignoletti, F., Matesanz, P., Rodrigo, D. *et al.* (2012) Surgical protocols for ridge preservation after tooth extraction. A systematic review. *Clinical Oral Implants Research* **23 Suppl 5**, 22–38.

[171] von Arx, T., Cochran, D.L., Hermann, J.S., Schenk, R.K. & Buser, D. (2001). Lateral ridge augmentation using different bone fillers and barrier membrane application. A histologic and histomorphometric pilot study in the canine mandible. *Clinical Oral Implants Research* **12**, 260–269.

[172] Wang, H.L. & Boyapati, L. (2006). "Pass" Principles for predictable bone regeneration. *Implant Dentistry* **15**, 8–17.

[173] Wang, H.L., Kiyonobu, K. & Neiva, R.F. (2004). Socket augmentation: Rationale and technique. *Implant Dentistry* **13**, 286–296.

[174] Wang, L.X., Zhao, H., Jiang, B. & Ding, Y. (2009). Adhesion and growth of human periodontal ligament cells on hyaluronic acid/collagen scaffold. *Hua Xi Kou Qiang Yi Xue Za Zhi* **27**, 220–223.

[175] Ward, B.B., Brown, S.E. & Krebsbach, P.H. (2010). Bioengineering strategies for regeneration of craniofacial bone: A review of emerging technologies. *Oral Diseases* **16**, 709–716.

[176] Warnke, P.H., Springer, I.N., Wiltfang, J. *et al.* (2004). Growth and transplantation of a custom vascularised bone graft in a man. *Lancet* **364**, 766–770.

[177] Warrer, L., Gotfredsen, K., Hjorting-Hansen, E. & Karring, T. (1991). Guided tissue regeneration ensures osseointegration of dental implants placed into extraction sockets. An experimental study in monkeys. *Clinical Oral Implants Research* **2**, 166–171.

[178] Warrer, K., Karring, T., Nyman, S. & Gogolewski, S. (1992). Guided tissue regeneration using biodegradable membranes of polylactic acid or polyurethane. *Journal of Clinical Periodontology* **19**, 633–640.

[179] Wei, G. & Ma, P.X. (2009). Partially nanofibrous architecture of 3d tissue engineering scaffolds. *Biomaterials* **30**, 6426–6434.

[180] Wikesjo, U.M., Lim, W.H., Thomson, R.C. *et al.* (2003). Periodontal repair in dogs: Evaluation of a bioabsorbable space-providing macroporous membrane with recombinant human bone morphogenetic protein-2. *Journal of Periodontology* **74**, 635–647.

[181] Wikesjo, U.M., Sorensen, R.G., Kinoshita, A. *et al.* (2004). Periodontal repair in dogs: Effect of recombinant human bone morphogenetic protein-12 (rhbmp-12) on regeneration of alveolar bone and periodontal attachment. *Journal of Clinical*

Periodontology **31**, 662–670.

[182] Williams, R.C., Paquette, D.W., Offenbacher, S. *et al.* (2001). Treatment of periodontitis by local administration of minocycline microspheres: A controlled trial. *Journal of Periodontology* **72**, 1535–1544.

[183] Woo, K.M., Jun, J.H., Chen, V.J. *et al.* (2007). Nano-fibrous scaffolding promotes osteoblast differentiation and biomineralization. *Biomaterials* **28**, 335–343.

[184] Wozney, J.M., Rosen, V., Celeste, A.J. *et al.* (1988). Novel regulators of bone formation: Molecular clones and activities. *Science* **242**, 1528–1534.

[185] Yamada, Y., Ueda, M., Naiki, T. *et al.* (2004). Autogenous injectable bone for regeneration with mesenchymal stem cells and platelet-rich plasma: Tissue-engineered bone regeneration. *Tissue Engineering* **10**, 955–964.

[186] Young, C.S., Terada, S., Vacanti, J.P. *et al.* (2002). Tissue engineering of complex tooth structures on biodegradable polymer scaffolds. *Journal of Dental Research* **81**, 695–700.

[187] Yukna, R.A. (1993). Synthetic bone grafts in periodontics. *Periodontology 2000* **1**, 92–99.

[188] Zaman, K.U., Sugaya, T. & Kato, H. (1999). Effect of recombinant human platelet-derived growth factor-bb and bone morphogenetic protein-2 application to demineralized dentin on early periodontal ligament cell response. *Journal of Periodontal Research* **34**, 244–250.

[189] Zellin, G., Gritli-Linde, A. & Linde, A. (1995). Hcaling of mandibular defects with different biodegradable and non-biodegradable membranes: An experimental study in rats. *Biomaterials* **16**, 601–609.

[190] Zitzmann, N.U. & Berglundh, T. (2008). Definition and prevalence of peri-implant diseases. *Journal of Clinical Periodontology* **35**, 286–291.

第51章

上颌窦底提升术

Elevation of the Maxillary Sinus Floor

Bjarni E. Pjetursson[1], Niklaus P. Lang[1,2]

[1]Department of Periodontology, School of Dental Medicine, University of Berne, Berne, Switzerland
[2]Center of Dental Medicine, University of Zurich, Zurich, Switzerland

前言

20世纪60年代，Boyne首次报道了上颌窦底提升术。15年后，Boyne和James（1980）报道了对腔大且充气良好的上颌窦进行上颌窦底提升术，作为叶状种植体植入做的准备工作。笔者描述了一个两阶段手术过程：第1阶段，向上颌窦内植入自体颗粒状髂骨移植物。约3个月后进行第2阶段手术，植入叶状种植体，然后进行种植体支持的固定或活动义齿修复（Boyne & James 1980）。

由于剩余的垂直骨高度不足，上颌后牙区植入标准种植体常常受到限制，这一点随着种植义齿的普遍开展变得更加明显（图51-1）。上颌窦底提升术是这一问题的解决方法之一。已出现多种进入上颌窦腔、提升窦黏膜、植入骨移植物的手术方法。

首先提出的是经牙槽嵴的上颌窦底提升术联合植入种植体的术式（Tatum 1986）。采用这种方法时，要用与所选种植体尺寸相同的"骨槽成形器"进行种植位点的预备。通过手工垂直向轻敲"骨槽成形器"，造成上颌窦底壁"青枝骨折"。种植位点预备完成后，植入和牙根形状类似的种植体，埋入式愈合。

后来，Summers（1994）描述了使用直径渐增的锥形骨凿的另一种经牙槽嵴术式（图51-2）。由于未行钻磨，这种使用骨凿的技术保存了骨。通过推进和攻丝，邻近的骨质被压缩，同时上颌窦黏膜得以提升。然后植入自体的、同种异体的或异种的骨移植材料，以增加上颌窦黏膜下方的骨量。对使用这一技术植入的173颗压力适当的埋入种植体的随访结果显示，负载后18个月的成功率为96%（Rosen et al. 1999）。

目前，种植牙手术中采用的上颌窦底提升术主要有两种：（1）采用侧壁入路的二期手术；

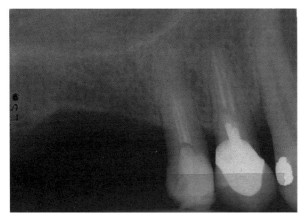

图51-1　上颌后牙区的X线片，显示剩余骨高度降低，无法植入标准种植体。

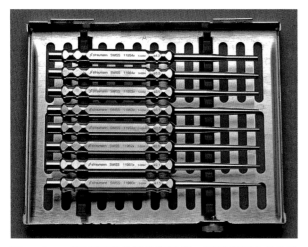

图51-2　一套不同直径的锥形骨凿，用于将剩余骨从种植窝向上颌窦腔压紧和推进，并提升上颌窦黏膜（1994年Summers提出）。

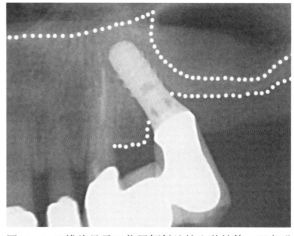

图51-3　X线片显示25位置倾斜地植入种植体，以免进入上颌窦腔。重建后，种植体远中面的骨水平较植入时有所降低。这可能导致倾斜的种植体周围探诊深度增加。虚线描绘的是剩余牙槽骨的轮廓。

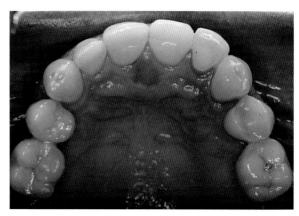

图51-4　短牙弓修复的患者。在15、14和25位置植入3颗种植体，未行上颌窦底提升，然后修复其第二前磨牙。

（2）采用侧壁入路或穿牙槽嵴入路的一期手术。选择一期手术还是二期手术，应基于可利用的剩余骨量和实现种植体初期稳定性的可能性。

上颌后牙的治疗选择

在上颌后牙区植入种植体依然具有挑战性。牙槽骨吸收和上颌窦窦腔气化导致骨量减少，加剧了植入种植体来支持义齿的困难。已有多种治疗方法可解决上颌后牙区骨量不足的问题。最保守的方法是植入短的种植体，以免其进入上颌窦腔。但即使是植入短的种植体，也需要至少6mm剩余骨高度。另一种防止种植体进入上颌窦的方法是在上颌窦的近中或远中骨量充足的位置植入

倾斜的种植体（图51-3）。另外，可在颧骨的侧面植入超长的颧骨种植体。

然而，对于剩余骨高度适当的患者，经牙槽嵴技术能实现上颌窦底的轻微增加（Summers 1994；Rosen et al. 1999；Ferrigno et al. 2006；Pjetursson et al. 2009a）。骨高度不足的问题可以通过闭合式上颌窦底提升术解决，以提供足够的骨量支持种植牙。

相对来说，上颌后牙区更有创的治疗选择是一期或二期的侧壁开窗式上颌窦底提升术。

掌握了这些方法，大部分上颌无牙区都可以通过种植体支持进行义齿修复。短牙弓的概念也应牢记于心。Käyser（1981）的研究显示，前磨牙殆就能保证患者有足够的（51%～80%）咀嚼

功能（图51-4）。

侧壁开窗上颌窦底提升

上颌窦解剖

上颌骨包含多种解剖结构，包括上颌窦、鼻腔外侧壁、翼状板、相关的脉管结构和牙齿。

上颌窦呈锥体形，锥体的底是上颌窦的内侧壁，也是鼻腔外侧壁。锥体的顶点朝向颧骨。上颌窦上壁也是眶下壁。在上颌窦内壁较高的位置有一个非生理性排流口（上颌窦口），在中鼻甲和下鼻甲之间，与鼻腔相通。

后牙功能正常时，上颌窦总体尺寸维持不变。然而，众所周知，随着年龄的增加，特别是后牙缺失时，上颌窦尺寸增加。发育完全的上颌窦的平均体积为15mL，但可能在4.5～35.2mL之间不等。上颌窦腔向下方和侧方扩大，可能侵入尖牙区。上颌窦腔扩大的原因可能是来自咬合功能的应力降低，导致牙槽骨失用性萎缩。上颌窦可能被一个或多个骨性分隔分成多个窦腔，这些骨性分隔即所谓的Underwood分隔。

一个或多个窦隔的发生率在26.5%～31%之间（Ulm et al. 1995；Kim et al. 2006），在第二前磨牙和第一磨牙之间的区域最常见。上颌无牙区的窦隔发生率高于有牙区。

上颌窦的衬里是呼吸上皮（假复层纤毛柱状上皮），覆盖着疏松、高度血管化的结缔组织（图51-5）。结缔组织下方，与骨壁直接相邻的是骨膜，这些结构（上皮、结缔组织和骨膜）统称为施奈德氏膜（Schneiderian membrane）。

上颌窦的血供主要来自上颌动脉，少部分来自筛前动脉和上唇动脉。上颌窦底的血供来自腭大动脉、腭小动脉和蝶腭动脉。这些血管穿过腭骨并在上颌窦的内侧壁、外侧壁和下壁分出分支（图51-6）。上牙槽后动脉有分支供应上颌窦后壁和外侧壁。上牙槽后动脉和眶下动脉在上颌窦外侧壁吻合，距牙槽嵴顶平均19mm（Solar et al. 1999）。上颌血管网的密度随牙齿缺失和年龄增长而降低。上颌的大多数血管（70%～100%）来自骨膜（Chanavaz 1990, 1995）。静脉回流入蝶腭静脉和翼丛。神经支配来自上颌神经的分支。

非溶血性链球菌、α-溶血性链球菌和奈瑟菌属是上颌窦的正常共生菌。其中也有不同数量的葡萄球菌、类白喉杆菌、嗜血杆菌属、肺炎双球菌、支原体属和拟杆菌属（Timmenga et al. 2003）。

健康的上颌窦通过体位引流和呼吸上皮的纤毛运动，将细菌推向上颌窦口，从而维持稳定。上颌窦可产生含有溶菌酶和免疫球蛋白的黏液。施奈德氏膜丰富的血管分布，让淋巴细胞和免疫球蛋白能够进入黏膜和窦腔，从而有助于维持施奈德氏膜的健康状态。

上颌窦开口于鼻腔的位置不在上颌窦的较低部位（可能植入移植物的部位），这点很重要，并且为上颌窦底提升术提供了解剖学基础，因为移植过程不影响上颌窦的正常功能。实际上，通

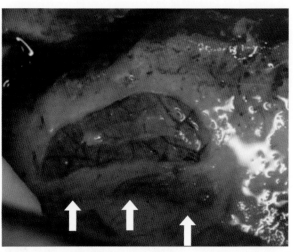

图51-6　上颌窦侧壁内较大的血管（箭头示），侧壁开窗时若损伤这个血管，将导致大出血。

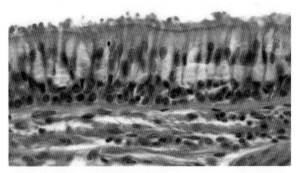

图51-5　假复层纤毛柱状上皮。

过缩短窦底与排流口间的距离，上颌窦底提升术可能改善鼻窦炎症/充血症状。

术前检查

为上颌窦底提升术这样复杂的手术制订计划之前，应进行周密的检查，包括系统病史和牙科病史。

通过临床和影像学检查方法评估牙体和牙周状态。要测试邻牙的活力，并必须检查眶下、鼻侧和上唇区有无触痛、肿胀或不对称。应从患者的病史和临床检查结果中获取足够的信息，去诊断急性、过敏性和慢性鼻窦炎。

评估上颌窦潜在病理状况的术前检查应包括影像学检查，如X线曲面体层摄影（OPT）、体层摄影、计算机体层摄影（CT）、锥形束CT（CBCT）或Aquitomo扫描（见第30章）。

进行上颌窦底提升术前，所有牙科患者都应接受对因治疗（见第35～38章）。

进行上颌窦底提升术之前，应完成鼻窦炎的药物治疗或手术治疗，以及息肉和肿瘤的去除。

适应证和禁忌证

侧方入路的上颌窦底提升术的主要适应证是：剩余骨高度降低，无法植入标准种植体，也无法联合骨凿冲顶技术微量提升上颌窦底再植入种植体。由于牙槽骨吸收或窦腔气化导致骨高度降低，此时需要所谓的侧方入路技术，视情况做或不做水平骨增量。

上颌窦底提升术的禁忌证可分为3个部分：口内禁忌证、全身状况和局部禁忌证。

全身状况的禁忌证包括：头颈部区域的化疗或放疗史，在进行上颌窦底提升术时或术前6个月内，取决于放疗区域；免疫功能低下的患者；影响骨代谢的疾病；未控制的糖尿病；吸毒或酗酒；患者依从性差；精神病。

吸烟是否是上颌窦底提升术的绝对禁忌证，尚存争议。在一系列病例中，Mayfield等（2001）评估了进行骨增量（水平、垂直和上颌窦底提升）后植入的种植体的存留率。功能

负载4～6.5年后，非吸烟人群中种植体的存留率为100%，而吸烟者存留率仅为43%。其他一些作者也证实了吸烟导致种植体的存留率降低（Bain & Moy 1993；Jensen et al. 1996；Gruica et al. 2004）。然而，一项大型研究（Peleg et al. 2006）得出了不一致的结果。他们评估了2132颗上颌窦底提升术后同期植入的种植体，其中226例上颌窦底提升术（627颗种植体）的患者为吸烟者，515例上颌窦底提升术（1515颗种植体）的患者为非吸烟者，9年的随访调查发现种植体存留率为97.9%，吸烟组与非吸烟组间无统计学差异。近期的一个系统评价（Pjetursson et al. 2008）研究了侧方入路的上颌窦底提升术同期植入的种植体的存留率。纳入的研究中，5项报道了患者的吸烟状态（尽管无明确定义）对上颌窦底提升术后种植体存留率的影响。非吸烟组的种植体数目为2159颗，吸烟组的种植体数目为863颗。吸烟者的年失败率为3.54%，高于非吸烟者（1.86%）。

鼻上颌复合体（nasal-maxillary complex)的改变，若干扰上颌窦的正常通气和黏膜纤毛的清除功能，则可能是上颌窦底提升术的禁忌证。然而，这种异常情况可能无临床表现，或仅表现出非常轻微的临床症状。这种状况包括病毒性、细菌性和霉菌性鼻窦炎、过敏性鼻窦炎、窦内异物导致的鼻窦炎以及坏死的牙髓组织导致的牙源性鼻窦炎。上颌窦底提升术前，应治疗所有累及上颌窦的牙源性囊肿、根尖周囊肿和根端囊肿。

上述情况下进行上颌窦底提升术，可能干扰黏膜纤毛的平衡，导致黏液瘀积、二重感染或亚急性鼻窦炎。

上颌窦底提升术的局部绝对禁忌证包括：急性上颌窦炎；过敏性鼻炎和慢性复发性鼻窦炎；瘢痕性或功能不足的黏膜；局部侵袭性的良性肿瘤；恶性肿瘤。

手术技术

最初的Caldwell-Luc技术现在通常称为侧壁开窗或侧方入路技术，它描述了在上颌窦较高位

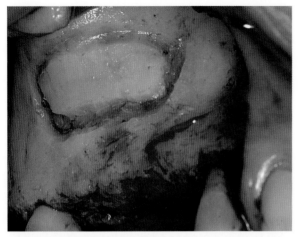

图51-7　用球钻标记侧窗的轮廓。

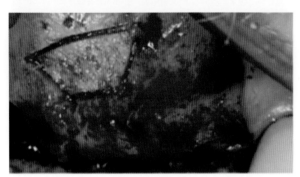

图51-8　用超声骨刀标记侧窗的轮廓，操作要谨慎，避免穿透窦黏膜。

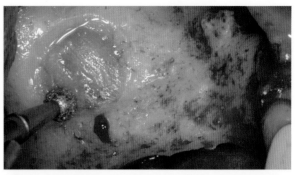

图51-9　用细颗粒金刚砂球钻将颊侧骨板磨成薄如纸的骨板，避免穿透窦黏膜。

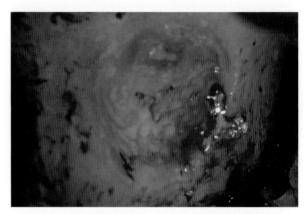

图51-10　去除颊侧骨板后，蓝色的窦黏膜清晰可见。

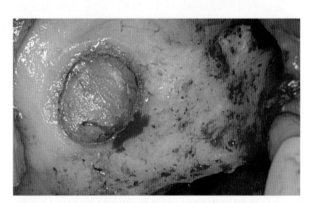

图51-11　提升上颌窦黏膜之前，去除全部颊侧骨板，以获得手术入路。

置、颧骨支柱稍前方的骨切开术。还有另外两个位置，一个是牙槽嵴顶和颧骨支柱之间的区域，位于上颌窦中部；另一个位于上颌窦的较低位置，靠近牙槽嵴水平（Lazzara 1996；Zitzmann & Schärer 1998）。下述技术是以上技术的改良：

1. 术前用0.1%的氯己定含漱1分钟。

2. 术区的颊侧和腭侧给予局麻，并进行上颌结节阻滞麻醉。

3. 第一切口在牙槽嵴正中，沿骨切除计划延伸，切口向前延伸至上颌窦前界以上。在前部做松弛切口，延伸至颊侧前庭沟，以便翻起全厚黏骨膜瓣。

4. 翻起黏骨膜瓣，至略超过预期的侧窗高度。

5. 上颌窦侧壁暴露后，用直手机头和碳化钨球钻（图51-7）或超声骨刀（图51-8）标记骨切开的轮廓。当骨磨除至仅剩余薄层骨板时，换用直手机和金刚砂球钻（图51-9）或金刚砂包被的超声骨刀（图51-

10）继续预备，直到窦黏膜的蓝色依稀可见。既往已推荐3种方法处理颊侧皮质骨。最常见的是用球钻将颊侧骨板磨成薄如纸的骨板，窦黏膜提升前将其去除（图51-11）。第二种方法是折断皮质骨，形成活板门样结构，将掀起的骨板作为上颌窦隔室的上界，保留其与下方黏膜的接触。皮质骨不易发生骨吸收，可能对移植物起到一定的保护作用。第三种方法是上颌窦底提升术中移开皮质骨，移植完成后

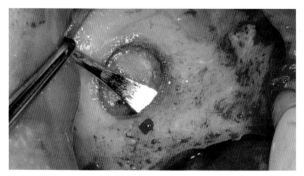

图51-12 用钝的器械小心地提升上颌窦黏膜。操作中要始终保持器械与黏膜下骨的接触，以避免穿透黏膜。

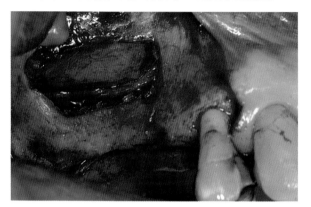

图51-13 折断颊侧皮质骨板，并将其向内上移动，像"活板门"一样。这一皮质骨板构成上颌窦隔室的上界。

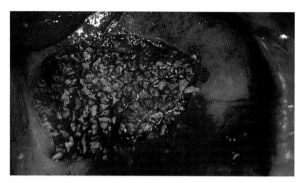

图51-14 颗粒状自体骨与异种移植物1∶1混合而成的移植物疏松充填上颌窦隔室。

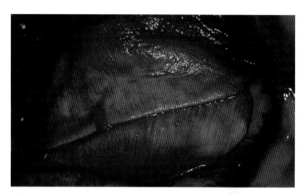

图51-15 用单层或双层可吸收屏障膜覆盖侧窗。

再将其复位到移植物的侧面。有一种观点认为，若不复位皮质骨，侧窗则不能完全愈合，这就是第三种方法的原理。但是也有报道，颊侧皮质骨即使未复位，也能通过骨沉积实现侧窗的愈合（Boyne 1993）。

6. 下一步因所选方法而不同。如果去除颊侧骨壁，则可用钝的器械直接提升上颌窦黏膜（图51-12）。另一方面，如果用"活板门"方法，则持续轻击，直至观察到骨板活动。然后，在上颌窦下部提升窦黏膜，同时将骨板向内上翻转，为移植材料提供足够的空间（图51-13）。操作要小心，避免穿通上颌窦黏膜。

选择延迟（二期）植入种植体还是一期上颌窦底提升术同时植入种植体，取决于临床状况和医生的偏好。

二期上颌窦底提升术（延期植入种植体）

1. 移植材料植入窦黏膜提升后形成的隔室中。移植材料不应过于紧密，因为那将减少新生骨长入所需的空间。另外，对纤薄的窦黏膜加压可能导致后期穿孔。

2. 用移植材料充填上颌窦隔室后（图51-14），通过可吸收或不可吸收屏障膜覆盖侧窗（图51-15）。然后，黏骨膜瓣无张力复位。大多数情况下，要实现无张力关创需要较深的骨膜切口。

一期上颌窦底提升术（同期植入种植体）

1. 上颌窦黏膜提升后，预备种植位点。如果使用旋转器械，必须用骨膜剥离器保护窦黏膜（图51-16）。种植位点的预备可能用到不同尺寸的骨凿，那么可以将消毒纱布填塞上颌窦隔室，以保护窦黏膜（图51-17）。

2. 用钝的深度计确定恰当的种植体长度（图51-18）。种植体植入前，在上颌窦隔室中部植入移植材料（图51-19）。种植体植入后（图51-20），用移植材料充填隔

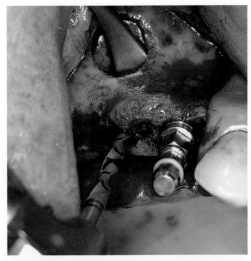

图51-16　旋转设备预备种植位点时，用骨膜分离器在窦隔室内保护窦黏膜。

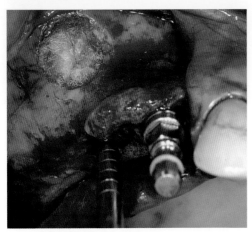

图51-17　用骨凿预备种植位点时，向上颌窦隔室内塞入无菌纱布，以保护窦黏膜。

室侧部（图51-21）。

3. 后续步骤与二期手术相同。

目前使用的方法间的主要区别是：预备侧窗的位置和方法、窦黏膜提升的量、所用移植物的种类以及一期手术和二期手术的选择。

有形态计量学证据表明：侧窗植入屏障膜后骨形成增加。在一项随机临床对照实验中（Tarnow et al. 2000），对12位进行双侧上颌窦底提升的患者进行分口实验设计，一侧使用屏障膜，另一侧则不使用。12个月后，对侧窗的组织学样本进行检测。结果表明，使用屏障膜的一侧有活力骨的平均形成率为25.5%，而不使用屏障膜的一侧仅为11.9%。另一项临床对照实验也得到了相似的结果，在113个移植了异种骨或异种骨联合自体骨的上颌窦中，当使用屏障膜时，

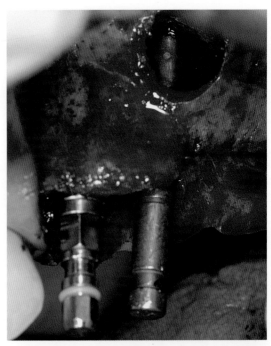

图51-18　上颌窦底提升术同期植入种植体：将钝的深度计插入种植位点，测量窦隔室高度并确定种植体长度。操作需小心，切勿向窦黏膜施加太大压力。

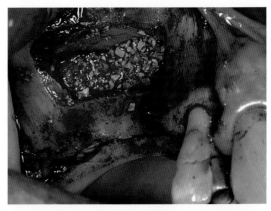

图51-19　需在植入种植体前将移植材料植入窦隔室的中部，因为植入种植体后，进入窦隔室中部的入路受限。

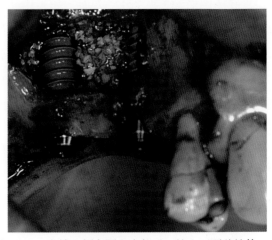

图51-20　充填上颌窦隔室中部后，植入两颗种植体。

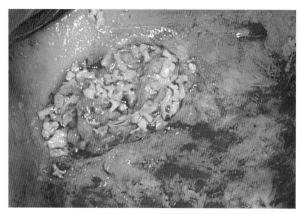

图51-21 植入种植体后，用移植材料疏松地充填上颌窦隔室侧部。

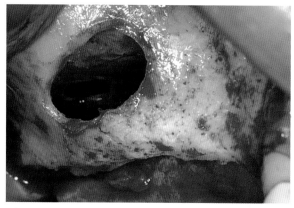

图51-22 窦黏膜穿孔，提升黏膜后发现中等尺寸的穿孔。

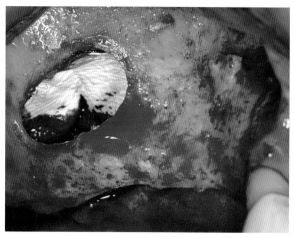

图51-23 用可吸收屏障膜关闭小至中等大小的窦黏膜穿孔。

活力骨的平均形成率27.6%，不使用屏障膜时则降低为16%。一项最近的系统评价中（Pjetursson et al. 2008），侧窗使用屏障膜覆盖和不使用屏障膜的上颌窦种植体的年失败率分别为0.79%和4.04%。

术后护理

为尽量减小患者术后的疼痛不适，手术操作应尽可能微创。必须采取预防措施以避免穿通瓣和窦黏膜。手术过程中应保持骨湿润，并有必要让瓣无张力关闭创口。患者疼痛大多数仅在术后几天。术区的肿胀和淤伤通常是主要的术后并发症。肿胀和淤伤常常从眶下缘延伸至下颌骨下缘，甚至颈部。为了减轻肿胀，术后用冰袋对术区进行冰敷很重要，至少是术后几小时内。偶尔会从鼻腔出一点血，告知患者可能会刺激到鼻区是很重要的。患者打喷嚏时不应将鼻子覆盖住，以便空气压力得以释放。术后给予患者预防性抗生素治疗，并给予止痛药和非甾体类抗炎药（NSAIDs）。术后是否应给予患者甾体类抗炎药，尚存争议。另外，术后应用0.1%～0.2%氯己定漱口液抗感染，每日2次，持续3周。

并发症

进行上颌窦底提升术时必须考虑发生并发症的风险，并预知其恰当的治疗方法。

最常见的术中并发症是窦黏膜穿孔（图51-22）。当存在上颌窦隔或牙根位于上颌窦内时，

将增加窦黏膜穿孔的风险。研究显示，手术中窦黏膜穿孔的风险在10%～40%（Block & Kent 1997；Timmenga et al. 1997；Pikos 1999）。在一个近期纳入20项研究的系统评价（Pjetursson et al. 2008）中，窦黏膜穿孔的平均发生率为19.5%，范围为0～58.3%。这一并发症是否影响种植体的存留率，尚存争议。一些学者（Khoury 1999）报道了窦黏膜穿孔与种植失败相关，然而其他研究报道两者之间无相关性。

一旦发生窦黏膜穿孔，建议向相反的方向进行窦黏膜提升，以免穿孔进一步扩大。通过组织纤维胶、缝合或软的可吸收屏障膜覆盖或许能关闭较小的穿孔（<5mm）（图51-23）。穿孔较大时，可通过单独使用大的屏障膜、薄层骨板、缝合，或联合组织纤维蛋白胶修复，作为移植材料的上界。如果穿孔更大，无法为移植材料提供稳定的上界，那么必须中止移植手术，6～9个月

后再次尝试上颌窦底提升术（Tatum et al. 1993；van den Bergh et al. 2000）。

已报道的其他术中并发症包括骨窗或窦黏膜的大量出血和伤口裂开。医源性并发症包括压迫神经血管束导致的眶下神经血管束损伤，常发生于深层分离减低瓣张力或者复位过程中。另外，种植体移动、血肿和邻牙敏感也有报道。

骨移植术后上颌窦感染是很少见的并发症。一个基于24项研究的Meta分析显示，感染的发生率为2.9%，范围是0 ~ 7.4%（Pjetursson et al. 2008）。窦黏膜穿孔增加感染风险。因此，发生大的窦黏膜穿孔时，建议中止上颌窦移植和同期植入种植体（Jensen et al. 1996）。上颌窦移植后感染通常发生在术后3 ~ 7天，并可能导致移植失败。一个可能继发于感染的并发症是副鼻窦炎，感染可能扩散至眼眶，甚至大脑。因此，感染的上颌窦移植骨材料必须立即进行积极治疗。通过手术去除上颌窦内的全部移植物，并有必要使用高剂量抗生素治疗。

鼻窦炎是上颌窦移植术后可能出现的另一个并发症。一项研究（Timmenga et al. 1997）评估了上颌窦底提升术后的上颌窦功能，对45位共接受过85个上颌窦移植的患者进行内窥镜检查，其中5位被诊断为鼻窦炎。这5位患者的内窥镜检查显示其鼻甲过大和鼻中隔偏曲。因此，这项研究的结果显示，鼻窦炎的发生率较低，主要发生在上颌窦移植术前已有解剖或功能异常的患者。

已报道的导致后期失败的因素包括慢性感染、移植物暴露、骨移植物全部吸收、上颌窦瘘、软组织从侧窗长入、肉芽组织取代移植物、上颌窦囊肿。

移植材料

关于上颌窦底提升时是否需要植入移植材料，有不同观点。

上颌窦底提升后不植入移植材料

对猴子的研究（Boyne 1993）显示，上颌窦黏膜提升后不植入移植材料时，突入上颌窦的种植体有一半以上的高度存在自发骨形成。因此，种植体突入上颌窦并不是骨移植的指征。这个研究还显示，种植设计影响自发骨形成量。根尖开放或有深螺纹的种植体表面未见大量的新骨形成。当根尖为圆形的种植体突入上颌窦2 ~ 3mm时，其全部表面都存在自发骨形成。然而，当同一颗种植体突入上颌窦5mm时，只有一部分（51%）新骨朝种植体根尖方向生长。临床研究也显示同样结果。

Lundgren及其同事们（Lundgren et al. 2004；Hatano et al. 2007；Cricchio et al. 2011）进行了如下研究：手术中，他们将侧窗骨壁移开，提升窦黏膜，并将其缝合在侧壁的较高位置，为血凝块的形成创造并保持一个隔室。最后将侧窗骨复位，并覆盖黏膜，加以保护。术前和术后6个月的CT图像比较清晰地显示，上颌窦隔室中有新骨形成。一项临床实验中，研究者们通过侧壁开窗技术植入131颗种植体（Ellegaard et al. 2006）。他们提升上颌窦黏膜并植入种植体，让种植体突入上颌窦腔，上颌窦黏膜与种植体根尖相接触，这样周围形成可被血凝块充填的空间。平均随访5年后，这些种植体的存留率为90%。然而，必须注意，这个研究中的剩余骨高度都≥3mm，以获得种植体的初期稳定性。

一个近期的纵向研究随访了84位患者，总共进行了96个上颌窦底提升术，同期植入239颗种植体，未使用移植材料。愈合6个月后，口内X线片显示，上颌窦内骨量平均增加5.3mm（Cricchio et al. 2011）。平均随访3年后，种植体存留率为98.7%。

自体骨

由于自体骨保存了细胞活力并被认为有成骨功能，因此自体骨移植被视为骨移植的"金标准"。Boyne与James（1980）和Tatum（1986）首次报道了在上颌窦底提升术中使用自体骨移植物。

可在口内或口外获取移植物，常用的口内供区是上颌结节、颧上颌支柱、颧骨、下颌骨联合、下颌骨体部和下颌升支（图51-24）。以骨块或颗粒的形式获取自体骨。已经使用的口外供区包括髂嵴的前部和后部、胫骨平台、肋骨和颅骨。

自体骨移植物中含有骨形成蛋白（bone morphogenic proteins, BMPs），BMPs能够诱导周围组织中的成骨性细胞。自体骨移植物中还含有骨结合过程中需要的其他生长因子。对自体骨移植物的加工，如研磨或粉碎，似乎不会影响成骨性细胞的活性（Springer et al. 2004）。移植物整合过程中，成骨性细胞主要来源于骨膜，骨膜中包含间充质祖细胞，并且血管丰富。然后就需要破骨细胞对"移植骨-编织骨"复合物进行重构。移植物的整合情况取决于移植材料的性质和移植床的成骨能力。最初，皮质骨移植物充当着承重的空间充填材料，在很长一段时间内保持着死骨与活骨混合存在的状态。理想的移植材料应该能够让血管长入，并且其表面能够成骨，以便整合入移植床（骨引导）。

上颌窦底提升术后的位置若不植入种植体，由于缺乏功能负荷和张力刺激，骨移植物可能会被吸收。

骨替代材料

若整合阶段自体骨吸收超过新骨形成，则愈合过程中会失去自体骨。因此，为了克服自体移植物

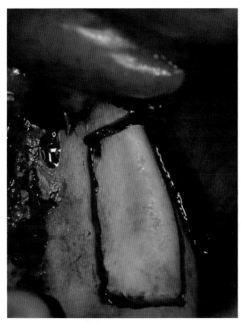

图51-24 口内最适合获取块状或颗粒状自体骨的区域是下颌骨体部和下颌升支。

的过度吸收，就在自体移植物中加入了吸收较慢的骨替代材料，以增加整合阶段移植物的稳定性。

磷酸三钙是第一种成功应用于上颌窦底提升术的骨替代材料（Tatum 1986）。多年来，各种同种异体骨移植物、异质骨移植物和异种移植物被单独使用或与自体骨移植物联合使用。动物模型实验显示，单独使用或与自体骨移植物联合使用骨替代材料，如牛骨矿物质，都能在一段时间内维持移植物的垂直高度（图51-25）。在一个临床研究中，研究者们观察了由自体移植物和脱矿的同种异体移植物组成的上颌窦移植材料在一定时期内的变化。他们观察到移植骨最多吸收25%。此外，另一项临床研究也显示，不管是单独移植自体骨，还是移植自体骨和异种骨组成的混合物，移植物体积都显著减小（Hatano et al. 2004）。一项比较骨挤压法上颌窦底提升术（bone-added osteotome sinus floor elevation, BAOSFE）和采用侧方入路的上颌窦底提升术的近期研究显示，术后2年内，两种方法都能获得最小的骨吸收，分别为1.35mm和1.36mm（Kim et al. 2011）。尚需要高质量的长期研究，去探索一定时期内不同类型的移植材料在上颌窦内的稳定性。

异种移植物充填的患者上颌窦活检标本的组织学分析显示，大部分异种移植物颗粒周围都有成熟皮质骨围绕（图51-26）。在一些哈弗氏管内可能观察到小的毛细血管、间充质细胞和成骨细胞与新骨相连。在异种移植物和新生骨界面未观察到缝隙（Piattelli et al. 1999）。

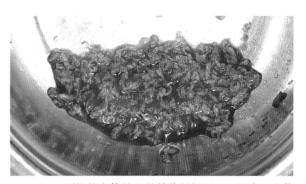

图51-25 颗粒状自体骨和骨替代材料以1∶1混合。自体骨颗粒中含有活力的成骨性细胞、骨形成蛋白和其他生长因子。骨替代材料可以降低移植材料的吸收。

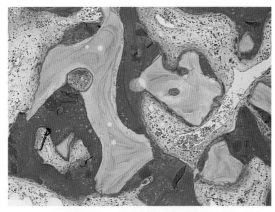

图51-26　大部分牛骨矿物颗粒（异种骨移植物）周围都有新生的成熟皮质骨围绕。异种移植物颗粒和新生骨之间未见间隙（D. D. Bosshardt供图）。

一项研究评估了单独植入异种移植物或联合使用自体骨和/或同种异体脱矿冻干骨移植物（demineralized freeze-dried bone allografts, DFDBAs）的上颌窦底提升术后，患者的骨形成情况。结果显示，即使仅向骨替代材料中加入20%的自体骨，也能显著增加活骨的形成量（Froum et al. 1998）。愈合6~9个月后的平均活骨形成量为27.1%。然而，也有研究报道，与植入100%自体骨或异种移植物和自体骨组成的混合物相比，上颌窦内植入100%异种移植物的种植体的存留率更高（Hising et al. 2001；Hallman et al. 2002a,b；Valentini & Abensur 2003）。

近期的一篇系统评价中（Pjetursson et al. 2008），研究者比较了不同移植材料充填的上颌窦内植入种植体的存留率。通过多变量随机效应Poisson回归分析了不同类型移植材料的相对失败率。为避免种植体表面的混杂因素，仅纳入了使用粗糙纹理种植体的研究，剔除使用机械加工光滑表面种植体的研究。骨替代材料、自体骨和骨替代材料的组合以及自体骨块都显示相似的、低的年失败率，分别为1.13%、1.10%和1.27%。基于两项研究得出的结论是：颗粒状自体骨移植物的年失败率明显更低，为0.06%。然而，必须注意，所有类型的移植材料都有高的种植体存留率，3年存留率为96.3%~99.8%。

使用骨替代材料的另一个指征是为了减少所需获取的自体骨量。单独用自体骨充填大的上颌窦腔时，可能需要5~6mL自体骨。通过使用骨替代材料或骨替代材料与自体骨联合使用，可大大减少所需获取的自体骨量。

成功率和种植体存留情况

Jensen等（1996）发表了骨结合学会共识会议的调查结果。通过38位临床医生收集回顾性数据，这些临床医生在10年内总共完成了1007台上颌窦底提升术，总共植入了2997颗种植体。多数种植体都有至少3年的随访，期间229颗种植体脱落，总体存留率为90.0%。然而，因为移植材料、种植体类型和种植体植入的时机等因素，这个数据可变性很大，尚不能得出确切的结论。

种植体存留不是上颌窦底提升术成功的唯一标准。术前的剩余骨高度、骨移植材料的长期稳定性、移植物吸收导致的二期手术失败等因素都必须加以考虑。

1996年共识会议筛查的900位患者中，仅100位患者有能够用来分析剩余骨高度的高质量X线片。总共分析了100位患者145台上颌窦移植术，包含349颗种植体。平均随访3.2年后，有20颗种植体脱落，其中13颗种植体植入时的剩余骨高度为4mm，7颗种植体植入时的剩余骨高度为5~8mm。植入时剩余骨高度>8mm的种植体均未脱落。剩余骨高度≤4mm与≥5mm相比，种植体脱落率有显著的统计学差异（Jensen et al. 1996）。

对有关上颌窦底提升术的牙科文献进行的严格评价显示，当剩余骨高度较低时，相比于一期（同时植入种植体）方法，更倾向于使用二期方法（延迟植入种植体）。

Peleg等（Peleg et al. 1999）评估了对上颌后牙区域剩余牙槽骨高度为3~5mm的患者进行一期上颌窦底提升术的疗效。通过改良Caldwell-Luc技术，用自体骨和DFDBA按1∶1混合而成的复合材料作为骨移植物，在63个提升后的上颌窦内植入160颗种植体。4年后，种植体的存留率为100%。另一项研究也采用了相同的方案，将55颗种植体植入20个提升术后的上颌窦，剩余骨高度只有1~2mm（Peleg et al. 1998）。全部种植体

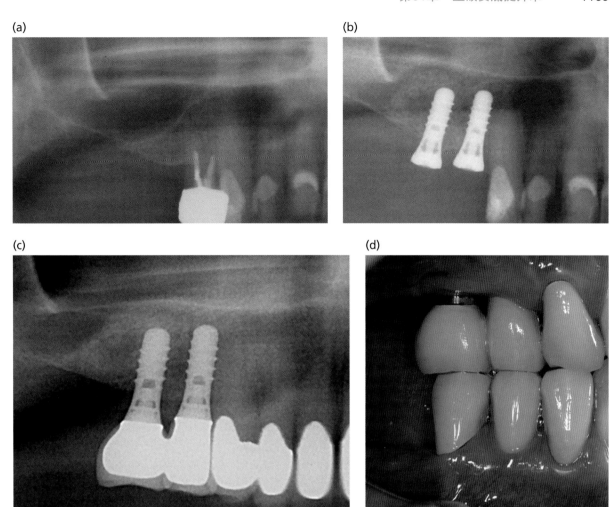

图51-27 一期上颌窦底提升术。(a)曲面体层片显示上颌窦下界倾斜,15(原书为25,译者注)位置的剩余骨高度为2~6mm。(b)植入两颗种植体:14(原书为24,译者注)位置植入标准种植体,15位置上颌窦底提升术后植入1颗种植体。从上颌结节和颧骨获得颗粒状自体骨,按1:1与牛骨矿物质混合作为移植材料。(c)功能负载1年后拍摄的曲面体层片。已形成新的上颌窦下界,并且移植骨体积稳定。(d)1年后复诊的临床照片。

都成功地实现了骨结合,功能负载2年后,无种植体脱落。

一项随机对照临床实验比较了一期与二期上颌窦底提升术的疗效(Wannfors et al. 2000),包含40位患者,剩余骨高度为2~7mm。功能负载1年后,采用一期方案的75颗种植体存留率为85.5%(图51-27),采用二期方案的74颗种植体存留率为90.5%(图51-28)。显然,对于植入移植区域的种植体,一期方案的失败风险高于二期方案,尽管结果没有达到统计学差异。在上文已提到的系统评价(Pjetursson et al. 2008)中,研究者比较了一期和二期上颌窦底提升术(24项研究采用一期方案,包含5672颗种植体;24项研究采用二期方案,包含3560颗种植体)。两种方法的年失败率相似,分别为4.07%和3.19%。但是必

须注意,通常只有剩余骨高度足以提供种植体初期稳定性时,才会采用一期方案。因此,二期方案通常用于剩余骨量非常有限的更具挑战性的情况。通过曲面体层片评估349颗种植体周围上颌窦移植物高度的稳定性。平均随访3.2年后,移植物高度的减少量范围在0.8mm(自体骨移植物和异体骨移植物)至2.1mm(自体骨移植物)。结果表明,所有移植骨材料似乎都比较稳定,3年后移植骨高度减少仅为1~2mm(Jensen et al. 1996)。评估上颌窦移植物长期稳定性的进一步研究(Block et al. 1998;Hatano et al. 2004)也得到相似的结果。

关于上颌窦底提升术对种植体存留的影响,Wallace和Froum(2003)发表了一篇系统评价。纳入标准是:至少包含20例患者的临床研究;随

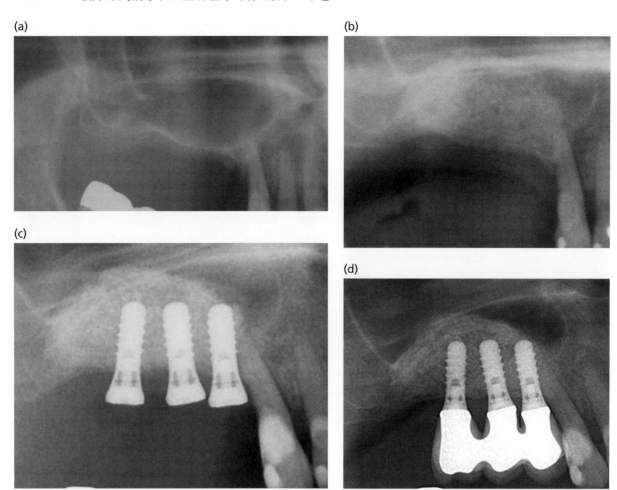

图51-28　二期上颌窦底提升术。（a）曲面体层片显示右侧上颌窦气化程度高，剩余骨高度仅1~2mm。（b）从下颌升支获得的自体骨与牛骨矿物质按1:1混合，以此为移植物进行上颌窦底提升术。（c）上颌窦底提升术后6个月进行二期手术，植入3颗12mm的种植体。（d）功能负载1年后拍摄的曲面体层片，显示稳定的状态，移植骨体积未见明显改变。（e）1年后复诊时的临床照片。

访1年，需功能负载。结局指标是种植体存留。主要结果显示：

- 侧方入路的上颌窦底提升术后植入的种植体存留率为61.7%~100%，平均为91.8%。
- 种植体存留率不亚于既往报道中植入未植骨的上颌窦内的种植体。
- 在骨移植术后的上颌窦内植入种植体时，表面粗糙的种植体存留率高于机械加工表面光滑的种植体。
- 与块状自体骨充填的上颌窦相比，颗粒状

自体骨充填的上颌窦内植入的种植体存留率更高。

- 用屏障膜覆盖侧窗时，种植体存留率更高。
- 使用100%自体骨或包含自体骨的复合材料作为移植物，不影响种植体的存留。

一个包含48篇前瞻性研究和回顾性研究的系统评价（Pjetursson et al. 2008）报道了12020颗结合侧方入路上颌窦底提升术植入的种植体。对纳入的研究进行Meta分析，估算的年失败率

为3.48%，转换为3年的种植体存留率为90.1%（95%可信区间为86.4%~92.8%）。然而，当在个体水平分析失败率时，估算的年失败率为6.04%，意味着3年后16.6%的患者遭遇种植体脱落。Meta分析的主要结论是：种植体表面显著影响治疗效果，机器加工光滑表面的种植体的年失败率为6.86%，粗糙表面的种植体年失败率为1.20%，差异十分明显。粗糙表面的种植体的3年存留率为96.4%（95%可信区间为94.6%~97.7%）。

穿牙槽嵴入路上颌窦底提升术（骨挤压技术）

骨凿冲顶技术最初用于压缩疏松的Ⅲ类和Ⅳ类上颌骨，旨在增加上颌骨的密度，从而让种植体获得更好的初期稳定性。

上颌缺牙区牙槽嵴的颊腭径常常较窄，这限制了术者通过标准钻孔方法预备种植位点。为了解决这个问题，人们用尺寸逐渐增加的锥形圆骨凿去扩大可压缩的、疏松多孔的上颌骨，并向侧方轻轻移动，以增加牙槽嵴宽度。这个过程被称为"骨凿挤压牙槽嵴增宽技术"，本章不做进一步介绍。

Tatum（1986）描述了经牙槽嵴入路的上颌窦底提升术。Summers（1994）最先提出了用一系列不同尺寸的骨凿（图51-29）预备种植位点的骨凿冲顶式上颌窦底提升术。骨挤压法上颌窦底提升术（bone-added osteotome sinus floor elevation，BAOSFE）如今被称为Summer技术，与传统的侧方入路的上颌窦底提升术相比，前者更加保守，侵入性更小。小尺寸的骨凿在上颌窦下方穿过无牙区牙槽嵴，这一过程能够提升上颌窦黏膜，从而形成一个"帐篷"样结构，并为骨移植物的植入和/或血凝块的形成提供空间。应该注意，骨移植物是被盲目地植入窦黏膜下方空间的。因此，这种方法的主要缺陷是可能造成窦黏膜穿孔。然而，内窥镜下的研究已显示，这种方法可以提升上颌窦底达5mm之多，而不穿孔窦黏膜（Engelke & Deckwer 1997）。

适应证和禁忌证

经牙槽嵴骨凿冲顶式技术的适应证包括上颌窦底壁平坦、剩余骨高度≥5mm、牙槽嵴宽度足够植入种植体。

植入移植物和/或血凝块形成技术的禁忌证，与前文已述的侧壁开窗技术的禁忌证相似。另外，有内耳并发症和位置性眩晕病史的患者不适合采用骨凿技术。至于局部禁忌证，倾斜的上颌窦底壁（倾角≥45°）不适合采用骨凿技术（图51-30），因为骨凿在倾斜的上颌窦底壁的

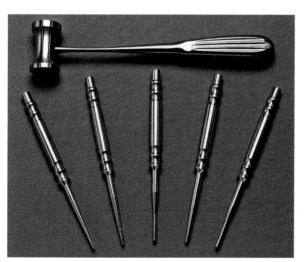

图51-29 一套用于预备种植位点和提升上颌窦底的圆柱状骨凿和锥形骨凿。

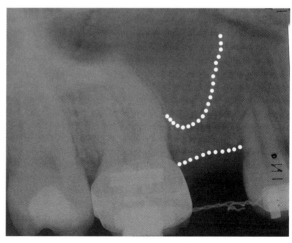

图51-30 15位置的缺牙间隙。上颌窦底倾斜的下界与牙槽嵴下界约成60°角（虚线表示剩余骨的轮廓）。如果临床遇到这样的情况，那么用骨凿提升上颌窦底很难，并且窦黏膜穿孔的风险很高。

(a)　(b)

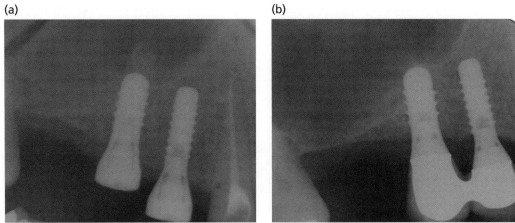

图51-31 （a）用骨凿冲顶技术对一个上颌窦底倾斜的病例进行上颌窦底提升术。窦底的皮质骨向内折断并卷起，导致窦黏膜穿孔。由于发生窦黏膜穿孔，未植入移植材料。（b）该患者5年后复诊。种植体稳定，但仅种植体远中面可见少量新骨形成。

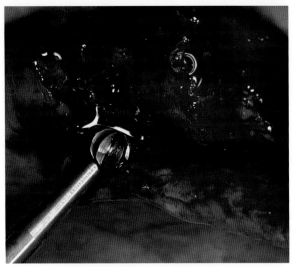

图51-32 首先用小球钻（#1）标记种植位点的准确位置，然后用两个尺寸的球钻（#2和#3）扩大开口，直到比要植入的种植体直径小0.5～1mm。

较低位置最先进入上颌窦，在上颌窦底壁的较高位置依然存在骨阻力，这种情况下，骨壁的锐利边缘穿破上颌窦黏膜的风险很高（图51-31）。

手术技术

目前对最初的外科技术（Summers 1994）仅有较小的改良（Rosen et al. 1999；Fugazzotto 2001；Chen & Cha 2005；Pjetursson et al. 2009a），下文将描述一种对最初外科技术的改良。

1. 患者的术前准备包括用0.1%氯己定漱口1分钟。
2. 术区的颊侧和腭侧进行局部麻醉。
3. 做牙槽嵴正中切口，视情况做或不做松弛切口，然后翻起全厚黏骨膜瓣。
4. 用手术导板或距离指示器确定种植位点，并用小球钻（#1）在牙槽嵴上标记。精确定位种植位点后，用两个不同直径的球钻（#2和#3）扩大预备位点的开口，直至比要植入的种植体直径小0.5～1mm（图51-32）。
5. 术前X线片上测量的牙槽嵴顶到上颌窦底壁的距离，大多数情况下可以在术中得到确认，方法是将钝的牙周探针从预备位点的开口插入，通过松软的骨小梁（III类骨或IV类骨）到达上颌窦底壁。
6. 确认到上颌窦底的距离后，用直径较小的先锋钻（比种植体直径小1～1.5mm）预备种植位点，预备至上颌窦底下方约2mm距离（图51-33a）。当患者的上颌骨为松软的IV类骨，并且剩余骨高度为5～6mm时，则通常不需要使用先锋钻，用球钻就足以穿通牙槽嵴顶的皮质骨。
7. 用于预备种植位点的第一支骨凿是直径较小的锥形骨凿（图51-34）。轻轻锤击骨凿，将骨凿推向上颌窦底的皮质骨（图51-33b）。到达上颌窦底后，继续轻轻锤击，推动骨凿前进约1mm，使上颌窦底的皮质骨发生青枝骨折。应选用尺寸小的骨凿，以尽量减小造成皮质骨骨折所需的力量。
8. 第二支锥形骨凿的直径稍大于第一支，

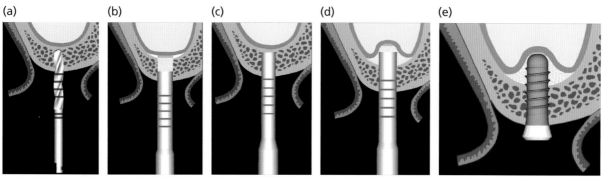

图51-33　（a）用直径较小的先锋钻预备种植位点，至上颌窦底下方约2mm距离。（b）到达上颌窦底壁后，通过轻轻锤击继续推进骨凿约1mm，以造成上颌窦底皮质骨的青枝骨折。（c）用圆柱状骨凿慢慢将移植材料推进上颌窦腔，这个过程要重复数次。（d）只有将一些移植材料通过预备位点推进上颌窦并提升上颌窦黏膜后，才能让骨凿的末端进入上颌窦腔。（e）植入的种植体和移植材料维持着窦黏膜下方的间隙。

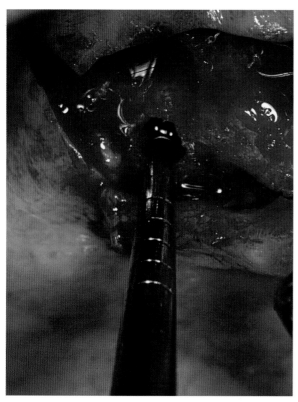

图51-34　用于预备种植位点的第一支骨凿是直径较小的锥形骨凿。使用这样的骨凿是为了尽量减小折断皮质骨所需的力。

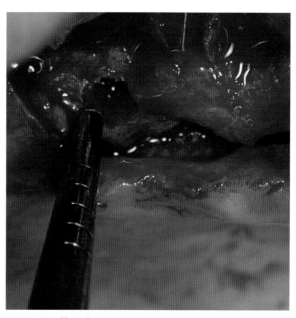

图51-35　第二支也是锥形骨凿，但直径比第一支稍大，用于增加上颌窦底的骨折面积。

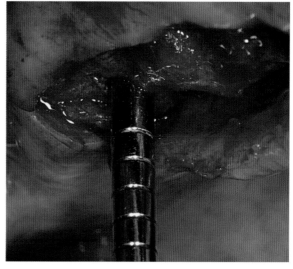

图51-36　第三支骨凿是圆柱形骨凿，直径比要植入的种植体直径小1~1.5mm。

用于增加上颌窦底的骨折面积（图51-35）。第二支骨凿行进的距离应与第一支相同。

9. 第三支骨凿是圆柱状的，直径比要植入的种植体小1~1.5mm（图51-36）。可用压电手术代替骨凿冲顶技术折断上颌窦底。压电手术的优势是穿透上颌窦底的操作更加可控，因此，窦黏膜穿孔的风险也较骨凿冲顶技术更低（Sohn et al. 2009）。另

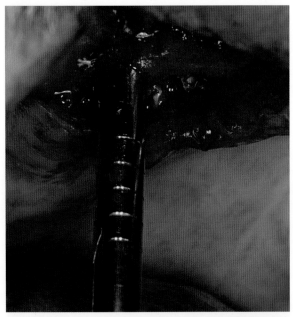

图51-37　最后一支骨凿的外形和尺寸必须与要植入的种植体一致。最后一支骨凿只能进入种植位点一次，这点很重要。

外，这一技术可以降低发生良性阵发性位置性眩晕的风险。压电手术的主要缺点是耗时较长，尤其是上颌窦底的皮质骨较厚时。

此后的步骤中，手术方法的选择取决于是否植入骨移植物或骨替代材料。

不伴骨移植的种植手术

1. 不植入移植材料，将直径比种植体小1 ~ 1.5mm的骨凿继续向上颌窦腔内推进，直至击穿上颌窦底壁。

2. 最后一支骨凿的形状和直径必须与要植入的种植体一致。例如，对于一个直径为4.1mm的圆柱状种植体，最后一支骨凿应该是直径比种植体小约0.5mm（即为3.5mm）的圆柱状骨凿。最后一支骨凿只能进入预备位点一次，这点很重要（图51-37）。如果最后一支骨凿反复进入比较松软的骨（Ⅲ类骨或Ⅳ类骨），则可能增加预备位点的直径，从而影响种植体的初期稳定性。另一方面，如果最后一支骨凿的直径比种植体小太多，那就需要过大的力去植入种植体。对骨的过度挤压导致

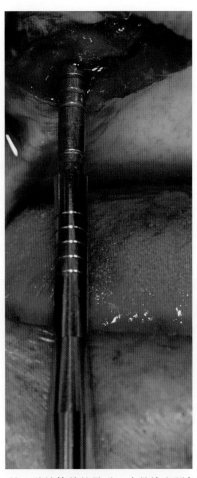

图51-38　植入种植体前的最后一步是检查预备深度是否达到计划水平。可将尖端圆钝的骨凿或深度计插入预备位点进行检查，插入深度与种植体尺寸有关。

骨创伤，从而出现更多的骨吸收，延迟骨结合过程（Abrahamsson et al. 2004）。因此，获得良好的初期稳定性和造成骨创伤之间的微妙平衡很重要，应予重视，尤其是在骨体积减少的位点植入种植体时。

3. 精确控制穿入深度在整个预备过程中至关重要。常规的骨凿有尖锐的切割边缘，进入上颌窦腔会增加窦黏膜穿孔的风险。植入种植体前的最后一步，是检查种植窝预备是否达到计划深度。用尖端圆钝的骨凿或深度计测量，插入深度与种植体尺寸有关（图51-38）。

同期伴骨移植的种植手术

1. 采用骨凿冲顶技术并植入移植材料时，骨凿本身不应进入上颌窦腔。植入的骨颗粒、移植材料和滞留的液体产生一种液压

效应，将折断的上颌窦底壁和上颌窦黏膜向上推。在这种压力下，上颌窦黏膜不太可能撕裂。

2. 在第三支骨凿推挤上颌窦底后，植入移植材料之前，必须检查上颌窦黏膜是否存在穿孔。这一检查可通过鼓气实验（Valsalva maneuver）完成。患者捏住自己的鼻孔（图51-39），然后向鼻腔吹气。如果种植位点有气流泄漏，说明上颌窦黏膜有穿孔，不应向上颌窦腔内植入移植材料。

3. 如果上颌窦黏膜完整，则向预备区植入移植材料（图51-40）。用第三支骨凿将移植材料慢慢推进上颌窦腔（图51-41）。重复这一过程4~5次（见图51-33c），直到将0.2~0.3g移植材料充填在上颌窦腔内窦黏膜下方（图51-42）。第四次和第五次充填移植材料时，骨凿的末端可以进入上颌窦腔约1mm，以检查预备位点是否存在抵抗力（图51-33d）。

4. 最后，植入种植体前（图51-43），通过鼓气实验检查预备位点有无窦黏膜穿孔。

为了让上颌后牙区疏松骨小梁中的种植体获得良好的初期稳定性，推荐使用稍有锥度的种植体或颈部呈郁金香形态的种植体。然而，对骨施加过大的力将导致骨吸收增强，延迟骨结合过程，这点必须始终牢记（Abrahamsson et al. 2004）。

术后护理

采用经牙槽嵴的技术植入种植体后的护理与标准种植术相似。除常规的家庭口腔护理外，还强烈推荐术后3周内用0.1%~0.2%氯己定漱口，每天2次。尽管尚无研究比较术后护理中预防性使用与不用抗生素的差异，但当植入骨替代材料时，建议预防性使用抗生素1周。

并发症

正如采用侧方入路的方法，当进行经牙槽嵴

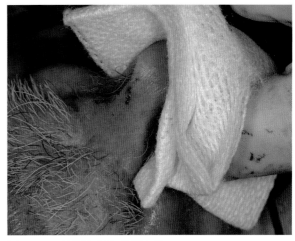

图51-39 检测上颌窦黏膜穿孔。

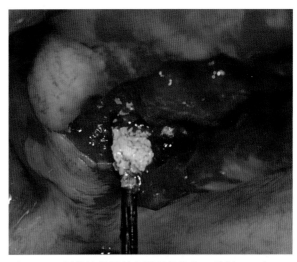

图51-40 用移植骨材料充填预备位点，重复4~5次。

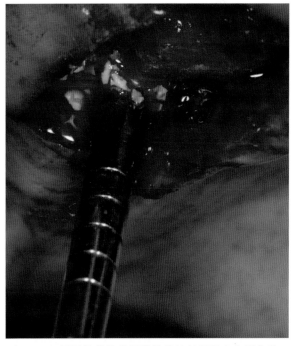

图51-41 用圆柱状骨凿慢慢将移植材料推入上颌窦腔，骨凿的直径比要植入的种植体小1~1.5mm。

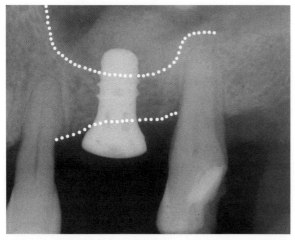

图51-42 植入种植体后的X线片，显示移植骨的穹顶状轮廓。用0.25g移植材料（异种骨移植物）提升上颌窦黏膜（虚线表示剩余骨的轮廓）。

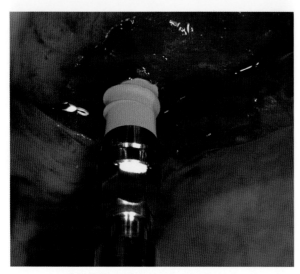

图51-43 采用骨凿冲顶技术预备种植位点后，植入表面粗糙的种植体。初期稳定性良好。

的上颌窦底提升术时，也必须考虑可能出现的并发症，并预知恰当的治疗方法。

最常见的术中并发症依然是上颌窦黏膜穿孔。盲目地将骨移植物植入上颌窦黏膜下方的空间，可能导致上颌窦黏膜穿孔。上颌窦隔的存在和根尖突入上颌窦腔，可能增加窦黏膜穿孔的风险。近期的一篇有关经牙槽嵴的上颌窦底提升术的系统评价中，通过对8项研究中1621颗种植体的分析，研究者们发现鼻黏膜（schneiderian membrane）穿孔的发生率为0～21.4%，平均为3.8%（Tan et al. 2008）。较小的穿孔可用组织纤维蛋白胶经牙槽嵴入路关闭。当穿孔较大时，必须通过侧窗入路关闭穿孔。如果在植入移植材料

之前发生穿孔，应该终止手术或使用较短的种植体。

经牙槽嵴的上颌窦底提升术后发生感染是比较少见的（0～2.5%，平均0.8%）（Tan et al. 2008）。其他已报道的并发症包括术后出血、鼻出血、鼻塞、血肿、覆盖螺丝松动导致的化脓、良性阵发性位置性眩晕（benign paroxysmal positional vertigo，BPPV）。如果未得到正确的认识和恰当的处理，BPPV可能对患者造成巨大的压力（Vernamonte et al. 2011）。尚无研究报道利用液压效应进行上颌窦底提升术会发生空气栓塞（Chen & Cha 2005）。

Pjetursson等（2009a）对经牙槽嵴方法植入的种植体进行了以患者为中心的结局评价。纳入的163位患者中，23%患者认为手术经历令人不愉快。当问及其他术后并发症时，5%患者觉得手术过程中他们的头过于向后倾斜，5%患者术后觉得眩晕、恶心、分不清方向。然而，如果有必要或者有牙科指征，90%的患者愿意再次接受种植治疗。

移植材料

如上文侧方技术中讨论的，关于经牙槽嵴的上颌窦底提升术后是否有必要植入移植材料，以维持新骨形成的空间，这点尚存争议。

最初发表的描述经牙槽嵴方法的文献中，Tatum（1986）未使用任何移植材料去增加并维持提升区域的体积。之后，Summer（1994）提出了BAOSFE并启动了包含8个中心的多中心回顾性研究。他们评价了101位患者口内的174颗种植体，每位医生决定使用移植材料的种类。自体骨移植物、同种异体骨移植物和异种骨移植物单独使用或联合使用。笔者的结论是，骨移植材料的种类不影响种植体的存留（Rosen et al. 1999）。

一篇近期的系统评价（Tan et al. 2008）包含的19项研究中，15项使用了骨移植材料，3项未使用骨移植材料，1项未交代是否使用了骨移植材料。

一项近期的临床研究（Nedir et al. 2010）报

(a)

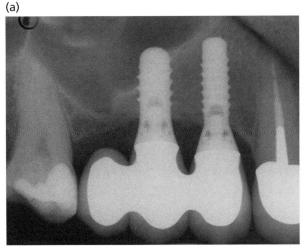

(b)

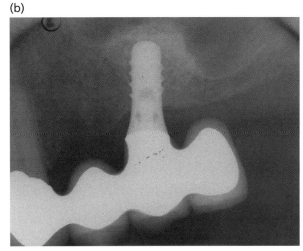

图51-44 （a）第一象限的种植体的5年随访X线片，采用经牙槽嵴技术而未植入移植材料。上颌窦下界新生的皮质骨板清晰可见，但种植体根尖端未见骨性结构。（b）（同一患者）第二象限的种植体的5年功能负载后的X线片，采用经牙槽嵴技术并植入异种骨移植材料。可见清晰的穹顶状结构，记录的骨体积与初始状态相比确有增加。

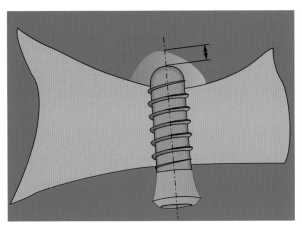

图51-45 种植体根方的移植区域经历了萎缩和重建，上颌窦的初始边界最终由新生皮质骨板巩固和取代（来源：Brägger et al. 2004. 经John Wiley & Sons. 授权转载）。

道了25颗10mm种植体采用经牙槽嵴方法植入，而不植入骨移植材料。术后种植体突入上颌窦腔平均4.9mm。随访5年后，种植体突入上颌窦的长度降低至1.5mm。因此，种植体突入上颌窦的部分有3.4mm（70%）显示自发骨形成。另一个临床研究中，采用改良的经牙槽嵴技术而不植入移植材料，通过X线片评估种植体植入后的上颌窦底重建情况（Schmidlin et al. 2008）。随访的24位患者中，种植体的存留率为100%。测量种植体周围的骨充填情况，并与基线时的数字化X线片相比较。结果显示，近中和远中新生骨的平均高度分别为2.2mm和2.5mm，或者说，分别有86.3%和89.7%的新骨形成。

在一项前瞻性研究中，采用经牙槽嵴的上颌

窦底提升术植入252颗种植体，伴或不伴骨移植（Pjetursson et al. 2009b）。这些种植体中，35%以粒度为0.25~1mm的脱蛋白牛骨矿物质为移植材料，其余164颗种植体植入过程中未使用移植材料。在X线片上，植入骨移植材料的种植体周围平均骨量增加［（4.1±2.4）mm］显著高于未使用移植材料者［（1.7±2.0）mm］。使用骨移植材料时，种植体植入后，X线片上可见边界模糊的穹顶状结构。这个穹顶的尺寸通常在骨重建后有所减少，但与术前情况相比，骨体积仍然有所增加（Pjetursson et al. 2009b）（图51-44）。

Brägger等（2004）研究了种植体植入后的组织重建模式，他们采用经牙槽嵴技术，以异种骨移植物与自体骨移植物组成的复合物作为移植材料，对19位患者植入25颗种植体。术前、术后3个月、术后12个月拍摄口内X线片。手术时，种植体根尖和中间的新骨平均高度为1.57mm，但在术后3个月时显著降低至1.24mm，术后12个月时降为0.29mm（图51-45）。结论是：种植体根方的骨移植区发生萎缩和重建（图51-46），上颌窦的初始轮廓最终由新生皮质骨板巩固和取代。

成功率和种植体存留情况

一项多中心回顾性研究评估了用Summer技术植入种植体的存留率，包含101位患者，共

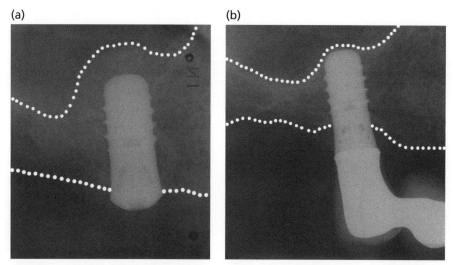

图51-46 （a）采用经牙槽嵴技术并填充植骨材料植入种植体后，即刻拍摄的X线片，在种植体根尖有范围2~3mm模糊不清的圆弧形结构。（b）植入同样的种植体1年后拍摄的X线片，"圆弧形"结构明显缩小，但种植体根尖的新骨结构仍清晰可见（虚线代表植骨材料和剩余骨的轮廓）。

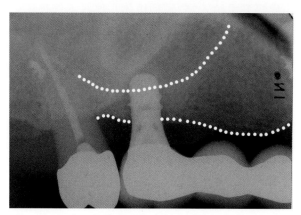

图51-47 采用骨凿冲顶技术但未填充植骨材料，植入6mm种植体后拍摄的X线片、剩余骨高度只有3mm。经过6个月的功能性负荷后，种植体因松动拔除。又经过2个月的愈合时间，外侧入路进行上颌窦底提升并同期植入2颗新的种植体（虚线代表剩余骨的轮廓）。

174颗种植体。当剩余骨高度≥5mm时，种植体的存留率为96%；当剩余骨高度≤4mm时，种植体的存留率降至85.7%（图51-47）（Rosen et al. 1999）。一项近期的前瞻性研究报道了相似的结果，其中20%的种植体植入剩余骨高度<5mm的位点（Pjetursson et al. 2009a），这项研究也显示了经牙槽嵴技术的局限性。剩余骨高度≤4mm的位点，种植体的存留率为91.3%；剩余骨高度为4~5mm的位点，种植体的存留率为90%；剩余骨高度>5mm的位点，种植体的存留率为100%。另外，对于6mm短种植体，种植体存留率仅为48%。这些结果清晰地显示，当剩余牙槽骨高度

≥5mm，并且种植体长度≥8mm时，经牙槽嵴的上颌窦底提升术疗效最可靠。反过来，这也提示了这项技术的局限性。

一篇近期的系统评价（Tan et al. 2008）分析了经牙槽嵴的上颌窦底提升术后植入的种植体的存留率和术后并发症比率。对纳入的19项研究进行Meta分析显示，3年功能负载后，植入于经牙槽嵴提升的上颌窦内的种植体估计年失败率为2.48%，转化为存留率为92.8%（95%可信区间为87.4%~96.0%）。另外，患者水平的分析显示，年失败率为3.71%，意味着3年后10.5%的患者将发生种植体脱落。

短种植体

鉴于上颌窦底提升技术能帮助在骨量不足的上颌骨后牙区域植入种植体，必须与患者讨论这些治疗方案（参见第32章）。然而，由于目前以患者为中心的治疗结果以及与各类手术方法相关的发病率都尚无定论，可以预想很多患者并不会在治疗中选择上颌窦底提升技术。因此，可以在治疗计划中考虑缩短牙弓（Käyser 1981）。

通过选择短种植体来避免进入窦腔，是在上颌后牙区域进行传统种植的变革。Jemt和Lekholm（1995）指出上颌缺牙区域的种植失败与骨的质量显著相关，尤其是针对短种植

体（7mm）。其他的研究也报道了短种植体的低存留率（Friberg et al. 1991; Jaffin & Berman 1991）。然而，我们必须牢记，所有这些研究报道的都是有机械加工表面的种植体。基于此类和其他的研究，出现了一些临床"经验"，一般来说，在上颌后牙区"质量差"的Ⅳ型骨上只能使用长种植体。

一篇有关植入短种植体（7mm）的部分缺牙患者的针对性评价总结道：有机械加工表面的种植体失败率高于粗糙面的种植体（Hagi et al. 2004）。种植体表面的性状似乎成为了这些短种植体性能的一个主要决定因素。

在一项评估6mm非埋入式粗糙面种植体的多中心研究中，跟上颌骨区域植入的45颗短种植体中有6颗脱落相比，下颌骨区域植入的208颗短种植体中只有1颗脱落（ten Bruggenkate et al. 1998）。其中4颗在愈合阶段脱落，剩下3颗仍有功能。经过7年的随访后，存留率分别为99.5%和86.7%。

相反，为初期高稳定性而设计的粗糙面短种植体的临床研究报道的存留率为95%（Fugazzotto et al. 2004; Renouard & Nisand 2005），这与5年后系统性回顾报道的种植体存留率是一致的。有关粗糙面种植体的2项多中心研究（Buser et al. 1997; Brocard et al. 2000）分析了不同长度种植体的存留率和成功率。在8年的随访时间里，并未在8mm、10mm和12mm的粗糙面种植体之间发现显著差异。

最近，欧洲骨结合学会（European Association for Osseointegration，EOA）共识大会准备的综述（Renouard & Nisand 2006）中，基于12颗机械加工表面种植体和22颗符合标准的粗纹理种植体的研究总结道：如果根据骨密度进行手术准备，并采用粗纹理种植体，同时提高术者的手术技能，短种植体（＜10mm）的存留率和成功率与那些更长的种植体相当。

通常在种植体植入不顺利的位点应用短种植体，例如骨吸收区域、有原发损伤或创伤的区域。这些情况会增加种植体失败率，因此其效果应该与植骨术和上颌窦底提升技术这些先进的手术程序相比较。

结论和临床建议

在上颌骨后牙区域，倾向于使用能获得初期高稳定性外形设计的种植体，和初期愈合阶段能获得骨–种植体高结合率的粗糙表面的种植体（Abrahamsson et al. 2004）。在剩余骨高度降低和软骨形态不良的情况下，采用略具锥度的种植体或颈部更宽的种植体能获得更好的初期稳定性。临床上选择哪种方法（短种植体、经牙槽嵴法或侧壁入路）取决于牙槽嵴剩余骨高度和术者的偏好。以下给出了一些推荐方法：

- 剩余骨高度≥8mm同时上颌窦底平坦：标准种植体植入（图51-48）。
- 剩余骨高度≥8mm但上颌窦底倾斜：采用短种植体进行标准种植体植入或采用骨凿冲顶技术但不填充植骨材料，进行上颌窦底提升（图51-49）。
- 剩余骨高度为5～7mm同时上颌窦底相对平坦：采用骨凿冲顶技术，并填充低替代率的植骨材料，进行上颌窦底提升（图51-50）。
- 剩余骨高度为5～7mm但上颌窦底倾斜：外侧入路并填充植骨材料进行上颌窦底提升，同期植入种植体（一期）（图51-51）。
- 剩余骨高度为3～4mm，上颌窦底平坦或倾斜：外侧入路并填充植骨材料进行上颌窦底提升，同期植入种植体（一期）（图51-52）。
- 剩余骨高度为1～2mm，上颌窦底平坦或倾斜：外侧入路并填充植骨材料进行上颌窦底提升，在4～8个月后再延期植入种植体（二期）（图51-53）。

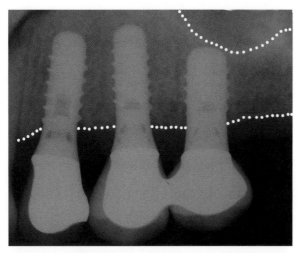

图51-48　上颌前牙区短种植体（8mm）的X线片（虚线代表剩余骨的轮廓）。

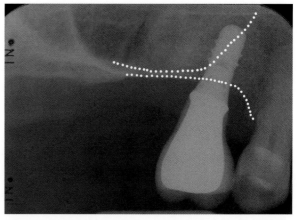

图51-51　在剩余骨高度为2~8mm之间，且上颌窦底倾斜的上颌前部植入1颗种植体后的X线片。侧壁入路进行上颌窦底提升并同期植入1颗种植体（虚线代表剩余骨的轮廓）。

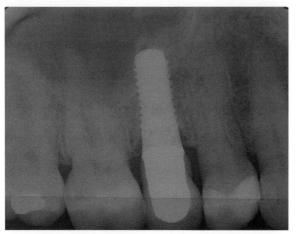

图51-49　在剩余骨高度为8~10mm，且上颌窦底倾斜的上颌前部植入1颗种植体后的X线片。采用骨凿冲顶技术但未填充植骨材料。种植体根尖的远中面延伸至上颌窦腔内，但近中面仍被剩余骨覆盖。

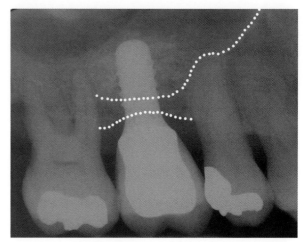

图51-52　在剩余骨高度为2~3mm之间，且上颌窦底平坦的上颌前部植入1颗种植体后的X线片。侧壁入路进行上颌窦底提升并同期植入1颗种植体（虚线代表剩余骨的轮廓）。

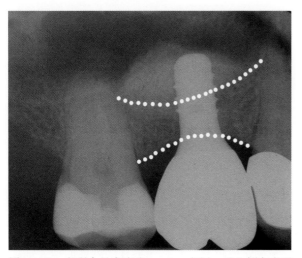

图51-50　在剩余骨高度为5~6mm之间，且上颌窦底平坦的上颌前部植入1颗种植体后的X线片。采用骨凿冲顶技术并填充植骨材料。X线片上可以看到圆弧形的结构覆盖了种植体整个根尖（虚线代表剩余骨的轮廓）。

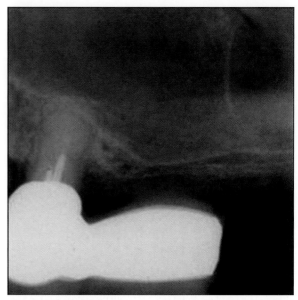

图51-53　X线片展示了一个含有大面积气腔的上颌窦，只能行二期上颌窦底提升术并延期植入种植体。

参考文献

[1] Abrahamsson, I., Berglundh, T., Linder, E., Lang, N.P. & Lindhe, J. (2004). Early bone formation adjacent to rough and turned endosseous implant surfaces. An experimental study in the dog. *Clinical Oral Implants Research* **15**, 381–392.

[2] Bain, C.A. & Moy, P.R. (1993). The association between the failure of dental implants and cigarette smoking. *International Journal of Oral & Maxillofacial Implants* **8**, 609–615.

[3] Berglundh, T., Persson, L. & Klinge, B. (2002). A systematic review of the incidence of biological and technical complications in implant dentistry reported in prospective longitudinal studies of at least 5 years. *Journal of Clinical Periodontology* **29**, 197–212.

[4] Block, M.S. & Kent, J.N. (1997). Sinus augmentation for dental implants: the use of autogenous bone. *Journal of Oral and Maxillofacial Surgery* **55**, 1281–1286.

[5] Block, M.S., Kent, J.N., Kallukaran, F.U., Thunthy K. & Weinberg, R. (1998). Bone maintenance 5 to 10 years after sinus grafting. *Journal of Oral and Maxillofacial Surgery* **56**, 706–714.

[6] Boyne, P.J. (1993). Analysis of performance of root-form endosseous implants placed in the maxillary sinus. *Journal of Long-Term Effects of Medical Implants* **3**, 143–159.

[7] Boyne, P.J. & James, R. (1980). Grafting of the maxillary sinus floor with autogenous marrow and bone. *Journal of Oral Surgery* **38**, 613–618.

[8] Brägger, U., Gerber, C., Joss, A. *et al.* (2004). Patterns of tissue remodeling after placement of ITI dental implants using an osteotome technique: a longitudinal radiographic case cohort study. *Clinical Oral Implants Research* **15**, 158–166.

[9] Brocard, D., Barthet, P., Baysse, E. *et al.* (2000). A multicenter report on 1,022 consecutively placed ITI implants: A 7-year longitudinal study. *International Journal of Oral & Maxillofacial Implants* **15**, 691–700.

[10] Buser, D., Mericske-Stern, R., Bernhard, J.P. *et al.* (1997). Long-term evaluation of non-submerged ITI implants. *Clinical Oral Implants Research* **8**, 161–172.

[11] Chanavaz, M. (1995). Anatomy and histophysiology of the periosteum: quantification of the periosteal blood supply to the adjacent bone with 85 Sr and gamma spectrometry. *Journal of Oral Implantology* **21**, 214–219.

[12] Chanavaz, M. (1990). Maxillary sinus. Anatomy, physiology, surgery, and bone grafting relating to implantology – eleven years of clinical experience (1979–1990). *Journal of Oral Implantology* **16**, 199–209.

[13] Chen, L. & Cha, J. (2005). An 8-year retrospective study: 1,100 patients receiving 1,557 implants using the minimally invasive hydraulic sinus condensing technique. *Journal of Periodontology* **76**, 482–491.

[14] Cricchio, G., Sennerby, L. & Lundgren S. (2011). Sinus bone formation and implant survival after sinus membrane elevation and implant placement: a 1- to 6-year follow-up study. *Clinical Oral Implants Research* **22**, 1200–1212.

[15] Ellegaard, B., Baelum, V. & Kølsen-Petersen, J. (2006). Non-grafted sinus implants in periodontally compromised patients: a time-to-event analysis *Clinical Oral Implants Research* **17**, 156–164.

[16] Engelke, W. & Deckwer, I. (1997). Endoscopically controlled sinus floor augmentation. A preliminary report. *Clinical Oral Implants Research* **8**, 527–531.

[17] Ferrigno, N., Laureti, M. & Fanali, S. (2006). Dental implants placement in conjunction with osteotome sinus floor elevation: 12-year life-table analysis from a prospective study on 588 ITI implants. *Clinical Oral Implants Research* **17**, 194–205.

[18] Friberg, B., Jemt, T. & Lekholm, U. (1991). Early failures in 4,641 consecutively placed Branmark dental implants: a study from stage 1 surgery to the connection of completed prostheses. *International Journal of Oral & Maxillofacial Implants* **6**, 142–146.

[19] Froum, S.J., Tarnow, D.P., Wallace, S.S., Rohrer, M.D. & Cho, S.C. (1998). Sinus floor elevation using anorganic bovine bone matrix (OsteoGraf/N) with and without autogenous bone: a clinical, histologic, radiographic, and histomorphometric analysis. Part 2 of an ongoing prospective study. *International Journal of Periodontics and Restorative Dentistry* **18**, 528–543.

[20] Fugazzotto, P.A. (2001). The modified trephine/osteotome sinus augmentation technique: technical considerations and discussion of indications. *Implant Dentistry* **10**, 259–264.

[21] Fugazzotto, P.A., Beagle, J.R., Ganeles, J. *et al.* (2004). Success and failure rates of 9 mm or shorter implants in the replacement of missing maxillary molars when restored with individual crowns: preliminary results 0 to 84 months in function. A retrospective study. *Journal of Periodontology* **75**, 327–332.

[22] Gruica, B., Wang, H.Y., Lang, N.P. & Buser, D. (2004). Impact of IL-1 genotype and smoking status on the prognosis of osseointegrated implants. *Clinical Oral Implants Research* **15**, 393–400.

[23] Hagi, D., Deporter, D.A., Pilliar, R.M. & Aremovich, T. (2004). A targeted review of study outcomes with short (<7mm) endosseous dental implants placed in partially edentulous patients. *Journal of Periodontology* **75**, 798–804.

[24] Hallman, M., Hedin, M., Sennerby, L. & Lundgren, S. (2002a). A prospective 1-year clinical and radiographic study of implants placed after maxillary sinus floor augmentation with bovine hydroxyapatite and autogenous bone. *Journal of Oral and Maxillofacial Surgery* **60**, 277–284.

[25] Hallman, M., Sennerby, L. & Lundgren, S. (2002b). A clinical and histologic evaluation of implant integration in the posterior maxilla after sinus floor augmentation with autogenous bone, bovine hydroxyapatite, or a 20 : 80 mixture. *International Journal of Oral & Maxillofacial Implants* **17**, 635–643.

[26] Hatano, N., Shimizu, Y. & Ooya, K. (2004). A clinical long-term radiographic evaluation of graft height changes after maxillary sinus floor augmentation with a 2 : 1 autogenous bone/xenograft mixture and simultaneous placement of dental implants. *Clinical Oral Implants Research* **15**, 339–345.

[27] Hatano, N., Sennerby, L. &Lundgren, S. (2007). Maxillary sinus augmentation using sinus membrane elevation and peripheral venous blood for implant-supported rehabilitation of the atrophic posterior maxilla: case series. *Clinical Implant Dentistry and Related Research.* **9**,150–155.

[28] Hising, P., Bolin, A. & Branting, C. (2001). Reconstruction of severely resorbed alveolar crests with dental implants using a bovine mineral for augmentation. *International Journal of Oral & Maxillofacial Implants* **16**, 90–97.

[29] Jaffin, R.A. & Berman, C.L. (1991). The excessive loss of Branmark fixtures in type IV bone: a 5-year analysis. *Journal of Periodontology* **62**, 2–4.

[30] Jemt, T. & Lekholm, U. (1995). Implant treatment in edentulous maxillae: a 5-year follow-up report on patients with different degrees of jaw resorption. *International Journal of Oral & Maxillofacial Implants* **10**(3), 303–311.

[31] Jensen, O.T., Shulman, L.B., Block, M.S. & Iavono, V.J. (1996). Report of the Sinus Consensus Conference of 1996. *International Journal of Oral & Maxillofacial Implants* **13 Suppl**, 11–45.

[32] Käyser, A.F. (1981). Shortened dental arches and oral function. *Journal of Oral Rehabilitation* **8**, 457–462.

[33] Kim, M.J., Jung, U.W., Kim, C.S. *et al.* (2006). Maxillary sinus septa: prevalence, height, location, and morphology. A reformatted computed tomography scan analysis. *Journal of Periodontology* **77**, 903–908.

[34] Kim, S.M., Park, J.W., Suh, J.Y., Sohn, D.S. & Lee J.M. (2011). Bone-added osteotome technique versus lateral approach for sinus floor elevation: a comparative radiographic study. *Implant Dentistry* **20**, 465–470.

[35] Khoury, F. (1999). Augmentation of the sinus floor with mandibular bone block and simultaneous implantation: a 6-year clinical investigation. *International Journal of Oral &*

Maxillofacial Implants **14**, 557–564.

[36] Lazzara, R.J. (1996). The sinus elevation procedure in endosseous implant therapy. *Current Opinion in Periodontology* **3**, 178–183.

[37] Lundgren, S., Andersson, S., Gualini, F. & Sennerby, L. (2004). Bone reformation with sinus membrane elevation: a new surgical technique for maxillary sinus floor augmentation. *Clinical Implant Dentistry and Related Research* **6**,165-173.

[38] Mayfield, L.J., Skoglund, A., Hising, P., Lang, N.P. & Attstrom, R. (2001). Evaluation following functional loading of titanium fixtures placed in ridges augmented by deproteinized bone mineral. A human case study. *Clinical Oral Implants Research* **12**, 518–514.

[39] Nedir, R., Nurdin. N., Vazquez, L.*et al.* (2010). Osteotome sinus floor elevation technique without grafting: a 5-year prospective study. *Journal of Clinical Periodontology* **37**, 1023–1028.

[40] Peleg, M., Mazor, Z., Chaushu, G. & Garg, A.K. (1998). Sinus floor augmentation with simultaneous implant placement in the severely atrophic maxilla. *Journal of Periodontology* **69**, 1397–1403.

[41] Peleg, M., Mazor, Z. & Garg, A.K. (1999). Augmentation grafting of the maxillary sinus and simultaneous implant placement in patients with 3 to 5 mm of residual alveolar bone height. *International Journal of Oral & Maxillofacial Implants* **14**, 549–556.

[42] Peleg, M., Garg, A.K. & Mazor, Z. (2006). Healing in smokers versus nonsmokers: survival rates for sinus floor augmentation with simultaneous implant placement. *International Journal of Oral & Maxillofacial Implants* **21**(4), 551–559.

[43] Piattelli, M., Favero, G.A., Scarano, A., Orsini, G. & Piattelli, A. (1999). Bone reactions to anorganic bovine bone (Bio-Oss) used in sinus augmentation procedures: a histologic long-term report of 20 cases in humans. *International Journal of Oral & Maxillofacial Implants* **14**, 835–840.

[44] Pikos, M.A. (1999). Maxillary sinus membrane repair: report of a technique for large perforations. *Implant Dentistry* **8**, 29–33.

[45] Pjetursson, B.E., Tan, W.C., Zwahlen, M. & Lang, N.P. (2008). A systematic review of the success of sinus floor elevation and survival of implants inserted in combination with sinus floor elevation. *Journal of Clinical Periodontology* **35 Suppl**, 216–240.

[46] Pjetursson, B.E., Rast, C., Brägger, U., Zwahlen, M. & Lang, N.P. (2009a). Maxillary sinus floor elevation using the osteome technique with or without grafting material. Part I – Implant survival and patient's perception. *Clinical Oral Implants Research* **20**, 667–676.

[47] Pjetursson, B.E., Ignjatovic, D., Matuliene, G. *et al.* (2009b). Maxillary sinus floor elevation using the osteome technique with or without grafting material. Part II – Radiographic tissue remodelling. *Clinical Oral Implants Research* **20**, 677–683.

[48] Renouard, F. & Nisand, D. (2005). Short implants in the severely resorbed maxilla: A 2-year retrospective clinical study. *Clinical Implant Dentistry and Related Research* **7 Suppl 1**, 104–110.

[49] Renouard, F. & Nisand, D. (2006). Impact of implant length and diameter on survival rates. *Clinical Oral Implants Research* **17 Suppl 2**, 35–51.

[50] Rosen, P.D., Summers, R., Mellado, J.R. *et al.* (1999). The bone-added osteotome sinus floor elevation technique: multicenter retrospective report of consecutively treated patients. *International Journal of Oral & Maxillofacial Implants* **14**, 853–858.

[51] Schmidlin, P.R., Müller, J., Bindl, A. & Imfeld, H. (2008). Sinus floor elevation using an osteotome technique without grafting materials or membranes. *International Journal of Periodontics and Restorative Dentistry* **28**, 401–409.

[52] Sohn, D.S., Lee, J.S., An, K.M. & Choi, B.J. (2009).

Piezoelectric internal sinus elevation (PISE) technique: a new method for internal sinus elevation. *Implant Dentistry* **18**, 458–463.

[53] Solar, P., Geyerhofer, U., Traxler, H. *et al.* (1999). Blood supply to the maxillary sinus relevant to sinus floor elevation procedures. *Clinical Oral Implants Research* **10**, 34–44.

[54] Springer, I.N., Terheyden, H., Geiss, S. *et al.* (2004), Particulated bone grafts – effectiveness of bone cell supply. *Clinical Oral Implants Research* **15**, 205–212.

[55] Summers, R.B. (1994). A new concept in maxillary implant surgery: the osteotome technique. *Compendium of Continuing Education in Dentistry* **15**, 152–162.

[56] Tan, W.C., Lang, N.P., Zwahlen, M. & Pjetursson, B.E. (2008). A systematic review of the success of sinus floor elevation and survival of implants inserted in combination with sinus floor elevation. Part II: transalveolar technique. *Journal of Clinical Periodontology* **35 Suppl**, 241–254.

[57] Tarnow, D.P., Wallace, S.S. & Froum, S.J. (2000). Histologic and clinical comparison of bilateral sinus floor elevations with and without barrier membrane placement in 12 patients: Part 3 an ongoing prospective study. *International Journal of Periodontics and Restorative Dentistry* **20**, 117–125.

[58] Tatum, H. (1986). Maxillary and sinus implant reconstructions. *Dental Clinics of North America* **30**, 207–229.

[59] Tatum, O.H., Lebowitz, M.S., Tatum, C.A. & Borgner, R.A. (1993). Sinus augmentation: rationale, development, long-term results. *New York State Dental Journal* **59**, 43–48.

[60] ten Bruggenkate, C.M., Asikainen, P., Foitzik, C., Krekeler, G. & Sutter, F. (1998). Short (6 mm) nonsubmerged dental implants: results of a multicenter clinical trial of 1 to 7 years. *International Journal of Oral & Maxillofacial Implants* **13**, 791–798.

[61] Timmenga, N.M., Raghoebar, G.M., Boering, G. & Van Weissenbruch, R. (1997). Maxillary sinus function after sinus lifts for insertion of dental implants. *Journal of Oral and Maxillofacial Implants* **55**, 936–939.

[62] Timmenga, N.M., Raghoebar, G.M., van Weissenbruch, R. & Vissink, A. (2003). Maxillary sinus floor elevation surgery. A clinical radiographic and endoscopic evaluation. *Clinical Oral Implants Research* **14**, 322–328.

[63] Ulm, C.W., Solar, P., Gsellmann, B., Matejka, M. & Watzek, G. (1995). The edentulous maxillary alveolar process in the region of the maxillary sinus – a study of physical dimension. *Journal of Oral and Maxillofacial Surgery* **24**, 279–282.

[64] Valentini, P. & Abensur, D.J. (2003). Maxillary sinus grafting with anorganic bovine bone: A clinical report of long-term results. *International Journal of Oral & Maxillofacial Implants* **18**, 556–560.

[65] Van den Bergh, J.P., ten Bruggenkate, C.M., Disch, F.J. & Tuinzing, D.B. (2000). Anatomical aspects of sinus floor elevations. *Clinical Oral Implants Research* **11**, 256–265.

[66] Vernamonte, S., Mauro, V., Vernamonte, S. & Messina, A.M. (2011). An unusual complication of osteotome sinus floor elevation: benign paroxysmal positional vertigo. *International Journal of Oral and Maxillofacial Surgery* **40**, 216–218.

[67] Wallace, S.S. & Froum, S.J. (2003). Effect of maxillary sinus augmentation on the survival of endosseous dental implants. A systematic review. *Annals of Periodontology* **8**, 328–343.

[68] Wannfors, K., Johansson, B., Hallman, M. & Strandkvist, T. (2000). A prospective randomized study of 1- and 2-stage sinus inlay bone grafts: 1 year follow up. *International Journal of Oral & Maxillofacial Implants* **15**, 625–632.

[69] Zitzmann, N. & Schärer, P. (1998). Sinus elevation procedures in the resorbed posterior maxilla: comparison of the crestal and lateral approaches. *Oral Surgery, Oral Medicine, Oral Pathology, Oral Radiology and Endodontics* **85**, 8–17.

第16部分：咬合和修复治疗
Occlusal and Prosthetic Therapy

第52章

牙支持式固定义齿修复
Tooth-Supported Fixed Dental Prostheses

Jan Lindhe, Sture Nyman

Department of Periodontology, Institute of Odontology, The Sahlgrenska Academy at University of Gothenburg, Gothenburg, Sweden

殆创伤的临床表现

楔形骨缺损（角形骨吸收）

　　牙槽骨角形缺损和牙齿松动度增加一直被认为是殆创伤的重要症状（Glickman 1965，1967）。然而，这种说法的真实性已经受到了质疑（详见第14章）。例如，不只是殆创伤的牙齿，咬合功能正常的牙齿也会出现骨的角形缺损。

牙松动度增加

　　临床上牙松动度的增加，是通过牙冠可移动的幅度来确定的。实际上可以同时观察到牙松动度的增加与殆创伤。它也可能是伴或不伴牙槽骨角形缺损的牙槽骨高度下降的结果，该缺损是由菌斑相关牙周疾病引起的（详见第16章）。殆干扰引起的牙松动度增加可能进一步表明，牙周结构已经适应了功能需求的改变，与殆创伤相关的进行性牙松动早期阶段的最终结果（详见第16章）就是正常牙周膜间隙的增宽。

进行性牙齿动度增加

　　在第16章中总结道：只有在观察到进行性牙松动时，才能诊断为殆创伤，也只有在数日或数周内连续测量到牙齿松动，才能确定为进行性的牙齿松动。

牙齿松动导致的牙冠偏移和牙根移位

原发性和继发性牙齿松动

　　由正常牙周组织包绕的牙齿可以水平向和垂直向移动，受力后也能进行有限的旋转运动。临床上，往往通过检查牙冠颊舌向的移动来评估牙松动度。单颗牙齿水平方向上的动度（可移动性）主要取决于周围支持骨的高度、牙周膜的宽度以及现有根的形状和数量（图52-1）。

　　Mühlemann（1954，1960）提出了一个标准的测量方法，用来测量很轻微的牙松动度，从而对牙松动的机制进行详细的研究。使用牙周

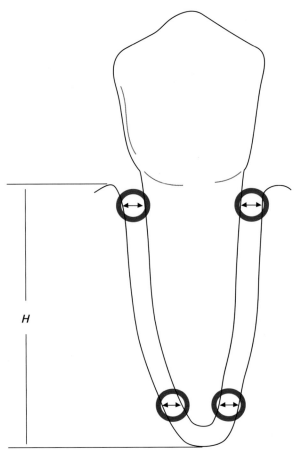

图52-1　牙齿在水平方向的移动取决于牙槽骨的高度（H）、牙周膜的宽度（箭头所示）、以及牙根的形状和数量。

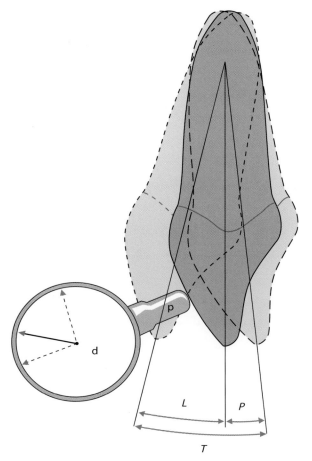

图52-2　用牙周测量仪测量牙齿松动度。$T=L+P=$牙冠的总偏移（d：刻度盘指示器；p：指针；L：牙冠的唇向偏移；P：牙冠的腭向偏移）。

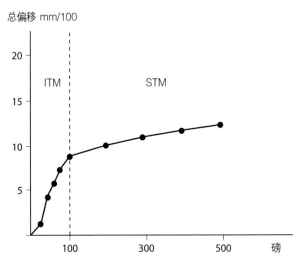

图52-3　当在牙冠上施加100磅的作用力后，牙冠出现初始牙动度（ITM）。当施加500磅的作用力后，牙冠出现继发牙动度（STM）。

测量仪，在牙冠部施加一个轻力［约45kg（100磅）］（图52-2）。牙冠在力的作用下开始倾斜。在加力初期，牙周组织对抗根位移的作用较弱，牙冠仅仅以5/100 - 10/100mm的比例移动。Mühlemann（1954）把这种移动叫作"初始牙动度"（ITM），它是牙槽骨内根移位的结果（图52-2）。在压力区（详见第16章），牙周膜宽度有10%的减少，在张力区有相应增加。Mühlemann和Zander（1954）指出"（我们）有理由认为，ITM相当于张力作用下牙周膜纤维再定位到达功能性预备位"。ITM的范围大小在个体间、牙齿间有差别，而且主要取决于牙周膜的组织结构。因此固连牙（牙与牙槽骨粘连）的ITM为零。

当在牙冠上施加一个重力［约225kg（500磅）］时，张力侧的纤维束就不足以抵抗进一步的根位移。在"继发牙动度"（STM）中观察到（图52-3），额外的冠位移是压力侧牙周组织扭曲和压缩的结果。根据Mühlemann（1960），

当施加500磅的力时，STM的范围大小，即牙冠倾斜程度：（1）在不同牙齿间有差别（即切牙10～12/100mm、尖牙5～9/100mm、前磨牙8～10/100mm、磨牙4～8/100mm）；（2）儿童大于成

人；（3）女性大于男性，而且会在特定时期，例如妊娠期间增加。此外，一天中牙松动度都会有变化；晚上松动度最低，清晨松动度最大。

当Periotest®系统（德国，本斯海姆，西门子股份公司）问世后，Schulte和他的同事们（Schulte 1987; Schulte et al. 1992）展示了一种测定牙松动度的新方法。由叩击仪器产生敲击力并作用于牙齿，该系统可以测定牙周组织的相应反应。通过此装置把金属棒加速到0.2m/s后匀速维持。在冲击下，牙齿出现偏移然后金属棒减速。敲击头和牙齿的接触时间在0.3～2毫秒之间，在稳定牙齿上的作用时间要短于松动牙齿。Periotest®系统的刻度（Periotest的数值）从−8至+50之间，以下是不同范围分别对应的情况：

- −8～+9：临床上稳固的牙齿。
- 10～19：出现松动的首个可见标志。
- 20～29：牙冠在正常位置出现1mm以内的偏移。
- 30～50：牙齿松动明显。

Periotest®系统的数值主要与以下因素相关：（1）牙齿松动度是以十进制来估算的；（2）牙周病和牙槽骨丧失的水平。此后，该系统广泛应用于临床工作以及各种研究领域中。

牙齿松动的（生理学和病理学）临床评估

如果采用牙松动度的传统测量方法，将会对正常牙周组织包绕的牙冠施加一个相当大的力，牙齿将会在牙槽窝内出现倾斜直到牙根（或根

尖）和边缘骨组织靠近出现接触。倾斜移动的大小，通常是以牙冠的倾斜作为参考来评估，被称为"生理性"牙松动。"生理性"这一术语暗示着也会出现"病理性"牙松动。那什么是"病理性"牙松动呢？

1. 如果在牙周膜增宽的牙齿上施加一个相似大小的力，牙冠在水平方向上的移位就会加大；临床测量结果说明该牙齿松动度增加。应该把这种牙松动度的增加认为是"病理性"吗？

2. 当牙齿的牙槽骨高度降低，但剩余牙周膜宽度仍正常，施力后牙松动度也会增加，也就是牙冠倾斜出现增加。在骨丧失广泛的位点，牙松动（即牙冠倾斜）的程度也会明显增加。应该把这种牙松动度的增加认为是"病理性"吗？

图52-4b展示了牙齿周围牙槽骨高度降低的牙齿。然而剩余的牙周膜宽度仍然正常。在该情况下对牙冠施加一个水平的直接作用力，会比在牙槽骨高度和牙周膜宽度正常的牙齿上施加一个相似的作用力引起的牙冠倾斜程度要大（图52-4a）。我们有理由认为在图52-4b中测量到的所谓牙松动度增加事实上是生理性的。如果不以牙冠为参照评估这两个牙齿的位移，而是以牙槽骨嵴水平上牙根上的某一参照点来评估，很容易就能证明以上陈述的正确性。如果在图52-4的牙齿上直接施加一个

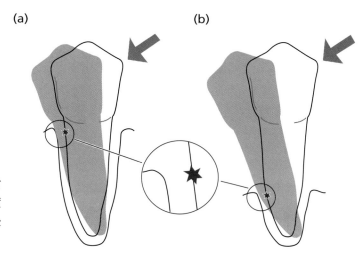

(a)　　　　　　　　　(b)

图52-4　（a）牙槽骨高度和牙周膜宽度均正常牙齿，"生理性"牙齿移动。（b）牙槽骨高度降低牙齿的移动。两种情况下（a、b）牙根处参照点（*）的水平位移距离相同。

水平力，牙根表面的参照点（＊）在两种情况下移动了相似的距离。明显地，从生物学的角度上看重要的并不是牙冠移动的距离大小，而是在剩余牙周膜范围内牙根的位移。

在菌斑相关的牙周病中，骨丧失是一个显著特征。另一个牙周炎的所谓传统症状就是"牙松动度增加"。然而根据以上的讨论，我们应该意识到，在很多情况下甚至是"水平性"的骨丧失，临床测量评估的牙冠位移（牙松动度）增加也应该认为是生理性的；在剩余的、"正常"牙周膜间隙内出现的根位移也是正常的。

3. 当在牙槽骨角形吸收和/或牙周膜宽度增加的牙齿上施加"水平"作用力时，也能通过临床测量检测到牙冠位移（牙松动度）的增加。如果这种松动不是逐渐增加的——从一个观察区间到另一个观察区间——牙根就被宽度增加但成分正常的牙周膜所包绕。因为这种移动是牙槽骨高度和牙周膜宽度的功能（适应的结果，译者注），所以这种松动也应该认为是生理性的。

4. 只有可能伴随殆创伤出现的、进行性的牙松动度增加，才具有活跃骨吸收的特征

（详见第16章），同时暗示着牙周膜内炎性改变的存在，将会被认为是病理性的牙松动。

牙齿松动的治疗

接下来描述的许多情况都需要治疗，旨在减少增加的牙松动度。

情况1

牙周膜增宽但牙槽骨高度正常的牙齿出现牙松动度增加

如果某颗牙齿（如上颌前磨牙）有不良充填物或冠修复，就会出现咬合干扰，周围的牙周组织同时会出现炎症反应，也就是殆创伤（图52-5）。如果设计的修复体让牙冠在咬合时承受了过多颊侧方向的作用力，颊侧边缘和舌侧根尖的压力区就会出现骨吸收，也会导致相应区域牙周膜增宽。该牙齿动度就会增加或者从"受创伤"的咬合位置移开。类似的，作用于牙周组织正常或明显牙龈炎的牙齿上的创伤力，并不能导致牙周袋的形成或结缔组织的附着丧失，牙松动度的增加被认为是牙周组织对功能需求改变的生理性适应。对此类牙齿的咬合面形态进行适当修整将会使其与对颌牙齿间的咬合关系正常，从而消除

(a)　　　　　　(b)

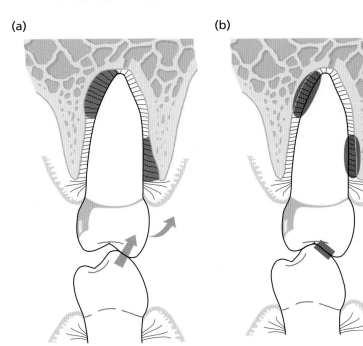

图52-5　（a）一对上下颌前磨牙咬合时的接触关系。上颌前磨牙人工材料修复后咬合面设计不当。咬合时产生的水平向直接作用力（箭头处）会引起上颌牙齿的牙周组织"褐色"区域产生过度的应力集中。这些区域出现了牙槽骨的吸收。还发现了牙周膜增宽和牙齿松动度增加。（b）调殆后，水平力减弱。引起骨的沉积（"红色区域"）和牙齿松动度的正常化。

(a)　(b)

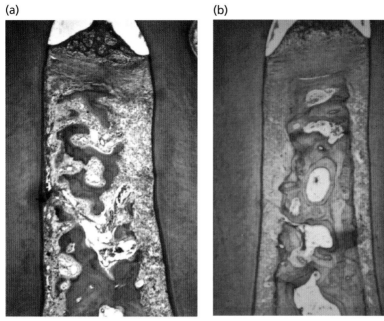

图52-6　以上显微照片显示了猴子的两个下颌前磨牙的牙间区域。（a）两颗前磨牙受到震动作用力。注意到该区域牙槽骨的减少和牙槽嵴位置的降低。去除作用力10周后，（b）出现明显的骨再生。注意到牙间骨高度的增加和牙周膜宽度的正常化。结合上皮的根尖区域终止于釉牙骨质界的连接处（来源：Polson 等，1976a。经过John Wiley & Sons 的准许引用）。

过度作用力。于是，之前骨吸收的位置会出现相应的骨再生，牙周膜的宽度也会正常化，同时牙齿恢复稳固，获得正常的松动度（图52-5）。换言之，殆创伤引起的牙槽骨吸收是一个可逆过程，它可以通过消除咬合干扰来治疗。

殆创伤骨吸收后的骨再生能力已经在大量的动物实验中得到证明（Waerhaug & Randers‐Hansen 1966; Polson et al. 1976a; Karring et al. 1982; Nyman et al. 1982）。在此类实验中，骨吸收不仅在牙槽窝内出现，也会在牙槽嵴处出现。当去除创伤力后，骨组织不仅会在牙槽窝壁沉积从而使牙周膜宽度恢复正常，还会在牙槽嵴处沉积从而使牙槽骨高度恢复正常（图52-6）（Polson et al. 1976a）。然而，当软组织存在未治疗的菌斑相关病损时，就不一定会出现大量的牙槽骨再生（图52-7）（Polson et al. 1976b）。

情况2

牙周膜宽度增加且牙槽骨高度降低的牙齿出现松动度增加

当中晚期牙周疾病经过治疗后，牙槽骨高度降低的区域已经恢复了牙龈健康。如果一个牙周

支持组织高度降低的牙齿受到过度的水平作用力（殆创伤），牙周膜的受压区域就会出现炎症反应并伴随牙槽骨的吸收。这些变化与支持组织高度正常的牙齿是一样的；牙槽骨吸收、压力区/张力区的牙周膜宽度增加，同时牙齿动度增加（图52-8a）。如果通过调殆减少或者消除了过度作用力，将会出现针对"创伤前"水平的骨沉积，牙周膜宽度将恢复正常，牙齿也将重新稳固。

结论（情况1和2）：当牙齿松动度增加是由牙周膜增宽引起时，调殆是一种有效的治疗手段。

情况3

牙槽骨高度降低但牙周膜宽度正常的牙齿出现松动度增加

牙槽骨高度降低并不伴有牙周膜增宽的牙松动度增加，不能通过调殆来减轻或消除。在牙周膜宽度正常的牙齿上，并不能在牙槽窝壁内发生进一步的骨沉积。如果此类牙松动度增加并没有影响患者的咀嚼功能和舒适度，就无须处理。反之，如果患者感觉牙齿松动带来了困扰，这种情况下也只能通过夹板固定，也就是把松动的单颗

(a)   (b)

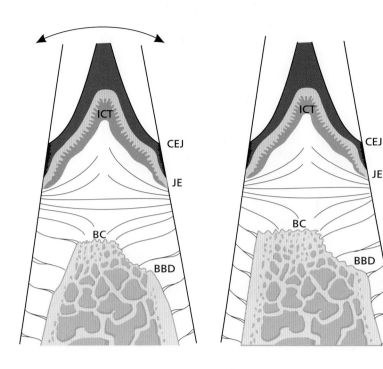

图52-7 当存在边缘性龈炎时，创伤力作用引起牙槽骨丧失（a），在创伤力去除后并不一定会再生（b）（ICT：炎性浸润的结缔组织；JE：结合上皮根尖部；BC：牙槽骨嵴顶；BBD：牙槽骨角形缺损底部）（来源：Polson et al. 1976b。经过John Wiley & Sons的准许引用）。

(a)   (b)

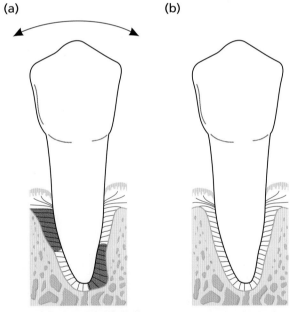

图52-8 如果对牙周支持组织降低的牙齿（a）施加过度的水平作用力，会导致牙周膜增宽（"褐色"区域）和牙齿松动度（箭头示）增加。（b）减少或去除类似作用力之后，会出现骨沉积且牙齿恢复稳固。

牙齿/多颗牙齿与其余牙齿结扎固定—夹板。

夹板是"使松动牙稳固的装置"，可以通过树脂充填、固定桥、可摘局部义齿等形式进行组合。

举例：病例A，64岁的男性

通过初步检查的X线片展示了患者的牙周状况（图52-9）。牙周病已经进展到上颌牙齿只有根尖1/3或更少在牙槽骨内。以下是涉及该上颌牙列治疗的讨论。

在该病例的治疗计划中，第一前磨牙（牙齿14和24）由于牙周炎晚期以及伴发Ⅲ度根分叉病变被拔除。因为同样的原因，牙齿17和27也计划拔除。同时发现牙齿16和26也有牙周支持组织的严重丧失和重度根分叉病变。最可能明确的治疗包括以下牙位的牙周以及辅助治疗：牙齿15和25，以及13、12、11、21、22、23。为了功能和美观的目的，牙齿14和24显然需要修复。当下的问题是，是否通过13、15以及23、25作为基牙的两个独立的固定桥替换这两颗前磨牙，还是鉴于这些牙包括前牙（12、11、21、22）松动度的增加，而采用跨牙弓设计的固定桥，范围从15~25，以期获得夹板效应。如果牙齿14和24由两个单侧独立的固定桥替代，这两个三单位桥的每一个都会作为独立的基牙在颊舌向表现出同样程度的松动（Ⅱ度松动）（图52-9），因为一个单侧的固定桥在这种作用力方向下对基牙并没有稳定效果。

(a)

牙齿	牙周袋深度				根分叉病变	牙齿松动度
	M	B	D	L		
18						
17	6	6	8	8	b2, m2, d1	
16	6	6	8	8	m1, d2	2
15	8	8	6	7		2
14	7	7	7	4	3	2
13	8	4	8	4		2
12	8	4	8	4		2
11	6	4	7	4		1
21	6	4	6	4		1
22	6	5	7			2
23	6		6	4		2
24	7		8		3	2
25	6	8	8	4		2
26	8		6		b2, m2, d2	
27	6	6	10	8	b2, d2	1
28						
48						
47						
46	8	6	6	7	b1, l2	
45	6		7	4		1
44	6		6	4		
43	7	7	6	4		
42	4		4	4		1
41	6	4				1
31	6					1
32	4		6	4		1
33	6		6	6		2
34	4		7	4		
35	7		4	6		2
36						
37	8	5	6	4	b2, l2	3
38						

牙周表

(b)

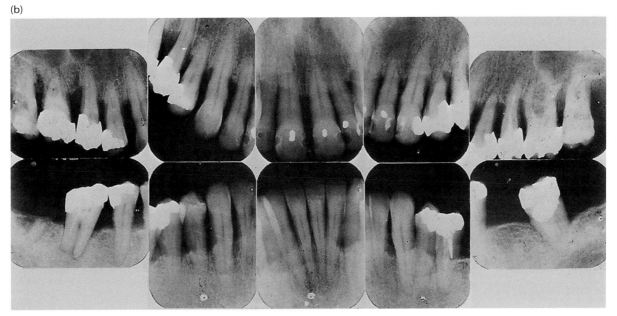

图52-9 （a，b）病例A，64岁的男性。治疗前X线片。

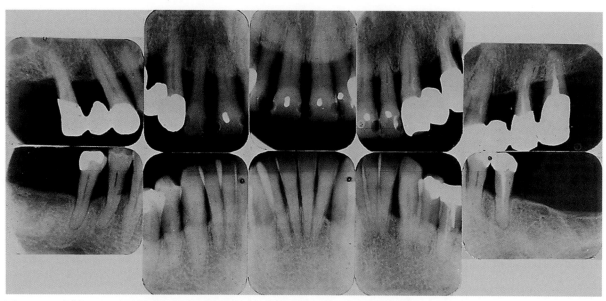

图52-10　病例A。经过牙周治疗并在上颌放置两个单侧的固定桥10年后的X线片。

从X线片中可以看到，该患者上颌牙齿的松动度增加主要与牙槽骨高度降低而不是牙周膜增宽有关。也就意味着，此患者支持组织高度降低的牙齿松动是正常的或"生理性的"。反过来也就表示，此病例中牙松动度的增加除非影响了咀嚼功能或对前方牙齿的位置造成危害，并不需要治疗。该患者并没有觉得上颌牙齿松动度的增加带来了功能性的问题。因此，并不需要为了减少松动度制作跨牙弓的固定桥来用夹板固定牙齿。接下来对菌斑相关的牙周病损适当处理，并分别设计两个独立的临时固定桥（15、14、13；23、25、26腭根）。临时的丙烯酸固定桥先试用6个月，在此期间内，仔细监测咬合情况、桥体的松动度以及前牙的位置。6个月后，侧切牙和中切牙的位置并没有改变，两个临时桥的松动度也没有增加，然后再进行最终的修复治疗。

图52-10展示了初期治疗10年后的X线片。前牙的位置以及切牙和两个固定桥的松动度在维护期间并没有变化。10年的观察期内，牙周支持组织没有更多的丧失，前牙没有进一步的外展，而且包括固定桥邻接牙齿在内的个别牙齿的牙周膜都没有加宽。

结论：如果咬合稳定（没有进一步的移动或者个别牙齿松动度的增加），同时现有的牙松动水平并没有影响患者的咀嚼和舒适度，牙松动度的增加作为牙槽骨高度降低的结果是可以接纳的，而且不需要夹板固定。因此，使用夹板固定也就意味着某颗牙齿或一组牙齿的松动度增加明显以至于影响了患者的咀嚼功能，而且/或者降低了舒适度。

情况4

牙周膜减少，牙周膜间隙逐渐增宽，导致单颗牙齿（多颗牙齿）松动度的进行性增加

在重度牙周炎的病例中，组织破坏已经达到一定程度，不可避免地要拔除一颗或多颗牙齿。在这样的牙列中，仍然可以针对牙齿进行牙周治疗，但治疗后牙齿的松动度可能更大，或者甚至出现松动度进行性增加，以致于行使功能时产生的作用力会机械性地破坏牙周膜成分，并且显著增加牙丧失的风险。

只有通过夹板固定的方式才有可能保留住此类牙齿。在此类病例中，固定夹板有两个目的：（1）稳定动度增加的牙齿；（2）替代缺失牙。

举例：病例B，26岁的男性

图52-11是治疗前的X线片，图52-12是牙周治疗结束和为两个固定夹板预备好基牙后拍摄

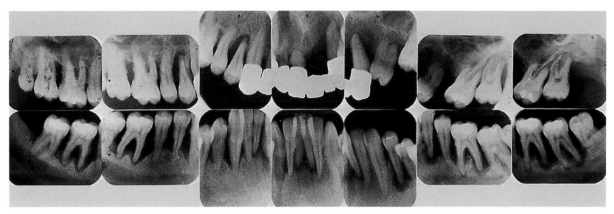

图52-11 病例B，26岁的男性。X线片显示了治疗前的牙周状况。

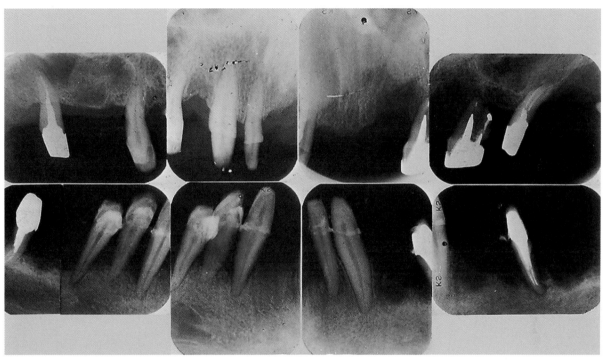

图52-12 病例B。经过牙周治疗，并为两个固定夹板预备好基牙后的X线片。

的X线片。除了13、12和33，其余所有牙齿都丧失了75%或更多的牙槽骨，同时还发现牙周膜增宽。两个夹板的4个远端基牙都是牙根分开的磨牙，以下是保留的牙根：17的腭根、26的近中颊根以及36和47的近中根。应该注意到牙齿24的牙根是分开的，而且保留的腭根仅存留极少数量的牙周组织。

在放置两个夹板之前，除了13、12、和33之外的所有牙齿都出现1度到3度的松动度。从图52-12的X线片中，我们发现，如果患者不使用夹板，仍然用正常的咀嚼力去咬合，许多牙齿都

明显有丧失的风险，比如24、26、47、45、44、43以及36。

尽管个别牙齿的松动度明显，夹板放置后完全是稳定的，并且在>12年的维护期内仍然保持稳定。图52-13展示了临床状况，图52-14是治疗10年后的X线片。从这些X线片中可以看到（与图52-12比较），维护期内没有进一步的牙槽骨丧失或者牙周膜间隙的加宽。

结论：当牙周支持组织丧失明显以致牙松动度进行性增加，也就是单颗或一组牙齿在行使功能时受到拔除力，可以采用夹板疗法。

(a)

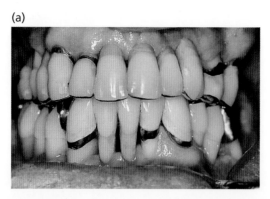

(b)

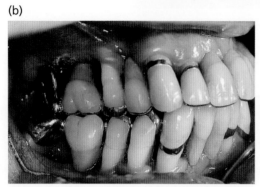

(c)

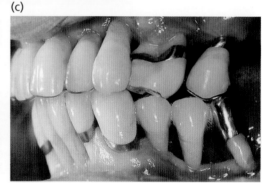

图52-13 （a～c）病例B。治疗后9年的临床状况。

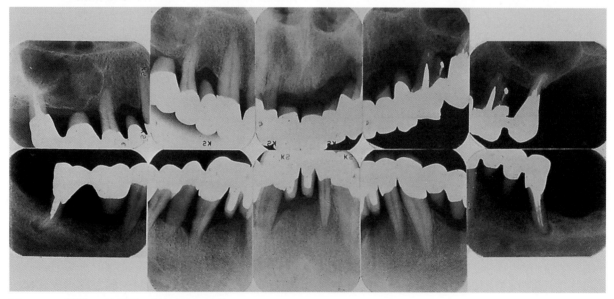

图52-14 病例B。治疗后10年拍摄的X线片。

情况5

尽管使用了夹板，桥体松动度仍然增加

在重度牙周炎患者中，经常可以观察到在牙列的不同牙齿或牙齿的不同面，牙周组织的破坏进展程度有差异，菌斑相关病损的适当治疗常常包括多颗牙的拔除。其余牙齿将出现支持组织的严重丧失，并伴随牙松动度的增加或进行性增加。由于它们在颌骨中的分布，即使通过跨弓固定桥也很难或不可能获得适当的夹板效应。整个桥体/夹板在正面和/或侧面方向都会出现松动。

以上已经提及（情况3），如果松动并没有影响患者的咀嚼功能或舒适度，是可以接受某颗牙齿或某个单侧固定桥设计的。该准则对跨弓桥体/夹板也同样适用。从生物学的观点来说，牙齿松动度的增加和桥体松动度的增加并没有区

别。然而，牙松动度和桥体松动度的进行性（增加）都是不可接受的。在极其重度牙周炎的病例中，松动度增加的跨弓夹板是可以接受的修复结果。然而，维持桥体/夹板松动度的现状，以及避免整个夹板轻叩偏斜和正畸移动，就需要格外注意咬合设计。病例C就是这种特殊临床问题的生动说明。

举例：病例C，52岁的女性

图52-15是初步检查的X线片。检查之前，患者上颌有一使用了10～15年的12单位的固定桥，基牙为18、15、14、13、12、11、21、22、23和24。经过仔细的临床检查，牙齿15、14、22和24由于严重的龋病和牙周病不能保留。其余的牙齿需要进行牙周治疗，并为制作新的上颌固定桥/夹板保留，范围从牙齿18到牙齿26，是一个包含3个悬臂式单位的跨弓夹板，即24、25和26。放置夹板之前每个基牙的即刻松动度分别是：1度（牙齿18）、0度（牙齿13）、2度（牙齿12和11）、3度（牙齿21）和2度（牙齿23）。

图52-16是治疗后5年拍摄的X线片。放入桥体/夹板之前的即刻松动度是1度，5年内松动度并没有改变。X线片表明，在维护期个别牙齿周围的牙周膜宽度并没有进一步的增加。

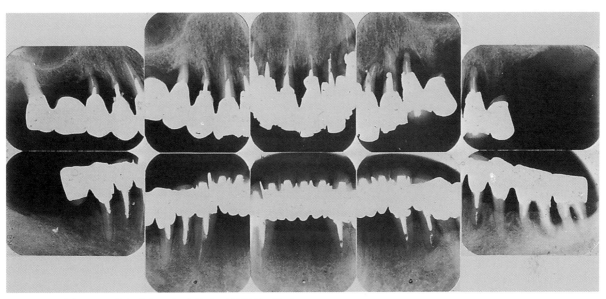

图52-15　病例C。52岁的女性。初步检查后拍摄的X线片。

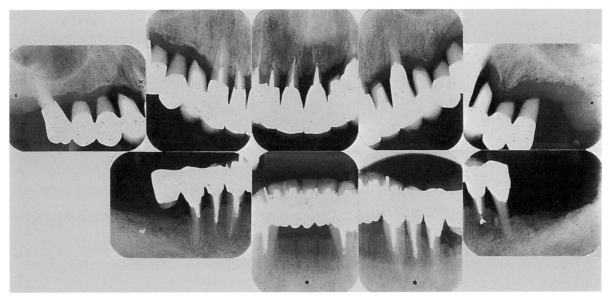

图52-16　病例C。治疗后5年拍摄的X线片。

当跨弓固定桥/夹板松动度增加时，必须确定移动的中心（支点）。为了防止松动度的进一步增加，以及/或者防止桥体的移位，有必要设计咬合使桥体/夹板在与对颌牙接触时受到的是平衡力，也就是支点两端作用力相等。如果达到以上要求，桥体咬合时受到的力就可以用来保持固定桥的平衡，从而预防松动度的进一步增加。

不仅要在牙尖交错位（intercuspal position，IP）和正中咬合时（centric occlusion，CP）建立松动桥体/夹板的平衡负荷，如果桥体在前伸和侧方运动时出现松动或偏斜倾向，也要在下颌进行这些运动时建立平衡负荷。换言之，在某个确定的方向能移动桥体的作用力必须由运动支点另一侧的平衡力来抵消。举例来说，如果上颌的一个跨弓夹板在前伸方向出现松动，就必须在夹板的远中部分施加负荷来抵消前部的负荷；也就意味着夹板前后部咬合牙齿间的接触必须是同时且大小相等的。如果夹板在侧向运动时松动，工作侧的作用力必须由非工作侧平衡接触时产生的作用力来抵消。因此使松动牙的跨弓夹板保持稳定的方法与全口义齿是一样的。当远中基牙缺失且跨弓夹板松动度增加时，可以通过悬臂单位来获得平衡和功能性的稳定。关于这点需要着重指出的是，松动度没有增加的固定桥/夹板，不应该在非工作端有平衡接触。

病例C中的上颌夹板在前伸方向松动度增加。考虑到前部牙齿周围的牙周支持组织所剩无几，且桥体已经终止在颌骨左侧的基牙（23），显然整个桥体都面临着前方偏移的风险。通过在24和25区域安放悬臂单位产生的作用力，来抵消上颌前伸运动时前方的作用力，以此来预防桥体/夹板的此类偏移（图52-17）。此外，悬臂单位

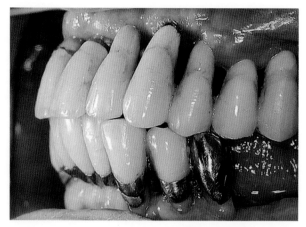

图52-17　病例C。牙齿24、25和26的悬臂部分。

使上颌牙齿牙尖交错位时有了双边的接触关系，也就是桥体的双边稳定性。

与病例C类似，悬臂单位可以用来防止桥体/夹板的位移或松动度增加。然而，需要指出的是，悬臂单位的放置增加了工艺和生物物理学的失败风险（金属支架的断裂、基牙的折裂、余留牙的缺失等）。

在极其重度牙周炎的病例中，通常无法在计划阶段预期桥体/夹板放置后是否会出现不稳定和松动度（进行性）增加的迹象。我们知道无论是否能达到稳定（即松动度没有进一步的增加），在4~6个月的持续阶段和咬合调整中仍然可以看到桥体/夹板的松动度改变。之后将在永久固定桥结构中复原临时丙烯酸固定桥的咬合设计。另一方面，如果（临时固定桥）不能达到稳定，也就意味着不能通过固定夹板达到修复的效果。备选治疗方案可以是全口义齿或者种植体支持式修复体。

结论：如果松动并没有影响咀嚼功能和舒适度，同时夹板的松动度并没有进行性的增加，那么跨弓桥体/夹板的松动增加就是可以接受的。

参考文献

[1] Glickman, I. (1965). Clinical significance of trauma from occlusion. *Journal of the American Dental Association* **70**, 607–618.

[2] Glickman, I. (1967). Occlusion and periodontium. *Journal of Dental Research* **46 Suppl**, 53.

[3] Karring, T., Nyman, S., Thilander, B. & Magnusson, I. (1982). Bone-regeneration in orthodontically produced alveolar bone dehiscences. *Journal of Periodontal Research* **17**, 309–315.

[4] Mühlemann, H.R. (1954). Tooth mobility. The measuring method. Initial and secondary tooth mobility. *Journal of Periodontology* **25**, 22–29.

[5] Mühlemann, H.R. (1960). Ten years of tooth mobility measurements. *Journal of Periodontology* **31**, 110–122.

[6] Mühlemann, H.R. & Zander, H.A. (1954). Tooth mobility, III. The mechanism of tooth mobility. *Journal of Periodontology* **25**, 128.

[7] Nyman, S., Karring, T. & Bergenholtz, G. (1982). Bone regeneration in alveolar bone dehiscences produced by jiggling forces. *Journal of Periodontal Research* **17**, 316–322.

[8] Polson, A.M., Meitner, S.W. & Zander, H.A. (1976a). Trauma and progression of marginal periodontitis in squirrel monkeys. III. Adaptation of interproximal alveolar bone to repetitive injury. *Journal of Periodontal Research* **11**, 279–289.

[9] Polson, A.M., Meitner, S.W. & Zander, H.A. (1976b). Trauma and progression of marginal periodontitis in squirrel monkeys. IV. Reversibility of bone loss due to trauma alone and trauma superimposed upon periodontitis. *Journal of Periodontal Research* **11**, 290–298.

[10] Schulte, W. (1987). Der Periotest-Parodontalstatus. *Zahnärtzliche Mitteilung* **76**, 1409–1414.

[11] Schulte, W., Hoedt, B., Lukas, D., Maunz, M. & Steppeler, M. (1992). Periotest for measuring periodontal characteristics – correlation with periodontal bone loss. *Journal of Periodontal Research* **27**, 184–190.

[12] Waerhaug, J. (1979). The infrabony pocket and its relationship to trauma from occlusion and subgingival plaque. *Journal of Periodontology* **50**, 355–365.

[13] Waerhaug, J. & Randers-Hansen, E. (1966). Periodontal changes incident to prolonged occlusal overload in monkeys. *Acta Odontologica Scandinavica* **24**, 91–105.

第53章

种植修复

Implants in Restorative Dentistry

Niklaus P. Lang[1,2], Giovanni E. Salvi[1]

[1] Department of Periodontology, School of Dental Medicine, University of Berne, Berne, Switzerland

[2] Center of Dental Medicine, University of Zurich, Zurich, Switzerland

前言

自从口腔钛种植体显示出了可预测（97%～98%）的高结合性（Berglundh et al.2002; Pjetursson et al. 2007, 2012），以及令人满意的使用寿命［5年存留率95.6%（95% CI 94.4%～96.6%），10年后存留率约93.1%（95% CI 90.5%～95.0%）］（Pjetursson et al. 2012），选择口腔种植体作为重建牙列的基牙对修复学是一场改革。尽管没有充分的依据，与天然牙相比，有些临床医生更加信任种植基牙（Lang-Hua et al. 2013）。并且，存在一个错误的观念：现在口腔种植体可以比传统的重建牙科学更简单、更低风险地解决大部分修复问题（Esfandiari et al. 2011）。

尽管越来越多的证据表明种植体支持的重建，其工艺并发症是天然牙支持的重建的3倍（Lang et al. 2004; Pjetursson et al. 2004a, b; Tan et al. 2004; Pjetursson et al. 2012），并且两种方案的生物学并发症的发生率大致相同。但遗憾的是，牙科学的发展趋势是与天然牙相比，更倾向于以种植体作为基牙（Esfandiari et al.2011;Lang-Hua et al.2013）。

由于这个原因，必须明确指出：决定1颗受损害的牙是保留并进行治疗还是拔除，应优先于决定牙齿是否需要替代及其替代的形式。从这个意义上来说，"种植体是为了替换缺失的牙齿，而不是为了替代牙齿"。

在修复治疗中，如果进行适当的评估，口腔种植体作为基牙的应用与传统的方法是互补的，在许多情况下，这有利于治疗计划的制订。

治疗内容

在牙列缺损重建时，需要认识到造成牙齿缺失的两个最常见的原因是龋病和牙周炎。只有一小部分的牙齿缺失是因为外伤或者发育不全。因此，绝大部分需要义齿修复的患者均表现出不同程度、不同范围的菌斑生物膜的感染。显而易见的是，这样的患者需要进行病因相关的治疗，也就是，系统的牙周病治疗必须先于任何类型的义齿修复治疗。牙菌斑生物膜的感染控制应先于口腔种植体的植入是最重要的。因为残留的牙周袋

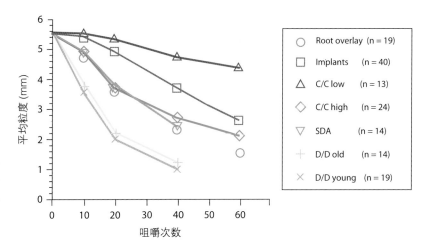

图53-1　咀嚼效率：相同食物被切割为不同的粒径时所需的咀嚼次数（来源：在SAGE出版社的允许下，转载自Fontijn-Tekamp et al. 2000）。

或未经处理的口内微环境可能作为传染源，危害种植体周围区域的健康（Mombelli et al. 1995）。因此，种植体的植入和修复重建通常本质上不是一种治疗，而是在健康的条件下全面地建立美学和功能需求的一种系统的方法（参见第34章）。

很明显，咀嚼功能同时受到牙齿缺失以及替代缺失牙所选择的修复重建类型的影响。通过采用相同的方法检测咬合力和咀嚼效率，对覆盖义齿、全口义齿以及天然牙列的咀嚼功能进行定量比较（Fontijn-Tekamp et al. 2000）。在后一组中，无论下颌骨牙槽嵴是何种类型，患者天然牙的咀嚼效率显著大于全口义齿。通过植入种植体，虽然没有达到患者天然牙列的水平，但咬合力和咀嚼效率可以显著提高。通过缩短牙弓，患者得到的咬合力与具有完整的天然牙的患者相近，但咀嚼效率由于咬合面积的减小受到轻微的限制。因而，这种情况意味着缩短牙弓的患者将必须使用大约2倍的咀嚼次数来达到与天然牙列患者相同的咀嚼效率（图53-1）。

有限的治疗目标

大多数人通常致力于一些局部牙列缺损病例的完全重建。由此产生的问题是：缺失牙是否需要进行修复以及是否需要全部修复。通常情况下，单颗牙齿（缺失）主要因为美观需求而被修复替换；然而，多颗牙缺失可能影响功能和咀嚼能力，因此，它们会被修复替换以改善功能。然而通过横向和纵向的研究（Käyser 1981;

Battistuzz 1987; Witter et al. 1988; 1990a,b, 1991, 1994），可以明显地发现：并不是所有的缺失牙都需要被替换。尤其是一个或多个磨牙的缺失，Nijmegen研究组的临床研究人员已对此进行了彻底的研究。该研究中，具有完整牙列患者和缩短牙弓的患者相比，在咀嚼能力、颞下颌关节紊乱的体征和症状、剩余牙齿的松动度、牙周支持力和口腔舒适度等方面并没有显著性的临床差异。

短牙弓概念

缩短牙弓（shortened dental arches，SDAs）的研究表明：一般前牙和前磨牙即可满足患者对功能性牙列的要求，研究内容包括患者评估的口腔舒适度和咀嚼能力。SDAs相关的文献综述可得出结论：在部分牙列缺失患者的治疗计划中可认真考虑缩短牙弓理念的应用。然而，例如在牙齿健康、经济等方面的持续变化，这一理念需要不断进行研究、评估和讨论（Kanno & Carlsson 2006; Scheuber et al. 2012）。

在将SDAs作为一个有限的治疗目标考虑时，必须特别注意的是：患者增加了对咀嚼能力的需求和渴望。临床观察和研究结果表明，老年患者能够以由10对，甚至是更少对咬合牙齿组成的缩短的牙弓实现可接受的功能（Käyser, 1990）。世界卫生组织（WHO）制定的2020年的目标是：在人的一生中保持不低于20颗天然牙，是被文献证实的可确保口腔功能的理想牙列（Gotfredsen & Walls 2007）。

选择种植体作为基牙可能满足个体的需求。

因此，种植治疗成为缩短牙弓理念下广泛接受的选择。

种植适应证

口腔种植体使用的3种主要适应证：
- 增加主观咀嚼舒适度。
- 保留天然牙列以及理想的现有修复体。
- 策略性地替换重要缺失牙。

增加咀嚼舒适性

研究证明：植入少量数目的下颌种植体（2～4颗）可以显著地改善咀嚼功能，尤其是

在牙列缺失的下颌牙槽骨呈现出严重骨吸收时（Fontijn–Tekamp et al. 2000, 2004a,b）。因此，显而易见的是，牙列缺失患者在数量上只在下颌尖牙区植入两颗种植体即可获得良好的效果（图53-2）。

同样的，主观咀嚼舒适度可以通过在后牙区植入单一的前磨牙咀嚼单元来改善，以在缩短牙弓的理念下满足个体对更多咀嚼能力的需求（图53-3）。至关重要的是，种植体需在正确的位置植入，为牙齿之间（种植体之间）留出足够的空间并观察前磨牙的宽度（7mm）。

具有更宽颈部或基台的种植体的植入是为了能真正模仿并替换缺失的磨牙，而不是为了增加

(a)

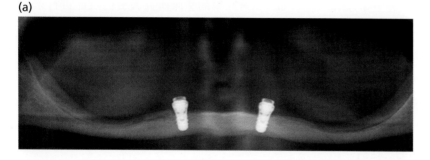

(b)

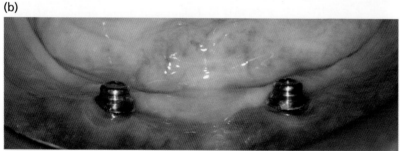

图53-2　增加无牙颌患者的主观咀嚼舒适度。（a,b）通过非杆卡的定位器（Locator®）在尖牙区域植入2颗种植体，可显著提高咀嚼的能力和效率。

(a)　　　　(b)　　　　(c)

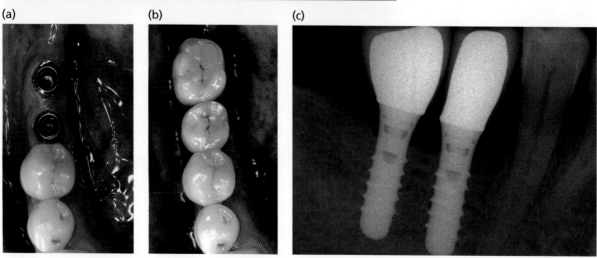

图53-3　在游离端缺失的情况下，通过修复缺失牙以增加主观咀嚼舒适度。（a）植入2颗标准尺寸（直径4.1mm）的Straumann®种植体（10mm），分别与45远中面相距5mm、11mm。（b）咀嚼单元由种植体支持式的46牙位的前磨牙和46/47牙位的磨牙组成。（c）修复5年后X线片复查。

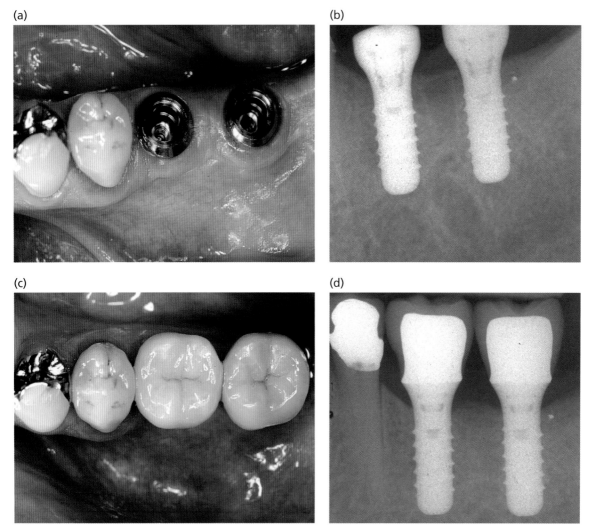

图53-4 通过修复上颌游离端缺失的磨牙增加主观咀嚼舒适度。（a）植入2颗标准尺寸（直径4.1mm）的Straumann® 种植体（8mm），分别与35远中面相距6mm、14mm。（b）种植体植入的即刻X线片。（c）种植体植入8年后，在 36、37牙位的种植体上的2个磨牙牙冠。（d）种植体植入8年后X线片复查。

前磨牙的咀嚼舒适度。在这些情况下，种植体之间的距离需保持在8mm，以便为磨牙和种植体之间的距离创造足够的空间（图53-4）。

天然牙或修复义齿的保留

考虑到前磨牙（7mm）、磨牙（8mm）以及齿间/种植体间（4～5mm）足够空间的需求，在不涉及相邻牙齿的条件下，余留牙齿间的牙槽嵴需要重建并且提高咀嚼舒适度（图53-5）。显而易见的是，桥体长度的减小可以减少风险。

在磨牙和前磨牙联合修复治疗中（图53-6），种植手术治疗需要进行仔细定位，并且使用修复导航系统以创造义齿修复的合适条件。

保存完整牙列/（实现）牙列重建

如果天然牙列能被保留（不被破坏，译者注），口腔种植体则可作为缺牙区理想的基牙。将一颗牙齿预备为一个牙冠的基牙或桥体的基牙可能会打开40000～70000个/mm²的牙本质小管。反之，这意味着牙齿的完整性被严重破坏。不仅如此，作为预备过程的并发症，基牙的小部分将立刻失去活力，文献报道约10%的基牙约在10年后失去活力（Bergenholtz & Nyman1984; Pjetursson et al. 2004a; Tan et al. 2004）。因此，很明显，避免牙体预备的种植体植入代替缺失牙是最为符合生物学要求的方法（图53-7）。

在注重美观的区域，单独以种植体替代缺失牙毫无疑问地提供了最理想、最美观的治疗方案

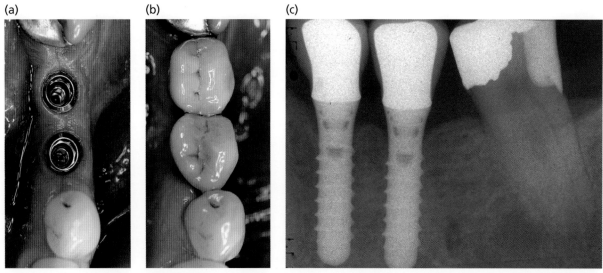

图53-5　通过关闭下颌齿间间隙以增加主观咀嚼舒适度。（a）植入2颗标准尺寸（直径4.1mm）的Straumann®种植体（10mm），分别与34远中面相距5mm、12mm（距37近中面6mm），总延伸间隙为18mm。（b）在前磨牙区域的种植体上进行修复体修复以适应间隙。（c）种植体植入6年后X线片复查。37充填物完好，不需要修复。

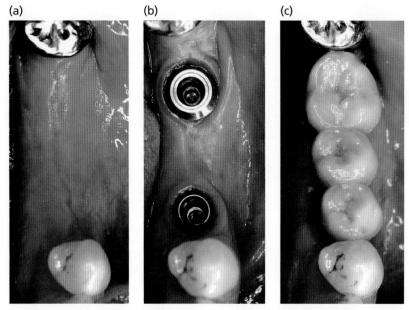

图53-6　通过关闭下颌骨大的间隙以增加主观咀嚼舒适度。（a）34～38之间的缺牙间隙为28mm。（b）距34远中面5mm处植入1颗标准尺寸（直径4.1mm）的Straumann®种植体；距34远中面20mm、38近中面8mm处植入1颗宽径（直径4.8mm）的Straumann®种植体。（c）种植体支持的三单位固定修复体填充间隙。

（图53-8），尤其在牙周健康的牙列和在相邻牙齿间的龈乳头仍然存在的情况下。通过将种植体植入黏膜稍下（1~2mm）的位置，可以得到最佳的外观轮廓。

　　临床医生一般选择尽可能保留现有的、理想的修复体，而不是保留天然牙列，从而简化了缺损牙列的修复重建（图53-9）。少数情况下，修复体可能影响更小，因此，在多年的使用中遇到工艺相关并发症的概率将会降低。

替代牙弓中的关键缺失牙

　　一颗具有重要意义牙齿的缺失往往造成了一系列的连锁反应，需要采取相关的治疗措施。这样牙齿的缺失可能导致治疗计划涉及多种问题，以及大范围的修复重建。特别是对于接受过多次修复体重建的牙列，这样一个具有重要意义牙齿的缺失可能导致治疗耗时并且昂贵（图53-10）。口腔种植体为已有修复体在位的修复重建

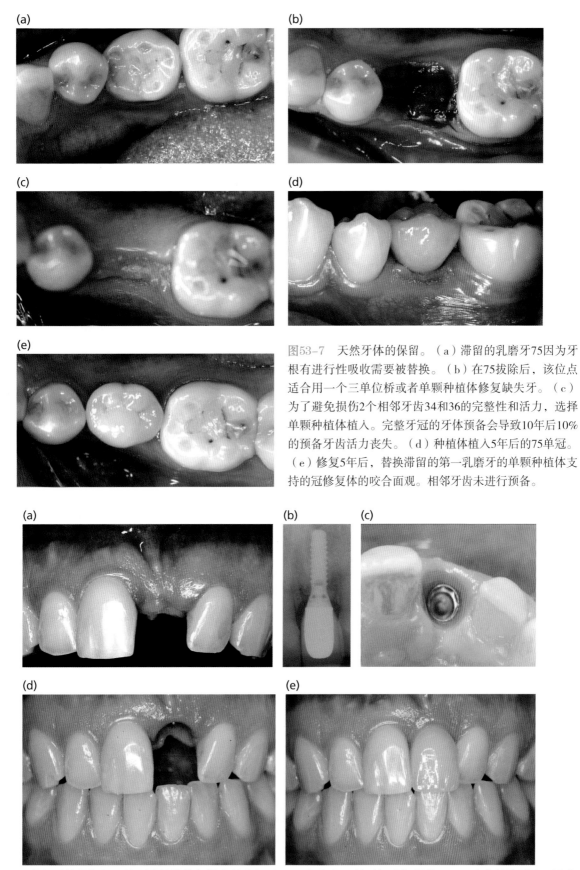

图53-7 天然牙体的保留。（a）滞留的乳磨牙75因为牙根有进行性吸收需要被替换。（b）在75拔除后，该位点适合用一个三单位桥或者单颗种植体修复缺失牙。（c）为了避免损伤2个相邻牙齿34和36的完整性和活力，选择单颗种植体植入。完整牙冠的牙体预备会导致10年后10%的预备牙齿活力丧失。（d）种植体植入5年后的75单冠。（e）修复5年后，替换滞留的第一乳磨牙的单颗种植体支持的冠修复体的咬合面观。相邻牙齿未进行预备。

图53-8 完整牙体的保留。单颗种植体修复缺失的中切牙21。（a）与21缺牙间隙相邻的11、22为完整的牙齿：没有充填物，牙周状况健康。在该青年患者中，近中、远中龈乳头完整并与相邻接触区域接触良好。（b）在植入1颗标准尺寸（直径4.1mm）、长12mm的Straumann®种植体之后，修整黏膜组织以暴露出完美的种植体轮廓外形。（c）种植体植入2年后X线片检查（b、c图片位置应互换，译者注）。（d）美学区域的种植体植入后的软组织表现。（e）种植体植入2年，种植体支持式单冠修复21。

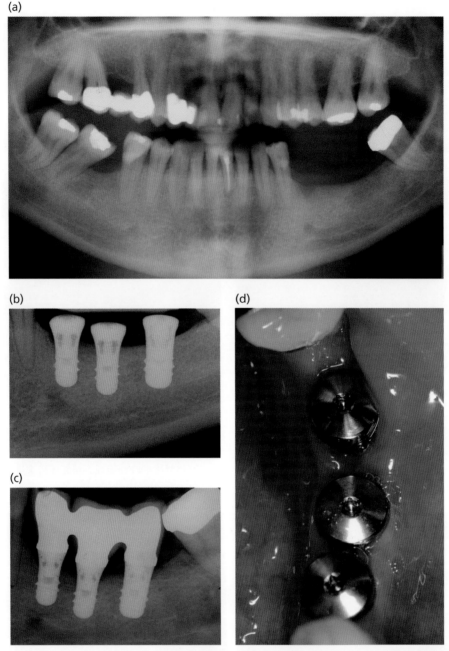

图53-9　拔除35、36、37后的下颌无牙区域。（a）曲面体层片示：相邻的解剖结构（下牙槽神经）和完整的邻牙支持的冠桥修复体。（b）距34远中面5mm、11mm和20mm处分别植入2颗标准尺寸（直径4.1mm）和1颗宽尺寸（直径4.8mm）的Straumann®种植体。（c）2颗前磨牙、1颗磨牙的穿黏膜种植体的植入；种植体包含有愈合帽。38冠修复体完整可见。（d）5年后X线片复查。因为邻近下牙槽神经，植入短种植体（6mm）并通过联冠修复。

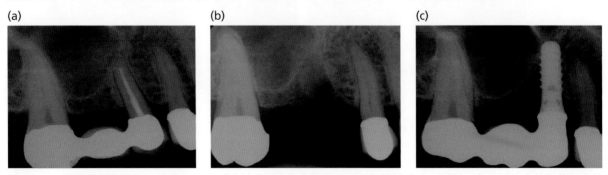

图53-10　替换重要的牙齿。（a）15、17牙支持式固定义齿修复。15已行根管治疗，根折，危及了整个修复体的完整性。（b）将冠桥修复体从17和16桥体处分开。（c）15牙位处予以新的种植体支持式固定修复体，并与已有的、完整的17冠修复体进行粘接。在该治疗方案中，种植体有助于避免昂贵的、广泛的修复重建。

(a)

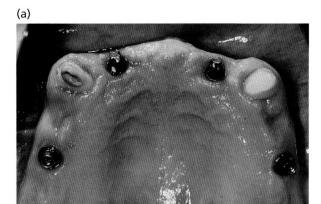

(b)

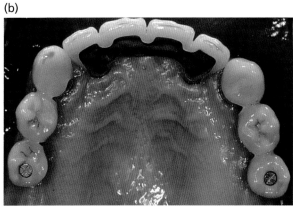

图53-11 替换重要的基牙。（a）仅有2颗牙周健康的上颌尖牙13、23牙余留。为了用固定义齿修复该上颌牙列缺损，需要在合适的部位进行种植体植入。治疗方案：1个种植体支持式的上颌前牙修复体和在后部的2个前牙-种植体混合支持式的修复体。（b）种植体植入8年，上颌前牙修复体粘接在12、22牙位植入的种植体基台上，种植体距尖牙中线约5mm。上颌后部的修复体粘接到尖牙和15、25牙位植入的2颗种植体基台上，种植体分别距尖牙中线约11mm，以最小的风险保证了三单位修复体植入的可能性。缩短牙弓作为有限的治疗目标提供了令人满意的咀嚼效率。

提供了宝贵的、现今不可或缺的治疗方案。通过在理论上正确的位置植入种植体，牙列的部分重建变成了可能。显而易见的是，这样的种植体植入必须是通过修复导航系统定位的。在骨裂或缺乏足够骨量的情况下，可能需要进行骨增量的治疗过程（图53-11）。

天然牙列或余留理想的修复体需要保留，或者具有重要意义的缺失牙需要替换，口腔种植体是作为基牙的最好选择。

因此，相对于传统的修复学，口腔种植治疗已经成为有价值的、不可或缺的并深受欢迎的替代治疗方案。当然，口腔种植治疗应该只适用于口腔健康的状况，修复治疗前需优先进行彻底的牙周治疗。

结论

在修复学中，如果主观咀嚼舒适度需要提升、

参考文献

[1] Battistuzzi, P., Käyser, A. & Kanters, N. (1987). Partial edentulism, prosthetic treatment and oral function in a Dutch population. *Journal of Oral Rehabilitation* **14,** 549–555.

[2] Bergenholtz, G. & Nyman, S. (1984). Endodontic complications following periodontal and prosthetic treatment of patients with advanced periodontal disease. *Journal of Periodontology* **55**, 63–68.

[3] Berglundh, T., Persson, L. & Klinge, B. (2002). A systematic review of the incidence of biological and technical complications in implant dentistry reported in prospective longitudinal studies of at least 5 years. *Journal of Clinical Periodontology* **29 Suppl 3**, 197–212.

[4] Esfandiari, S., Majdzadeh, R. & Feine, J. (2011). Types of Canadian dentists who are more likely to provide dental implant treatment. *Implant Dentistry* **20**, 76–84.

[5] Fontijn-Tekamp, F.A., Slagter, A.P., van der Bilt, A. *et al.* (2000). Biting and chewing in overdentures, full dentures and natural dentitions. *Journal of Dental Research* **79**, 1519–1524.

[6] Fontijn-Tekamp, F.A., Slagter, A.P., van der Bilt, A. *et al.* (2004a). Swallowing thresholds of mandibular implant-retained overdentures with variable portion sizes. *Clinical Oral Implants Research* **15**, 375–380.

[7] Fontijn-Tekamp, F.A., van der Bilt, A., Abbink, J.H. & Bosman, F. (2004b). Swallowing thresholds and masticatory performance in dentate adults. *Physiology and Behaviour* **83**, 431–436.

[8] Gotfredsen, K. & Walls, A. (2007). What dentition assures oral function? *Clinical Oral Implants Research* **18 Suppl 3**, 34–45.

[9] Kanno, T. & Carlsson, G.E. (2006). A review of the Shortened Dental Arch Concept focusing on the work by the Käyser/ Nijmegen group. *Journal of Oral Rehabilitation* **33**, 850–862.

[10] Käyser, A.F. (1981). Shortened dental arches and oral function. *Journal of Oral Rehabilitation* **8**, 457–462.

[11] Käyser, A.F. (1990). How much reduction of the dental arch is functionally acceptable for the aging patient? *International Dental Journal* **40**, 183–188.

[12] Lang, N.P., Pjetursson, B.E., Tan, K. *et al.* (2004). A systematic review of the survival and complication rates of fixed partial dentures (FPDs) after an observation period of at least 5 years. II. Combined tooth-implant-supported FPDs. *Clinical Oral*

Implants Research **15**, 643–653.

[13] Lang-Hua, B.H., Lang, N.P., Lo, E.C.M. & McGrath, C.P.F.J. (2013). Attitudes of general dental practitioners towards implant dentistry in an environment with widespread provision of implant provision. *Clinical Oral Implants Research* **24**, 278–284.

[14] Mombelli, A., Marxer, M., Graberthüel, T., Grunder, U. & Lang, N.P. (1995). The microbiota of osseointegrated implants in patients with a history of periodontal disease. *Journal of Clinical Periodontology* **22**, 124–130.

[15] Pjetursson, B.E., Tan, K., Lang, N.P. *et al.* (2004a). A systematic review of the survival and complication rates of fixed partial dentures (FPDs) after an observation period of at least 5 years. I. Implant-supported FPDs. *Clinical Oral Implants Research* **15**, 625–642.

[16] Pjetursson, B.E., Tan, K., Lang, N.P. *et al.* (2004b). A systematic review of the survival and complication rates of fixed partial dentures (FPDs) after an observation period of at least 5 years. IV. Cantilever or extension FPDs. *Clinical Oral Implants Research* **15**, 667–676.

[17] Pjetursson, B.E., Brägger, U., Lang, N.P. & Zwahlen, M. (2007). Comparison of survival and complication rates of tooth-supported fixed dental prostheses (FDPs) and implant-supported FDPs and single crowns (SCs). *Clinical Oral Implants Research* **18 Suppl 3**, 97–113. Erratum in: (2008) **19**, 326–328.

[18] Pjetursson, B.E., Thoma, D., Jung, R., Zwahlen, M. & Zembic, A. (2012). A systematic review of the survival and complication rates of implant supported fixed dental prostheses (FDPs) after an observation period of at least 5 years. *Clinical Oral Implants Research* **23 Suppl 6**, 22–38.

[19] Scheuber, S., Hicklin, S. & Brägger, U. (2012). Implants versus short-span fixed bridges: survival, complications, patient benefits. A systematic review on economic aspects. *Clinical Oral Implants Research* **23 Suppl 6**, 50–62.

[20] Tan, K., Pjetursson, B.E., Lang, N.P. & Chan, E.S.Y. (2004). A systematic review of the survival and complication rates of fixed partial dentures (FPDs) after an observation period of at least 5 years. III. Conventional FPDs. *Clinical Oral Implants Research* **15**, 654–666.

[21] Witter, D.J., van Elteren, P. & Käyser, A.F. (1988). Signs and symptoms of mandibular dysfunction in shortened dental arches. *Journal of Oral Rehabilitation* **15**, 413–420.

[22] Witter, D.J., van Elteren, P., Käyser, A.F. & van Rossum, G.M. (1990a). Oral comfort in shortened dental arches. *Journal of Oral Rehabilitation* **17**, 137–143.

[23] Witter, D.J., Cramwinckel, A.B., van Rossum, G.M. & Käyser, A.F. (1990b). Shortened dental arches and masticatory ability. *Journal of Dentistry* **18**, 185–189.

[24] Witter, D.J., de Haan, A.F., Käyser, A.F. & van Rossum, G.M. (1991). Shortened dental arches and periodontal support. *Journal of Oral Rehabilitation* **18**, 203–212.

[25] Witter, D.J., de Haan, A.F., Käyser, A.F. & van Rossum, G.M. (1994). A 6-year follow-up study of oral function in shortened dental arches. Part II: Craniomandibular dysfunction and oral comfort. *Journal of Oral Rehabilitation* **21**, 353–366.

第54章

美学区域种植
Implants in the Zone of Esthetic Priority

Ronald E. Jung[1], Rino Burkhardt[2,3]

[1] Clinic for Fixed and Removable Prosthodontics, Center for Dental and Oral Medicine and Cranio-Maxillofacial Surgery, University of Zurich, Zurich, Switzerland

[2] Private Practice, Zurich, Switzerland

[3] Faculty of Dentistry, The University of Hong Kong, Hong Kong, China

前言

种植中美学的重要性及对患者生活质量的影响

美观在现代社会已经成为一个越来越重要的话题。它不仅仅自身很重要，同时涉及更为广泛的康乐理念（Samorodnitzky-Naveh et al. 2007）。在美学区中单颗或多颗牙齿的缺失，可能会影响患者的美观，因此，任何对缺失组织的重建治疗必须同时满足功能性和美学要求。

种植体-骨结合以及被软组织覆盖部分的结构与牙周组织-牙之间的结构在多方面存在不同（Berglundh et al. 1991; Abrahamsson et al. 1996; Lindhe & Berglundh, 1998; Welander et al. 2008）。在种植体表面，无根面牙骨质会影响纤维的定位和附着（Traini et al. 2005a, b; Tetè et al. 2009），反过来可能损害软组织自然形态和表面特性。尽管黏膜组织处于健康状态，但黏膜的不规则形态和/或龈乳头的缺失仍可能会导致不协调的情况，并且成为在美观方面令人不满意的主因（Garber & Salama, 1996）。

一些研究证实：在上前牙区进行种植体支持的重建修复，可以改变美学效果（Chang et al. 1999a; Evans & Chen 2008; Schropp & Isidor 2008）。经评估发现：一般情况下种植体支持的临床牙冠比非修复的对侧牙更长，并且诸如"周围软组织形态""牙冠形状""接触点位置"等因素，显著影响临床医生对外观总体满意度的判断（Chang et al. 1999b）。

常用的研究患者审美感知的方法是根据审美差异将临床照片进行排名（Dong et al. 1999; Kokich et al. 1999; Van der Geld et al. 2007）。然而，对患者美学表现进行评审的专家往往是带有偏见的，因此，通过问卷的方式调查患者对颌面部审美的自我评估已经成为一种广泛使用的方法。出人意料的是，患者的审美结果判断往往比由专业人员判断的具有更高的满意度（Kokich et al. 1999; Flores-Mir et al. 2004），并且最影响外观满意度的因素包括：年龄、性别和牙齿阴影（Neumann et al. 1989; Dunn et al. 1996）。口腔健康影响量表（OHIP）是患者对其本身牙齿外观的满意度评估标准，通常用于采集牙齿方面的审美要求（Slade & Spencer 1994）。Mehl等最近的一项研究（2009年）对OHIP进行了评估，发现其并没有充分评估患者的外观。一个常见的问题是，大多数措施的区分能力低（Meijering et al. 1997），并且与社会心理学结果相比，对具体美学要求的关注往往被降到最低。为口腔修复患者特别开发的口面部审美量表（OES）（Larsson et al. 2010b），是一个基于8项评估影响口面部美观代表因素的简短问卷，并且具有较好的可靠性和有效性。

Wolfart等2006年进行了一项关于口腔修复患者的研究，评估其对牙齿外观自我评估的总体幸福感，并衡量了独特的美学关注和美学功能障碍的心理后果。口面部外观是一项对患者幸福感具有心理影响且影响健康生活质量的因素（John et al. 2004）。因此不仅要从专家角度来评价美学结果，同样重要的是，还应包括基于患者的评估（Ekfeldtet et al. 1994; Avivi-Arber & Zarb 1996; Lamb & Ellis 1996）。为做出深入评价，患者自身对其牙列的美学评估应由适当的方法获得，并作为未来评估种植治疗成功率的一部分。

临床决策和知情同意

多篇前瞻性研究和系统评价报道了替代缺失牙的种植体的长期成功率和存留率（Jung et al. 2012; Lang & Zitzmann 2012; Pjetursson et al. 2012）。尽管已经有支持种植治疗效果良好的长期预后的报道，然而感染和不良的美学结果也会发生。伴随着美学问题的种植体周围炎进展缓慢。种植体植入后为期9~12年的长期随访研究结果显示：种植体存留率较高，并且种植体的脱落似乎集中在某些特定患者中。与此相反，另有研究经过同一周期的观察之后发现，种植体周围病变似乎是临床上常见的情况（Roos-Jansåker 2007）。这些结果使得在进行种植支持式修复之前，建议必须对患者进行重要的评估，尤其是对于青年患者和有牙周病史的患者。此外，患者需要了解与他们的治疗方案相关的可能的优势和潜在的副作用。然而，在做治疗决策时，医生往往在不知不觉中对其诊疗投入太多的信心（Berner & Graber 2008）。这一现象不仅专家存在，非专科的医生也同样存在。心理学文献表明人们不善于评估他们所了解的事情，往往过于相信自己的判断（Griffin & Tversky 1992; Kruger & Dunning 1999）。反之，这意味着即使已被充分地告知，患者对于治疗及其预后仍有相当的认知差距。最近的一项横向研究显示，有必要加强对患者知情情况的评估。更多具体的决策事项需视具体情况而定，因为它们提供更多关于患者所了解的细节以及潜在的认知差距（Sepucha et al. 2010）。根据一般情况，如患者的看法，来评估患者在多大程度上被告知是有困难的。有趣的是，认知得分和在详细告知手术决策而不是药物和筛选治疗的患者认知之间存在正相关关系（$P=0.07$）。这一发现的一种可能的解释是，手术是应受到更多的关注和参与的更为重要的决策，增加了患者对其认知的了解。多元回归分析发现：患者对告知者的信任与被充分告知的感觉显著相关。

基本上，对自己手术医生的信任是接受在美

学区进行种植体植入治疗计划的一个基本要求。另一方面，这种信任实际上可能与临床医生是否已提供足够的信息以让患者做出明智的决策之间没有必然的相关性。但是，如果患者相信其手术医生，他/她不太可能寻求其他来源的信息或对本身被告知的信息不满。

为了促进种植治疗中的护理质量，必须强调已告知患者的选择方案。在患者面临任何重大医疗决策时，临床医生的主要职责是：确定给予患者何种程度的实际知情；确定他们是否了解治疗计划中的解决方案、选择方案以及治疗预后，甚至是治疗风险。

术前诊断和风险评估

临床测量

在美学区完成的种植修复体应该在各方面与健康的、未经修复的牙齿相像。基于这一点，对缺牙区域和邻牙的牙周状况的精确评估是极其重要的。因为余留牙列的牙周状况可能影响种植体未来的存留率和成功率（Mombelli et al. 1987; Pontoriero et al. 1994; Zitzmann et al. 2002），对于牙列中种植体的植入位置，在开始治疗前以及种植修复体维护过程中必须定期评估一些影响因素。包括通过Silness和Löe（1964）最初引入的菌斑指数量化堆积的菌斑以评估口腔卫生习惯。该指数的改良版本已经公布，用于评估种植体边缘区域菌斑生物膜的形成（Mombelli et al. 1987）。探诊出血［（记录为BoP（＋）］能够显示出被检测牙齿周围牙龈的炎性病变。另一方面，没有探诊出血则认为是具有高度阴性，表明牙周健康（Lang et al. 1986, 1990）。建议可接受手术的口腔卫生条件：全口出血率<20%（Lang et al. 1996; Tonetti et al. 1998）。多种革兰阴性菌的脂多糖已经被证明能够抑制牙龈成纤维细胞的增殖，这也是炎症部位延迟愈合的原因（Bartold et al. 1992）。此外，炎症的黏膜不能与健康的黏膜以相同的精度进行操作，并且初期的伤口闭合更难以实现，因为炎症的软组织是边界不清的，

在早期愈合阶段软组织撕裂的风险较高。

即使必须考虑一些不足之处，牙周探诊深度至今仍然是评价牙周状况最可靠和最敏感的诊断方式之一（Lang et al. 1994）。缺牙区域的邻牙的探诊深度不只是需要牙周治疗的一个指标，也对美学效果的评判起到重要作用。牙齿和种植体之间具有天然龈乳头的形态主要取决于相邻牙齿表面的附着水平。因此，术前精确记录从釉牙骨质界（CEJ）到龈缘（黏膜退缩）之间的牙周袋探诊深度和紧邻缺牙区域的软组织水平，对于预测术后的龈乳头形态至关重要（Kan et al. 2003）。

影响前牙区种植修复美学效果的另一个因素是软组织的生物型（Lee et al. 2011）。Seibert和Lindhe在1989年对牙齿周围的2种牙周组织生物型进行了描述：（1）方形牙齿与较宽区域的角化黏膜连接的厚-平型软组织；（2）与瘦长形牙齿相连的薄-扇型软组织。对人体的大量研究表明，两者中的第一种是获得最佳手术、修复效果的优先选择的软组织生物型（Henriksson & Jemt 2004; Linkevicius et al. 2009; Bressan et al. 2010; Linkevicius et al. 2010）。薄型软组织更易开裂，含有的血管较少，并伴有更薄的牙槽骨（Kois 2001），而且似乎更容易受到黏膜撕裂的影响。从对牙齿周围软组织特性的观察中推断，种植体周围的软组织也可分为薄生物型和厚生物型，并且在两者之间存在过渡性分类。

人们对于测量黏膜生物型的方法缺乏共识。一些学者认为当在龈沟内可透过牙周组织看到牙周探针的透出影时，该软组织为薄型（Kan et al. 2003; Evans & Chen 2008）。其他人则使用牙周探针、根管锉（Linkevicius et al. 2009）或利用超声波装置（Muller et al. 2000）测量软组织的厚度或仅仅记录咀嚼黏膜的宽度（Chen et al. 2009）。在近期一项纳入100名患者的研究中发现，经验丰富的临床医生能在视觉上辨别出这些患者中70%以上的厚-平型软组织，但无法识别近50%的薄-扇型软组织（Linkevicius et al. 2009）。这些被忽略的案例，恰恰容易增加美学

效果的折损；这些案例突显单独视诊的局限性，因此，要求对黏膜的厚度进行评估。

临床上，不仅要临床记录剩余牙列，特别是邻近种植体植入部位的牙齿的状况，包括其修复状况（例如充填体悬突、冠修复体的边缘准确性及垂直高度），对缺牙区域的检查也很重要，因为它严重影响对美学效果和所需附加治疗的预后。对于牙列中缺牙区域可通过缺牙的数量进行描述。数位学者已尝试将这些区域就其形态特征进行分类（Allen et al. 1985; Seibert 1983; Wang & Al-Shammari 2002），将其分为水平缺损型和垂直缺损型。根据其缺损程度，垂直向软、硬组织缺损表现出比水平向缺损更好的预后。对于后者，与缺牙区相邻牙的软组织附着水平限制了其预后，也限制了美学效果的预后。

基于影像学的诊断

在美学区，为确保种植体植入部位的精确性，所需的信息可以从上述临床检查和辅助的适当的影像学诊断中获得。在检查位于上颌骨前牙区的种植位点时，临床医生需要了解骨量、骨质量、骨形态及其与重要解剖结构例如邻牙的牙根、鼻底、血管和神经等的关系（Harris et al. 2002）。在过去的数十年中，在种植治疗决策制定中可发现常规计算机断层摄影（computer tomography, CT）迅速普及，以及更近期的锥形束计算机断层摄影（cone-bean computed tomography, CBCT）的逐渐使用。有些临床和放射学的专家们对这一技术的发展存在隐忧：患者暴露于辐射的时间明显增加，同时并没有恰当的风险-收益分析。基于欧洲骨结合协会（EAO）研讨会达成的共识，对于种植医学中使用影像学辅助诊断的指导原则已经公布（Harris et al. 2012）。

在上颌前牙区域，推荐的标准影像投照技术包括：修复单颗缺失牙前的口内X线片，对于部分缺牙和无牙颌患者需要额外的曲面体层片。需要进行断层的患者必须进行仔细评估其有效的优势，权衡全部潜在的诊断或治疗的优势和X

线辐射带来的不利影响。后一种作用可被分为两种：（1）组织反应与剂量成正比；当剂量足够大时，所有个体均会发生组织反应；（2）随机效应被认为是不具有阈值的，并且可被认为是"机会性"的反应。常规X线检查的有效剂量范围很小，口腔内单次X线片的放射剂量小于0.002mSv（毫希伏）。曲面体层片对应的放射剂量为：0.003～0.024mSv，CBCT的放射剂量为0.019～0.674mSv。相比之下，传统CT的放射剂量范围为0.280～1.410mSv，这使得它在上颌骨前牙区的种植治疗规划中的使用是值得商榷的（Harris et al. 2012）。

断层影像（CBCT）可以应用于以下临床状况中：（1）临床检查或传统的影像学检查未能充分辨别相应的解剖边界或病理不明者；（2）这样的影像可以提供补充信息，将损伤重要解剖结构的风险最小化；（3）临床上判定为骨量不足的临界情况，且外科医生认为缺损的形态需要一个更广泛的增量过程；（4）种植体的定位可以更为精确，从而优化美学效果。通过使用影像学标准和手术指南，这些信息可以得到增强；两者结合有助于把信息从影像学评估转换到临床治疗程序中。在多颗牙缺失、种植体支持的冠-桥结构的治疗规划中，这些手术指南可能会成为先决条件。

便于诊断和告知患者的可视化技术

在上颌前牙区治疗时，必须尊重每位患者对美学效果相关的希望和期许。在很多时候，患者与临床医生在什么是理想的美学效果方面的意见有很大的不同（Eagly et al. 1991; Langlois et al. 2000）。当患者受其自我感觉、社会环境、媒体及其本身牙齿状况等诸多因素影响时，基于其当前牙科学知识、临床经验以及现有的医学检查方式，临床医生将为他/她选择特定的临床策略。尤其是医生常常预期结果的标准化，忽视了每位患者的个性风险。为了解决这个问题，医生不仅在诊断阶段需要与患者进行接触和沟通，并且在接下来的治疗阶段也需要特别注意，因为患者往往不能很好地表达自己的愿望和关注点。这种个性化的问题无法被数据化的问题检查表的得分所替代。此外，在计算机图像处理软件的帮助下进行的数据分析将预期的结果理想化，这可能并不能反映实际情况。特别是在严重的垂直向组织缺损的无牙颌区域，可能难以靠单独的手术干预重建缺失的组织，临床医生必须谨慎地向患者保证治疗效果。在此背景下，在美学区进行重建的每个治疗方案，都应基于所有参与者之间的沟通，并必须考虑患者的意见和愿望。

所有已知的与再现美观笑容相关的牙齿形状、形态以及协调的原则只能被当作常规的指导。否则，所有的治疗导向将是相同的，每位患者的面部特征和特异性将被忽略。

为了促进治疗团队（牙医、其他医生和技工）内的交流，并将患者纳入治疗决策过程，患者支持的美学协议（patient-supported esthetic protocol, PEP）（Gebhard 2013）已经发展起来。它是基于iPad的应用程序（美国，加利福尼亚州，丘珀蒂诺，苹果股份有限公司），可以记录患者对其颜面部外形希望和期许的变化，以及记录所有进行的诊断过程。它不是一个检查表或对现有美学缺陷的分析。检查表可以帮助临床医生识别问题，但它们有一个忽视患者特异性的倾向，通常遵循既定模式并以标准化治疗程序结束。患者支持的美学协议有助于诊断过程中设想和制订治疗目标：诊断蜡型、转为实体模型进行试戴、临时冠修复、全蜡型、第一次烧结成品的试戴以及最终的重建（图54-1）。

在临床医生或技师开始描绘面型和决定牙齿特定的位置和外形之前，患者本身的期望应被留意，即使是那些看起来并不重要的（如当患者为满月脸时的重要处理步骤）。当多颗前牙必须被替换或修复时，这些就尤为重要（图54-2a）。切缘的位置是由下唇决定的。在理想的设计中，切缘应该在发出"F"音时轻微压在唇红与口腔黏膜交界处（如：说"frog"或"fifty-five"这样的单词时）。基于此基础，牙齿的形状和邻接关系得以建立并转移至诊断蜡型、模型上。预期治疗结果的可视化在诊断阶段是决定性工具，从转移的模型中得到的照片记录了治疗目标的进展，并且用于与患者讨论进一步治疗方案的调整。方案的更改以红色标记，而患者的意见将以另一种颜色标记（在此例中标记为蓝色）（图54-2b、c）。当牙齿的形状和位置设计理想，这些新的结果则转移成临时修复体，也用于辅助患者的诊治。进一步地调整和细节可在最终的冠修复过程中被加入（图54-2d）。

患者支持的美学协议（PEP）要求临床医生和技工投入一定的时间处理患者的美学期望，并将这些信息传达给治疗小组，并就预期美学结果进展的每个单独步骤做好记录。此外，它可以归档为临床记录并用于质量保证。

（治疗方案）清单和风险评估（适应证和禁忌证）

在选择一个基于种植的治疗方案之前，应该仔细考虑解决既定问题的所有可能的替代治疗方法。此外，应全面考虑该解决方案的优点和缺点，不仅考虑到长期存留率，而且也与美学效果和长期的稳定性相关。表54-1列举了可以不植入种植体就替代美学优先区域牙齿的治疗方法。在邻牙未修复的情况下，粘接修复能够可靠地替换单颗上前牙区缺失牙，并且几乎没有必要对基牙进行预备（Rosentritt et al. 2009）。

特别在青壮年患者中，文献记录有较低的存留率但在美学外观方面有更好的临床预测的义齿修复方案可能会被选择。该治疗方案为种植学中新成果和新技术的出现提供了时间，可能有助于以后的修复重建（图54-3）。

在综合考虑美学效果的治疗计划中，在植入种植体前，或甚至在改善牙齿预后之前，不仅要关注种植体，还应关注旨在改善种植体植入位点的策略，可能避免种植重建延迟或者不能种植。根据个人经验，在很多情况下，特别是正畸预处理可以改善临床状况并为治疗提供更好的美学预后。这些预处理包括牵引萌出（Giachetti et al. 2010），以增加余留牙体用于牙冠的就位

患者支持的美学协议

患者：_____ 日期：_____ 2:_____ 3:_____ 4:_____ 5:_____

患者期望：_____

_____

_____

临床评估：_____

_____

_____

覆𬌗：_____ 覆盖：_____ 垂直距离（𬌗架）：_____ 图片：_____ 美白：_____

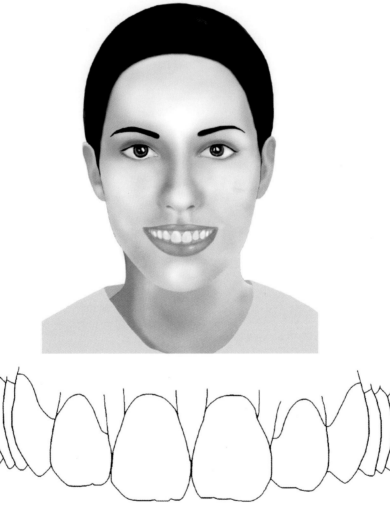

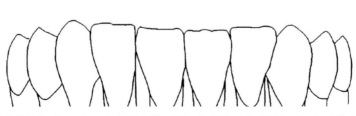

图54-1　患者支持的美学协议（PEP）：空白形式用于标记患者牙面的重要方面，记录检查表中未涉及的部分。

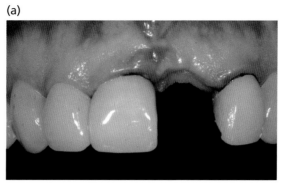

(a)

(b)

图54-2 （a）初诊时患者情况：左上中切牙缺失、美学效果不佳的贴面修复。（b）完成的PEP表格。分析步骤标记为黑色，与患者商讨、统一后的变化标记为红色，患者的期望标记为蓝色。这样可以追踪整个诊疗程序。

(c)

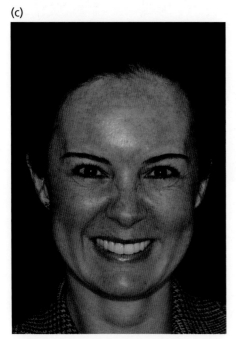

(d)

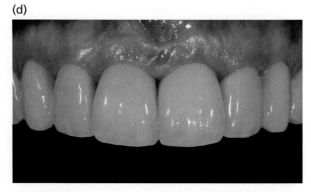

图54-2（续）　（c）上颌前份重新修复后的全面部照片。（d）最终的修复重建是通过新的贴面修复和种植体支持的左上中切牙的全冠修复。

表54-1　美学优先区域牙齿修复的治疗方式

·含有悬臂单元的传统局部固定义齿

·粘接剂–树脂粘接（悬臂）桥

·传统局部活动义齿

·牙支持式义齿

·正畸治疗（关闭缺牙间隙）

·种植体支持义齿（固定、可恢复或可去除的牙冠结构）

·上述的组合

（Juloski et al. 2012）或调节后续种植体植入的位置（Amato et al. 2012）。另一个正畸治疗的选择方案是通过将缺牙间隙由两个牙位调整为一个牙位的方法来改变缺牙区域的空间分布（图54-4a）。如前文所述，后一种情况对于乳突状结构的改变具有更好的预后，乳突状结构是对天然外观很重要的组织。如图54-4b所示，腭侧植入的种植体为正畸牙齿移动提供了一个绝对的支抗，而不会有影响当前咬合状态的风险。此外，在前牙和磨牙上没有任何明显的附着点时，该临时的修复体可以在许多情况下用作理想的临时冠（图54-4c），直到种植体可以负载冠修复体（图54-4d）。

具有牙间间隙和一颗或多颗缺牙需替换的患者，传统的固定修复是至关重要的，因为单个间隙不能通过对称的因素关闭，因此，种植体支持的修复成为治疗的选择之一。除了间隙，在治疗方案中加入种植治疗是有利的情况包括：（1）未经修复的、健康的邻牙；（2）损伤的、有风险的基牙；（3）大范围的缺牙区域；（4）缺少可发挥重要作用的基牙。满足以上一个或多个因素并不意味着一定要在治疗策略中加入种植治疗。涉及骨、软组织和牙齿（临床牙冠）水平的其他风险因素，必须被认真地评估，并在决策过程中体现（表54-2）。

临时义齿修复和后续治疗时机

在前牙区，临时修复体有许多重要作用。临时修复体应当在种植修复最终完成之前用来评价美学、语音和咬合功能，同时保存和/或增强种植体周围的软组织的状况（Santosa 2007）。前牙区牙列缺损的种植治疗方案有3个阶段可以进行前瞻性修复：

第1阶段：从牙拔除后即刻行前瞻性修复到种植体植入。

第2阶段：在负重之前，从种植体植入到基台接入。

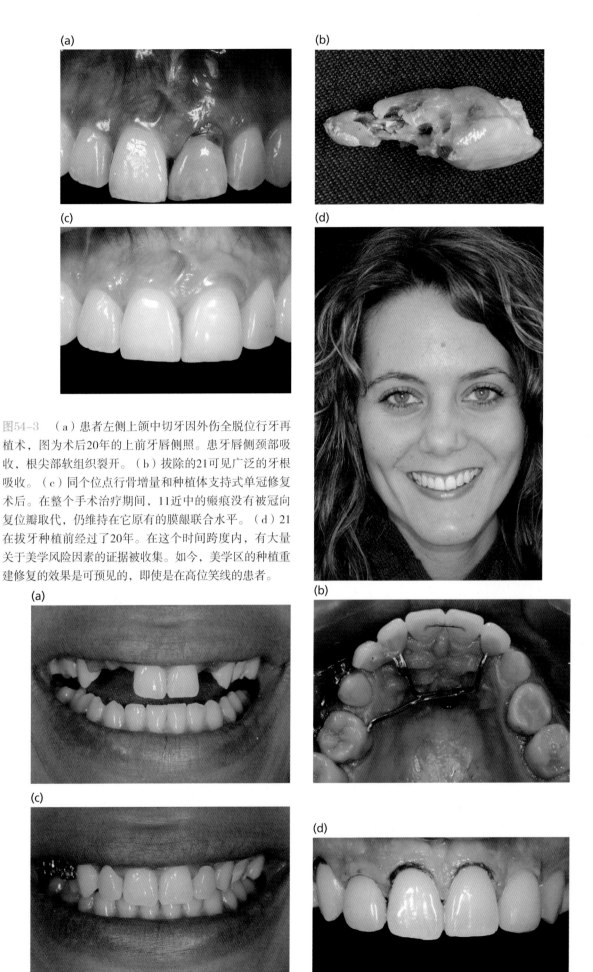

图54-3 （a）患者左侧上颌中切牙因外伤全脱位行牙再植术，图为术后20年的上前牙唇侧照。患牙唇侧颈部吸收，根尖部软组织裂开。（b）拔除的21可见广泛的牙根吸收。（c）同个位点行骨增量和种植体支持式单冠修复术后。在整个手术治疗期间，11近中的瘢痕没有被冠向复位瓣取代，仍维持在它原有的膜龈联合水平。（d）21在拔牙种植前经过了20年。在这个时间跨度内，有大量关于美学风险因素的证据被收集。如今，美学区的种植重建修复的效果是可预见的，即使是在高位笑线的患者。

图54-4 （a）患者左侧上颌侧切牙和右上侧切牙、第一前磨牙缺失。（b）腭侧植入种植体以获得绝对支抗，使右侧上颌尖牙向近中移动。此外，在移动尖牙时临时冠逐步变短，腭侧种植体还可作为临时冠的一个理想的螺丝固位体。（c）以腭侧种植为固位体的13、12、22临时冠。（d）正畸治疗后的临床照片：12、22临时单冠固定在种植体上。

表54-2 美学区种植体植入的风险因素

	低风险	中风险	高风险
患者因素			
全身健康	健康		健康缺陷
吸烟情况	不吸烟	偶尔吸烟	重度吸烟
依从性	好		差
美学要求	一般要求		要求很高
唇线	低	中	高
牙/面部对称性	对称		可见的不对称
咬合关系	正常		深覆𬌗
软硬组织因素			
邻牙附着位置	完整		降低
牙周和牙髓健康	健康		不健康
邻面接触点到邻牙牙槽嵴顶的距离	<5 mm	5 mm	>5mm
牙槽嵴缺损	完整牙槽嵴	侧面缺损	垂直或混合缺损
近远中距离	单颗牙 (>7 mm)	单颗牙 (<7 mm)	两个相邻单位
黏膜生物型	低扇贝状，厚	中等	高扇贝状，薄
软组织表面	完整		形态不规则，有瘢痕形成
黏膜扇贝形态	规则		不规则
牙齿因素			
牙冠形状	方圆形		尖圆形
结构完整性	完整，健康	缺损	腐坏、不完整
切牙边缘线	沿下唇线		不规则

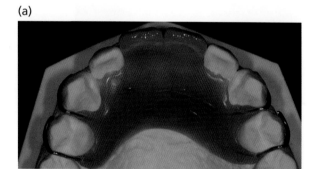

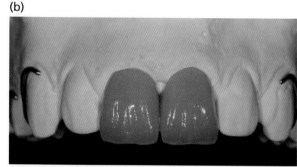

图54-5 （a）咬合面观丙烯酸塑料制作的可摘局部义齿，用14、13、23和24牙上的卡环固位。（b）用丙烯酸塑料制作的可摘局部义齿修复11、21牙缺失的唇侧观。

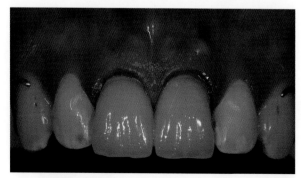

图54-6 临床上拔牙后即刻用丙烯酸可摘局部义齿修复缺失的11和21。

第3阶段：从基台接入到最终冠/桥修复体戴入，此时种植体负载，牙龈缘及黏膜轮廓的成形。

第1阶段：从拔牙到种植体植入

在前牙美学区缺牙后，目前有一些方法能够实现使用临时修复体即刻替换缺失牙。这些临时修复体可以是活动或者固定义齿。在治疗开始之前，与患者讨论各种方法的利弊是十分重要的。当患者快要失去上颌前牙区一颗或多颗牙齿时，合适的临时修复体将会为其找回自信。

丙烯酸材料的可摘局部义齿常常在拔牙后

(a)

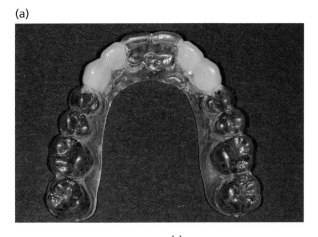

(b)

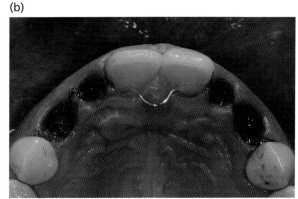

(c)

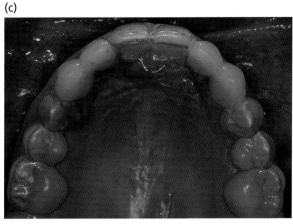

图54-7 （a）通过丙烯酸材料连接在透明真空压制的塑料上的Essix临时修复体的咬合面观。（b）口内拔除滞留乳牙后进行临时修复前的咬合面。（c）口内上颌拔牙后Exiss临时修复体的咬合面观

使用，并且常常贯穿整个种植治疗（图54-5）。丙烯酸义齿容易塑形、价格低廉并且容易磨改。在需要拔除天然牙并增加新人工牙的病例中，丙烯酸义齿是最容易调改的，也是价格最低的。一定要关注临时修复体的牙龈部分，避免对愈合位点产生过大的压力。拔牙后即刻制作的修复体可以设计成向拔牙窝延伸的卵圆形桥体，这样能够部分保存拔牙前软组织的形态（图54-6）。这些丙烯酸的可摘局部义齿其实并不一定舒服，因为它们有一定的弹性并且覆盖了一部分的上腭。除了黏膜支持式的临时修复体外，还有一些其他选择。Essix（图54-7）临时修复体在这些病例中可被用作可摘的修复体形式，Essix也可以用于𬌗间距离有限或前牙深覆𬌗的病例（Moskowitz et al. 1997; Santosa 2007）。此类修复体是由固定于诊断性蜡型的丙烯酸人工牙和透明的真空成形材料组成。此类修复体在愈合期对下面的软组织和种植体提供了保护。这类临时修复体的缺点

包括它不能对周围的软组织塑形，并且患者依从性差会导致咬合面真空成形材料的磨耗（Santosa 2007）。然而有一些患者不喜欢或者不接受可摘临时性义齿，因此，有时需要采用固定过渡义齿。

前牙区天然牙支持的临时固定义齿主要是树脂粘接的桥体。这些桥体可能是丙烯酸塑料或者陶瓷的，有时也是拔除牙齿的残冠。这些树脂粘接的丙烯酸牙齿可以用树脂或者玻璃纤维加强。从美观和功能角度来看，这些种类的临时性修复体更舒适。然而，在外科手术之后，这些义齿需要被拆除或者重新粘接，这需要花费临床医生更多的时间。

如果临时性义齿需要使用更长时间或者需要更强的稳定性，推荐使用树脂粘接的铸造金属支架修复体，比如马里兰桥（图54-8a,b）。马里兰桥在酸蚀后使用复合树脂粘接到邻牙上（图54-8c）。通过腭侧钻孔、使用齿间镊和小锤可

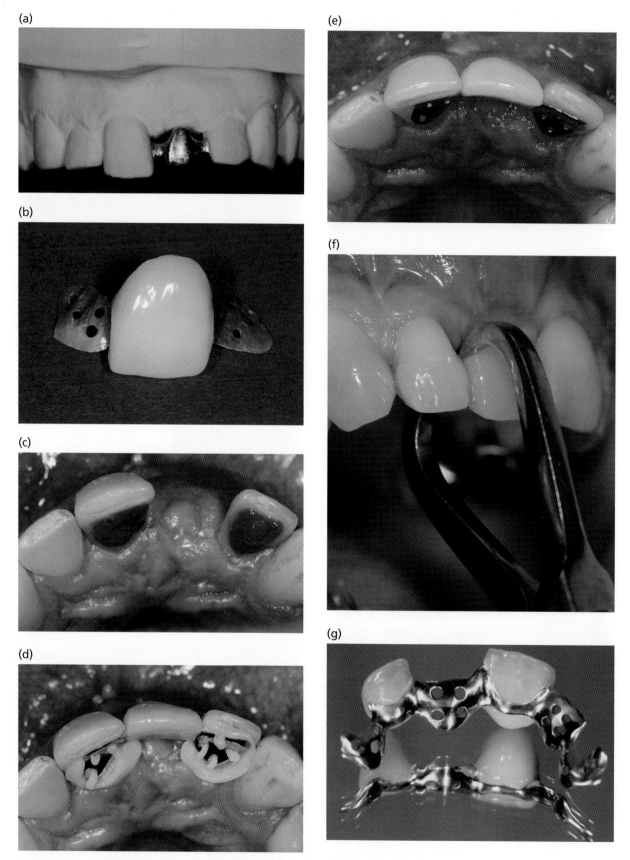

图54-8　（a）石膏模型上未结合树脂的铸造金属支架。（b）粘接前的铸造金属支架的马里兰桥。（c）使用10%的磷酸酸蚀邻牙。（d）用复合材料将临时性粘接义齿就位，去除多余的粘接材料前。（e）用临时性粘接材料恢复缺失的21。（f）使用齿间锯和锤子去除过渡性粘接桥。（g）临时性粘接桥修复缺失的12、21。

以去除粘接桥（54-8f）。此类固定的过渡义齿可以修复不止1颗缺牙（图54-8g）。然而，应当考虑到此类树脂粘接的铸造金属支架修复体技工费相对较贵。

第2阶段：从种植体植入到基台连接

从种植体植入到基台接入的这段时间里，拔牙后使用的临时性义齿也可以使用。然而，在种植体植入后，特别是使用引导骨组织再生术后，应该预料到组织会出现明显肿胀。愈合期使用黏膜支持式的义齿会引起不可控的黏膜压力，这种压力被称为"穿黏膜负荷"，会导致种植体暴露，边缘骨丧失和/或骨结合失败（Cho et al. 2007；Santosa 2007）。手术后临时性义齿必须与黏膜有2~3mm的间隙，才能防止与正在愈合的软组织过度接触。这样一来，Essix临时修复体具有一定优势，因为其垂直向以邻牙为支持，即使在肿胀的情况下，对软组织压力也较小。

第3阶段：从基台连接到最终的冠/桥修复

根据外科手术前的风险评估，需要明确埋入式还是穿龈式种植体愈合的优势。对于高位唇线、薄龈生物型及组织缺损的这类高风险患者，多选用埋入式种植体，这样可以获得额外的软组织。对于厚龈生物型、组织量充足及可能软组织量过多的要求相对不高的患者，应选用有愈合基台的穿龈式种植体或临时性修复体。因此，术前风险评估及术中信息（例如种植体初期稳定性、骨缺损、软组织的质与量）能够决定序列治疗的时间。风险低及组织量充足的病例，可以采用更加简单的无须基台连接的方法（图54-9a）。相反，较高风险病例需要较复杂的序列治疗程序，包括有或无软组织处理的基台接入（图54-9b）。在这两种情况下，在治疗的这个阶段需要使用愈合基台，同时临床医生需要决定是否使用种植支持的临时义齿修复。在一项纳入了55位患者的63例单颗前牙的临床对照研究中，实验组使用种植体支持的临时冠，对照组使用愈合基台（Jemt 1999）。2年后的结果显示两组间牙龈乳头量及边缘骨吸收情况无显著差异。然而，这些结果提示与使用愈合基台相比，临时冠塑造软组织轮廓线的速度更快（Jemt 1999）。因此，种植体支持的临时义齿在诊断阶段具有优势，并且可以被用来评价美学、发音和功能。此外，其也是

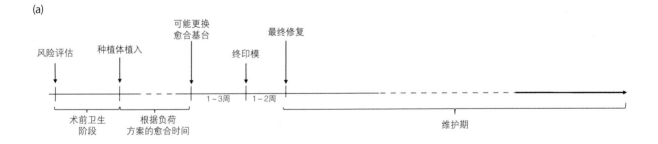

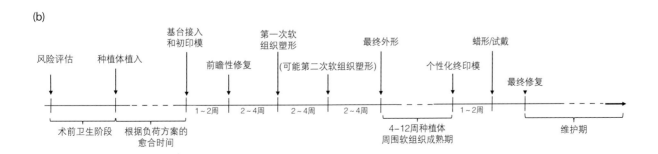

图54-9 （a）无基台连接和过渡性种植支持的直接修复病例的时间线。（b）先进的/复杂的病例中，为了种植体周围软组织塑形，使用基台连接种植支持的过渡义齿修复的时间线。

(a) (b)

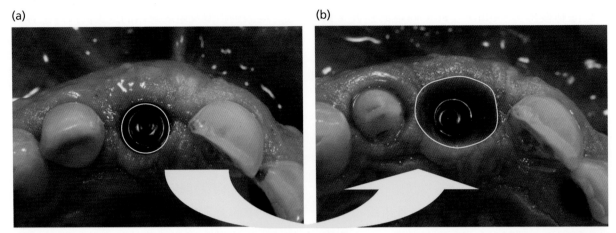

图54-10　（a）取出愈合基台后即刻种植体周围软组织圆形形态。（b）使用螺丝固位的过渡义齿修复8周后种植体周围软组织情况。

(a) (b)

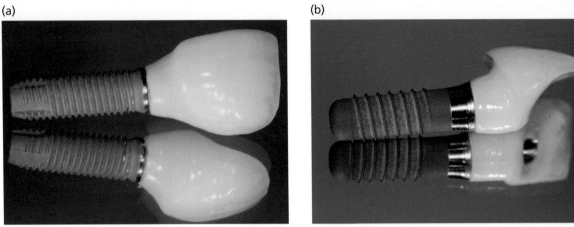

图54-11　（a）采用理想牙龈边缘形态制作的螺丝固位过渡义齿，戴入前需要个性化的调磨部分牙冠。（b）采用龈缘悬空形态制作的螺丝固位临时性义齿，戴入前用树脂材料补充部分牙冠。

临床医生、技师及患者沟通交流的工具。

　　种植体支持的临时修复体最重要的作用之一是塑造最终所需的牙龈缘形态。在牙槽骨水平和黏膜水平，种植牙与天然牙在大小、形态上都有所不同。在移除愈合帽后，软组织形态是圆形，这与天然牙周围的软组织形态并不一致（图54-10）。由牙龈缘形态和牙共同塑造的形状更加类似于三角形，特别是在切牙区。因此，种植体周围软组织形态应设计为与邻牙软组织形态协调一致（Wittneben et al. 2013）。这种转化既可以由个性化愈合基台实现，也可由种植体支持的临时冠实现。这种种植体支持式的过渡义齿既可以设计为理想的轮廓线（图54-11a），也可以设计为龈缘悬空形态（图54-11b）。对于理想轮廓线的过渡义齿，在临时冠戴入前，临床上应选择性地进行减径。相反，对于龈缘悬空式的过渡义齿，

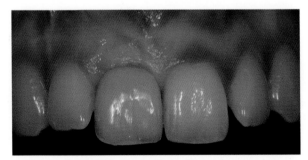

图54-12　调改龈缘形态后即刻戴入的螺丝固位临时冠，可见周围组织出现的缺血反应。

在戴入前，临床上应选择性地添加树脂材料。临时修复体既可以采用粘接固位，也可以采用螺丝固位。临时修复体及最终修复体固位方式的选择取决于临床情况（比如种植体之间的角度和种植的部位）以及临床医生对固位方式的偏好。对于一般的软组织情况，螺丝固位更加理想，因为其可以更加容易地拆戴，便于软组织向理想位置塑

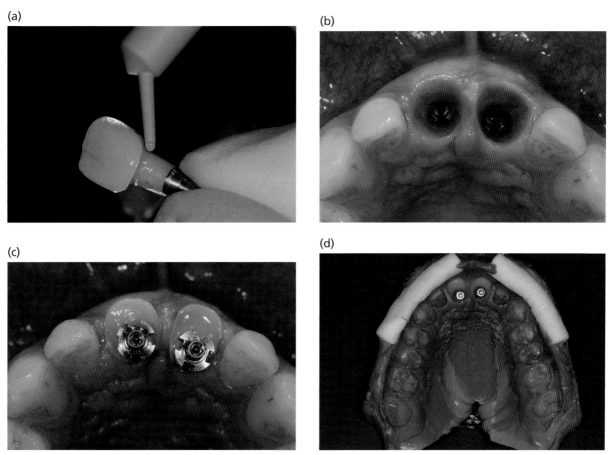

图54-13 （a）表面处理后用流动光固化材料进行临时冠重塑。（b）缺失中切牙11、21最终形成牙龈缘形态的咬合面观。（c）取模前个性化印模帽就位。（d）终印模反映使用过渡性修复体形成的牙龈边缘形态信息。

形。固定的种植支持临时冠既可以在加工室也可以在椅旁制作。为了塑造更好的软组织形态，临时修复体边缘应对黏膜有轻微压力以塑形。对局部黏膜的压力会引起缺血性反应，也就是所谓的种植体周围软组织"苍白色"（图54-12），这种反应会在15分钟之内缓解或消失（Cooper 2008）。通过临时冠外形的设计，种植体周围软组织形态得到提升，同时龈缘形态得以塑造。这种软组织塑形应持续8～12周，在此期间可以通过添加流动材料和光固化树脂来调改临时冠形态（图54-13a）。在获得最终龈缘形态后，将最终的软组织形态转移到终印模上是非常重要的（图54-13b）。通过个性化印模帽可以实现这一转移，因为个性化印模帽有着和临床上最终牙龈一致的外形（图54-13c，d）。由于大部分软组织退缩发生在最初的3～6个月之内（Grunder 2000；Oates et al. 2002），我们可以认为经过塑形的软组织形态是稳定的，可以进行最终修复体

的制作。

美学区域种植时的手术考量

不受干扰的创伤愈合的外科因素考量

一般来说，如果想要获得理想的效果，最好的选择是在暴露的骨面及牙根上覆盖软组织瓣。但是种植手术固有的挑战将这一过程复杂化。在处理美学区种植时，临床医生会面临一系列解剖结构，如软硬组织粘连，这会导致一系列由不同成分的组织构成的界面。由于口腔内是一个液体环境，并且有菌斑生物膜在固定的牙、种植修复体的表面形成，软组织瓣的稳定性及最终愈合情况可能受到影响。最终，定植的细菌可能危害种植体的无干扰愈合（Bartold et al. 1992）。同时，不断的咀嚼和牙列的其他功能对伤口稳定性及愈合结果带来的负面影响也不能忽略（Moore & Hill 1996）。

伤口的早期愈合依赖于血凝块的积聚和机化，血凝块所建立起的附着能够抵抗使伤口表面裂开的机械力量（Wikesjö et al. 1991b）。血凝块附着的受阻会减弱早期愈合时术创的抗张强度，使种植体–黏膜界面在创缘生理拉力下更加容易撕裂（Wikesjö & Nilvéus 1990）。拉力的变化依赖于血凝块的稳定性以及手术创面的生物化学和机械特性（Werfully et al. 2002）。因此，翻瓣手术后种植体周围缺损的愈合包括了比身体上其他部位的创口愈合更复杂的概念。

大部分关于创缘张力的研究考虑到了覆盖物的界面（Wikesjö et al. 1991a; Pini-Prato et al. 2000）。只有一项关于关创后龈瓣张力的研究是在人体开展的（Burkhardt & Lang 2010）。该研究招募了60位计划进行单颗种植的患者。在缝合前，使用一种电子器械测定龈瓣处张力。1周后复查时伤口已经完全愈合。龈瓣张力在最小张力0.01 ~ 0.1N以下，只有很少（10%）一部分伤口裂开，缝合时张力较大时（>0.1N），伤口裂开的比例显著增加（>40%）。这一研究也同时表明，与较薄的（≤1mm）龈瓣相比，在较大的缝合张力下（>15g）超过1mm厚的龈瓣伤口裂开的可能性明显变低。这一研究的结果表明在缝合创缘时需要控制力量。为了使创伤最小化，细针细线缝合更加合适。因为细针细线（6-0、7-0）在缝合张力过大时往往出现断线而不是术创的撕裂（Burkhardt et al. 2008b）。

有证据表明，在需要黏骨膜/黏膜覆盖大面积种植体周围缺损时，应当更加重视龈瓣设计、翻瓣技巧以及缝合技术。种植体周围术创是龈瓣的结缔组织表面与无血管的钛、瓷或者其他异体材料相连接的组成部分。种植体周围缺损需要仔细的组织处理，稳定的组织瓣附着，特别是在上颌前牙区，在该区域黏膜的形态和质地对美学结果起到重要作用。

切口和瓣的设计

牙龈瓣可以根据形态分类（如半月形瓣、三角形瓣），根据手术翻开的方向分类（如旋转瓣、根向瓣和冠向瓣），或根据瓣内的组织组成分类（如全厚瓣、半厚瓣）。与结缔组织移植通过血浆的扩散获得早期营养不同，牙龈瓣内有一系列提供术创处组织血液供应的血管。因此，在设计龈瓣外形时，要注意设计出进入龈瓣基部的血供良好的血管。在做第一道切口前，应注意以下两方面：（1）设计出较宽的瓣，使得更多提供养分的血管进入；（2）瓣的长宽比不能超过2：1。瓣基部的宽度增加了血供，并且能够支撑起更长的瓣长度，因此这些原则看起来是有道理的。然而随着对生物环境和过程更加深入的理解（Kleinheinz et al. 2005），这些建议显得太简单了，甚至被认为是谬误（Milton 1970）。我们不能认为每隔一段距离就有一根进入黏膜瓣基部的血管。另外，Jeffcoat等（1982）在一项动物实验中表明，下颌骨的动脉系统会有从前牙区倾斜进入后牙区的血管。大部分关于血管损伤的研究是基于在血管灌注后的组织学检查和病理切片，这些结果提示血管能够在手术后保持完整。血管造影术（Mörmann et al.1975; Mörmann & Ciancio 1977）、多普勒血流图（Patiño-Marínet al. 2005; Retzepi et al. 2007a, b）等一些其他的方法在评价黏膜受损后血管的质量与血液供应情况上更加可信。

在膜龈联合处做一水平切口，用荧光染料体现牙龈的血供（Mörmann & Ciancio 1977）。受伤后一天，牙龈冠方至切口线处出现严重的缺血。与牙体突出处相比，这一缺血在邻间隙及牙龈乳头处更明显。笔者对这一现象的解释是并行的血管来源于牙周膜，分布到边缘血管中。

另一项在犬身上进行的血管造影研究（McLean et al. 1995）证实了这些结果。该研究比较了两种不同的缝合黏骨膜瓣的方法。在龈瓣复位后，分别采用水平褥式缝合和间断缝合。为研究毛细血管的灌注情况，将从2P2到1M1的龈瓣分为3个邻间隙和两个正中颊位点。该实验证实翻瓣会导致明显的大面积血管的创伤。与在正中颊侧位点基线测量相比，龈瓣的血运在3天内明显下降，而在邻间隙位点这个时间是7天，这一时间与所采用的缝合方式无关。这是一项非常重要的发现，并且在种植体植入或上前牙区处理时（无牙周膜伴行血管），可以决定瓣的理想外形。

另一个影响龈瓣血运的因素是瓣的长度，特别是当龈瓣复位在无血管区，如牙根、异体材料或种植体及其附件上时。许多研究表明，随着龈瓣长度的增加，其血运会下降（Mörmann & Ciancio 1977; McLean et al. 1995）。有趣的是，在早期愈合的研究中，龈瓣的大部分区域表现为血管外荧光强于血管内荧光。目前已经比较明确的是种植临床上应避免使用过长的龈瓣，但是龈瓣其他特点，如厚度、替代血管来源仍值得考虑。

基于对人类口腔黏膜动脉系统的分布和结构的可靠认识，可以针对理想龈瓣的准备和减张切口的制备给出以下建议（Kleinheinz et al. 2005）：（1）避免在重要的美学区做减张切口；（2）在缺牙区域的牙槽嵴顶做正中切口；（3）牙周围应做沟内切口，避免破坏龈缘；（4）如果有必要做减张切口，那么应尽可能短，并且做在切口线前缘（图54-14）。减张切口应避免做在颊侧牙根凸起处，因为此处的黏膜比两牙间的要厚（Müller et al. 2000）。在两牙间凹面处做的切口能够实现稳定的龈瓣复位，在瓣基部提供更好的血运网络。

美学区的种植常结合GBR手术和软组织增量技术，以弥补组织量的不足，重建种植体周围

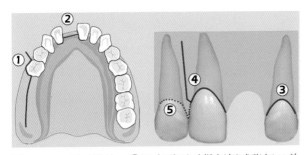

图54-14 切口设计：①只在需要时做颊侧减张切口并且应尽可能短；②避免在重要的美学区做切口，应从牙槽嵴顶开始翻瓣；③沿龈沟精确地顺软组织外形线做切口；④当使用减张切口时，将其放置在牙根凸起之外，沿正确的角度到达软组织边缘（不能向冠方延伸）；⑤冠方翻瓣时（虚线），应准备一个包括全部龈乳头的瓣而不是保留龈乳头的龈瓣。

三维形态。为了实现一期愈合，软组织瓣必须能够移动覆盖到整个骨增量位点。此类瓣的优势是有限的甚至会带来一些负面效果。常规的瓣延长包括颊侧龈瓣的骨膜切口。由于被覆黏膜内有弹力纤维，这一技术能够释放龈瓣的张力。在切断致密的胶原纤维后，被覆黏膜能够被拉伸，而咀嚼黏膜几乎没有可塑性。龈瓣的延长程度取决于龈瓣的轮廓，一项最新的队列研究对其进行了评价（Park et al. 2012）。通过一个简单的垂直减张切口，采用5g的拉力，龈瓣能够移动的范围是（1.1±0.6）mm，这是它初始长度的113.4%。当在水平切口的另一端再做一个垂直时，这一范围增加到（1.9±1.0）mm（124.2%）。当采用两个垂直切口再加一个骨膜减张切口时，龈瓣移动度显著性增加到（5.5±1.5）mm（171.3%）。

以上提到的方法能够促进伤口早期愈合，但是也会带来副作用。咀嚼黏膜将会向冠方移位到牙槽嵴顶，颊侧将会被一片可移动的更薄的被覆黏膜覆盖，这更加容易使得软组织裂开（Bengazi et al. 1996）。另外在高位唇线患者中，这种不规则的膜龈联合可能会带来美学问题，表现为一大片软组织区域呈现黏膜边缘。在这类病例中，如果龈瓣对术创早期关闭有好处，替代性的外科方法应纳入考虑。

在牙槽嵴顶龈瓣边缘缝合时，游离结缔组织移植是一个可供选择的方案。如果初始术创无法完全关闭，移植的结缔组织将会进行二期愈合，并且保护下面的骨和骨增量材料（Kan et al. 2009; Stimmelmayr et al. 2010）。只有少量的文献证据表明软组织移植能够有效增加黏膜厚度，改善美学效果。

硬腭部的软组织包括富含胶原纤维的咀嚼黏膜，因此不能通过仅做一个U形瓣移动。我们需要更多精细的瓣设计，例如横向瓣（Nemcovsky et al. 1999; Peñarrocha et al. 2005）可以在垂直层面制备，因此更深的带蒂部分可以被旋转用来覆盖缺损区域。类似还有基于水平瓣的外科塑性手术，这一手术同样适用于美学区初期关创，同时不伴有膜龈联合的移位（Tinti & Parma-Benfenati

1995; Triaca et al. 2001）。

美学区种植体处理是一项更加高级且复杂的过程，在术前设计时就有许多外科和修复的预处理（Devigus 2006）。瘢痕形成是非常容易被忽略的方面。与皮肤伤口愈合相比，由于不同的炎性细胞渗入和低水平的巨噬细胞、单核细胞、T细胞以及成纤维生长因子-β1（TGF-β1）（Coleman et al. 1998; Szpaderska et al. 2003）的作用，口腔黏膜并不容易形成瘢痕。尽管如此，其他因素如龈瓣张力和龈瓣复位的精密程度（Burgess et al. 1990; Nedelec et al. 2000）会影响瘢痕形成。在上颌前牙区颊侧黏膜的每一个切口都会增加美学风险。种植体周围的咀嚼黏膜的重要性在文献中引发讨论，只有很少一些证据表明缺乏咀嚼黏膜对种植体的成功和美学修复的效果有影响（Cairo et al. 2008; Wennström & Derks 2012）。笔者及患者反馈的客观观察结果显示种植体周围有充足的咀嚼黏膜是有好处的，它能够形成扇贝状的牙龈轮廓，表现出自然的形态，也会影响患者的感觉（Chang et al. 1999b）。最近一项关于寻找增加咀嚼黏膜最佳外科手术方式的系统回顾表明，口腔前庭成形术和根向复位瓣术排在最前面（Thoma et al. 2009）。然而，在采用这一方法时应注意，增加咀嚼黏膜的量并不能保证美学效果，比如根向复位瓣常要求减张切口，这就增加了瘢痕形成及黏膜纹理不佳的可能。因此，从种植治疗开始，就应当以保留咀嚼黏膜为目的，仔细评价所有外科选择，考虑可能影响生物、功能和美观结果的因素。

单颗牙缺失的临床概念

在上颌前牙区每颗种植体植入前，应当对单个上颌缺牙间隙进行术前综合风险评价。越来越多的证据表明，单牙美学修复最佳的指标是邻面牙槽骨高度局限在缺牙间隙内（Tarnow et al. 1992; Choquet et al. 2001）。相关的骨应当在CEJ下一个生理长度内（比如大约2mm），这样能够提供足够的软组织支撑。因此，术前诊断应包括邻面牙槽骨高度的影像学测量和软组织附着水平的探诊。如果患者邻面牙槽骨缺失（图54-15a，b），传统的修复方案应当被纳入考虑范围。在这一特殊病例中，一位38岁女性，在牙槽骨增量后戴入了二氧化锆粘接桥（图54-15c，d）。

不存在或者存在少量组织缺损的位点

如果风险评估发现一方面邻牙间垂直向软组织和下方的牙槽骨高度令人满意，另一方面该位点没有大的垂直向骨缺陷，可以直接进行种植手术。为了保证成功和最佳的远期美学效果，种植手术应注意一些关键点，如微创手术原则和精确的三维定位植入（修复指导下的种植）（图54-16）。

存在大范围或者严重组织缺损的位点

一位23岁女性的风险评估表明患者左侧上颌中切牙颊侧骨板缺失，探诊深度达11mm（图54-17a,b）。影像学检查显示近远中牙槽嵴完整（图54-17c）。这是维持邻面软组织水平的重要条件。基于临床和影像学检查，诊断为21牙根纵裂。在告知患者诊断及治疗方案后，患者选择拔除患牙，使用种植体支持的单冠进行修复。

由于颊侧骨板的缺失，需要在种植体植入和增量手术前采用拔牙位点保存术来增加软组织的质和量（图54-18）。

在此类牙槽骨水平吸收的患者中，水平向骨增量及同期种植体植入有技术难度，结果也不可预期。最终目标是在最佳的"修复指导下"选择种植位点。因此，将种植体植入和同期骨再生手术结合的可行性要通过术前诊断和CBCT来评价。CBCT提示颊侧骨板缺损，根方维持种植体稳定的骨量很少（图54-19）。

在计算机3D协助下进行种植设计，由加工中心制作计算机辅助导板。在拔牙后6周愈合期后，翻起患者黏骨膜瓣。采用腭侧牙槽嵴切口和龈沟内切口，并在22远中做一减张切口（图54-20a）。在计算机设计辅助导板下，可以将种植体植入合适修复的位置（图54-20b~f）。由于

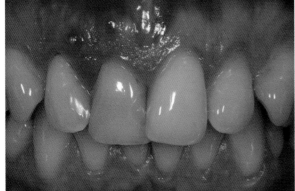

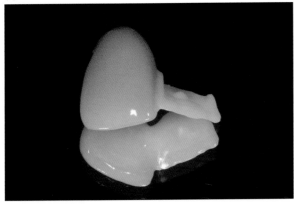

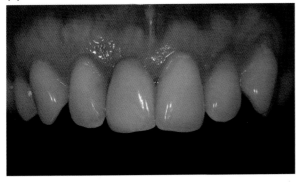

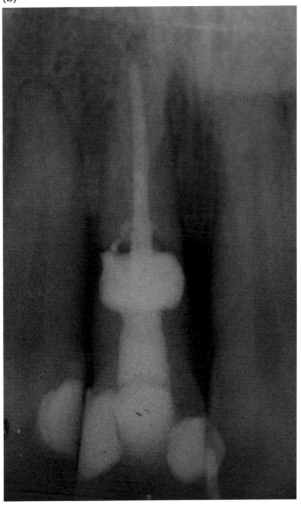

图54-15　（a）右侧上颌中切牙有一水平根折，颊侧有两个瘘管，注意高位的扇形软组织。（b）根尖片显示经根管治疗的水平根折牙。注意与邻牙之间近远中的骨缺损。（c）口外可见位于21腭侧的二氧化锆粘接桥。（d）粘接1年后的二氧化锆粘接桥。

颊侧骨板完全丧失，需要使用不可吸收膜。在该位点植入自体骨及无机小牛骨（DBBM）后，将钛加强的聚四氟乙烯膜（e-PTFE）修整后放在缺损处，并用钛钉固定（图54-20g~i）。然后，将周围软组织松解，完全关闭软组织创口（图54-20j）。愈合6个月后，再次翻开全厚瓣，去除不可吸收膜和钛钉（图54-20k~m）。另外，从腭部取一块结缔组织瓣放在龈瓣下以增加软组织量（图54-20n）。6周后，采用U形切口的微创手术将基台接入，并且将该瓣旋转到颊侧（图54-20o~r）。在基台接入的同时，取种植体水平印模（图54-20s）。用螺丝固位的种植

体支持式临时冠进行诊断并形成龈缘形态。在达到最终软组织轮廓后，使用根据临时修复体信息制作的个性化印模帽（图54-20t，u），取终印模。这样一来，临床信息包括种植体替代体转移到印模上。扫描终印模，使用CAD/CAM技术制作二氧化锆基台（图54-20v）。通过直接对二氧化锆基台进行饰面，能够给患者提供外形自然的螺丝固位全瓷冠（图54-20w，x）。

多颗牙缺失的临床概念

两颗或更多上前牙缺失的结果往往是缺牙区

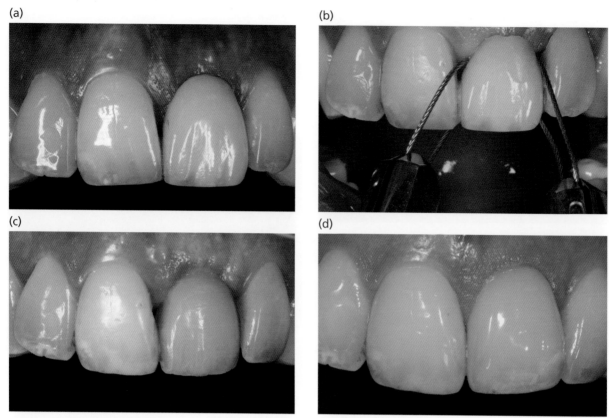

图54-16　（a）固定于双侧邻牙的粘接桥在负荷7年后，22牙上的粘接反复脱落。（b）通过磨11腭侧，去除桥体。（c）原桥体无明显缺损，能够使种植体种植在正确位置。图为临时修复后。（d）最终采用二氧化锆基台上全瓷冠进行修复，对侧中切牙进行综合调整。

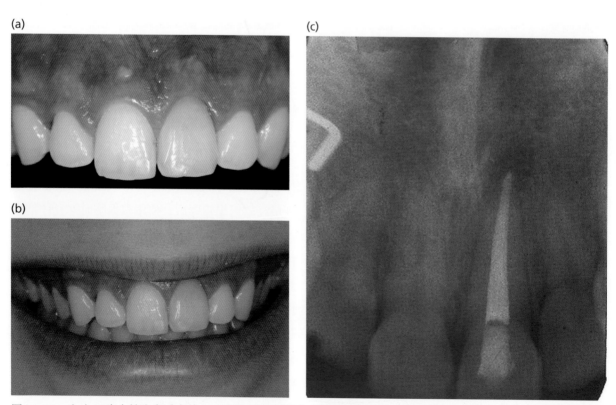

图54-17　（a）23岁女性患者手术前。左侧上颌中切牙表现出轻度染色，牙龈缘向根方移位。（b）高位笑线且患者有较高美学要求；（c）影像学分析提示中切牙已行根管治疗，根尖低密度影。近远中牙槽骨完整。

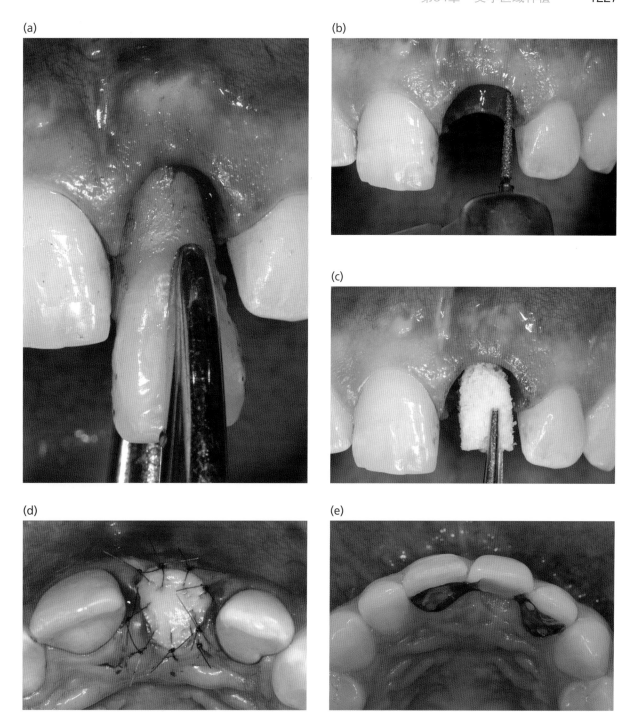

图54-18　与图54-17是同一患者。（a）不翻瓣的微创拔牙术后使用无机小牛骨和10%胶原（DBBM - Coll）以及游离龈移植进行了位点保存。这一技术的主要目的是维持软组织形态。（b）拔牙窝内部上皮用金刚砂车针小心去除以创造出血面促进移植物成活。（c）将 DBBM - Coll 塑形成牙根的解剖形态，放置在拔牙窝内。（d）用活检打孔器从腭部取游离龈瓣后，将其用7-0的尼龙线仔细缝合固定。（e）粘接桥设计的临时冠（马里兰桥）。

变得平坦。特别是在牙根方向，切牙间牙槽骨会出现自然吸收。这种情况并不会或很少在有剩余前牙的邻面出现。这也解释了上前牙区单颗牙缺失与多颗牙缺失的根本不同。

　　如果两颗标准的螺纹状钛种植体在两颗上颌中切牙缺牙处植入并修复两颗缺牙（图54-21），种植体周围的骨改建过程也随之开始。从

冠状面看，这是两个不同的过程，一个在牙与种植体之间，另一个在两颗种植体之间。在牙与种植体之间，邻面的牙槽嵴高度理论上能保持在原来的位置，即CEJ下2mm。从这个位置开始，种植体侧的邻面牙槽骨高度降低到种植体与骨接触的地方，一般在种植体颈部和基台或穿龈部件结合处的根方2mm（微间隙）。这一现象在文献

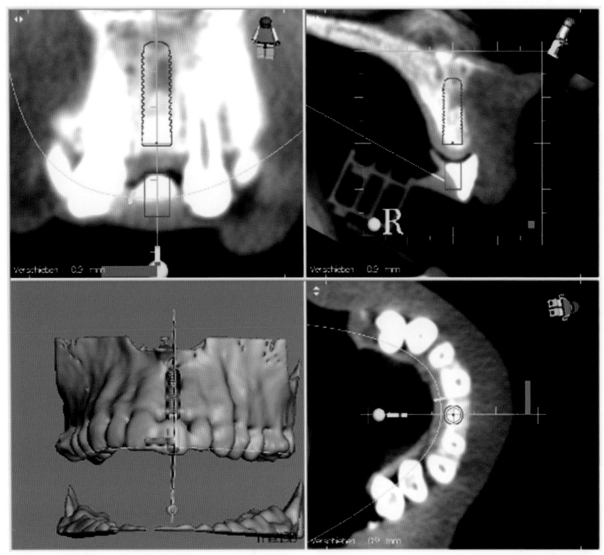

图54-19　与图54-17和图54-18为同一患者。使用根据前期蜡型制作的硫酸钡的牙齿模板进行CBCT扫描。通过3D设计软件进行理想的种植位置设计制作外科导板。

中被称作"生物学宽度"（Hermann et al. 1997, 2000, 2001a, 2001b）。相反，一旦种植体颈部与基台或穿龈部件相接，这一骨的高度还会向根方移动。与这一过程相伴的就是软组织高度的丧失，从而导致不美观，即所谓的"黑三角"。在一例多颗上前牙相邻种植的病例中，这一过程的原理图将原始情况与植入两颗相邻种植体后的情况进行比较，边缘软组织轮廓线受到明显的影响（图54-22）。

对于所有的以上提及的原因，在美学区多颗牙缺失的病例中，种植体的方向和分布非常重要。2颗中切牙缺失的情况下，2颗种植体之间要有足够的间隔。在1颗中切牙、1颗侧切牙缺失的情况下，只在中切牙位置植入1颗种植体是较好的，可以通过悬臂修复侧切牙。由于侧切牙直径较小，近远中方向常常不能满足种植体植入的距离要求。在3颗切牙（包括11、21、22）缺失的情况下，建议植入2颗种植体。一种选择是在11和22的位置各植入1颗，这样能够获得种植体之间充足的间隙，而这一方案的缺点在于难以用修复体在11种植体区和21桥体区塑造出类似的牙龈外形。另一方案是如果在缺失的中切牙之间有充足的近远中距离，一颗种植体可以在11，另一颗在21植入，用悬臂修复22。在第二种选择中，可

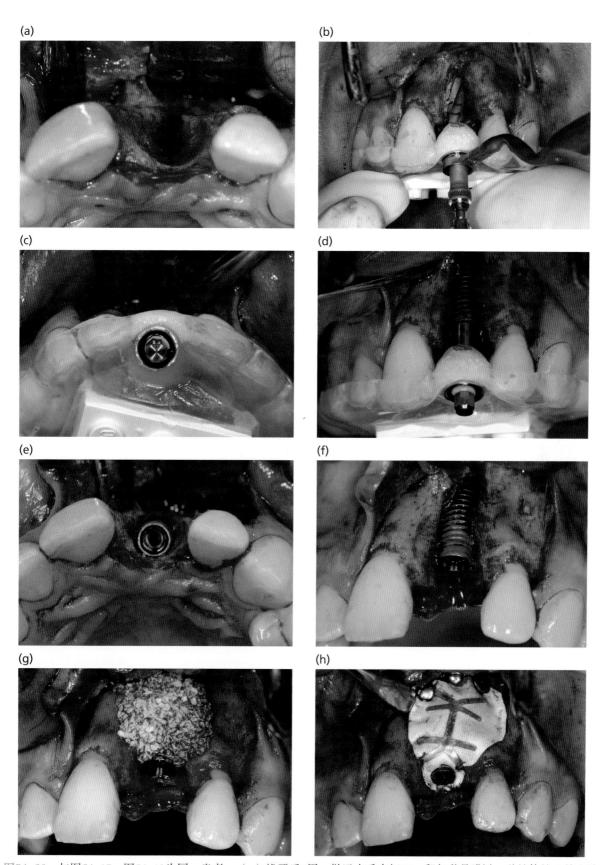

图54-20　与图54-17～图54-19为同一患者。（a）拔牙后6周，做远中垂直切口，翻起黏骨膜瓣。种植体植入前去除用来维持软组织外形的移植材料，进一步行引导骨组织再生（GBR）手术。注意水平方向的骨缺损和颊侧骨壁完全缺失。（b）使用基于CBCT的种植导板进行引导钻孔，以稳定种植窝预备。（c）导板引导下的种植体植入在理想的修复位置。（d）将骨水平种植体平台放置在黏膜下大约3mm的理想垂直修复位置。（e）咬合面见种植体植入位置理想。注意非容纳性的颊侧骨缺损。这限制了GBR的选择。（f）骨水平种植体颊侧观。注意预料中的颊侧种植体几乎全长暴露。腭部及根尖的骨质使得种植体具有初期稳定性。（g）放置从邻近区域取得的自体骨颗粒后，再在种植体顶部放置一层无机小牛骨（DBBM）以重塑缺损的边缘形态。（h）由于非自限性的骨缺损，使用了一块不可吸收的钛加强的e-PTFE膜，并用钛钉固定。种植体的封闭螺丝也被用来固定膜。

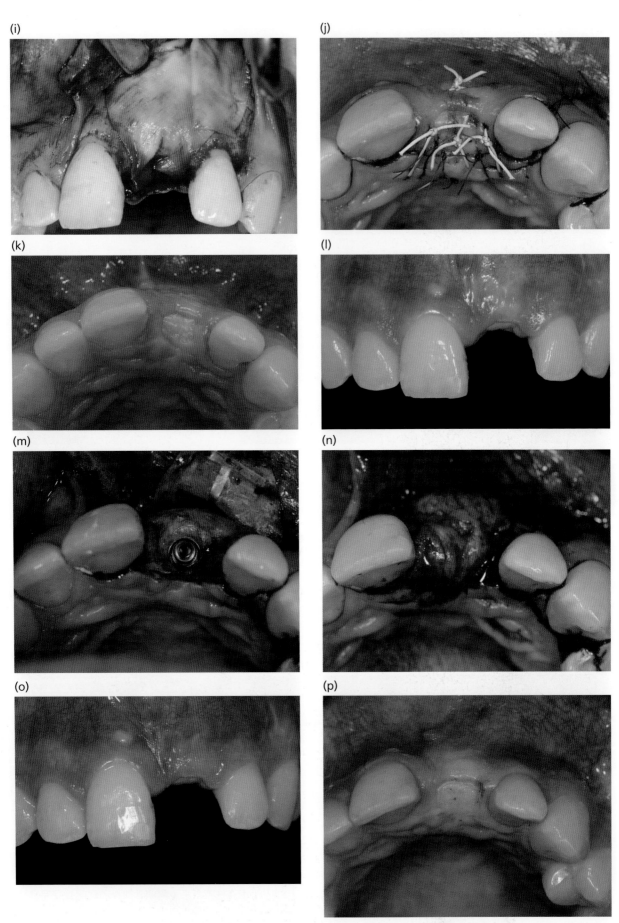

图54-20（续） （i）早期愈合对GBR的成功非常重要。因此，将一块可吸收胶原膜覆盖在e-PTFE不可吸收膜上防止其暴露。（j）做骨膜减张切口后，在创缘采用水平褥式缝合技术（5/0 e-PTFE）以减小张力。再使用单一的间断缝合来关闭术创。（k，l）愈合6个月后咬合面观和颊侧观。注意保持了颊侧牙龈形态。（m）翻起全厚瓣去除不可吸收的e-PTFE膜。种植体完全有骨支撑，颊侧边缘已重建。（n）另外，采用腭部结缔组织移植技术增加咬合面和颊侧的软组织。先将腭侧缝合固定，再将其转移到颊侧。（o，p）愈合后6个月咬合面和颊侧观。

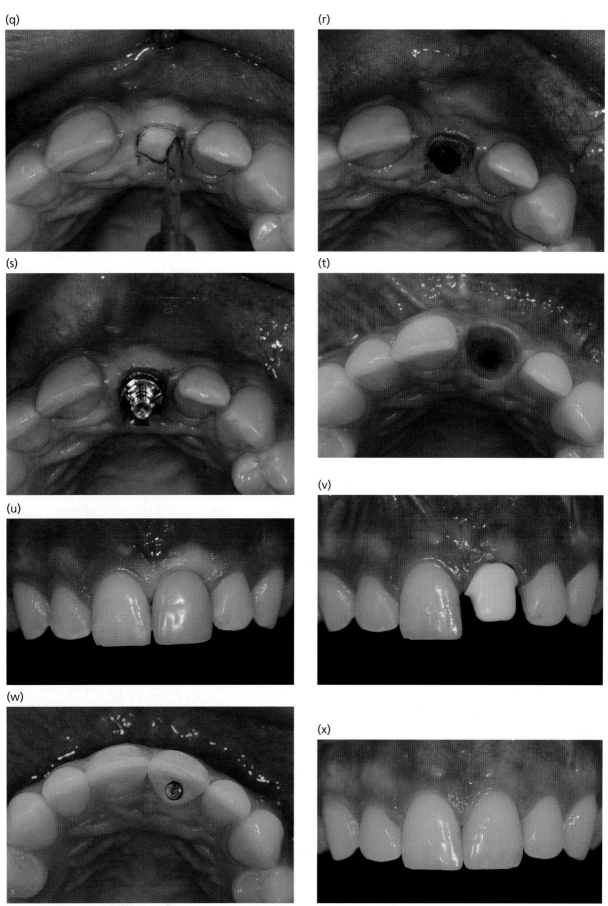

图54-20（续）　（q）使用U形切口技术使基台接入时的创伤最小化。（r）将龈瓣旋转到颊侧。（s）同时制取种植体水平印模，送至加工中心制作丙烯酸材料的过渡义齿。（t）调改过渡义齿使之对颊侧牙龈产生足够的塑形作用。（u）诊断性蜡型试戴。（v）设计个性化CAD/CAM氧化锆基台。（w）螺丝固位最终修复体的咬合面观，注意螺丝孔理想的位置。（x）最终修复体为陶瓷材料。注意与右侧中切牙相比软组织外形和龈缘的对称。

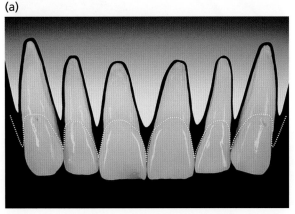
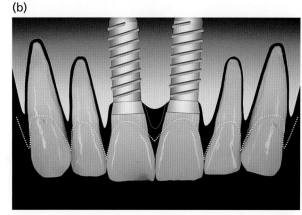

图54-21 （a）6颗上前牙的示意图，包括其骨支持及边缘软组织，与釉牙骨质界协调（虚线）。（b）2颗上颌中切牙缺失。由种植体替代常导致种植体周围的骨缺损（"微间隙"，建立"生物学宽度"）。从美学的观点上看，这一结果就是垂直软组织缺损，特别是种植体之间（虚线）。

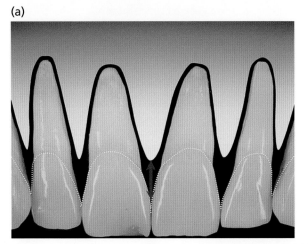
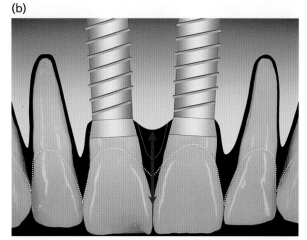

图54-22 （a）放大的示意图，显示釉牙骨质界、牙槽骨和牙龈在上前牙区的关系。（b）在种植体植入后同一区域。箭头指示了牙槽间隔顶部与邻面接触点之间的距离。邻面缺乏骨支持的软组织常表现为"黑三角"，降低了美学效果。

以塑造两个一样的牙龈外形，但缺点是2颗种植体彼此距离过近。当全部4颗切牙缺失时，一般在2颗侧切牙位置植入2颗种植体。这一观念也可以用于在12、22处植入2颗较细的种植体。

存在少量组织缺损的位点

即使在组织缺损较少的病例中，之前描述的两颗相邻的种植修复体的缺点也同样存在。因此，需要使用一些修复的"把戏"来达到预期可接受的美学效果，包括种植体周围软组织塑形、特殊的冠邻面设计。

对一位因意外丧失3颗切牙及21的桥体的54

岁的老年男性，最初的修复计划、种植外科以及修复重建治疗见图54-23～图54-25。

存在大范围组织缺损的位点

一位55岁的女性患者，左侧上颌中切牙和侧切牙因根尖周炎和剩余牙体组织过少不能支持传统修复体。经过牙髓和修复仔细评估后，这两颗牙预后较差，建议拔除。修复缺失的中切牙和侧切牙是非常具有挑战性的，因为种植修复体要与对侧同名牙一致。这一较多软硬组织缺损的临床病例见图54-26～图54-30。

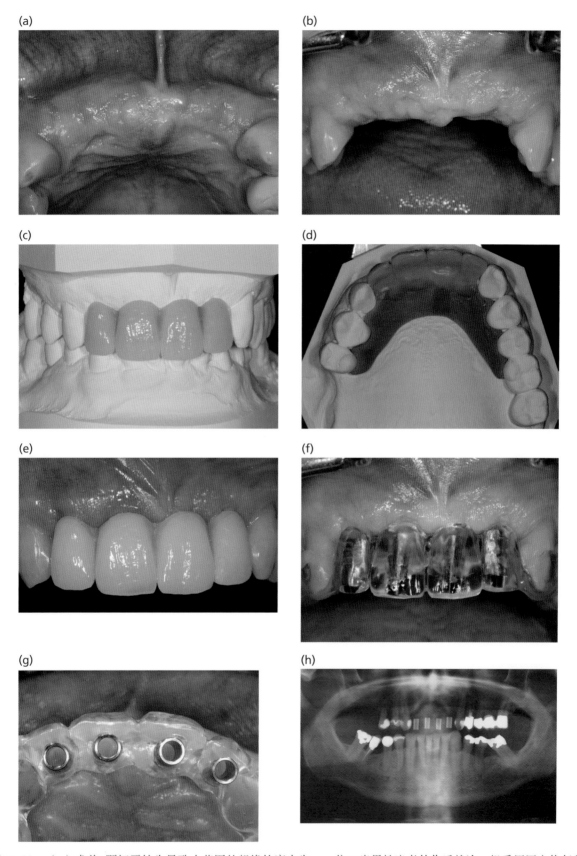

图54-23　（a）术前4颗切牙缺失导致小范围的龈缘轮廓丧失。一位54岁男性患者外伤后就诊，想采用固定修复的方式恢复4颗缺牙。（b）术前颊侧观显示平坦的牙槽嵴及充足的角化龈。进行风险评估后建议患者采用种植治疗。（c）种植术前，在模型上制作4颗缺牙。（d）试戴根据模型所制作的蜡型。（e）蜡型在口内就位后，评价其功能、语音和美学效果。注意补偿缺乏牙龈扇形的长接触区。（f）基于蜡型，使用PMMA材料在影像学指导下制作种植导板。（g）外科导板咬合面观，4颗钛定位柱指示种植体植入方向。（h）导板就位后拍摄术前曲面体层片。根据可用的骨和理想的种植体分布，计划在12、22处植入2颗种植体。

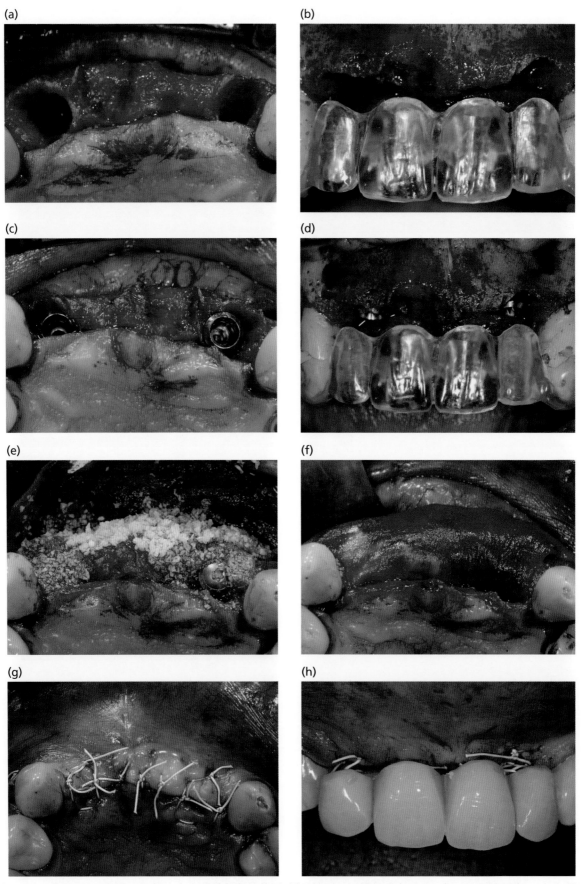

图54-24　与图54-23为同一患者。（a）拔除折断的前牙8周后缺牙区牙槽骨咬合面观，仍可见原拔牙窝。（b）缺牙区牙槽骨唇侧观，使用种植导板指示水平和垂直方向理想的种植位置。注意原影像导板可以被用作外科导板。（c）根据修复计划在12、22位置植入2颗种植体。（d）外科导板提示适合该软组织水平种植体的垂直位置大约在将来种植体冠边缘根方2mm处。（e）选用吸收较慢的骨替代材料充填种植体与颊侧骨板的间隙，也对颊侧轮廓进行增量。（f）在软组织缝合前使用胶原膜覆盖植骨区域。（g）做黏骨膜减张切口，水平褥式缝合和间断缝合无张力关闭黏骨膜瓣。（h）调改可摘临时义齿，距离黏膜2~3mm以防止将来术区肿胀。

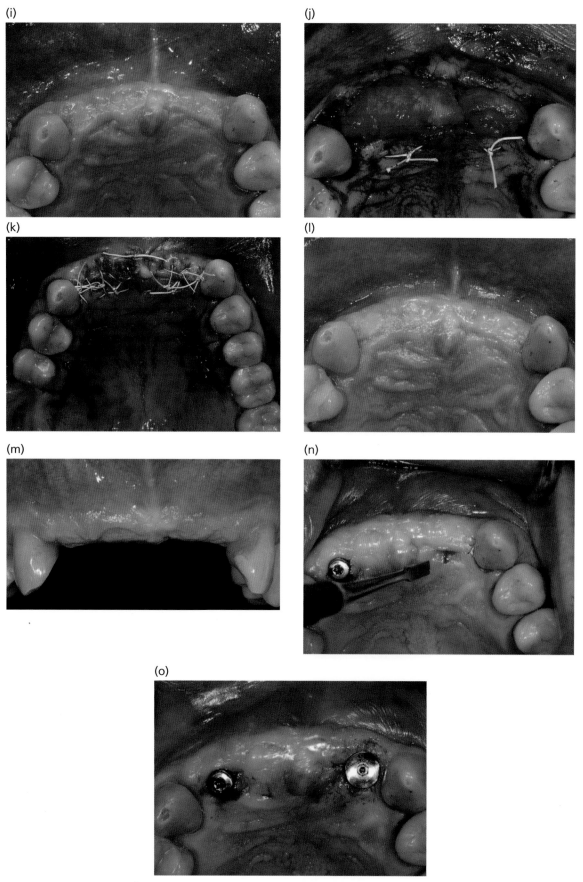

图54-24（续） （i）种植体植入3个月后，重新评价牙槽骨轮廓提示软组织水平向轻度不一致。与患者协商后，决定进行软组织移植增加颊侧软组织量。（j）从双侧腭部取得两块结缔组织瓣移植在缺失的切牙处。（k）供区与受区的缝合情况的咬合面观。（l）软组织移植后获得了理想的颊侧轮廓外形。（m）颊侧观可见健康的软组织和充足的角化龈宽度。（n）两颗种植体处采用T形切口最小创伤的接入基台。（o）采用如图方式接入钛愈合基台，防止邻近软组织接触。

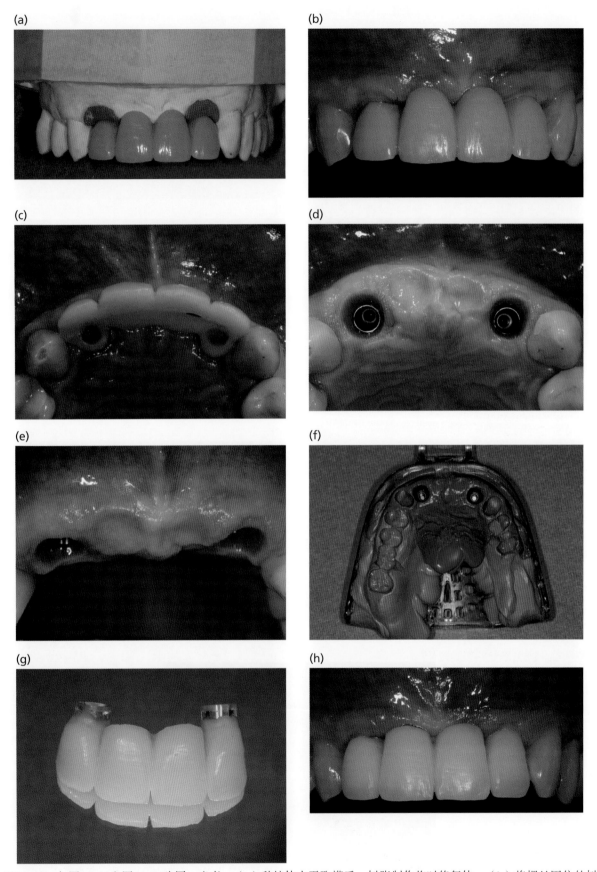

图54-25　与图54-23和图54-24为同一患者。（a）种植体水平取模后，树脂制作临时修复体。（b）将螺丝固位的树脂修复体戴入患者口内进行软组织塑形。使用流动材料增加临时修复体的穿龈部分。（c）螺丝固位的临时修复体的咬合面观。（d）软组织塑形后的咬合面观。注意2颗中切牙之间桥体的形态。（e）颊侧观可见桥体间软组织轮廓稍呈扇贝状。（f）使用两个个性化印模帽，用聚醚制取终印模。（g）模型上蜡型试戴。（h）患者口内蜡型试戴，再次检查功能、发音和美观。

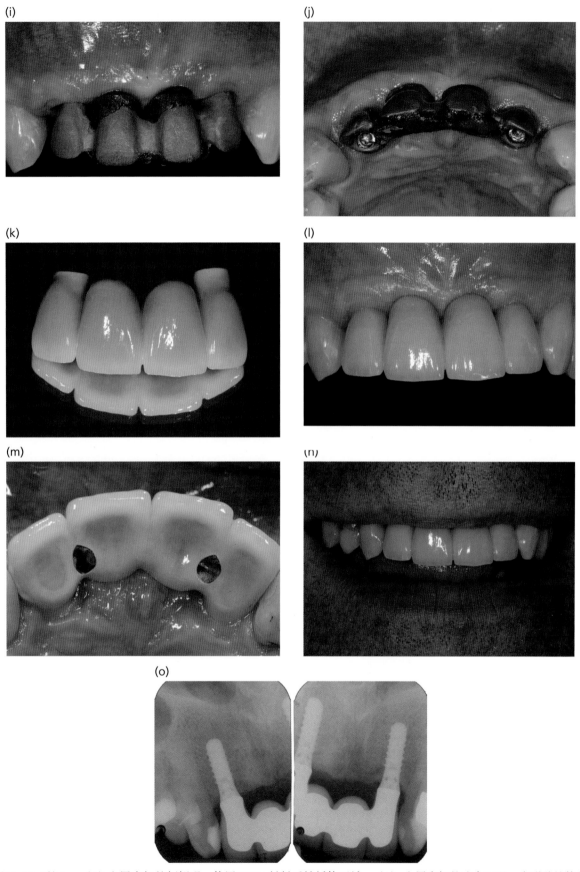

图54-25（续）　（i）金属支架的颊侧观。使用PMMA材料反馈桥体区域。（j）金属支架的咬合面观，表明种植体的位置适宜螺丝固位的修复体。（k）螺丝固位的金属烤瓷修复体的口外观。（l）颊侧观见最终修复体就位。注意两颗中切牙之间微小的牙龈乳头，但是在种植体与中切牙之间几乎没有牙龈乳头。（m）金属烤瓷修复体（PFM）咬合面观，螺丝孔用合成材料充填。（n）患者最终唇线并未观察到种植支持的冠桥根方牙龈情况。（o）最终修复2年后，根尖片示骨水平稳定。

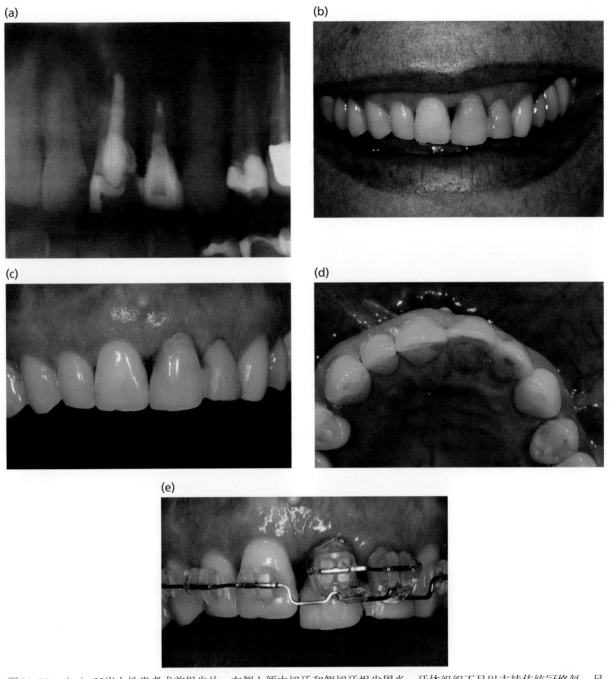

图54-26 （a）55岁女性患者术前根尖片，左侧上颌中切牙和侧切牙根尖周炎。牙体组织不足以支持传统冠修复。另外，21牙根颊侧折裂。从牙髓和修复角度，这类牙齿保留效果差，应予以拔除。（b，c）美学评价示高笑线、中切牙间"黑三角"、与对侧相比左侧上颌中切牙和侧切牙间不规则的龈缘形态。左侧上颌中切牙和侧切牙由于牙髓活力丧失，牙冠稍黄。（d）术前口内情况的咬合面观。由于松动，左侧上颌中切牙和侧切牙存在间隙。（e）通过进一步美学、功能评价和诊断，将治疗计划告知患者并与患者讨论。由于不规则的龈缘形态，建议拔牙前正畸以获得冠方软组织。仅在21区植入1颗种植体，计划为22留足空间。为了改善"黑三角"，11计划行瓷贴面修复。

存在严重组织缺损的位点

一位25岁的患者，因12岁时外伤，左侧上颌中切牙伸长，并伴有严重的软硬组织缺损。21唇侧有很大面积的软组织开裂。进行风险分析后与患者沟通治疗方案。治疗计划包括拔除伸长的21牙，再进一步手术前修复软组织。接下来的治疗计划包括早期自体骨块的骨增量手术，2颗种植体植入及种植体支持的冠修复，并且使用复合树脂或贴面将13磨改成12，14磨改成13。临床步骤展示见图54-31～图54-35。

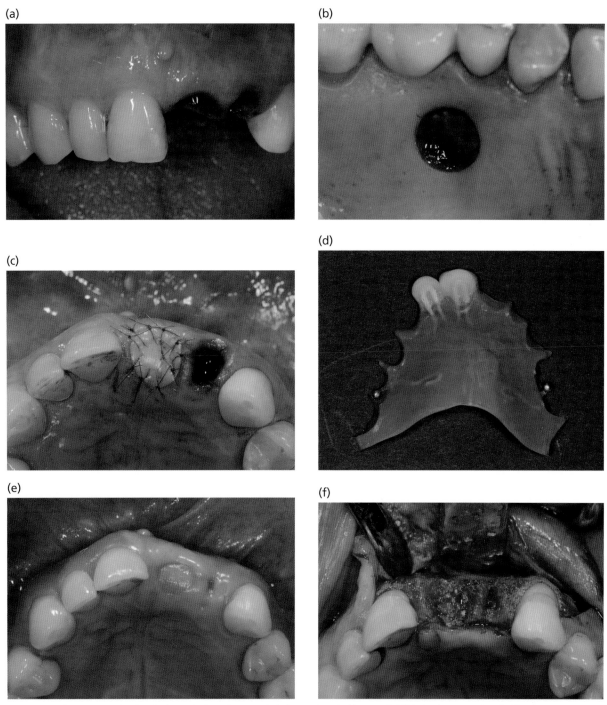

图54-27 与图54-26为同一患者。(a) 2个月正畸治疗和4个月保持后,微创拔除21、22。为了保持拔牙后牙槽骨高度,用含10%胶原的无机小牛骨(DBBM)充填拔牙窝。(b) 使用活检打孔器从腭部取得一块游离龈瓣。该瓣适宜从第一磨牙与第二前磨牙之间获取。(c) 游离龈瓣放置在DBBM–胶原顶部,使用6–0尼龙线缝合。仔细复位是成功和存活的保证。特别是在邻间隙区域要更加注意复位。(d) 准备可摘局部义齿在拔牙后戴入。(e) 拔牙后8个月,软组织完全愈合。牙槽嵴骨量保留完好。(f) 翻起一尖牙远中垂直减张切口的黏骨膜瓣。注意拔牙窝中的DBBM颗粒。

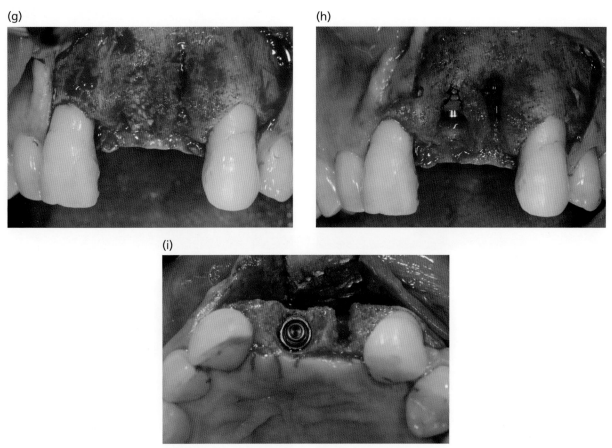

图54-27（续） （g）翻瓣后的颊侧观。注意中切牙拔牙窝和侧切牙拔牙窝的不同，中切牙拔牙窝较空。（h）根据过渡义齿及牙龈缘，植入1颗骨水平种植体。垂直位置在预期的龈缘下3～4mm，注意颊侧开裂约3mm。（i）咬合面观可见理想的种植位置，以及容纳性缺损影响了种植体的颊侧。使用DBBM和可吸收膜进行引导骨组织再生术。

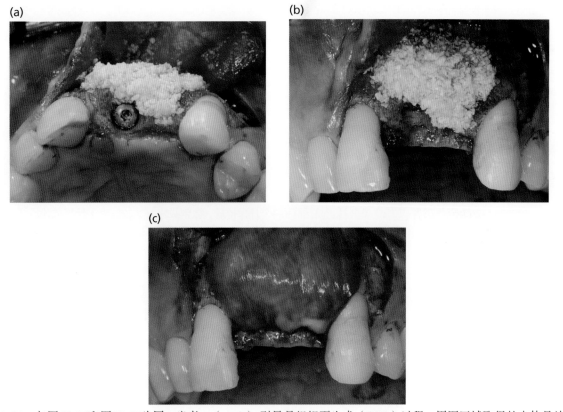

图54-28 与图54-26和图54-27为同一患者。（a，b）引导骨组织再生术（GBR）过程，周围区域取得的自体骨放置于种植体顶端表面，再覆盖一层无机小牛骨替代材料。反复调整使得颊侧骨缺损在膜覆盖和缝合过程中能被材料充填。（c）将可吸收膜塑成适应缺损的形状，并用2颗可吸收膜钉（bioresorbable pins）固定。

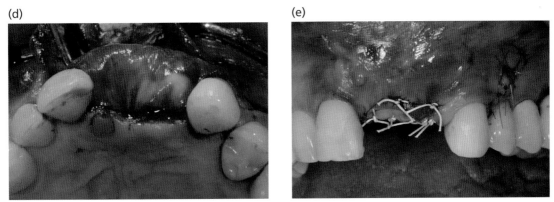

图54-28（续）　　（d）咬合面观可见缺损处过量植骨，以补充将来骨粉移位及吸收。（e）进行GBR手术时，无张力缝合是非常重要的。骨膜下水平减张切口需要在缝合前进行，保证龈瓣的松弛。接下来在创缘水平进行水平褥式缝合，同时减小龈瓣张力。最终在牙槽嵴和垂直切口处使用5-0的e-PTFE单丝缝合线来保证龈瓣复位。

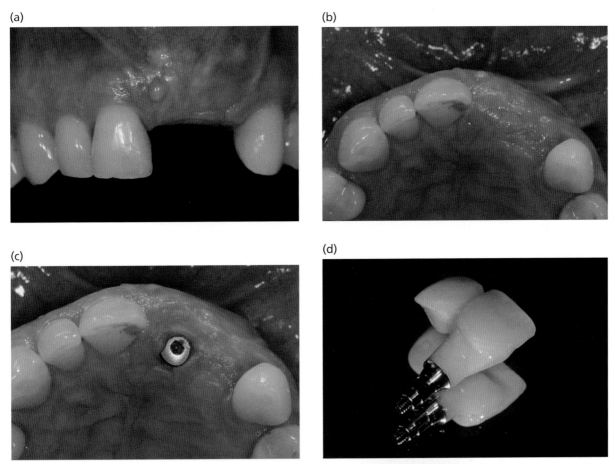

图54-29　与图54-26～图54-28为同一患者。（a）种植体植入3个月后，软组织完全健康愈合。（b）此时，二期手术前4周进行结缔组织移植。结缔组织移植的目的是增加桥体颊侧软组织厚度。（c）腭侧做一小切口进行微创的二期手术，也使得软组织集中到颊侧。采用开窗式直接印模法，放置愈合基台。（d）2周后，螺丝固位的临时冠就位。临时冠是为了塑造颊侧牙龈理想的大小和形态，但是技师留出了左侧内部的空隙。临床医生将此空隙填满，以压迫软组织达到理想的方向。

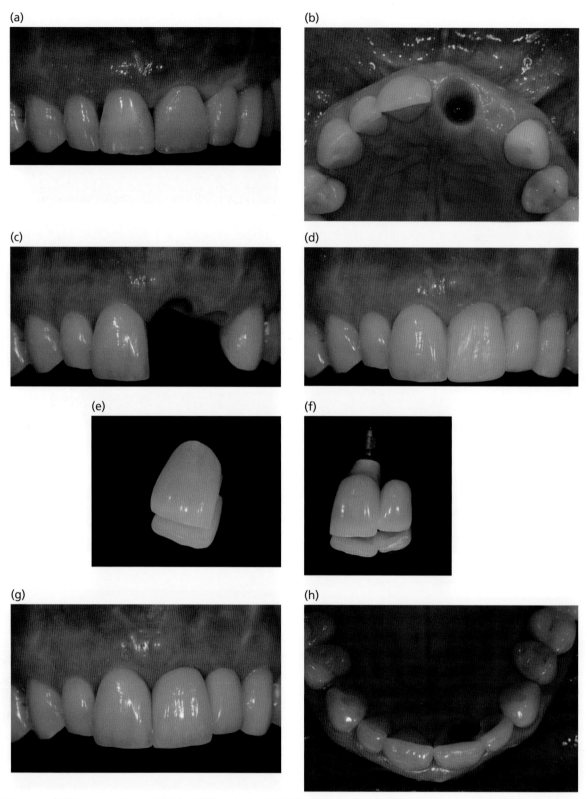

图54-30　与图54-26～图54-29为同一患者。（a）临时修复体就位。注意对软组织的压力。理想情况下缺血的牙龈在几分钟之内就会变成正常的粉红色。（b）使用临时修复体进行软组织塑形的咬合面观。（c）颊侧观可见最终戴牙前软组织边缘。（d）诊断性蜡型及试戴临时冠使得颊侧软组织量充足。（e）为了改善美学效果，右侧中切牙进行贴面修复。原牙冠外形及邻面接触点的微小改变，使得"黑三角"关闭。（f）最终螺丝固位的金属烤瓷修复体带有一个22的悬臂。（g）最终螺丝固位修复体和瓷贴面就位。注意完美的软组织效果和整齐的牙龈缘。（h）最终修复体的咬合面观。由于咬合空间受限，连接部分使用金属。螺丝孔使用临时树脂材料充填，将来会用永久材料封闭。

(i)

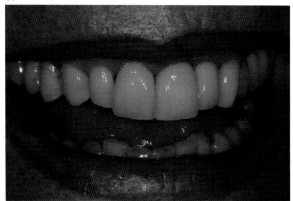

(j)

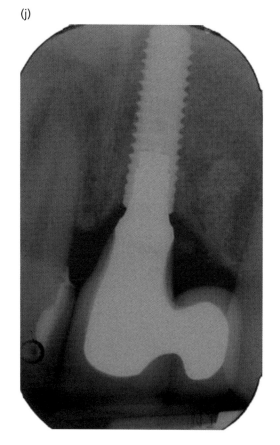

图54-30（续）　（i）笑线展示了令人愉悦的美学效果，同时修复体也与牙及软组织一致。（j）最终修复1年后，螺丝固位的PFM带22悬臂的21修复体。

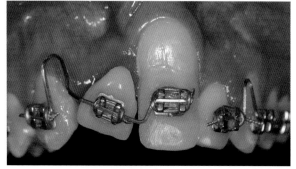

图54-31　25岁患者因12岁滑雪时外伤，导致右侧中切牙及侧切牙缺失并伴左侧上颌中切牙伸长。

美学区域修复重建

上颌前部的义齿修复是最重要的。由于种植体较高的存留率和成功率，在这些敏感区域，修复的美学效果已经成为了主要的关注点。义齿修复应该尽可能接近地模仿健康牙齿的外形。当决定最终义齿修复时，需要解决3个问题：（1）螺丝固位还是粘接固位修复体？（2）标准化预成的还是个性化基台？（3）金属烤瓷还是全瓷修复体？

螺丝固位和粘接固位的比较

在选择基台之前，首先需要决定是使用螺丝固位还是粘接固位修复体。这一重要决定过程在第55章会详细讨论。简单地说，螺丝固位修复有利于回收，并且使得修复体的替换和维修更加简单。此外，使用螺丝固位临时种植修复体更便于塑造穿龈外形并把外形转移到主模型上。但是，螺丝固位修复体通常需要更复杂、更昂贵的加工程序，而且会遭受固有的机械并发症如螺丝松动和折断（McGlumphy et al. 1998; Pietrabissa et al. 2000）。与螺丝固位修复需要以理想的种植体长轴作为先决条件相反的是，粘接固位修复体对不理想的种植体位置起到了更好的弥补作用（图54-36）。因为没有螺丝就位洞的存在，粘接固位种植修复提供了极佳的美学效果，并且较螺丝固位修复体，粘接固位修复的技术成本较少，因为粘接固位修复所需的种植体部件和操作步骤较少

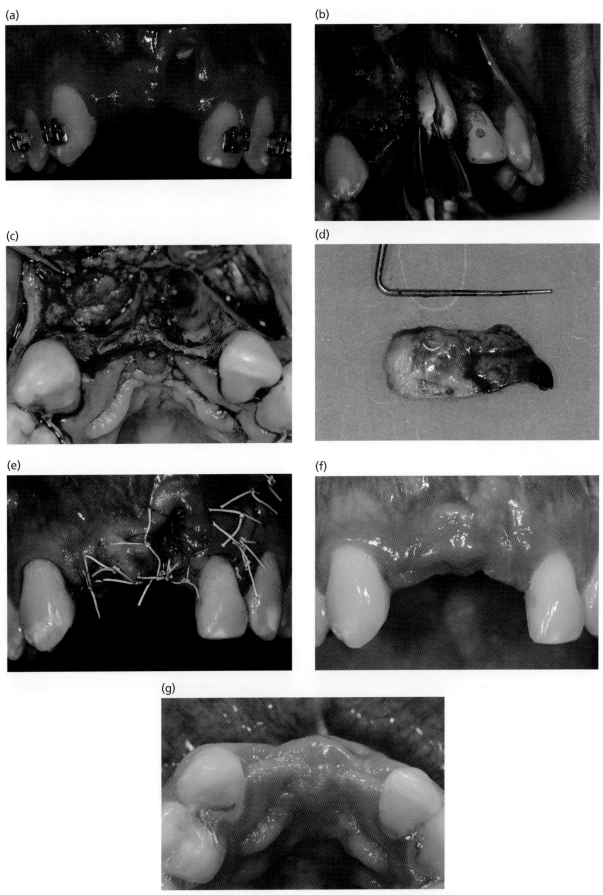

图54-32　与图54-31为同一患者。（a）骨水平截断21，使软组织部分再生以弥补较大的软组织缺损4周后。（b）剖开剩余牙根之后掀起黏骨膜瓣以暴露牙根从而拔除。（c）拔出后缺损情况的咬合面观。右侧尖牙骨水平维持原状但无牙区域存在水平吸收，22近中面存在垂直吸收。（d）从腭部获得结缔组织移植物以覆盖软组织缺损。（e）在拔牙窝区域缝合结缔组织从而为未来的相关程序提高软组织的质和量。（f）拔牙后3个月，颊侧观显示软组织的愈合是完全的，黏膜结构得到了恢复。（g）拔牙后3个月咬合面观显示足够的便于骨增量的角化组织。

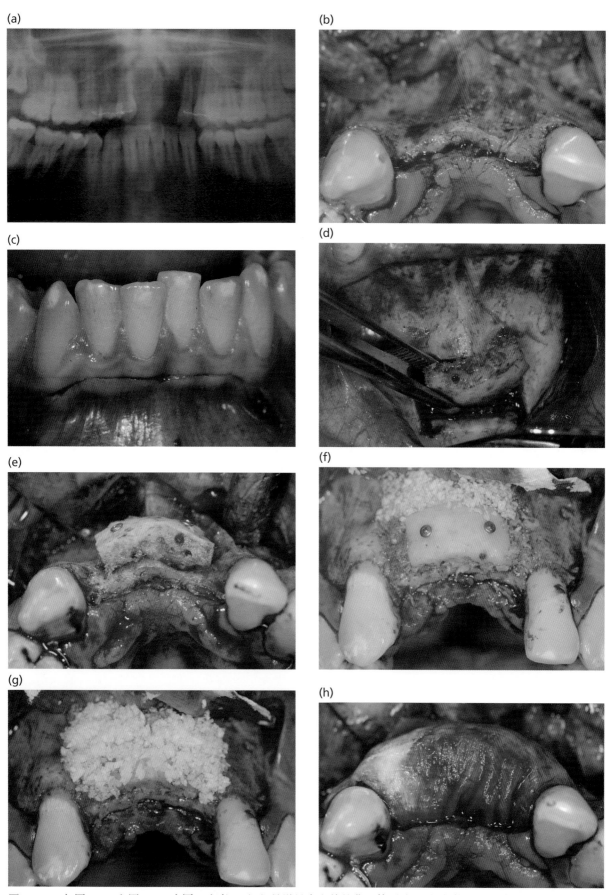

图54-33　与图54-31和图54-32为同一患者。（a）骨增量术之前的曲面体层片。（b）使用牙槽嵴顶稍偏腭侧切口和两个达13和22远中的松弛切口掀起黏骨膜瓣。因为水平方向上的缺损，种植体无法植入，提示需要植入自体骨块。（c）在下颌唇侧区域，在膜龈联合以上1mm做水平切口，切口从尖牙到尖牙并且做远中根向切口。（d）使用超声设备准确获取移植物。距离根尖、颏孔和颏下缘至少5mm。最后，使用刮骨刀得到骨片。（e）用两个螺丝把骨块固定在想要固定的位置。（f）空隙处用骨片和脱蛋白牛骨粉（DBBM）填充。（g）一层DBBM被铺在骨块上方以补偿愈合过程中的骨吸收。（h）最后，使用可吸收生物膜覆盖增量区域，并通过可吸收生物钉在顶部固位。接下来，在做了适当的骨膜松弛切口后，关闭黏骨膜瓣。

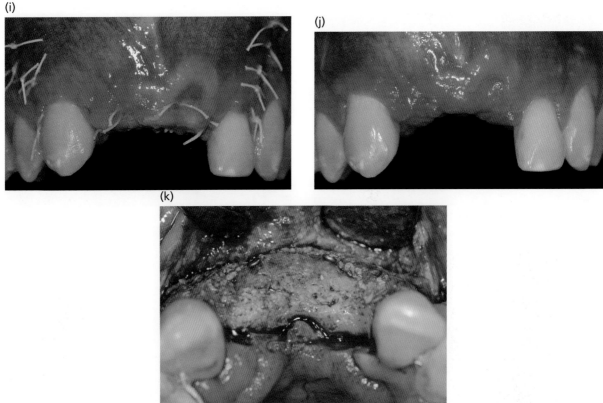

图54-33（续） （i）骨增量手术后10天，愈合过程较顺利，缝合线可以拆除。（j）愈合5个月后植入术前的软组织颊面观。理想状态下，应在骨块植入后4～6个月植入种植体以保证骨结合和稳定性，也可以避免太多的骨吸收。（k）掀起黏骨膜瓣后，咬合面观显示吸收程度最小、结合良好的自体骨块。

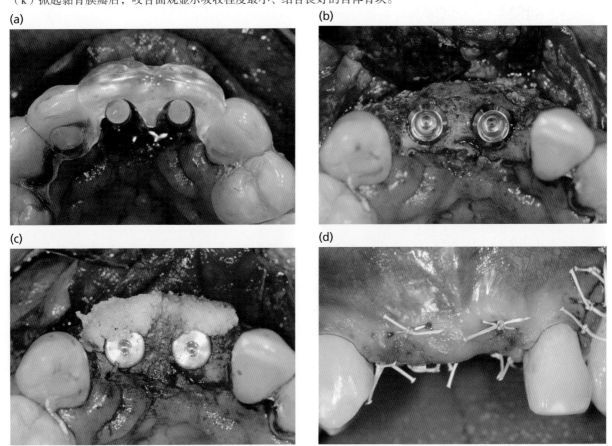

图54-34 与图54-30～图54-33为同一患者。（a）基于先前蜡型制作的外科导板保证了理想的种植体植入位点。（b）两颗软组织水平的种植体在理想的没有任何骨缺损的修复位置被植入。（c）为了防止未来的骨吸收并且维持骨的颊侧体积，进一步使用了DBBM和可吸收生物膜进行了引导骨组织再生术（GBR）。（d）使用两个水平褥式缝合和一个间断缝合完成瓣关闭。

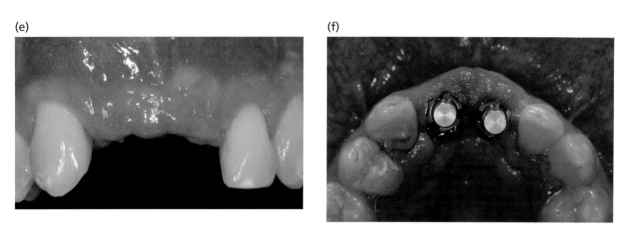

图54-34（续） （e）基台连接前种植体愈合3个月后的颊面观。（f）二期手术后伴有部位印模顶盖的咬合面观。

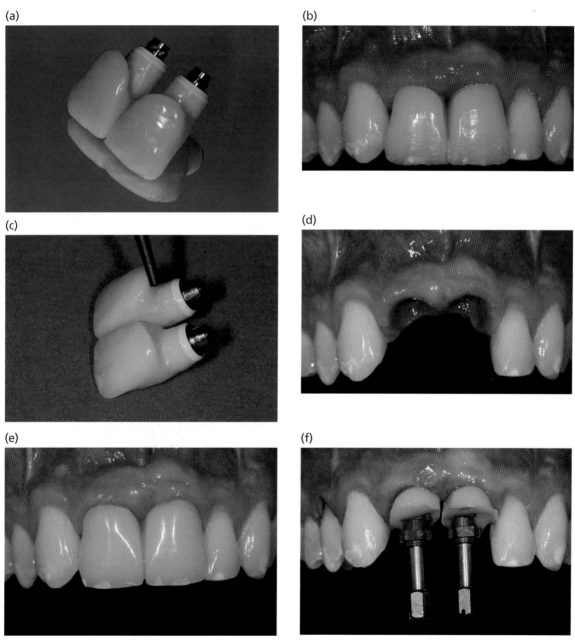

图54-35 与图54-31～图54-34为同一患者。（a）口腔技师在塑料基台上制作了丙烯酸树脂临时修复体。冠的颊侧部分是基于蜡型的理想形态设计的。临时冠的根端部分被去除，为软组织留出足够的空间。（b）螺丝固位的临时修复体的颊侧观。丙烯酸树脂临时修复体被用来改进两颗种植体的穿龈轮廓。（c）流动复合物被用来进一步填充凹陷部分从而推挤软组织向颊侧和创造足够的穿龈轮廓。（d）对颊侧软组织施加渐进式的轻而可控的压力从而创造出足够的穿龈轮廓。（e）6个月后的临时冠修复。获得了足够的穿龈轮廓和软组织外形。（f）两个个性化印模顶盖的颊侧观，顶盖用来把穿龈轮廓准确地转移到模型上。注意使用金刚砂车针进行11颊侧近中的瘢痕组织的修整和14冠延长以更好地模仿尖牙。

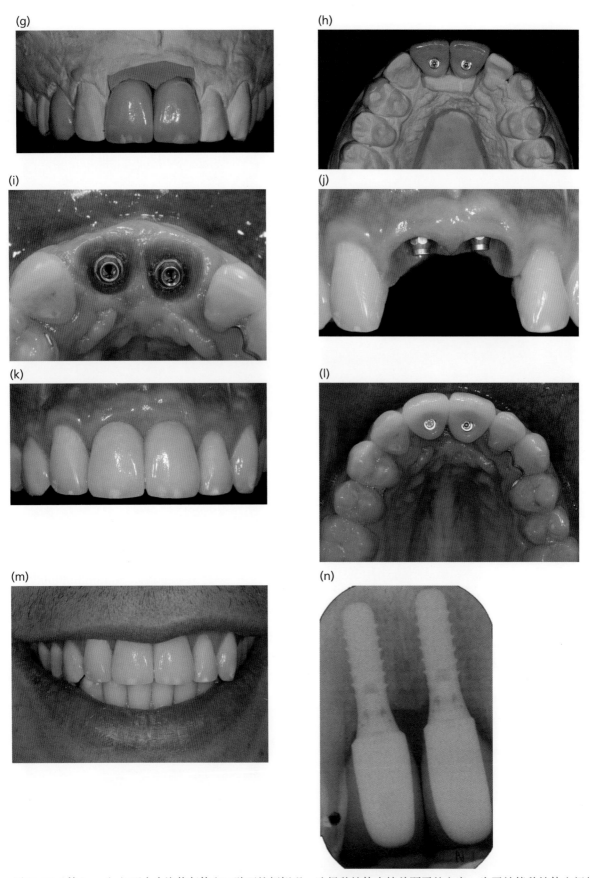

图54-35（续） （g）两个全瓷修复体和14贴面的颊侧观。选择种植体支持单颗牙的方案。为了补偿种植体之间的缺失组织，使用了长接触设计。（h）主模型上一单位螺丝固位修复体和14贴面的咬合面观。（i）最后戴上两个牙冠之前的种植体的咬合面观。注意临时修复阶段的颊侧软组织的厚度和个性化穿龈轮廓。（j）冠就位前的软组织情况的颊面观。长期的临时修复体和一系列的修改带来的让人满意的黏膜边缘和最小的龈乳头。13已经被修形并且用树脂塑形来模仿侧切牙。（k）最终修复体的就位。右侧第一前磨牙被轻微预备并用瓷贴面来模仿尖牙。在切缘使用白色斑点及在牙颈部使用线条来特征性地模仿自然牙齿的外观。（l）最终修复体就位后的咬合面观。理想的种植体植入位置允许螺丝就位孔位于正确的位置。（m）接近2年的长期治疗后，修复体与剩余口腔和面部结构的融入，带来了令人满意的美学效果。（n）最后的根尖片展示了负载3年后的两颗骨水平种植体。

(a)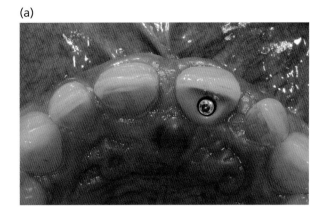

(b)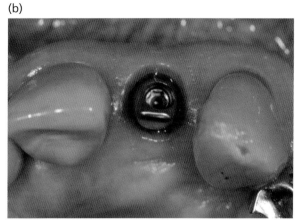

图54-36 （a）对于一个螺丝固位修复体而言，一个理想的种植体位置和轴向对于合适的螺丝固位孔的位置是极为重要的。（b）拥有个性化基台的粘接修复体可以补偿过于颊倾的种植体。

（Taylor & Agar 2002）。各种粘接固位修复的缺点已经得到报道：难以清除粘接剂，难以回收和因固位力下降导致的冠松动（Breeding et al. 1992; Agar et al. 1997; Kent et al. 1997; Chee et al. 1999; Michalakis et al. 2003）。这些缺点可以通过选择合适的基台设计和类型来最小化。

成品基台和个性化基台的比较

当美学因素作为重要因素时，每位患者应该被个体化分析以决定是使用标准预成基台还是个性化基台。一个全面的评估包括以下因素：（1）软组织形态，包括软组织弧形边缘和种植体垂直向位置；（2）种植体和牙体横断面的匹配差异；（3）临床和口腔技师操作难度；（4）成本。

前牙种植位点通常以高的弧形黏膜边缘为特征（图54-37）。位于颊侧黏膜边缘根方2~3mm的种植体肩台在近远中的深度可达7~8mm，这取决于不同个体的软组织弧形特征（图54-38）。如果使用的标准基台与软组织边缘不匹配，那去除多余粘接剂将会比较困难，尤其在近远中区域。最近有研究显示剩余粘接剂对种植体周围组织健康存在影响（Wilson 2009）。有证据表明多余的粘接剂多在（81%）使用标准基台粘接的一个单位的修复体中，与种植体周围疾病指征有关。74%去除了多余粘接剂的种植体在临床和镜下观察，其种植体周围疾病指征都消失了。

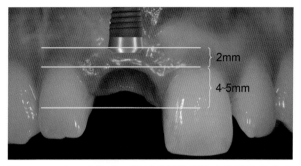

图54-37 在一个拥有正常弧形的前牙位点的种植体肩台的深度。

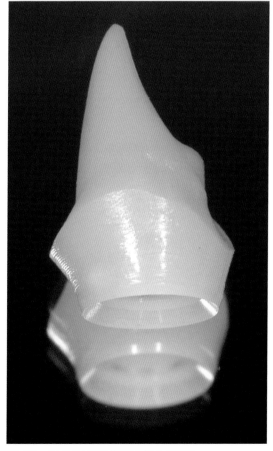

图54-38 CAD/CAM制作的二氧化锆基台。

因此，细致地去除粘接剂对于种植体周围的健康是重要的前提。一项体外研究评估了粘接于模拟龈下边缘的种植体基台修复体的粘接剂清除效率（Agar et al. 1997）。得到的结论是每一例实验对象中都有粘接剂残留。似乎即使在标准条件下，也不可能从冠边缘在黏膜下1.5~3mm的临床模拟模型上完全清除树脂、玻璃离子或磷酸锌水门汀。所以，临床上，在高的弧形软组织外形和较深的垂直向种植体位置的情况下，建议使用个性化基台。这样可以直接通过基台获得独特的修复体穿龈轮廓（图54-39，图54-40a）。因此，冠边缘可以置于软组织边缘下1.5mm以内，并且与黏膜弧形外形相适应（图54-40b）。

个性化基台可以通过复制切割技术或计算机辅助（CAD/CAM）系统来制作。对于两种制作程序，口腔技师在主模型上设计要求的基台的树脂模型或蜡型。这个前瞻性基台可以个性化地指导金属锭通过复制切削技术形成（Glauser et al. 2004）。在计算机辅助制造中，基台被扫描、数字化，数据通过网络被传输到中央生产设备（Kucey & Fraser 2000）。现今，越来越多的个性化CAD/CAM基台是虚拟化设计的，不再制作前瞻性基台。

这个程序为各种临床情况提供了很多制作个性化基台的选项。但是，从临床和技术操作性角度来说，与制造前瞻性基台比较，这种程序要花费更多的时间和稍多的成本。所以，在临床上遇到牙龈外形较平、种植体植入深度较浅以及种植体与牙体横断面较匹配的情况时，可以选择标准化预成基台来治疗（图54-41）。在决定选择标准化预成基台还是个性化基台后，选择基台和修复体材料就是关键了。

烤瓷基台和全瓷基台的比较

在上颌前牙区，基台材料的选择主要受制于软组织形态、患者的美学期待和通过修复体需要获得的美学目标，这与邻牙的外形和颜色有关。钛基台的灰色需要通过金属烤瓷修复体来遮蔽。由于瓷贴面对于金属框架具有美化作用，通过这种修复体可以获得极佳的美学效果。许多学者报道基台的浅灰色会导致种植体周围软组织变色而影响美学效果（McCartney et al. 1993; Sadoun & Perelmuter 1997; Yildirim et al. 2000; Henriksson & Jemt 2003）。经常有报道称瓷基台因为其颜色与天然牙接近而在美学上具有优势。不同的临床和临床前期研究评估了金属烤瓷修复体、全瓷

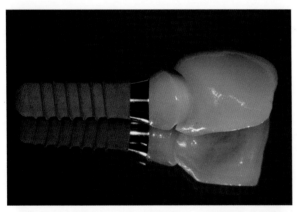

图54-39 个性化的CAD/CAM基台，以更好地匹配全瓷冠的颜色。

(a)

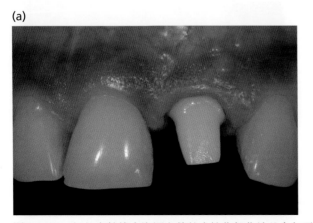

(b)

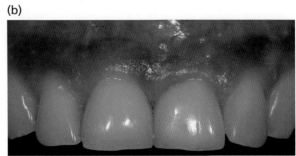

图54-40 （a）在粘接全瓷冠之前的个性化氧化锆基台与牙龈外形相匹配。（b）粘接21全瓷冠后的最终临床结果。

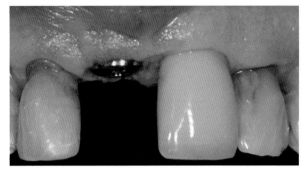

图54-41 使用标准基台的老年患者的平坦牙龈外形。

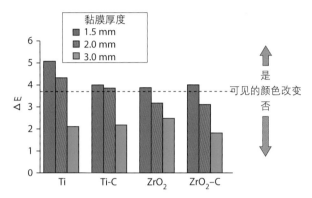

图54-42 图表显示不同黏膜厚度下不同材料的ΔE值。ΔE=3.7处的横线代表裸眼可分辨的口腔内颜色的ΔE阈值（Ti：钛；Ti-C：钛贴面；ZrO₂：二氧化锆；ZrO₂-C：二氧化锆贴面）。

修复体对于种植体周围软组织的颜色变化的影响（Jung et al. 2008）。在一个随机对照临床实验中，30位患者被分为两组，每组15人。全瓷组在Al_2O_3基台的基础上使用了全瓷冠，PFM组在钛或金基台基础上使用PFM冠（Jung et al. 2008）。使用反射式分光光度仪测量在修复体戴入后种植体周围黏膜唇侧中部和相应邻牙的龈缘之间颜色的区别。结果表明，与PFM修复体相比，全瓷修复体与未修复牙的颜色具有更好的匹配度，并且显示在不依赖修复材料的情况下，使用结缔组织移植来增加软组织厚度可以减小软组织着色的风险。这是重要的临床信息，但是，了解遮盖钛基台的灰色的最小黏膜厚度是很有意义的。

一项体外研究分析了黏膜厚度对不同基台材料造成的颜色变化的影响：钛、薄钛、氧化锆和薄氧化锆来评估这个最小厚度（Jung et al. 2007）。经证明，所有的修复材料都导致了整体上的颜色变化，其程度随着软组织厚度的增加而减小。在所有测试材料中钛导致了最明显的颜色变化。但是氧化锆在黏膜厚度为2mm及3mm时没有导致可见的颜色变化，这与材料纯度无关。在黏膜厚度为3mm时，人类眼睛不能区分出所有种类材料带来的颜色变化。所以可以得出结论，2mm是最小的黏膜厚度，并且可以给出以下临床建议：（1）当黏膜厚度 > 2mm时，可以使用PFM或全瓷修复体；（2）当牙龈厚度≤2mm时，可以选择移植软组织或全瓷修复（Jung et al. 2007；图54-42）。

除了美学评估，决定使用全瓷还是金属基台还要根据临床表现和机械特性。最近的一份包含了29篇临床研究的关于瓷和金属基台支持的固定种植修复表现的系统评价（Sailer et al. 2009）显示，瓷和金属基台的5年失败率是相似的，没有证据支持瓷、金属基台在技术和生物学表现上存在区别。但是，只有少数研究和基台的分析是针对瓷基台的，并且随访时间也有限。

美学失败

在大笑时可见的牙槽骨部位植入一颗或多颗种植体的所有治疗形式必须被归类为高级的甚至复杂的程序。基于此，缺乏合适的术前计划常常是发生美学失败的原因。与传统牙体全冠修复相比，颊侧软组织裂开的风险在种植体支持的修复体周围更加显著（Bengazi et al. 1996; Oates et al. 2002; Zigdon & Machtei 2008），这是种植位点美学不良反应发生的主要原因。随访研究记录了大多数软组织变化是发生在修复体负荷后的前6个月（Bengazi et al. 1996; Schropp et al. 2003; Cosyn et al. 2012; Pieri et al. 2013）。另一个经常被观察到的美学问题是牙与种植体之间或种植体之间缺乏龈乳头状结构（Schropp et al. 2005; Chow & Wang 2010; Chang et al. 2012; Perez et al. 2012）。关于这方面，随着时间的推移美学外观似乎逐渐改善，而这主要依赖于邻牙的附着水平（Finne et al. 2012）。缺乏龈乳头不仅影响患者对于美学外观的满意度，还会影响发音（Suphanantachat et al. 2012）。

关于这个情况的处理方法只有一个病例报告（Hidaka & Ueno 2012）和两个前瞻性研究（Burkhardt et al. 2008a; Zucchelli et al. 2012）发表。结果显示为针对治疗结果提供可靠的预测种植体周围软组织缺损情况的分类的难度。

美学失败的分类

种植体周围软组织缺损的分类应该允许对缺损严重度进行诊断和评估治疗预后。Murphy（1997）描述了缺损分类的理想特征，包括：（1）有用的；（2）详尽的；（3）没有相互覆盖（没有某种案例被归类进不止一类）；（4）简单。很明显的是，许多局部因素会影响手术治疗的效果，包括软硬组织的特征（如体积、厚度、表面纹理、瘢痕形成）、种植体垂直向和水平向位置、相邻结构（牙/种植体）和有无炎症等。因此，对结果的预测是一个复杂的过程，应该以可信的研究数据为基础而不是理论推测。此外，其他可知的患者和技术相关的预后因素和操作者的技术，可以决定性地影响结果，并且使得相关的分类系统难以实现。

尽管如此，基于我们的个人经验，还是可以给出一些指导。在上颌前牙区由于美学原因而计划外科重建之前应该确保没有黏膜炎症和/或种植体周围炎，此外，患者应该具有良好的依从性。所以第一步的干预可能致力于消除炎症并且改善组织条件。一旦允许进一步治疗，就需要将手术的限制与患者的愿望和预期相平衡。基于以上的变量，考虑关闭颊侧黏膜裂开时可以获得较好的结果，尽管相邻软组织的解剖条件不允许，因为这可能要求外科治疗以增加这些结构的体积。在一个前瞻性的队列研究中（Burkhardt et al. 2008a），10位依次接受治疗的种植体颊侧软组织裂开的患者术前6个月评估了关闭开裂所需的组织量。治疗后即刻获得足够量的软组织覆盖（冠向复位瓣联合结缔组织移植），平均覆盖率为99.3%。但是，愈合过程持续3个月后，在每一个治疗位点都出现了临床和统计上的显著的软组织减少，这种现象持续了6个月，这段时间内平均覆盖率为66%。

在另一项研究中，录入了20位在美学重要区域出现单个软组织开裂的患者（Zucchelli et al. 2012）。治疗包括去除牙冠、下方基台的预备、做冠向复位瓣联合软组织移植和安装新修复体。治疗后1年，之前暴露的种植体区域的平均覆盖率为96.3%，75%的病例中缺损得到完全覆盖。这些结果是可靠的，但我们不能忽视的是患者术前缺损这个特征不是覆盖的理想适应证。此外，修复牙冠的重建增加了治疗难度和成本。

CEJ到牙间乳头外形高点的距离被证明对天然牙周围牙龈退缩覆盖术的结果有影响（Zucchelli et al. 2006）。很明显的是，到种植位点的距离不能够直接推断，因为CEJ的水平只能通过对侧没有被修复的同名牙来估测。为了估计种植位点的黏膜缺损覆盖术的结果，CEJ的预期水平必须与龈乳头的高度和开裂近远中的骨支持联系起来。

美学失败再治疗的推荐方案

基于以上标准，可以得出结论，在平坦甚至是没有龈乳头结构的病例中，手术治疗改善软组织外貌的预后是较差的，治疗方式必须仅致力于修复上的改进或使用赝复体来遮蔽缺损（图54-43）。

在存在有利的覆盖开裂缺损的条件下，可以考虑手术方法（图54-44）。基本上，冠向复位瓣联合下方结缔组织移植的方法似乎可以稳定创伤和改善预后。

种植体的偏颊向位置已经被证明是修复后种植体位点软组织减少的主要原因（Evans & Chen 2008）。如果种植体位置过于偏唇侧，越过了相邻牙齿之间颊侧CEJ边缘的假想切线，那么单独的裂开进行覆盖术就因不能改变致病因素，之后的结果仍然是类似的。在这种情况下，需要增加软组织的量，并且在大多数案例中，需要使用新的修复体。为了简化手术程序和改善预后，种植体必须是埋入式的（图54-45）。

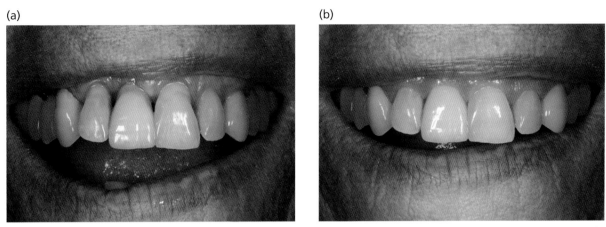

图54-43　（a）种植体支持式牙冠之间的"黑三角"。（b）这种缺陷无法通过手术治疗来纠正。通过硅（silicon）制作的修复体可以改善美学外观。

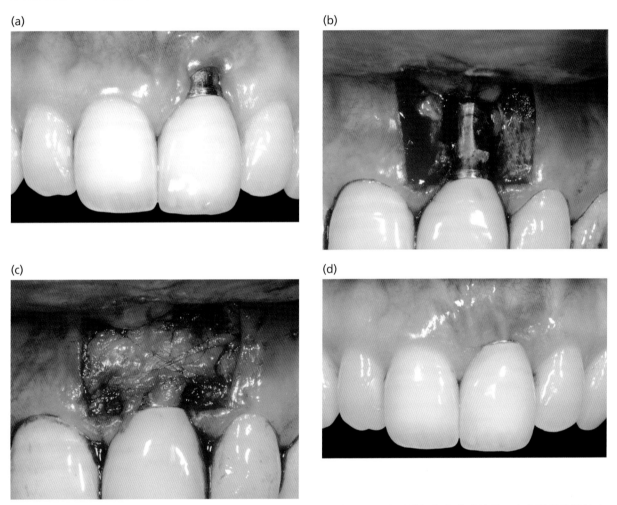

图54-44　（a）覆盖有较薄黏膜的颊侧种植体导致了软组织开裂。（b）为了增加角化黏膜的量，在光滑的种植体表面制备了一种双乳头保留瓣。（c）为了增加黏膜边缘的厚度，在瓣的下方植入结缔组织。（d）联合功能改进（黏膜加厚）可以实现黏膜开裂的近完全覆盖。

　　在完全错位的种植体病例中，唯一可靠的解决方案是取出种植体。但是，选择这种治疗必须仔细评估，因为取出完全骨结合的种植体是一个要求很高的手术，并且存在潜在的进一步损害

美学结果的风险。此外，在这种情况下的修复通常是耗费时间的，因为这种修复要求较多的步骤（图54-46），并且对于患者来说是昂贵的。到目前为止，文献中没有关于如何在不导致过量的

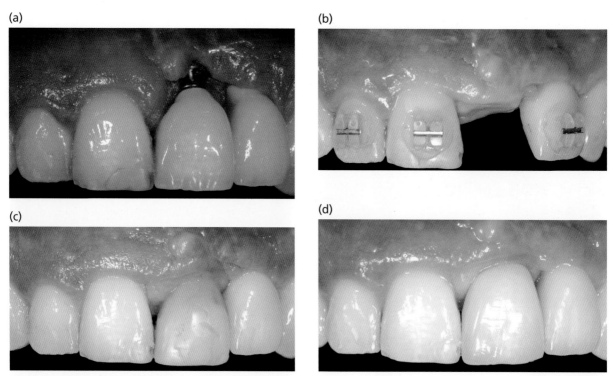

图54-45　（a）中切牙和侧切牙意外缺失行种植修复后几年的状况。注意种植支持的21牙冠周围的瘢痕形成和黏膜开裂。（b）种植体被置于龈下并且首先用腭部旋转瓣覆盖，瓣的下方移植两块结缔组织。（c）愈合后3个月，进行基台连接和临时冠就位。临时冠维持超过1年。（d）最后的全冠完全是个性化的，补偿了种植体的偏颊侧位。在接下来的几年里软组织边缘保持稳定。

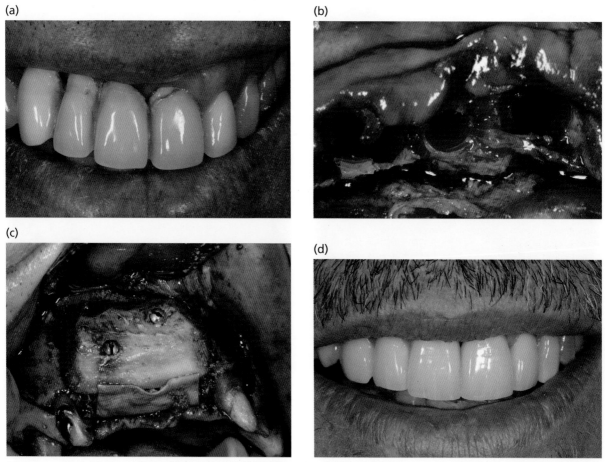

图54-46　（a）在13、12和11区域错位的种植体的病例，种植体植入过靠根方。（b）完全骨结合的种植体（机械表面处理）可以被旋出。（c）大范围的骨增量补偿了垂直向和水平向缺损。（d）提示需要增加一些软组织来增加龈乳头样结构，以表现出自然外貌。

骨吸收的情况下去除种植体的可靠建议。可以假设，具有现代粗糙表面的种植体不可能仅通过施加反扭矩就能旋出。去除粗糙表面的短种植体所需要的力矩大于100Ncm，并且随着种植体长度的增加而增加。相反的是，旋出完全骨结合的经过机械表面处理的种植体的反力矩经过测量不超过35Ncm，并且与种植体长度无关（Bernard et al. 2003）。对种植体施加超过100Ncm的力矩可能会使牙槽骨折裂。

俗话说"好的开头带来好的结果"，必须强调的是手术纠正美学上的复杂问题是一项在很多方面都要求很高的治疗，并且到目前为止，基于文献数据，文献中还没有广为推广的治疗方法可以带来较好的预后。因此临床医生在选择种植体支持式修复之前应该关注替代治疗方法，这有助于避免严重的美学失败。

结束语和前景

在最近的20年里，概念和治疗方式已经得到发展，从而解决了部分缺牙患者在美学区的大部分问题。此外，大多数概念已经被发表的文献数据所证明，并且决定性的风险因素已经众所周知。

但除此之外，每一个大笑时在可见区域的种植体支持式修复体，都需要特别注意并且需要高技术要求的治疗程序，即使是在第一眼看起来具备良好预后条件的情况。因为植入种植体是一个不可逆的操作，仔细的术前计划是必需的，并且需要评估各种治疗方案的好处和副作用。确定患者已经理解治疗方案，包括承担可能的不良美学效果的风险，是临床医生的义务。

参考文献

[1] Abrahamsson, I., Berglundh, T., Wennström, J. & Lindhe, J. (1996). The peri-implant hard and soft tissues at different implant systems. A comparative study in the dog. *Clinical Oral Implants Research* **7**, 212–219.

[2] Agar, J.R., Cameron, S.M., Hughbanks, J.C. & Parker, M.H. (1997). Cement removal from restorations luted to titanium abutments with simulated subgingival margins. *Journal of Prosthetic Dentistry* **78**, 43–47.

[3] Allen, E.P., Gainza, C.S., Farthing, G.G. & Newbold, D.A. (1985). Improved technique for localized ridge augmentation. A report of 21 cases. *Journal of Periodontology* **56**, 195–199.

[4] Amato, F., Mirabella, A.D., Macca, U. & Tarnow, D.P. (2012). Implant site development by orthodontic forced extraction: a preliminary study. *International Journal of Oral and Maxillofacial Implants* **27**, 411–420.

[5] Avivi-Arber, L. & Zarb, G.A. (1996). Clinical effectiveness of implant-supported single-tooth replacement: The Toronto study. *International Journal of Oral & Maxillofacial Implants* **11**, 311–321.

[6] Bartold, P.M., Narayanan, A.S. & Page, R.C. (1992). Platelet-derived growth factor reduces the inhibitory effects of lipopolysaccharide on gingival fibroblast proliferation. *Journal of Periodontal Research* **27**, 499–505.

[7] Bengazi, F., Wennström, J.L. & Lekholm U. (1996). Recession of the soft tissue margin at oral implants. A 2-year longitudinal prospective study. *Clinical Oral Implants Research* **7**, 303–310.

[8] Berglundh, T., Lindhe, J., Ericsson, I. *et al.* (1991). The soft tissue barrier at implants and teeth. *Clinical Oral Implants Research* **2**, 81–90.

[9] Bernard, J.-P., Szmukler-Moncler, S., Pessotto, S., Vazquez, L. & Belser, U.C. (2003). The anchorage of Brånemark and ITI implants of different lengths. I. An experimental study in the canine mandible. *Clinical Oral Implants Research* **14**, 593–600.

[10] Berner, E.S. & Graber, M.L. (2008). Overconfidence as a cause of diagnostic error in medicine. *American Journal of Medicine* **121 Suppl 5**, 2–23.

[11] Breeding, L.C., Dixon, D.L., Bogacki, M.T. & Tietge, J.D. (1992). Use of luting agents with an implant system: Part I. *Journal of Prosthetic Dentistry* **68**, 737–741.

[12] Bressan, E., Paniz, G. & Lops, D. (2011). Influence of abutment material on the gingival color of implant-supported all-ceramic restorations: a prospective multicenter study. *Clinical Oral Implants Research* **22**, 631–637.

[13] Burgess, L.P., Morin, G.V., Rand, M., Vossoughi, J. & Hollinger, J.O. (1990). Wound healing. Relationship of wound closing tension to scar width in rats. *Archives of Otolaryngology - Head and Neck Surgery* **116**, 798–802.

[14] Burkhardt, R. & Lang, N.P. (2010). Role of flap tension in primary wound closure of mucoperiosteal flaps. *Clinical Oral Implants Research* **21**, 50–54.

[15] Burkhardt, R., Joss, A. & Lang, N.P. (2008a). Soft tissue dehiscence coverage around endosseous implants: a prospective cohort study. *Clinical Oral Implants Research* **19**, 451–457.

[16] Burkhardt, R., Preiss, A., Joss, A. & Lang, N.P. (2008b). Influence of suture tension to the tearing characteristics of the soft tissues: an *in vitro* experiment. *Clinical Oral Implants Research* **19**, 314–319.

[17] Cairo, F., Pagliaro, U. & Nieri, M. (2008). Soft tissue management at implant sites. *Journal of Clinical Periodontology* **35**, 163–167.

[18] Chang, M., Wennström, J.L., Ödman, P. & Andersson, B. (1999a). Implant supported single-tooth replacements compared to contralateral natural teeth. Crown and soft tissue dimensions. *Clinical Oral Implants Research* **10**, 185–194.

[19] Chang, M., Ödmann, P., Wennström, J.L. & Andersson, B. (1999b). Esthetic outcome of implant-supported single-tooth

replacements assessed by the patient and by prosthodontist. *International Journal of Prosthodontics* **12**, 335–341.

[20] Chee, W., Felton, D.A., Johnson, P.F. & Sullivan, D.Y. (1999). Cemented versus screw-retained implant prostheses: which is better? *International Journal of Oral & Maxillofacial Implants* **14**, 137–141.

[21] Chen, S.T., Darby, I.B., Reynolds, E.C. & Clement, J.G. (2009). Immediate implant placement postextraction without flap elevation. *Journal of Periodontology* **80**, 163–72.

[22] Cho, S.C., Shetty, S., Froum, S., Elian, N. & Tarnow, D. (2007). Fixed and removable provisional options for patients undergoing implant treatment. *Compendium of Continuing Education in Dentistry* **28**, 604–608.

[23] Choquet, V., Hermans, M., Adriaenssens, P. *et al.* (2001). Clinical and radiographic evaluation of the papilla level adjacent to single-tooth dental implants. A retrospective study in the maxillary anterior region. *Journal of Periodontology* **72**, 1364–1371.

[24] Chow, Y.C. & Wang, H.L. (2010). Factors and techniques influencing peri-implant papillae. *Implant Dentistry* **19**, 208–219.

[25] Coleman, C., Tuan, T.L., Buckley, S., Anderson, K.D. & Warburton, D. (1998). Contractility, transforming growth factor-beta, and plasmin in fetal skin fibroblasts: role in scarless wound healing. *Pediatric Research* **43**, 403–409.

[26] Cooper, L.F. (2008). Objective criteria: guiding and evaluating dental implant esthetics. *Journal of Esthetic and Restorative Dentistry* **20**, 195–205.

[27] Cosyn, J., Hooghe, N. & De Bruyn, H. (2012). A systematic review on the frequency of advanced recession following single immediate implant treatment. *Journal of Periodontology* **39**, 582–589.

[28] Devigus, A. (2006). Simple, advanced, complex: achieving new levels of dentistry. *European Journal of Esthetic Dentistry* **1**, 97–98.

[29] Dong, J.K., Jin, T.H., Cho, H.W. & Oh, S.C. (1999). The esthetics of the smile: A review of some recent studies. *International Journal of Prosthodontics* **12**, 9–19.

[30] Dunn, W.J., Murchsion, D.F. & Broome, J.C. (1996). Esthetics: Patients' perceptions of dental attractiveness. *Journal of Prosthodontics* **5**, 166–171.

[31] Eagly, A.H., Ashmore, R.D., Makhijani, M.G. & Longo, L.C. (1991). What is beautiful is good, but…: A meta-analytic review of research on the physical attractiveness stereotype. *Psychological Bulletin* **110**, 109–128.

[32] Ekfeldt, A., Carlsson, G.E. & Börjesson, G. (1994). Clinical evaluation of single-tooth restorations supported by osseointegrated implants: A retrospective study. *International Journal of Oral & Maxillofacial Implants* **9**, 179–183.

[33] Esposito, M., Maghaireh, H., Grusovin, M.G., Ziounas, I. & Worthington, H.V. (2012). Soft tissue management for dental implants: what are the most effective techniques? A Cochrane systematic review. *European Journal of Oral Implantology* **5**, 221–238.

[34] Evans, C.D. & Chen, S.T. (2008). Esthetic outcome of immediate implant placements. *Clinical Oral Implants Research* **19**, 73–80.

[35] Finne, K., Rompen, E. & Toljanic, J. (2012). Three-year prospective multicenter study evaluating marginal bone levels and soft tissue health around a one-piece implant system. *International Journal of Oral & Maxillofacial Implants* **27**, 458–466.

[36] Flores-Mir, C., Silva, E., Barriga, M.I., Lagravère, M.O. & Major, P.W. (2004). Lay person's perception of smile aesthetics in dental and facial views. *Journal of Orthodontics* **31**, 204–209.

[37] Garber, D.A. & Salama, M.A. (1996). The aesthetic smile: diagnosis and treatment. *Periodontology 2000* **11**, 18–28.

[38] Gebhard, W. (2013). PEP: Patient-supported esthetic protocol. *European Journal of Esthetic Dentistry* **8**, 432–446.

[39] Giachetti, L., Bertini, F. & Rotundo, R. (2009). Crown-root reattachment of severe tooth fracture: a 15-month periodontal

evaluation. *International Journal of Periodontics and Restorative Dentistry* **30**, 393–399.

[40] Glauser, R., Sailer, I., Wohlwend, A. *et al.* (2004). Experimental zirconia abutments for implant-supported single-tooth restorations in esthetically demanding regions: 4-year results of a prospective clinical study. *International Journal of Prosthodontics* **17**, 285–290.

[41] Griffin, D. & Tversky, A. (1992). The weighing of evidence and the determinants of confidence. *Cognitive Psychology* **24**, 411–435.

[42] Grunder, U. (2000). Stability of the mucosal topography around single-tooth implants and adjacent teeth: 1-year results. *International Journal of Periodontics and Restorative Dentistry* **20**, 11–17.

[43] Harris, D., Buser, D., Dula, K. *et al.* (2002). E.A.O. Guidelines for the use of diagnostic imaging in implant dentistry. *Clinical Oral Implants Research* **13**, 566–570.

[44] Harris, D., Horner, K., Gröndahl, K. *et al.* (2012). E.A.O. Guidelines for the use of diagnostic imaging in implant dentistry 2011. A consensus workshop organized by the European Association for Osseointegration at the Medical University of Warsaw. *Clinical Oral Implants Research* **23**, 1243–1253.

[45] Henriksson, K. & Jemt, T. (2003). Evaluation of custom-made procera ceramic abutments for single-implant tooth replacement: a prospective 1-year follow-up study. *International Journal of Prosthodontics* **16**, 626–630.

[46] Henriksson, K. & Jemt, T. (2004). Measurements of soft tissue volume in association with single-implant restorations: A 1-year comparative study after abutment connection surgery. *Clinical Implant Dentistry and Related Research* **6**, 181–189.

[47] Hermann, J.S., Cochran, D.L., Nummikoski, P.V. & Buser, D. (1997). Crestal bone changes around titanium implants. A radiographic evaluation of unloaded nonsubmerged and submerged implants in the canine mandible. *Journal of Periodontology* **68**, 1117–1130.

[48] Hermann, J.S., Buser, D., Schenk, R.K., Higginbottom, F.L. & Cochran, D.L. (2000). Biologic width around titanium implants. A physiologically formed and stable dimension over time. *Clinical Oral Implants Research* **11**, 1–11.

[49] Hermann, J.S., Buser, D., Schenk, R.K., Schoolfield, J.D. & Cochran D.L. (2001a). Biologic Width around one- and two-piece titanium implants. *Clinical Oral Implants Research* **12**, 559–571.

[50] Hermann, J.S., Schoolfield, J.D., Nummikoski, P.V. *et al.* (2001b). Crestal bone changes around titanium implants: a methodologic study comparing linear radiographic with histometric measurements. *International Journal of Oral & Maxillofacial Implants* **16**, 475–485.

[51] Hidaka, T. & Ueno, D. (2012). Mucosal dehiscence coverage for dental implant using split pouch technique: a two-stage approach. *Journal of Periodontal and Implant Science* **42**, 105–109.

[52] Jeffcoat, M.K., Kaplan, M.L., Rumbaugh, C.L. & Goldhaber, P. (1982). Magnification angiography in beagles with periodontal disease. *Journal of Periodontal Research* **17**, 294–299.

[53] Jemt, T. (1999). Restoring the gingival contour by means of provisional resin crowns after single-implant treatment. *International Journal of Periodontics and Restorative Dentistry* **19**, 20–29.

[54] John, M.T., Hujoel, D.L., Miglioretti, L. *et al.* (2004). Dimensions of oral-health-related quality of life. *Journal of Dental Research* **83**, 956–960.

[55] Juloski, J., Radovic, I., Goracci, C., Vulicevic, Z.R. & Ferrari, M. (2012). Ferrule effect: a literature review. *Journal of Endodontics* **38**, 11–19.

[56] Jung, R.E,, Sailer, I., Haemmerle, C.H., Attin, T. & Schmidlin, P. (2007). *In vitro* color changes of soft tissues caused by restorative materials. *International Journal of Periodontics and Restorative Dentistry* **27**, 251–257.

[57] Jung, R.E., Holderegger, C., Sailer, I. *et al.* (2008). The effect of all-ceramic and porcelain-fused-to-metal restorations on

marginal peri-implant soft tissue color: a randomized controlled clinical trial. *International Journal of Periodontics and Restorative Dentistry* **28**, 357–365.

[58] Jung, R.E., Zembic, A., Pjetursson, B.E., Zwahlen, M. & Thoma, D.S. (2012). Systematic review of the survival rate and the incidence of biological, technical, and aesthetic complications of single crowns on implants reported in longitudinal studies with a mean follow-up of 5 years. *Clinical Oral Implants Research* **23 Suppl 6**, 2–21.

[59] Kan, J.Y., Rungcharassaeng, K., Umezu, K. & Kois, J.C. (2003). Dimensions of peri-implant mucosa: An evaluation of maxillary anterior single implants in humans. *Journal of Periodontology* **74**, 557–562.

[60] Kan, J.Y., Rungcharassaeng, K., Morimoto, T. & Lozada, J. (2009). Facial gingival tissue stability after connective tissue graft with single immediate tooth replacement in the esthetic zone: consecutive case report. *Journal of Oral and Maxillofacial Surgery* **67**, 40–48.

[61] Kent, D.K., Koka, S. & Froeschle, M.L. (1997). Retention of cemented implant-supported restorations. *Journal of Prosthodontics* **6**, 193–196.

[62] Kleinheinz, J., Büchter, A., Kruse-Lösler, B., Weingart, D. & Joos, U. (2005). Incision design in implant dentistry based on vascularization of the mucosa. *Clinical Oral Implants Research* **16**, 518–523.

[63] Kois, J.C. (2001). Predictable single tooth peri-implant esthetics: five diagnostic keys. *Compendium of Continuing Education in Dentistry* **22**, 199–206.

[64] Kokich, V.O., Kiyak, H.A. & Shapiro, P.A. (1999). Comparing the perception of dentists and lay people to altered dental esthetics. *Journal of Esthetic Dentistry* **11**, 311–324.

[65] Kruger, J. & Dunning, D. (1999). Unskilled and unaware of it: how difficulties in recognizing one's own incompetence lead to inflated self-assessments. *Journal of Personality and Social Psychology* **77**, 1121–1134.

[66] Kucey, B.K. & Fraser, D.C. (2000). The Procera abutment - the fifth generation abutment for dental implants. *Journal de l' Association Dentaire Canadienne* **66**, 445–449.

[67] Lamb, D.J. & Ellis, B. (1996). Comparisons of self-assessments of complete mandibular denture security. *International Journal of Prosthodontics* **9**, 309–314.

[68] Lang, N.P. & Zitzmann, N.U. (2012). Clinical research in implant dentistry: evaluation of implant-supported restorations, aesthetic and patient-reported outcomes. *Journal of Clinical Periodontology* **39 Suppl 12**, 133–138.

[69] Lang, N.P., Joss, A., Orsanic, T., Gusberti, F.A. & Siegrist, B.E. (1986). Bleeding on probing. A predictor for the progression of periodontal disease? *Journal of Clinical Periodontology* **13**, 590–596.

[70] Lang, N.P., Adler, R., Joss, A. & Nyman, S. (1990). Absence of bleeding on probing. An indicator of periodontal stability. *Journal of Clinical Periodontology* **17**, 714–721.

[71] Lang, N.P., Wetzel, A.C., Stich, H. & Caffesse, R.G. (1994). Histologic probe penetration in healthy and inflamed peri-implant tissues. *Clinical Oral Implants Research* **5**, 191–201.

[72] Lang, N.P., Joss, A. & Tonetti, M.S. (1996). Monitoring disease during supportive periodontal treatment by bleeding on probing. *Periodontology* **12**, 44–48.

[73] Langlois, J.H., Kalakanis, L., Rubenstein, A.L., Hallam, M. & Smoot, M. (2000). Maxims or myths of beauty? A meta-analytic and theoretical review. *Psychological Bulletin* **126**, 390–423.

[74] Larsson, P., John, M.T., Nilner, K. & List, T. (2010a). Reliability and validity of the orofacial esthetic scale in prosthodontic patients. *International Journal of Prosthodontics* **23**, 257–262.

[75] Larsson, P., John, M.T., Nilner, K., Bondemark, L. & List, T. (2010b). Development of an esthetic scale in prosthodontic patients. *International Journal of Prosthodontics* **23**, 249–256.

[76] Lee, A., Fu, J.H. & Wang, H.L. (2011). Soft tissue biotype affects implant success. *Implant Dentistry* **20**, 38–47.

[77] Lindhe, J. & Berglund, T. (1998). The interface between the mucosa and the implant. *Periodontology 2000* **17**, 47–54.

[78] Linkevicius, T., Apse, P., Grybauskas, S. & Puisys, A. (2009). Reaction of crestal bone around implants depending on mucosal tissue thickness. A 1-year prospective clinical study. *Stomatologija* **11**, 83–91.

[79] Linkevicius, T., Apse, P., Grybauskas, S. & Puisys, A. (2010). Influence of thin mucosal tissues on crestal bone stability around implants with platform switching: a 1-year pilot study. *Journal of Oral and Maxillofacial Surgery* **68**, 2272–2277.

[80] McCartney, J.W., Vermilyea, S.G. & Fosdal, T. (1993). Modification of angulated abutments to avoid unesthetic display of metal. *Journal of Prosthetic Dentistry* **69**, 439–441.

[81] McGlumphy, E.A., Mendel, D.A. & Holloway, J.A. (1998). Implant screw mechanics. *Dental Clinics of North America* **42**, 71–89.

[82] McLean, T.N., Smith, B.A., Morrison, E.C., Nasjleti, C.E. & Caffesse, R.G. (1995). Vascular changes following mucoperiosteal flap surgery: A fluorescein angiography study in dogs. *Journal of Periodontology* **66**, 205–210.

[83] Mehl, C., Kern, M., Freitag-Wolf, S. *et al.* (2009). Does the oral health impact profile questionnaire measure dental appearance? *International Journal of Prosthodontics* **22**, 87–93.

[84] Meijering, A.C., Roeters, F.J.M., Mulder, J. & Creugers, N.H.J. (1997). Recognition of veneer restoration by dentists and beautician students. *Journal of Oral Rehabilitation* **24**, 506–511.

[85] Michalakis, K.X., Hirayama, H. & Garefis, P.D. (2003). Cement-retained versus screw-retained implant restorations: a critical review. *International Journal of Oral & Maxillofacial Implants* **18**, 719–728.

[86] Milton, S.H. (1970). Pedicled skin flaps: The fallacy of the length:width ratio. *British Journal of Surgery* **57**, 503–506.

[87] Mombelli, A., Van Oosten, M.A.C., Schürch, E. & Lang, N.P. (1987). The microbiota associated with successfully or failing osseointegrated titanium implants. *Oral Microbiology and Immunology* **2**, 145–151.

[88] Moore, R.L. & Hill, M. (1996). Suturing techniques for periodontal plastic surgery. *Periodontology 2000* **11**, 103–111.

[89] Mörmann, W. & Ciancio, S.G. (1977). Blood supply of human gingiva following periodontal surgery. *Journal of Periodontology* **48**, 681–692.

[90] Mörmann, W., Bernimoulin, J.P. & Schmid, M.O. (1975). Fluorescein angiography of free gingival autografts. *Journal of Clinical Periodontology* **2**, 177–189.

[91] Moskowitz E.M., Sheridan, J.J., Celenza. F., Tovilo, K. & Munoz, A.M. (1997). Essix appliances. Provisional anterior prosthesis for pre and post implant patients. *New York State Dental Journal* **63**, 32–35.

[92] Müller, H.P., Schaller, N., Eger, T. & Heinecke, A. (2000). Thickness of masticatory mucosa. *Journal of Clinical Periodontology* **27**, 431–436.

[93] Murphy, E.A. (1997). *The Logic of Medicine*, 2nd edn. Baltimore and London: The Johns Hopkins University Press, pp. 119–136.

[94] Nedelec, B., Ghahary, A., Scott, P.G. & Tredget, E.E. (2000). Control of wound contraction. Basic and clinical features. *Hand Clinics* **16**, 289–302.

[95] Nemcovsky, C.E., Artzi, Z. & Moses, O. (1999). Rotated split palatal flap for soft tissue primary coverage over extraction sites with immediate implant placement. Description of the surgical procedure and clinical results. *Journal of Periodontology* **70**, 926–934.

[96] Neumann, L.M, Christensen, C. & Cavanaugh, C. (1989). Dental esthetic satisfaction in adults. *Journal of the American Dental Association* **118**, 565–570.

[97] Oates, T., West, J., Jones, J., Kaiser, D. & Cochran, D.L. (2002). Long-term changes in soft tissue height on the facial surface of dental implants. *Implant Dentistry* **11**, 272–279.

[98] Park, J.C., Kim, C.S., Choi, S.H., Chai, J.K. & Jung, U.W. (2012). Flap extension attained by vertical and periosteal-

releasing incisions: a prospective cohort study. *Clinical Oral Implants Research* **23**, 993–998.

[99] Patiño-Marín, N., Martínez, F., Loyola-Rodríguez, J.P. *et al.* (2005). A novel procedure for evaluating gingival perfusion status using laser-Doppler flowmetry. *Journal of Clinical Periodontology* **32**, 231–237.

[100] Peñarrocha, M., García-Mira, B. & Martinez, O. (2005). Localized vertical maxillary ridge preservation using bone cores and a rotated palatal flap. *International Journal of Oral and Maxillofacial Implants* **20**, 131–134.

[101] Perez, F., Segalla, J.C., Marcantonio, E. *et al.* (2012). Gingival papilla dimensions in anteriosuperior regions adjacent to single-tooth implants. *International Journal of Periodontics and Restorative Dentistry* **32**, 93–100.

[102] Pieri, F., Aldini, N.N., Marchetti, C. & Corinaldesi, G. (2013). Esthetic outcome and tissue stability of maxillary anterior single-tooth implants following reconstruction with mandibular block grafts: a 5-year prospective study. *International Journal of Oral & Maxillofacial Implants* **28**, 270–280.

[103] Pietrabissa, R., Gionso, L., Quaglini, V., Di Martino, E. & Simion, M. (2000). An *in vitro* study on compensation of mismatch of screw versus cement-retained implant supported fixed prostheses. *Clinical Oral Implants Research* **11**, 448–457.

[104] Pini-Prato, G., Pagliaro, U., Baldi, C. *et al.* (2000). Coronally advanced flap procedure for root coverage. Flap with tension versus flap without tension: a randomized controlled clinical study. *Journal of Periodontology* **71**, 188–201.

[105] Pjetursson, B.E., Thoma, D., Jung, R.E., Zwahlen, M. & Zembic, A. (2012). A systematic review of the survival and complication rates of implant-supported fixed dental prostheses (FDPs) after a mean observation period of at least 5 years. *Clinical Oral Implants Research* **23 Suppl 6**, 22–38.

[106] Pontoriero, R., Tonelli, M.P., Carnevale, G. *et al.* (1994). Experimentally induced periimplant mucositis. A clinical study in humans. *Clinical Oral Implants Research* **5**, 254–259.

[107] Retzepi, M., Tonetti, M. & Donos, N. (2007a). Comparison of gingival blood flow during healing of simplified papilla preservation and modified Widman flap surgery: a clinical trial using laser Doppler flowmetry. *Journal of Clinical Periodontology* **34**, 901–911.

[108] Retzepi, M., Tonetti, M. & Donos, N. (2007b). Gingival blood flow changes following periodontal access flap surgery using laser Doppler flowmetry. *Journal of Clinical Periodontology* **34**, 437–443.

[109] Roos-Jansåker, A.M. (2007). Long-term follow up of implant therapy and treatment of peri-implantitis. *Swedish Dental Journal* **Suppl**, 7-66.

[110] Rosentritt, M., Ries, S., Kolbeck, C. *et al.* (2009). Fracture characteristics of anterior resin-bonded zirconia-fixed partial dentures. *Clinical Oral Investigations* **13**, 453–457.

[111] Sadoun, M. & Perelmuter, S. (1997). Alumina-zirconia machinable abutments for implant-supported single-tooth anterior crowns. *Practical Periodontics and Aesthetic Dentistry* **9**, 1047–1053.

[112] Sailer, I., Philipp, A., Zembic, A. *et al.* (2009). A systematic review of the performance of ceramic and metal implant abutments supporting fixed implant reconstructions. *Clinical Oral Implants Research* **20 Suppl 4**, 4–31.

[113] Samorodnitzky-Naveh, G.R., Geiger, S.B. & Levin, L. (2007). Patients' satisfaction with dental esthetics. *Journal of American Dental Association* **138**, 805–808.

[114] Santosa, R.E. (2007). Provisional restoration options in implant dentistry. *Australian Dental Journal* **52**, 234–242.

[115] Schropp, L. & Isidor, F. (2008). Clinical outcome and patient satisfaction following full-flap elevation for early and delayed placement of single-tooth implants: a 5-year randomized study. *International Journal of Oral & Maxillofacial Implants* **23**, 52–58.

[116] Schropp, L., Wenzel, A., Klostopoulos, L. & Karring, T. (2003). Bone healing and soft tissue contour changes following single-tooth extraction: a clinical and radiographic 12-month

prospective study. *International Journal of Periodontics and Restorative Dentistry* **23**, 313–323.

[117] Schropp, L., Isidor, F., Kostopoulos, L. & Wenzel, A. (2005). Interproximal papilla levels following early versus delayed placement of single-tooth implants: a controlled clinical trial. *International Journal of Oral and Maxillofacial Implants* **20**, 753–761.

[118] Seibert, J. (1983). Reconstruction of deformed, partially edentulous ridges, using full thickness onlay grafts: I. Technique and wound healing. *Compendium of Continuing Education in General Dentistry* **4**, 437–453.

[119] Seibert, J. & Lindhe, J. (1989). Esthetics and periodontal therapy. In: Lindhe, J., ed. *Textbook of Clinical Periodontology*. Copenhagen: Munksgaard, pp. 477–514.

[120] Sepucha, K.R., Fagerlin, A., Couper, M.P. *et al.* (2010). How does feeling informed relate to being informed? The decision survey. *Medical Decision Making* **30**, 77–84.

[121] Silness, J. & Löe, H. (1964). Periodontal disease in pregnancy. II. Correlation between oral hygiene and periodontal condition. *Acta Odontologica Scandinavica* **22**, 121–135.

[122] Slade, G.D. & Spencer, A.J. (1994). Development and evaluation of the Oral Health Impact Profile. *Community Dental Health* **11**, 3–11.

[123] Stimmelmayr, M., Allen, E.P., Reichert, T.E. & Iglhaut, G. (2010). Use of a combination epithelized-subepithelial connective tissue graft for closure and soft tissue augmentation of an extraction site following ridge preservation or implant placement: description of a technique. *International Journal of Periodontics and Restorative Dentistry* **30**, 375–381.

[124] Suphanantachat, S., Thovanich, K. & Nisapakultorn, K. (2012). The influence of peri-implant mucosal level on the satisfaction with anterior maxillary implants. *Clinical Oral Implants Research* **23**, 1075–1081.

[125] Szpaderska, A.M., Zuckerman, J.D. & DiPietro, L.A. (2003). Differential injury responses in oral mucosal and cutaneous wounds. *Journal of Dental Research* **82**, 621–626.

[126] Tarnow, D.P., Magner, A.W. & Fletcher, P. (1992). The effect of the distance from the contact point to the crest of bone on the presence or absence of the interproximal dental papilla. *Journal of Periodontology* **63**, 995–996.

[127] Taylor, T.D. & Agar, J.R. (2002). Twenty years of progress in implant prosthodontics. *Journal of Prosthetic Dentistry* **88**, 89–95.

[128] Tetè, S., Mastrangelo, F., Bianchi, A., Zizzari, V. & Scarano, A. (2009). Collagen fiber orientation around machined titanium and zirconia dental implant necks: an animal study. *International Journal of Oral & Maxillofacial Implants* **24**, 733–743.

[129] Thoma, D.S., Benić, G.I., Zwahlen, M., Hämmerle, C.H. & Jung, R.E. (2009). A systematic review assessing soft tissue augmentation techniques. *Clinical Oral Implants Research* **20**, 146–165.

[130] Tinti, C. & Parma-Benfenati, S. (1995). Coronally positioned palatal sliding flap. *International Journal of Periodontics and Restorative Dentistry* **15**, 298–310.

[131] Tonetti, M.S., Muller-Campanile, V. & Lang, N.P. (1998). Changes in the prevalence of residual pockets and tooth loss in treated periodontal patients during a supportive maintenance care program. *Journal of Clinical Periodontology* **25**, 1008–1016.

[132] Traini, T., Degidi, M., Strocchi, R. Caputi, S. & Piatelli, A. (2005a). Collagen fiber orientation near dental implants in human bone: do their organization reflect differences in loading? *Journal of Biomedical Materials Research Part B: Applied Biomaterials* **74**, 538–546.

[133] Traini, T., Degidi, M., Caputi, S. *et al.* (2005b). Collagen fiber orientation in human peri-implant bone around immediately loaded and unloaded titanium dental implants. *Journal of Periodontology* **76**, 83–89.

[134] Triaca, A., Minoretti, R., Merli, M. & Merz, B.R. (2001). Periosteoplasty for soft tissue closure and augmentation in preprosthetic surgery: a surgical report. *International Journal of*

Oral and Maxillofacial Implants **16**, 851–856.

[135] Van der Geld, P., Oosterveld, P., Van Heck, G. & Kuijpers-Jagtman, A.M. (2007). Smile attractiveness. Self-perception and influence on personality. *Angle Orthodontist* **77**, 759–765.

[136] Wang, H.L. & Al-Shammari, K. (2002). HVC ridge classification: a therapeutically oriented classification. *International Journal of Periodontics and Restorative Dentistry* **22**, 335–343.

[137] Welander, M., Abrahamsson, I. & Berglundh, T. (2008). The mucosal barrier at implant abutments of different materials. *Clinical Oral Implants Research* **19**, 635–641.

[138] Wennström, J.L. & Derks, J. (2012). Is there a need for keratinized mucosa around implants to maintain health and tissue stability? *Clinical Oral Implants Research* **23**, 136–146.

[139] Werfully, S., Areibi, G., Toner, M. *et al.* (2002). Tensile strength, histological and immunohistochemical observations of periodontal wound healing in the dog. *Journal of Periodontal Research* **37**, 366–374.

[140] Wikesjö, U.M. & Nilvéus, R. (1990). Periodontal repair in dogs: Effect of wound stabilization on healing. *Journal of Periodontology* **61**, 719–724.

[141] Wikesjö, U.M., Claffey, N. & Egelberg, J. (1991a). Periodontal repair in dogs: Effect of heparin treatment of the root surface. *Journal of Clinical Periodontology* **18**, 60–64.

[142] Wikesjö, U.M., Crigger, M., Nilvéus, R. & Selvig, K.A. (1991b). Early healing events at the dentin-connective tissue interface. *Journal of Periodontology* **62**, 5–14.

[143] Wilson, T.G. (2009). The positive relationship between excess cement and peri-implant disease: a prospective clinical endoscopic study. *Journal of Periodontology* **80**, 1388–1392.

[144] Wittneben, J.G., Buser, D., Belser, U. & Brägger, U. (2013). Peri-implant soft tissue conditioning with provisional restorations in the esthetic zone – the dynamic compression technique. *International Journal of Periodontics and Restorative Dentistry* **33**, 447–455.

[145] Wolfart, S., Quaas, A.C., Freitag, S. *et al.* (2006). General well-being as an important co-factor of self-assessment of dental appearance. *International Journal of Prosthodontics* **19**, 449–454.

[146] Yildirim, M., Edelhoff ,D., Hanisch, O. & Spiekermann, H. (2000). Ceramic abutments - a new era in achieving optimal esthetics in implant dentistry. *International Journal of Periodontics and Restorative Dentistry* **20**, 81–91.

[147] Zigdon, H. & Machtei, E.E. (2008). The dimension of keratinzed mucosa around implants affect clinical immunological parameters. *Clinical Oral Implants Research* **19**, 387–392.

[148] Zitzmann, N.U., Abrahamsson, I., Berglundh, T. & Lindhe, J. (2002). Soft tissue reactions to plaque formation at implant abutments with different surface topography. An experimental study in the dogs. *Journal of Clinical Periodontology* **29**, 456–461.

[149] Zucchelli, G., Testori, T. & De Sanctis, M. (2006). Clinical and anatomical factors limiting treatment outcomes of gingival recession: a new method to predetermine the line of root coverage. *Journal of Periodontology* **77**, 714–721.

[150] Zucchelli, G., Mazzotti, C., Mounssif, I. *et al.* (2013). A novel surgical-prosthetic approach for soft tissue dehiscence coverage around single implant. *Clinical Oral Implants Research* **24**, 957–962.

第55章

后牙区种植
Implants in the Posterior Dentition

Ronald E. Jung[1], Daniel S. Thoma[1], Urs C. Belser[2]

[1] Clinic of Fixed and Removable Prosthodontics, Center of Dental and Oral Medicine and Cranio-Maxillofacial Surgery, University of Zurich, Zurich, Switzerland

[2] Department of Prosthetic Dentistry, School of Dental Medicine, University of Geneva, Geneva, Switzerland

前言

　　据文献报道，使用骨结合种植体来修复各种类型牙缺失，总体有较好的长期存留率和成功率，使得人们在制订修复治疗计划时将牙种植作为一种可靠的治疗手段（Brånemark et al. 1995；Jemt et al. 1996；Lindquist et al. 1996；Buser et al. 1997；Andersson et al. 1998a；Buser et al. 1998a；Eckert & Wollan 1998；Lindh et al. 1998；Mericske–Stern 1998；ten Bruggenkate et al. 1998；Wyatt & Zarb 1998；Gunne et al. 1999；Lekholm et al. 1999；Van Steenberghe et al. 1999；Wismeijer et al. 1999；Behneke et al. 2000；Hosny et al. 2000；Hultin et al. 2000；Weber et al. 2000；Boioli et al. 2001；Gomez–Roman et al. 2001；Kiener et al. 2001；Mengel et al. 2001；Oetterli et al. 2001；Zitzmann et al. 2001；Bernard & Belser 2002；Buser et al. 2002；Haas et al. 2002；Leonhardt et al. 2002；Romeo et al. 2002；Esposito et al. 2009；Bragger et al. 2011）。在众多的临床情况下，种植体可以明显地简化治疗，避免使用可摘义齿，从而减少对剩余牙齿结构的损伤，或使治疗更加简洁通用，同时疗效的可预测性更佳（Belser et al. 2000）。

　　毫无悬念，骨结合的出现对后牙区牙列缺损

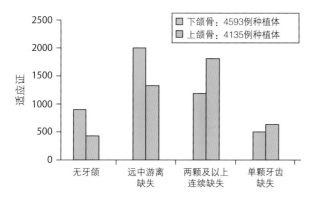

图55-1 1989—2011年日内瓦大学的种植体统计：适应证。

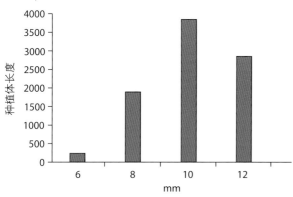

图55-2 1989—2011年日内瓦大学的种植体统计：种植体长度。

修复重建的治疗方法和计划产生了根本的影响。例如，日内瓦大学牙科学院种植体的统计数据显示，从1989年4月到2011年12月有大于8700颗6～12mm长度种植体植入约3250位不同类型牙齿缺失患者的颌骨中（图55-1，图55-2）。

这种治疗方法应用越来越广泛，并对传统修复治疗理念产生了巨大的影响（Beumer et al. 1993；Zarb & Schmitt 1995；Tarnow et al. 1997；Zitzmann & Marinello 1999；Belser et al. 2000；Schwartz-Arad & Dolev 2000；Bragger et al. 2001；Deporter et al. 2001；Zitzmann & Marinello 2002）。因为，目前的大多数种植系统包括范围广泛的不同直径和尺寸的螺纹种植体用来替代缺失的前磨牙和磨牙（图55-3），在部分缺牙患者的负载牙列区，种植治疗的应用显著增加。作为教材的一部分，本质上关注临床牙周病学，本章将阐述后牙区部分缺牙患者的种植治疗。在这个背景下，通过使用种植体分段种植常常可以显著减少传统固定义齿修复的"临界线（border-

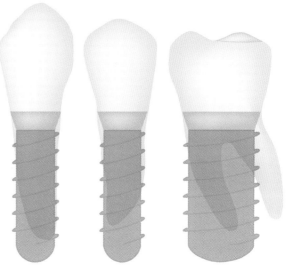

图55-3 不同直径的后牙种植体。

line）"的风险（如基牙条件较差的修复体、长跨度固定修复义齿、悬臂梁）。目前普遍认为，相比于加长的修复义齿，短小的种植修复体更可取，因为它更容易加工，通常患者易适应，边缘密合较好，患者易保持口腔卫生，如果需要重新治疗时处理简单。

本章节的目的是为在牙列负载区域的多种牙齿缺失类型的种植治疗提供临床和操作步骤指导，解决牙列缺损患者的问题，重点是种植体支持的固定修复体。

后牙区种植治疗的适应证

对于颌骨后段部分缺牙，种植体已越来越广泛使用，它既可以保存完整的牙齿结构，又可以避免使用可摘局部义齿和常规高风险的固定义齿。涵盖了多种失牙情况，包括拥有完整牙列的上下牙缺失（图55-4）、远中游离端缺失（图55-5）、大范围无牙区、功能性基牙缺失或基牙存在结构、牙髓和牙周并发症的情况（表55-1）。

许多其他适应证已经添加到种植体经典适应证中，如严重萎缩的无牙颌，上下牙列牙齿缺失（先天缺牙/创伤或局部牙髓/修复/牙周并发症或治疗失败导致的牙齿缺失），和远中短牙弓缺失（尤其是前磨牙缺失）。在其他适应证中，所有

(a)
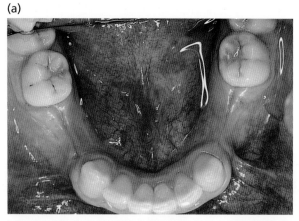

(b)
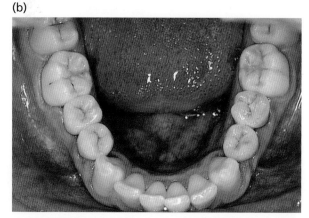

图55-4　（a）22岁男性患者下颌殆面观。所有前磨牙连续缺失；其余牙齿保存完整。（b）4颗种植体植入后，以金属烤瓷冠修复。

(a)
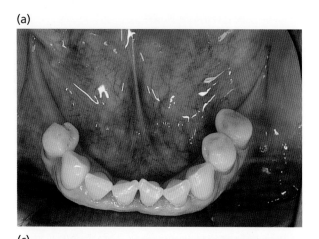

(b)
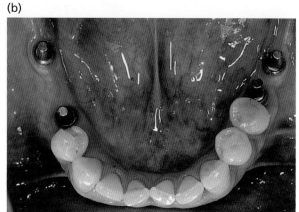

(c)
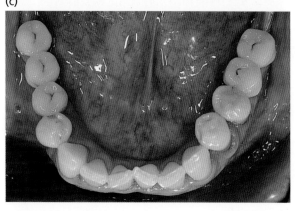

图55-5　（a）66岁女性患者双侧下颌骨远中短牙列缺损。（b）4颗种植体植入以增加两侧牙弓长度至第一磨牙处。（c）5颗前磨牙大小的烤瓷冠用于修复4颗种植体。

表55-1　后牙种植适应证

- 替代缺失牙恢复完整牙列（如连续的前磨牙缺失），保存牙齿结构
- 避免使用可摘局部义齿（RDPs）
- 增加基牙的数量
  - 减少修复体的风险
  - 应用分段的原则
  - 便于最终再治疗
- 维持现有牙冠和固定义齿（FDPs）
- 减少修复体并发症和失败

的策略旨在减少口腔修复常见风险并使治疗更简单，治疗成本更低。由于先进的骨增量技术，包括上颌窦底提升和牵张成骨技术，使种植体植入位置几乎没有限制。（Buser et al. 1993, 1995, 1996, 1998b; Chiapasco et al. 1999; Buser & von Arx 2000; Chiapasco et al. 2001; Simion et al. 2001; von Arx et al. 2001a, b; Buser et al. 2002）。

牙科种植体的广泛快速应用不完全是基于针对这类治疗有利的相关长期报道。其他指标，如

表55-2　后牙局部牙列缺损治疗相关的种植体的影响

- 良好的整体长期效果
- 保护牙齿矿化结构
- 机械相关优点
  - 商业纯钛（生物相容性、机械性能、无龋风险）
  - 可再生的、预制的（"加工"）一级、二级和三级组件及辅助部件
- 简化临床和实验室协议

表55-3　传统固定局部义齿的"高风险"

- 长跨度的局部固定义齿
- 悬臂单位（主要是远中游离端缺失）
- 重要基牙缺失
- 基牙的结构/牙周/牙髓并发症
- 颌间距离减少
- 存在咬合功能异常/夜磨牙

表55-4　后牙种植修复相关争议的问题

- 种植体充足的数量、尺寸（长度、直径）、设计和分布
- 粘接和螺丝固位（穿颌/横向螺丝）
- 单颗和联合种植修复体
- 尽可能长的种植体和较短的种植体
- 种植体轴向的影响
- 最佳的种植体肩台深度
- 种植体长度和上部结构的高度之间的最小比值
- 一个修复体中包含天然牙及种植体
- 设计合适的基台种植体连接界面
- 种植体特异性的咬合概念，包括咬合修复材料、非轴向负载、不同类型的下颌偏移导向
- 功能负载前的愈合时间（即刻/早期/延迟）
- 值得注意的偏离/交错植入位置

纯粹的"机械"优势和预制组件与辅助部件可用性，可以明显简化处理过程，对当前概念和策略也产生重大影响（表55-2）。此外，基于修复风险评估的临床决策常常会导致基牙需求的数目增多（表55-3）。治疗目标一方面是降低修复体相关的整体风险，另一方面是实现修复体分段的原则。

有争议的问题

尽管越来越多的科学证据表明牙列缺损患者的种植治疗是高度可预测的治疗模式，但仍有几个问题存在争议（表55-4）。这些有争议的问题包括对于某种类型和结构的牙列缺损，选择

最佳治疗方案时种植体的数量、大小和分布，也包括与咬合和咬合材料，种植体的轴向和上部结构高度与种植体长度之间可接受的最低比值相关的参数。最后还有重要的一点，应该将更多的重点放在力学和对于后牙种植体的要求方面。在这其中，必须提到的是种植体和基台之间的连接形式。大多数问题将在本章的剩余部分进行讨论，其中适当、可行的地方将详细阐述，而对于缺乏可靠信息的地方或更适合本书其他作者讨论的主题，将简单、浅显地介绍。

后牙区种植的一般考量和临床决策

种植支持的修复和天然牙支持的固定修复的临床决策

种植体支持式和天然牙支持式的固定修复义齿的决定过程，其相关的决策标准应取决于科学证据，客观的修复导向性风险评估，和包括成本效益及生活质量在内的患者相关因素。

临床上，后牙区无望牙的治疗选择包括普通的固定桥和种植体支持的单冠修复（图55-6）。关于临床决策，最重要的问题是种植体支持式的修复与天然牙支持式固定义齿的预后是否相似。关于种植体支持式单冠的系统性回顾报道其5年存留率为96.8%，10年存留率为89.8%（Jung et al. 2008）。这些结果与牙支持式的固定修复义齿的存留率相似，其5年存留率为93.8%，10年存留率为89.1%（Pjetursson et al. 2004）。

考虑到预后因素，这两种治疗方法似乎优于其他。然而，这两种治疗并发症的类型是不同的。普通牙支持式的固定桥发生许多生物性的并发症，如龋坏和基牙松动缺失，而种植体支持式的单冠有更多的工艺并发症如基台或固位螺丝的松动。在修复后的维护阶段，对治疗干预的严重程度和侵入性也会有影响。

下一个临床决策阶段是临床评估和患者的预期。临床分析包括对邻近的天然基牙复杂的评估，包括基牙的结构、牙体余留情况、牙周和牙髓状况等。

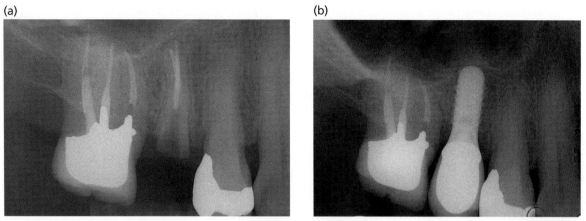

图55-6　（a）右侧上颌后牙段X线片。第二前磨牙牙体结构大范围缺损并伴有根尖周病变。基于临床和影像学评估，15为无法治疗的牙齿。（b）术后X线显示第二前磨牙牙根被单个种植修复体取代。尤其在第一磨牙之前已有的金属烤瓷冠需要保留时采用这种方法。

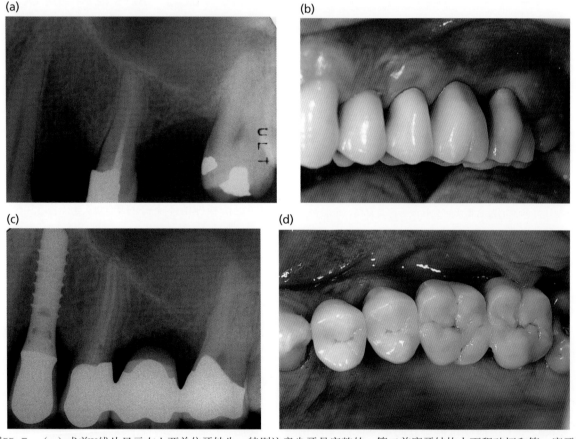

图55-7　（a）术前X线片显示左上两单位牙缺失。特别注意尖牙是完整的，第二前磨牙结构大面积破坏和第一磨牙缺失区域上颌窦底的位置。（b）左侧上颌缺牙区修复情况的口内观：单颗种植体恢复第一前磨牙，同时三单位固定局部义齿修复缺失的第一磨牙。（c）术后X线片显示第二前磨牙已行根管充填，并行碳纤维粘接桩核金属烤瓷冠修复。（d）包括种植支持和天然牙支持的修复体。

　　这种客观的评价是最重要的，是对临床医生不断的挑战。如图55-7中的上颌后牙段，第一前磨牙和第一磨牙同时缺失。放置一个五单位的牙支持式的固定义齿会累及尖牙，并且因为第二前磨牙根管治疗存在小问题不适合作为中间基牙。最后，在第一前磨牙缺失的位置植入1颗种植体，并且用一单位的修复体修复。在缺失的第一磨牙的位置由于接近上颌窦故需要骨移植来满足种植体的植入，在与患者沟通相关优点与缺点后，最终选择三单位的牙支持式的固定义齿修复。本病例的"战略价值"归功于适当妥协，将第二前磨牙作为了短牙的基牙，但坚持制订完全基于科学证据的临床计划时仍存在一定困难。

最后，患者的预期和需求对决策过程非常重要，除了修复的预后和治疗的侵入性，患者还会想了解种植体支持式义齿和牙支持式固定修复义齿的花费及治疗时间的不同。在一个私人诊所进行的回顾性临床研究中，有37位患者接受41例传统固定义齿修复，52位患者接受59例种植体支持的单冠修复（Bragger et al. 2005b）。这个研究的目的是通过记录来访者的数量、椅旁时间、治疗＋种植体组件＋加工中心的花费来评估和比较两者费用情况。种植体治疗的复诊次数比固定义齿多，但两者总的治疗时间是相似的。就费用而言，固定义齿修复在技工加工中心的费用和总的治疗费用高于种植体单冠修复。当考虑到每次复诊的机会成本，种植体修复治疗的花费更少，1~4年的短期观察结果已阐明，种植体修复重建有更高的成本效益比。尤其在无牙或余牙较少并且骨量充足的情况下，从经济角度考虑，可推荐使用种植体修复重建（Bragger et al. 2005a）。

总结：种植体支持式修复和牙支持式固定义齿修复的抉择过程应基于：预后、并发症的发生率、邻牙的临床评估、无牙区解剖条件和患者的预期。

种植修复中的悬臂梁

牙科文献中大量证据表明悬臂单位——特别是远中游离端缺失的固定义齿，10年相关并发症和失败率明显高于近远中有基牙的中间桥体的固定义齿（Pjetursson et al. 2004，2007）。修复体的失败可以归因于一些决定性的因素，如非功能性基牙承担特殊的咬合力，如颌间距离降低和/或咬合的功能异常（Glantz & Nilner 1998）。最近一个关于种植体支持的悬臂固定义齿治疗牙列缺损患者的前瞻性群组研究中（Romeo et al. 2009），笔者报道该种植体有长期成功率，并认为相比于传统的固定修复，悬臂种植体咬合重建引起的机械损害较低。然而，风险依然存

在。传统的悬臂修复体常见并发症之一是余留牙的缺失，种植体支持的悬臂修复体可以很容易地避免这一情况，后者是在牙槽骨嵴条件不良导致不能在最有利的位置植入种植体的可行的替代方法（Wennström et al. 2004; Bragger et al. 2005a; Halg et al. 2008; Zurdo et al. 2009; Aglietta et al. 2012）。在这种情况下，临床医生为了使种植体植入的位置最佳，必须客观合理地考虑是否行骨增量手术（同期或分期），或许可以使用一种更简单直接的治疗方式如种植体支持的悬臂梁，该方法发生并发症的风险较低。在这样的背景下，最近有一项关于比较上颌后牙和下颌后牙单冠种植体的回顾研究，其中包括2颗种植体支持的后牙悬臂梁和相似的悬臂延长的固定义齿（Aglietta et al. 2012）。两组均未报道种植体缺失，存留率为100%。两组基线和随访检查中平均骨边缘水平和牙周袋深度未见统计学差异。笔者得出的结论是，一个后牙区近中或远中的悬臂梁不会对种植体支持的单冠的存留率和骨边缘产生危害，5年的观察期发现也不会对短跨度的固定桥产生危害。从治疗计划的角度来看，这些数据支持：可以选择短跨度种植体支持式的固定修复作为一种有效的治疗以替代后牙的缺失，同时从修复的观点来看，它避免了种植部位所需的更复杂的骨增量手术。因此，这是一个模式的小变化。然而，在这种情况下必须强调基本修复设计原则，如增加连接体的直径，以避免机械的并发症。

图55-8显示了一个三单位固定修复体组成的后牙区前磨牙大小的远中悬臂梁随访16年的临床和影像学资料。

种植体–天然牙混合支持（的修复）

当骨缺损只允许1颗种植体植入（如后牙位点）或患者经济条件有限的情况下，种植体–天然牙混合支持（的修复）可作为一种治疗选择。

复合固定义齿修复的潜在优势是较低的患者发病率和较低的治疗成本（图55-9）。从生物力学的角度来看，由于骨结合种植体与牙齿的

(a)

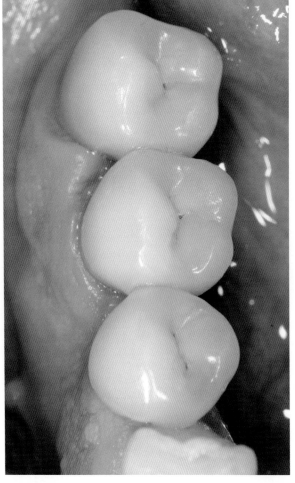

(b)

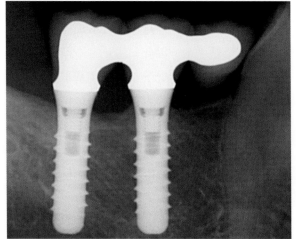

图55-8　（a）下颌前磨牙样的远中悬臂三单位固定桥的16年临床随访照片。（b）远中三单位悬臂梁种植术16年后的根尖片。

(a)

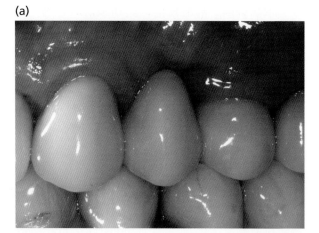

(b)

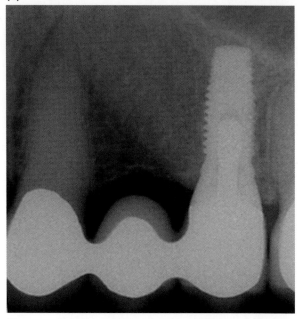

图55-9　种植体-天然牙混合支持（的修复）负载5年后的（a）口内观，（b）X线片。选择这种治疗方法是因24区域骨量有限，为了避免水平向骨增量手术而进行的。

动度不同，所以对天然牙和种植体之间的固定夹板带来了挑战（Weinberg 1993）。为了克服这一问题，学者们提出了固定和非固定连接器。通过有限元分析或其他仿真模型在体外（Rangert

et al. 1991；Breeding et al. 1995）和体内（Naert et al. 2001a, b；Block et al. 2002；Nickenig et al. 2006，2008）来研究（Nishimura et al. 1999；Menicucci et al. 2002；Lin et al. 2008；Srinivasan & Padmanabhan 2008；Burak Ozcelik et al. 2011）两种连接类型的效果。这个问题仍存在争议，但总体看来固定连接的使用可产生更好的临床结果（Chee & Mordohai 2010）。

　　从临床的角度来看，最重要的问题是复合固定义齿修复与单独种植支持式固定义齿修复的存留率和并发症发生率的差别。许多临床研究分析了复合固定修复义齿的存留率（Gunne et al. 1999；Hosny et al. 2000；Kindberg et al. 2001；Lindh et al. 2001；Naert et al. 2001a；Block et al. 2002；Mau et al. 2002；Tangerud et al. 2002；Nickenig et al. 2006；Akca & Cehreli 2008；Nickenig et al. 2008；Bragger et al. 2011）。复合固定修复义齿的系统评价报道其5年存留率为90.1%（Lang et al. 2004）至94.7%（Mamalis et al. 2012）。10年存留率范围从77.8%（Mamalis et al. 2012）到82.1%（Lang et al. 2004），明显低于单独种植体支持式固定义齿修复的10年存留率（Pjetursson et al. 2004）。导致复合固定修复义齿脱落的一个重要因素是基牙（10.6%）和种植体的脱落率较高（15.6%）（Lang et al. 2004）。复合固定义齿特定的生物并发症是基牙的嵌入，据报道占所有基牙的5.2%。当在牙齿与种植体之间使用非固定连接时，更易发生基牙嵌入（Block et al. 2002）。

结论：种植体-天然牙混合支持的固定义齿修复由于其相对较低的存留率，故适应证选择有限。如果要植入复合固定义齿修复，应该选择固定连接体。

后牙区连续多颗种植体的联冠修复和单冠修复的比较

在多颗相邻种植体植入的情况下，牙科医生面临着需要决定是制作联冠还是单冠的问题。用联冠固定种植体的基本原理是为了使负载均匀地分布在各个种植体上以最大限度地减少骨边缘、种植体和修复组件的压力。牙科医生在使用联冠固定种植体时通常有以下原因：

- 骨质量差或需要较大的骨增量手术（如上颌窦底提升（图55-10，图55-11）。
- 短种植体或种植体需要减小直径。
- 较大的咬合力（如磨牙症）。
- 对于牙科医生而言更容易处理（没必要调整邻接关系）。

联冠固定义齿修复的重要争议是：

- 结构难以适应多单位的固定义齿修复。

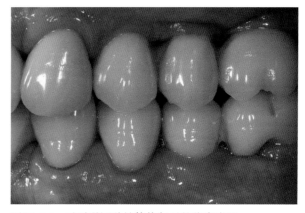

图55-10　后牙联冠种植体修复后的临床表现。

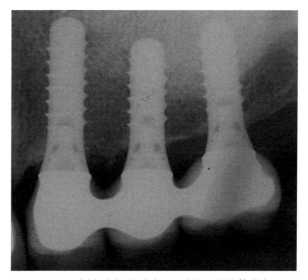

图55-11　上颌窦底提升手术后3颗联冠种植体修复的影像学表现。

- 邻接处的卫生要求更高（如使用间隙刷或牙线受连接体阻碍）。
- 相对于单冠固定义齿修复，联冠固定义齿修复的再治疗更为复杂（特别是粘固的固定义齿）。

文献报道对联冠种植体尚存争议（Grossmann et al. 2005）。体外研究测量了联冠修复和非联冠修复体的两个不同点：种植体和骨边缘的压力。体外研究中发现联冠种植体并没有减少种植体颈部的压力（Guichet et al. 2002；Wang et al. 2002；Nissan et al. 2010），但在有限元分析中发现它降低了种植体周围的压力（Wang et al. 2002）。一项光弹性压力研究显示，联冠修复的种植体之间的压力分布更加均匀（Guichet et al. 2002）。目前尚不清楚这些发现哪一个研究结果是与临床相关的。少数临床研究直接指出联冠修复和非联

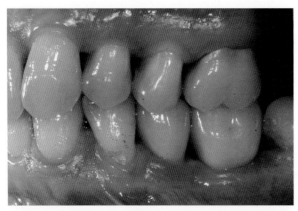

图55-12　骨条件较好时使用非联冠种植体的临床表现。

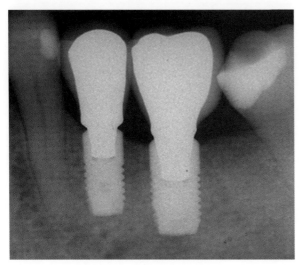

图55-13　两颗单冠种植体的影像学表现。

冠修复的存留率和边缘骨质疏松之间没有差异（Naert et al. 2002；Vigolo & Zaccaria 2010）。

因非联冠修复的短种植体的较高的存留率和成功率，使联冠种植体的概念受到挑战（Fugazzotto 2008）。在一般情况下，没有证据表明在正常临床情况下骨结合的种植体会发生超负载。因此，几颗种植体之间可能不需要分担负载并且在患者骨量充足和患者没有不良习惯的情况下，不需要使用标准直径和长度的联冠种植体（图55-12，图55-13）。

种植体长度的影响，包括冠/种植体比例的影响

临床医生经常会面对后牙牙列缺损的情况，成功的种植治疗的主要先决条件在本章前部分已提及，除了广泛认同的一颗或多颗种植体需要足够的垂直骨高度以满足自身的长度外，还与上部结构的预期高度有关。由此产生的问题是，在单颗后牙修复体的情况下种植体是否存在最小长度，以及种植体的长度和上部结构的高度的比例是否影响骨嵴顶的骨质吸收及整个种植体-上部结构复合体的寿命。

因为标准长度的种植体（≥10mm）其长度有可预见的成功率，已被广泛接受并且普遍推广多年；同时，学者认为分布于种植体表面大部分的功能性咬合力是分布于整颗种植体长度的。另一个，可能减少短种植体使用的原因是这种种植体在负载情况下假设性的弹性形变。据报道，短时间的负载（如咀嚼时），短种植体发生骨内形变大于标准长度种植体，特别是受到侧向力时，导致标准种植体更大的弯曲力矩，从而诱导骨嵴顶的压力增加。然而，后来的实验研究得出的结论是，如果种植体的长度增加压力不会减少。因此，事实上，交界压力的产生集中在骨嵴顶而不是重新分布在整颗种植体，并且短种植体在刺激种植体周围的骨和提高骨密度时更有利（Renouard & Nisand 2006）。

目前，小于8mm的种植体被普遍认为是"短种植体"，"标准长度种植体"的早期标准指的是骨内长度>10mm的种植体。短种植体被设计为避免干扰重要解剖结构（如下颌神经管和上颌窦），以减少手术创伤及相关风险，降低骨移植/骨增量手术的发病率，并促进"以修复为导向"的种植体定位。因此，短种植体可以直接改善患者的舒适度和并发症，并且使放射性检查次数和复诊次数最小化，减少椅旁时间和成本。

收集分析1989年至2011年日内瓦大学的牙科医学院前瞻性多中心研究的种植体数据，所得出的结论是短种植体（6~8mm）没有比长种植体（10~12mm）显示出更高的平均骨嵴顶吸收率，并且所谓的不良的冠/种植体比例并没有导致更明显的骨嵴顶吸收（Bernard et al. 1995；Bernard & Belser 2002；Blanes et al. 2007a，b）。这些数据在其他报告中也得到了证实（ten Bruggenkate et al. 1998；Bischof et al. 2001；

(a)

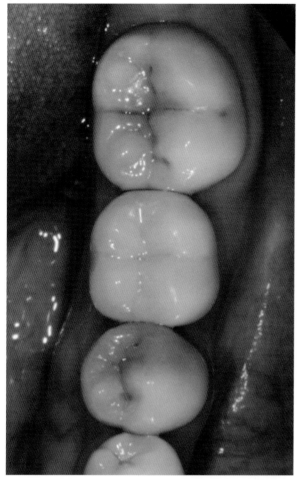

(b)

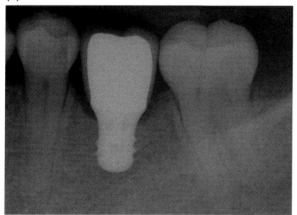

图55-14 （a）36区域单颗6mm短种植体上种植牙冠的咬合面观。（b）单颗种植体牙冠功能性使用2年后的影像学表现。

Deporter et al. 2001；Heitz‐Mayfield et al. 2004；Nedir et al. 2004；Bischof et al. 2006；Fugazzotto 2008；Birdi et al. 2010；Rossi et al. 2010；Esposito et al. 2011）。

图55-14中显示所谓的不良冠/根比例种植体，是一个有代表性的后牙单个固定修复义齿的

典型临床病例。

最近一篇基于包括4778颗短种植体（<8mm，观察时间14年）的53个临床研究的文献综述报道其累计存留率为90.4%（Srinivasan et al. 2012）。在4778颗种植体中，微粗糙表面的1608颗种植体累计存留率97.2%（观察时间为9年），而机械加工表面的7mm短种植体的整体存留率为88.6%（观察时间为14年）。文献报道当2709颗种植体植入确定的位置后，无论种植体表面为哪种类型，上颌和下颌整个累积存留率分别为83.3%和92.6%。因此，可以得出结论：微粗糙表面的种植体与标准长度的种植体（10~12mm）有相似的存留率和成功率。基于短的观察时间和数量有限的种植体和研究发现，即便是4mm的种植体也有相似的存留率。然而，一方面是临床习惯和加工的限制，另一方面存在相关种植体周围炎（Quirynen et al. 2002）及种植体组件（螺丝、基台）的技术并发症（疲劳），可能得出结论：这种"超短"种植体应仅限于特定的临床情况下使用。显然，短种植体的前瞻性临床实验与标准化的协议，以及相关参数的研究制定还需要通过进一步评估其治疗的结果和可预测性来定义。

骨高度不足区域的种植

通常，远中短牙弓在需要种植的部位会具有局部骨体积不足的特点。这可能涉及骨高度、骨宽度、牙槽骨嵴轴或邻近重要的组织结构如下牙槽神经或上颌窦的前部。种植常常会受以上几个问题同时限制。种植体的植入显然是一个三维手术和修复过程，且广为推荐的种植位置是以"修复为导向"而不是以"骨为导向"。因此，基于预期的客观治疗，细致的术前位点分析是最重要的。为了使治疗尽可能简单和性价比尽可能高，应综合评估所有可用的治疗方案。要考虑的选择有：（1）标准长度种植体结合一次或者连续的骨增量手术；（2）使用短种植体，因此可以避免广泛骨增量手术；（3）甚至与理想的植入部位有细微的偏差，且不会有影响预后、寿命和/或主观舒适度等副作用的情况（Ilizarov

1989a，b；Raghoebar et al. 1996；Howell et al. 1997；Simion et al. 2006；Pjetursson et al. 2008，2009b；Esposito et al. 2011）。

上颌骨：上颌窦底提升与短种植体的应用

在上颌骨后部区域，临床医生经常会遇到由于与上颌窦的关系密切导致的牙槽骨高度降低。在这些情况下，存在不同的选择：（1）首先是上颌窦底提升和随后种植体植入；（2）种植体植入同时提升上颌窦底（经牙槽嵴入路或侧窗技术）；（3）使用较短的种植体，以避免过度的骨增量手术；（4）植入成角度颧骨种植体（Chen et al. 2007；Davo et al. 2007；Pjetursson et al. 2009b；Esposito et al. 2011）。颧骨种植体这种选择主要出现在经验丰富的颌面外科医生治疗的无牙颌患者中，并且文献也很少记载（Davo 2009；Bedrossian 2010）。

先行上颌窦底提升手术适用于垂直骨高度 < 4mm时（Pjetursson et al. 2008）会出现种植体稳定性不足。这个手术是有据可查和可预测的，只要使用粗糙表面植入物，可使种植体的存活率增高（图55-15）。然而，因为在种植前需几个月的愈合时间（根据植入材料的不同，3~12个月不等），导致总的治疗时间延长。在某些情况下，植入标准长度种植体同时行两种上颌窦底提升术的一种（经牙槽嵴入路或侧方入路），种植体可获得初期稳定（牙槽嵴高度3~6mm）（图55-16）（Summers 1994；Rosen et al. 1999；Pjetursson et al. 2009a，b）。同期行种植体植入和骨增量手术可以减少总的治疗时间和成本，并限制手术并发症的数量。据报道种植体3年以上存留率范围在88.5%~98.3%之间，与3种上颌窦底提升术（经牙槽嵴入路、一步法侧方入路或两步法侧方入路）后种植体存留率相似（Pjetursson et al. 2008；Tan et al. 2008）。然而，经牙槽嵴手术方法可以减少手术创伤和手术时间（Fontana et al. 2008）。

多年来，种植体的设计、表面形态、长度和直径都有显著改变。以前，使用双骨皮质种植体植入下颌骨来确保种植体稳定。因此，种植体最长的长度取决于现有的下颌高度。当发现双皮质固定相比单皮质固定并无优势时，双皮质固定这一概念被推翻（Ivanoff et al. 2000；Attard & Zarb 2004）。如今，由于种植体表面和设计的改进，可用种植体长度不断减少。目前，骨内长度 > 8mm的种植体被认为是标准长度种植体，临床报道有高成功率和存留率（Hobkirk & Wiskott 2006）。然而，现有下颌后牙牙槽嵴高度通常 < 8mm，因此不允许放置一个标准长度的种植体。为了解决骨增量手术的局限性，简化临床步骤，短种植体被开发出来，但目前很少用于临床研究。这主要是由于对其机械性质的猜测。使用短种植体可能意味着一些不足，如冠/种植体比例过高和由于负载过度使骨结合丧失风险增大。然而，基于临床前和临床数据证明短种植体既没有由于负载过度使骨结合丧失的风险增大，也没有出现冠/种植体比例过高（Gotfredsen et al. 2001a，b，c；Blanes et al. 2007a，b；Schneider et al. 2012）。此外，最近的系统评价未发现短粗糙种植体与长种植体之间的存留率存在统计学差异，未找到种植体长度与失败率之间存在相关性（Kotsovilis et al. 2009；Telleman et al. 2011；Neldam & Pinholt 2012）。与结合骨增量手术的标准长度种植体植入技术相比，使用短种植体可提供许多好处：降低相邻结构（牙根、神经、血管、上颌窦）损害的风险、并发症减少、侵入性降低、必要的诊断程序减少、必要的诊断和手术技巧减少、治疗时间短、种植失败易拔除和患者种植体失败的发病率减少（Renouard & Nisand 2005）。为了证明短种植体与上颌窦底提升后的长种植体种植的存留率相似，目前有许多相关研究已完成，有一些研究正在进行。在最近的一次随机对照临床实验中，比较短种植体（5mm）和上颌窦底提升术后长种植体种植（10mm）（Esposito et al. 2011）。负载1年后，结果证明两种长度和治疗方法的种植体存留率相似。然而，使用短种植体患者其疗程更快更便宜，并且患者种植体失败发生率低（Esposito et al. 2011）。尽

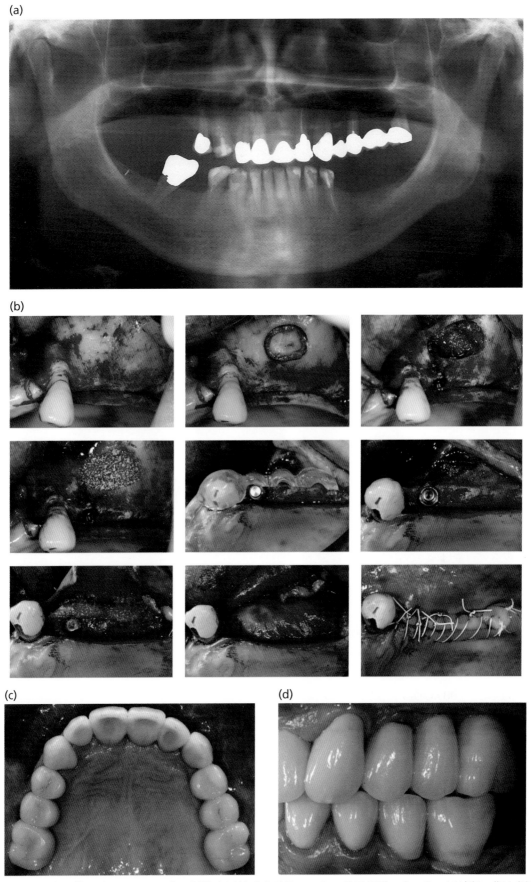

图55-15　（a）曲面体层片显示左上和右上颌骨广泛的垂直吸收。25和27是无望牙。在16和26区域行二期上颌窦底提升术。24区域行一期上颌窦底提升术。（b）侧壁开窗法行上颌窦底提升术。26区域行二期上颌窦底提升术。24和25区域通过侧壁开窗法行一期上颌窦底提升术。（c）24到26区域最终的修复重建并行使功能1年后咬合面观。（d）24到26区域最终的修复重建并行使功能1年后颊面观。

(e)

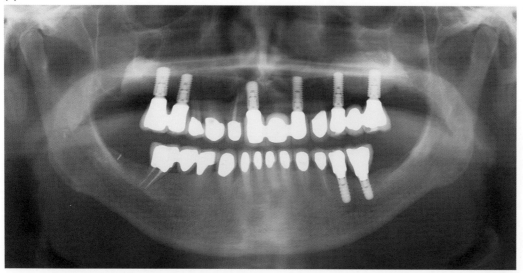

图55-15（续） （e）戴入最终修复体1年后的曲面体层片。

(a)

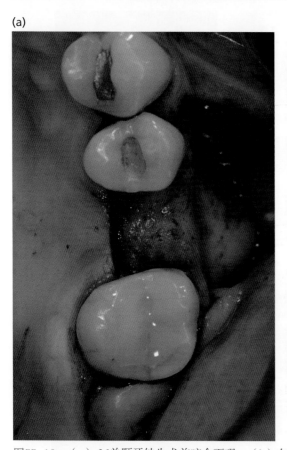

(b)

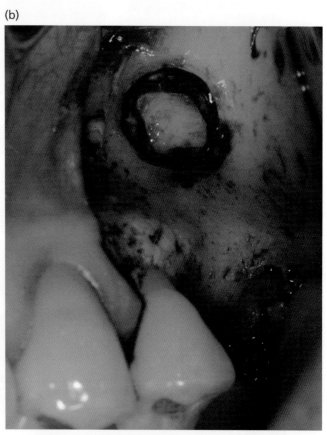

图55-16 （a）26单颗牙缺失术前咬合面观。（b）在26区域同时行经侧壁入路的上颌窦底提升术和种植体的植入。

管只有短期结果，但是这些表明，在上颌后牙段短种植体的使用可能被认为是一种有价值的治疗选择（Felice et al. 2009a）（图55-17）。

下颌骨：牙槽骨垂直向扩增及短种植体的应用

在下颌骨垂直向骨高度降低的病例行种植修复时，存在3个选择：牙槽骨垂直向增量术后种植体植入；牙槽骨垂直向增量术同期种植体植入；或者使用短种植体（Simion et al. 2001，2007；Rocchietta et al. 2008；Felice et al. 2009a）。

初期行牙槽骨垂直向增量术允许植入标准

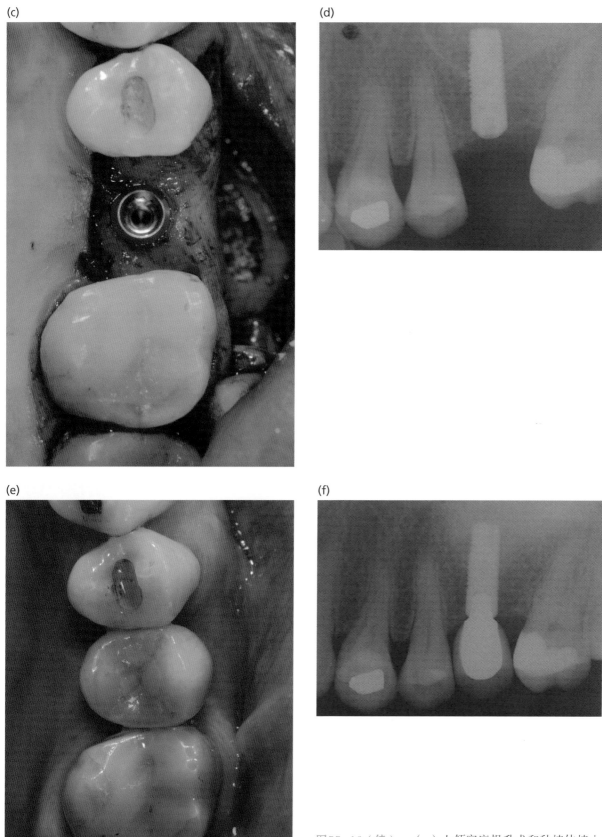

图55-16（续）　（c）上颌窦底提升术和种植体植入后的咬合面观。（d）13mm种植体植入术后的影像学表现。（e）螺丝固位冠修复后功能性负载1年后的咬合面观。（f）植入种植体功能性负载1年后的根尖片。

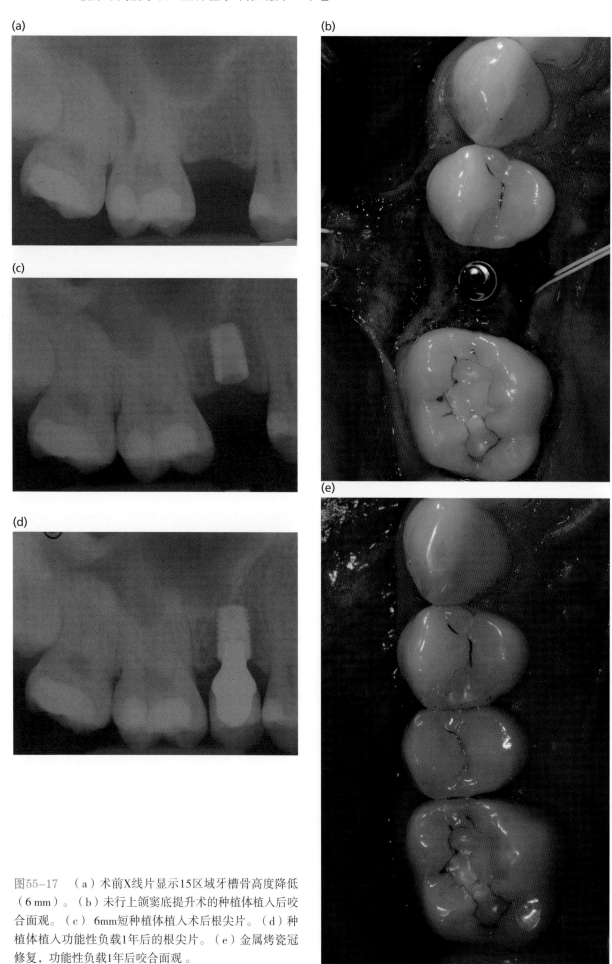

图55-17　（a）术前X线片显示15区域牙槽骨高度降低
（6mm）。（b）未行上颌窦底提升术的种植体植入后咬
合面观。（c）6mm短种植体植入术后根尖片。（d）种
植体植入功能性负载1年后的根尖片。（e）金属烤瓷冠
修复，功能性负载1年后咬合面观。

长度种植体，可使冠/种植体比例减小，获得更好的美学效果和修复重建后更易清洁（Mecall & Rosenfeld 1991）。初期骨增量术有各种不同的技术，包括引导骨组织再生术（GBR）、牵张成骨（DO）和上置式植骨技术（OB）（Ilizarov 1989a，b；Chiapasco et al. 2007；Merli et al. 2007，2010）。这些技术的成功率不同。此外，只有少量文献和部分医生使用这些技术并种植成功。因此这些方法的广泛使用没有基于系统回顾的结果作为支持（Rocchietta et al. 2008）。

这些方法没有被推荐主要基于一项系统评价的结果，主要原因包括种植结果变化较大，并发症的发生率高（达75%）和术者敏感性强（Rocchietta et al. 2008）。相比之下，牙槽嵴高度>6mm时，短种植体的使用可以避免过度骨再生手术。临床对比研究证明，相对于一期牙槽嵴增量和长种植体的植入，短种植体几乎没有失败，并且几乎没有伤口裂开发生（Felice et al. 2009a，b；Esposito et al. 2011）。同样在上颌骨种植，患者和临床医生可能受益于短种植体的使用。然而，需要更多长期的关于两种种植体使用的临床研究数据来提供支持。

后牙区种植的术前诊断和可视化重建

术前修复诊断

牙科种植体是用于牙齿恢复重建的（Esposito et al. 1998），因此，达到理想的生物力学、功能及美学是以修复为导向的种植体的理想治疗效果的先决条件。种植体治疗术前诊断（包括位点评估及风险评价）对制订正确的治疗计划至关重要。对跨度大和更复杂的种植修复重建，术前诊断是更重要的。

修复的诊断通常通过石膏模型制作的诊断模型来完成（图55-18）。在过去的几年里，已开发出计算机辅助设计的几个重建系统，它们基于光学扫描获得的数据（Mormann et al. 1987；Syrek et al. 2010）（图55-19）。

用于修复重建的三维空间将会极大地影响修

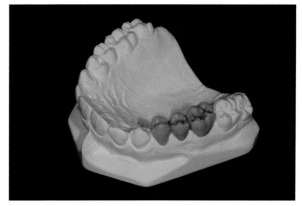

图55-18 传统铸造蜡型。

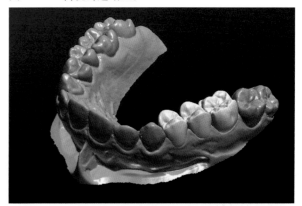

图55-19 屏幕显示数字重建。

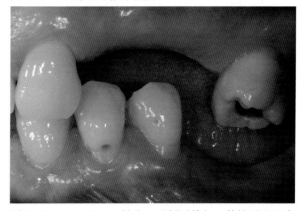

图55-20 24、25、26缺失，对颌牙伸长，使缺牙区垂直距离变小。

复体治疗计划。在近远中或垂直空间过小或过大（预期修复体边缘到对颌牙的距离）的情况下，可能需要使用辅助治疗来调整空间以满足修复重建计划所需的空间（图55-20）。这可能涉及正畸、外科、修复或牙体牙髓治疗。因此，这样的情况将导致种植治疗的复杂性增加。

在选择种植体类型和计划三维重建之前，需明确以下修复要素：

• 重建设计。
• 预期的黏膜边缘。

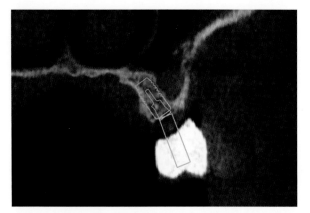

图55-21 针对避免行上颌窦底提升术的种植设计。

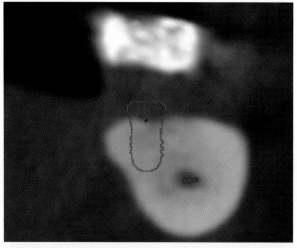

图55-22 种植体位置舌侧近下牙槽神经管。

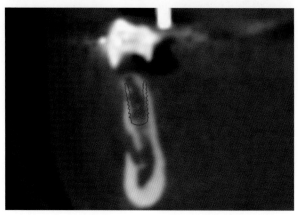

图55-23 骨宽度受限位点的种植体三维重建设计。

- 固位形。
- 咬合关系。

三维影像学诊断和（治疗）计划

相比于传统的多层螺旋断层扫描CT，锥形束计算机断层扫描CT（CBCT）能够在低放射剂量的情况下获得高质量的牙颌面部检查的三维图像（Suomalainen et al. 2009; Fatemitabar & Nikgoo 2010; Rustemeyer et al. 2004; Ludlow et al. 2006; Ludlow & Ivanovic 2008）。然而，CBCT的放射剂量高于传统的二维X线摄影。

因此，横断面摄影只有当患者能够获得合理的利益时才使用（Harris et al. 2002）。

最近开发了几个基于CT扫描数据的计算机辅助的种植设计软件（Jung et al. 2009a; Schneider et al. 2009）。当使用这些系统时，最优种植计划的先决条件要结合三维重建的骨结构图像和早期计划的修复重建的3D图像。它可以通过放射阻射修复体模板的方法或CT图像数字化叠加而获得。需要采用手术（数字）导板或（动态）导航系统，将计划好的种植体植入位点转移到手术位点上（Hämmerle et al. 2009）。由于计算机辅助种植设计与种植位点相对精度的局限性，临床医生应该为相关解剖结构预留足够的安全的距离。

以下几种临床情况可能会受益于三维影像学诊断和设计：

- 二维影像不能明确相对解剖结构。

- 由于接近上颌窦或下牙槽神经管，故需要行上颌窦底提升术或垂直向的骨增量术（图55-21，图55-22）。
- 在骨宽度有限的位点，需要水平向骨增量技术（图55-23）。

临时修复体

在种植治疗开始到种植体功能性负载之间可能有几个月的时间。由于在此期间功能和美学的需要，可能需要通过临时修复体来暂时恢复缺失牙区域。此外，临时修复体可以检测最终修复的理想设计方案和患者对计划修复的适应情况。

临时修复体类型的选择必须根据患者的需求、无牙位点的条件、相邻牙对修复体的要求、临时修复阶段的持续时间和经济方面的考虑。以下是可用的临时修复体的类型：

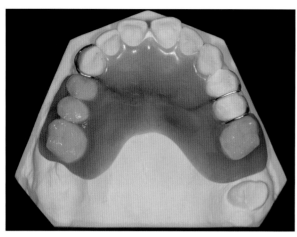

图55-24　局部可摘活动义齿。

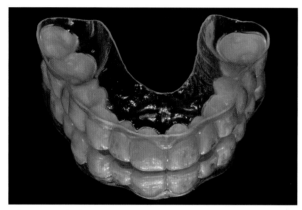

图55-25　含有缺失牙齿的可摘热凝塑料义齿（原书中图片位置相反，根据上下文及图注，将原书中可摘局部义齿与Essix义齿的图片进行了对调，译者注）。

- 局部可摘活动义齿（图55-24）。
- 缺失牙的可摘热凝塑料义齿（Essix临时义齿）（图55-25）。
- 局部固定义齿（需要完全覆盖相邻的牙齿）。

树脂粘接的局部义齿因有脱落和折裂的风险，不适用于后牙过渡义齿治疗。

一个正确设计的临时修复应该涵盖适应下方软组织变化及避免对种植体和增量区域产生不可控的压力的特性。

游离端缺失的后牙缺牙区的种植固定修复理念

后牙区游离缺失时，通常建议使用种植体修复。设计治疗方案时，应将缩短的牙弓至少恢复至第一磨牙。在特殊情况下，如不能恢复至第一磨牙，则根据前磨牙区建立良好咬合的原则，种植修复至前磨牙区；或当第二磨牙天然牙存在并能够建立第二磨牙的咬合时，种植修复可至第二磨牙。

种植体数量、型号和分布

想要恢复牙列中一段缺牙区的最佳负载功能，需要的种植体数量、型号及种植体分布都不是固定的。目前，临床上已有一些治疗建议和常用方案，大部分理念来源于传统的修复经验积累，这些所谓的临床经验和常识尚未经过科学论证。为了避免这些情况出现，即使存在难度，我们也应该排除干扰因素，采用临床随机对照实验来评估相应的临床参数。

当尖牙为游离端天然牙时，将缺牙区恢复至第一磨牙至少存在5种可能：（1）每个牙位由一颗种植体恢复（图55-26a）；（2）两颗种植体支持一个三单位固定桥，桥体位于中间（图55-26b）；（3）两颗远端种植体支持一个固定桥，悬臂位于近中（图55-26c）；（4）两颗近端种植体支持一个三单位固定桥，悬臂位于远中（图55-26d）；（5）远端种植体与天然牙共同支持一个四单位固定桥，桥体位于两者之间（图55-26c）。

以前磨牙形态作为后牙区种植固定修复的基牙已超过10年，经过长期的临床观察发现，这种修复方式的临床效果很好（Buser et al. 1997；Bernard & Belser 2002）。标准种植体肩台的平均直径为4～5mm，自肩台向冠方逐渐过渡，因此牙冠咬合面近远中直径7～8mm时有利于恢复最佳的轴向。此外，当咬合面宽度确定后，由此可相应降低种植体-基台-上部结构复合体变形的风险（Belser et al. 2000）。

根据越来越多的研究结果，大部分临床医生选择近远中为种植体、中间为桥体的固定修复方案（图55-27）。长期的前瞻性研究结果证明这种修复方式的临床效果和可预见性。事实上，这种修复方案在保证治疗目标的基础上，需要的种

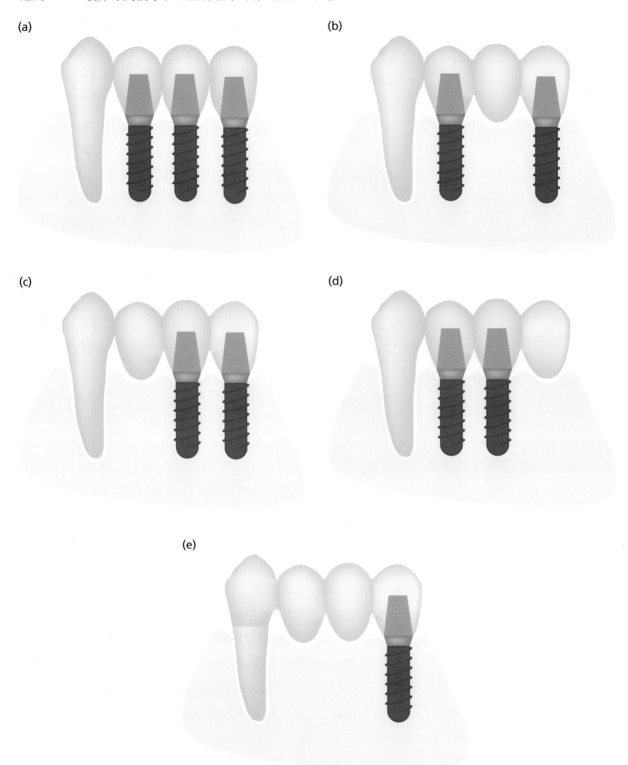

图55-26 远中短牙弓种植修复的示意图。（a）缺失牙至第一磨牙，每颗缺失牙由一颗种植体修复。（b）两颗种植体支持三单位固定桥，桥体位于中间。（c）第一前磨牙骨量不足的情况下，可考虑两颗远中种植体支持三单位固定桥，悬臂位于近中。（d）第一磨牙骨量不足的情况下，可考虑两颗近中种植体支持三单位固定桥，悬臂位于远中。（e）第一前磨牙和第二前磨牙区骨量不足时，可考虑第一磨牙区种植体与尖牙共同支持四单位固定桥。

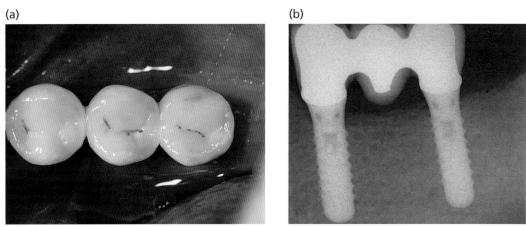

图55-27 （a）三单位金属烤瓷固定桥的咬合面观，由近中和远中种植体支持。（b）2颗直径为12mm的螺纹种植体，术后3年随访影像学检查显示：种植体-骨界面处于稳定状态。

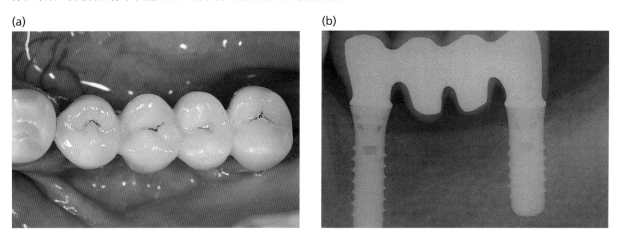

图55-28 （a）四单位金属烤瓷固定桥的咬合面观，由近中和远中种植体支持。（b）术后2年随访时的影像学检查结果，远中为直径10mm的宽径螺纹种植体。

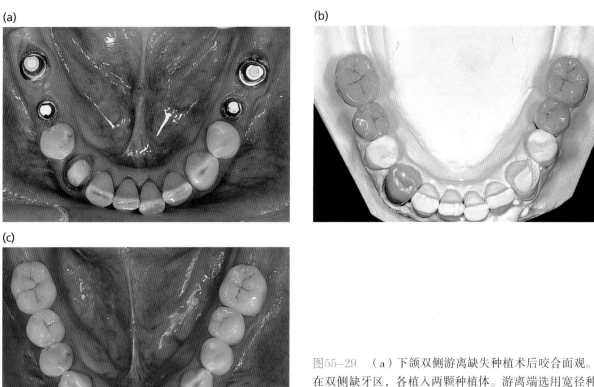

图55-29 （a）下颌双侧游离缺失种植术后咬合面观。在双侧缺牙区，各植入两颗种植体。游离端选用宽径种植体，可更好地修复缺失磨牙。（b）天然牙支持的和种植体支持的金属烤瓷修复体无明显差异。（c）临床结果显示，4颗种植体修复体与天然牙形成一个整体。

植体数量最少，花费最低。尽管前瞻性研究结果已证明其有效性，但仍缺少临床随机对照实验研究的支持。临床经验提示，在特定情况下两颗种植体支持的四单位种植固定桥（中间2个牙位）也是可行的（图55-28）。临床医生尝试在牙槽骨情况较好的情况使用这种方案，种植体有适当的长度（如≥8mm）以及标准直径或更大的直径。

如果牙槽嵴唇颊面骨量足，推荐使用宽径/宽颈种植体（Bischof et al. 2006）。与所谓的前磨牙修复体对比，磨牙区可以使用更加适合的上部结构，获得更优的轴向穿龈轮廓形态（图55-29）。这样，更易获得与对颌天然磨牙的牙尖交错关系。

后牙区非游离缺失时的种植固定修复理念

种植体数量、型号和分布

当后牙区为非游离缺失（缺牙区两端均存在天然牙）时，采用种植修复时仍需要考虑植体的数量、型号及分布，从而设计最优治疗方案。决定治疗方案时需要考虑的关键因素包括缺牙区近远中距离、牙槽嵴精确的骨量（牙槽嵴的高度和颊舌向宽度）、对颌牙（前磨牙区或磨牙区）、颌间距离以及特定的𬌗学指标，还有邻牙的牙周、牙髓和牙体状态。

一种可行的方案就是，将缺牙区分割为前磨牙大小的区段，在𬌗平面的近远中距离大约为7mm，对应的种植体颈部肩台的直径大约为5mm。医生更倾向于选用位置更为表浅，甚至位于黏膜层的肩台，所以在研究模型上的测量应在牙槽嵴水平。在这个过程中需要注意的是，种植体与种植体之间预留间隙约为2mm，种植体与天然牙之间预留间隙约为1.5mm（邻面软组织水平）。此外，治疗目标——种植体支持的固定修复体长期稳定，应该在最佳治疗效果、最小花费及最小创伤的前提下实现。关于牙列缺损中每颗缺失牙均由一颗种植体修复，还是使用最少的种植体恢复缺牙区，已经在本章的前部分进行讨论。

当三单位牙连续缺失时，如果不存在骨量不足等限制条件，笔者建议近中和远中各植入1颗种植体，桥体在基牙中间（图55-30）。这个方案能够保证3个烤瓷修复体近远中径约7mm。在种植体肩台平均直径5mm的情况下，种植体肩台到咬合面可有逐渐增宽、协调的上部形态。假设种植体之间或种植体与邻近天然牙之间的预留间隙为最低要求，为了满足种植体尺寸要求，缺牙区最小近远中距离应为21～22mm。

当二单位牙缺失时，选择种植体尺寸的基本原则为尽可能选择与缺牙区近远中径相适应的最大直径种植体。种植体与种植体、种植体与邻牙之间的距离，以及种植体预期位置的唇颊面牙槽嵴宽度是重要的参数。近远中距离为14～15mm的缺牙区，植入两个标准尺寸的种植体最合适（图55-31）；而近远中距离为17～18mm的缺牙

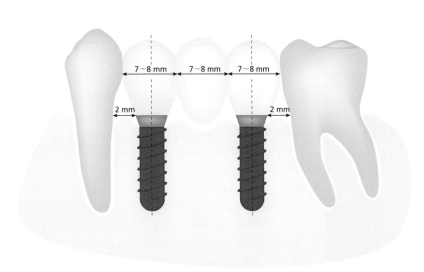

图55-30 当三单位牙缺失时，选择两端为种植体、中间为桥体（7mm宽）的固定修复方案。

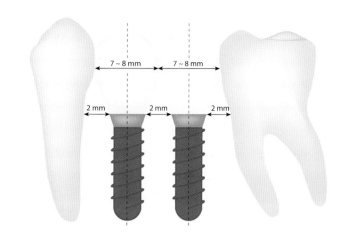

图55-31 当缺牙区受近远中牙齿的限制，仅能植入两颗毗邻的种植体时，需保证种植体之间、种植体与天然牙之间最小2mm的间隙。

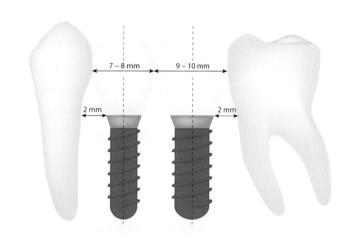

图55-32 缺牙区近远中间隙大约17mm时，联合使用标准种植体与大直径种植体。种植体之间、种植体与天然牙之间仍要保持最小2mm的间隙。

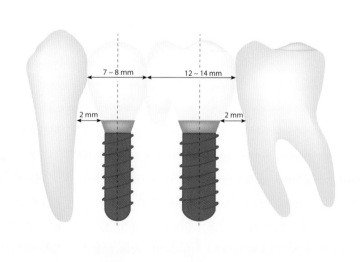

图55-33 后牙区缺牙间隙约20mm，在种植体之间设计一个小桥体有利于修复体的清洁维护。

区，使用一个标准尺寸种植体和一个宽径/宽颈种植体就足够了（图55-32）。显然，在第二种情况需要有足够的唇颊侧骨量作为基础。

以上这些都是临床常见的病例，当需要选

用一些特定形态、尺寸的种植体以恢复缺牙区的功能时，需要设计相应的治疗方案和种植体组合（图55-33）。图55-34展示了这样一个病例。两颗相邻种植体之间的距离大于常规的2mm。采用

(a)

(b)

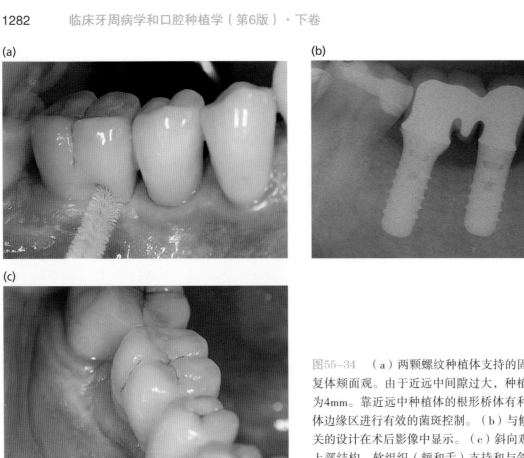

(c)

图55-34　（a）两颗螺纹种植体支持的固定金属烤瓷修复体颊面观。由于近远中间隙过大，种植体之间间隙约为4mm。靠近远中种植体的根形桥体有利于对种植修复体边缘区进行有效的菌斑控制。（b）与修复体清洁性相关的设计在术后影像中显示。（c）斜向观察可见完整的上部结构。软组织（颊和舌）支持和与邻牙协调性至关重要。

(a)

(b)

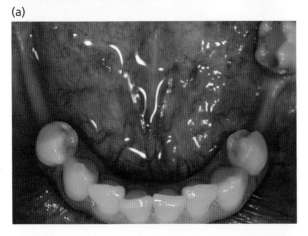

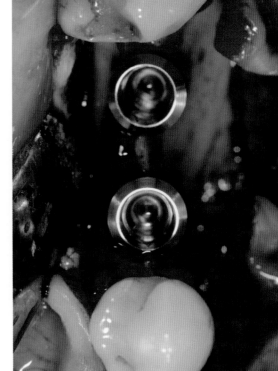

(c)

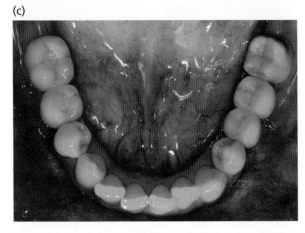

图55-35　（a）35、36缺牙区咬合面观。（b）缺牙区近远中间隙允许植入两颗标准种植体，并能够保证种植体之间、种植体与天然牙之间的距离。（c）术后1年随访时，口内咬合面观。

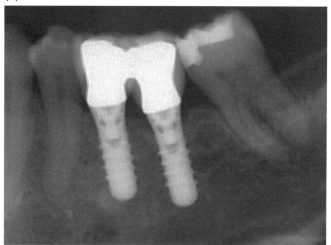

图55-35（续）　（d）术后1年随访时的根尖片。

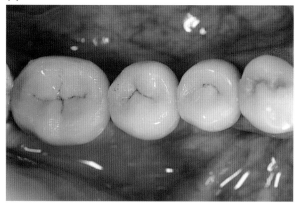

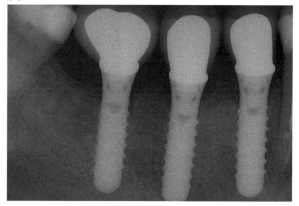

图55-36　（a）右侧下颌后牙区，3颗独立种植体-金属烤瓷全冠修复体的咬合面观。（b）随访影像学检查显示，受骨量条件限制，远中种植体仅能选用标准尺寸种植体，但其冠方仍以大尺寸牙冠（类似磨牙）进行修复。

根形桥体可以弥补种植体之间的多余间隙，同时便于使用邻间刷（图55-34a）。

　　图55-35和图55-36中病例展示了不同近远中距离的临床修复病例。

后牙区单颗牙缺失的修复理念

　　大部分种植系统如果只有一种标准尺寸种植体时，其颈部尺寸一般为4～5mm宽，因此最适用于前磨牙缺失，上部结构的直径向冠方逐渐增大，咬合面近远中直径为7～8mm。然而临床医生也经常会遇到后牙区单颗牙缺失区的尺寸与标准种植体相差很大的情况，比如第一磨牙缺失或滞留的第二乳磨牙缺失。种植体修复会导致牙体邻面外形凸度过大或宽大的楔状隙。前者不利于清洁，后者易引起食物嵌塞。目前，主流种植体产商均为修复多根牙缺失专门设计了宽径/宽颈种植体。

单颗前磨牙缺失的修复

　　当前磨牙区单颗牙缺失部位的尺寸与前磨牙平均尺寸相近时，即可选用标准尺寸螺纹种植体。种植体外形设计（包括骨内部分和肩台）可以最大限度与唇颊面有限的骨量相适应。无论何时，都提倡采用易于维护的种植设计，如粘接固定的金属烤瓷冠（PFM），并且其唇颊侧及轴向外形轮廓与邻牙和谐一致，从而提供有效的颊舌侧软组织引导（图55-37）。

　　种植修复时为了不断寻求最佳的生物学、功能性及美学效果，术前3D分析是最重要的方法。有时还需进行多学科综合治疗，包括术前正畸治疗。目的就是为种植方案创造最佳的局部条

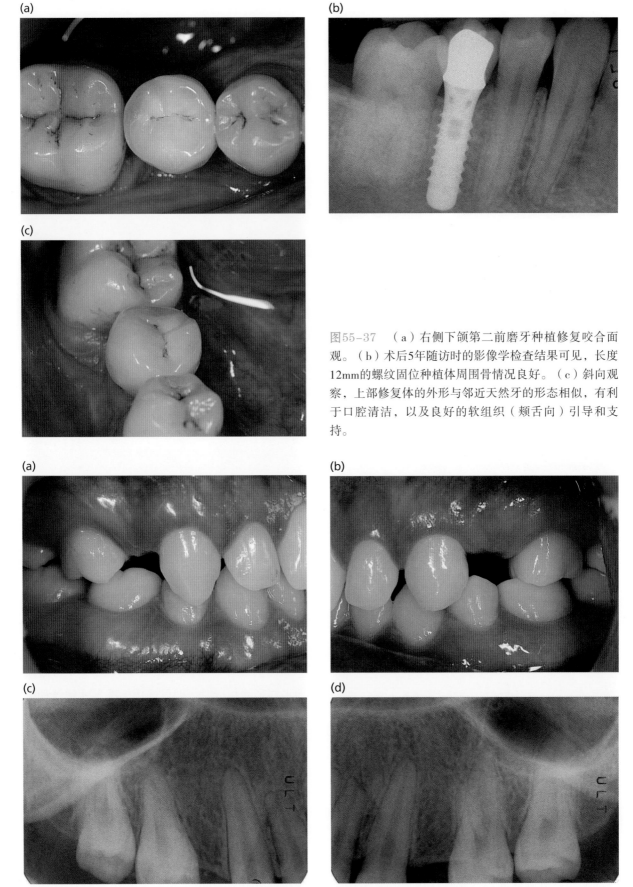

(a)

(b)

(c)

图55-37　（a）右侧下颌第二前磨牙种植修复咬合面观。（b）术后5年随访时的影像学检查结果可见，长度12mm的螺纹固位种植体周围骨情况良好。（c）斜向观察，上部修复体的外形与邻近天然牙的形态相似，有利于口腔清洁，以及良好的软组织（颊舌向）引导和支持。

(a)

(b)

(c)

(d)

图55-38　（a）19岁女性患者，先天缺失4颗上颌前磨牙，图为右侧面观。缺牙区近远中距离及垂直距离均较短。（b）左侧面观，缺牙间隙垂直距离过短。（c）右侧影像学检查结果说明，为了获得种植术所需的最佳近远中距离和垂直距离，术前应先正畸治疗。（d）左侧上颌缺牙区也需进行种植术前正畸治疗。

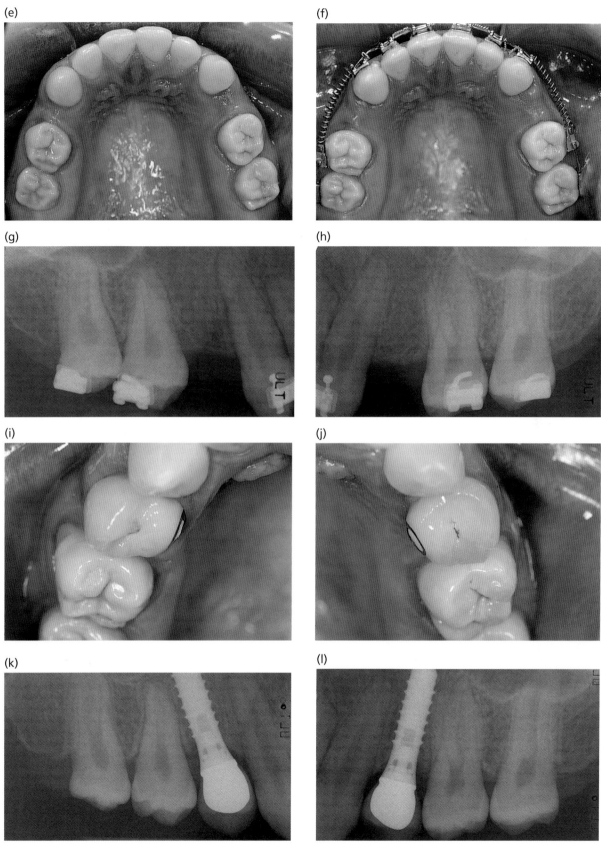

图55-38（续）　（e）双侧上颌缺牙间隙的咬合面观。术前正畸的目的是使缺牙间隙的空间更接近，但是图中显示右侧缺牙间隙仍不足以植入1颗种植体。（f）正畸治疗术后6个月，种植位点的近远中径与种植体相适应。（g）影像学检查证实，右侧上颌前磨牙区间隙足够植入1颗标准直径种植体。（h）同样的，左侧的影像学检查也表明缺牙区间隙可植入1颗标准直径种植体。（i）从右侧斜向观可以看出，横向螺丝固位种植体的优势：咬合面无螺丝固位孔，不影响咬合面形态和美观，不影响金瓷结合稳定性。（j）与右侧情况相同，左侧修复体与天然牙列和谐一致。（k）术后随访1年的影像学检查，右侧显示长度为12mm的螺丝固位种植体具有充分的边缘适合性以及稳定的种植体–骨界面。（l）左侧也是相似的情况。

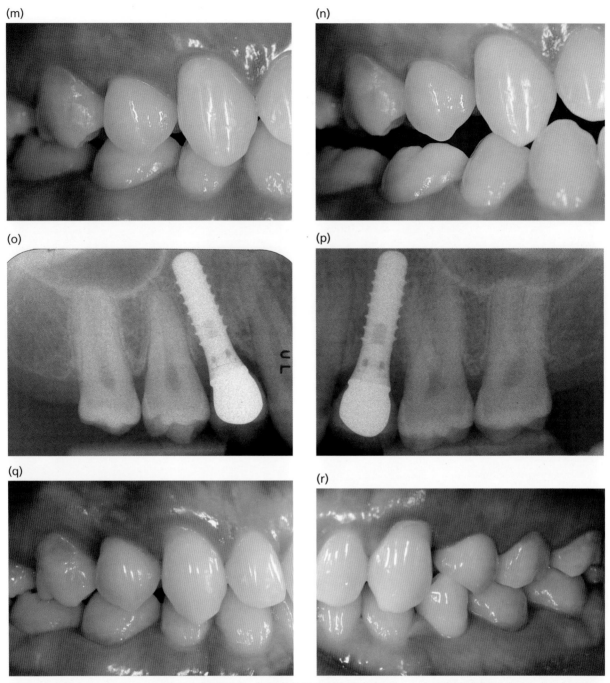

图55-38（续）　（m）正中咬合时右侧侧面观，颌间条件以及牙尖咬合尚可。（n）下颌向右侧运动时为尖牙保护殆。（o）术后13年的根尖片示：右侧上颌前磨牙区牙槽嵴顶水平稳定。（p）术后13年左侧上颌术区根尖片示：植入的骨组织状态稳定。（q）种植修复术后13年右侧颊侧观示：种植体周围软组织仍保持稳定，反而邻牙牙龈退缩。（r）种植修复术后13年左侧颊侧观示：软组织状态非常稳定，但有轻微炎症。

件。在缺牙区进行种植治疗前，局部骨组织和软组织解剖结构以及近远中和唇颊面距离应与合适的种植体尺寸相适应。经常需要术前正畸调整缺牙区近远中径至最佳范围，并调整种植体轴向与邻牙一致，从而不影响"以修复为引导的"种植体位置。在图55-38中展示的牙列缺损病例，

如不进行术前正畸，则无法进行种植修复。

单颗磨牙缺失的修复

如果一颗后牙单颗牙缺失间隙近远中径与磨牙相似，推荐使用宽径种植体，原因已在前文中阐述（Bahat & Handelsman 1996）。这个治疗方

(a)

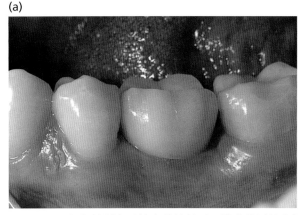

(b)

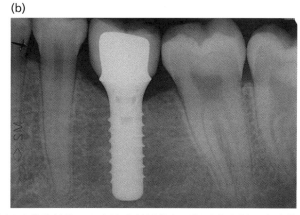

图55-39 （a）单颗磨牙缺失的情况下，推荐使用具有相应尺寸的种植体，以允许获得最佳主观舒适度和便于清洁维护的修复体。（b）在术后1年的影像学随访中可见，采用宽径种植体导致冠修复体外展隙不足，这会导致食物嵌塞和口腔副功能咬合。

案也需要颊舌向有足够的骨量。如果骨量不足，需采用术前位点分析（最终以骨量测量的方式）确定是否需要同期植骨。分期手术方案中，如果局部骨量不足需要植骨，医生应充分考虑，并与患者商讨病情，预判额外的精力付出、手术风险及花费能否获得轴向外形更理想、邻间隙更合适的种植修复体。

图55-39中的病例展示了宽径种植体用于下颌单颗磨牙缺失的修复潜能。

后牙区多颗牙缺失的修复重建

后牙区多颗牙缺失的负载理念

种植学相关文献中已对负载的概念进行了广泛的讨论。最初Brånemark推荐，上颌愈合期需6个月，下颌需3个月（Brånemark et al. 1977）。为了满足患者对早期修复重建的需求，缩短种植体植入和负载之间的愈合期就应运而生。在改良的负载方案中，初期种植体稳定性、种植体表面特点、骨量、骨愈合、临时修复体设计、愈合期咬合方式视为影响骨结合成功的因素（Chiapasco 2004）。种植体设计的发展，包括种植体结构优化和种植体表面化学改良，可以加速种植体的骨结合（Abrahamsson et al. 2004；Buseret al. 2004；Bornstein et al. 2008）。随着对患者和种植位点等相关危险因素的认知逐步加强，医生能够接诊更加复杂的病例，进行种植体早期负载成为可能。

到目前为止，还没有关于负载时间相关的定义。根据文献，将种植术后48小时内（Weber et al. 2009）或7日内（Esposito et al. 2007）进行的冠修复定义为"即刻"负载；术后48小时至3个月（Weber et al. 2009）或7天至2个月（Esposito et al. 2007）进行的冠修复为"早期"负载；3～6个月（Weber et al. 2009）或晚于2个月（Esposito et al. 2007）为"传统"负载；晚于上述时间的为"延迟"负载（Weber et al. 2009）（表55-5）。

牙列缺失患者（无牙殆）负载的相关研究

牙列缺失患者，上颌行可摘义齿即刻或早期负载还少有文献报道。Gallucci等报道了随访2年的存留率为87%～96%（Gallucci et al. 2009）。上下颌使用即刻负载或早期负载的固定修复比采用活动修复存留率更高。表55-6展示了一些关于即刻或早期负载的研究结果，可以看出在下颌进行的手术的存留率高于上颌。

牙列缺损患者（后牙缺牙区）负载的相关研究

很多研究认为，在后牙缺失的患者进行即刻或早期负载种植体的存留率很高，随访1年至7年存留率在93%~100%（Cordaro et al. 2009；Roccuzzo et al. 2009）。总体来说，即刻负载的存留率低于早期负载。下颌种植的存留率高于上颌，原因在于上下颌骨骨质量的差异。后牙部分

表55-5　负载时间的定义

	即刻	早期	传统	延迟
Esposito等（2007） Cochrane系统评价	<7天	7天至2个月	>2个月	
Weber等（2009） 第四届ITI共识会，斯图加特2008	<48小时	48小时至3个月	3~6个月	>3~6个月

表55-6　关于无牙殆负载的研究概览

	活动						固定					
	上颌			下颌			上颌			下颌		
	研究数量（颗）	随访时间（年）	种植体存留率（%）	研究数量（颗）	随访时间（年）	种植体存留率（%）	研究数量（颗）	随访时间（年）	种植体存留率（%）	研究数量（颗）	随访时间（年）	种植体存留率（%）
传统	3	1~10	94.8~97.7	10	1~10	97.1~100	4	3~10	95.5~97.9	4	3~10	97.2~98.7
早期	2	1~2	87.2~95.6	4	1~2	97.1~100	3	1~3	93.4~99	3	1~3	98.6~100
即刻	1	1	96	7	1~13	96~100	6	1~3	95.4~100	7	1~3	98~100
即刻/即刻	—	—	—	—	—	—	4	2~5	87.5~98.4	2	1.5~2	97.7~100

表55-7　关于后牙缺失区负载的研究概览

	上颌			下颌		
	研究数量（颗）	随访时间（年）	种植体存留率（%）	研究数量（颗）	随访时间（年）	种植体存留率（%）
传统（3~6个月）	—	—	—	—	—	—
早期（48小时至3个月）	12	1~7	95.2~100	8	1~5	96~100
即刻（<48小时）	6	1~3	88~100	9	1~2	91~100

表55-8　关于单颗种植体（后牙区，单冠）负载的研究概览

	上颌			下颌		
	研究数量（颗）	随访时间（年）	种植体存留率（%）	研究数量（颗）	随访时间（年）	种植体存留率（%）
即刻修复	1	1	91	1	2	100
即刻负载	—	—	—	5	6个月至3年	91.7~100

牙齿缺失种植时存在种植体稳定性低、骨增量较多或患者相关危险因素（如功能不良）时，传统负载可作为备选方案（Weber et al. 2009）（表55-7）。

单颗种植体负载的相关研究

Atieh等纳入7份即刻负载相关临床研究进行系统评价，共涉及188例种植体，主要位于下颌，结果显示在磨牙区行单牙冠种植修复术后6个月至3年的存留率为91%~100%（Atieh et al. 2010）（表55-8）。

需要指出的是，文献研究中的病例均预先进行了骨增量术以获得足够的骨量。鉴于此，真正关于种植同期GBR术成功率的研究很少。应根据骨缺损量的多少，种植同期GBR术区均建议延长愈合期（Zembic et al. 2010）。组织学研究表明，患者术区骨增量术后6~8个月骨量显著提升（Fugazzotto 2003）。Jung和Truniger对种植同期GBR术后3~6个月后进行负载的患者随访3~5年，均获得了很好的临床效果（Jung et al. 2009b；Truninger et al. 2011）。

一般来说，对具有良好的早期稳定性且无全身疾病和种植体周围骨缺损的患者，建议行即刻或早期负载。对后牙区的活动修复或单冠固定

修复，建议使用夹板维持修复体稳定。即刻或早期负载后，应尽量避免咬合力（Cordaro et al. 2009；Gallucci et al. 2009；Roccuzzo et al. 2009；Weber et al. 2009）。

螺丝固位和粘接固位的比较

对于涉及后牙区的种植修复，在保证基本原则的前提下，临床医生可根据具体的临床条件选择螺丝固位或粘接固位的方式将冠方修复体固定于基台或种植体上。

基本原则

螺丝固位的主要优势是可拆卸和操作方便，它可以重新安装，也利于保持修复体稳定（Chee et al. 1999；Michalakis et al. 2003）。此外，采用螺丝固位修复体也便于应用临时修复体形成更好的周围软组织形态，从而为获得良好的最终修复体外形提供条件，也利于修复体外形轮廓向主铸件延伸。螺丝固位种植体的加工流程更复杂、更昂贵，也可能会出现一些固有机械性并发症如螺丝松动和折断（McGlumphy et al. 1998；Pietrabissa et al. 2000）。螺丝固位孔还可能会影响𬌗面形态，导致咬合干扰（Hebel & Gajjar 1997）。另外，由于固位孔的存在，其表面瓷层结构不连续，也会影响瓷层的远期稳定性。一些体外研究结果支持这种假设，相比于螺丝固位，粘接固位的金属烤瓷冠经抛光后，表面瓷层薄片很少，具有更好的抗折性（Torrado et al. 2004；Karl et al. 2007；Zarone et al. 2007；Al - Omari et al. 2010；Shadid et al. 2011）。然而目前缺乏长期的临床研究支持，所以这些结果也要谨慎对待。螺丝固位修复体脱落也是临床并发症。一项对种植支持的固定修复体的系统评价（Lang et al. 2004）指出，修复体脱落是发生率第二高的技术性并发症，Ortorp也报道，该并发症的临床发生率约8.2%（Ortorp & Jemt 1999；Ortorp et al. 1999）。

螺丝固位需要理想的种植体轴线作为前提，与此相反的是，粘接固位可以弥补种植体位置不佳的缺陷。粘接固位有利于位置不佳种植体的上部修复，同时无螺丝孔也使修复体更美观（Chee et al. 1999；Taylor & Agar 2002）。粘接固位最主要的优势是无螺丝孔。除了美学优势，理想的咬合形态和完整的瓷层结构也是粘接固位修复体的主要优点（Hebel & Gajjar 1997）。其部件数量和技术操作步骤更少，因此相比螺丝固位修复体技术性成本更低（Taylor & Agar 2002）。粘接固位也存在一些缺点，如去除粘接剂时易损伤牙周组织，修复体拆卸复杂，粘接固位力丧失后牙冠松动等（Breeding et al. 1992；Agar et al. 1997；Kent et al. 1997；Chee et al. 1999；Michalakis et al. 2003）。

种植体支持的粘接固位义齿和单冠，5年固位力丧失达5.5%，10年固位力丧失达16%（Bragger et al. 2001；Jung et al. 2008）。

为了保证粘接固定冠的远期成功，需要修复体具有适当的固位力和抗力型，以及足够的修复间隙。当咬合间隙只有4mm时（种植体表面至对颌牙），难以实现足够的粘接固位力（Chee & Jivraj 2006）。此时，螺丝固位是唯一的选择。

临床条件

螺丝固位或粘接固位的选择还存在争议，多由医生根据临床条件进行选择（Misch 1995；Hebel & Gajjar 1997；Chee et al. 1999；Michalakis et al. 2003）。现有的临床研究和体外实验在以下几个方面对螺丝固位和粘接固位的修复体进行对比：（1）种植体和修复体存留率；（2）技术参数；（3）生物学结果；（4）美观性；（5）花费。

种植体/修复体存留率

一项持续3年的前瞻性临床研究和另一项为期4年的临床随访对照研究分别对种植体及其冠方修复体的存留率进行了评估，结果发现螺丝固位与粘接固位的修复体的存留率无显著差别（Vigolo et al. 2004；Weber et al. 2006）。Weber和Sukotjo对两种治疗方案对比的文献进行系统评价，也证实了上述结果（Weber & Sukotjo

2007）。基于Meta分析的结果显示：采用这两种固位方式进行修复，种植体的存留率（6年随访，粘接固位98.1%，螺丝固位97.7%）和修复体的存留率（6年随访，粘接固位93.2%，螺丝固位83.4%）无显著差异（Weber & Sukotjo 2007）。根据以上研究结果，目前尚无法证明其中一种固位方式优于另一种。

技术方面

文献报道中对于螺丝固位和粘接固位出现的技术性并发症存在观点上的争议。此外，研究纳入两种固位方式的病例数量不一致，且仅其中一部分研究为对照实验研究。因此很难得出结论。Levine等和Duncan等研究发现螺丝固位修复体并发症发生率更高（Levine et al. 2002；Duncan et al. 2003），然而最近有研究表明粘接固位的固定修复体并发症发生率高于螺丝固位（10.4%vs5.9%）（Nedir et al. 2006）。Nedir的研究结果中，16例粘接固位修复体出现瓷层折裂，2例螺丝固位修复体出现瓷层折裂（Nedir et al. 2006）。Bragger等的报道中，螺丝固位与粘接固位的固定修复体，二者在技术性并发症发生率上无显著差异（Bragger et al. 2001）。De Boever等纳入45例螺丝固位修复体，21例需要再次拧紧，127例粘接固位修复体中20例需重新粘接（De Boever et al. 2006）。由于粘接固位修复的病例数量更多，所以在本研究中，螺丝固位修复的技术性并发症发生率总体高于粘接固位。

生物学方面

有不少研究从生物学角度出发。Vigolo等对螺丝固位和粘接固位的单根种植体牙冠的临床疗效进行了为期4年的前瞻性随机对照研究，主要的评估指标包括探诊深度、BoP、角化龈宽度、黏膜炎症及菌斑水平等，结果发现两种修复方式并无显著差异（Vigolo et al. 2004）。随后Cutrim等研究粘接固位和螺丝固位的前牙种植体，发现两者在BoP指数无显著差异（Cutrim et al. 2012）。然而2006年的一项研究支持相反的

观点，认为螺丝固位种植体更易出现种植体周围组织反应（Weber et al. 2006）。仍要重申的是，种植体-基台结合的设计与侵入种植体内部的细菌数量密切相关，关系着种植体周围软、硬组织的健康。然而，不同种植体连接处微小间隙的细菌侵入量的差异目前尚无文献报道。临床相关性也不得而知。

美观方面

种植体位置和角度的偏差可引起螺丝固位修复体的不美观，因为树脂难以完全遮蔽螺丝固位孔（Walton & MacEntee 1994）。因此，这种情况下可以使用粘接固位修复体以获得美学效果。Cutrim等对比螺丝固位和粘接固位前牙冠的粉色美学指数，未发现两者之间有显著差异（Cutrim et al. 2012）。

经济方面

在前牙区更注重美观要求，而在后牙区，医生在临床操作中可以将修复体边缘置于更接近冠方的位置。因此，更经济实惠的粘接固位标准种植体是后牙区修复的首选方案。而在前牙修复过程中，出于美观方面考虑，更倾向于选用螺丝固位或粘接固位的个性化基台和牙冠，可有效避免去除粘接剂的过程中或残余粘接剂对牙周组织的损伤，同时当牙龈退缩后，也能防止牙冠边缘线露出。

对现有研究结果总结如下：假如种植体位置满足两个条件（种植体位于理想位置，同时允许螺丝孔位于牙冠上理想位置），可以依据临床医生的个人倾向选择粘接固位或螺丝固位进行修复。理想情况下，修复体选择应取决于患者自身情况包括局部解剖、个人经济能力以及美学因素。图55-40～图55-42为3份病例。表55-9列出两种固位方式的临床建议。

（基台和牙冠）修复材料的选择标准

后牙区承担了大部分咬合力，因此后牙区修复体应该稳定坚固。修复体还需有良好的生物相

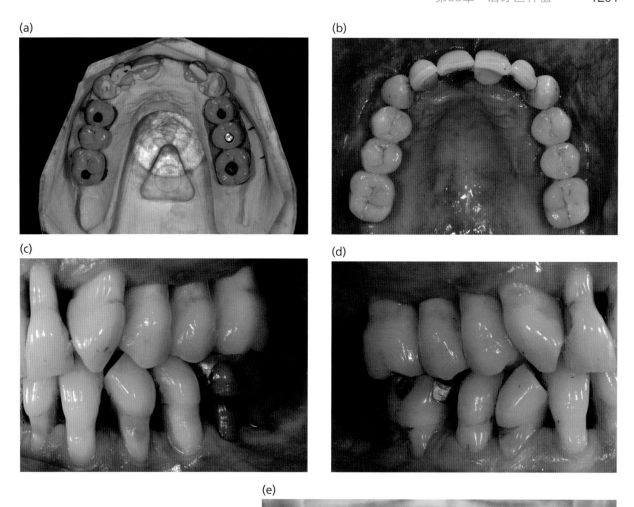

图55-40　（a）上颌后牙区牙列缺损的复杂病例。最终方案为在24/25/26行三单位螺丝固位和种植支持式固定桥修复和14×16螺丝固位种植体支持式固定桥。（b）复合树脂封闭螺丝孔后，最终的咬合面观。（c，d）修复体颊面观。（e）经过牙周治疗后最终的曲面体层片。

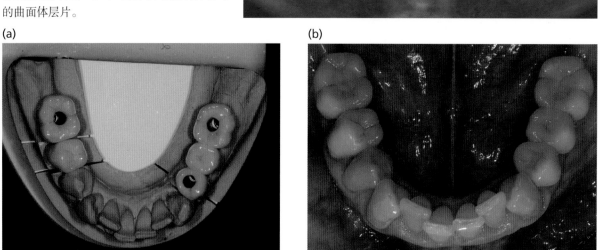

图55-41　（a）下颌后牙缺失（46、34、35、36）。模型上的最终修复体。（b）树脂修复螺丝孔后，单颗种植体冠（46）和螺丝固位固定桥（35×37）。

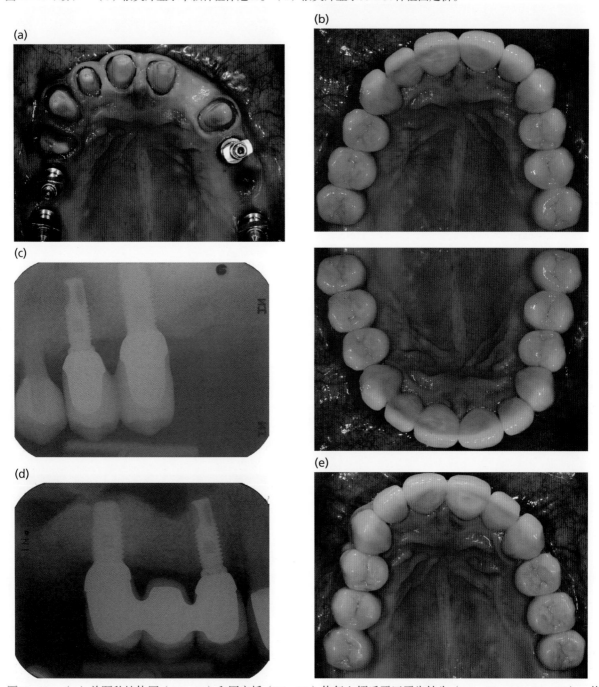

图55-41（续） （c）根尖片显示单颗种植体冠46。（d）根尖片显示35×37种植固定桥。

图55-42 （a）单颗种植体冠（15、16）和固定桥（24×26）修复上颌后牙区牙齿缺失（15、16、24、25、26）。终印模时的状态。（b）种植体上粘接修复体后的咬合面观（15、16单冠，24×26固定桥）。（c，d）种植修复后的根尖片（根据上下文，c和d两张根尖片应镜像翻转，译者注）。（e）种植修复术后随访5年，咬合面观。

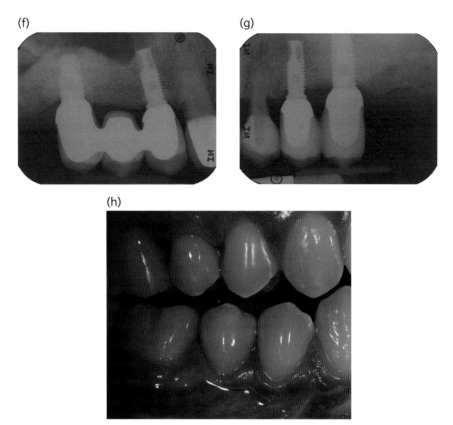

图55-42（续） （f，g）术后随访5年根尖片检查（根据上下文，f和g两张根尖片应镜像翻转，译者注）。（h）45可见高扇贝状、薄型黏膜，个性化氧化锆基台和粘接全瓷冠修复。

表55-9 两种固位方式的临床建议

指标	螺丝固位	粘接固位
冠边缘位于龈下>2mm	x	
冠边缘位于龈下≤2mm		x
颌间距离<5mm	x	
颌间距离≥5mm	x	x
需咬合重建	x	
多颗种植体/复杂性高	x	x
单颗/多颗种植体即刻负载/修复	x	
上部结构的调整	x	
种植体分散或位置不佳		x
花费		x

容性。目前，随着CAD/CAM技术的广泛使用，各种生物相容性的材料被临床采用。许多因素决定了后牙区最佳修复材料和修复方式的选择。

一般来说，基台有两种形式：预成基台和个性化基台。基台的选择基于临床情况、技术条件及生物学因素：种植修复时（不考虑位置的情况下），健康的软硬组织整合（生物学宽度）、易清洁以及自然外形是合适的上部结构的前提。当扇贝状软组织较低，种植体肩台和牙冠边缘之间有合适的距离（如3mm），就可建立生物学宽度，此时建议使用预成基台。Tarnow等报道在颊舌向水平方向上也有相应的生物学宽度（约3mm）（Tarnow et al. 2000）。

在磨牙区，可能出现种植体和牙冠直径较大的误差。此时，个性化基台与理想的上部结构可以使牙冠边缘符合现有的黏膜轮廓（Marchack 1996）。当牙冠与周围骨组织之间的垂直距离不足、种植体位置不佳、扇贝状牙龈薄且位置较低时，建议使用个性化基台，甚至在后牙区也推荐使用（图55-42f）。

预成基台和个性化基台的材料多种多样（金、钛、氧化铝、氧化锆）。金属基台具有良好的稳定性和临床效果（Sailer et al. 2009a）。很长一段时间内，金属基台被视为后牙区修复的"金标准"（Henry et al. 1996；Andersson et al. 1998b；Scheller et al. 1998）。现在，高强度瓷可媲美性能优异的金属材料。然而，在后牙区使用高强度瓷基台是否可行还存在争议。

氧化铝基台是第一代高强度瓷基台，折断率从1.9%至7%（Andersson et al. 2001，2003）。随后出现的氧化锆，挠曲强度和抗折性是氧化铝的2倍（Rieger 1989；Tinschert et al. 2001），因此可以作为后牙区种植瓷基台的替代材料。

在前磨牙和磨牙区进行种植修复时，使用氧化锆基台临床效果和修复体存留率均良好

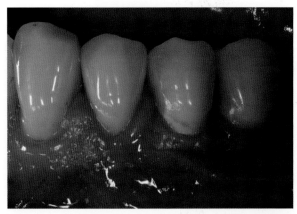

图55-43　35和36使用不同的修复材料（35：金瓷冠及个性化钛基台；36：全瓷冠及个性化氧化锆基台）可获得相似的美学形态。基台和牙冠材料的选择是基于随机对照实验中随机方案的治疗结果（来源：Sailer et al. 2009b.经John Wiley & Sons授权转载）。

(a)

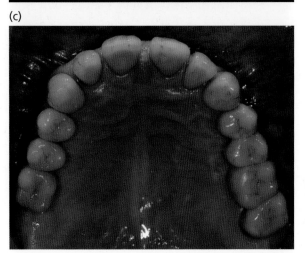

(c)

（Canullo 2007；Zembic et al. 2009；Nakamura et al. 2010；Nothdurft & Pospiech 2010）。虽然氧化锆应用前景广泛，但仍有报道氧化锆折断的现象（Villa et al. 2010；Ekfeldt et al. 2011；Roe et al. 2011）。因此，仍需更多的研究资料来论证氧化锆基台用于后牙区种植的安全性（Nakamura et al. 2010）。到目前为止，在磨牙区种植修复病例中，金属基台仍然是"金标准"。

除了机械稳定性，生物相容性也起到决定作用。钛基台利于形成由紧密附着于基台表面的结合上皮及其下方的结缔组织所组成的稳定的种植体周围软组织（Abrahamsson et al. 1998）。氧化铝基台和氧化锆基台的生物相容性表现与钛基台相当甚至更佳（Abrahamsson et al. 1998；Nakamura et al. 2010）。此外，与钛基台相比，氧化锆基台周围菌斑聚集更少（Rimondini

(b)

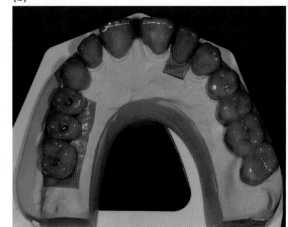

(d)

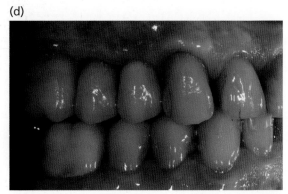

图55-44　（a）完整的上颌氧化锆修复体，包括后牙区种植体支持的螺丝固位氧化锆冠。（b）模型上氧化锆修复体的最终形态。（c）修复体戴入后并以树脂封闭螺丝孔后的咬合面观。（d）14、15、16螺丝固位的氧化锆种植修复体颊面观。

(a)

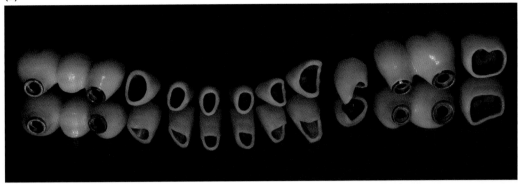

(b)

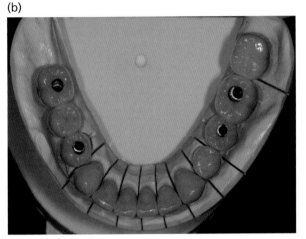

(c)

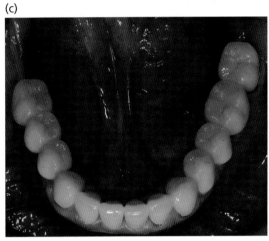

图55-45　（a）完整的下颌金瓷冠修复体，包括后牙区螺丝固位的种植烤瓷桥。（b）模型上金瓷修复体的最终形态。（c）35、36烤瓷单冠，44×46烤瓷桥戴入后并以树脂封闭螺丝孔后的咬合面观。

et al. 2002；Scarano et al. 2004；Degidi et al. 2006）。从生物性角度看，氧化铝基台、氧化锆基台、钛基台相当。相反的，贵金属金基台在动物研究中可引起种植体周围组织炎症和骨吸收（Abrahamsson et al. 1998；Welander et al. 2008）。

虽然在后牙区美观要求相对不高，但仍然会影响基台的选择。黑色金属可引起美观问题，提高了后牙区对更加美观的解决方案的需求（Sailer et al. 2009b）。相比于天然牙，钛基台和氧化锆基台会引起牙龈变色（Sailer et al. 2009b；Zembic et al. 2009）（图55-43）。两种基台的穿龈厚度约2mm（Sailer et al. 2009b；Zembic et al. 2009）。随着软组织厚度的增加，基台材料对软组织颜色的影响越来越小（Jung et al. 2007，2008）。因此，这些病例中，钛基台和氧化锆基台也适用。当黏膜厚度<2mm时，从美观角度考虑，推荐选用氧化锆基台，也包括后牙区。

近期的文献系统评价结果显示，单颗种植

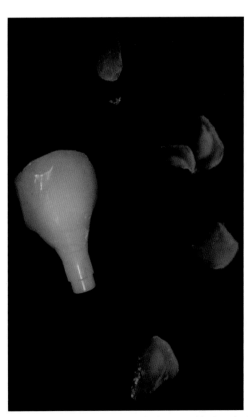

图55-46　氧化锆为基底的后牙全瓷冠，颈部出现折断薄片。

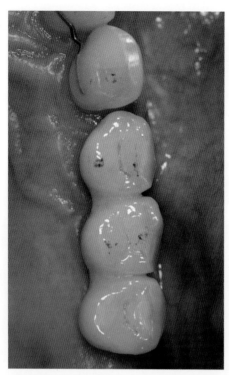

图55-47　术后随访4年时发现，种植体支持的氧化锆全瓷冠颊尖折断。

体全瓷冠（图55-44）和单颗种植体金属烤瓷冠（图55-45）表现出优异的5年存留率，从99.8%至100%（Jung et al. 2008；Sailer et al. 2009a）。因此，两种修复方式都可以作为备选治疗方案。基台材料可影响全瓷冠的稳定性。全瓷冠应与全瓷基台联合使用以减少折断风险，并能改善美观问题（Sailer et al. 2009a）。Zembic等的一项随机对照研究对后牙区单颗种植体全瓷冠和单颗种植体金属烤瓷冠的存留率进行了对比研究，术后3年随访结果表明两者之间无显著差异（Zembic et al. 2009）。全瓷冠表面微小碎片仅仅是技术性并发症（Zembic et al. 2009）。

种植体-氧化锆支架的全瓷固定修复体均表现出良好的存留率（Larsson et al. 2006；Larsson & Vult von Steyern 2010）。氧化锆支架未出现折断。相反的，瓷层表面碎裂（图55-46，图55-47）的发生率高达70%，这些研究结果值得关注（Larsson & Vult von Steyern 2010）。还有一些研究也证实了氧化锆种植修复体表面碎裂的发生率高（Glauser et al. 2004；Larsson et al. 2006；Canullo 2007；Nothdurft & Pospiech 2010）。造成这个问题的原因很多，目前正在研究中，仍未确定主要原因（Al - Dohan et al. 2004；Ashkanani et al. 2008；Tsalouchou et al. 2008；Fischer et al. 2009）。因此，后牙多单位固定修复建议使用金属烤瓷冠。

结束语和展望

种植义齿为牙列的负载部位提供了预后良好的修复方案，临床医生应针对不同类型的牙列缺损设计不同的修复方案。在设计合理的前提下，种植修复方案能显著降低传统牙支持式固定修复体的内在治疗风险（如跨度较长的长修复体、悬臂）。

致谢

感谢Drs Goran Benic、Irena Sailer、David Schneider、Karin Wolleb、Anja Zembic（苏黎世大学牙学院）、Jean-Pierre Bernard、Stephan Dieth、Thierry Doumas、German Gallucci、Robin Jaquet（日内瓦大学牙学院）和Daniel Buser（伯尔尼大学牙学院）的贡献以及为不同章节所做的准备工作。此外，还要感谢Gisela Müller（MSc）对本章撰写工作的帮助。

参考文献

[1] Abrahamsson, I., Berglundh, T., Glantz, P.O. & Lindhe, J. (1998).. The mucosal attachment at different abutments. An experimental study in dogs. *Journal of Clinical Periodontology* **25**, 721–727.

[2] Abrahamsson, I., Berglundh, T., Linder, E., Lang, N.P. & Lindhe, J. (2004). Early bone formation adjacent to rough and turned endosseous implant surfaces. An experimental study in the dog. *Clinical Oral Implants Research* **15**, 381–392.

[3] Agar, J.R., Cameron, S.M., Hughbanks, J.C. & Parker, M.H. (1997). Cement removal from restorations luted to titanium abutments with simulated subgingival margins. *Journal of Prosthetic Dentistry* **78**, 43–47.

[4] Aglietta, M., Iorio Siciliano, V., Blasi, A. *et al.* (2012). Clinical and radiographic changes at implants supporting single-unit crowns (SCs) and fixed dental prostheses (FDPs) with one

cantilever extension. A retrospective study. *Clinical Oral Implants Research* **23**, 550–555.

[5] Akca, K. & Cehreli, M.C. (2008). Two-year prospective follow-up of implant/tooth-supported versus freestanding implant-supported fixed partial dentures. *International Journal of Periodontics and Restorative Dentistry* **28**, 593–599.

[6] Al-Dohan, H.M., Yaman, P., Dennison, J.B., Razzoog, M.E. & Lang, B.R. (2004). Shear strength of core-veneer interface in bi-layered ceramics. *Journal of Prosthetic Dentistry* **91**, 349–355.

[7] Al-Omari, W.M., Shadid, R., Abu-Naba'a, L. & El Masoud, B. (2010). Porcelain fracture resistance of screw-retained, cement-retained, and screw-cement-retained implant-supported metal ceramic posterior crowns. *Journal of Prosthodontics* **19**, 263–273.

[8] Andersson, B., Odman, P., Lindvall, A.M. & Brånemark, P.I. (1998a). Five-year prospective study of prosthodontic and surgical single-tooth implant treatment in general practices and at a specialist clinic. *International Journal of Prosthodontics* **11**, 351–355.

[9] Andersson, B., Odman, P., Lindvall, A.M. & Brånemark, P.I. (1998b). Cemented single crowns on osseointegrated implants after 5 years: results from a prospective study on CeraOne. *International Journal of Prosthodontics* **11**, 212–218.

[10] Andersson, B., Taylor, A., Lang, B.R. *et al.* (2001). Alumina ceramic implant abutments used for single-tooth replacement: a prospective 1- to 3-year multicenter study. *International Journal of Prosthodontics* **14**, 432–438.

[11] Andersson, B., Glauser, R., Maglione, M. & Taylor, A. (2003). Ceramic implant abutments for short-span FPDs: a prospective 5-year multicenter study. *International Journal of Prosthodontics* **16**, 640–646.

[12] Ashkanani, H.M., Raigrodski, A.J., Flinn, B.D., Heindl, H. & Mancl, L.A. (2008). Flexural and shear strengths of ZrO_2 and a high-noble alloy bonded to their corresponding porcelains. *Journal of Prosthetic Dentistry* **100**, 274–284.

[13] Atieh, M.A., Payne, A.G., Duncan, W.J., de Silva, R.K & Cullinan, M.P. (2010). Immediate placement or immediate restoration/loading of single implants for molar tooth replacement: a systematic review and meta-analysis. *International Journal of Oral & Maxillofacial Implants* **25**, 401–415.

[14] Attard, N.J. & Zarb, G.A. (2004). Long-term treatment outcomes in edentulous patients with implant overdentures: the Toronto study. *International Journal of Prosthodontics* **17**, 425–433.

[15] Bahat, O. & Handelsman, M. (1996). Use of wide implants and double implants in the posterior jaw: a clinical report. *International Journal of Oral & Maxillofacial Implants* **11**, 379–386.

[16] Bedrossian, E. (2010). Rehabilitation of the edentulous maxilla with the zygoma concept: a 7-year prospective study. *International Journal of Oral & Maxillofacial Implants* **25**, 1213–1221.

[17] Behneke, A., Behneke, N. & d'Hoedt, B. (2000). The longitudinal clinical effectiveness of ITI solid-screw implants in partially edentulous patients: a 5-year follow-up report. *International Journal of Oral & Maxillofacial Implants* **15**, 633–645.

[18] Belser, U.C., Mericske-Stern, R., Bernard, J.P. & Taylor, T.D. (2000). Prosthetic management of the partially dentate patient with fixed implant restorations. *Clinical Oral Implants Research* **11 Suppl 1**, 126–145.

[19] Bernard, J.P. & Belser, U. (2002). Twelve years of clinical experience with the ITI Dental Implant System at the University of Geneva. *Journal de Parodontologie et d'Implantologie orale* **21**, 1–27.

[20] Bernard, J.P., Belser, U.C., Szmukler-Moncler, S. *et al.* (1995). Intérêt de l'utilisation d'implants ITI de faible longueur dans les secteurs postérieurs: resultats d'une etude clinique à trois ans. *Médecine Buccale & Chirurgie Buccale* **1**, 11–18.

[21] Beumer, J., 3rd, Hamada, M.O. & Lewis, S. (1993). A prosthodontic overview. *International Journal of Prosthodontics* **6**, 126–130.

[22] Birdi, H., Schulte, J., Kovacs, A., Weed, M. & Chuang, S.K. (2010). Crown-to-implant ratios of short-length implants. *Journal of Oral Implantology* **36**, 425–433.

[23] Bischof, M., Nedir, R., Szmukler-Moncler, S. & Bernard, J.P. (2001). A 5-year life-table-analysis of ITI implants. Results from a private practice with emphasis on the use of short implants. *Clinical Oral Implants Research* **12**, 396.

[24] Bischof, M., Nedir, R., Abi Najm, S., Szmukler-Moncler, S. & Samson, J (2006). A five-year life-table analysis on wide neck ITI implants with prosthetic evaluation and radiographic analysis: results from a private practice. *Clinical Oral Implants Research* **17**, 512–520.

[25] Blanes, R.J., Bernard, J.P., Blanes, Z.M. & Belser, U.C. (2007a). A 10-year prospective study of ITI dental implants placed in the posterior region. II: Influence of the crown-to-implant ratio and different prosthetic treatment modalities on crestal bone loss. *Clinical Oral Implants Research* **18**, 707–714.

[26] Blanes, R.J., Bernard, J.P., Blanes, Z.M. & Belser, U.C. (2007b). A 10-year prospective study of ITI dental implants placed in the posterior region. I: Clinical and radiographic results. *Clinical Oral Implants Research* **18**, 699–706.

[27] Block, M.S., Lirette, D., Gardiner, D. *et al.* (2002). Prospective evaluation of implants connected to teeth. *International Journal of Oral & Maxillofacial Implants* **17**, 473–487.

[28] Boioli, L.T., Penaud, J. & Miller, N. (2001). A meta-analytic, quantitative assessment of osseointegration establishment and evolution of submerged and non-submerged endosseous titanium oral implants. *Clinical Oral Implants Research* **12**, 579–588.

[29] Bornstein, M.M., Valderrama, P., Jones, A.A. *et al.* (2008). Bone apposition around two different sandblasted and acid-etched titanium implant surfaces: a histomorphometric study in canine mandibles. *Clinical Oral Implants Research* **19**, 233–241.

[30] Bragger, U., Aeschlimann, S., Burgin, W., Hämmerle, C.H. & Lang, N.P. (2001). Biological and technical complications and failures with fixed partial dentures (FPD) on implants and teeth after four to five years of function. *Clinical Oral Implants Research* **12**, 26–34.

[31] Bragger, U., Karoussis, I., Persson, R. *et al.* (2005a). Technical and biological complications/failures with single crowns and fixed partial dentures on implants: a 10-year prospective cohort study. *Clinical Oral Implants Research* **16**, 326–334.

[32] Bragger, U., Krenander, P. & Lang, N.P. (2005b). Economic aspects of single-tooth replacement. *Clinical Oral Implants Research* **16**, 335–341.

[33] Bragger, U., Hirt-Steiner, S., Schnell, N. *et al.* (2011). Complication and failure rates of fixed dental prostheses in patients treated for periodontal disease. *Clinical Oral Implants Research* **22**, 70–77.

[34] Brånemark, P.I., Hansson, B.O., Adell, R. *et al.* (1977). Osseointegrated implants in the treatment of the edentulous jaw. Experience from a 10-year period. *Scandinavian Journal of Plastic and Reconstructive Surgery* **16 Suppl**, 1–132.

[35] Bränemark, P.I., Svensson, B. & van Steenberghe, D. (1995). Ten-year survival rates of fixed prostheses on four or six implants ad modum Brånemark in full edentulism. *Clinical Oral Implants Research* **6**, 227–231.

[36] Breeding, L.C., Dixon, D.L., Bogacki, M.T. & Tietge, J.D. (1992). Use of luting agents with an implant system: Part I. *Journal of Prosthetic Dentistry* **68**, 737–741.

[37] Breeding, L.C., Dixon, D.L., Sadler, J.P. & McKay, M.L. (1995). Mechanical considerations for the implant tooth-supported fixed partial denture. *Journal of Prosthetic Dentistry* **74**, 487–492.

[38] Burak Ozcelik, T., Ersoy, E. & Yilmaz, B. (2011). Biomechanical evaluation of tooth- and implant-supported fixed dental prostheses with various nonrigid connector positions: a finite element analysis. *Journal of Prosthodontics* **20**, 16–28.

[39] Buser, D. & von Arx, T. (2000). Surgical procedures in partially edentulous patients with ITI implants. *Clinical Oral Implants Research* **11 Suppl 1**, 83–100.

[40] Buser, D., Dula, K., Belser, U., Hirt, H.P. & Berthold, H (1993). Localized ridge augmentation using guided bone regeneration. 1. Surgical procedure in the maxilla. *International Journal of Periodontics & Restorative Dentistry* **13**, 29–45.

[41] Buser, D., Dula, K., Belser, U.C, Hirt, H.P. & Berthold, H. (1995). Localized ridge augmentation using guided bone regeneration. II. Surgical procedure in the mandible. *International Journal of Periodontics and Restorative Dentistry* **15**, 10–29.

[42] Buser, D., Dula, K., Hirt, H.P. & Schenk, R.K. (1996). Lateral ridge augmentation using autografts and barrier membranes: a clinical study with 40 partially edentulous patients. *Journal of Oral and Maxillofacial Surgery* **54**, 420–432; discussion 432–423.

[43] Buser, D., Mericske-Stern, R., Bernard, J.P. *et al.* (1997). Long-term evaluation of non-submerged ITI implants. Part 1: 8-year life table analysis of a prospective multi-center study with 2359 implants. *Clinical Oral Implants Research* **8**, 161–172.

[44] Buser, D., Belser, U.C. & Lang, N.P. (1998a). The original one-stage dental implant system and its clinical application. *Periodontology 2000* **17**, 106–118.

[45] Buser, D., Nydegger, T., Oxland, T. *et al.* (1998b). Influence of surface characteristics on the interface shear strength between titanium implants and bone. A biomechanical study in the maxilla of miniature pigs. *Journal of Biomedical Materials Research* **45**, 75–83.

[46] Buser, D., Ingimarsson, S., Dula, K. *et al.* (2002). Long-term stability of osseointegrated implants in augmented bone: a 5-year prospective study in partially edentulous patients. *International Journal of Periodontics and Restorative Dentistry* **22**, 109–117.

[47] Buser, D., Broggini, N., Wieland, M. *et al.* (2004). Enhanced bone apposition to a chemically modified SLA titanium surface. *Journal of Dental Research* **83**, 529–533.

[48] Canullo, L. (2007). Clinical outcome study of customized zirconia abutments for single-implant restorations. *International Journal of Prosthodontics* **20**, 489–493.

[49] Chee, W. & Jivraj, S. (2006). Screw versus cemented implant supported restorations. *British Dental Journal* **201**, 501–507.

[50] Chee, W.W. & Mordohai, N. (2010). Tooth-to-implant connection: a systematic review of the literature and a case report utilizing a new connection design. *Clinical Implant Dentistry and Related Research* **12**, 122–133.

[51] Chee, W., Felton, D.A., Johnson, P.F. & Sullivan, D.Y. (1999). Cemented versus screw-retained implant prostheses: which is better? *International Journal of Oral & Maxillofacial Implants* **14**, 137–141.

[52] Chen, T.W., Chang, H.S., Leung, K.W., Lai, Y.L. & Kao, S.Y. (2007). Implant placement immediately after the lateral approach of the trap door window procedure to create a maxillary sinus lift without bone grafting: a 2-year retrospective evaluation of 47 implants in 33 patients. *Journal of Oral and Maxillofacial Surgery* **65**, 2324–2328.

[53] Chiapasco, M. (2004). Early and immediate restoration and loading of implants in completely edentulous patients. *International Journal of Oral & Maxillofacial Implants* **19 Suppl**, 76–91.

[54] Chiapasco, M., Abati, S., Romeo, E. & Vogel, G. (1999). Clinical outcome of autogenous bone blocks or guided bone regeneration with e-PTFE membranes for the reconstruction of narrow edentulous ridges. *Clinical Oral Implants Research* **10**, 278–288.

[55] Chiapasco, M., Romeo, E. & Vogel, G. (2001). Vertical distraction osteogenesis of edentulous ridges for improvement of oral implant positioning: a clinical report of preliminary results. *International Journal of Oral & Maxillofacial Implants* **16**, 43–51.

[56] Chiapasco, M., Zaniboni, M. & Rimondini, L. (2007). Autogenous onlay bone grafts vs. alveolar distraction osteogenesis for the correction of vertically deficient edentulous ridges: a 2-4-year prospective study on humans. *Clinical Oral Implants Research* **18**, 432–440.

[57] Cordaro, L., Torsello, F. & Roccuzzo, M. (2009). Implant loading protocols for the partially edentulous posterior mandible. *International Journal of Oral & Maxillofacial Implants* **24 Suppl**, 158–168.

[58] Cutrim, E.S., Peruzzo, D.C. & Benatti, B. (2012). Evaluation of soft tissues around single tooth implants in the anterior maxilla restored with cemented and screw-retained crowns. *Journal of Oral Implantology* **38**, 700–705.

[59] Davo, R. (2009). Zygomatic implants placed with a two-stage procedure: a 5-year retrospective study. *European Journal of Oral Implantology* **2**, 115–124.

[60] Davo, R., Malevez, C. & Rojas, J. (2007). Immediate function in the atrophic maxilla using zygoma implants: a preliminary study. *Journal of Prosthetic Dentistry* **97**, S44–51.

[61] De Boever, A.L., Keersmaekers, K., Vanmaele, G. *et al.* (2006). Prosthetic complications in fixed endosseous implant-borne reconstructions after an observations period of at least 40 months. *Journal of Oral Rehabilitation* **33**, 833–839.

[62] Degidi, M., Artese, L., Scarano, A. *et al.* (2006). Inflammatory infiltrate, microvessel density, nitric oxide synthase expression, vascular endothelial growth factor expression, and proliferative activity in peri-implant soft tissues around titanium and zirconium oxide healing caps. *Journal of Periodontology* **77**, 73–80.

[63] Deporter, D., Pilliar, R.M., Todescan, R., Watson, P. & Pharoah, M. (2001). Managing the posterior mandible of partially edentulous patients with short, porous-surfaced dental implants: early data from a clinical trial. *International Journal of Oral & Maxillofacial Implants* **16**, 653–658.

[64] Duncan, J.P., Nazarova, E., Vogiatzi, T. & Taylor, T.D. (2003). Prosthodontic complications in a prospective clinical trial of single-stage implants at 36 months. *International Journal of Oral & Maxillofacial Implants* **18**, 561–565.

[65] Eckert, S.E. & Wollan, P.C. (1998). Retrospective review of 1170 endosseous implants placed in partially edentulous jaws. *Journal of Prosthetic Dentistry* **79**, 415–421.

[66] Ekfeldt, A., Furst, B. & Carlsson, G.E. (2011). Zirconia abutments for single-tooth implant restorations: a retrospective and clinical follow-up study. *Clinical Oral Implants Research* **22**, 1308–1314.

[67] Esposito, M., Hirsch, J.M., Lekholm, U. & Thomsen, P. (1998). Biological factors contributing to failures of osseointegrated oral implants. (I). Success criteria and epidemiology. *European Journal of Oral Sciences* **106**, 527–551.

[68] Esposito, M., Grusovin, M.G., Willings, M., Coulthard, P. & Worthington, H.V. (2007). The effectiveness of immediate, early, and conventional loading of dental implants: a Cochrane systematic review of randomized controlled clinical trials. *International Journal of Oral & Maxillofacial Implants* **22**, 893–904.

[69] Esposito, M., Grusovin, M.G., Chew, Y.S., Coulthard, P. & Worthington, H.V. (2009). One-stage versus two-stage implant placement. A Cochrane systematic review of randomised controlled clinical trials. *European Journal of Oral Implantology* **2**, 91–99.

[70] Esposito, M., Pellegrino, G., Pistilli, R. & Felice, P. (2011). Rehabilitation of posterior atrophic edentulous jaws: prostheses supported by 5 mm short implants or by longer implants in augmented bone? One-year results from a pilot randomised clinical trial. *European Journal of Oral Sciences* **4**, 21–30.

[71] Fatemitabar, S.A. & Nikgoo, A. (2010). Multichannel computed tomography versus cone-beam computed tomography: linear accuracy of *in vitro* measurements of the maxilla for implant placement. *International Journal of Oral & Maxillofacial Implants* **25**, 499–505.

[72] Felice, P., Checchi, V., Pistilli, R. *et al.* (2009a). Bone augmentation versus 5-mm dental implants in posterior atrophic jaws. Four-month post-loading results from a randomised

controlled clinical trial. *European Journal of Oral Implantology* **2**, 267–281.

[73] Felice, P., Iezzi, G., Lizio, G., Piattelli, A. & Marchetti, C. (2009b). Reconstruction of atrophied posterior mandible with inlay technique and mandibular ramus block graft for implant prosthetic rehabilitation. *Journal of Oral and Maxillofacial Surgery* **67**, 372–380.

[74] Fischer, J., Stawarzcyk, B., Trottmann, A. & Hämmerle, C.H. (2009). Impact of thermal misfit on shear strength of veneering ceramic/zirconia composites. *Dental Materials* **25**, 419–423.

[75] Fontana, F., Santoro, F., Maiorana, C. *et al.* (2008). Clinical and histologic evaluation of allogeneic bone matrix versus autogenous bone chips associated with titanium-reinforced e-PTFE membrane for vertical ridge augmentation: a prospective pilot study. *International Journal of Oral & Maxillofacial Implants* **23**, 1003–1012.

[76] Fugazzotto, P.A. (2003). GBR using bovine bone matrix and resorbable and nonresorbable membranes. Part 1: histologic results. *International Journal of Periodontics and Restorative Dentistry* **23**, 361–369.

[77] Fugazzotto, P.A. (2008). Shorter implants in clinical practice: rationale and treatment results. *International Journal of Oral & Maxillofacial Implants* **23**, 487–496.

[78] Gallucci, G.O., Morton, D. & Weber, H.P. (2009). Loading protocols for dental implants in edentulous patients. *International Journal of Oral & Maxillofacial Implants* **24 Suppl**, 132–146.

[79] Glantz, P.O. & Nilner, K. (1998). Biomechanical aspects of prosthetic implant-borne reconstructions. *Periodontology 2000* **17**, 119–124.

[80] Glauser, R., Sailer, I., Wohlwend, A. *et al.* (2004). Experimental zirconia abutments for implant-supported single-tooth restorations in esthetically demanding regions: 4-year results of a prospective clinical study. *International Journal of Prosthodontics* **17**, 285–290.

[81] Gomez-Roman, G., Kruppenbacher, M., Weber, H. & Schulte, W. (2001). Immediate postextraction implant placement with root-analog stepped implants: surgical procedure and statistical outcome after 6 years. *International Journal of Oral & Maxillofacial Implants* **16**, 503–513.

[82] Gotfredsen, K., Berglundh, T. & Lindhe, J. (2001a). Bone reactions adjacent to titanium implants subjected to static load of different duration. A study in the dog (III). *Clinical Oral Implants Research* **12**, 552–558.

[83] Gotfredsen, K., Berglundh, T. Lindhe, J. (2001b). Bone reactions adjacent to titanium implants with different surface characteristics subjected to static load. A study in the dog (II). *Clinical Oral Implants Research* **12**, 196–201.

[84] Gotfredsen, K., Berglundh, T. & Lindhe, J. (2001c). Bone reactions adjacent to titanium implants subjected to static load. A study in the dog (I). *Clinical Oral Implants Research* **12**, 1–8.

[85] Grossmann, Y., Finger, I.M. & Block, M.S. (2005). Indications for splinting implant restorations. *Journal of Oral and Maxillofacial Surgery* **63**, 1642–1652.

[86] Guichet, D.L., Yoshinobu, D. & Caputo, A.A. (2002). Effect of splinting and interproximal contact tightness on load transfer by implant restorations. *Journal of Prosthetic Dentistry* **87**, 528–535.

[87] Gunne, J., Astrand, P., Lindh, T., Borg, K. & Olsson, M. (1999). Tooth-implant and implant supported fixed partial dentures: a 10-year report. *International Journal of Prosthodontics* **12**, 216–221.

[88] Haas, R., Polak, C., Furhauser, R. *et al.* (2002). A long-term follow-up of 76 Branemark single-tooth implants. *Clinical Oral Implants Research* **13**, 38–43.

[89] Halg, G.A., Schmid, J. & Hämmerle, C.H. (2008). Bone level changes at implants supporting crowns or fixed partial dentures with or without cantilevers. *Clinical Oral Implants Research* **19**, 983–990.

[90] Hämmerle, C.H., Stone, P., Jung, R.E., Kapos, T. & Brodala, N. (2009). Consensus statements and recommended clinical procedures regarding computer-assisted implant dentistry. *International Journal of Oral & Maxillofacial Implants* **24 Suppl**, 126–131.

[91] Harris, D., Buser, D., Dula, K. *et al.* (2002). E.A.O. guidelines for the use of diagnostic imaging in implant dentistry. A consensus workshop organized by the European Association for Osseointegration in Trinity College Dublin. *Clinical Oral Implants Research* **13**, 566–570.

[92] Hebel, K.S. & Gajjar, R.C. (1997). Cement-retained versus screw-retained implant restorations: achieving optimal occlusion and esthetics in implant dentistry. *Journal of Prosthetic Dentistry* **77**, 28–35.

[93] Heitz-Mayfield, L.J., Schmid, B., Weigel, C. *et al.* (2004). Does excessive occlusal load affect osseointegration? An experimental study in the dog. *Clinical Oral Implants Research* **15**, 259–268.

[94] Henry, P.J., Laney, W.R., Jemt, T. *et al.* (1996). Osseointegrated implants for single-tooth replacement: a prospective 5-year multicenter study. *International Journal of Oral & Maxillofacial Implants* **11**, 450–455.

[95] Hermann, J.S., Buser, D., Schenk, R.K., Schoolfield, J.D. & Cochran, D.L. (2001). Biologic Width around one- and two-piece titanium implants. *Clinical Oral Implants Research* **12**, 559–571.

[96] Hobkirk, J.A. & Wiskott, H.W. (2006). Biomechanical aspects of oral implants. Consensus report of Working Group 1. *Clinical Oral Implants Research* **17 Suppl 2**, 52–54.

[97] Hosny, M., Duyck, J., van Steenberghe, D. & Naert, I (2000). Within-subject comparison between connected and nonconnected tooth-to-implant fixed partial prostheses: up to 14-year follow-up study. *International Journal of Prosthodontics* **13**, 340–346.

[98] Howell, T.H., Fiorellini, J., Jones, A. *et al.* (1997). A feasibility study evaluating rhBMP-2/absorbable collagen sponge device for local alveolar ridge preservation or augmentation. *International Journal of Periodontics & Restorative Dentistry* **17**, 124–139.

[99] Hultin, M., Gustafsson, A. & Klinge, B. (2000). Long-term evaluation of osseointegrated dental implants in the treatment of partly edentulous patients. *Journal of Clinical Periodontology* **27**, 128–133.

[100] Ilizarov, G.A. (1989a). The tension-stress effect on the genesis and growth of tissues. Part I. The influence of stability of fixation and soft-tissue preservation. *Clinical Orthopaedics and Related Research*, 249–281.

[101] Ilizarov, G.A. (1989b). The tension-stress effect on the genesis and growth of tissues: Part II. The influence of the rate and frequency of distraction. *Clinical Orthopaedics and Related Research*, 263–285.

[102] Ivanoff, C.J., Grondahl, K., Bergstrom, C., Lekholm, U. & Brånemark, P.I. (2000). Influence of bicortical or monocortical anchorage on maxillary implant stability: a 15-year retrospective study of Branemark System implants. *International Journal of Oral & Maxillofacial Implants* **15**, 103–110.

[103] Jemt, T., Chai, J., Harnett, J. *et al.* (1996). A 5-year prospective multicenter follow-up report on overdentures supported by osseointegrated implants. *International Journal of Oral & Maxillofacial Implants* **11**, 291–298.

[104] Jung, R.E., Sailer, I., Hämmerle, C.H., Attin, T. & Schmidlin, P. (2007). *In vitro* color changes of soft tissues caused by restorative materials. *International Journal of Periodontics and Restorative Dentistry* **27**, 251–257.

[105] Jung, R.E., Pjetursson, B.E., Glauser, R. *et al.* (2008). A systematic review of the 5-year survival and complication rates of implant-supported single crowns. *Clinical Oral Implants Research* **19**, 119–130.

[106] Jung, R.E., Schneider, D., Ganeles, J. *et al.* (2009a). Computer technology applications in surgical implant dentistry: a systematic review. *International Journal of Oral & Maxillofacial Implants* **24 Suppl**, 92–109.

[107] Jung, R.E., Windisch, S.I., Eggenschwiler, A.M. *et al.* (2009b). A randomized-controlled clinical trial evaluating clinical and

radiological outcomes after 3 and 5 years of dental implants placed in bone regenerated by means of GBR techniques with or without the addition of BMP-2. *Clinical Oral Implants Research* **20**, 660–666.

[108] Karl, M., Graef, F., Taylor, T.D. & Heckmann, S.M. (2007). *In vitro* effect of load cycling on metal-ceramic cement- and screw-retained implant restorations. *Journal of Prosthetic Dentistry* **97**, 137–140.

[109] Kent, D.K., Koka, S. & Froeschle, M.L. (1997). Retention of cemented implant-supported restorations. *Journal of Prosthodontics* **6**, 193–196.

[110] Kiener, P., Oetterli, M., Mericske, E. & Mericske-Stern, R. (2001). Effectiveness of maxillary overdentures supported by implants: maintenance and prosthetic complications. *International Journal of Prosthodontics* **14**, 133–140.

[111] Kindberg, H., Gunne, J. & Kronstrom, M. (2001). Tooth- and implant-supported prostheses: a retrospective clinical follow-up up to 8 years. *International Journal of Prosthodontics* **14**, 575–581.

[112] Kotsovilis, S., Fourmousis, I., Karoussis, I.K. & Bamia, C. (2009). A systematic review and meta-analysis on the effect of implant length on the survival of rough-surface dental implants. *Journal of Periodontology* **80**, 1700–1718.

[113] Lang, N.P., Pjetursson, B.E., Tan, K. *et al.* (2004). A systematic review of the survival and complication rates of fixed partial dentures (FPDs) after an observation period of at least 5 years. II. Combined tooth–implant-supported FPDs. *Clinical Oral Implants Research* **15**, 643–653.

[114] Larsson, C. & Vult von Steyern, P. (2010). Five-year follow-up of implant-supported Y-TZP and ZTA fixed dental prostheses. A randomized, prospective clinical trial comparing two different material systems. *International Journal of Prosthodontics* **23**, 55–561.

[115] Larsson, C., Vult von Steyern, P., Sunzel, B. & Nilner, K. (2006). All-ceramic two- to five-unit implant-supported reconstructions. A randomized, prospective clinical trial. *Swedish Dental Journal* **30**, 45–53.

[116] Lekholm, U., Gunne, J., Henry, P. *et al.* (1999). Survival of the Brånemark implant in partially edentulous jaws: a 10-year prospective multicenter study. *International Journal of Oral & Maxillofacial Implants* **14**, 639–645.

[117] Leonhardt, A., Grondahl, K., Bergstrom, C. & Lekholm, U. (2002). Long-term follow-up of osseointegrated titanium implants using clinical, radiographic and microbiological parameters. *Clinical Oral Implants Research* **13**, 127–132.

[118] Levine, R.A., Clem, D., Beagle, J. *et al.* (2002). Multicenter retrospective analysis of the solid-screw ITI implant for posterior single-tooth replacements. *International Journal of Oral & Maxillofacial Implants* **17**, 550–556.

[119] Lin, C.L., Wang, J.C. & Chang, W.J. (2008). Biomechanical interactions in tooth-implant-supported fixed partial dentures with variations in the number of splinted teeth and connector type: a finite element analysis. *Clinical Oral Implants Research* **19**, 107–117.

[120] Lindh, T., Gunne, J., Tillberg, A. & Molin, M. (1998). A meta-analysis of implants in partial edentulism. *Clinical Oral Implants Research* **9**, 80–90.

[121] Lindh, T., Dahlgren, S., Gunnarsson, K. *et al.* (2001). Tooth-implant supported fixed prostheses: a retrospective multicenter study. *The International Journal of Prosthodontics* **14**, 321–328.

[122] Lindquist, L.W., Carlsson, G.E. & Jemt, T. (1996). A prospective 15-year follow-up study of mandibular fixed prostheses supported by osseointegrated implants. Clinical results and marginal bone loss. *Clinical Oral Implants Research* **7**, 329–336.

[123] Ludlow, J.B. & Ivanovic, M. (2008). Comparative dosimetry of dental CBCT devices and 64-slice CT for oral and maxillofacial radiology. *Oral Surgery, Oral Medicine, Oral Pathology, Oral Radiology and Endodontics* **106**, 106–114.

[124] Ludlow, J.B., Davies-Ludlow, L.E., Brooks, S.L. & Howerton, W,B. (2006). Dosimetry of 3 CBCT devices for oral and maxillofacial radiology: CB Mercuray, NewTom 3G and i-CAT. *Dento Maxillo Facial Radiology* **35**, 219–226.

[125] Mamalis, A., Markopoulou, K., Kaloumenos, C. & Analitis, A. (2012). Splinting osseointegrated implants and natural teeth in partially edentulous patients: a systematic review of the literature and a case report. *Journal of Oral Implantology* **38**, 424–434.

[126] Marchack, C.B. (1996). A custom titanium abutment for the anterior single-tooth implant. *Journal of Prosthetic Dentistry* **76**, 288–291.

[127] Mau, J., Behneke, A., Behneke, N. *et al.* (2002). Randomized multicenter comparison of two coatings of intramobile cylinder implants in 313 partially edentulous mandibles followed up for 5 years. *Clinical Oral Implants Research* **13**, 477–487.

[128] McGlumphy, E.A., Mendel, D.A. & Holloway, J.A. (1998). Implant screw mechanics. *Dental Clinics of North America* **42**, 71–89.

[129] Mecall, R.A. & Rosenfeld, A.L. (1991). Influence of residual ridge resorption patterns on implant fixture placement and tooth position. *International Journal of Periodontics and Restorative Dentistry* **11**, 8–23.

[130] Mengel, R., Schroder, T. & Flores-de-Jacoby, L. (2001). Osseointegrated implants in patients treated for generalized chronic periodontitis and generalized aggressive periodontitis: 3- and 5-year results of a prospective long-term study. *Journal of Periodontology* **72**, 977–989.

[131] Menicucci, G., Mossolov, A., Mozzati, M., Lorenzetti, M. & Preti, G. (2002). Tooth-implant connection: some biomechanical aspects based on finite element analyses. *Clinical Oral Implants Research* **13**, 334–341.

[132] Mericske-Stern, R. (1998). Treatment outcomes with implant-supported overdentures: clinical considerations. *Journal of Prosthetic Dentistry* **79**, 66–73.

[133] Merli, M., Migani, M. & Esposito, M (2007). Vertical ridge augmentation with autogenous bone grafts: resorbable barriers supported by ostheosynthesis plates versus titanium-reinforced barriers. A preliminary report of a blinded, randomized controlled clinical trial. *International Journal of Oral & Maxillofacial Implants* **22**, 373–382.

[134] Merli, M., Lombardini, F. & Esposito, M. (2010). Vertical ridge augmentation with autogenous bone grafts 3 years after loading: resorbable barriers versus titanium-reinforced barriers. A randomized controlled clinical trial. *International Journal of Oral & Maxillofacial Implants* **25**, 801–807.

[135] Michalakis, K.X., Hirayama, H. & Garefis, P.D. (2003). Cement-retained versus screw-retained implant restorations: a critical review. *International Journal of Oral & Maxillofacial Implants* **18**, 719–728.

[136] Misch, C.E. (1995). Screw-retained versus cement-retained implant-supported prostheses. *Practical Periodontics and Aesthetic Dentistry* **7**, 15–18.

[137] Mormann, W.H., Brandestini, M. & Lutz, F. (1987). [The Cerec system: computer-assisted preparation of direct ceramic inlays in 1 setting]. *Quintessenz* **38**, 457–470.

[138] Naert, I.E., Duyck, J.A., Hosny, M.M., Quirynen, M. & van Steenberghe, D. (2001a). Freestanding and tooth-implant connected prostheses in the treatment of partially edentulous patients Part II: An up to 15-years radiographic evaluation. *Clinical Oral Implants Research* **12**, 245–251.

[139] Naert, I.E., Duyck, J.A., Hosny, M.M. & Van Steenberghe, D. (2001b). Freestanding and tooth-implant connected prostheses in the treatment of partially edentulous patients. Part I: An up to 15-years clinical evaluation. *Clinical Oral Implants Research* **12**, 237–244.

[140] Naert, I., Koutsikakis, G., Duyck, J. *et al.* (2002). Biologic outcome of implant-supported restorations in the treatment of partial edentulism. part I: a longitudinal clinical evaluation. *Clinical Oral Implants Research* **13**, 381–389.

[141] Nakamura, K., Kanno, T., Milleding, P. & Ortengren, U. (2010). Zirconia as a dental implant abutment material: a systematic

review. *International Journal of Prosthodontics* **23**, 299–309.

[142] Nedir, R., Bischof, M., Briaux, J.M. *et al.* (2004). A 7-year life table analysis from a prospective study on ITI implants with special emphasis on the use of short implants. Results from a private practice. *Clinical Oral Implants Research* **15**, 150–157.

[143] Nedir, R., Bischof, M., Szmukler-Moncler, S., Belser, U.C. & Samson, J. (2006). Prosthetic complications with dental implants: from an up-to-8-year experience in private practice. *International Journal of Oral & Maxillofacial Implants* **21**, 919–928.

[144] Neldam, C.A. & Pinholt, E.M, (2012). State of the art of short dental implants: a systematic review of the literature. *Clinical Implant Dentistry and Related Research* **14**, 622–632.

[145] Nickenig, H.J., Schafer, C. & Spiekermann, H. (2006). Survival and complication rates of combined tooth-implant-supported fixed partial dentures. *Clinical Oral Implants Research* **17**, 506–511.

[146] Nickenig, H.J., Spiekermann, H., Wichmann, M., Andreas, S.K. & Eitner, S. (2008). Survival and complication rates of combined tooth-implant-supported fixed and removable partial dentures. *International Journal of Prosthodontics* **21**, 131–137.

[147] Nishimura, R.D., Ochiai, K.T., Caputo, A.A. & Jeong, C.M. (1999). Photoelastic stress analysis of load transfer to implants and natural teeth comparing rigid and semirigid connectors. *Journal of Prosthetic Dentistry* **81**, 696–703.

[148] Nissan, J., Ghelfan, O., Gross, M. & Chaushu, G. (2010). Analysis of load transfer and stress distribution by splinted and unsplinted implant-supported fixed cemented restorations. *Journal of Oral Rehabilitation* **37**, 658–662.

[149] Nothdurft, F. & Pospiech, P. (2010). Prefabricated zirconium dioxide implant abutments for single-tooth replacement in the posterior region: evaluation of peri-implant tissues and superstructures after 12 months of function. *Clinical Oral Implants Research* **21**, 857–865.

[150] Oetterli, M., Kiener, P. & Mericske-Stern, R. (2001). A longitudinal study on mandibular implants supporting an overdenture: the influence of retention mechanism and anatomic-prosthetic variables on periimplant parameters *International Journal of Prosthodontics* **14**, 536–542.

[151] Ortorp, A. & Jemt, T (1999). Clinical experiences of implant-supported prostheses with laser-welded titanium frameworks in the partially edentulous jaw: a 5-year follow-up study. *Clinical Implant Dentistry and Related Research* **1**, 84–91.

[152] Ortorp, A., Linden, B. & Jemt, T. (1999). Clinical experiences with laser-welded titanium frameworks supported by implants in the edentulous mandible: a 5-year follow-up study. *International Journal of Prosthodontics* **12**, 65–72.

[153] Piattelli, A., Scarano, A., Paolantonio, M. *et al.* (2001). Fluids and microbial penetration in the internal part of cement-retained versus screw-retained implant-abutment connections. *Journal of Periodontology* **72**, 1146–1150.

[154] Pietrabissa, R., Gionso, L., Quaglini, V., Di Martino, E. & Simion, M. (2000). An *in vitro* study on compensation of mismatch of screw versus cement-retained implant supported fixed prostheses. *Clinical Oral Implants Research* **11**, 448–457.

[155] Pjetursson, B.E., Tan, K., Lang, N.P. *et al.* (2004). A systematic review of the survival and complication rates of fixed partial dentures (FPDs) after an observation period of at least 5 years. *Clinical Oral Implants Research* **15**, 625–642.

[156] Pjetursson, B.E., Bragger, U., Lang, N.P. & Zwahlen, M. (2007). Comparison of survival and complication rates of tooth-supported fixed dental prostheses (FDPs) and implant-supported FDPs and single crowns (SCs). *Clinical Oral Implants Research* **18 Suppl 3**, 97–113.

[157] Pjetursson, B.E., Tan, W.C., Zwahlen, M. & Lang, N.P. (2008). A systematic review of the success of sinus floor elevation and survival of implants inserted in combination with sinus floor elevation. *Journal of Clinical Periodontology* **35**, 216–240.

[158] Pjetursson, B.E., Ignjatovic, D., Matuliene, G. *et al.* (2009a). Transalveolar maxillary sinus floor elevation using osteotomes with or without grafting material. Part II: Radiographic tissue remodeling. *Clinical Oral Implants Research* **20**, 677–683.

[159] Pjetursson, B.E., Rast, C., Bragger, U. *et al.* (2009b). Maxillary sinus floor elevation using the (transalveolar) osteotome technique with or without grafting material. Part I: Implant survival and patients' perception. *Clinical Oral Implants Research* **20**, 667–676.

[160] Quirynen, M., De , M. & van Steenberghe, D. (2002). Infectious risks for oral implants: a review of the literature. *Clinical Oral Implants Research* **13**, 1–19.

[161] Raghoebar, G.M., Batenburg, R.H., Vissink, A. & Reintsema, H. (1996). Augmentation of localized defects of the anterior maxillary ridge with autogenous bone before insertion of implants. *Journal of Oral and Maxillofacial Surgery* **54**, 1180–1185; discussion 1185-1186.

[162] Rangert, B., Gunne, J. & Sullivan, D.Y. (1991). Mechanical aspects of a Branemark implant connected to a natural tooth: an *in vitro* study. *International Journal of Oral & Maxillofacial Implants* **6**, 177–186.

[163] Renouard, F. & Nisand, D. (2005). Short implants in the severely resorbed maxilla: a 2-year retrospective clinical study. *Clinical Implant Dentistry and Related Research* **7 Suppl** 1, S104–110.

[164] Renouard, F. & Nisand, D. (2006). Impact of implant length and diameter on survival rates. *Clinical Oral Implants Research* **17 Suppl 2**, 35–51.

[165] Rieger, W. (1989). Medical applications of ceramics. In: Kostorz, G., ed. *High-Tech Ceramics: Viewpoints and Perspectives*. London: Academic Press, pp. 191–228.

[166] Rimondini, L., Cerroni, L., Carrassi, A. & Torricelli, P. (2002). Bacterial colonization of zirconia ceramic surfaces: an *in vitro* and *in vivo* study. *International Journal of Oral & Maxillofacial Implants* **17**, 793–798.

[167] Rocchietta, I., Fontana, F. & Simion, M. (2008). Clinical outcomes of vertical bone augmentation to enable dental implant placement: a systematic review. *Journal of Clinical Periodontology* **35**, 203–215.

[168] Roccuzzo, M., Aglietta, M. & Cordaro, L. (2009). Implant loading protocols for partially edentulous maxillary posterior sites. *International Journal of Oral & Maxillofacial Implants* **24 Suppl**, 147–157.

[169] Roe, P., Kan, J.Y., Rungcharassaeng, K. & Won, J.B. (2011). Retrieval of a fractured zirconia implant abutment using a modified crown and bridge remover: a clinical report. *Journal of Prosthodontics* **20**, 315–318.

[170] Romeo, E., Chiapasco, M., Ghisolfi, M. & Vogel, G. (2002). Long-term clinical effectiveness of oral implants in the treatment of partial edentulism. Seven-year life table analysis of a prospective study with ITI dental implants system used for single-tooth restorations. *Clinical Oral Implants Research* **13**, 133–143.

[171] Romeo, E., Tomasi, C., Finini, I., Casentini, P. & Lops, D. (2009). Implant-supported fixed cantilever prosthesis in partially edentulous jaws: a cohort prospective study. *Clinical Oral Implants Research* **20**, 1278–1285.

[172] Rosen, P.S., Summers, R., Mellado, J.R. *et al.* (1999). The bone-added osteotome sinus floor elevation technique: multicenter retrospective report of consecutively treated patients. *International Journal of Oral & Maxillofacial Implants* **14**, 853–858.

[173] Rossi, F., Ricci, E., Marchetti, C., Lang, N.P. & Botticelli, D. (2010). Early loading of single crowns supported by 6-mm-long implants with a moderately rough surface: a prospective 2-year follow-up cohort study. *Clinical Oral Implants Research* **21**, 937–943.

[174] Rustemeyer, P., Streubuhr, U. & Suttmoeller, J. (2004). Low-dose dental computed tomography: significant dose reduction without loss of image quality. *Acta Radiologica* **45**, 847–853.

[175] Sailer, I., Philipp, A., Zembic, A. *et al.* (2009a). A systematic review of the performance of ceramic and metal implant abutments supporting fixed implant reconstructions. *Clinical Oral Implants Research* **20 Suppl** 4, 4–31.

[176] Sailer, I., Zembic, A., Jung, R.E. *et al.* (2009b). Randomized controlled clinical trial of customized zirconia and titanium

implant abutments for canine and posterior single-tooth implant reconstructions: preliminary results at 1 year of function. *Clinical Oral Implants Research* **20**, 219–225.

[177] Scarano, A., Piattelli, M., Caputi, S., Favero, G.A. & Piattelli, A. (2004). Bacterial adhesion on commercially pure titanium and zirconium oxide disks: an *in vivo* human study. *Journal of Periodontology* **75**, 292–296.

[178] Scheller, H., Urgell, J.P., Kultje, C. *et al.* (1998). A 5-year multicenter study on implant-supported single crown restorations. *International Journal of Oral & Maxillofacial Implants* **13**, 212–218.

[179] Schneider, D., Marquardt, P., Zwahlen, M. & Jung, R.E. (2009). A systematic review on the accuracy and the clinical outcome of computer-guided template-based implant dentistry. *Clinical Oral Implants Research* **20 Suppl 4**, 73–86.

[180] Schneider, D., Witt, L. & Hämmerle, C.H. (2012). Influence of the crown-to-implant length ratio on the clinical performance of implants supporting single crown restorations: a cross-sectional retrospective 5-year investigation. *Clinical Oral Implants Research* **23**, 169–174.

[181] Schwartz-Arad, D. & Dolev, E. (2000). The challenge of endosseous implants placed in the posterior partially edentulous maxilla: a clinical report. *International Journal of Oral & Maxillofacial Implants* **15**, 261–264.

[182] Shadid, R.M., Abu-Naba'a, L., Al-Omari, W.M., Asfar, K.R. & El Masoud, B.M. (2011). Effect of an occlusal screw-access hole on the fracture resistance of permanently cemented implant crowns: a laboratory study. *International Journal of Prosthodontics* **24**, 267–269.

[183] Simion, M., Jovanovic, S.A., Tinti, C. & Benfenati, S.P. (2001). Long-term evaluation of osseointegrated implants inserted at the time or after vertical ridge augmentation. A retrospective study on 123 implants with 1-5 year follow-up. *Clinical Oral Implants Research* **12**, 35–45.

[184] Simion, M., Rocchietta, I., Kim, D., Nevins, M. & Fiorellini, J, (2006). Vertical ridge augmentation by means of deproteinized bovine bone block and recombinant human platelet-derived growth factor-BB: a histologic study in a dog model. *International Journal of Periodontics and Restorative Dentistry* **26**, 415–423.

[185] Simion, M., Dahlin, C., Rocchietta, I. *et al.* (2007). Vertical ridge augmentation with guided bone regeneration in association with dental implants: an experimental study in dogs. *Clinical Oral Implants Research* **18**, 86–94.

[186] Srinivasan, M. & Padmanabhan, T.V. (2008). Intrusion in implant-tooth-supported fixed prosthesis: an in vitro photoelastic stress analysis. *Indian Journal of Dental Research* **19**, 6–11.

[187] Srinivasan, M., Vasquez, L., Rieder, P. *et al.* (2012). Efficacy and predictability of short dental implants (<8 mm): a critical appraisal of the recent literature. *International Journal of Oral & Maxillofacial Implants* **27**, 1429–1437.

[188] Summers, R.B. (1994). A new concept in maxillary implant surgery: the osteotome technique. *Compendium* **15**, 152, 154–156, 158 passim; quiz 162.

[189] Suomalainen, A., Kiljunen, T., Kaser, Y., Peltola, J. & Kortesniemi, M. (2009). Dosimetry and image quality of four dental cone beam computed tomography scanners compared with multislice computed tomography scanners. *Dento Maxillo Facial Radiology* **38**, 367–378.

[190] Syrek, A., Reich, G., Ranftl, D. *et al.* (2010). Clinical evaluation of all-ceramic crowns fabricated from intraoral digital impressions based on the principle of active wavefront sampling. *Journal of Dentistry* **38**, 553–559.

[191] Tan, W.C., Lang, N.P., Zwahlen, M & Pjetursson, B.E. (2008). A systematic review of the success of sinus floor elevation and survival of implants inserted in combination with sinus floor elevation. Part II: transalveolar technique. *Journal of Clinical Periodontology* **35**, 241–254.

[192] Tangerud, T., Gronningsaeter, A.G. & Taylor, A. (2002). Fixed partial dentures supported by natural teeth and Brånemark

system implants: a 3-year report. *International Journal of Oral & Maxillofacial Implants* **17**, 212–219.

[193] Tarnow, D.P., Emtiaz, S. & Classi, A. (1997). Immediate loading of threaded implants at stage 1 surgery in edentulous arches: ten consecutive case reports with 1- to 5-year data. *International Journal of Oral & Maxillofacial Implants* **12**, 319–324.

[194] Tarnow, D.P., Cho, S.C. & Wallace, S.S. (2000). The effect of inter-implant distance on the height of inter-implant bone crest. *Journal of Periodontology* **71**, 546–549.

[195] Taylor, T.D. & Agar, J.R. (2002). Twenty years of progress in implant prosthodontics. *The Journal of Prosthetic Dentistry* **88**, 89–95.

[196] Telleman, G., Raghoebar, G.M., Vissink, A. *et al.* (2011). A systematic review of the prognosis of short (<10 mm) dental implants placed in the partially edentulous patient. *Journal of Clinical Periodontology* **38**, 667-676.

[197] ten Bruggenkate, C.M., Asikainen, P., Foitzik, C., Krekeler, G. & Sutter, F. (1998). Short (6-mm) nonsubmerged dental implants: results of a Multicenter clinical trial of 1 to 7 years. *International Journal of Oral & Maxillofacial Implants* **13**, 791–798.

[198] Tinschert, J., Natt, G., Mautsch, W., Spiekermann, H. & Anusavice, K.J. (2001). Marginal fit of alumina-and zirconia-based fixed partial dentures produced by a CAD/CAM system. *Operative Dentistry* **26**, 367–374.

[199] Torrado, E., Ercoli, C., Al Mardini, M. *et al.* (2004). A comparison of the porcelain fracture resistance of screw-retained and cement-retained implant-supported metal-ceramic crowns. *Journal of Prosthetic Dentistry* **91**, 532–537.

[200] Truninger, T.C., Philipp, A.O., Siegenthaler, D.W. *et al.* (2011). A prospective, controlled clinical trial evaluating the clinical and radiological outcome after 3 years of immediately placed implants in sockets exhibiting periapical pathology. *Clinical Oral Implants Research* **22**, 20–27.

[201] Tsalouchou, E., Cattell, M.J., Knowles, J.C., Pittayachawan, P. & McDonald, A. (2008). Fatigue and fracture properties of yttria partially stabilized zirconia crown systems. *Dental Materials* **24**, 308–318.

[202] Van Steenberghe, D., Quirynen, M. & Wallace, S.S (1999). Survival and success rates with oral endosseous implants. In: Lang, N.P., Karring, T. & Lindhe, J., eds. *Proceedings of the 3rd European Workshop on Periodontology*. Berlin: Quintessence, pp. 242–254.

[203] Vigolo, P. & Zaccaria, M. (2010). Clinical evaluation of marginal bone level change of multiple adjacent implants restored with splinted and nonsplinted restorations: a 5-year prospective study. *International Journal of Oral & Maxillofacial Implants* **25**, 1189–1194.

[204] Vigolo, P., Givani, A., Majzoub, Z. & Cordioli, G. (2004). Cemented versus screw-retained implant-supported single-tooth crowns: a 4-year prospective clinical study. *The International Journal of Oral & Maxillofacial Implants* **19**, 260–265.

[205] Villa, R., Crespi, R., Cappare, P. & Gherlone, E. (2010). Immediate loading of a dental implant placed in fresh socket with acute dehiscence-type defect: a clinical case report. *Journal of Periodontology* **81**, 953–957.

[206] von Arx, T., Cochran, D.L., Hermann, J.S., Schenk, R.K. & Buser, D. (2001a). Lateral ridge augmentation using different bone fillers and barrier membrane application. A histologic and histomorphometric pilot study in the canine mandible. *Clinical Oral Implants Research* **12**, 260–269.

[207] von Arx, T., Cochran, D.L., Hermann, J.S. *et al.* (2001b). Lateral ridge augmentation and implant placement: an experimental study evaluating implant osseointegration in different augmentation materials in the canine mandible. *International Journal of Oral & Maxillofacial Implants* **16**, 343–354.

[208] Wallace, S.S. & Froum, S.J. (2003). Effect of maxillary sinus augmentation on the survival of endosseous dental implants. A systematic review. *Annals of Periodontology* **8**, 328–343.

[209] Walton, J.N. & MacEntee, M.I. (1994). Problems with prostheses

on implants: a retrospective study. *Journal of Prosthetic Dentistry* **71**, 283–288.

[210] Wang, T.M., Leu, L.J., Wang, J. & Lin, L.D. (2002). Effects of prosthesis materials and prosthesis splinting on peri-implant bone stress around implants in poor-quality bone: a numeric analysis. *International Journal of Oral & Maxillofacial Implants* **17**, 231–237.

[211] Weber, H.P. & Sukotjo, C. (2007). Does the type of implant prosthesis affect outcomes in the partially edentulous patient? *International Journal of Oral & Maxillofacial Implants* **22 Suppl**, 140–172.

[212] Weber, H.P., Crohin, C.C. & Fiorellini, J.P. (2000). A 5-year prospective clinical and radiographic study of non-submerged dental implants. *Clinical Oral Implants Research* **11**, 144–153.

[213] Weber, H.P., Kim, D.M., Ng, M.W., Hwang, J.W. & Fiorellini, J.P. (2006). Peri-implant soft-tissue health surrounding cement- and screw-retained implant restorations: a multi-center, 3-year prospective study. *Clinical Oral Implants Research* **17**, 375–379.

[214] Weber, H.P., Morton, D., Gallucci, G.O. *et al.* (2009). Consensus statements and recommended clinical procedures regarding loading protocols. *The International Journal of Oral & Maxillofacial Implants* **24 Suppl**, 180–183.

[215] Weinberg, L.A. (1993). The biomechanics of force distribution in implant-supported prostheses. *International Journal of Oral & Maxillofacial Implants* **8**, 19–31.

[216] Welander, M., Abrahamsson, I. & Berglundh, T. (2008). The mucosal barrier at implant abutments of different materials. *Clinical Oral Implants Research* **19**, 635–641.

[217] Wennström, J., Zurdo, J., Karlsson, S. *et al.* (2004). Bone level change at implant-supported fixed partial dentures with and without cantilever extension after 5 years in function. *Journal of Clinical Periodontology* **31**, 1077–1083.

[218] Wismeijer, D., van Waas, M.A., Mulder, J., Vermeeren, J.I. & Kalk, W. (1999). Clinical and radiological results of patients treated with three treatment modalities for overdentures on implants of the ITI Dental Implant System. A randomized controlled clinical trial. *Clinical Oral Implants Research* **10**, 297–306.

[219] Wyatt, C.C. & Zarb, G.A. (1998). Treatment outcomes of patients with implant-supported fixed partial prostheses. *International Journal of Oral & Maxillofacial Implants* **13**, 204–211.

[220] Zarb, G.A. & Schmitt, A. (1995). Implant prosthodontic treatment options for the edentulous patient. *Journal of Oral Rehabilitation* **22**, 661–671.

[221] Zarone, F., Sorrentino, R., Traini, T., Di lorio, D. & Caputi, S. (2007). Fracture resistance of implant-supported screw- versus cement-retained porcelain fused to metal single crowns: SEM fractographic analysis. *Dental Materials* **23**, 296–301.

[222] Zembic, A., Sailer, I., Jung, R.E. & Hämmerle, C.H. (2009). Randomized-controlled clinical trial of customized zirconia and titanium implant abutments for single-tooth implants in canine and posterior regions: 3-year results. *Clinical Oral Implants Research* **20**, 802–808.

[223] Zembic, A., Glauser, R., Khraisat, A. & Hämmerle, C.H. (2010). Immediate vs. early loading of dental implants: 3-year results of a randomized controlled clinical trial. *Clinical Oral Implants Research* **21**, 481–489.

[224] Zitzmann, N.U. & Marinello, C.P. (1999). Treatment plan for restoring the edentulous maxilla with implant-supported restorations: removable overdenture versus fixed partial denture design. *Journal of Prosthetic Dentistry* **82**, 188–196.

[225] Zitzmann, N.U. & Marinello, C.P. (2002). A review of clinical and technical considerations for fixed and removable implant prostheses in the edentulous mandible. *International Journal of Prosthodontics* **15**, 65–72.

[226] Zitzmann, N.U., Scharer, P. & Marinello, C.P. (2001). Long-term results of implants treated with guided bone regeneration: a 5-year prospective study. *International Journal of Oral & Maxillofacial Implants* **16**, 355–366.

[227] Zurdo, J., Romao, C. & Wennström, J.L. (2009). Survival and complication rates of implant-supported fixed partial dentures with cantilevers: a systematic review. *Clinical Oral Implants Research* **20 Suppl 4**, 59–66.

第56章

种植固定修复和牙-种植体混合支持的固定修复

Role of Implant–Implant- and Tooth–Implant-Supported Fixed Partial Dentures

Clark M. Stanford[1], Lyndon F. Cooper[2]

[1] Dental Administration, University of Illinois at Chicago, College of Dentistry, Chicago, IL, USA

[2] Department of Prosthodontics, University of North Carolina, Chapel Hill, NC, USA

前言

　　牙列缺损的修复综合了系统性诊断、治疗计划和对治疗方案选择及预后的仔细评估。对跨牙弓缺牙的修复面临更多的挑战，除了要考虑对解剖、生理、费用、时间、口腔健康质量的影响，还要考虑患者的需求。目前关注的重点是使口腔修复方案既经济又方便。种植牙在许多临床情况下具有优点。在某些特定情况下，使用孤立的游离种植体支持式牙冠来修复缺失牙是合理且令人满意的治疗选择。而另一些时候，使用种植体支持式局部固定义齿修复（fixed partial denture, FPD）是最佳的方案（图56-1）。由于对功能和美学的需求不同，前牙和后牙的多颗牙种植修复体可能面临不同的临床挑战。由于每种类型的修复体都很独特且具有各自不同的问题，本章将种植体支持式FPDs（固定桥）与牙–种植体支持式固定修复分别讨论。使用全口固定义齿（fixed complete denture, FCD）修复全牙列缺失可以被认为是FPD的一种形式。

患者评估

　　为了使种植治疗获得可预期的美学和功能性预后，需要综合性的诊断和治疗计划（Stanford 2005a；Bidra 2011；Drago & Carpentieri 2011）。作为种植团队中的一员，修复科医生与外科专家、技工室技师和其他的团队成员如放射科医生、牙科助手和手术助手要共同合作。对患者既往医疗史和牙病史的初始评估，将有助于选择适合患者治疗需要的种植系统和设备。通过与患者沟通确定患者的美学需求。对患者的评估应当确定其磨牙症史、牙周病史（及其疾病类型）、吸烟史、未良好控制的糖尿病史及骨代谢疾病史（Moy et al. 2005；Ahmed et al. 2012；Cochran & Nevins 2012；Froum & Rosen 2012；Wadsworth 2013）。尽管进行牙周维护治疗能获得更好的可

(a)

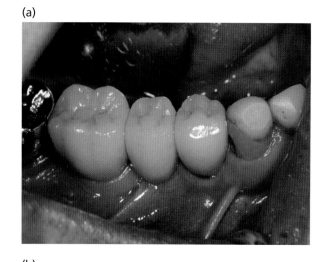

(b)

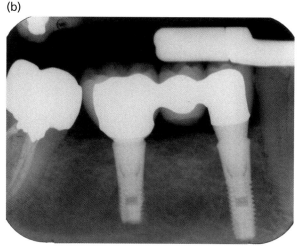

图56-1 种植体支持式局部固定义齿（FPD）。（a）患者使用2颗种植体（44和46）修复的三单位FPDs。（b）5年复查影像学检查显示了种植体周围骨组织的稳定性。

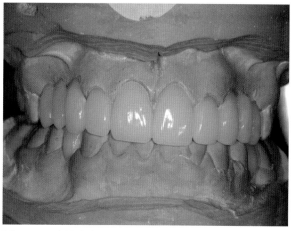

图56-2 种植治疗的诊断蜡型，用于展示设计好的最终修复体理想外形。

阶段应为临床团队提供影响治疗计划的患者相关风险因素的充足信息。

为了使种植体位置、数目以及尺寸能与理想的修复体匹配，牙科医生很有必要在诊断阶段就进行修复体的设计和创作。计划将给出种植体的数目、大小、位置和角度。治疗计划要吸取所有从患者访谈、临床检查和影像学检查中获得的临床、影像学和心理上的信息。在临床检查过程中，牙医应当仔细评估缺牙区牙槽嵴的形态和外形，以及口内其他位点可能存在的吸收风险。无论最终修复体是怎样设计的，都应对患者的软硬组织变化的风险因素进行仔细评估，这个评估不仅应当遵循知情同意的原则，同时也要符合患者的实际期望。然而，除了对种植治疗的可行性进行评估之外，必须使用咬合诊断研究模型来全面评价组织结构以及牙齿和现有缺牙区黏膜间的关系。因此，只有当充足的材料可用来精确安装诊断模型，并用已记录的临床信息解释研究模型和进行影像学检查时，才能结束初始临床检查。根据这些诊断信息，可以在制订预设的修复体诊断蜡型过程中制作手术导板或义齿，用于指导或显示理想的种植体位置和角度、基台的可能尺寸和角度，以及在种植体植入前或植入过程中可能需要的软/硬组织增量（图56-2）。诊断蜡型在种植体支持式FPD的局部风险因素评估中是一个关键步骤，同时对于为控制这些风险而策略性地设计种植体植入部位的过程也非常重要。

预期的治疗效果，但慢性进展性牙周炎患者的种植治疗的预后仍然存在可变性（Nevins & Langer 1995；Ellegaard et al. 1997；Brocard et al. 2000；Pjetursson et al. 2004；Wennström et al. 2004a）。由于种植体经过多年无症状的存留后，种植体周围可能发生并被观察到水平型骨吸收，因此牙周维护治疗显得格外重要（Hardt et al. 2002）。此外，评估时应对患者进行缺牙原因的宣教，并了解他们对于治疗的态度以及承受能力，并告知他们预计的治疗费用（Pjetursson et al. 2005；Stanford 2005a）。贯穿种植体修复的整个手术和修复阶段，牙科医生应当取得患者全面的口头和书面知情同意。知情同意书应告知患者拟定治疗计划的风险和优点，并与患者讨论替代治疗计划，包括不接受治疗的选择及其后果。初始评估

无牙颌患者的种植治疗计划

下颌牙弓可使用FCD、FPD或覆盖义齿修复。FCD有着铸造黄金或者CAD/CAM切削的钛或钴铬合金支架，或者是整体切削的氧化锆，或者是传统的丙烯酸树脂牙，或者是瓷贴面（Adell et al. 1990; Ozkurt & Kazazoglu 2010）。带有种植附着体的覆盖义齿可以完全是种植体支持式的，也可以是黏膜/种植体混合支持式的修复体。临床研究显示，患者对这种治疗方法的接受度较高（Feine et al. 1994，2002; Duyck et al. 2004; Naert et al. 2004a，b; Zitzmann et al. 2005）。

修复设计和全牙列修复治疗

如果骨吸收程度非常低，使用烤瓷熔附金属（porcelain-fused-to-metal，PFM）修复体对上颌无牙颌进行修复会有不错的预后（Stanford 2005a）。修复科医生必须进行一些诊断性的工作，包括印模、颌位关系记录及使用义齿在实验性的义齿模型、诊断蜡型或计算机辅助美学设计的CAD切削复合模型上的美学测试。诊断性义齿装置或"模型"的嘴唇支持和笑线（即前牙和后牙𬌗平面）应当在口内进行评估。义齿前牙唇侧边缘的有无对于评估患者唇部丰满度非常关键（Lewis et al. 1992; Stanford 2002）。前牙笑线（微笑和大笑）的牙齿暴露量，为全牙弓修复的预期牙冠长度、牙龈暴露以及为获得合适的牙齿长度和美观而使用龈瓷的可能需求提供了参考。此时，在最后确定治疗计划之前，与技工进行沟通和讨论非常重要。与覆盖义齿相比，上颌固定修复体出现美学、语音及口腔卫生问题的概率更大，某种程度上与前牙过长、唇侧悬臂桥体过多和外展隙的近远中并发症有关。由于这些修复体的临床和加工方面的复杂性，可以考虑用4～6颗种植体支持的上颌覆盖义齿来代替（Phillips & Wong 2001; Anon 2003; Naert et al. 2004b）。

全牙列固定修复义齿

全牙列FCD具有良好的功能且易被患者接受（Lewis et al. 1992; Feine et al. 1994）。在诊断阶段，应当与患者讨论FCD与覆盖义齿各自的优缺点。如果使用金属–烤瓷全牙列固定修复，应当考虑使用桥体来调整种植体的排列和美学需要，使用每两颗种植体上的三单位FPD来替换每3颗牙（如13–11）（Stanford 2002）。上颌固定修复需要4颗、6颗或8颗种植体（第一磨牙、第一前磨牙、尖牙和中切牙）来承担4个独立的FPDs（双侧的磨牙到前磨牙及尖牙到中切牙）。考虑到极限负荷，两个带远中悬臂的FPDs可以用到6颗种植体（悬臂梁体仅限于大小不超过1颗前磨牙的牙齿）。为了覆盖义齿的长期稳定性，应当使用足够数目的种植体，一般是在上颌使用4颗种植体（尖牙和第二前磨牙区）和下颌尖牙或前磨牙区使用2颗种植体（Mericske-Stern et al. 2000）。

利用设计的义齿在感兴趣的位点使用阻射标记物（如牙胶或钻柄）制作影像学导板。另外一种方法是，使用5%医药级硫酸钡与透明自凝塑料混合复制义齿，或者将临时粘接剂涂在全丙烯酸树脂的局部或全口义齿外侧（以及凹陷的一侧）作为轮廓的指示剂以在锥形束CT（CBCT）扫描时显影。这种方法在CT辅助的治疗计划中可以使牙齿的尺寸、角度和位置更容易看清楚。在下颌，实验性义齿设计评估了义齿的高度和位置与横截面解剖的相对关系。丙烯酸义齿结合钛合金支架的传统FCD需要在牙槽嵴与计划的切缘之间留出至少15mm的距离（Stanford 2005a）。如果咬合的垂直距离和颌骨解剖结构不足，可以使用侵入性的牙槽骨切除术或使用金属烤瓷冠进行修复（该治疗计划有额外费用）。

影像学检查信息和诊断性的义齿有助于决定最终修复体设计的类型。吸收最小的骨性Ⅰ类和Ⅱ类关系可得到FCD的正常轮廓与嘴唇支持。而下颌前突的Ⅲ类关系使修复体的问题增多，特别是当种植体不能放置在颏孔的远中时，会限制种植体前后分布，且后续的生物力学增加难度。在这样的情况下，覆盖义齿可获得更好的预后（Naert et al. 1997），或者使用倾斜种植体的方式，远中的种植体向口腔后部倾斜30°，并且种植体上的角度基台和骀平面垂直（Cavalli et al. 2012; Grandi et al. 2012; Patzelt et al. 2013）。

修复设计和牙列缺损的修复治疗

临床医生或患者偏爱使用FPDs对牙列缺损

进行种植修复，必须对这种治疗相关的潜在风险进行评估。种植体组件和上部结构相关的工艺并发症比种植体周围组织相关的并发症更常见于报道（Berglundh et al. 2002）。此外，种植体支持式FPDs的并发症比种植体脱落或种植体折断更常见。例如，Bragger等（2001）报道，在一个超过10年的随访研究中，种植体单冠修复没有发生任何生物性或工艺性失败/并发症的百分比为66.5%，种植体支持式FPDs为54.4%，牙−种植体支持式FDPs为50%。笔者特别指出，有并发症

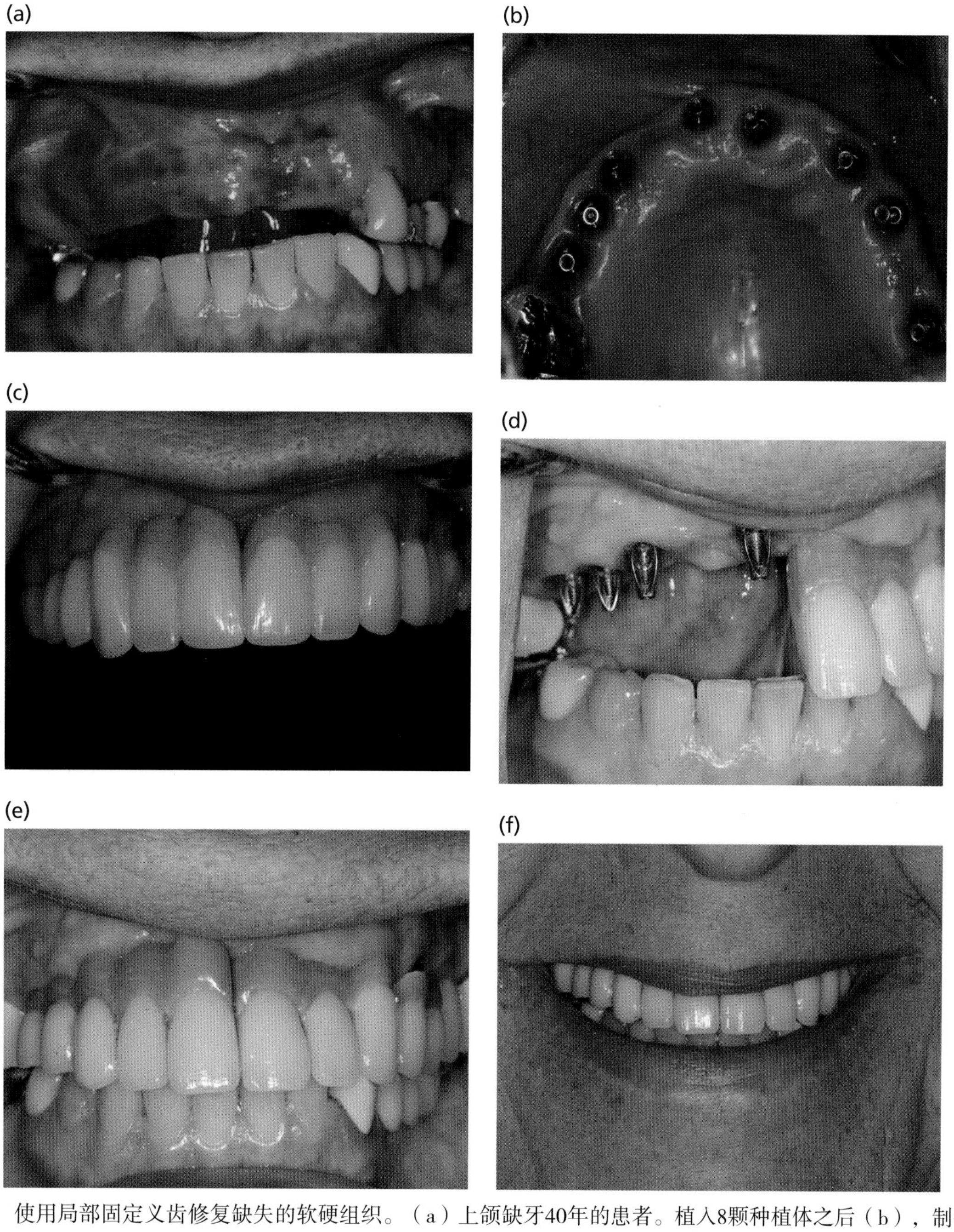

图56-3　使用局部固定义齿修复缺失的软硬组织。（a）上颌缺牙40年的患者。植入8颗种植体之后（b），制作长期的丙烯酸树脂临时牙，模拟所需要的牙齿和软组织量（c）。（d）在长期临时牙的基础上，使用与黏膜颜色相近的陶瓷材料在金属支架上制作金属烤瓷固定修复体。（e, f）5年复查展示了固定修复体的效果及前牙区的美观性。

史的修复体具有更高的种植体失败风险。我们可以推断，并发症反映了修复体或患者的功能性特点，此外，一些并发症归咎于种植体和修复体的设计、放置或结构的限制，或者种植体组件固有的限制。FPDs最常见到的并发症包括贴面折裂、对颌修复体折裂、桥体螺丝松动或折裂、基台螺丝松动或折裂以及金属支架折裂（Goodacre et al. 2003a）。种植体支持式FPDs的治疗计划不仅必须考虑影响种植体成功的特点，还要考虑基台和桥体螺丝的性能、修复体美观和使用寿命（图56-3）。

对于任何种植修复体临床首要考虑的是评估其在发挥功能时可能受到的力量。当后牙咬紧时咀嚼力会增加，这是公认的。此外，随着起作用的杠杆臂长度的增加，破坏性的弯曲力矩也会增加。当种植体计划用于支持骀龈距离较大（广泛吸收）的修复体或大面积近中、颊舌向悬臂的修复体或任何较大远中悬臂的修复体（将在后文讨论）时，应当多加考虑。其他需要立即考虑的通常为修复的美观性能。这些因素显然与前牙FPDs关系更大。修复体的外观依赖于合适的大小，更多的是取决于逐步增加的剩余牙槽嵴的吸收量。然而，对于前牙FPDs来说，种植体植入的基本要素如避免侵犯外展隙是非常重要的。通过对诊断蜡型进行评估可以获得这些信息并将其应用于手术导板（图56-4）。

目前仍然缺乏对规定支持任何特定咀嚼功能所需种植体（或单独1颗种植体）的精确数量和大小的离散规律的了解。Renouard和Rangert（2008）指出，起支持作用的因素归功于种植体，而相关风险却与各种各样的临床状况有关。这种认识到相关风险因素并对临床治疗方法加以修正的方法——即使是主观方面——值得考虑。至少，关于修复体和种植体在生物学上和生物力学上的风险，每一种临床状况都应该考虑，并且如果有可能的话，治疗方法应当考虑到这些风险。明显的例子包括，相比前磨牙的功能，使用更多或更大的种植体支持磨牙的功能，以及对于有磨牙症的患者避免使用远中悬臂。

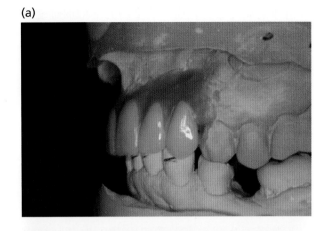

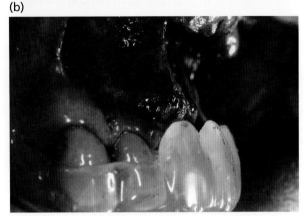

图56-4　（a）诊断蜡型显示了所需牙的位置，计划所需的组织增量。（b）进行位点增量时，外科导板显示了所需牙的位置和剩余牙槽嵴之间的差距。

降低种植体支持式FPDs的种植体和修复体的生物力学风险的简单策略，是制订治疗计划以确定尽可能将所有修复体的基台–牙冠界面位于最终的牙冠近远中颈部以下。不论负荷多少，这种方法可减少弯曲力矩的长度，并且可以使种植体和基台不会侵犯外展隙而影响口腔卫生或修复体的美观（图56-1）。

当多颗种植体被放置在无牙区时，详细的治疗计划会标明所需要修复体的近远中宽度。治疗计划会依次标明为了修复体的稳定性，推荐种植体（比如每一颗牙）放置的位点。种植体位置（以及放置的角度）的选择取决于有效的骨组织、软组织厚度、美观、语音以及牙槽嵴增量的需要。

当与患者沟通种植治疗方案时，医生经常推荐一个种植体对应1颗牙的方法。当这种方法应用于独立的单冠时，它为1颗天然的牙齿与1颗牙齿替换提供了可能性。然而，如果种植体没有正确植入需要的位置，修复体会出现严重的问题。因此，使用较短的FPDs有一定的优点。首先，使用两颗种植体修复3颗牙使技师可以巧妙地使用桥体外形改变修复体的外形和轮廓，从而对不能放在最佳位置的种植体进行补偿。例如，对于出现在邻间区域的种植体可以使用角度基台或个性化CAD/CAM基台，从而有助于产生类似天然牙的错觉连接维度。另一个优点是在修复体和邻牙之间建立了邻面接触。

为了能评价这些类型修复体的预后，需要进行临床研究。Wennström等对有牙周骨丧失病史的牙列缺损患者进行了5年的随机对照临床研究（2004a）。该研究报道了安装在上颌（n=83）和下颌（n=66）前磨牙和磨牙区的自攻型种植体（AstraTech AB，Mölndal，Sweden）。每位患者植入了两颗种植体（机械表面 VS TiO$_2$喷砂表面），在允许负载之前有6个月的愈合期。螺丝固位FPDs植入完成，进行CIST程序，随后实行维持治疗（Lang et al. 2004a）。在个体水平种植体脱落率是5.9%。FPDs由于种植体安装造成的5年骨吸收平均为（0.41±0.78）mm（个体水平）（Wennström et al. 2004a）。上颌和下颌的种植体在骨吸收的发生率上具有统计学差异：38%的上颌种植体5年骨吸收>1 mm，而下颌种植体为9%。之前的研究评估了在该研究中应用的种植系统的骨吸收情况，在许多研究中报道边缘骨吸收的平均水平为（–0.46±0.38）mm（Olsson et al. 1995；Yusuf & Ratra 1996；Karlsson et al. 1997；Makkonen et al. 1997；Norton 1997；Arvidson et al. 1998；Karlsson et al. 1998；Astrand et al. 1999；Cooper et al. 1999；Palmer et al. 2000；Puchades-Roman et al. 2000；van Steenberghe et al. 2000；Cooper et al. 2001；Gotfredsen & Karlsson 2001；Norton 2001；Steveling et al. 2001；Weibrich et al. 2001；Engquist et al. 2002；Wennstrom et al. 2004a，b；Palmer et al. 2005；Rasmusson et al. 2005；Wennström et al. 2005）。当种植体使用间接上颌窦底提升术植入在上颌后牙区时，在6周后使用氟改良种植体进行FPDs修

复时，结果种植体导致的骨吸收为–0.19～–0.4 mm（SD=0.73），累积的种植体存留率（CISR）为98.3%（Stanford 2006）。这些数据支持了在牙列缺损的患者中也可以使用FPDs进行修复的观点（Gotfredsen & Karlsson 2001）。然而，植入后的维护要求很严格。Hardt等（2002）发现在有牙周炎相关骨吸收病史的人群中，那些口腔卫生较差但遵从维护治疗的患者的5年失败率提高到8%，在牙周炎易感的患者中有62%发生了>2mm的骨吸收，而非易感的患者中只有44%（Hardt et al. 2002）。这强调了在牙齿修复治疗中对患者进行持续支持疗法的重要性（Lang et al. 2004a；Schou et al. 2004）。

悬臂梁

在牙体修复治疗时，常常需要向近中或远中延伸固位体。悬臂的延长会增加修复体的机械转矩，可能更容易发生早期疲劳和修复并发症（Brunski 2003）。下颌无牙颌固定全口义齿多伦多会议首次推荐悬臂梁作为一项常规的义齿修复手段（Zarb 1988；Zarb & Schmitt 1990a，b，1991）。关于悬臂延长使用的临床研究显示，尽管基于各种观点，从10mm到20mm都有，但在悬臂延长超过15mm时并发症更多（Shackleton et al. 1994）。在大多数末端种植体和基台连接中，悬臂延长的确增加了转矩，以及如松脱的螺丝、折裂的组件等并发症，这与悬臂梁设计、组成、咬合、颌位关系和种植体/基台设计等多种因素相关（Brunski et al. 1986）。在一项关于外六角Branemark种植系统使用丙烯酸树脂FCDs修复体的超过80个月生存分析中，Shackleton等（1994）发现悬臂延长<15mm的存留率为100%，而悬臂延长>15mm的存留率仅为30%。

在有美学要求的前牙区，常见缺失的侧切牙仅为种植体留下了很小的近远中间隙。一个选择是在这样的区域使用细的种植体，但咬合的控制很重要（Stanford 2005b）。另一个选择是，尤其在有邻牙缺失时，使用小尺寸的悬臂梁体来修复缺失牙（图56-5）。这样可以避免额外的位

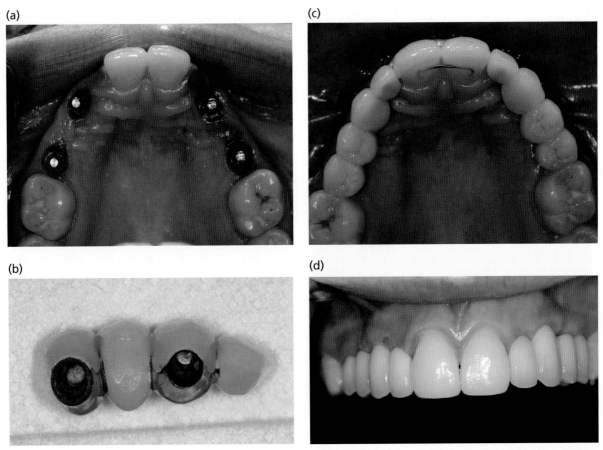

图56-5 作为局部固定义齿（FPDs）的一部分，使用桥体修复缺失的侧切牙。（a）在上颌的前磨牙和尖牙区放置4颗种植体。（b）安装一个有桥体（12和22）的四单位FPD，可使用4颗种植体修复8颗缺失牙（c），并获得良好的美学效果（d）。

点增量、费用和时间而有更好的美学效果。在后牙区使用悬臂梁体更有争议。金属-烤瓷FPDs中的悬臂梁体在修复体上产生了更大的力臂，并且在种植体-基台连接处产生了更多的机械性并发症（Stanford 1999；Brunski 2000；Brunski et al. 2000；Gratton et al. 2001；Brunski 2003）。很多时候后牙悬臂梁体是有用的，但临床医生应当首先考虑它们是否符合美学要求以及是否有控制殆力的区域。此外，应当控制悬臂梁体使用金属-烤瓷FPDs，桥体大小不超过前磨牙的大小（近远中径约7mm），且在桥体上只有轻微的中央殆接触（Stanford 2005b）。

与螺丝固位的FPDs相关的粘接有各种问题。由于多种因素决定了修复体的选择（临床医生的偏好、弹性、被动适应性、费用等），很多时候一种或另一种方案难以取舍。例如，当患者有多种牙龈退缩的临床特征时（薄型组织表型、退缩、缺乏角化黏膜等），螺丝固位的固定修复体可能更好（Stanford 2005a），因为这种方案可以使临床医生在后期及时取下修复体进行修理，从而进行补救。有修复区种植体脱落史、种植体植入困难或更高医疗风险的患者也适合考虑螺丝固位修复体。此外，如果修复体需要定期取下（例如在研究过程中）以进行精确的牙周袋探诊深度（pocket probing depths，PPDs）和探诊出血指数（bleeding on probing，BoP）的测量，临床医生可能会更倾向于选择螺丝固位修复体。

制作同时修复软组织和硬组织的固定修复体也有适应证（Garcia & Verrett 2004）。在有相当多的支持组织丧失的位点，通常是由于创伤或有长期慢性骨吸收疾病如牙周病，同时修复牙齿和骨支持组织是必要的（图56-3）。如果不能通过生物学增量完成，临床医生可能需要联合使用合适的近远中径和牙冠长度的修复体来修复这个区域，以匹配邻牙并与牙列和面部的美观融合。在此过程中，牙龈组织显然需要使用"黏

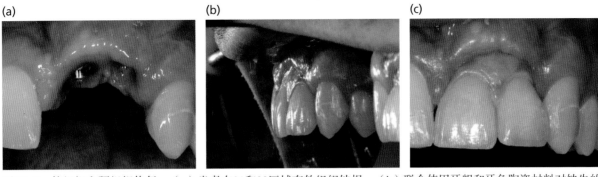

图56-6 软组织和硬组织修复。（a）患者在21和22区域有软组织缺损。（b）联合使用牙龈和牙色陶瓷材料对缺失的黏膜与硬组织进行修复，在一个美学困难处境下实现修复解决方案（c）。

膜"色的瓷或丙烯酸树脂来修复（图56-6）。与组织匹配的黏膜比色要求技师具备很强的能力和技巧，常需要技师和修复医生一起直接面对患者（Malament 2000；Malament & Neeser 2004）。常常需要在椅旁完善和匹配个性化的黏膜颜色。这些方法需要耗费大量时间，但最后的结果会相当令人满意，会比多次的软组织重建更好（图56-6）。修复医生需要早在种植治疗的诊断阶段即对患者进行仔细评估，决定他/她是否有不可预料的软组织丧失的高风险。评估的关键因素有：薄型牙龈组织生物型、牙龈退缩病史、黏膜炎症以及由于创伤或慢性进展性骨组织疾病（如牙周炎）导致的牙齿缺失。这些情况都可能会影响种植修复治疗后黏膜组织的稳定性和位置。

即刻修复

种植体FPDs具有独特的作用，特别在早期和即刻负载过程中。当不再认为长期骨结合的种植体连接为常规必要时，在骨愈合过程中，使用多颗种植体的早期连接是很重要的（Cooper et al. 2002，2005；Slaets et al. 2005；Cooper et al. 2006；De Kok et al. 2006；Duyck Vandamme et al. 2006）。即刻修复可迅速具有功能、美学、患者满意度，并且使用种植体支持的FPDs对控制微动具有重要作用，并且和那些传统负载过程具有同样成功的预后（De Kok et al. 2006；Duyck et al. 2006；Hall et al. 2006；Peleg et al. 2006）。

种植体支持式FPDs的即刻修复在固定修复失败病例的治疗中具有重要的作用。当大的固定修复体仅出现一个或两个失败的基牙时，后期的牙支持式修复体经常需要增加修复体数目。当关键基牙，例如尖牙或末端基牙由于龋齿或折裂或局部牙周炎而不能使用时尤其如此。在这种情况下，拔除的患牙和支持桥体的牙齿可以使用种植体替换。这种方法的优点很明显，可以避免使用更大的FPD进行再治疗，并且在前牙修复中提供美学和功能。

种植固定修复的缺点

种植体支持的FPDs的缺点与不易清洁和维护义齿，也有和传统牙支持式FPD有关的修复并发症。患者对于不能清洁固位体和桥体之间的间隙感到不满。在工厂制作种植FPDs也很困难：可能在基台（必要的个性化基台）上的就位道出现问题或在多个基台之间脱位和被动就位出现难度。已完成的修复体也有机械性磨损和材料失败的风险，比如基台松动、修复体折裂或外层材料破坏。如果可拆卸性很重要，使用螺丝固位修复体会很有帮助，但螺丝接入孔可能会降低外层材料的强度。最后还有一种风险，如果其中一颗支持种植体脱落或基台周围组织退缩，暴露出了穿龈的钛表面，那么可能不得不替换整颗修复体，这将增加治疗时间和患者的治疗费用。

评估种植体支持式FPDs的临床效果时，根据不完整的报告经常很难判断，因此循证研究经常是根据临床有意义的问题进行系统评价。事实上使用这类修复体的文献经常采用不同的预后标准、结局、回访时限等进行回顾性评价。

这使研究之间的比较变得困难且受限制。在对修复体的机械性并发症进行评判时，牙列缺陷的类型经常根据时间发生变化。在种植体支持式FPDs中，早期失败（负载前）经常与种植体脱落有关（Goodacre et al. 2003b）。而Pjetursson等（2004）认为，在所有植入的种植体中，在修复之前的种植体脱落平均发生率为2.5%，在使用前5年又增加了2%～3%。在系统性评价中，176个综述中有21个符合纳入和排除标准。学者们总结了随访至少5年的1123位患者中的5种种植体系统的最新文献（共有3578颗种植体上的1336个FPDs）。文献报道了种植体存留、FPD存留、

成功和并发症（表56-1）。尽管学者们提出这种评价可能受到研究质量的限制，如持续时间、失访数和可信度，但实际上，使用这些受限的资料库，他们报道了最可能的并发症是贴面材料的脱落（常为丙烯酸树脂贴面），其次是螺丝-固位修复体的其他固有机械性并发症。生物学并发症，例如一个研究中报道，伴有BoP的种植体周围炎（PPD > 5mm）在患者中的发生率平均为10%（Pjetursson et al. 2004）。Pjetersson等（2004）根据提供有效分析信息的9个研究采用随机效应的泊松模型得出生物学并发症的合并累计率为8.6%（95% CI 5.1%～14.1%）。

由2颗或2颗以上的种植体支持的FPDs提供了非常有价值的治疗选择。它在种植体位置和角度难度较大、软硬组织丧失的患者的重建中发挥了作用，减少了治疗费用，并且可以减少移植治疗的使用（如上颌窦移植术）。对种植体支持式FPD的选择经常替代了选择由更多牙齿支持的更大的FPD（表56-2）。而综述显示，牙和种植体支持的FPDs的长期并发症发生率可能差别很小，但种植体支持的FPDs修复体更小，从长远来看花费更少，这也是有实际意义的。FPDs在愈合期通过控制负载而在即刻加载过程中也发挥了重要的作用。FPDs代表了修复的挑战，最终结果可能不会被所有患者所接受。无论如何，总的来说，FPDs的使用在多颗牙缺失的修复治疗

表56-1 平均随访5年的种植体支持式局部固定义齿（FPDs）[a]颗

	平均	95%可信区间
种植体存留率（%）	95.6	93.3～97.2
FPD 修复体存留率（%）[b]	95	92.2～96.8
FPD 成功率（%）[c]	61.3	55.3～66.8
并发症（%）	38.7	
贴面折断	13.2	8.3～20.6
修复体脱落	8.2	
螺丝松动	5.8	3.8～8.7
基台/𬌗面螺丝折裂	1.5	0.8～2.8
种植体折裂	0.4	0.1～1.2

[a] 90%的FPDs是螺丝固位的
[b] 存留的定义是在口内保持功能。修复体可能被修理过多次
[c] 成功的定义是没有临床并发症且具有功能
数据来自Pjetursson等（2004）

表56-2 对种植体支持式局部固定义齿（FPDs）风险评估中需考虑的局部因素

FPD的位置	前牙区的美学风险更高 后牙区功能风险更高
跨度	跨度长增加了修复体的复杂性，跨度短可能会导致基台拥挤，影响口腔卫生
𬌗龈距离	增加的𬌗龈距离导致基台和桥体螺丝弯曲力矩更长 减小的𬌗龈距离（<6mm）会限制修复体的结构和完整性
过多的垂直向剩余牙槽嵴吸收	过多的垂直向剩余牙槽嵴吸收会导致修复体的𬌗龈距离增加
种植体位置不正确	颊侧或舌侧的错位导致非计划的修复体颊舌侧悬臂 近远中向的错位将侵犯外展隙，影响口腔卫生；这两者都可能影响美观 位置过深将增加基台螺丝的弯曲力距，可能创造了厌氧的环境，可能导致骨吸收和美学并发症
薄型黏膜生物型	黏膜退缩的风险和不美观的基台材料暴露
牙周炎病史	如果没有控制将导致种植体周围炎的风险 可能需要多个疗程以增加软硬组织量

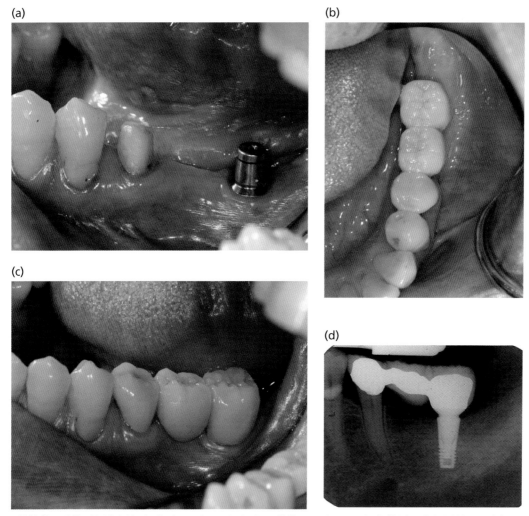

图56-7 种植体-天然牙固定局部义齿（FPD）。（a）在三单位FPD（35-37）中使用一个坚固的FPD支架。（b）金属-烤瓷修复体粘接固位后定期复查超过5年（c）。（d）5年复查的X线片显示了健康的根尖周组织和种植体周围骨组织。

中发挥了重要的作用。

种植牙-天然牙联合固定修复

许多临床医生提倡联合使用种植体和天然牙为FPDs提供固位来修复多颗缺失牙。在修复设计的文献中有许多病例报告，在天然牙和种植体固位体之间以刚性连接或非刚性连接，表面上使种植体有相对天然牙动度更小的个别移动（Stanford & Brand 1999）。牙周组织健康的牙动度为50～200μm，而种植牙的动度小于10μm，两者的动度差距超过一个数量级（Brunski & Hipp 1984；Brunski 1988a，b；Rangert et al. 1997；Brunski 1999，2003）。使用种植体-天然牙联合固定修复可以减低费用、时间和发病

率，特别是如果预后和种植体-种植体FPDs或单颗牙种植修复体一样的话（图56-7）。但是必须权衡牙或种植固位体的优点和潜在的病理并发症。这两种固位体的命运是联系在一起的。Lang等（2004b）做了一个临床研究的系统评价，评估了至少超过5年的种植牙-天然牙FPDs，使用纳入/排除标准鉴定了13项研究。其中包括9项前瞻性研究和4项回顾性研究，共评价了555位患者的5个不同种植体系统（1002颗种植体上的538个FPDs）的效果，大多数（91%）是螺丝固位的。在5～6.5年随访的研究中，所有932颗种植体中的25颗在修复前即脱落，在复查期65颗发生脱落，使种植体的5年存留率为90.1%（CI 82.4%～94.5%）（Lang et al. 2004b）。在种植后随访10年组，种植体存留率大约为82.1%（CI

55.8%~93.6%）。关于同一主题，一篇关于生物学和工艺并发症的系统评价（Berglundh et al. 2002）表明牙–种植体–骨的 FPDs的种植体脱落风险（不考虑导致基牙丧失的并发症）比种植体–种植体的FPDs更大。修复体5年的存留率预计为94.1%（CI 90.2%~96.5%），10年的存留率为77.8%（CI 66.4%~85.7%）。5年中，3.2%的基牙由于折裂、龋坏、牙体或牙周并发症而脱落（Lang et al. 2004b）。如果患者可以选择使用传统的可摘局部义齿联合种植体固定修复来修复缺失牙，评估其长期预后会很有趣。Aquilino等（2001）评估了一个大型保险数据库，对在限定的缺牙区基牙的预后进行了评价。在这项研究中，10年Kaplan-Meier算法估算了FPDs基牙的5年存留率为97%，10年存留率为92%，而可摘式局部义齿的基牙的5年存留率仅为77%，10年存留率仅为56%。

对于使用FPDs连接牙齿和种植体的关注越来越多。一些并发症与修复体的机械性并发症有关。例如，FPD可能会由于贴面的折裂和美学因素而缩短寿命（Kindberg et al. 2001）。固位体脱落可能是由于基台/修复体螺丝折断或粘接固位力丧失。对两个关于固位体脱落研究的系统评价中（Hosnys et al. 2001；Naert et al. 2001），Lang等（2004b）报道平均5年脱落率为6.2%（CI 3.7%~10.4%）。基牙的牙体并发症也应当关注，在修复体完成后有3%~28%的基牙需要根管治疗（平均为11%）（Goodacre et al. 2003b）。Naert等（2001）在一项关于每组有123名患者种植体–种植体的FPDs和天然牙–种植体的FPDs的回顾性比较研究中报道了平均6.5（1.5~15）年后的并发症。并发症包括慢性根尖周炎史（3.5%）、牙折（0.6%）伴随牙齿嵌入（3.4%）和粘接失败（8%）（Naert et al. 2001）。一个有趣且特别的观察是天然牙嵌入（Pesun 1997）。种植体联合天然牙的早期使用主张在修复设计中使用非刚性连接以容许在种植体和天然牙之间的不同动度。在一些案例中，天然牙向远离修复体的方向出现"退缩"。这种现象被认为可能是由于失用性萎缩、食物嵌塞、牙周组织的回弹记忆和/或机械联接的相互作用的结果（Rieder & Parel 1993；Schlumberger et al. 1998；Cordaro et al. 2005；Palmer et al. 2005）。在一个多中心的研究中，Block等（2002）评估了使用同一种连接体以刚性或非刚性连接的后牙FPDs。在5年后的30个指标中，两种连接的骨吸收没有差异，但在非刚性连接组中可测量的嵌入有66%的发生率，而刚性连接组中发生率为44%。学者们总结出天然牙–种植体的FPDs需要更多维护，术后并发症更多。Fugazzotto等（1999）回顾性评价了对843名患者（1206颗种植体，3096个连接体）在3~14年后的多种操作的预后，发现9个嵌入病例（0.3%）与侧方螺丝（刚性保持）折裂或脱落有关。在一项3年的前瞻性研究中，Palmer等（2005）评价了在天然牙和种植体之间刚性连接修复体的19个指标。3年短期效果显示种植体骨吸收没有比预期（0.78±0.64mm）增加，刚性天然牙–种植体的FPD设计也没有嵌入的迹象。这些结果显示临床应当推荐的是如果医生需要联合应用天然牙和种植体，最好使用刚性连接体，同时密切监测并发症的临床征象（Naert et al. 2001；Palmer et al. 2005；Stanford 2005a）。

FPDs用于连接天然牙和种植体是一个有争议的问题。很多时候，医生的需求、患者的期望、费用、时间和风险都会影响治疗计划的选择。让患者对该类型的修复体、种植体和基牙相关的风险知情同意很重要。

结论

对多颗缺失牙修复的FPD治疗在牙科种植中已有很长的历史。连接两颗或更多种植体，或连接天然牙联合种植体，可以提供稳定的、美观的和更好的预后。所有的治疗选择开始应当对解剖、临床参数和患者需求及期望进行仔细评估。患者应当对治疗计划中的设想和治疗计划的相对的费用及优点知情同意。

参考文献

[1] Adell, R., Eriksson, B., Lekholm, U., Branemark, P.I, & Jemt, T. (1990). Long-term follow-up study of osseointegrated implants in the treatment of totally edentulous jaws. *International Journal of Oral & Maxillofacial Implants* **5**, 347–359.

[2] Ahmed, A., Chambers, M.S., Goldschmidt, M.C. *et al.* (2012). Association between microbial flora and tissue abnormality around dental implants penetrating the skin in reconstructed oral cancer patients. *International Journal of Oral & Maxillofacial Implants* **27**, 684–694.

[3] Anon (2003). The McGill consensus statement on overdentures. *Quintessence International* **34**, 78–79.

[4] Aquilino, S.A., Shugars, D.A., Bader, J.D. & White, B.A. (2001). Ten-year survival rates of teeth adjacent to treated and untreated posterior bounded edentulous spaces. *Journal of Prosthetic Dentistry* **85**, 455–460.

[5] Arvidson, K., Bystedt, H., Frykholm, A., von Konow, L. & Lothigius, E. (1998). Five-year prospective follow-up report of the Astra Tech Dental Implant System in the treatment of edentulous mandibles. *Clinical Oral Implants Research* **9**, 225–234.

[6] Astrand, P., Engquist, B. Dahlgren, S. *et al.* (1999). Astra Tech and Branemark System implants: a prospective 5-year comparative study. Results after one year. *Clinical Implant Dentistry & Related Research* **1**, 17–26.

[7] Berglundh, T., Persson, L. & Klinge, B. (2002). A systematic review of the incidence of biological and technical complications in implant dentistry reported in prospective longitudinal studies of at least 5 years. *Journal of Clinical Periodontology* **29 Suppl 3**, 197–212, discussion 232–233.

[8] Bidra, A.S. (2011). Three-dimensional esthetic analysis in treatment planning for implant-supported fixed prosthesis in the edentulous maxilla: review of the esthetics literature. *Journal of Esthetic & Restorative Dentistry* **23**, 219–236.

[9] Block, M.S., Lirette, D., Gardiner, D. *et al.* (2002). Prospective evaluation of implants connected to teeth. *International Journal of Oral & Maxillofacial Implants* **17**, 473–487.

[10] Bragger, U., Aeschlimann, S., Burgin, W., Hämmerle, C.H. & Lang, N.P. (2001). Biological and technical complications and failures with fixed partial dentures (FPD) on implants and teeth after four to five years of function. *Clinical Oral Implants Research* **12**, 26–34.

[11] Brocard, D., Barthet, P., Baysse, E. *et al.* (2000). A multicenter report on 1,022 consecutively placed ITI implants: a 7-year longitudinal study. *International Journal of Oral & Maxillofacial Implants* **15**, 691–700.

[12] Brunski, J.B. (1988a). Biomechanical considerations in dental implant design. *International Journal of Oral Implantology* **5**, 31–34.

[13] Brunski, J.B. (1988b). Implants. Biomaterials and biomechanics. *CDA Journal* **16**, 66–77.

[14] Brunski, J.B. (1999). *In vivo* bone response to biomechanical loading at the bone/dental-implant interface. *Advances in Dental Research* **13**, 99–119.

[15] Brunski, J. B. (2000). The new millennium in biomaterials and biomechanics. *International Journal of Oral & Maxillofacial Implants* **15**, 327–328.

[16] Brunski, J.B. (2003). Biomechanical aspects of oral/maxillofacial implants. *International Journal of Prosthodontics* **16 Suppl**, 30–32; discussion 47–51.

[17] Brunski, J.B. & Hipp, J.A. (1984). *In vivo* forces on dental implants: hard-wiring and telemetry methods. *Journal of Biomechanics* **17**, 855–860.

[18] Brunski, J., Hipp, J.A. & El-Wakad, M. (1986). Dental implant design: biomechanics and interfacial tissue. *Journal of Oral Implantology* **12**, 365–377.

[19] Brunski, J.B., Puleo, D.A. & Nanci, A. (2000). Biomaterials and biomechanics of oral and maxillofacial implants: Current status and future developments. *International Journal of Oral & Maxillofacial Implants* **15**, 15–46.

[20] Cavalli, N., Barbaro, B., Spasari, D. *et al.* (2012). Tilted implants for full-arch rehabilitations in completely edentulous maxilla: a retrospective study. *International Journal of Dentistry* **2012**, 180379.

[21] Cochran, D.L. & Nevins, M. (2012). Biologic width: a physiologically and politically resilient structure. *International Journal of Periodontics and Restorative Dentistry* **32**, 371–373.

[22] Cooper, L.F., Scurria, M.S., Lang, L.A. *et al.* (1999). Treatment of edentulism using Astra Tech implants and ball abutments to retain mandibular overdentures. *International Journal of Oral & Maxillofacial Implants* **14**, 646–653.

[23] Cooper, L., Felton, D.A., Kugelberg, C.F. *et al.* (2001). A multicenter 12-month evaluation of single-tooth implants restored 3 weeks after 1-stage surgery. *International Journal of Oral & Maxillofacial Implants* **16**, 182–192.

[24] Cooper, L.F., Rahman, A., Moriaty, J., Chaffee, N. & Sacco, D. (2002). Immediate mandibular rehabilitation with endosseous implants: simultaneous extraction, implant placement, and loading. *International Journal of Oral & Maxillofacial Implants* **17**, 517–525.

[25] Cooper, L., De Kok, I.J., Reside, G.J., Pungpapong, P. & Rojas-Vizcaya, F. (2005). Immediate fixed restoration of the edentulous maxilla after implant placement. *Journal of Oral & Maxillofacial Surgery* **63 9 Suppl 2**, 97–110.

[26] Cooper, L.F., Zhou, Y., Takebe, J. *et al.* (2006). Fluoride modification effects on osteoblast behavior and bone formation at TiO$_2$ grit-blasted c.p. titanium endosseous implants. *Biomaterials* **27**, 926–936.

[27] Cordaro, L., Ercoli, C., Rossini, C., Torsello, F. & Feng, C. (2005). Retrospective evaluation of complete-arch fixed partial dentures connecting teeth and implant abutments in patients with normal and reduced periodontal support. *Journal of Prosthetic Dentistry* **94**, 313–320.

[28] De Kok, I.J., Chang, S.S., Moriarty, J.D. & Cooper L.F. (2006). A retrospective analysis of peri-implant tissue responses at immediate load/provisionalized microthreaded implants. *International Journal of Oral & Maxillofacial Implants* **21**, 405–412.

[29] Drago, C. & Carpentieri J. (2011). Treatment of maxillary jaws with dental implants: guidelines for treatment. *Journal of Prosthodontics* **20**, 336–347.

[30] Duyck, J., Cooman, M.D., Puers, R. *et al.* (2004). A repeated sampling bone chamber methodology for the evaluation of tissue differentiation and bone adaptation around titanium implants under controlled mechanical conditions. *Journal of Biomechanics* **37**, 1819–1822.

[31] Duyck, J., Vandamme, K., Geris, L. *et al.* (2006). The influence of micro-motion on the tissue differentiation around immediately loaded cylindrical turned titanium implants. *Archives of Oral Biology* **51**, 1–9.

[32] Ellegaard, B., Baelum, V. & Karring, T. (1997). Implant therapy in periodontally compromised patients. *Clinical Oral Implants Research* **8**, 180–188.

[33] Engquist, B., Astrand, P., Dahlgren, S. *et al.* (2002). Marginal bone reaction to oral implants: a prospective comparative study of Astra Tech and Branemark System implants. *Clinical Oral Implants Research* **13**: 30–37.

[34] Feine, J.S., de Grandmont, P., Boudrias, P. *et al.* (1994). Within-subject comparisons of implant-supported mandibular prostheses: choice of prosthesis. *Journal of Dental Research* **73**, 1105–1111.

[35] Feine, J.S., Carlsson, G.E., Awad, M.A. *et al.* (2002). The McGill consensus statement on overdentures. Mandibular two-implant overdentures as first choice standard of care for edentulous patients. Montreal, Quebec, May 24–25, 2002. *International Journal of Oral & Maxillofacial Implants* **17**, 601–602.

[36] Froum, S.J. & Rosen, P.S. (2012). A proposed classification for

peri-implantitis. *International Journal of Periodontics and Restorative Dentistry* **32**, 533–540.

[37] Fugazzotto, P.A., Kirsch, A., Ackermann, J.L. & Neuendorf, G.. (1999). Implant/tooth-connected restorations utilizing screw-fixed attachments: a survey of 3,096 sites in function for 3 to 14 years. *International Journal of Oral & Maxillofacial Implants* **14**, 819–823.

[38] Garcia, L.T. & Verrett, R.G. (2004). Metal-ceramic restorations--custom characterization with pink porcelain. *Compendium of Continuing Education in Dentistry* **25**, 242, 244, 246 passim.

[39] Goodacre, C.J., Bernal, G., Rungcharassaeng, K. & Kan, J.Y.. (2003a). Clinical complications in fixed prosthodontics. *Journal of Prosthetic Dentistry* **90**, 31–41.

[40] Goodacre, C.J., Bernal, G., Rungcharassaeng, K. & Kan, J.Y. (2003b). Clinical complications with implants and implant prostheses. *Journal of Prosthetic Dentistry* **90**, 121–132.

[41] Gotfredsen, K. & Karlsson, U. (2001). A prospective 5-year study of fixed partial prostheses supported by implants with machined and TiO2-blasted surface. *Journal of Prosthodontics* **10**, 2–7.

[42] Grandi, T., Guazzi, P., Samarani, R. & Grandi, G. (2012). Immediate loading of four (all-on-4) post-extractive implants supporting mandibular cross-arch fixed prostheses: 18-month follow-up from a multicentre prospective cohort study. *European Journal of Oral Implantology* **5**, 277–285.

[43] Gratton, D.G., Aquilino, S.A. & Stanford, C.M. (2001). Micromotion and dynamic fatigue properties of the denial implant-abutment interface. *Journal of Prosthetic Dentistry* **85**, 47–52.

[44] Hall, J.A., Payne, A.G, Purton, D.G. & Torr, B. (2006). A randomized controlled clinical trial of conventional and immediately loaded tapered implants with screw-retained crowns. *International Journal of Prosthodontics* **19**, 17–19.

[45] Hardt, C.R., Grondahl, K., Lekholm, U. & Wennström, J.L. (2002). Outcome of implant therapy in relation to experienced loss of periodontal bone support: a retrospective 5- year study. *Clinical Oral Implants Research* **13**, 488–494.

[46] Hosny, M., Duyck, J., van Steenberghe, D. & Naert, I. (2000). Within-subject comparison between connected and nonconnected tooth-to-implant fixed partial prostheses: up to 14-year follow-up study. *International Journal of Prosthodontics* **13**, 340–346.

[47] Karlsson, U., Gotfredsen, K. & Olssen, C. (1997). Single-tooth replacement by osseointegrated Astra Tech dental implants: a 2-year report. *International Journal of Prosthodontics* **10**, 318–324.

[48] Karlsson, U., Gotfredsen, K. & Olssen, C. (1998). A 2-year report on maxillary and mandibular fixed partial dentures supported by Astra Tech dental implants. A comparison of 2 implants with different surface textures. *Clinical Oral Implants Research* **9**, 235–242.

[49] Kindberg, H., Gunne, J. & Kronstrom, M. (2001). Tooth- and implant-supported prostheses: a retrospective clinical follow-up up to 8 years. *International Journal of Prosthodontics* **14**, 575–581.

[50] Lang, N.P., Berglundh, T., Heitz-Mayfield, L.J. *et al.* (2004a). Consensus statements and recommended clinical procedures regarding implant survival and complications.' *International Journal of Oral & Maxillofacial Implants* **19 Suppl**, 150–154.

[51] Lang, N.P., Pjetursson, B.E., Tan, K. *et al.* (2004b). A systematic review of the survival and complication rates of fixed partial dentures (FPDs) after an observation period of at least 5 years. II. Combined tooth--implant-supported FPDs. *Clinical Oral Implants Research* **15**, 643–653.

[52] Lewis, S., Sharma, A. & Nishimura, R. (1992). Treatment of edentulous maxillae with osseointegrated implants. *Journal of Prosthetic Dentistry* **68**, 503–508.

[53] Makkonen, T.A., Holmberg, S., Niemi, L. *et al.* (1997). A 5-year prospective clinical study of Astra Tech dental implants supporting fixed bridges or overdentures in the edentulous mandible. *Clinical Oral Implants Research* **8**, 469–475.

[54] Malament, K.A. (2000). Prosthodontics: achieving quality esthetic dentistry and integrated comprehensive care. *Journal of the American Dental Association* **131**, 1742–1749.

[55] Malament, K.A. & Neeser, S. (2004). Prosthodontic management of ridge deficiencies. *Dental Clinics of North America* **48**, 735–744, vii.

[56] Mericske-Stern, R.D., Taylor, T.S. & Belser, U. (2000). Management of the edentulous patient. *Clinical Oral Implants Research* **11 Suppl 1**, 108–125.

[57] Moy, P.K., Medina, D., Shetty, V. & Aghaloo, T.L. (2005). Dental implant failure rates and associated risk factors. *International Journal of Oral & Maxillofacial Implants* **20**, 569–577.

[58] Naert, I.E., Hooghe, M., Quirynen, M. & van Steenberghe, D. (1997). The reliability of implant-retained hinging overdentures for the fully edentulous mandible. An up to 9-year longitudinal study. *Clinical Oral Investigations* **1**, 119–124.

[59] Naert, I.E., Duyck, J.A., Hosney, M.M. & van Steenberghe, D. (2001). Freestanding and tooth-implant connected prostheses in the treatment of partially edentulous patients. Part I: An up to 15-years clinical evaluation. *Clinical Oral Implants Research* **12**, 237–244.

[60] Naert, I., Alsaadi, G. & Quirynen, M. (2004a). Prosthetic aspects and patient satisfaction with two-implant-retained mandibular overdentures: a 10-year randomized clinical study. *International Journal of Prosthodontics* **17**, 401–410.

[61] Naert, I., Alsaadi, G., van Steenberghe, D. & Quirynen, M. (2004b). A 10-year randomized clinical trial on the influence of splinted and unsplinted oral implants retaining mandibular overdentures: peri-implant outcome. *International Journal of Oral & Maxillofacial Implants* **19**, 695–702.

[62] Nevins, M. & Langer, B. (1995). The successful use of osseointegrated implants for the treatment of the recalcitrant periodontal patient. *Journal of Periodontology* **66**, 150–157.

[63] Norton, M.R. (1997). The Astra Tech Single-Tooth Implant System: a report on 27 consecutively placed and restored implants. *International Journal of Periodontics and Restorative Dentistry* **17**, 574–583.

[64] Norton, M.R. (2001). Biologic and mechanical stability of single-tooth implants: 4- to 7-year follow-up. *Clinical Implant Dentistry & Related Research* **3**, 214–220.

[65] Olsson, M., Gunne, J., Astrand, P. & Borg, K. (1995). Bridges supported by free-standing implants versus bridges supported by tooth and implant. A five-year prospective study. *Clinical Oral Implants Research* **6**, 114–121.

[66] Ozkurt, Z. & Kazazoglu, E. (2010). Clinical success of zirconia in dental applications. *Journal of Prosthodontics* **19**, 64–68.

[67] Palmer, R.M., Palmer, P.J. & Smith, B.J. (2000). A 5-year prospective study of Astra single tooth implants. *Clinical Oral Implants Research* **11**, 179–182.

[68] Palmer, R.M., Howe, L.C. & Palmer, P.J. (2005). A prospective 3-year study of fixed bridges linking Astra Tech ST implants to natural teeth. *Clinical Oral Implants Research* **16**, 302–307.

[69] Patzelt, S.B., Bahat, O., Reynolds, M.A. & Strub, J.R. (2013). The all-on-four treatment concept: a systematic review. *Clinical Implant Dentistry & Related Research* [Epub ahead of print].

[70] Peleg, M., Garg, A.K. & Mazor, Z. (2006). Predictability of simultaneous implant placement in the severely atrophic posterior maxilla: A 9-year longitudinal experience study of 2132 implants placed into 731 human sinus grafts. *International Journal of Oral & Maxillofacial Implants* **21**, 94–102.

[71] Pesun, I.J. (1997). Intrusion of teeth in the combination implant-to-natural-tooth fixed partial denture: a review of the theories. *Journal of Prosthodontics* **6**, 268–277.

[72] Phillips, K. & Wong, K.M. (2001). Space requirements for implant-retained bar-and-clip overdentures. *Compendium of Continuing Education in Dentistry* **22**, 516–518.

[73] Pjetursson, B.E., Tan, K., Lang, N.P. *et al.* (2004). A systematic review of the survival and complication rates of fixed partial dentures (FPDs) after an observation period of at least 5 years. *Clinical Oral Implants Research* **15**, 625–642.

[74] Pjetursson, B.E., Karoussis, I., Burgin, W., Bragger, U. & Lang, N.P. (2005). Patients' satisfaction following implant therapy. A 10-year prospective cohort study. *Clinical Oral Implants Research* **16**, 185–193.

[75] Puchades-Roman, L., Palmer, R.M., Palmer, P.J. *et al.* (2000). A clinical, radiographic, and microbiologic comparison of Astra Tech and Branemark single tooth implants.' *Clinical Implant Dentistry & Related Research* **2**, 78–84.

[76] Rangert, B., Sennerby, L., Meredith, M. & Brunski, J. (1997). Design, maintenance and biomechanical considerations in implant placement. *Dental Update* **24**, 416–420.

[77] Rasmusson, L., Roos, J. & Bystedt, H. (2005). A 10-year follow-up study of titanium dioxide-blasted implants. *Clinical Implant Dentistry & Related Research* **7**, 36–42.

[78] Renouard, F. & Rangert, B. (2008). *Risk Factors in Implant Dentistry: Simplified Clinical Analysis for Predictable Treatment*, 2nd revised edn. Quintessence International.

[79] Rieder, C.E. & Parel, S.M. (1993). A survey of natural tooth abutment intrusion with implant-connected fixed partial dentures. *International Journal of Periodontics and Restorative Dentistry* **13** 334–347.

[80] Schlumberger, T.L., Bowley, J.F. & Maze, G.I. (1998). Intrusion phenomenon in combination tooth-implant restorations: a review of the literature. *Journal of Prosthetic Dentistry* **80**, 199–203.

[81] Schou, S., Berglundh, T. & Lang, N.P. (2004). Surgical treatment of peri-implantitis. *International Journal of Oral & Maxillofacial Implants* **19 Suppl**, 140–149.

[82] Shackleton, J.L., Carr, L., Slabbert, J.C. & Bercker, P.J. (1994). Survival of fixed implant-supported prostheses related to cantilever lengths. *Journal of Prosthetic Dentistry* **71**, 23–26.

[83] Slaets, E., Duyck, J. *et al.* (2005). Time course of the effect of immediate loading on titanium implants. *Computer Methods in Biomechanics and Biomedical Engineering* **8**, 257–258.

[84] Stanford, C.M. (1999). Biomechanical and functional behavior of implants. *Advances in Dental Research* **13** 88–92.

[85] Stanford, C.M. (2002). Achieving and maintaining predictable implant esthetics through the maintenance of bone around dental implants. *Compendium of Continuing Education in Dentistry* **23 9 Suppl 2**, 13–20.

[86] Stanford, C.M. (2005a). Application of oral implants to the general dental practice. *Journal of the American Dental Association* **136**, 1092–1100; quiz 1165–1096.

[87] Stanford, C.M. (2005b). Issues and considerations in dental implant occlusion: what do we know, and what do we need to find out? *Journal of the California Dental Association* **33**, 329–336.

[88] Stanford, C. (2006). Outcomes of a fluoride modified implant one year after loading in the posterior-maxilla when placed with the osteotome surgical technique. *Applied Osseointegration Research* **5**, 50–55.

[89] Stanford, C.M. & Brand, R.A. (1999). Toward an understanding of implant occlusion and strain adaptive bone modeling and remodeling. *Journal of Prosthetic Dentistry* **81**, 553–561.

[90] Steveling, H., Roos, J. & Rasmussen, L. (2001). Maxillary implants loaded at 3 months after insertion: results with Astra Tech implants after up to 5 years. *Clinical Implant Dentistry & Related Research* **3**, 120–124.

[91] van Steenberghe, D., De Mars, G., Quirynen, M., Jacobs, R. & Naert, I.. (2000). A prospective split-mouth comparative study of two screw-shaped self-tapping pure titanium implant systems. *Clinical Oral Implants Research* **11**(3): 202–209.

[92] Wadsworth, L.C. (2013). Common threads: care and maintenance of implants. *Dentistry Today* **32**, 76–81.

[93] Weibrich, G., Buch, R.S., Wegener, J. & Wagner, W. (2001). Five-year prospective follow-up report of the Astra tech standard dental implant in clinical treatment. *International Journal of Oral & Maxillofacial Implants* **16**, 557–562.

[94] Wennström, J.L., Ekestubbe, A., Grondahl, K., Karlsson, S. & Lindhe, J. (2004a). Oral rehabilitation with implant-supported fixed partial dentures in periodontitis-susceptible subjects. A 5-year prospective study. *Journal of Clinical Periodontology* **31**, 713–724.

[95] Wennström, J., Zurdo, J., Karlsson, S. *et al.* (2004b). Bone level change at implant-supported fixed partial dentures with and without cantilever extension after 5 years in function. *Journal of Clinical Periodontology* **31**, 1077–1083.

[96] Wennström, J.L., Ekestubbe, A., Grondahl, K., Karlson, S. & Lindhe, J. (2005). Implant-supported single-tooth restorations: a 5-year prospective study. *Journal of Clinical Periodontology* **32**, 567–574.

[97] Yusuf, H. & Ratra, N. (1996). Observations on 25 patients treated with ball-retained overdentures using the Astra Tech implant system. *European Journal of Prosthodontics & Restorative Dentistry* **4**, 181–183.

[98] Zarb, G.A. (1988). Implants for edentulous patients. *International Journal of Oral Implantology* **5**, 53–54.

[99] Zarb, G.A. & Schmitt, A. (1990a). The longitudinal clinical effectiveness of osseointegrated dental implants: the Toronto Study. Part II: The prosthetic results. *Journal of Prosthetic Dentistry* **64**, 53–61.

[100] Zarb, G.A. & Schmitt, A. (1990b). The longitudinal clinical effectiveness of osseointegrated dental implants: the Toronto study. Part III: Problems and complications encountered. *Journal of Prosthetic Dentistry* **64**, 185–194.

[101] Zarb, G.A. & Schmitt, A. (1991). Osseointegration and the edentulous predicament. The 10-year-old Toronto study. *British Dental Journal* **170**, 439–444.

[102] Zitzmann, N.U., Sendi, S. & Marinello, C.P. (2005). An economic evaluation of implant treatment in edentulous patients-preliminary results. *International Journal of Prosthodontics* **18**, 20–27.

第57章

种植体支持修复的并发症

Complications Related to Implant-Supported Restorations

Clark M. Stanford[1], Lyndon F. Cooper[2], Y. Joon Coe[3]

[1] Dental Administration, University of Illinois at Chicago, Chicago, IL, USA

[2] Department of Prosthodontics, University of North Carolina, Chapel Hill, NC, USA

[3] Department of Prosthodontics, University of Maryland, Baltimore, MD, USA

前言

自从口腔种植体问世以来，种植体的质量有了显著改进，在临床效果和/或存留率方面也不断在进步（Cochran 1996；Esposito et al. 1998；Lindh et al. 1998；Jokstad et al. 2003）。特别是其生物学方面，即骨结合，得到了广泛的研究，取得了显著的进步。作为发展成果中的一部分，种植体表面的特点、微米/纳米级结构以及化学特性不断被改进。表面结构的主要变化表现为从机械加工的表面转变为基于生产的适度粗糙的表面。大量文献报道，粗糙的种植体表面能够诱导产生更好的生物学反应，即骨结合（Astrand et al. 1999；Rocci et al. 2003；Schneider et al. 2003）。所有这些努力的累积，使得目前种植体的生物学成功率极高。然而，并发症仍会发生，并与生物学和修复相关。本章讨论了种植体支持式修复体的潜在并发症，特别是与修复治疗相关的并发症。

传统固定修复的临床并发症

种植学与传统牙科修复学一样，也有着许多长期机械性并发症。Goodacre等（2003a，b）报道了与传统固定牙科修复体/义齿有关的临床并发症的发生率，包括单冠（全金属、金属-陶瓷、树脂贴面-金属）和局部固定义齿（fixed partial dentures，FPDs）（全金属、金属-陶瓷、树脂贴面-金属）、全瓷冠、树脂粘接修复体以及桩核。这项研究显示两种修复方式之间仍然有显著的相关性。关于单冠，最常见的并发症是粘接后需牙体牙髓治疗（3%），其次是崩瓷（3%）、固位不良（2%）、牙周病（0.6%）和龋病（0.4%）。而对FPDs来说，最常见的并发症是龋病（18%基牙；8%修复体）、需要牙体牙髓治疗（11%基牙，7%修复体）、固位不良（7%）、美学（6%）、牙周病（4%）、牙折（3%）、修复体折裂（2%）和瓷贴面折裂（2%）。在此篇综述中，学者们推论：传统FPDs的并发症发生率显著高于单冠。在与种植

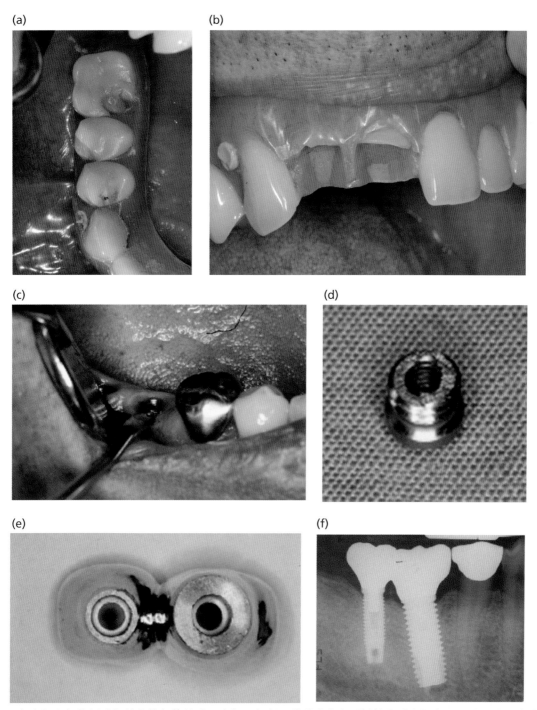

图57-1 与磨损和部件折裂相关的修复体风险。磨损、折断和美学改变在丙烯树脂牙中很常见（a），在固定全口义齿中丙烯树脂牙的折裂也很常见（b）。虽然种植体折裂很少见，但后果却很麻烦。（c）病例显示，植入2年后，种植体发生松动；拆除修复体后发现种植体的上部发生了折裂（d）。（e）使用更大直径的种植体进行替换，以增加壁的厚度，和更好的基台-种植体界面。（f）10年后随访。

修复体相关的问题中，无论在牙支持式修复体还是种植体支持式修复体中，材料失败和磨损都很常见（图57-1）。较高的并发症发生率可能与修复体设计的生物力学更复杂有关。在以上并发症中，牙髓并发症、牙周病和龋病仅在牙支持式修复体中发生（Goodacre et al. 2003a，b）。

Tan等（2004）在一篇系统性综述中评估了传统FPDs的长期成功/存留率，以及因特殊生物学和技术性并发症造成的FPDs失败率。这篇Meta分析表明，FPDs的10年成功率（固位良好，无论在随访期内是否进行干预）为89.1%，但如在随访期内不进行干预，则10年成功率为71.1%。

总的来说，文献中传统FPDs的10年平均存留率为90%，平均成功率为80%。在这项研究中，FPD最常见的失败原因为牙周病和继发龋。在龋病相关的并发症中，10年中基牙发生龋坏的风险为9.5%，但仅有2.6%的FPDs会由于疾病的进展而脱落。在该研究中，很明显基牙丧失活力发生的时间在牙体预备造成的创伤之后。这可能是由于这一过程造成的慢性进展性组织降解，也可能反映了晚期牙周炎中牙髓由于牙本质小管而导致的易感性增加（Bergenholtz & Nyman 1984）。铸造桩和钉和无活力基牙（特别是远中基牙）的存在，已经被证明与固位失败、牙体和核的折裂有关。这提示了依靠无活力的牙作为主要基牙的风险。因牙周炎反复发生而造成的FPDs10年内脱落的风险仅为0.5%。总的来说，对牙周健康的牙/患者，甚至有晚期牙周炎病史的患者来说，FPDs似乎没有副作用。当复诊或维护不够严格时，可能会发生牙周组织破坏，当边缘位于龈下时，破坏更明显（Valderhaug & Karlsen 1976）。将桥二次利用为活动义齿对牙龈组织有害（Libby et al. 1997）。该研究还计算了10年内技术性并发症，例如固位失败、基牙折断和材料并发症发生的风险。所有研究中都存在的一个问题是，导致失败的原因是多因素的。10年中风险最高的是固位失败（6.4%）。最低的是由于基牙折断导致的FPDs脱落（支架、贴面和/或核的折断为3.2%），相对较低的10年风险是材料并发症。对丙烯酸贴面和金属–陶瓷FPDs的存留率比较显示，在18年中，38%的丙烯酸贴面和4%的金属–陶瓷FPDs被替换（Sundh & Odman 1997）。前者更高的失败原因是由于变色发生率更高，以及由于旧的丙烯酸树脂材料广泛磨损导致的折断。

种植固定修复的临床并发症

生物学并发症

手术并发症

　　与种植体植入直接相关的手术并发症很少见。但是，鉴于种植治疗的外科属性，想要避免手术后遗症是不可能的。不翻开组织瓣的手术方法（所谓的"无瓣术式"）虽然力求将手术创伤最小化，但也存在一定的风险。Goodacre等（2003b）提供的数据显示了关于已被报道过的共性的骨内根形种植体的并发症类型。最常见的与种植手术相关的并发症是出血相关的并发症（24%）、感觉神经异常（7%）和下颌骨骨折（0.3%）。

种植体脱落

　　种植体脱落不是由单一因素引起的。一些被普遍接受的病因包括感染和/或污染、患者的身体状况、手术创伤、过重的和/或过早的咬合负荷及粘接剂残留等。大多数与手术相关的种植体脱落因素可以通过保持严格的感染控制管理、术前仔细的影像学检查和减少手术时间/创伤来减少其发生。由于术者对咬合负荷的控制力有限，因此更具有挑战性。当咬合负荷过早加上负荷过度和/或非轴向力则可能不利于骨结合。这可能发生在早期或即刻临时修复阶段，表明在初期愈合阶段需要严密监控患者。已有文献指出，在骨结合的任何阶段，过度负荷均可导致骨丧失，甚至种植体完全脱落（Isidor 1996, 1997; Brunski et al. 2000; Steigenga et al. 2003）。然而，种植体"过度负荷"的概念受到了质疑，因为一系列研究表明，骨对动态咬合负荷具有高度反应性，甚至在高强度咬合功能下仍对骨丧失有抵抗力（Stanford & Brand1999; Duyck et al. 2000, 2001; Stanford 2005b）。对于机械力（咬合力）和种植体结局，首要关注的应是材料的机械故障，而不是生物学界面的丧失。

　　根据文献，种植体脱落率的范围从上颌覆盖义齿高达19%到下颌固定全口义齿（FCDs）和单冠的3%（Goodacre et al. 2003a）。一般地，相对于长度>10mm的种植体，长度≤10mm的种植体发生脱落的概率更高（ten Bruggenkate et al. 1998; Lekholm et al. 1999; Friberg et al. 2000; Palmer et al. 2000），但随着目前种植系统的改进，这种情况可能不再成立（Atieh et al. 2012）。较之其他更适合种植的骨质类型，Ⅳ型骨发生种植体脱落的概率更高（Stanford 1999; Stanford & Brand1999; Stanford 2005b）。其他风险因素包括吸烟、牙周病史或放射治疗史（Moy et al. 2005; Ahmed et al. 2012; Cochran & Nevins 2012; Esposito et al. 2012; Pjetursson et al. 2012; Wadsworth 2013）。如果发生种植体脱落，大约一半或更多的种植体脱落发生在功能负荷前。这个结果与一个早期系统评价的结果一致（Berglundh et al. 2002）。

种植体周围并发症

可能发生的种植体周围并发症包括边缘骨丧失、种植体周围黏膜炎症/增生、软/硬组织开窗/开裂和瘘管等。普遍认为，植入稳定的种植体周围随着时间发生持续的边缘骨丧失，可危害种植治疗潜在的成功率和/或生存率。引起边缘骨丧失的可能因素包括植入种植体时的手术创伤、基台反复的旋入和取出时的创伤、功能性的负载转移和集中、种植体-基台连接处的微动度和可能由一系列口腔修复学因素导致的种植体周围牙龈炎症。据文献报道，种植后第一年的平均骨丧失为0.9～1.5mm，随后每年平均丧失0.1mm左右（Albrektsson et al. 1986）。最近，骨丧失＜0.5mm已被推荐作为一个普遍标准（Albrektsson et al. 2013）。

种植体周围炎症及其在骨丧失中的作用近来得到了重点关注。在某种程度上，这种炎症可以用传统的方法来描述，如探诊出血（BoP）、溢脓和局部充血（图57-2）。没有骨丧失的黏膜炎症被称为"种植体周围黏膜炎"，而具有同样的体征和症状但伴有渐进性的近远中骨吸收，则称为"种植体周围炎"（Mombelli &Decaillet 2011）。种植体周围炎的定义是，在有功能的种植体周围的一种炎症反应，伴有支持骨垂直向吸收（Albrektsson et al. 1994）（图57-3）。值得注意的是，这个诊断并没有限定炎症发生的病因，事实上，宿主因素（遗传性和外源性，如与侵袭性牙周炎相关的风险因素）、环境因素（如吸烟）、微生物膜（群落、毒力、内源性/外源性微生物和环境反应）以及口腔修复学病因因素（如冠/FPD外形、松动的固位体和残留的粘接剂等）都是可能的因素（Stanford 2010）。临床上，种植体周围炎可根据垂直骨缺损的形成和探诊深度的增加来诊断。影像学上，在种植一段时间（典型表现为使用数年）后可能在种植体周围观察到一个角形垂直透射区域形成（图57-3）。这应与短期形成同样的放射学表现进行区分，后者常代表种植体折裂。

从修复的观点来说，发生种植体周围黏膜炎或种植体周围炎（伴随骨吸收）可导致软组织退缩和不美观的基台或修复部件暴露。近期的流行病学横断面研究表明，大约在种植体使用10年后，10%的种植体或20%的患者会出现这种现象（Mombelli & Decaillet 2011）。有相当多的种植

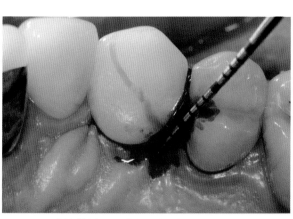

图57-2　种植体周围疾病可用探诊出血、溢脓和探诊深度增加来评估。

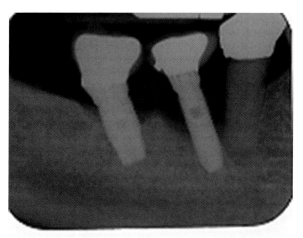

图57-3　影像学显示，种植体周围炎表现为种植体周围呈弹坑状垂直骨缺损。

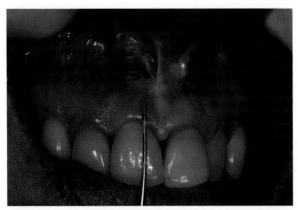

图57-4　种植体即刻植入拔牙窝可导致颊侧骨壁开裂和骨吸收，因为种植体不能防止牙槽窝骨壁的束状骨吸收。

体周围炎的病例与种植基台穿龈部分残留的牙科粘接剂（尤其是树脂粘接剂）有关，这一现象存在相当多的讨论。残留的粘接剂使得菌斑生物膜滞留，这是早期种植体脱落的一个特发性原因（Wadhwani et al. 2012）。

　　种植复合体的颊侧周围组织缺损不仅降低了美观性，还会危害种植体的稳定性和长期成功率。这些缺损包括开裂或开窗，通常是由牙槽骨颊/唇侧骨板的吸收引起的。这个问题令人担忧，特别是当拔牙后即刻植入种植体（图57-4）（Araújo & Lindhe 2011; Januario et al. 2011; Sanz et al. 2014）。为了避免这种类型的骨缺损，保证至少1mm厚度的颊/唇侧骨板非常重要（Stanford 2005a）。但是在某些病例，这个要求可能很难达到。为了减少颊侧边缘缺损的风险，可以在牙槽骨边缘利用骨增量技术，主要是自体骨，以保持种植体周围的厚度。通过截骨术钻孔获得的自体骨颗粒或许足以达到目的。关于牙齿拔除后植入种植体的时机，普遍认为即刻种植比延迟种植具有更高的颊侧边缘缺损的风险（Nemcovsky et al. 2002）。

错位种植体

　　"错位种植体"一词的定义为，植入后造成修复和生物力学问题的种植体。错位种植体可由许多因素造成。最常见的原因是拟种植位点周围存在骨质缺陷。牙齿脱落、骨质疏松症、整形

外科手术、颅面缺损或口腔肿瘤切除手术/放疗后的骨改建中均可观察到骨吸收。为了使种植修复获得最佳的生物学、生物力学和美观效果，恰当的种植位置至关重要。种植体植入一个骨缺损位点不仅妨碍最终义齿修复的充分定位，还会影响骨结合，导致预后不良。为了将种植体植入最理想的位置以便修复，常常需要进行骨增量技术。目前骨修复采用生物材料、自体骨或同种异体骨，尽管这些技术存在局限性，包括自体骨供骨位点存在病变和骨量不足（Damien & Parson 1991），还有同种异体骨的免疫屏障，以及尽管风险很低但仍可能存在的疾病传染（Meyer et al. 2004）。许多含有金属、陶瓷和聚合物的人工骨替代材料已被推荐用来恢复骨功能。

　　如果现有的骨缺损在术前已处理，且修复科医生确认可以在拟定位置制作种植体的最终修复体，那么种植体植入会是一个直截了当的步骤。当只考虑将种植体植入可用的牙槽骨而忽视其最佳的修复位置时，种植团队和患者将面临重要的并发症（图57-5）。种植外科和修复团队之间的沟通非常重要。通过制订综合治疗计划、诊断蜡型和外科导板制作等方式能取得最好的沟通效果。植入种植体的标准流程首先是由修复科医生制订治疗计划。经过一系列诊断程序，确定种植体的理想位置和角度，制作为外科导板。它应当理想地指示推荐的种植位置的三维定位——水平位置、垂直位置和角度（图57-6）。水平方向上，外科导板应清楚地指示推荐位点的颊舌向和近远中向位置。大多数情况下，这是由缺失牙诊断蜡型的形态和位置所决定的。垂直方向上，外科导板应指示外科医生需要将种植体植入拟定的距离釉牙骨质界（CEJ）的深度。这对美学区域种植体的植入尤其重要。原则上，种植体支持式的修复体边缘应位于比邻牙CEJ稍深的垂直高度。因此，对于种植体顶部代表修复体边缘的种植体系统来说，种植体应植在比计划的CEJ低3mm的位置；或当种植体位于相邻两牙CEJ连接线上时，种植体颊侧应植在离同样的CEJ参考点的腭侧2mm（"3×2法则"）（Cooper & Pin-

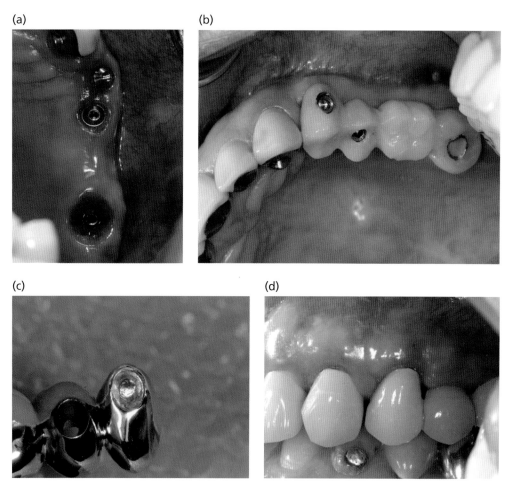

图57-5 错位种植体的修复并发症。（a）患者24区的1颗种植体颊侧成角。（b）临时固定桥显示颊侧位置。由于种植体的深度和位置，固定修复体安装于种植基台上（c），最终达到一个满意的美学和功能效果（d）。

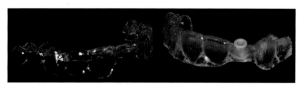

图57-6 用于种植体植入的外科导板。具有限制性通道的导板可以辅助影像学诊断评估以及外科植入操作。

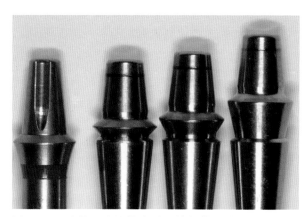

图57-7 对某些种植体来说，修复体边缘可能是种植体顶部位置，迫使外科医生在植入种植体时应清楚地知道最终边缘的位置。其他系统使用基台进行粘接固位修复，使修复体边缘位置可做垂直向调节。

Harry 2013）。如果植入的是一个能通过单独的基台调节修复体边缘高度的种植系统，种植体的植入深度或许能更灵活（图57-7）。无论使用哪种种植系统，外科导板都应该让外科医生了解种植体的预定深度。种植体的角度也应当准确，以免造成种植体颊侧或舌侧开窗，以及避免种植体穿入邻牙牙根或其他结构。同样的，种植体角度应保证准确以便修复。若种植体的角度过于偏向颊侧，修复医生会面临巨大的美学挑战，如螺丝入路孔的位置、是否需要使用角度基台及CAD/CAM定制基台等（图57-8）。

机械并发症

覆盖义齿并发症

大量研究表明，种植体使用丙烯酸覆盖义齿的术后并发症最多，这类并发症被定义为需要对其进行干预，但很难确切定义程度。并发症包括

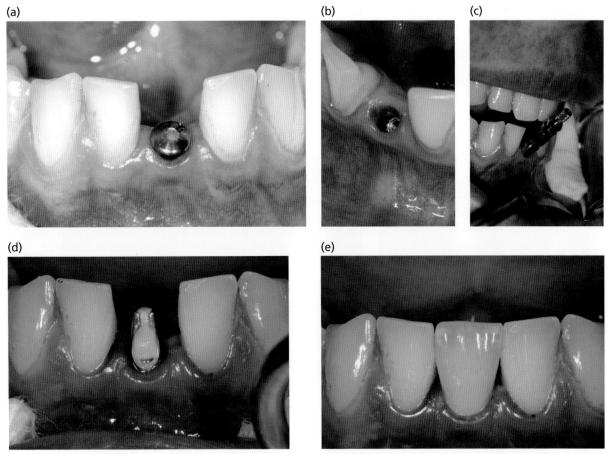

图57-8 基台的创新使用。（a）患者戴上的愈合基台表示种植体植入剩余牙槽嵴内。软组织非常健康（b），虽然终印模（c）显示与余留牙成一定角度。（d，e）患者戴上粘接固位修复体，但用的是低侧面轮廓基台。

覆盖义齿附着固位丧失或附着系统折断，义齿部件断裂，义齿相关的调整等。

Goodacre等（2003a）指出，这类并发症最常见的是由于固位丧失和/或附着系统折断而需要进行的义齿调整。O-ring系统、Hader-bar、clip-、IMZ-、Ceka-、ERA-、ZAAG和最新的Locator附着系统，都在锚定系统里使用多种塑料部件。随着时间的推移，塑料部件逐渐磨损和变形，实际上这是件好事，促使患者复诊。传统的球式附着系统利用金属弹簧连接体，这些连接体随着时间推移逐渐变形，失去固位力。评价杆/卡系统和个体附着系统之间的维护需求频率差异的研究表明，个体附着系统由于阴模或阳模的固位丧失需要更频繁地调整（van Kampen et al. 2003; Walton2003; MacEntee et al. 2005）。一些个体附着系统的修复程序简易和轻松，可能降低频繁的并发症，在基台设计中应用较多（例如北美的Locator系统）。因为维护程序简单，配备可替换

塑料部件的系统变得受欢迎。而且，由于需要对附着系统进行维护，一个全口义齿患者，由很少进行维护治疗变成常规复诊（有利于早期龋的发现、口腔癌检查等），也为患者提供了一项有意义的伦理服务。

在某些病例中，由于空间和附着部件限制，相对于传统义齿，覆盖义齿的丙烯酸树脂基托更薄。这些薄弱的区域有更高的折裂风险。此外，与使用传统义齿的患者相比，使用种植体支持式覆盖义齿的患者趋向于产生更大的咀嚼力。丙烯酸树脂基托断裂可能因为对颌咬合而发生率增加。例如，相对于传统义齿，当对颌为种植体支持式FCD时，覆盖义齿折裂风险升高，加速磨损或人工牙折断。根据一些研究报道，覆盖义齿断裂是一种相对常见的问题，在所有种植体支持式修复体相关的机械并发症中的比例高达7%（Carlson &Carlsson 1994; Goodacre et al. 2003a）。

修复体相关的调整包括覆盖义齿重衬、咬合调整和因为软组织并发症而需要的义齿调整。一般而言，覆盖义齿下方的软、硬组织会随时间改建。另外，基于设计，覆盖义齿允许基托和锚定系统之间存在有限的旋转活动。这意味着，在远离锚定系统的区域，将会对缺牙区的牙槽嵴产生毋庸置疑的垂直向和水平向的压力。修复体在黏膜的适应过程中会引发一些问题，如咬合改变和软组织创伤。

固定修复体折断——贴面/固定修复体

由于缺乏牙周膜的减震吸收和本体感觉，种植体基本上与周围的牙槽骨粘连。此外，与天然牙列相比，患者对种植支持式修复体产生更大的咀嚼力。据报道，传统义齿产生的最大咬合力在50~60N，而全牙弓种植支持式修复体可产生一个超过200N的力（Carr & Laney1987; Mericske-Stern et al. 1996; Fontijn-Tekamp et al. 1998; Morneburg & Proschel 2002; Steigenga et al. 2003）。因此，种植支持式修复体会面临更高的修复材料失败的风险。研究表明，在所有的义齿失败中，贴面材料折断是最常见的机械并发症（图57-9）。折断既可能发生于瓷贴面，也可能发生在树脂人工牙上。口腔内所有地方均可发生贴面折断：承受较重的作用力和较大的非轴向力区域的修复体，比如下颌后牙修复体的咬合面、上颌后牙修复体的颊尖和上颌前牙修复体。为了

减少和避免材料折断，尤其是贴面材料断裂，修复体需要可靠的支持结构。支撑修复贴面的基底框架应具有足够的强度和稳定性以安全地支持覆盖的贴面材料。贴面应具有最小的挠曲度，即使在功能负载下贴面材料通常缺乏拉伸强度，因而在挠曲压力下比较脆弱。贴面的基底框架应仔细设计，从而为贴面材料提供最大面积的支持，不能存在任何无支持的贴面区域（图57-10），现今常使用一种切削的高强度合金，比如氧化锆、钴铬或钛合金。减少贴面材料并发症的另一种方法是控制咬合。为了减少或消除对个别牙或修复体的过度压力，秴力分散比秴力集中于局部区域更好。另外，将主要秴力集中在由种植体直接支持的修复体上也许是有益的；在同一秴力负载下，悬臂式修复体可能比那些由种植体/基台支持的修复体面临更高的断裂风险（Becker 2004; Pjetursson et al. 2004）。

种植支持式修复体的咬合磨耗比基牙支持式修复体更明显。特别是当对颌修复材料不匹配时，磨耗会很显著。因此，临床医生不仅要严谨选择修复体秴面材料，而且要注意谨慎抛光以避免严重的维护问题。众所周知，当对颌为釉质、金属、树脂甚至是瓷时，对颌可被磨损，尤其当瓷表面没有高度抛光时（Monasky & Taylor 1971）。不透明层暴露和外源性金属氧化物都会增加瓷的磨损性，应当小心使用。

一种极少但可能出现的并发症是下颌种植

(a)

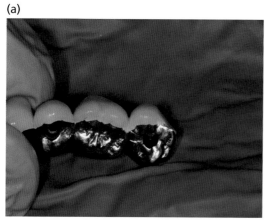

(b)

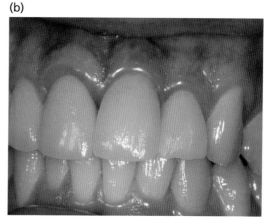

图57-9 瓷贴面材料断裂。（a）后牙修复体颊侧瓷剪切断裂。（b）22全瓷修复体唇侧瓷剪切断裂。

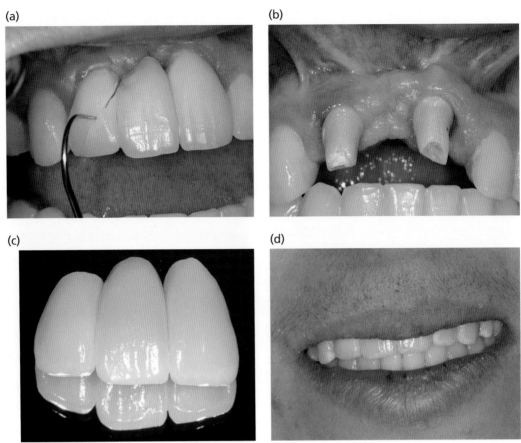

图57-10 全瓷种植修复体断裂。患者有一个三单位玻璃灌注陶瓷结构的局部固定义齿。（a）戴用2年后修复体发生灾难性的断裂。修复体被取出（b），清理氧化锆基台，制作一个氧化锆加强型的FPD以增加强度（c）。（d）FPD的最终美学外观。

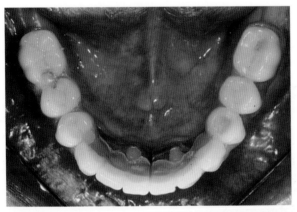

图57-11 全牙弓金属-陶瓷修复体在中线裂开以减少下颌挠曲应力的影响。

支持式FCDs中线断裂（图57-11）。推测是由行使功能时下颌无牙区的挠曲引起的。随着重复的开口，金属基底疲劳累积，一旦超过金属的疲劳强度，修复体可能会断裂，或者贴面材料从基底脱落下来。临床上，这类修复体的患者可能感觉下颌很紧绷，尤其在行使功能时，一旦修复体断裂，他们感觉由紧绷"解脱"出来了。为了避免

这个问题，提倡制作两段式固定修复体，虽然它也会产生一定的问题：由于缺乏基底的支撑效应和刚性，这些修复体可能倾向更容易发生螺丝固位相关的问题。

种植螺丝相关并发症

大量研究指出，有关种植系统螺丝部件的并发症比较常见，且需要临床干预，其并发症可能只需要简单地拧紧螺丝，也可能需要全部更换基台和螺丝。这需要牙医和患者双方额外的时间，同样也导致了额外的费用。据Jemt和Linden（1992）观察，在早期的螺丝基台设计中，上颌种植支持式修复体有49%发生螺丝松脱，在下颌这一比例为21%。他们还观察到，57%的基台螺丝松脱发生在修复后第1年内，仅37%的螺丝保持稳定超过3年。Goodacre等（2003a）发现，有关种植螺丝的并发症的频率，例如螺丝松脱或断裂，基台或修复体螺丝都计算在内，在种植修复

的潜在机械并发症中可达19%。Ding等（2003）报道，外六角系统螺丝松脱的发生率可高达38%，这可能也是这种基台–种植连接系统被渐渐淘汰的一个原因。在Pjetursson等（2004）的系统评价中，他们发现基台或咬合螺丝松脱/断裂是第三常见的机械并发症，仅次于修复后贴面折断和临近修复时咬合螺丝丢失。随访5年后其累积发生率为7.3%（Pjetursson et al. 2004）。

理论上来讲，假定该系统设计准确且负载情况模拟天然口腔环境，用于种植修复的基台或修复螺丝的寿命需>108个循环的负载或大约20年（Patterson & Johns 1992）。然而，一些事实表明，如果设计或使用不当，将会大幅减少预计的使用寿命，导致螺丝松脱和/或折断。例如，基台–种植界面的几何结构，匹配精度和/或部件钝化，以及预负载，都可能减少使用寿命。对早期的外六角种植系统的研究显示，种植体–基台接触面积越大，系统稳定性越好，能减少螺丝相关并发症，这项研究的发现推广了大直径种植系统的使用（Binon 2000）。此外，连接部件应具有精确的抗旋转特性，以抵抗对接结构可能引起螺丝松脱的旋转运动（Khraisat 2005）。将基台准确地安装到种植体界面非常重要。在一项研究几种不同的外接六角种植系统的机械精确度的实验中，所有系统都以超过4°的角度做旋转运动（Binon 1995）。滑动接头（Slip–joint）形态，如外接六角种植系统，在功能负荷时容易发生振动和微动（Schwarz 2000; Hoyer et al. 2001）。这就导致了过去10年圆锥形或内置基台种植系统的流行。种植部件之间没有钝化时，螺钉会累积内应力，最终导致金属疲劳断裂和螺丝松脱/断裂（Kano et al. 2006）。基台和种植体之间由螺丝产生的夹紧力称为预负载。在外接六角系统，预负载，以及基台–种植体连接壁的摩擦力，是抵抗功能负荷的主要力量。在多数种植系统，实施的拧紧力矩和界面的预负荷应力增加到什么程度，应控制在螺丝材料的弹性范围之内。螺丝拧紧应产生一个最适宜的预负荷水平，使得动态负荷后的种植复合体产生最大的效应。文献表

明，只要外部负荷应力没有超过预负荷应力，基台–种植体连接可以视为安全（Patterson & Johns 1992; Lang et al. 2003）。不足的或过度的预负荷应力会缩短基台–种植体连接的寿命。

与外六角或滑动接头种植系统相关的长期问题已被证实。由于这些外六角设计中的固有问题，研究人员已经提出新的种植设计理念，通过种植体内壁和一段式基台/固位螺丝外壁之间的额外摩擦力的方法，旨在提高支持作用和减少外六角设计相关并发症。ten Bruggenkate等（1998）提出在种植体和基台之间的一种8°内锥形连接。莫氏锥度的原始概念来源于工程学，特别是来自机用锥度领域。当连接的可替换部件卡进工件，一种被广为接受且非常有效的方法是利用两个部件之间的摩擦力，在此处对抗工件的主轴压力带动锥柄紧密地钻入锥孔。穿过交接界面的摩擦力提供了一个意想不到的巨大的扭力传递。当基台的螺丝部位将旋入种植体的接收部位时，基台–种植体结合可设计使得内部连接的锥度最小（2°~15°）。许多研究报道这些内部连接型种植体具有更高的机械性能和更强的临床表现（Binon 2000）。Norton（1997, 1999）证实，内锥设计系统明显地增强连接系统对外部弯曲力的抵抗性。Levine等（1999）发现，相比外六角设计系统，内部连接的螺丝相关并发症发生率显著降低（3.6%～5.3%）。内连接基台设计的使用简化了治疗的修复阶段，增加了螺丝固位连接的长期稳定性（Stanford& Brand 1999; Brunski 2000, 2003; Jokstad et al. 2003）。

基台相关并发症

基台就位时可产生潜在的机械并发症。一种常见的问题就是基台无法完全就位于种植体内（图57–12）。这取决于种植体的位置和深度，种植体周围骨也很可能妨碍基台的完全就位（给牙科医生一种错觉，即基台已完全就位但实际上它却倚靠在邻近的骨上）。影像学检查不一定能检查出来，这取决于种植体–基台与投照中心线所成的角度。

由于大多数预成基台以标准的尺寸和形状生产，为个体患者定制基台可能会是一项挑战。更

改预成基台也许反而会牺牲基台的生物力学性能才能达到美学效果。近来，种植系统已经从使用一个改良的"库存"或"预成"纯钛基台变成使用CAD/CAM切削的基台。后一种方法提供工业容差和生产控制，及更多可预测的基台–种植体长期解决方案。

当种植体顶部就位于邻近骨下方，牙槽骨可形成一个倾斜的结构，从邻牙牙周膜延伸向下并跨越种植体。这种现象常常发生在上颌骨，此处种植体通常位于骨下方以避免美学问题。有时这种扇贝状的骨质结构需要修复科医生介入调磨基台，偶尔还需要调改这个位置的种植体（图57-13）。在这种病例，基台的黏膜过渡区域需要更改，以免对牙槽骨和软组织造成压迫。最终修复形成一个平面或凹面也有助于维持修复体周围的软组织外形（Stanford 2005a）。

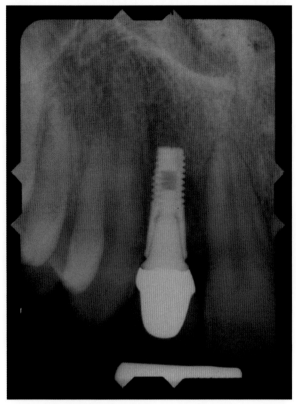

图57-12　两段式种植体系统不完全就位的基台。由于与邻近骨接触导致种植体基台不完全就位。

其他与修复并发症相关的因素

种植角度和修复并发症

成角种植体对临床疗效的影响常常具有重

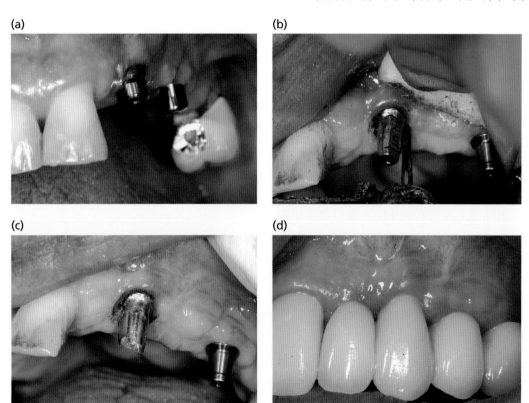

图57-13　种植体和基台调磨。患者的一个骨结合种植体出现软组织开裂（a），迫使需要置入一个基台并调磨基台和种植体部（b）。一个局部固定义齿安装在调磨过的基台上（c），为这个欠佳的病例获得一个合适的美学和功能效果（d）。

要意义。早在1995年，Clelland等评估了3种角度（0°、15°和20°）的基台系统产生的应力与应变。他们观察到应力峰值位于皮质骨，应力的大小随着基台角度的增加而增加。最大的应力值通常在动物的生理参数之内，但有一例20°基台的应力峰值稍微高于生理限度。拉力的峰值也随着基台角度的增加而增大，但3种角度的最大压缩应变值都一致。这项研究认为，成角基台的使用对于种植体周围的骨稳定是安全的（Clelland et al. 1995）。

对于多颗种植体，学者们提出了在种植体之间设置一个颊舌向改变以增强连接FPD的机械稳定性。Sutpideler等（2004）把种植体排列成一直线或者有偏转，评估偏转在骨支持式种植体力的传导过程中的作用。他们还阐述了不同修复体高度和不同应力方向的效果。结果发现，种植支持式修复体的垂直负荷对支持骨产生最小的应力，基台角度增加导致应力也随之增加，这些理论上模拟了周围骨组织的情况。他们还观察到，修复体高度从12mm降低到6mm（冠–植体比）或者为3颗种植体的中间种植体构建一个偏转的种植体位置可能会减少应力，但这个减少量却不足以补偿非轴向负荷所增加的应力（Sutpideler et al. 2004）。这项理念已经扩展到近来的主张，即刻旨在植体之间相互以明显的角度植入种植体（倾斜的种植体位置）以避开重要结构和窦腔，以及改进公认的种植体生物力学位置（Krennmair et al. 2005; Esposito et al. 2012; Truninger et al. 2012）。

Chun等（2006）利用有限元法研究在垂直和倾斜负荷下，3种不同的基台类型（一段式、内六角和外六角）在骨内的应力分布。对于一段式种植设计，他们观察到负荷均匀地转移到骨内及种植系统内。但是，一段式种植系统在骨内产生的最大应力通常高于内六角种植体所产生的应力，不论负荷倾斜角度大小。在内六角种植体病例，基台和种植体之间的锥形连接和基台颈部的接触摩擦力降低了由倾斜负荷的水平分量引起的弯曲度的作用。外六角种植体在骨内的最大应力

在3种类型中是最高的（Chun et al. 2006）。

Erneklint等（2006）评估了两种不同的螺丝固位基台的角度设计（20°和45°）和3种不同的固位螺丝材料在圆锥形种植体系统的负荷耐受。他们发现20°基台耐受非轴向力的程度高于45°基台，无论使用何种固位螺丝材料。45°基台的倾斜负荷极限为450~530N，而20°基台可达1280~1570N。固位螺丝材料的差异在20°基台表现更显著，但在45°基台也很明显。总之，研究结论是，在决定安装基台的应力时，基台的锥度比固位螺丝的材料更重要（Erneklint et al. 2006）。

种植体的角度还会影响种植覆盖义齿治疗的效果。Gulizio等（2005）评估了金和钛覆盖义齿附着体，以与垂直参考线成0°、10°、20°和30°的角度安装于种植体后的固位能力。他们观察到，当球状附着体以20°和30°而非0°和10°的角度安装时，金附着体的固位力出现明显差别。另外，他们发现钛附着体的固位力有更高的变化，尽管角度并非是影响钛附着体固位的一个因素。换句话说，种植体的角度对金附着体固位有影响，但对钛附着体没有作用。这项研究支持了临床观察，即相比传统的牙支持式治疗，种植体支持式覆盖义齿有更高的维护需求，也可能需要长期不断的费用投入（Naert et al. 2004a, b; Krennmair et al. 2005; Zitzmann et al. 2005; Trakas et al. 2006; Visser et al. 2006）。

螺丝固位和粘接固位的修复比较

将修复体与种植体/基台连接起来可引起修复体并发症。螺丝固位种植支持式修复体的主要优点包括可回收性和免于残留粘接剂问题（Wadhwani et al. 2012）。因此当未来需要去除修复体时可选用这类修复方式，例如为了口腔卫生维护或当修复体的预后是有疑问的时候。如果修复体边缘位置太深而影响去除多余粘接剂时，也可使用这类修复体。这些优点同样适用于临时修复体。然而，这类修复体存在固有的缺点。由于穿过修复体时螺丝周围缺乏材料，螺丝的进出

孔可能影响美观和咬合，甚至可能影响修复体的强度。修复螺丝的存在本身也可能带来并发症。此外，这类修复体更需要结构的匹配吻合，以被动安装在种植体上。

至于各类修复体的临床表现，有文献指出螺丝固位种植体可能比粘接固位种植体出现更多的术后并发症（虽然这篇文献大部分是基于旧式的种植体基台设计）。Duncan等（2003）报道，螺丝固位修复体的患者，其螺丝出现问题，螺丝出入孔充满了材料，而粘接固位修复体的患者使用3年没有遇到任何并发症。Karl等（2006）发现，在粘接过程或拧紧螺丝过程中，粘接固位FPDs比传统的螺丝固位FPDs产生更低的应变水平。负荷传递时，较高的应变水平会降低修复体适应的被动性，增加未来潜在的并发症。这项结果与其他体外研究的结果一致（Guichet et al. 2000; Taylor et al. 2000）。但是，这项研究暂且认为，不论修复体是哪种类型，都无法获得真正的被动适应。Skalak（1983）认为，修复体的非被动适应会引起生物学和修复学并发症。然而，Jemt和Book（1996）报道，他们发现在超过5年的时间里，种植修复体不适应和边缘骨丧失没有直接的联系。Vigolo等（2004）发现，在螺丝固位和粘接固位的单颗种植修复体周围，种植体边缘骨和软组织反应没有明显的差异。

总之，关于某一类修复体比另一类修复体更优越这一问题并没有达成共识，其选择取决于临床表现和术者的偏好。

瓷基台

凭借优于传统纯钛基台的美学外观，近年来全瓷种植基台的人气逐渐上涨，尤其在薄生物型组织（Stanford 2005a; Leutert et al. 2012）。由于加强型全瓷基台具有的强度使之成为目前的全瓷首选，比如氧化铝（Al_2O_3）或氧化锆（ZrO_2）（图57-10）。这些基台在20世纪90年代引进，最早的基台由致密烧结的氧化铝构成。Andersson等（2003）总结了一项5年多中心前瞻性研究，评估氧化铝基台的临床效果。根据这项研究，氧化铝基台5年的累积成功率为98.1%，而传统的纯钛基台为100%。氧化锆是近来变得流行的全瓷种植基台。由于全瓷材料易受拉应力的影响，特别在缺损或裂纹周围，因此具有更高断裂韧性的全瓷材料将成为全瓷基台的一种优良材料。已知氧化锆（KIC ~7–15 MPam^{-1}）通常具有较氧化铝（KIC ~4–4.5 MPam^{-1}）更高的断裂韧性范围。它的断裂韧性可与合金比肩（KIC≥20 MPam^{-1}）（Piconi & Maccauro 1999; Kelly 2004; Marinis et al. 2013）。氧化锆已知具有相对的相变增韧的独特性能，亚稳态的正方晶相可以转变为单斜晶相，随之体积膨胀（Chevalier 2006）。在有缺陷的或裂纹尖端应力集中时会发生这种现象：裂纹被压缩，进展迟缓。这是氧化锆具有更高断裂韧性的主要机制，它会显著增加修复体的可靠性和寿命。但是，几乎没有证据显示，基台在临床使用过程中降低到多少毫米后还会保留这种性能。而且，在老化过程中水与材料相互作用的水解作用仍然是实验室研究的热点（水解老化或"低温降解"）（Rekow & Thompson 2005; Denry &Kelly 2008）。根据设计，一个全瓷基台可因为种植体内安装错误（misindexing）（因为基台硬度比纯钛高），或常由于实验性调改CAD/CAM基台所致的体部断裂而失败（图57-14）。关于这种材料的使用存在许多问题，包括长期的疲劳强度、所需的预备/壁厚度、口内位点及临床长期预后等。由于它的引进时间相对较晚，很少有研究评估这些基台的临床表现（Att et al. 2006; Denry & Holloway2006; Deville et al. 2006; Itinoche et al. 2006; Studart et al. 2006）。

美学并发症

最令人挫败和最具有挑战性的并发症是不可接受的美学问题。随着在乎美观的患者越来越多，美学并发症成为一个严峻的问题，即使种植团队已经在种植过程完成了最好的工作。这是一个重要的问题，种植团队和患者需要意识到并尽力找出解决方案去预防或克服。常见的美学并发症包括由于种植错位导致的并发症、"黑三

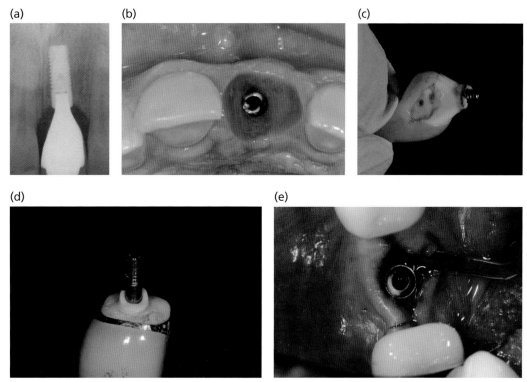

图57-14 全瓷基台断裂。（a）安装全冠和氧化锆基台2年后，患者的21修复体松动。（b）去除全冠/基台后，可见1个种植体内基台接头（index）的断裂部分。（c）这类断裂可能是由于种植体内基台接头（index）的就位不当所致。注意基台穿龈部分有残留的树脂粘接剂，但影像学上无此表现（a）。（d）基台体部也可发生断裂（常常是因为对全瓷进行的实验性调改），导致需要用外科显微镜移除断裂部分。（e）注意基台体部断裂的位置。

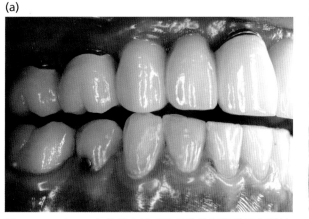
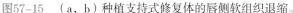
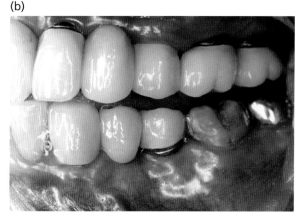

图57-15 （a，b）种植支持式修复体的唇侧软组织退缩。

角"、薄组织"生物型"和不利的软组织反应。

错位种植体的可能原因和影响已在前文介绍。种植修复的一个难点是，有时一个轻微的错位会引起显著的美学问题，仅当技师接到这个病例时才变得明显。一个唇侧错位的种植体会变成修复团队的一个重要挑战（图57-5，图57-8和图57-13）。在这种病例，修复科医生可能要处理一系列潜在问题，包括过度的冠切龈距、种植体顶部暴露、不规则的龈缘等。通常，唇侧的错位

种植体会比其他错位种植体造成更大的问题。为获得与天然牙保持平整和统一的最终修复体，上颌美学区的种植体偏唇侧1mm时，会造成一个修复学挑战。近中或远中错位的种植体，使得技师不得不采用非正常解剖外形的修复体，以试图补偿种植体邻间隙（图57-15）。

不利的软组织反应还会使治疗变得非常困难。普遍认为，如果个体拥有相对薄的附着龈或薄组织生物型，会更容易引起牙龈/牙周病和

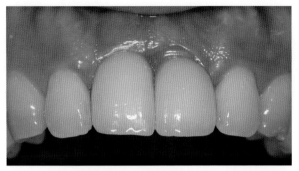

图57-16 如果种植体植入位置的空间不足，会带来美学效果的挑战。病例显示，由于种植体相邻过于紧密，导致11和21牙位的外形不良。

后续的伴发症状，包括牙龈退缩（Sailer et al. 2007）。种植修复体周围的组织反应也报道了类似的结果（Kan et al. 2003）。薄生物型组织遭受创伤时趋向于表现更明显的退缩反应。修复治疗的程序，如预备、取模、反复的基台/临时修复体去除或甚至刷牙有时会对这些薄生物型组织引起足够的创伤导致退缩明显，影响治疗效果。在治疗计划阶段能够早期识别这种组织类型，对预防不利的治疗效果非常重要（图57-16）。

种植修复的成功率/存留率

如前所述，生物学成功率/存留率极其高，并且即使是在既往认为风险较高的区域（如上颌后牙区），最终结局也更有预测性。了解文献中安装在骨结合种植体上的修复体成功率/存留率是有益处的。Pjetursson等（2004）评估了在部分无牙颌患者中，种植支持式FPDs超过5年观察期的长期存留率/成功率和技术并发症的发生率。在这项研究中，"FPD存留"被定义为"观察期内FPD原位保留，有或没有调改"，对比"FPD成功"的定义，为"整个观察期内FPD无所有的并发症"。累积的FPD存留率为5年后95%和10年后86.7%。该文献作者指出重要的事实，即大多数修复并发症发生在临床使用5年后。其潜在的问题是，市场上种植体产品和组件更新换代的速度非常快。等到修复体需要修理或更换时，其所需的组件可能很难获得，但也不是完全不可能。至于比较不同的种植系统，依据机械故障的发生情况，很少有证据显示一种系统优于另外一种系统。种植体-基台接头形状、修复体的设计，以及患者因素如异常的功能习惯或重的咬合力，比种植体表面材料或形貌对种植支持式修复体效果的影响更大（Rangert et al. 1995; Astrand et al. 1999; Naert et al. 2002a, b）。有些研究表明，5年后修复体的累积并发症发生率可高达43.1%（Jemt et al. 2003），相比之下，其他研究观察到的5年后的比例低至19.3%（Bragger et al. 2001; Pjetursson et al. 2004）。综合这些研究表明，预期5年后有1/4的种植支持式修复体需要一些维修，不管是小的修理，比如螺丝或基台拧紧，又或者大的修理，如整个修复体更换。这意味着为了维护这些修复体，可能需要足够的椅旁时间（Pjetursson et al. 2004）。

Berglundh等（2002）还注意到，种植修复体的机械/技术并发症比生物学并发症的发生率高。这项研究观察到了几个有趣的方面：当为了进行大的修复而植入多颗种植体，如覆盖义齿或全口固定修复体时，在功能负载前种植体丧失的发生率比单颗牙修复体高出3倍。在超过5年的功能负载期间，2%～3%的种植支持式固定修复体出现种植体丧失，而覆盖义齿的发生率是其2倍。这项研究中，在功能负载期间，发生种植体丧失频率最高的位置在上颌骨。

结论

作为牙齿替换治疗的一种形式，种植治疗提供了许多便利。但正如义齿修复的其他任何形式一样，它也存在局限性，包括磨损、材料疲劳和断裂、软组织退缩和随后的并发症，以及增加的维护和费用。虽然种植修复的好处很多，包括因为固定式替换牙齿而提高了患者的生活质量，但患者还需明白，在治疗计划过程中，随着正常的老化和磨损的发生，治疗方案可能需要定期更改。特殊患者的风险因素，如异常的功能习惯，应被讨论及考虑进治疗中，且需告知患者义齿修复的相关风险。

参考文献

[1] Ahmed, A., Chambers, M.S., Goldschmidt, M.C. *et al.* (2012). Association between microbial flora and tissue abnormality around dental implants penetrating the skin in reconstructed oral cancer patients. *International Journal of Oral & Maxillofacial Implants* **27**, 684–694.

[2] Albrektsson, T., Zarb, G., Worthington, P. & Erikson, A.R. (1986). The long-term efficacy of currently used dental implants: a review and proposed criteria of success. *International Journal of Oral & Maxillofacial Implants* **1**, 11–25.

[3] Albrektsson, T.O., Johansson, C.B. & Sennerby, L.. (1994). Biological aspects of implant dentistry: osseointegration. *Periodontology 2000* **4**, 58–73.

[4] Albrektsson, T., Buser, D. & Sennerby, L. (2013). On crestal/marginal bone loss around dental implants. *International Journal of Periodontics and Restorative Dentistry* **33**, 9–11.

[5] Andersson, B., Glauser, R., Maglione, M. & Taylor, A. (2003). Ceramic implant abutments for short-span FPDs: a prospective 5-year multicenter study. *International Journal of Prosthodontics* **16**, 640–646.

[6] Araújo, M.G. & J. Lindhe, J. (2011). Socket grafting with the use of autologous bone: an experimental study in the dog. *Clinical Oral Implants Research* **22**, 9–13.

[7] Astrand, P., Engquist, B., Dahlgren, S. *et al.* (1999). Astra Tech and Branemark System implants: a prospective 5-year comparative study. Results after one year. *Clinical Implant Dentistry & Related Research* **1**, 17–26.

[8] Atieh, M.A., Zadeh, H., Stanford, C.N. & Cooper, L.F. (2012). Survival of short dental implants for treatment of posterior partial edentulism: a systematic review *International Journal of Oral & Maxillofacial Implants* **27**, 1323–1331.

[9] Att, W., Kurun, S., Gerts, T. & Strub, J.R. (2006). Fracture resistance of single-tooth implant-supported all-ceramic restorations after exposure to the artificial mouth. *Journal of Oral Rehabilitation* **33**, 380–386.

[10] Becker, C.M. (2004). Cantilever fixed prostheses utilizing dental implants: a 10-year retrospective analysis. *Quintessence International* **35**, 437–441.

[11] Bergenholtz, G. & S. Nyman, S. (1984). Endodontic complications following periodontal and prosthetic treatment of patients with advanced periodontal disease. *Journal of Periodontology* **55**, 63–68.

[12] Berglundh, T., Persson, L. & Klinge, B. (2002). A systematic review of the incidence of biological and technical complications in implant dentistry reported in prospective longitudinal studies of at least 5 years. *Journal of Clinical Periodontology* **29 Suppl** 3, 197–212; discussion 232–193.

[13] Binon, P.P. (1995). Evaluation of machining accuracy and consistency of selected implants, standard abutments, and laboratory analogs. *International Journal of Prosthodontics* **8**, 162–178.

[14] Binon, P.P. (2000). Implants and components: entering the new millennium. *International Journal of Oral & Maxillofacial Implants* **15**, 76–94.

[15] Bragger, U., Aeschlimann, S., Burgin, W., Hämmerle, C.H. & Lang, N.P. (2001). Biological and technical complications and failures with fixed partial dentures (FPD) on implants and teeth after four to five years of function. *Clinical Oral Implants Research* **12**, 26–34.

[16] Brunski, J.B. (2000). The new millennium in biomaterials and biomechanics. *International Journal of Oral & Maxillofacial Implants* **15**, 327–328.

[17] Brunski, J.B. (2003). Biomechanical aspects of oral/maxillofacial implants. *International Journal of Prosthodontics* **16 Suppl**, 30–32; discussion 47–51.

[18] Brunski, J.B., Puleo, D.A. & Nanci, A. (2000). Biomaterials and biomechanics of oral and maxillofacial implants: current status and future developments. *International Journal of Oral & Maxillofacial Implants* **15**, 15–46.

[19] Carlson, B. &. Carlsson, G.E. (1994). Prosthodontic complications in osseointegrated dental implant treatment. *International Journal of Oral & Maxillofacial Implants* **9**, 90–94.

[20] Carr, A.B. & Laney, W.R. (1987). Maximum occlusal force levels in patients with osseointegrated oral implant prostheses and patients with complete dentures. *International Journal of Oral & Maxillofacial Implants* **2**, 101–108.

[21] Chevalier, J. (2006). What future for zirconia as a biomaterial? *Biomaterials* **27**, 535–543.

[22] Chun, H.J., Shin, H.S., Han, C.H. & Lee, S.H. (2006). Influence of implant abutment type on stress distribution in bone under various loading conditions using finite element analysis. *International Journal of Oral & Maxillofacial Implants* **21**, 195–202.

[23] Clelland, N.L., Lee, J.K., Bimbenet, O.C. & Brantley, L.A. (1995). A three-dimensional finite element stress analysis of angled abutments for an implant placed in the anterior maxilla. *Journal of Prosthodontics* **4**, 95–100.

[24] Cochran, D. (1996). Implant therapy I. *Annals of Periodontology* **1**, 707–791.

[25] Cochran, D.L. & Nevins, M. (2012). Biologic width: a physiologically and politically resilient structure. *International Journal of Periodontics and Restorative Dentistry* **32**, 371–373.

[26] Cooper, L.F. & Pin-Harry, O.C. (2013). Rules of Six--diagnostic and therapeutic guidelines for single-tooth implant success. *Compendium of Continuing Education in Dentistry* **34**, 94–98, 100–101; quiz 102, 117.

[27] Damien, J. & Parson, J. (1991). Bone graft and bone graft substitutes: A review of current technology and applications. *Journal of Applied Biomaterials* **2**, 187–208.

[28] Denry, I. L. & Holloway, J.A. (2006). Microstructural and crystallographic surface changes after grinding zirconia-based dental ceramics. *Journal of Biomedical Material Research B Applied Biomaterials* **76**, 440–448.

[29] Denry, I. & Kelly, J.R. (2008). State of the art of zirconia for dental applications. *Dental Materials* **24**, 299–307.

[30] Deville, S., Chevalier, J. & Gremillard, L. (2006). Influence of surface finish and residual stresses on the ageing sensitivity of biomedical grade zirconia. *Biomaterials* **27**, 2186–2192.

[31] Ding, T.A., Woody, R.D., Higginbottom, F.L. & Miller, B.H. (2003). Evaluation of the ITI Morse taper implant/abutment design with an internal modification. *International Journal of Oral & Maxillofacial Implants* **18**, 865–872.

[32] Duncan, J.P., Nazarova, E., Vogiatzi, T. & Taylor, T.D. (2003). Prosthodontic complications in a prospective clinical trial of single-stage implants at 36 months. *International Journal of Oral & Maxillofacial Implants* **18**, 561–565.

[33] Duyck, J., Van Oosterwyck, H., Van Oosterwyck, H. *et al.* (2000). Magnitude and distribution of occlusal forces on oral implants supporting fixed prostheses: an *in vivo* study. *Clinical Oral Implants Research* **11**, 465–475.

[34] Duyck, J., Ronold, H.J. *et al.* (2001). The influence of static and dynamic loading on marginal bone reactions around osseointegrated implants: an animal experimental study. *Clinical Oral Implants Research* **12**, 207–218.

[35] Erneklint, C., Odman, P., Ortengren, U. & Karlsson, S. (2006). An *in vitro* load evaluation of a conical implant system with 2 abutment designs and 3 different retaining-screw alloys. *International Journal of Oral & Maxillofacial Implants* **21**, 733–737.

[36] Esposito, M., Hirsch, J.M., Lekholm, U. & Thomsen, P. (1998). Biological factors contributing to failures of osseointegrated oral implants. (II). Etiopathogenesis. *European Journal of Oral Sciences* **106**, 721–764.

[37] Esposito, M., Grusovin, M.G. & Worthington, H.V. (2012). Treatment of peri-implantitis: what interventions are effective? A Cochrane systematic review. *European Journal of Oral Implantology* **5 Suppl**, S21–41.

[38] Fontijn-Tekamp, F.A., Slagter, A.P., van't Hof, M.A., Geertman, M.E. & Kalk, W. (1998). Bite forces with mandibular implant-retained overdentures. *Journal of Dental Research* **77**, 1832–1839.

[39] Friberg, B., Grondahl, K., Lekholm, U. & Branemark, P.I. (2000). Long-term follow-up of severely atrophic edentulous mandibles reconstructed with short Branemark implants. *Clinical Implant Dentistry & Related Research* **2**, 184–189.

[40] Goodacre, C.J., Bernal, G., Rungcharassaeng, K. & Kan, J.Y. (2003a). Clinical complications in fixed prosthodontics. *Journal of Prosthetic Dentistry* **90**, 31–41.

[41] Goodacre, C. J., Bernal, G., Rungcharassaeng, K. & Kan, J.Y. (2003b). Clinical complications with implants and implant prostheses. *Journal of Prosthetic Dentistry* **90**, 121–132.

[42] Guichet, D.L., Caputo, A.A., Choi, H. & Sorensen, J.A. (2000). Passivity of fit and marginal opening in screw- or cement-retained implant fixed partial denture designs. *International Journal of Oral & Maxillofacial Implants* **15**, 239–246.

[43] Gulizio, M.P., Agar, J.R., Kelly, J.R. & Taylor, T.D. (2005). Effect of implant angulation upon retention of overdenture attachments. *Journal of Prosthodontics* **14**, 3–11.

[44] Hoyer, S.A., Stanford, C.M., Buranhadhan, S. *et al.* (2001). Dynamic fatigue properties of the dental implant-abutment interface: joint opening in wide-diameter versus standard-diameter hex-type implants. *Journal of Prosthetic Dentistry* **85**, 599–607.

[45] Isidor, F. (1996). Loss of osseointegration caused by occlusal load of oral implants. A clinical and radiographic study in monkeys. *Clinical Oral Implants Research* **7**, 143–152.

[46] Isidor, F. (1997). Histological evaluation of peri-implant bone at implants subjected to occlusal overload or plaque accumulation. *Clinical Oral Implants Research* **8**, 1–9.

[47] Itinoche, K.M., Ozcan, M., Bottino, M.A. & Oyafuso, D. (2006). Effect of mechanical cycling on the flexural strength of densely sintered ceramics. *Dental Materials* **22**, 1029–1034.

[48] Januario, A.L., Duarte, W.R., Barriviera, M. *et al.* (2011). Dimension of the facial bone wall in the anterior maxilla: a cone-beam computed tomography study. *Clinical Oral Implants Research* **22**, 1168–1171.

[49] Jemt, T. & Linden, B. (1992). Fixed implant-supported prostheses with welded titanium frameworks. *International Journal of Periodontics and Restorative Dentistry* **12**, 177–184.

[50] Jemt, T. & Book, K. (1996). Prosthesis misfit and marginal bone loss in edentulous implant patients. *International Journal of Oral & Maxillofacial Implants* **11**, 620–625.

[51] Jemt, T., Henry, P., Linden, B. *et al.* (2003). Implant-supported laser-welded titanium and conventional cast frameworks in the partially edentulous law: a 5-year prospective multicenter study. *International Journal of Prosthodontics* **16**, 415–421.

[52] Jokstad, A., Braegger, U., Brunski, J.B. *et al.* (2003). Quality of dental implants. *International Dental Journal* **53 6 Suppl 2**, 409–443.

[53] Kan, J.Y., Rungcharassaeng, K., Umezu, K. & Kois, J.C. (2003). Dimensions of peri-implant mucosa: an evaluation of maxillary anterior single implants in humans. *Journal of Periodontology* **74**, 557–562.

[54] Kano, S.C., Binon, P., Bonfante, G. & Curtis, D.A. (2006). Effect of casting procedures on screw loosening in UCLA-type abutments. *Journal of Prosthodontics* **15**, 77–81.

[55] Karl, M., Taylor, T.D., Wichmann, M.G. & Heckmann, S.M. (2006). *In vivo* stress behavior in cemented and screw-retained five-unit implant FPDs. *Journal of Prosthodontics* **15**, 20–24.

[56] Kelly, J.R. (2004). Dental ceramics: current thinking and trends. *Dental Clinics of North America* **48**, viii, 513–530.

[57] Khraisat, A. (2005). Stability of implant-abutment interface with a hexagon-mediated butt joint: failure mode and bending resistance. *Clinical Implant Dentistry & Related Research* **7**, 221–228.

[58] Krennmair, G., Furhauser, R., Krainhofner, M., Weinlander, M. & Piehslinger, E. (2005). Clinical outcome and prosthodontic compensation of tilted interforaminal implants for mandibular overdentures. *International Journal of Oral & Maxillofacial Implants* **20**, 923–929.

[59] Lang, L.A., Kang, B., Wang, R.F. & Lang, B.R. (2003). Finite element analysis to determine implant preload. *Journal of Prosthetic Dentistry* **90**, 539–546.

[60] Lekholm, U., Gunne, J., Henry, P. *et al.* (1999). Survival of the Branemark implant in partially edentulous jaws: a 10-year prospective multicenter study. *International Journal of Oral & Maxillofacial Implants* **14**, 639–645.

[61] Leutert, C.R., Stawarczyk, B., Truninger, T.C., Hämmerle, C.H. & Sailer, I. (2012). Bending moments and types of failure of zirconia and titanium abutments with internal implant-abutment connections: a laboratory study. *International Journal of Oral & Maxillofacial Implants* **27**, 505–512.

[62] Levine, R.A., Clem, D.S. 3rd, Wilson, T.G., Higginbottom, F. & Solnit, G. (1999). Multicenter retrospective analysis of the ITI implant system used for single-tooth replacements: results of loading for 2 or more years. *International Journal of Oral & Maxillofacial Implants* **14**, 516–520.

[63] Libby, G., Arcuri, M.E., LaVelle, W.E. & Hebl, L. (1997). Longevity of fixed partial dentures. *Journal of Prosthetic Dentistry* **78**, 127–131.

[64] Lindh, T., Gunne, J., Tillberg, A. & Molin, M. (1998). A meta-analysis of implants in partial edentulism. *Clinical Oral Implants Research* **9**, 80–90.

[65] MacEntee, M.I., Walton, J.N. & Glick, N. (2005). A clinical trial of patient satisfaction and prosthodontic needs with ball and bar attachments for implant-retained complete overdentures: three-year results. *Journal of Prosthetic Dentistry* **93**, 28–37.

[66] Marinis, A., Aquilino, S.A., Lund, P.S. *et al.* (2013). Fracture toughness of yttria-stabilized zirconia sintered in conventional and microwave ovens. *Journal of Prosthetic Dentistry* **109**, 165–171.

[67] Mericske-Stern, R., Piotti, M. & Sirtes, G. (1996). 3-D *in vivo* force measurements on mandibular implants supporting overdentures. A comparative study. *Clinical Oral Implants Research* **7**, 387–396.

[68] Meyer, U., Joos, U. & Wiessman, H.P. (2004). Biological and biophysical principles in extracorporal bone tissue engineering. Part I. *International Journal of Oral & Maxillofacial Surgery* **33**, 325–332.

[69] Mombelli, A. & Decaillet, F. (2011). The characteristics of biofilms in peri-implant disease. *Journal of Clinical Periodontology* **38 Suppl 11**, 203–213.

[70] Monasky, G.E. & Taylor, D.F. (1971). Studies on the wear of porcelain, enamel, and gold. *Journal of Prosthetic Dentistry* **25**, 299–306.

[71] Morneburg, T.R. & Proschel, P.A. (2002). Measurement of masticatory forces and implant loads: a methodologic clinical study. *International Journal of Prosthodontics* **15**, 20–27.

[72] Moy, P.K., Medina, D., Shetty, V. & Aghaloo, T.L. (2005). Dental implant failure rates and associated risk factors. *International Journal of Oral & Maxillofacial Implants* **20**, 569–577.

[73] Naert, I., G. Koutsikakis, Duyck, J. *et al.* (2002a). Biologic outcome of implant-supported restorations in the treatment of partial edentulism. part I: a longitudinal clinical evaluation. *Clinical Oral Implants Research* **13**, 381–389.

[74] Naert, I., Koutsikakis, G., Quirynen, M. *et al.* (2002b). Biologic outcome of implant-supported restorations in the treatment of partial edentulism. Part 2: a longitudinal radiographic study. *Clinical Oral Implants Research* **13**, 390–395.

[75] Naert, I., Alsaadi, G. & Quirynen, M. (2004). Prosthetic aspects and patient satisfaction with two-implant-retained mandibular overdentures: a 10-year randomized clinical study. *International Journal of Prosthodontics* **17**, 401–410.

[76] Naert, I., G. Alsaadi, G., van Steenberghe, D. & Quirynen, M. (2004). A 10-year randomized clinical trial on the influence of splinted and unsplinted oral implants retaining mandibular overdentures: peri-implant outcome. *International Journal of Oral & Maxillofacial Implants* **19**, 695–702.

[77] Nemcovsky, C.E., Artzi, Z., Moses, O. & Gelernter, I. (2002).

Healing of marginal defects at implants placed in fresh extraction sockets or after 4–6 weeks of healing. A comparative study. *Clinical Oral Implants Research* **13**, 410–419.

[78] Norton, M.R. (1997). An *in vitro* evaluation of the strength of an internal conical interface compared to a butt joint interface in implant design. *Clinical Oral Implants Research* **8**, 290–298.

[79] Norton, M.R. (1999). Assessment of cold welding properties of the internal conical interface of two commercially available implant systems. *Journal of Prosthetic Dentistry* **81**, 159–166.

[80] Palmer, R.M., Palmer, P.J. & Smith, B.J. (2000). A 5-year prospective study of Astra single tooth implants. *Clinical Oral Implants Research* **11**, 179–182.

[81] Patterson, E.A. & Johns, R.B. (1992). Theoretical analysis of the fatigue life of fixture screws in osseointegrated dental implants. *International Journal of Oral & Maxillofacial Implants* **7**, 26–33.

[82] Piconi, C. & Maccauro, G. (1999). Zirconia as a ceramic biomaterial. *Biomaterials* **20**, 1–25.

[83] Pjetursson, B.E., Tan, K. & Lang, N.P. (2004). A systematic review of the survival and complication rates of fixed partial dentures (FPDs) after an observation period of at least 5 years. *Clinical Oral Implants Research* **15**, 667–676.

[84] Pjetursson, B.E., Helbling, C., Weber, H.P. *et al.* (2012). Peri-implantitis susceptibility as it relates to periodontal therapy and supportive care. *Clinical Oral Implants Research* **23**, 888–894.

[85] Rangert, B., Krogh, P.H., Langer, B. & Van Roekel, N. (1995). Bending overload and implant fracture: a retrospective clinical analysis. *International Journal of Oral & Maxillofacial Implants* **10**, 326–334.

[86] Rekow, D. & Thompson, V.P. (2005). Near-surface damage--a persistent problem in crowns obtained by computer-aided design and manufacturing. *Proceedings of the Institure of Mechanical Engineering [H]* **219**, 233–243.

[87] Rocci, A., Martignoni, M. & Gottlow, J. (2003). Immediate loading of Branemark System TiUnite and machined-surface implants in the posterior mandible: a randomized open-ended clinical trial. *Clinical Implant Dentistry & Related Research* **5 Suppl 1**, 57–63.

[88] Sailer, I., Zembic, A., Jung, R.E., Hämmerle, C.H. & Mattiola, A. (2007). Single-tooth implant reconstructions: esthetic factors influencing the decision between titanium and zirconia abutments in anterior regions. *European Journal of Esthetic Dentistry* **2**, 296–310.

[89] Sanz, M., Cecchinato, D., Ferrus, J. *et al.* (2014). Implants placed in fresh extraction sockets in the maxilla: clinical and radiographic outcomes from a 3-year follow-up examination. *Clinical Oral Implants Research* **25**, 321–327.

[90] Schneider, G.B., Perinpanayagam, H., Clegg, M. *et al.* (2003). Implant surface roughness affects osteoblast gene expression. *Journal of Dental Research* **82**, 372–376.

[91] Schwarz, M.S. (2000). Mechanical complications of dental implants. *Clinical Oral Implants Research* **11 Suppl 1**, 156–158.

[92] Skalak, R. (1983). Biomechanical considerations in osseointegrated prostheses. *Journal of Prosthetic Dentistry* **49**, 843–848.

[93] Stanford, C.M. (1999). Biomechanical and functional behavior of implants. *Advances in Dental Research* **13**, 88–92.

[94] Stanford, C.M. (2005a). Application of oral implants to the general dental practice. *Journal of the American Dental Association* **136**, 1092–1100; quiz 1165–1096.

[95] Stanford, C.M. (2005b). Issues and considerations in dental implant occlusion: what do we know, and what do we need to find out? *Journal of the Californian Dental Association* **33**, 329–336.

[96] Stanford, C.M. (2010). Surface modification of biomedical and dental implants and the processes of inflammation, wound healing and bone formation. *International Journal of Molecular Science* **11**, 354–369.

[97] Stanford, C.M. & Brand, R.A. (1999). Toward an understanding of implant occlusion and strain adaptive bone modeling and remodeling. *Journal of Prosthetic Dentistry* **81**, 553–561.

[98] Steigenga, J.T., al-Shammari, K.F., Nociti, F.H., Misch, C.E. & Wang, H.L. (2003). Dental implant design and its relationship to long-term implant success. *Implant Dentistry* **12**, 306–317.

[99] Studart, A.R., Filser, F., Kocher, P. & Gauckler, L.J. (2006). Fatigue of zirconia under cyclic loading in water and its implications for the design of dental bridges. *Dental Materials* **23**, 106–114.

[100] Sundh, B. & Odman, P. (1997). A study of fixed prosthodontics performed at a university clinic 18 years after insertion. *International Journal of Prosthodontics* **10**, 513–519.

[101] Sutpideler, M.,Eckert, S.E., Zobitz, M. & An, K.N. (2004). Finite element analysis of effect of prosthesis height, angle of force application, and implant offset on supporting bone. *International Journal of Oral & Maxillofacial Implants* **19**, 819–825.

[102] Tan, K., Pjetursson, B.E., Lang, N.P. & Chan, E.S. (2004). A systematic review of the survival and complication rates of fixed partial dentures (FPDs) after an observation period of at least 5 years. *Clinical Oral Implants Research* **15**, 654–666.

[103] Taylor, T.D., Agar, J.R. & Vogiatzi, T. (2000). Implant prosthodontics: current perspective and future directions. *International Journal of Oral & Maxillofacial Implants* **15**, 66–75.

[104] ten Bruggenkate, C.M., Asikainen, P., Foitzik, C., Krekeler, G. & Sutter, F. (1998). Short (6-mm) nonsubmerged dental implants: results of a Multicenter clinical trial of 1 to 7 years. *International Journal of Oral & Maxillofacial Implants* **13**, 791–798.

[105] Trakas, T., Michalakis, K., Kang, K. & Hirayama, H. (2006). Attachment systems for implant retained overdentures: a literature review. *Implant Dentistry* **15**, 24–34.

[106] Truninger, T.C., Stawarczyk, B., Leutert, C.R. *et al.* (2012). Bending moments of zirconia and titanium abutments with internal and external implant-abutment connections after aging and chewing simulation. *Clinical Oral Implants Research* **23**, 12–18.

[107] Valderhaug, J. & Karlsen, K. (1976). Frequency and location of artificial crowns and fixed partial dentures constructed at a dental school. *Journal of Oral Rehabilitation* **3**, 75–81.

[108] van Kampen, F., Cune, M., van der Built, A. & Bosman, F. (2003). Retention and postinsertion maintenance of bar-clip, ball and magnet attachments in mandibular implant overdenture treatment: an *in vivo* comparison after 3 months of function. *Clinical Oral Implants Research* **14**, 720–726.

[109] Vigolo, P., Givani, A. Majzoub, Z. & Cordioli, G. (2004). Cemented versus screw-retained implant-supported single-tooth crowns: a 4-year prospective clinical study. *International Journal of Oral & Maxillofacial Implants* **19**, 260–265.

[110] Visser, A., Meijer, H.J., Raghoebar, G.M. & Vissink, A. (2006). Implant-retained mandibular overdentures versus conventional dentures: 10 years of care and aftercare. *International Journal of Prosthodontics* **19**, 271–278.

[111] Wadhwani, C., Rapoport, D., La Rosa, S., Hess, T. & Kretschmar, S. (2012). Radiographic detection and characteristic patterns of residual excess cement associated with cement-retained implant restorations: a clinical report. *Journal of Prosthetic Dentistry* **107**, 151–157.

[112] Wadsworth, L.C. (2013). Common threads: care and maintenance of implants. *Dentistry Today* **32**, 76–81.

[113] Walton, J.N. (2003). A randomized clinical trial comparing two mandibular implant overdenture designs: 3-year prosthetic outcomes using a six-field protocol. *International Journal of Prosthodontics* **16**, 255–260.

[114] Zitzmann, N.U., Sendi, P. & Marinello, C.P. (2005). An economic evaluation of implant treatment in edentulous patients-preliminary results. *International Journal of Prosthodontics* **18**, 20–27.

第17部分：正畸和牙周治疗
Orthodontics and Periodontics

第58章

牙周炎患者的牙齿移动

Tooth Movement in the Periodontally Compromised Patient

Mariano Sanz, Conchita Martin

Faculty of Odontology, University of Complutense, Madrid, Spain

前言：正畸牙移动的生物学原理

生理性牙齿移动是牙齿萌出并保持在其功能位置的过程，它主要参与牙齿的发育和萌出过程，也发生于牙齿受外力作用时。正畸牙移动是给牙齿施加一个受控制的外力，使其移动到预期的位置上的过程。以上两种牙移动中，机械力从牙根传递到牙周膜，引起细胞与细胞外基质之间的生物反应，引发邻近的牙槽骨的改建，牙齿的位置进而发生改变。

施加的正畸力导致牙周膜的物理形变，进一步引发一系列细胞–基质的相互作用。这一系列的生物化学级联反应，会引发细胞外、细胞膜和核传导机制的变化，并改变细胞的生理功能（Masella & Meister 2006）。针对正畸施力产生的适应性反应是非常复杂的生物过程，它将机械力转化为受控制的细胞活动，此过程受多种神经递质、生长因子、细胞因子和其他炎性介质调节，进而引发受控制的炎症反应，而不产生病理变化（Meikle 2006）。

施加在牙齿上的牵引力的大小和方向不同，产生的牙齿移动方式也是各不相同的。垂直于牙长轴的外力能在牙根的一侧产生张力区，另一侧产生压力区。如果牙齿外力接近牙齿的阻抗中心，这会引起牙齿的水平向平移或整体移动，在这种运动中，牙根两侧为单一的张力区或压力区。但是在大部分临床情况下，这类运动是不可能的，因为牙根位于牙槽骨内，唯一能够接受外力的是牙冠。因此，在正畸治疗中，作用于牙冠的外力，需要通过某种力学系统或装置以确保两点接触，形成力偶作用于旋转中心，从而传递力学效果。产生的力学效果与施力部位、牙齿形状和牙齿支持组织的结构有关；产生的运动是整体和倾斜移动的结合，牙根两侧均形成张力区和压力区，并且应力分布不均匀（图58-1）。一般情况下，张力侧牙周间隙变宽，胶原纤维受到牵拉，诱发成骨相关的细胞学反应；相反，在压力侧，牙周间隙变窄，诱发破骨相关的细胞学反应。

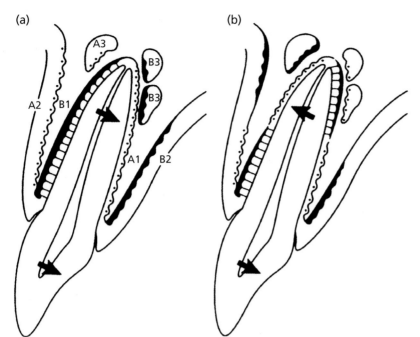

图58-1　（a）垂直于牙长轴的外力能在牙根的一侧产生张力区，对侧产生压力区。（b）施加外力的结果与施力部位、牙齿的形状和牙齿支持组织的结构有关。由此产生的运动是整体和倾斜移动的复合运动，导致牙根两侧均出现张力区和压力区，并且应力分布不均匀。

在压力侧使用较小的力（50~100g/牙）会形成直接骨吸收（direct resorption），在这种情况下，血管未压闭，保留了细胞和组织的生理功能；相反，较大力会造成牙周膜组织的挤压伤，形成细胞死亡、透明样变、牙周膜和牙槽骨之间的无细胞区，这将会干扰牙齿的移动，减缓牙周组织的生物改建过程。在正畸治疗中，相似机械力的结果的个体差异是很常见的。多种因素与这种异质性有关，例如牙槽骨的矿化程度、血管构成和骨细胞数目的不同，也与基因决定的许多先天的细胞和代谢反应不同有关，基因决定了细胞募集、分化、行使功能，以及许多参与骨代谢的蛋白质和调控分子的表达。

正畸治疗的目标是矫正错𬌗畸形和改变牙齿的位置，它需要利用矫治器和矫治技术在适当的牙面上施加张力和压力（Wise & King 2008；Meikle et al. 2002）。在颌骨生长发育完成的牙列（例如成人）和处于生长发育期的牙列（例如儿童和青少年），正畸治疗具有显著不同的特点。在儿童和青少年中，正畸治疗可以由诱导颌骨发育改善颌间关系和移动牙齿共同完成；在成人中，正畸治疗只能局限于牙齿的移动，并且在很多情况下，即使牙周膜处于健康状态，牙周支持

组织也会因牙周炎而减少。随着现代社会对审美要求日益增加，因为前牙间隙、拥挤、牙龈缘不齐和牙间乳头缺失等原因，越来越多的成年患者寻求正畸治疗。

在中度和重度慢性牙周炎患者中，牙槽骨吸收、牙齿脱落、原发或者继发的𬌗创伤会导致病理性牙移位、严重的错𬌗畸形、牙齿错位，这些变化让患者的牙列情况更加糟糕。在这种情况下，正畸治疗是恢复牙列功能的先决条件。这些患者需要正畸医生、牙周医生和修复医生相互协调合作，以达到最佳的治疗结果。本章节特别回顾了在伴有牙周疾病的成年患者中如何进行正畸治疗。

牙周和正畸的诊断

牙周健康是成年患者寻求正畸治疗的前提，因此，在正畸治疗前应该行牙周诊断，主要包括口腔检查、牙周记录表和完整的根尖片序列检查。牙周记录表包括全口每颗牙齿4~6个位点的探诊深度、牙龈退缩、探诊出血和牙菌斑情况，以及牙齿松动度、根分叉病变和膜龈问题等。

在牙周检查的同时，仔细检查剩余牙的龋病

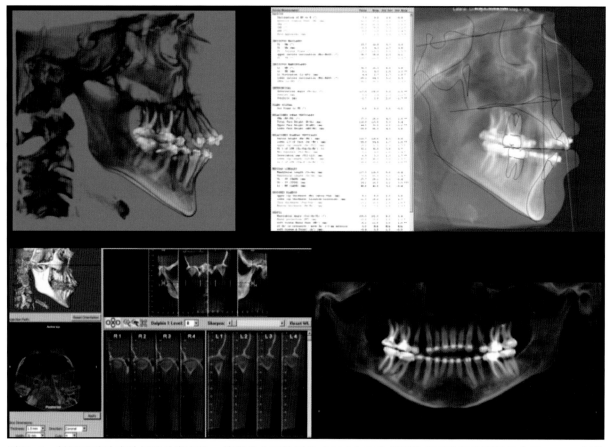

图58-2　制订正畸治疗计划的诊断方法。传统的曲面体层片（OPG）和头颅侧位片可进行头影测量分析，CBCT提供了更多的颅面复合体形态学的信息。

和根尖周病变也很重要，因为它们会影响正畸治疗。如果存在以上情况，在进行正畸治疗以前，需要进行适当的充填和/或根管治疗。

在错𬌗畸形诊断过程中，牙周医生和正畸医生应相互合作，进行适当的口内和口外检查。口外检查中，微笑检查可以分析唇的外形、牙齿和牙龈的暴露程度以及颊旁间隙的暴露量。口内检查中，通过静态和动态的咬合检查，可以确定牙尖交错位时是否存在早接触，前伸和侧方运动时是否存在干扰。此外，在口内和口外检查过程中，还需要分析颌间关系。模型准确上𬌗架后，要能显示弓形、间隙、拥挤、扭转、牙齿的大小、形态和数目的异常，以及上下颌的咬合关系。一般情况下，需要结合曲面体层片（orthopantography，OPG）和头颅侧位片，行头影测量分析，以诊断患者错𬌗畸形的情况。锥形束CT（CBCT）是研究颅面复合体形态的良好诊断工具，可以评估颊侧牙槽骨的高度和厚度、横

向宽度、异位牙和多生牙以及软硬组织位置间的关系（图58-2）。

成年人矫治中，仔细询问既往史和药物治疗史也很重要。成年人经常患有一些疾病或者服用多种药物，有可能会影响牙周和/或正畸治疗。为了保证牙周治疗的效果，患者需要戒烟，糖尿病或糖尿病前期的患者需要控制血糖。

从正畸治疗角度，获得准确的药物治疗史是很重要的。成年人经常会服用不同的药物、维生素和非甾体类抗炎药，它们可能会作用于正畸力的靶细胞。资料显示，非甾体类抗炎药可以有效地减轻疼痛和炎症，但也会抑制，至少是减轻炎症和骨吸收过程，影响牙齿移动。研究显示，新一代的抗炎药物例如萘丁美酮能够减少正畸力导致的牙根吸收，而不影响牙齿移动速度（Krishnan & Davidovitch 2006）。另一类可能会影响成年人正畸治疗的是肌松类药物，如环苯扎林，以及三环类抗抑郁药物，如阿米替林、地西

泮（安定）；后者的副作用主要是会引起口干，而这会影响口腔卫生的维护，进而影响正畸治疗过程中的牙周健康。与此相似，需要长期服用类固醇类药物的患者，如哮喘患者，发生口腔念珠菌感染和口腔干燥症是很常见的。针对这些患者，需要采取适当的措施，例如在正畸治疗前或正畸治疗过程中使用局部抗真菌药物和唾液代替品。

影响成年女性正畸治疗的主要因素是骨质疏松，因为目前这类疾病的治疗方法主要是抑制骨吸收（双膦酸盐、选择性雌激素受体调节剂和降钙素），因此这可能会延缓骨的改建（骨吸收），进而干扰正畸治疗。同样，针对患有类风湿关节炎或其他慢性炎症疾病的患者，需要达到阻止分解代谢相关的细胞因子（肿瘤坏死因子或者白细胞介素的拮抗剂）的治疗目的，这些因子与软组织和骨的损伤相关，因此这些免疫调节药物可能也会影响正畸牙移动。

此外，与牙龈增生有关的药物也需要特别注意，如用于癫痫的苯妥英钠、用于抗高血压的钙离子通道阻滞剂以及用于器官移植患者的环孢菌素A。这些药物会引起牙龈的增生，进而影响正畸加力以及口腔卫生和牙周健康的保持。

最近接受过马利兰/环磷酰胺化疗的患者（<2年的无病期）的牙移动情况也会受到影响，因为这些药物能够损伤参与骨重建的前体细胞。

治疗计划

一旦患者完成了必要的牙体和牙周治疗，口腔和牙周全面健康后，就需要考虑患者的主诉和期望，也要考虑正畸治疗能够达到的功能和审美目标，制订正畸和多学科的治疗计划。

牙周（方面的）考量

正畸治疗对牙周组织的影响现在已被广泛研究。牙周炎症和组织破坏的主要病因是感染，而正畸牙齿移动必须在没有炎症的情况下进行，因此需要密切监测和防范牙菌斑生物膜的堆积。

这是非常重要的，因为固定正畸矫治器易于发生菌斑的堆积，且影响患者的口腔卫生。对于一些口腔卫生不佳的患者，固定矫治器甚至可以引起牙龈增生，尤其在下切牙区域。在这些情况下，只有炎症消退，并且能恢复有效的口腔卫生措施后，才能继续正畸治疗，通常需要拆除矫治器，并进行适当的牙周治疗，有时需要手术切除多余的牙龈组织，以获得正常的临床牙冠高度（Sanders 1999; Graber & Vanarsdall 1994）。

在文献中，错𬌗畸形和正畸矫治器对牙周组织健康的影响尚有争议。一些临床研究报道，正畸治疗过程中牙周探诊深度平均增加0.5mm，这是由炎症而不是牙周附着丧失引起的（Ristic et al. 2007; van Gastel et al. 2008）。临床对照实验显示，相比粘接颊面管的磨牙，粘接带环的磨牙更容易发生牙龈炎症和附着丧失（Boyd & Baumrind 1992）。另一些研究报道，牙龈炎症主要是因为固定矫治器周围龈下菌斑的堆积，但并没有发生附着丧失（Diamanti-Kipioti et al. 1987; Huser et al. 1990）；一些比较粘接带环和粘接颊面管的磨牙的研究中，其他的牙周临床参数并没有显著差异（van Gastel et al. 2008; Sinclair et al. 1987）。事实上，已经有许多临床研究明确显示，在适当的菌斑控制情况下，对于牙周支持组织减少但牙周健康的患者，正畸治疗是不会加重牙周炎症，也不会增加牙周病的复发风险的（Re et al. 2000）。但是，如果在正畸治疗过程中，牙周炎症没有完全控制，那么炎症会加速牙周破坏，导致更多的附着丧失（图58-3）。

在正畸治疗开始之前，患者需要有良好的口腔卫生和牙龈/牙周健康。如果患者的口腔卫生状况欠佳，必须在口腔卫生情况达到要求后，才能开始正畸治疗，并且告知患者，如果炎症控制不佳，会有导致明显的牙周损害的风险，可能会终止正畸治疗。为了确保能够在完全愈合的牙周组织内进行牙移动，正畸治疗不能在牙周治疗完成后的6个月之前开始。在正畸治疗开始之前需要记录患者的依从性和牙周参数，确保只存在浅的探诊深度、少量的牙菌斑并且探诊不出血。

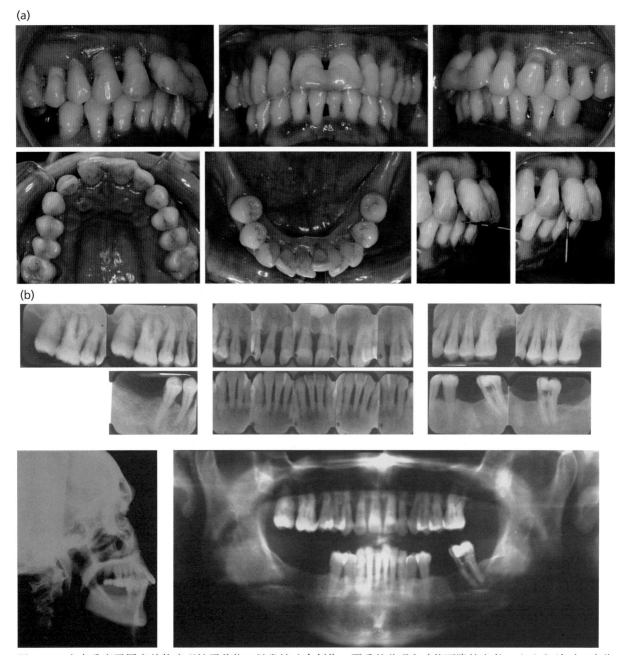

图58-3 患有重度牙周炎并伴病理性牙移位、继发性咬合创伤、严重的美观和功能下降的患者。（a）初诊时口内临床照片。（b）曲面体层片、头颅侧位片和系列根尖片。

正畸（方面的）考量

正畸过程中牙齿移动本身并不会引起附着丧失和牙龈退缩（Wennström 1996）。在颊侧牙龈组织菲薄或者角化龈宽度不足的情况下，唇向牙齿移动会导致骨开裂，牙菌斑或刷牙就会很容易导致附着丧失、牙龈退缩（Wennström 1996; Artun & Krogstad 1987; Coatoam et al. 1981;

Maynard 1987）。在牙龈组织较厚的情况下，唇向的牙齿移动不会引起牙龈退缩（Wennström 1996; Artun & Krogstad 1987; Coatoam et al. 1981; Maynard 1987）。在唇侧牙龈菲薄或者角化龈缺乏的情况下，如果正畸治疗需要移动此处的牙齿或者需要唇向移动牙根，就需要在治疗开始之前，进行膜龈手术增宽和加厚唇侧牙龈。相反，偏唇侧的牙齿舌向移动时，骨开裂的情况可能

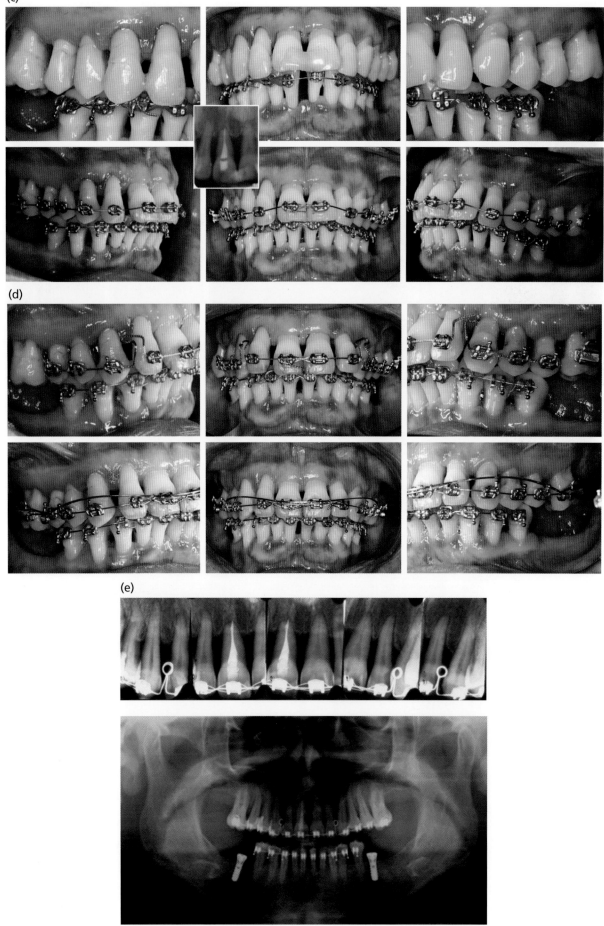

图58-3（续）　（c）正畸治疗过程，粘接下颌矫治器；上颌进行预防性的根管治疗后，粘接矫治器。（d）正畸治疗进展。（e）治疗过程中的系列根尖片及曲面体层片。

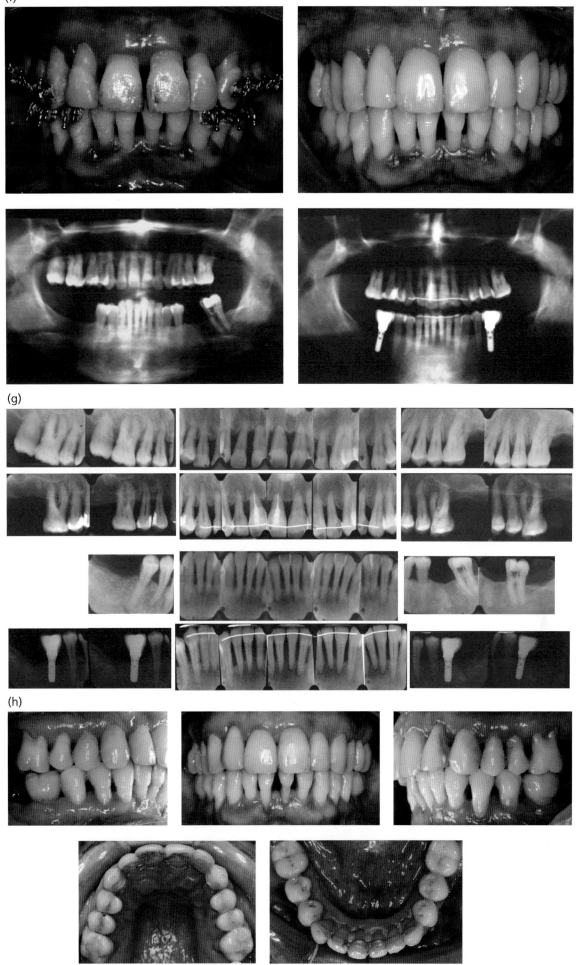

图58-3（续） （f）口内贴面治疗，最初和最终曲面体层片。（g）最初和最终系列根尖片。（h）保持5年后口内临床照片。

会消失，牙龈的厚度会增加（Steiner et al. 1981; Karring et al. 1982; Wennström et al. 1987）。在这些情况下，正畸治疗过程中需要密切监测膜龈情况，正畸治疗中或治疗后需要评价是否有膜龈手术的指征（图58-4）。

一些学者报道，腭中缝融合后（20岁以后）

行上颌快速扩弓时，上颌前磨牙和磨牙区存在牙龈退缩的风险（Graber & Vanarsdall 1994）。类似的，使用慢的轻力可能可以实现牙齿向缺牙区（颊舌向牙槽骨尺寸减小的区域）移动，这个过程取决于牙齿与骨的宽度比；但是有些报道称，即使在最佳情况下，还是可能发生牙

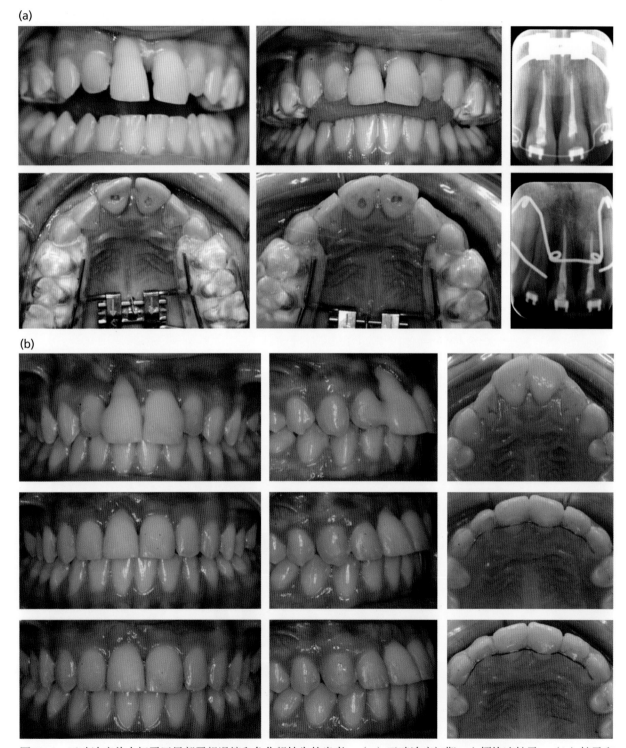

图58-4 正畸治疗前中切牙区局部牙龈退缩和角化龈缺失的患者。（a）正畸治疗初期，上颌快速扩弓。（b）扩弓和内收切牙前，行自体牙龈组织移植。最后的临床口内照显示，通过牙龈移植和牙齿舌向移动后，原本牙龈退缩的根面达到了有效的牙龈覆盖。

龈退缩、骨开裂（Stepovich 1979; Hom & Turley 1984; Pontoriero et al. 1987; Goldberg & Turley 1989; Fuhrmann et al. 1995; Wehrbein et al. 1995）。

　　Goldberg和Turley（1989）研究了正畸关闭上颌第一磨牙缺牙区间隙的牙周情况的变化。他们发现，平均每关闭5.3mm的间隙，会导致上颌第二磨牙处1.2mm的垂直向骨吸收和上颌第二前磨牙处0.6mm的垂直向骨吸收，60%的牙齿的骨吸收≤1.5mm。尽管关闭间隙是第一磨牙缺失的一种可能的治疗方法，但是常会出现附着丧失和间隙复发等并发症。

正畸治疗

　　一旦正畸治疗开始，就需要密切监测牙周病患者是否有任何牙周病复发的迹象，并且需要经常复诊，进行专业的感染控制，具体的复诊需要根据患者的牙周疾病严重程度以及危险因素的情况（吸烟、糖尿病等）来决定。每次复诊都需要监测是否有复发的牙周袋以及牙龈出血情况；如有必要，应该实施适当的牙周手术以及其他辅助治疗（辅助的杀菌剂，如氯己定、氯代十六烷基吡啶即西吡氯铵或酚类化合物等）。

　　牙周组织减少的患者承受矫治力的牙周膜的总面积明显减小，牙齿的阻抗中心向根尖方向移动，导致正畸力矩增大。在这种情况下，正畸治疗需要仔细地计划和监测，以使牙齿发生整体移动而不是倾斜移动（Melsen 1988）。关于正畸矫治器，建议采用最简单的系统，这样可以有利于口腔卫生措施的实施，减少菌斑堆积。有研究表明，虽然只是短期研究，托槽的设计会显著影响牙菌斑的堆积和龈炎（van Gastel et al. 2007）。就此方面来说，自锁托槽或钢丝结扎优于橡皮圈结扎（Turkkahraman et al. 2005; Alves de Souza et al. 2008）。

　　牙周支持能力的减少也意味着不同的支抗要求，在许多情况下，推荐采用骨性支抗例如正畸微型螺钉、微型板、常规的口腔种植体，以更好地控制牙齿的三维方向的运动（图58-5）。

　　在完成正畸治疗后，一旦牙齿达到其最终的位置，就建议患有牙周病的患者永久保持。粘接固定尖牙和切牙是一种常用的保持方式，尽管在一些研究中显示这种舌侧粘接式保持器会对牙周造成不利影响（Pandis et al. 2007; Levin et al. 2008），但是在另一些长期研究中并没有发现牙周状况的改变（Reitan 1969）。在一些严重的病例中，经常会选择两种保持方式同时使用，即在常规的舌侧粘接保持器的基础上将每颗牙齿之间分段固定，弓丝放置在两个相邻牙齿牙冠之间，并在表面覆盖复合树脂。这种情况不推荐使用活动保持器，以避免对牙周病患牙的病理性晃动。

特殊的正畸牙移动

伸长移动（殆向移动）

　　牙齿伸长移动是一种容易达到的牙齿移动方式，可以整平骨边缘、延长临床冠以进行修复治疗，以及伸长断面平齐或者低于牙槽嵴的残根。如果进行牵引的牙齿具有健康的牙周组织，龈缘以及膜龈联合的位置发生改变的概率分别为80%和52.5%（Pikdoken et al. 2009）。实验中也有类似的结果：游离龈和附着龈随牙齿移动的概率分别为80%和90%，但是膜龈联合的位置未发生改变（Berglundh et al. 1991; Kajiyama et al. 1993）。

　　在有骨吸收存在的情况下，牙齿的伸长移动能够消除角形吸收，但是牙周附着水平不会发生改变。这种治疗方法特别适用于牙周再生手术不能获得良好预后的一壁骨袋，而且这样能使余留的结缔组织附着位置移向冠方（Ingber 1974）。Simon等（1980）通过组织学和影像学方法，评估了经过根管治疗的犬的牙齿的伸长移动：2周后，组织学研究显示，在宽度正常的牙周膜中含有未成熟骨或骨样组织的区域，影像学上，这些围绕着牙根的区域呈透射影像，然而到第7周，无论是在组织学上还是在影像学上都表现为正常。

　　对于治疗"无望"的牙齿在种植手术前，行正畸伸长移动，可以冠向移动牙槽嵴，增加牙槽峰顶的牙槽骨数量，这是一种可供选择的用于骨量缺少区域的骨增量方法。Korayem等（2008）近期针对这个问题发表了一篇系统评价，纳入的大部分研究是伸长移动上颌前牙的病例报告或者病例系列研究，因为牙周病导致这些牙齿没有保留价值；所有期刊都报道，在种植区的骨量增加，不管牙槽骨还是软组织都有定性或定量的增加。尽管在不同的研究中正畸方法存在差异，学者们还是提出了治疗指南，建议：（1）使用轻的持续的牵引力，前牙一般为15g，后牙为50g；

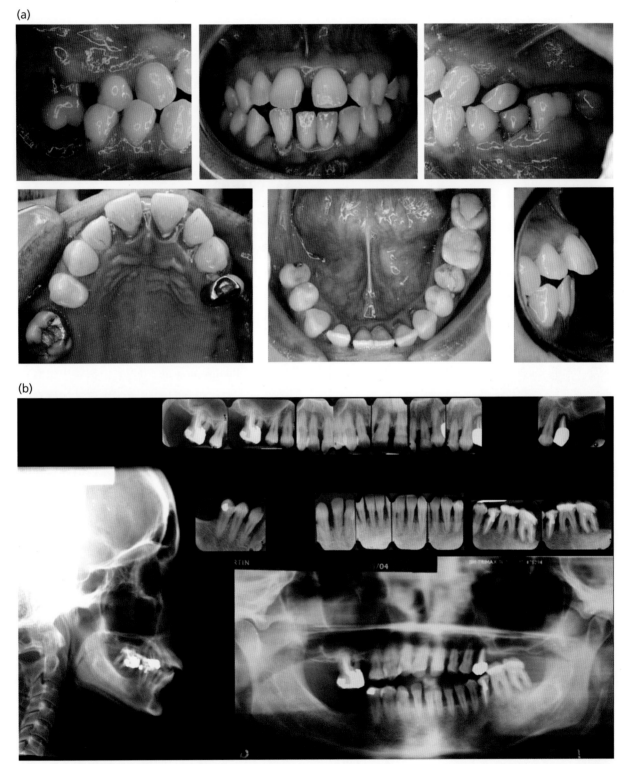

图58-5　伴有病理性牙移位、前牙开𬌗、后牙咬合紊乱的重度牙周炎患者。（a）牙周和正畸治疗前的临床口内照。（b）影像学照片显示严重的骨吸收和后牙咬合紊乱。

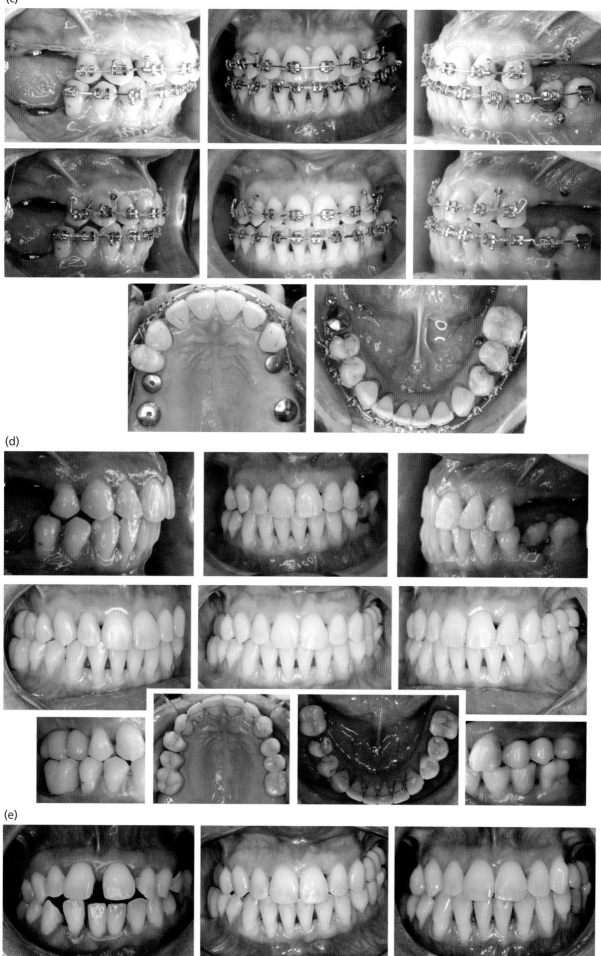

图58-5（续）　（c）使用微种植体作为支抗，完成正畸治疗，后牙采用种植修复。（d）贴面治疗完成最终的保持和美学治疗，种植修复恢复后牙功能。（e）患者治疗前、治疗后和保持3年后的临床口内照。

（2）牵引的速度应保持慢、平稳，一般为不超过2mm/月；（3）牙根的颊向转矩，可能增加牙槽骨的颊舌侧宽度；（4）拔牙前的主动伸长移动后，保持和稳定期应不小于1个月；（5）支抗牙采用稳定弓丝（支抗弓丝）增加支抗，避免邻牙倾斜（图58-6）。

竖直磨牙

与伸长移动相似，正畸竖直向近中倾斜的磨牙可以改善牙槽骨角形吸收处的牙周状况。在这种情况下，牙槽骨的角形吸收仅发生在近中侧，竖直磨牙后角形吸收消失，牙槽嵴顶平齐，但是牙周附着水平不会改变。在这些临床情况中，建议远中向移动牙齿，使牙齿远离缺隙侧，进而伸拉牙周膜的胶原纤维，牙槽嵴顶的表面轮廓变浅（Diedrich 1996）。即使结缔组织的附着水平没有发生改变，但是磨牙新的解剖学位置使探诊深度和冠根比都得到了改善（图58-7）。

如果近中倾斜的牙齿有根分叉病变，正畸牙移动可能会加重牙周病变，除非严格控制感染避免牙周炎症的发展（Burch et al. 1992）。针对这种临床问题，一个可供选择的治疗方式就是先适当治疗根分叉病变（半牙切除术或者分根术），然后在最终修复治疗之前，进行正畸治疗使牙齿的一个或者两个根达到理想位置（Muller et al. 1995）。

穿过皮质骨的正畸牙移动

如果某些区域牙槽骨的颊舌侧宽度不足，将牙齿移动到该区域可能会引起并发症。牙齿移动穿过皮质骨时，牙齿移动速度减慢，而且颊侧和/或舌侧骨开裂的概率增加。为了避免这些不必要的后果，建议在正畸治疗前通过骨增量技术来增加牙槽骨宽度（Diedrich 1996）。

无牙区的牙槽嵴吸收是牙齿拔除后的正常生理过程，缺牙区颊舌向牙槽骨的吸收大部分发生在拔牙后前3个月（Schropp et al. 2003），此后吸收速度减慢，但仍持续存在（Carlsson et al. 1967）。有学者提议将牙齿移动到近期拔牙

的缺牙区以抵消这种吸收过程，形成一个新的缺牙区牙槽嵴。Ostler和Kokich（1994）报道，在20例患者中，正畸牙移动形成了一个新的缺牙区，在4年内牙槽骨吸收<1%。在犬的动物实验中也得出了类似的结果，压力侧（朝向牙槽窝）牙槽骨高度增加，张力侧牙槽骨高度保持不变（Lindskog - Stokland et al. 1993）。

如果牵引力与牙槽嵴平行，并且采用轻力，牙周支持组织减少但是健康的牙齿向缺牙区移动是可能的，牙槽骨吸收很小（Hom & Turley 1984），尽管即使在最理想的条件下，附着丧失和牙槽骨吸收还是可能发生。

研究表明，如果牙齿向颊侧的整体移动穿过了皮质骨，牙齿的颊侧就会没有牙槽骨形成，发生骨开裂（Steiner et al. 1981）。根唇向运动本身不会导致附着丧失和牙龈退缩，但是会导致骨开裂、软组织变薄，这会导致炎症或创伤条件下，附着丧失的抵抗力下降（Wennström 1996）。相反，舌向移动唇侧骨开裂的牙齿会使牙根唇侧新骨形成、软组织变厚（Karring et al. 1982; Wennström et al. 1987）。Wennström（1996）建议对于局部牙龈退缩的牙齿进行正畸治疗，适用于唇侧错位的受累牙，使其向舌侧移动。然而针对以上情况，Pini等（2000）认为应该在正畸治疗前先进行牙龈移植，以防止附着丧失和牙槽骨吸收，因为单纯的根舌向运动是很困难的，在大部分情况下，会发生牙冠的倾斜或者旋转，进而导致牙根颊向运动，进一步加重骨开裂和软组织的丧失。在回顾性临床研究中，Djeu等（2002）没有发现下颌中切牙唇倾与牙龈退缩之间的联系。Artun和Grobety（2001）以及Ruf等（1998）也报道，在儿童中发现类似的结果。然而在成人中，一篇前瞻性研究显示，下颌切牙的过度倾斜（>10°）与牙龈退缩的发生和严重程度有显著的相关性（Artun & Krogstad 1987）。成人正畸治疗后，牙龈退缩加重的主要危险因素是薄型牙龈、角化龈宽度不足、牙龈炎和正畸治疗前存在的牙龈退缩（Melsen & Allais 2005）。正畸治疗后成人下颌中切牙的牙齿倾斜度（>95°）和

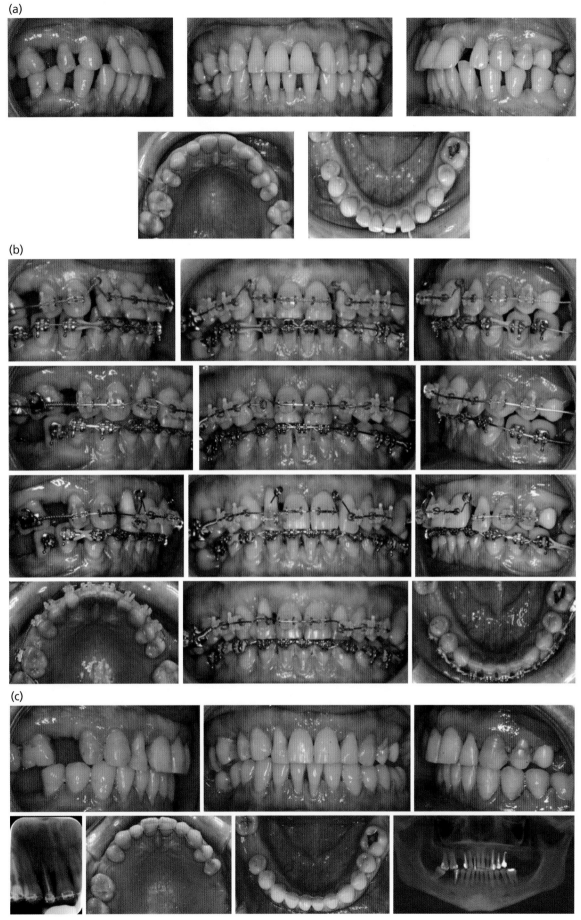

图58-6 伴有牙间隙、病理性牙移动和12预后不佳的慢性重度牙周炎患者。（a）正畸治疗前的口内观。（b）正畸的目的是关闭间隙、分配空间和在种植治疗前对12进行牵引以使牙槽骨和软组织再生。（c）在拔牙和种植之前终止正畸治疗，注意龈缘和邻牙之间的关系。

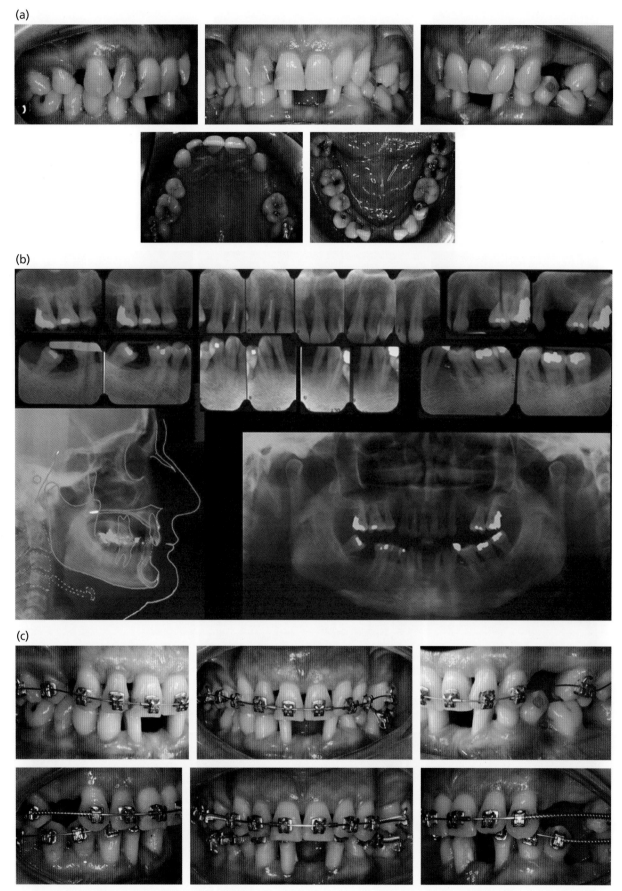

图58-7　伴有局部缺牙和后牙咬合紊乱的慢性重度牙周炎患者。（a）患者开始正畸治疗前的口内观。（b）初诊时的曲面体层片、头颅侧位片和根尖片，显示患者牙槽骨吸收、下颌第一磨牙近中倾斜。（c）正畸治疗的目的是竖直磨牙，在种植治疗前分配空间以利于修复缺牙。

(d)

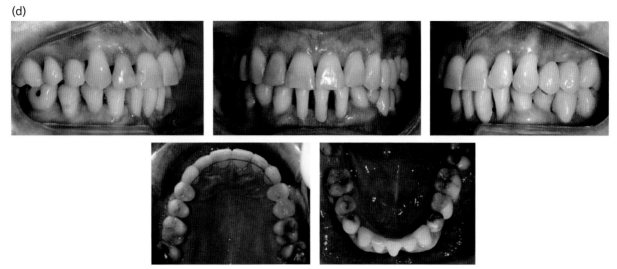

图58-7（续） （d）恢复后牙咬合平面并排齐前牙后，结束正畸治疗，注意下颌第一磨牙的位置。

龈缘的厚度（<0.5mm）与牙龈萎缩的发生有关（Yared et al. 2006）。但是，最近一项关于下颌前突行手术治疗的成年患者的纵向研究发现，尽管下颌切牙存在大量唇倾，但是牙周组织并没有出现不良结果（Ari - Demirkaya & Ilhan 2008）（图58-8）。

压低移动

如果牙周组织没有炎症且牙菌斑控制良好，即使牙周支持组织减小，也可以尝试压低牙齿的方法。Melsen等（1989）推荐，压低牙齿时使用轻力（5~15g/牙），以避免牙根吸收的发生，而这种方法主要是用于牙周支持减少或者冠根比例大的牙齿。对于存在角形吸收和骨内缺损的情况，能否压低牙齿现在还有争议。在犬的实验中，Ericsson等（1977）发现，压低牙齿会导致龈上菌斑转变为龈下菌斑、牙周袋的形成以及牙槽骨的吸收。但是Polson等（1984）表示在没有炎症的情况下，牙齿整体移动到牙槽骨吸收区能使缺损的牙槽骨得到修复，愈合方式为长结合上皮的形成，但是牙周附着水平不会发生改变。在猴子的动物研究，Melsen（1988）的结果却与之矛盾，在牙龈健康的情况下，压低牙齿可以改善

骨缺损，伴随新的结缔组织附着的形成和牙周组织的再生。人的临床实验也显示，在没有炎症的情况下，压低牙齿可改善牙周附着水平（Melsen et al. 1989; Cardaropoli et al. 2001）。

Corrente等（2003）建议，对于前牙的骨下缺损，可以牙周手术和正畸压低相结合，并且报道，通过这种方法，可以达到附着获得和影像学上牙槽骨的增加。类似的，Re等（2004）报道经过压低牙齿的治疗后，牙周病患牙牙龈退缩减少了50%。但是这种牙移动是不可预测的，所以一些学者建议，针对牙槽骨吸收的情况首选牙周组织再生治疗，然后压低牙齿（Diedrich 1996; Re et al. 2002a）。针对不深的环形牙槽骨吸收，可以采用压低牙齿来消除骨缺损。但是针对宽而深的角形吸收，由于不适合直接进行牙周组织再生手术，可以在术前压低牙齿改善缺损的解剖外形（Rabie et al. 2001; Passanezi et al. 2007）（图58-9）。

压低牙齿也可用于排齐伸长的牙齿，使其与邻牙的龈缘相协调，因为伴随着牙齿的压低，膜龈联合和牙龈缘也会向根方移动（Erkan et al. 2007）。

(a)

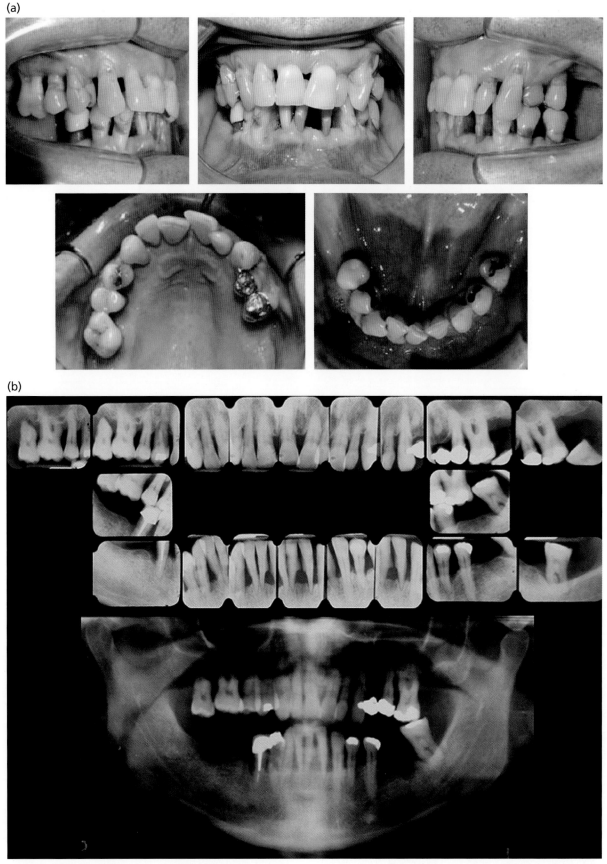

(b)

图58-8　伴有局部牙齿缺失、严重咬合错乱的慢性重度牙周炎患者。（a）牙周治疗后、正畸治疗前的口内观。（b）初诊的曲面体层片和根尖片，显示牙槽骨吸收和牙齿错位。

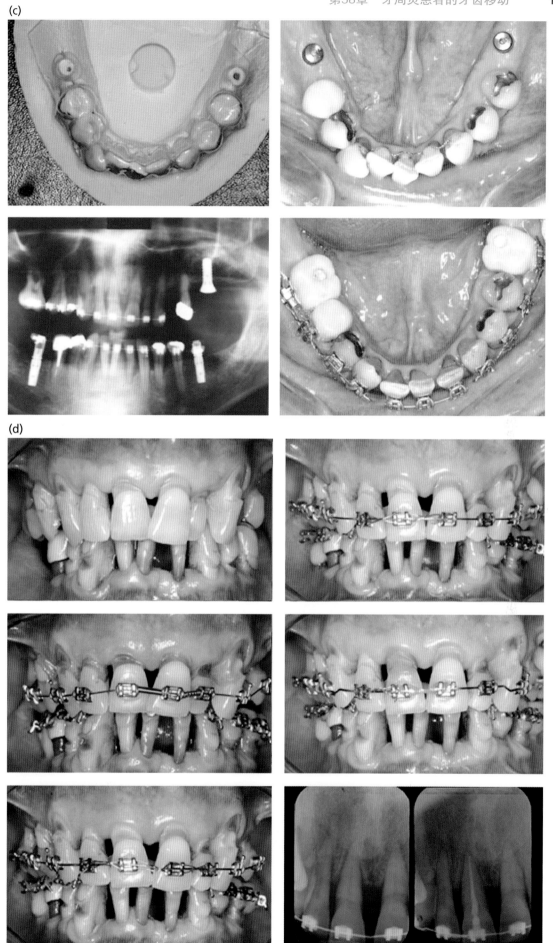

图58-8（续） （c）正畸治疗前。在下颌后段植入种植体，作为正畸过程中牙齿移动的支抗。（d）正畸治疗的目的是排齐牙齿，并且在种植修复下前牙之前分配空间。请注意牙龈退缩和上颌尖牙严重磨损的情况。

(e)

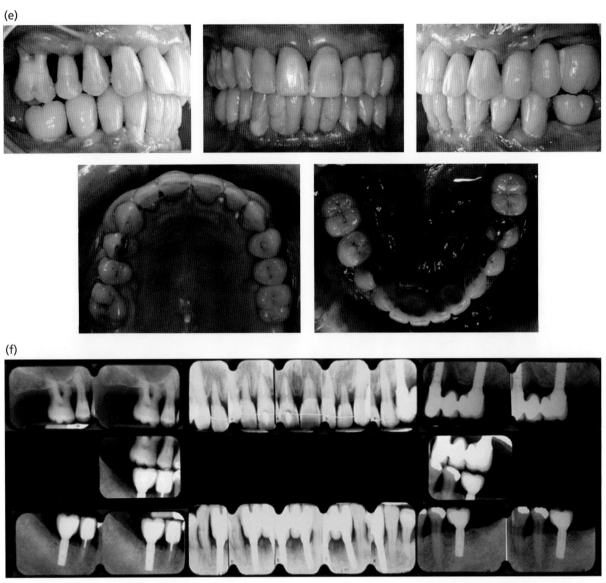

图58-8（续） （e）恢复后牙咬合平面并排齐前牙后结束正畸治疗，请注意通过自体结缔组织移植治疗牙龈退缩，复合树脂贴面充填牙龈乳头退缩的部位。（f）最终的影像学照片，显示稳定的牙槽骨水平和后牙咬合平面的重建。

(a)

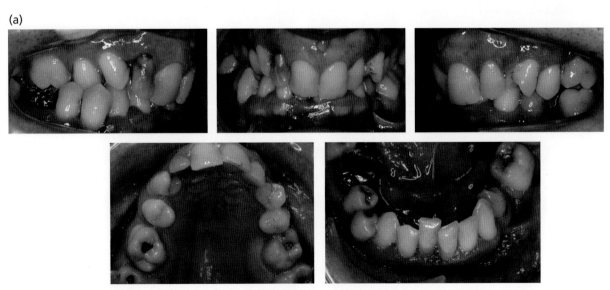

图58-9 患有深覆𬌗的重度牙周炎患者。（a）正畸治疗前口内观。注意后牙咬合紊乱和深覆𬌗。

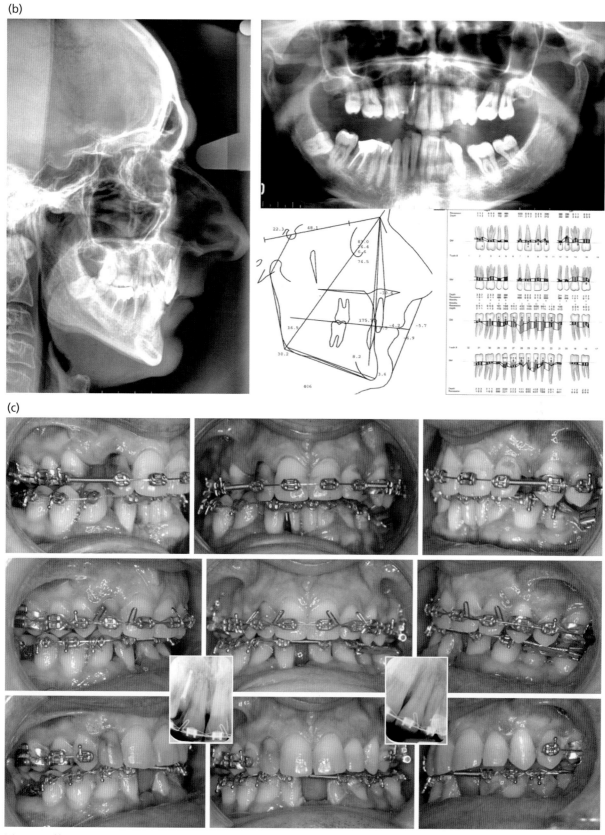

图58-9（续）　（b）初诊的曲面体层片和头颅侧位片，显示牙槽骨吸收。治疗后的牙周表格显示，除了下前牙区域以外的牙周袋深度变浅，41预后不佳。（c）正畸治疗的目标是通过压低上颌牙来排齐上颌。可以注意到正畸治疗牙移动后，侧切牙牙根轻度吸收。

(d)

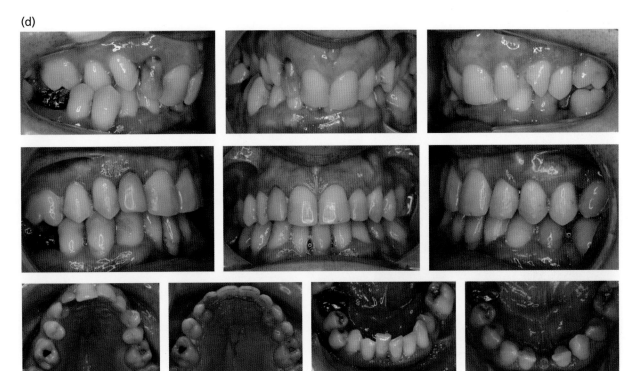

图58-9（续）　（d）排齐上切牙，重建咬合平面后结束正畸治疗。注意通过压低牙齿对深覆殆的治疗效果。

正畸牙移动和牙周再生

针对慢性牙周炎尤其是牙槽骨角形吸收的患者，行牙周再生治疗是很常见的治疗方式。这些手术的目的是在牙周炎破坏后的牙根表面形成一个新的牙周附着。从组织学上来说，牙周组织再生要求在受损根面形成新的牙骨质，并且在新的牙骨质和牙槽骨之间形成结缔组织的附着。研究已经证实了几种牙周手术的治疗效果，例如引导组织再生术（GTR）、植骨术和釉质基质衍生物（EMDs），在近期的几个系统评价中也报道了这些手术治疗的临床疗效（见第45章）。

牙周再生手术的患者需要行正畸治疗时，已经进行了牙周再生的牙齿接受牙移动是否会获得不同的治疗效果或者不期望的结果存在争议（如牙根吸收、牙槽骨吸收和颞下颌关节强直等）。牙周再生手术后，正畸治疗的最佳时机以及将牙齿移动到再生区域的稳定性也有争议。实验研究回答了这些问题，临床研究进一步确认了这些结果。

Diedrich等（1996）进行了一系列的实验后发现，使用可吸收或不可吸收屏障膜可以实现牙周再生，并且随后的正畸治疗不会影响新生牙周组织的结构；随后有一些病例报告证实了这个实验结果，并且显示在正畸治疗中这些牙周组织具有长期稳定性（Stelzel & Flores-de-Jacoby 1995; Efeoglu et al. 1997; Stelzel & Flores-de-Jacoby 1998; Aguirre-Zorzano et al. 1999）。

屏障膜也可用于新鲜的牙槽窝，防止牙槽窝骨壁改建吸收，以保存缺牙区牙槽嵴（Tiefengraber et al. 2002）。当正畸治疗将其他牙齿移动到这个再生区域时，移动可以顺利进行并且没有并发症。屏障膜使用的限制之一是，当缺损的结构不能够提供空间上的支持时，屏障膜会塌陷到缺损区。为了克服这个限制，已经有各种骨移植方法来填补这个缺陷，并为屏障膜提供支持。

在动物实验研究中，已研究了牛来源的异种骨移植处的正畸牙移动情况（Araújo et al. 2001; Kawamoto et al. 2002, 2003; da Silva et al. 2006; Zhang et al. 2006）。Araújo等（2001）证明正畸牙移动是可能的，且不伴有任何并发症。压力侧

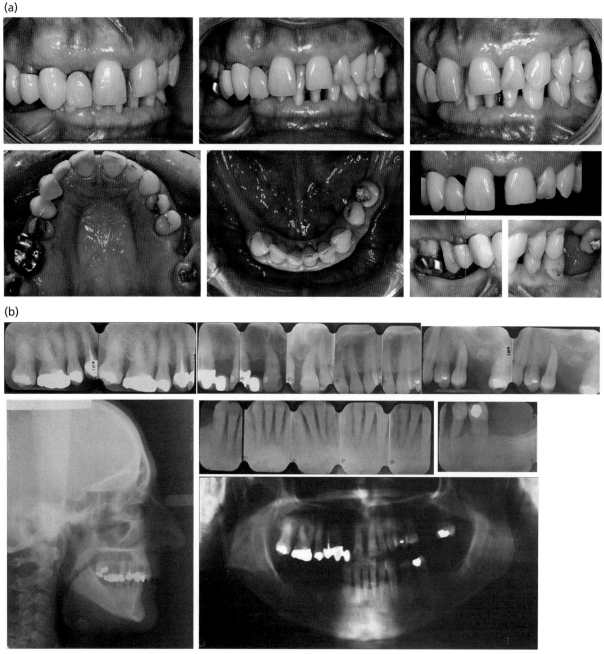

图58-10　伴有严重上颌骨缺损和咬合紊乱的重度慢性牙周炎患者。（a）正畸治疗前的口内观。注意前牙间隙、右侧上颌后牙区重度伸长和缺牙间隙。（b）初诊时曲面体层片、头颅侧位片和根尖片系列，显示牙槽骨吸收以及上颌中切牙、左侧上下颌前磨牙区严重的牙槽骨吸收。

的移植材料发生吸收，而张力侧没有发生吸收，这些结果可以由牙齿移动时破骨细胞活性增强来解释。da Silva等（2006）在根分叉区植入异种骨进行了类似的观察，他们发现，愈合后每颗牙齿或发生了正畸牙移动或保持在原来的位置，发现二者之间，新形成骨的量没有显著差异，均没有牙根吸收的迹象。在大鼠中，使用合成生物材料和生物玻璃也得出了类似的结果（Hossain et al. 1996; Kawamoto et al. 2002; Zhang et al. 2006）。

几个临床病例系列研究了异体、异种骨移植和屏障膜治疗的牙齿进行正畸牙移动的情况，证实了动物实验的结果。这些病例显示，正畸治疗后12~18个月骨水平保持稳定，且没有任何副作用（Yilmaz et al. 2000; Ogihara & Marks 2002; Re et al. 2002b; Naaman et al. 2004; Maeda et al. 2005; Cardaropoli et al. 2006; Ogihara & Marks 2006; Pinheiro et al. 2006）。但是，现在还没有临床实验比较牙周再生手术的牙齿和未行手术的牙齿的

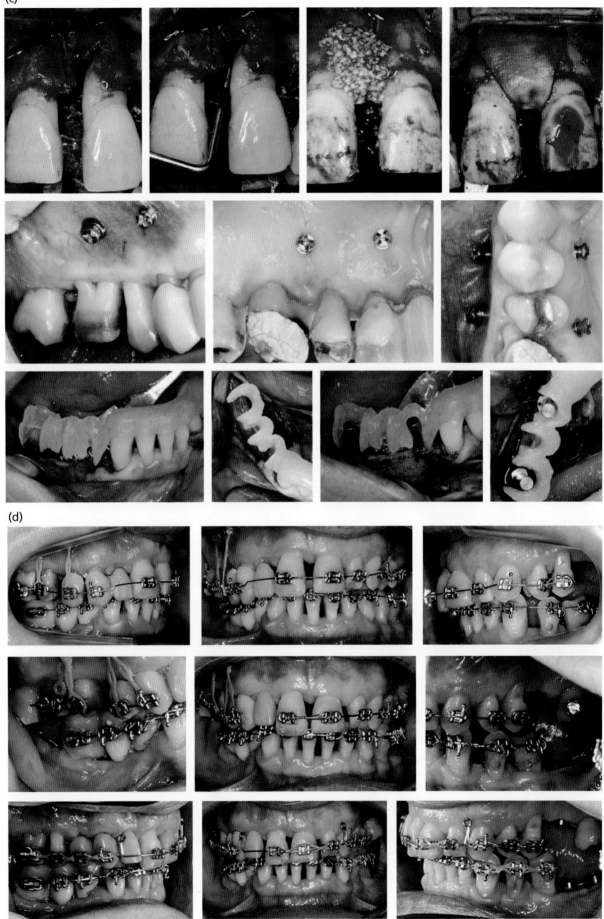

图58-10（续） （c）运用异体骨移植和可吸收的胶原蛋白膜，进行21牙的1～2壁骨袋的牙周再生手术治疗。在下颌后牙区植入种植体作为正畸支抗；类似的，在右侧上颌后牙区植入微螺钉作为压低的支抗。（d）正畸治疗的目的在于排齐右侧上颌后牙段，并关闭间隙，为右侧下颌后牙的种植治疗提供间隙。在牙周再生手术后9个月，行上颌的正畸治疗。

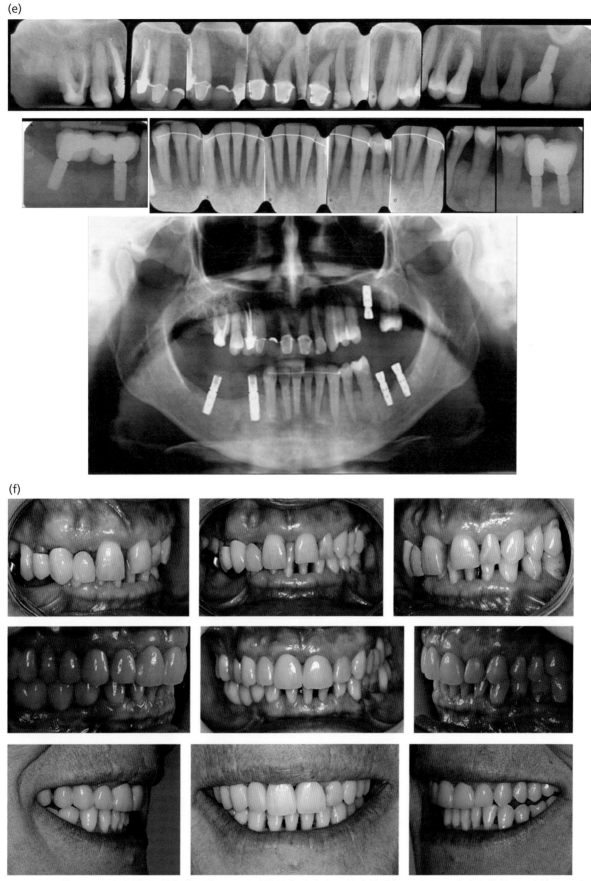

图58-10（续）　（e）最终的影像学图像，显示牙槽骨水平稳定，骨内袋减轻。（f）正畸治疗获得了上颌切牙的排齐和咬合平面的重建。使用全瓷冠进行最终修复。

正畸治疗结果的差别（图58-10）。

在实验研究（Diedrich 1996）和病例报告（Juzanx & Giovannoli 2007）中都证实，经EMDs治疗的牙齿，正畸牙移动顺利。

病理性牙移位

病理性牙移位（Pathologic tooth migration，PTM）是中重度牙周炎患者常见的并发症，也是患者要求正畸治疗的常见原因。它的特点是正常咬合力可以维持牙齿的正常关系。当力发生紊乱时，牙齿位置会明显改变；临床表现为牙齿松动伸长、上前牙扇形散开、前牙间隙和覆𬌗加深

等。30%~55%的牙周病患者会发生病理性牙移位，其病因多样，其中牙周支持组织的破坏可能是其主要因素。对于那些牙周支持力减小的牙齿，非牙长轴方向的力可能会导致牙齿的异常移动。当后牙缺失和牙弓完整性丧失时，咬合力集中在前牙区，后牙咬合塌陷，垂直距离丧失，容易发生牙齿异常移动。唇、颊、舌等软组织的力量也可能会导致牙齿移位，表现为牙齿松动伸长和上前牙扇形散开。

针对这种复杂的解剖和功能病变的治疗，需要多学科联合治疗。先进行完整的牙周治疗以消除牙周组织的感染和炎症，然后进行正畸治疗，并通过种植和/或修复手段恢复牙列缺损的情况

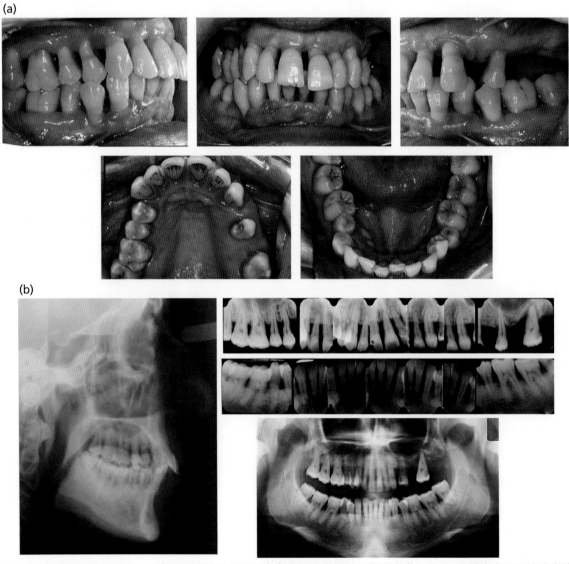

图58-11　伴有病理性牙移位、右侧后牙反𬌗和后牙咬合紊乱的重度慢性牙周炎患者。（a）牙周治疗后正畸治疗前的口内观。（b）影像学图像，显示牙槽骨严重吸收。注意26预后不佳。

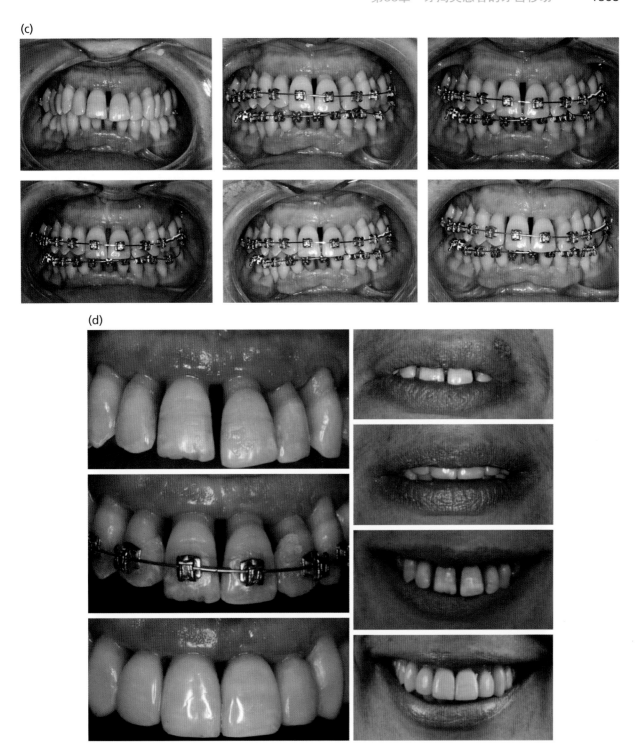

图58-11（续）　　（c）正畸治疗的目的是压低上前牙，排齐牙齿，为左侧上颌最终的种植修复提供空间。（d）通过复合树脂贴面完成最终的保持和美学修复。请注意美学方面的改善以及修复治疗后牙间乳头缺失的情况。

（图58-11）。

美学问题的多学科治疗

　　在牙周病患者的正畸治疗中，发生美学方面的并发症是很常见的，主要是龈乳头丧失、龈缘不齐和严重的牙龈退缩（Kokich 1996; et al. 2010）。据Kurth和Kokich（2001）报道，38%的成人患者正畸治疗后会出现上颌切牙区"黑三角"，可能与牙根角度不当、变异的（divergent）或三角形的牙冠以及牙槽骨吸收有关。Burke等（1994）发现，治疗前牙齿重叠的情况与治疗后上颌中切牙区牙龈乳头丧失有关。牙龈乳头丧失的另一个重要因素是牙槽骨吸收。Tarnow等（1992）发现接触点到牙槽嵴顶的距离与牙龈乳头丧失的情况有关，当距离≤5mm时，牙龈乳头存在的概率为100%；≤6mm时为56%；≥7mm时为27%。当前牙存在重度拥挤和牙槽骨吸收时，正畸治疗的目的不应该仅仅是排齐牙齿，还要减小邻间隙，以压缩软组织形成新的牙龈乳头。在这种情况下，正畸治疗也可以结合修复治疗，以改变接触点的位置，形成牙龈乳头健康的错觉。

上前牙的牙龈缘关系与微笑时的美学有重要关系。牙龈缘的轮廓应该模仿釉牙骨质界的天然解剖形态，由薄的牙龈组织和牙龈乳头充填牙间隙，形成扇形结构。对患有牙周炎的患牙进行正畸治疗时，经常会发生牙龈缘不齐的现象，需要轻微地伸长或者压低使牙龈缘达到正确的位置。伴有明显的龈缘退缩的患者，需要在正畸治疗前进行适当的膜龈手术，以覆盖牙根表面（图58-3，图58-5，图58-11）。

评估牙龈缘不齐、微笑时牙龈暴露程度以及临床牙冠长度之间的关系是很重要的（Kokich 1996）。根据这些情况，需要多种牙周美学手术以及正畸牙齿移动相结合。在某些情况下，需要牵引伸长牙齿并调磨切端；在另一些情况下，需要压低牙齿并重建切端。

在正畸治疗的成年人中，经常可以发现牙龈过度暴露（露龈笑）的问题，引起这个问题的原因包括：上颌骨过度发育、前牙伸长造成深覆𬌗和上前牙牙龈向根方迁移不足。根据病因，行针对性的美学矫正。

如果露龈笑的病因是上前牙的伸长，可以通过压低上前牙解决问题，减轻牙龈过度外露。针对牙龈向根方迁移不足导致的露龈笑，需要通过膜龈切除手术进行矫正。当存在明显的骨性病因时，进行正颌外科手术是唯一的治疗方法。

参考文献

[1] Aguirre-Zorzano, L.A., Bayona, J.M., Remolina, A. *et al.* (1999). Post orthodontic stability of the new attachment achieved by guided tissue regeneration following orthodontic movement: Report of 2 cases. *Quintessence International* **30**, 769–774.

[2] Alves de Souza, R., Borges de Araujo Magnani, M.B., Nouer, D.F. *et al.* (2008). Periodontal and microbiologic evaluation of 2 methods of archwire ligation: Ligature wires and elastomeric rings. *American Journal of Orthodontics and Dentofacial Orthopedics* **134**, 506–512.

[3] Araújo, M.G., Carmagnola, D., Berglundh, T., Thilander, B. & Lindhe, J. (2001). Orthodontic movement in bone defects augmented with Bio-Oss. An experimental study in dogs. *Journal of Clinical Periodontology* **28**, 73–80.

[4] Ari-Demirkaya, A. & Ilhan, I. (2008). Effects of relapse forces on periodontal status of mandibular incisors following orthognathic surgery. *Journal of Periodontology* **79**, 2069–2077.

[5] Artun, J. & Grobety, D. (2001). Periodontal status of mandibular incisors after pronounced orthodontic advancement during adolescence: A follow-up evaluation. *American Journal of Orthodontics and Dentofacial Orthopedics* **119**, 2–10.

[6] Artun, J. & Krogstad, O. (1987). Periodontal status of mandibular incisors following excessive proclination. A study in adults with surgically treated mandibular prognathism. *American Journal of Orthodontics and Dentofacial Orthopedics* **91**, 225–232.

[7] Berglundh, T., Marinello, C.P., Lindhe, J., Thilander, B. & Liljenberg, B. (1991). Periodontal tissue reactions to orthodontic extrusion. An experimental study in the dog. *Journal of Clinical Periodontology* **18**, 330–336.

[8] Boyd, R.L. & Baumrind, S. (1992). Periodontal considerations in the use of bonds or bands on molars in adolescents and adults. *Angle Orthodontist* **62**, 117–126.

[9] Brown, I.S. (1973). The effect of orthodontic therapy on certain types of periodontal defects. I. Clinical findings. *Journal of Periodontology* **44**, 742–756.

[10] Burch, J.G., Bagci, B., Sabulski, D. & Landrum, C. (1992). Periodontal changes in furcations resulting from orthodontic uprighting of mandibular molars. *Quintessence International* **23**, 509–513.

[11] Burke, S., Burch, J.G. & Tetz, J.A. (1994). Incidence and size of pretreatment overlap and posttreatment gingival embrasure space between maxillary central incisors. *American Journal of Orthodontics and Dentofacial Orthopedics* **105**, 506–511.

[12] Cardaropoli, D., Re, S., Corrente, G. & Abundo, R. (2001). Intrusion of migrated incisors with infrabony defects in adult periodontal patients. *American Journal of Orthodontics and Dentofacial Orthopedics* **120**, 671–675; quiz 677.

[13] Cardaropoli, D., Re, S., Manuzzi, W., Gaveglio, L. & Cardaropoli, G. (2006). Bio-Oss collagen and orthodontic movement for the treatment of infrabony defects in the esthetic zone. *International Journal of Periodontics and Restorative Dentistry* **26**, 553–559.

[14] Carlsson, G.E., Bergman, B. & Hedegard, B. (1967). Changes in contour of the maxillary alveolar process under immediate dentures. A longitudinal clinical and x-ray cephalometric study covering 5 years. *Acta Odontologica Scandinavica* **25**, 45–75.

[15] Coatoam, G.W., Behrents, R.G. & Bissada, N.F. (1981). The width of keratinized gingiva during orthodontic treatment: Its significance and impact on periodontal status. *Journal of Periodontology* **52**, 307–313.

[16] Corrente, G., Abundo, R., Re, S., Cardaropoli, D. & Cardaropoli, G. (2003). Orthodontic movement into infrabony defects in patients with advanced periodontal disease: A clinical and

radiological study. *Journal of Periodontology* **74**, 1104–1109.

[17] da Silva, V.C., Cirelli, C.C., Ribeiro, F.S. *et al.* (2006). Orthodontic movement after periodontal regeneration of class ii furcation: A pilot study in dogs. *Journal of Clinical Periodontology* **33**, 440–448.

[18] Diamanti-Kipioti, A., Gusberti, F.A. & Lang, N.P. (1987). Clinical and microbiological effects of fixed orthodontic appliances. *Journal of Clinical Periodontology* **14**, 326–333.

[19] Diedrich, P.R. (1996). Guided tissue regeneration associated with orthodontic therapy. *Seminars in Orthodontics* **2**, 39–45.

[20] Djeu, G., Hayes, C. & Zawaideh, S. (2002). Correlation between mandibular central incisor proclination and gingival recession during fixed appliance therapy. *Angle Orthodontist* **72**, 238–245.

[21] Dolce, C., Malone, J.S. & Wheeler, T.T. (2002). Current concepts in the biology of orthodontic tooth movement. *Seminars in Orthodontics* **8**, 6–12.

[22] Efeoglu, E., Kilic, A.R., Yilmaz, S. & Kucukkeles, N. (1997). Healing of an intrabony defect following guided tissue regeneration and orthodontic treatment–a case report. *Periodontal Clinical Investigations* **19**, 8–13.

[23] Ericsson, I., Thilander, B., Lindhe, J. & Okamoto, H. (1977). The effect of orthodontic tilting movements on the periodontal tissues of infected and non-infected dentitions in dogs. *Journal of Clinical Periodontology* **4**, 278–293.

[24] Erkan, M., Pikdoken, L. & Usumez, S. (2007). Gingival response to mandibular incisor intrusion. *American Journal of Orthodontics and Dentofacial Orthopedics* **132**, 143 e149–113.

[25] Fuhrmann, R.A., Bucker, A. & Diedrich, P.R. (1995). Assessment of alveolar bone loss with high resolution computed tomography. *Journal of Periodontal Research* **30**, 258–263.

[26] Gkantidis, N., Christou, P. & Topouzelis, N. (2010). The orthodontic-periodontic interrelationship in integrated treatment challenges: A systematic review. *Journal of Oral Rehabilation* **37**, 377–390.

[27] Goldberg, D. & Turley, P.K. (1989). Orthodontic space closure of the edentulous maxillary first molar area in adults. *International Journal of Adult Orthodontics and Orthognathic Surgery* **4**, 255–266.

[28] Graber, T.M. & Vanarsdall, R.L. (1994). *Orthodontics: Current Principles and Techniques*, 2nd edn. St. Louis: Mosby, pp. 719–749.

[29] Hom, B.M. & Turley, P.K. (1984). The effects of space closure of the mandibular first molar area in adults. *American Journal of Orthodontics* **85**, 457–469.

[30] Hossain, M.Z., Kyomen, S. & Tanne, K. (1996). Biologic responses of autogenous bone and beta-tricalcium phosphate ceramics transplanted into bone defects to orthodontic forces. *Cleft Palate-Craniofacial Journal* **33**, 277–283.

[31] Huser, M.C., Baehni, P.C. & Lang, R. (1990). Effects of orthodontic bands on microbiologic and clinical parameters. *American Journal of Orthodontics and Dentofacial Orthopedics* **97**, 213–218.

[32] Ingber, J.S. (1974). Forced eruption. I. A method of treating isolated one and two wall infrabony osseous defects-rationale and case report. *Journal of Periodontology* **45**, 199–206.

[33] Juzanx, I. & Giovannoli, L.J. (2007). Kieferorthopädisch verursachter gewebeumbau und parodontale heilung. *Parodontologie* **18**, 203–211.

[34] Kajiyama, K., Murakami, T. & Yokota, S. (1993). Gingival reactions after experimentally induced extrusion of the upper incisors in monkeys. *American Journal of Orthodontics and Dentofacial Orthopedics* **104**, 36–47.

[35] Karring, T., Nyman, S., Thilander, B. & Magnusson, I. (1982). Bone regeneration in orthodontically produced alveolar bone dehiscences. *Journal of Periodontal Research* **17**, 309–315.

[36] Kawamoto, T., Motohashi, N., Kitamura, A. *et al.* (2002). A histological study on experimental tooth movement into bone induced by recombinant human bone morphogenetic protein-2 in beagle dogs. *Cleft Palate-Craniofacial Journal* **39**, 439–448.

[37] Kawamoto, T., Motohashi, N., Kitamura, A. *et al.* (2003). Experimental tooth movement into bone induced by

recombinant human bone morphogenetic protein-2. *Cleft Palate-Craniofacial Journal* **40**, 538–543.

[38] Kokich, V.G. (1996). Esthetics: The orthodontic–periodontic restorative connection. *Seminars in Orthodontics* **2**, 21–30.

[39] Korayem, M., Flores-Mir, C., Nassar, U. & Olfert, K. (2008). Implant site development by orthodontic extrusion. A systematic review. *Angle Orthodontist* **78**, 752–760.

[40] Krishnan, V. & Davidovitch, Z. (2006). The effect of drugs on orthodontic tooth movement. *Orthodontic and Craniofacial Research* **9**, 163–171.

[41] Kurth, J.R. & Kokich, V.G. (2001). Open gingival embrasures after orthodontic treatment in adults: Prevalence and etiology. *American Journal of Orthodontics and Dentofacial Orthopedics* **120**, 116–123.

[42] Levin, L., Samorodnitzky-Naveh, G.R. & Machtei, E.E. (2008). The association of orthodontic treatment and fixed retainers with gingival health. *Journal of Periodontology* **79**, 2087–2092.

[43] Lindskog-Stokland, B., Wennstrom, J.L., Nyman, S. & Thilander, B. (1993). Orthodontic tooth movement into edentulous areas with reduced bone height. An experimental study in the dog. *European Journal of Orthodontics* **15**, 89–96.

[44] Maeda, S., Maeda, Y., Ono, Y., Nakamura, K. & Sasaki, T. (2005). Interdisciplinary treatment of a patient with severe pathologic tooth migration caused by localized aggressive periodontitis. *American Journal of Orthodontics and Dentofacial Orthopedics* **127**, 374–384.

[45] Masella, R.S. & Meister, M. (2006). Current concepts in the biology of orthodontic tooth movement. *American Journal of Orthodontics and Dentofacial Orthopedics* **129**, 458–468.

[46] Maynard, J.G. (1987). The rationale for mucogingival therapy in the child and adolescent. *International Journal of Periodontics and Restorative Dentistry* **7**, 36–51.

[47] Meikle, M.C. (2006). The tissue, cellular, and molecular regulation of orthodontic tooth movement: 100 years after Carl Sandstedt. *European Journal of Orthodontics* **28**, 221–240.

[48] Melsen, B. (1988). Adult orthodontics: Factors differentiating the selection of biomechanics in growing and adult individuals. *International Journal of Adult Orthodontics and Orthognathic Surgery* **3**, 167–177.

[49] Melsen, B. & Allais, D. (2005). Factors of importance for the development of dehiscences during labial movement of mandibular incisors: A retrospective study of adult orthodontic patients. *American Journal of Orthodontics and Dentofacial Orthopedics* **127**, 552–561; quiz 625.

[50] Melsen, B., Agerbaek, N. & Markenstam, G. (1989). Intrusion of incisors in adult patients with marginal bone loss. *American Journal of Orthodontics and Dentofacial Orthopedics* **96**, 232–241.

[51] Muller, H.P., Eger, T. & Lange, D.E. (1995). Management of furcation-involved teeth. A retrospective analysis. *Journal of Clinical Periodontology* **22**, 911–917.

[52] Naaman, N.B., Chaptini, E., Taha, H. & Mokbel, N. (2004). Combined bone grafting and orthodontic treatment of an iatrogenic periodontal defect: A case report with clinical reentry. *Journal of Periodontology* **75**, 316–321.

[53] Ogihara, S. & Marks, M.H. (2002). Alveolar bone upper growth in furcation area using a combined orthodontic-regenerative therapy: A case report. *Journal of Periodontology* **73**, 1522–1527.

[54] Ogihara, S. & Marks, M.H. (2006). Enhancing the regenerative potential of guided tissue regeneration to treat an intrabony defect and adjacent ridge deformity by orthodontic extrusive force. *Journal of Periodontology* **77**, 2093–2100.

[55] Ostler, M.S. & Kokich, V.G. (1994). Alveolar ridge changes in patients congenitally missing mandibular second premolars. *Journal of Prosthetic Dentistry* **71**, 144–149.

[56] Pandis, N., Vlahopoulos, K., Madianos, P. & Eliades, T. (2007). Long-term periodontal status of patients with mandibular lingual fixed retention. *European Journal of Orthodontics* **29**, 471–476.

[57] Passanezi, E., Janson, M., Janson, G. *et al.* (2007). Interdisciplinary treatment of localized juvenile periodontitis: A new perspective

to an old problem. *American Journal of Orthodontics and Dentofacial Orthopedics* **131**, 268–276.

[58] Pikdoken, L., Erkan, M. & Usumez, S. (2009). Gingival response to mandibular incisor extrusion. *American Journal of Orthodontics and Dentofacial Orthopedics* **135**, 432 e431–436; discussion 432–433.

[59] Pinheiro, M.L., Moreira, T.C. & Feres-Filho, E.J. (2006). Guided bone regeneration of a pronounced gingivo-alveolar cleft due to orthodontic space closure. *Journal of Periodontology* **77**, 1091–1095.

[60] Pini Prato, G., Baccetti, T., Giorgetti, R., Agudio, G. & Cortellini, P. (2000). Mucogingival interceptive surgery of buccally-erupted premolars in patients scheduled for orthodontic treatment. II. Surgically treated versus nonsurgically treated cases. *Journal of Periodontology* **71**, 182–187.

[61] Polson, A., Caton, J., Polson, A.P. *et al.* (1984). Periodontal response after tooth movement into intrabony defects. *Journal of Periodontology* **55**, 197–202.

[62] Pontoriero, R., Celenza, F., Jr., Ricci, G. & Carnevale, G. (1987). Rapid extrusion with fiber resection: A combined orthodontic-periodontic treatment modality. *International Journal of Periodontics and Restorative Dentistry* **7**, 30–43.

[63] Rabie, A.B., Zhao, Z., Shen, G. *et al.* (2001). Osteogenesis in the glenoid fossa in response to mandibular advancement. *American Journal of Orthodontics and Dentofacial Orthopedics* **119**, 390–400.

[64] Re, S., Corrente, G., Abundo, R. & Cardaropoli, D. (2000). Orthodontic treatment in periodontally compromised patients: 12-year report. *International Journal of Periodontics and Restorative Dentistry* **20**, 31–39.

[65] Re, S., Corrente, G., Abundo, R. & Cardaropoli, D. (2002a). The use of orthodontic intrusive movement to reduce infrabony pockets in adult periodontal patients: A case report. *International Journal of Periodontics and Restorative Dentistry* **22**, 365–371.

[66] Re, S., Corrente, G., Abundo, R. & Cardaropoli, D. (2002b). Orthodontic movement into bone defects augmented with bovine bone mineral and fibrin sealer: A reentry case report. *International Journal of Periodontics and Restorative Dentistry* **22**, 138–145.

[67] Re, S., Cardaropoli, D., Abundo, R. & Corrente, G. (2004). Reduction of gingival recession following orthodontic intrusion in periodontally compromised patients. *Orthodontics and Craniofacial Research* **7**, 35–39.

[68] Reitan, K. (1969). Principles of retention and avoidance of posttreatment relapse. *American Journal of Orthodontics* **55**, 776–790.

[69] Ristic, M., Vlahovic Svabic, M., Sasic, M. & Zelic, O. (2007). Clinical and microbiological effects of fixed orthodontic appliances on periodontal tissues in adolescents. *Orthodontics and Craniofacial Research* **10**, 187–195.

[70] Ruf, S., Hansen, K. & Pancherz, H. (1998). Does orthodontic proclination of lower incisors in children and adolescents cause gingival recession? *American Journal of Orthodontics and Dentofacial Orthopedics* **114**, 100–106.

[71] Sanders, N.L. (1999). Evidence-based care in orthodontics and periodontics: A review of the literature. *Journal of the American Dental Association* **130**, 521–527.

[72] Schropp, L., Wenzel, A., Kostopoulos, L. & Karring, T. (2003). Bone healing and soft tissue contour changes following single-tooth extraction: a clinical and radiographic 12-month prospective study. *International Journal of Periodontics and Restorative Dentistry* **23**, 313–323.

[73] Simon, J.H., Lythgoe, J.B. & Torabinejad, M. (1980). Clinical and histologic evaluation of extruded endodontically treated teeth in dogs. *Oral Surgery, Oral Medicine, Oral Pathology* **50**, 361–371.

[74] Sinclair, P.M., Berry, C.W., Bennett, C.L. & Israelson, H. (1987). Changes in gingiva and gingival flora with bonding and banding. *Angle Orthodontist* **57**, 271–278.

[75] Steiner, G.G., Pearson, J.K. & Ainamo, J. (1981). Changes of the marginal periodontium as a result of labial tooth movement in monkeys. *Journal of Periodontology* **52**, 314–320.

[76] Stelzel, M. & Flores-de-Jacoby, L. (1995). [The GTR technic within the framework of combined periodontal-orthodontic treatments. A case report.] *Fortschritte der Kieferorthopädie* **56**, 347–352.

[77] Stelzel, M.J. & Flores-de-Jacoby, L. (1998). Guided tissue regeneration in a combined periodontal and orthodontic treatment: A case report. *International Journal of Periodontics and Restorative Dentistry* **18**, 189–195.

[78] Stepovich, M.L. (1979). A clinical study on closing edentulous spaces in the mandible. *Angle Orthodontist* **49**, 227–233.

[79] Tarnow, D.P., Magner, A.W. & Fletcher, P. (1992). The effect of the distance from the contact point to the crest of bone on the presence or absence of the interproximal dental papilla. *Journal of Periodontology* **63**, 995–996.

[80] Tiefengraber, J., Diedrich, P., Fritz, U. & Lantos, P. (2002). Orthodontic space closure in combination with membrane supported healing of extraction sockets (MHE) a pilot study. *Journal of Orofacial Orthopedics* **63**, 422–428.

[81] Turkkahraman, H., Sayin, M.O., Bozkurt, F.Y. *et al.* (2005). Archwire ligation techniques, microbial colonization, and periodontal status in orthodontically treated patients. *Angle Orthodontist* **75**, 231–236.

[82] van Gastel, J., Quirynen, M., Teughels, W., Coucke, W. & Carels, C. (2007). Influence of bracket design on microbial and periodontal parameters *in vivo*. *Journal of Clinical Periodontology* **34**, 423–-431.

[83] van Gastel, J., Quirynen, M., Teughels, W., Coucke, W. & Carels, C. (2008). Longitudinal changes in microbiology and clinical periodontal variables after placement of fixed orthodontic appliances. *Journal of Periodontology* **79**, 2078–2086.

[84] Wehrbein, H., Fuhrmann, R.A. & Diedrich, P.R. (1995). Human histologic tissue response after long-term orthodontic tooth movement. *American Journal of Orthodontics and Dentofacial Orthopedics* **107**, 360–371.

[85] Wennström, J.L. (1996). Mucogingival considerations in orthodontic treatment. *Seminars in Orthodontics* **2**, 46–54.

[86] Wennström, J.L., Lindhe, J., Sinclair, F. & Thilander, B. (1987). Some periodontal tissue reactions to orthodontic tooth movement in monkeys. *Journal of Clinical Periodontology* **14**, 121–129.

[87] Wise, G.E. & King, G.J. (2008) Mechanisms of tooth eruption and orthodontic tooth movement. *Journal of Dental Research* **87**, 414–434.

[88] Yared, K.F., Zenobio, E.G. & Pacheco, W. (2006). Periodontal status of mandibular central incisors after orthodontic proclination in adults. *American Journal of Orthodontics and Dentofacial Orthopedics* **130**, 6 e1–8.

[89] Yilmaz, S., Kilic, A.R., Keles, A. & Efeoglu, E. (2000). Reconstruction of an alveolar cleft for orthodontic tooth movement. *American Journal of Orthodontics and Dentofacial Orthopedics* **117**, 156–163.

[90] Zhang, J., Fan, F.Y., Wang, X.X., Xing, D.Y. & Wang, S.L. (2006). [Effect of bioactive glass filling defective alveolar bone on tooth movement]. *Zhonghua Kou Qiang Yi Xue Za Zhi* **41**, 92–93.

第59章

正畸种植支抗
Implants Used for Orthodontic Anchorage

Marc A. Schätzle[1], Niklaus P. Lang[1,2]

[1]Clinic of Orthodontics and Pediatric Dentistry, Center of Dental Medicine, University of Zurich, Zurich, Switzerland
[2]Department of Periodontology, School of Dental Medicine, University of Berne, Berne, Switzerland

前言

支抗在口腔正畸学中是主要限制因素之一，支抗的控制对正畸治疗的成功至关重要。"正畸支抗"的概念最早由Angle（1907）提出，随后Ottofy（1923）进行了定义。牙齿移动过程中，某些解剖结构对抗牙齿移位的本质和程度即正畸支抗。正畸支抗的原理可用牛顿第三定律（1687）解释，即任何一个施加的力都会产生一个大小相等但方向相反的反作用力。然而直到今天，施加的力与引起的牙齿移动的速率之间的确切关系仍不清楚（Ren et al. 2003）。尽管如此，在正畸治疗中仍必须对这种交互效应进行评估和控制。

正畸支抗与牙齿生物学支抗的质量相关，其受多种因素的影响，如可供牙周附着的牙根表面的大小、牙周附着高度、牙槽骨密度和结构、牙

周组织代谢率、肌肉活动、咬合力、颅面形态学以及预计的牙齿移动类型（Diedrich 1993）。一般来说，当牙齿受力时，每颗牙齿不仅有其特有的支抗潜力，而且会有移动倾向。当牙齿作为支抗时，支抗单位不适当地移动可能导致治疗时间延长以及不可预料或不理想的结果。

为了最大限度地增加牙齿支抗，可能会使用一些技术比如差异力矩（differential torque）（Burstone 1982），即将支抗牙的牙根移动至颊侧皮质骨（Ricketts 1976），使磨牙向远中倾斜（Tweed 1941; Begg & Kesling 1977）。如果牙周支抗不足以获得预期的治疗目标，那么可能需要增加口内和／或口外支抗以避免副作用。在这些支抗中，口外支抗（Kingsley 1880）和颌间支抗（Stewart et al. 1978）是最常见的支抗装置。在正畸治疗中，虽然牙齿是最常作为支抗的解剖结构，但是其他结构，比如牙龈或牙周软组织（借助于基托或唇挡）（Nevant et al. 1991; Osborn et al. 1991, Grossen & Ingervall 1995; Ferro et al. 2004）、下颌舌侧牙槽骨、枕骨以及颈部也可以起到支抗作用。

但是，口外和口内力的附加支抗容易看见并影响美观，也依赖患者配合（Nanda & Kierl 1992），这种方式可能还存在发生一些不良反应的风险，如咬合面倾斜、前突、下颌切牙牙龈退缩以及牙齿伸长等。

由于种植体、微型螺纹钉以及固连的牙齿是直接与骨相连的，不存在正常的牙周膜，因此，当施加轻中度力时，它们不会移动（Melsen & Lang 2001; Hsieh et al. 2008; Wehrbein & Göllner 2009），所以称为"绝对支抗"，它们不需要患者的配合。

种植体作为正畸支抗的发展

1945年Gainsforth和Higley首次尝试了骨性支抗，将钴铬钼合金螺钉和不锈钢丝植入犬的下颌骨升支，并在种植钉和上颌弓丝牵引钩之间使用橡皮圈牵引，通过即刻正畸负荷使尖牙向远中倾斜或内收（图59-1）。虽然作者没有描述感染的情况，但是正畸失败的原因可能与感染、缺乏抗生素以及种植钉早期动态负荷有关。在两只动物中，尽管发现使用基骨作为支抗能够完成小范围牙齿移动，但正畸力有效维持时间不超过31天。

此后，骨支抗系统逐渐从两个方向发展。

一是源于口腔颌面外科的正颌手术的固定技术。Creekmore和Eklund（1983）最早使用钴铬钼合金螺钉治疗深覆𬌗的患者，将螺钉植入前鼻棘中，10天后，通过弹力线压低上中切牙。此后，Kanomi（1997）报道了一种专为正畸设计的微型螺钉。

二是源于种植牙科。Linkow（1969）使用叶状种植体作为支抗内收牙齿，但没有报道其远期效果。之后，出现了骨内种植体作为正畸支抗（Ödman et al. 1988; Shapiro & Kokich 1988; Ödman et al. 1994）。在各种动物研究中显示，骨结合钛种植体在正畸负荷下能够保持位置稳定，因此可以作为正畸支抗（Turley et al. 1980; Roberts et al. 1984; Turley et al. 1988; Roberts et al. 1989; Wehrbein & Dietrich 1993; Wehrbein 1994; Wehrbein et al. 1998; De Pauw et al. 1999; Majzoub et al. 1999）（图59-2）。此后，随之出现了磨牙后区（Roberts et al. 1990）和上颌腭侧（Triaca et al. 1992; Wehrbein et al. 1996a）特别设计的种植体。这两种种植体可作为直接或间接支抗使用，下文会有所描述。

从临床角度看，需要注意，种植体是作为临时支抗装置（temporary anchorage devices, TADs）（Daskalogiannakis 2000）或此后作为桥基牙的；这就决定了种植体的植入位点、种植体类型和尺寸以及正畸支抗的类型。此外，特别值得注意的是，随着患者年龄的增长，在生长期患者的这些装置需要更换。而在这些病例中，只有TADs适用。

修复种植体作为正畸支抗

作为正畸支抗的修复种植体的植入位置取决于此后种植体作为桥基牙的应用。种植体的长度和直径取决于后期的修复体。但是，种植体在牙槽突中的位置和数量，与正畸治疗后预期的牙齿的位置和空间有关。

在正畸治疗前可能较难确定修复种植体的位置，尤其是治疗中牙齿向着种植体或反方向移动

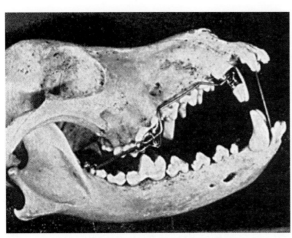

图59-1　使用钴铬钼合金螺钉支抗的正畸矫治器（来源：Gainsforth & Higley 1945。已征得Elsevier许可）。

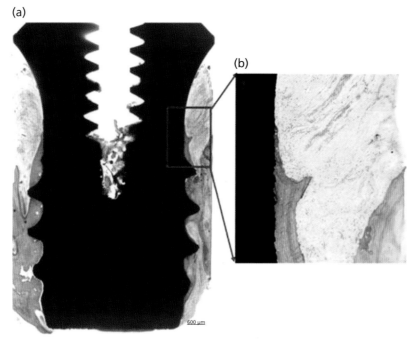

图59-2　（a）第二代腭侧移植种植体的组织学（4.1 mm × 4.2 mm；甲苯胺蓝染色；原放大倍数×16）。（b）在种植体体部SLA的微粗糙表面和穿黏膜颈部的光滑切割表面的连接处的骨边缘（放大，染色：甲苯胺蓝，原放大倍数×100）（来源: Jung et al. 2011a。征得Springer Science和Business Media许可使用）。

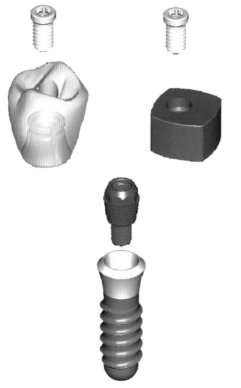

图59-3　正畸治疗后用于修复的口腔种植体零件装配示意图。

划，确定需要修复重建的牙齿的种植体的准确位置（Smalley 1995; Smalley & Blanco 1995）。临床医生通过诊断蜡型制作出塑料导板，确定种植体的大致位置。因此，必须从原始模型准确复制工作模的牙齿和基台，基台可以辅助确定种植体位置。

正畸附件可以是临时冠，也可以是预制的基台（图59-3，图59-4，图59-7）。正畸矫治力作用在种植体上部结构上，随后力和力矩直接传递至种植体和其相邻的牙槽骨上（直接种植支抗）。

种植支抗受力后的骨变化

种植体不仅应达到稳定的口腔修复，在正畸治疗期间还需要承受施加的压力和应力。正畸负荷对口腔种植体周围骨的影响是值得关注的，因为所施加的力不能对种植体周围骨产生负面的影响，进而影响其作为修复基牙的预后。但是，负荷过程中经常会出现种植体周围骨代谢加强（Gotfredsen et al. 2001; Melsen 2001; Melsen & Lang 2001; Trisi & Rebaudi 2002）。有报道称局部应力对种植体周围骨组织的生物活性有显著影响。正畸力和咬合力之间有着本质的差异，正畸

时。这种情况下，必须先预测治疗结果才能够确定种植体的大致位置、修复后牙冠与桥体的正确尺寸。为了使种植体能够作为正畸支抗，并应用于后期的修复治疗中，需要在正畸治疗前做出计

(a)

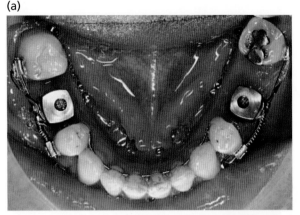

(b)

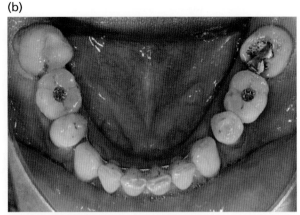

图59-4　用作正畸支抗和修复重建的口腔种植体。（a）预制基台作为支抗单位。（b）正畸治疗之后，使用口腔种植体重建35和45（P. Göllner和T. Liechti, Berne友情提供）。

表59-1　牙槽骨骨组织代谢特性与所施加的应力等级的关系

应力值	骨沉积表面积百分比	静息（稳态）骨表面积百分比	骨吸收表面积百分比
>6700微应力			
均值	16.4	21.2	51.5
95% 可信区间	11～22	16～26	42～62
3400～6600微应力			
均值	62.7	16.9	5.0
95%可信区间	56～70	12～22	1～9
<3300微应力			
均值	20.9	61.9	43.5
95%可信区间	15～29	56～68	34～53

来源：Melsen & Lang（2001）

力是连续的、水平的，咬合力是不连续的，并且主要是垂直于种植体或牙齿。

在猴子中植入专门设计的口腔种植体并施加连续的负荷（Melsen & Lang 2001）（表59-1），11周后，没有种植体出现骨结合的丧失，但发现负荷对种植体附近的牙槽骨的代谢有显著影响。研究发现，当应力值在3400～6600微应力之间时，骨沉积最常见。其他一些研究也证实，施加的正畸力会引起骨沉积或骨密度增高，而不是种植体周围骨丧失（Roberts et al. 1984; Wehrbein & Diedrich 1993; Asikainen et al. 1997; Akin-Nergiz et al. 1998）。

但是，有限元分析显示不是所有的应力能被长期耐受。高应力值（>6700微应力）时，在骨沉积和骨吸收之间会出现一负平衡（Melsen & Lang 2001）。一项用猴子做模型的研究表明，在为期18个月的观察期间，对种植体施加一个横向过大的负荷，8颗种植体中有6颗出现失败（Isidor 1996）。在另一项以犬为研究对象的研究中也得出类似的结果（Hsieh et al. 2008）。对种植体施加一个轻的连续的正畸矫治力（100～200g），在整个研究期间种植体都保持稳定并且在6个月内没有发生移动。但是，当对种植体施加>500g的力时，3个月后种植体就出现倾斜移动，6个月后种植体的移动程度更大（图59-5，图59-6）。虽然种植体发生了移动，但是仍保持其稳定性。影像学检查在牙槽嵴顶和种植体周围未见明显的牙槽骨吸收。可控的、连续的力的施加可能是导致种植体周围连续骨形成或种植体移位的重要因素。

种植体倾斜可能是对应力的结构上的适应性变化（Frost 1987）。受到强应力负荷时可能出现编织骨形成，这代表了骨微裂修复的生理过程（Burr et al. 1989; Jee & Li 1990; Melsen 1999）。在长时间高应力作用下，种植体发生移位，其原因可能是正畸过程中骨小梁发生折裂并自行重建。有假说认为是植体周围松质骨的疲劳损伤造成的。如果破坏超过修复，种植体可能会继续移动，从而使移位变得明显（Hsieh et al. 2008）。

在长时间低中度正畸负荷下，即使骨结合种植体被认为可能是绝对不动的（Turley et al. 1980; Roberts et al. 1984; Turley et al. 1988; Roberts et al.

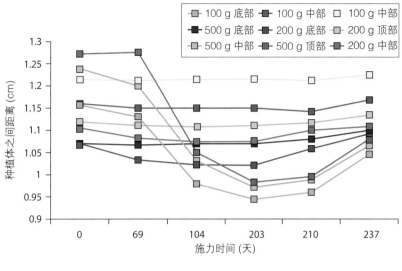

图59-5 对两种种植体分别施加100g、200g和500g力且施加时间不同，测量两种植体之间距离改变的情况（来源：Hsieh等2008。再现征得John Wiley & Sons的许可）。

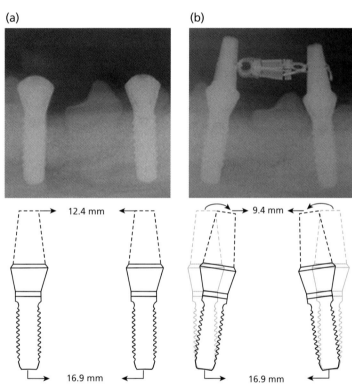

图59-6 X线片和示意图，显示500g拉力负荷6个月后种植体位置的改变（来源：Hsieh et al. 2008。再现征得John Wiley & Sons许可）。

1989; Wehrbein & Dietrich 1993; Wehrbein 1994; Wehrbein et al. 1998; De Pauw et al. 1999; Majzoub et al. 1999），但是如果施加的力超出生理适应的某一临界值，那么种植体周围骨的生物反应的负平衡可能导致此前顺利植入且无边缘骨缺失的种植体出现移位。因此，由于周围环境的强负荷刺激引发的生物反应，骨内种植体并不是在所有情况下都是完全"稳定的"或"骨粘连的"支抗（Isidor 1996; Melsen & Lang 2001; Hsieh et al. 2008）。

口腔种植支抗的适应证

口腔修复种植体作为正畸支抗的适应证包括：伴牙齿错位的牙列缺损的成年患者，纠正牙齿的伸长、低位或倾斜；内收前突的前牙或减少牙齿之间间隙而内收前牙；改善缺牙间隙中牙齿的位置（图59-7）。口腔修复种植体也可以被用作单颗牙或全牙列错𬌗畸形的矫正。

在整个过程中最重要的因素是跨学科交流和计划。对于正畸医生、牙周医生以及修复医生而言，最重要的是在计划和治疗过程中成为紧密

(a)

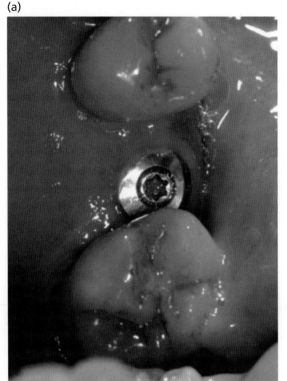

(b)

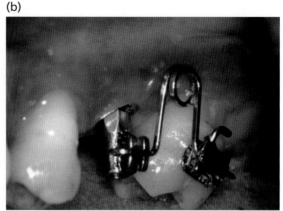

图59-7　（a）代替26的口腔种植体植入3个月后的
殆面观。27近中倾斜，使牙齿26不可能实现修复重
建。（b）放入基台后，种植体作为支抗竖直27，从
而为26单冠的修复提供了足够的空间。

(a)

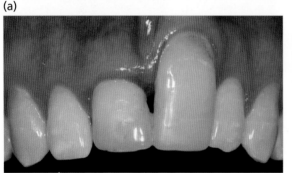

(b)

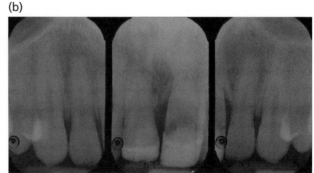

图59-8　（a）21外伤后固连并在几年内逐步采用树脂修复。21没有随着牙槽骨的发育而产生变化。（b）21创伤后6
年随访的影像学资料显示，牙槽骨发育而牙齿出现根骨粘连。

合作的团队，以达到最理想的治疗效果（Kokich
1996）。

发育期正畸患者的口腔种植支抗修复体

在临床（Ödman et al. 1988；Thilander et
al. 1994, 1999）和动物中（Ödman et al. 1991；
Thilander et al. 1992；Sennerby et al. 1993）都研究
了口腔修复种植体在正在发育的个体中的使用情
况。像粘连牙一样（图59-8），口腔种植体不能
随着邻牙的持续萌出以及牙槽骨的发育变化而变
化（图59-9）。

此外，在颌骨生长过程中，骨结合种植体在

所有方向都不会出现位置改变（Thilander et al.
1994；Iseri & Solow 1996），这会影响周围骨结构
和邻牙的发育，导致后期出现单颗种植体的低咬
合（Bernard et al. 2004）。多个研究对有剩余生长
潜力的青少年采取种植治疗的效果进行了探讨，
发现美观效果不佳，特别是前牙区的种植修复。

然而，针对因咬合创伤或发育不全导致的前
牙间隙的患者，骨性支抗可以用于辅助治疗（图
59-10，图59-11）（Göllner et al. 2009a），如间
隙保持器、粘接桥（Marinello et al. 1988）、自体
牙移植（Paulsen & Andreasen 1998；Czochrowska
et al. 2000）或正畸关闭间隙（Czochrowska et al.

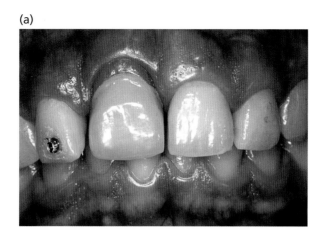

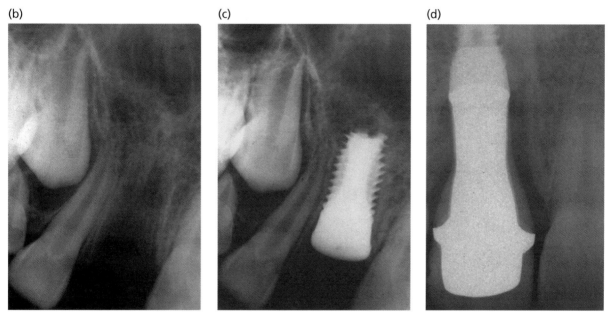

图59-9 （a）9岁的生长发育期的患者口内过早植入种植体。种植体并未随着牙槽骨生长发育而发生变化，导致青春期后需要多次更换（3×）修复体，并且美观效果仍不满意。X线片显示：（b）9岁时继发性殆创伤导致11缺失；（c）种植体植入正在发育的上颌骨中；（d）种植体植入9年后以及第三次单冠修复的情况（G.E. Salvi, Berne友情提供）。

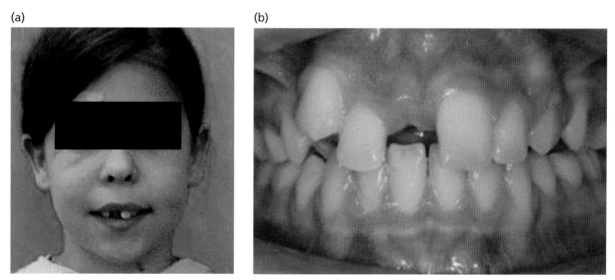

图59-10 （a）正面观。（b）由于创伤导致牙齿11缺失后的患者口内正面观（资料来源：Göllner. 2009a。经过John Wiley & Sons许可）。

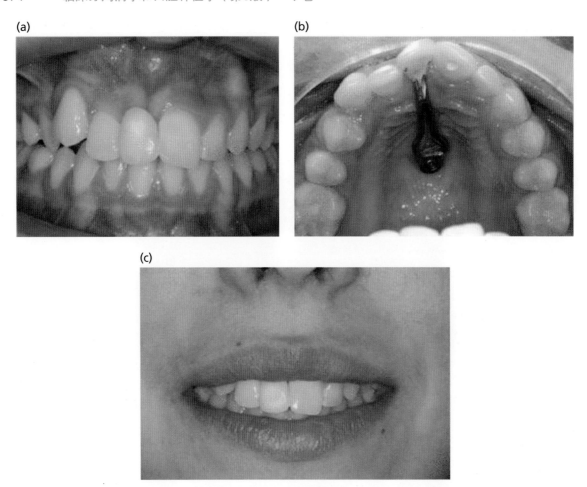

图59-11　与图59-10为同一患者。（a，b）口内和（c）口外观显示一种新的通过腭侧种植体进行暂时修复的方式（资料来源：Göllner. 2009a。经过John Wiley & Sons许可）。

2003; Kugel et al. 2006）。即使在混合牙列期，腭侧种植体也可以增加固定义齿的稳定性，并在任何时间都可以调磨塑料基托从而适应牙槽骨的垂直生长。

目前认为通过手腕骨X线片可以评估颌面部剩余生长潜力，但这似乎不够特异。评估颌面部生长潜力最好的方法是序列的X线头影测量片的重叠。因此，等待青少年身高发育完成的方法是可取的，那时可以拍摄头颅X线片。另一个X线片至少在6个月至1年后拍摄。如果将这些X线片重叠，发现颌面部垂直高度（鼻根部至颏部）没有发生明显变化，那么就可以推测颌面部发育完成。等到那时再植入种植体，不会出现明显的邻牙的萌出（Kokich 2004）。

然而在大多数成年患者中，即使假定颌面部发育已经完成，但是还是可能存在牙槽骨的剩余发育和增龄性改变。一篇回顾性研究（Bernard et

al. 2004）支持成年人前牙种植修复后也会存在垂直方向上的台阶，这与邻牙的持续性垂直萌出有关。

正畸种植体作为临时支抗装置

种植体尺寸、植入位点、种植体支抗类型和预期种植体使用时间是存在本质区别的。最重要的区别在于临时支抗装置（TAD）在正畸牙齿移动完成后是否摘除（Daskalogiannakis 2000）。

种植体的设计和直径

由于常规正畸患者没有缺牙区牙槽嵴，因此作为正畸支抗的种植体必须放置在用于修复缺失牙的常规位点外的区域。除了将正畸支抗种植体植入在下颌磨牙后区外（Roberts et al. 1990; Higuchi & Slack 1991），也有学者提出将种植

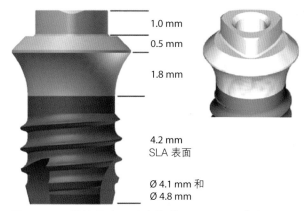

1.0 mm
0.5 mm
1.8 mm
4.2 mm
SLA 表面
Ø 4.1 mm 和
Ø 4.8 mm

图59-12　设计作为正畸支抗的Orthosystem®（Institut Straumann, Waldenburg, Switzerland）有大颗粒喷砂酸蚀（SLA）粗糙表面骨内部分、光洁的穿黏膜处颈部结构以及三角形正畸固定基台（Institut Straumann AG友情提供）。

体植入在腭部正中矢状区域（Triaca et al. 1992; Block & Hoffmann 1995; Wehrbein et al. 1996b）。

　　直径较小的TADs，如各种长度的微型螺钉（直径<2mm）（Kanomi 1997; Costa et al. 1998）、钛钉（Bousquet et al. 1996）、骨螺钉固定的长臂暴露在口腔中的L形微型钛板（Umemori et al. 1999）和颧弓支抗（De Clerck et al. 2002），为种植体的植入提供了新的位点：牙槽间隔（Bousquet et al. 1996; Kanomi 1997）、根尖上方和颧下区（Kanomi 1997; Costa et al. 1998; Umemori et al. 1999; De Clerck et al. 2002）以及下颌骨联合部（Costa et al. 1998）。

　　长度较小的正畸支抗装置如钛合金平板螺钉（Triaca et al. 1992）、可吸收正畸种植体支抗（Glatzmaier et al. 1995）、T形正畸支抗（Wehrbein et al. 1996a）（Orthosystem®; Institut Straumann, Waldenburg, 瑞士）以及格拉茨（Graz）种植支持式摆式矫治器（Byloff et al. 2000）将随后介绍。

　　另外一种装置，骨膜下种植体（Block & Hofmann 1995），它是一种表面有羟基磷灰石涂层的光滑钛片，可以与骨结合。由于种植体是植入式埋入型的，因此检测其愈合过程有一定困难，并且对于它的骨结合程度现在也有争议（Celenza & Hochman 2000）。在一篇对正畸TAD存活和失败率的系统评价中显示，骨膜下种植体的失败率最高，为17.2%（95% CI 5.9%~35.8%），因此它被认为是已经过时了的（Schätzle et al. 2009b）。

　　目前应用最广泛的正畸支抗系统是Orthosystem®（Institut Straumann）。这个钛种植体有3个部分（图59-12）：自攻骨内体部，长4.2mm，直径为4.1mm或4.8mm，植入骨内；穿黏膜部的颈部结构，为光洁的凹面锥形体（直径为4.8mm，长度为1.8mm）；固定正畸矫治器的三角形头部。

腭侧种植体的植入位点

　　相比发育完全的青少年和成人，儿童时期和青少年早期的腭中缝尚未完全闭合，它可能成为在正中矢状区域植入正畸种植体的一个限制因素。在年轻成人患者中，影像学上显示的腭中缝闭合情况，与组织学上显示的腭中缝融合或闭合的情况并不一致。在X线片上出现的在腭中缝上方的斜行的缝是组织学上腭中缝相互交错的骨组织（Wehrbein & Yildizhan 2001）。因此，硬腭旁正中区域（Bernhart et al. 2000, 2001）可以作为一个替代正中矢状区域的种植位点。受到解剖方面的限制，应谨慎选择腭侧支抗植入位点，以避免下鼻甲穿孔（Wehrbein et al. 1996b）。在种植前对前腭部进行检查，会发现从前到后垂直方向骨量逐渐减少。

　　腭中缝的存在和硬腭骨厚度是影响腭侧种植体稳定性的因素。但是，针对种植体植入的腭侧位点的组织学评估显示，在大多数病例中，TADs在前腭部的腭中缝区和腭中缝旁区能够获得良好的初期稳定性，因为这些区域的骨条件是有利的，骨的质量高（Wehrbein 2008）。由此可以得出，腭中缝骨区域是短的TAD植入的有利区域，因为此区域常常出现相对多量的密质骨。因此，从形态学观点来说，应该实现良好的初期稳定性，其成功率和骨种植体与腭侧骨中的结合也会更高。但是还有小部分病例（9%），其种植部位仍存在不充足的骨条件（松质骨）（Wehrbein 2008）。

　　建议在腭侧植入种植体之前进行影像学诊

断，可使用CT和/或头颅侧位片术前评估硬腭垂直向高度。牙槽突的牙科CT现在广泛用于在种植体植入前评估牙槽骨量（Lindh et al. 1995），也可以用于评估硬腭的垂直高度，它也是目前最准确的方法。

一些学者建议影像学可以用于骨性TADs的术前诊断和设计，尤其是腭侧种植体（Bernhart et al. 2000; Bantleon et al. 2002; Gahleitner et al. 2004; Kang et al. 2007; King et al. 2007; Wexler et al. 2007）。但是，该建议很大程度上基于理论上潜在发生的并发症，如鼻底穿孔或鼻腭神经损伤（Jung et al. 2011b）。

在低剂量牙科CT中，垂直向骨量最大值位于正中矢状平面上切牙孔后为6~9mm（Bernhart et al. 2000）。在避开腭中缝的基础上，适宜植入种植体的部位是切牙孔后方6~9mm处和正中矢状面侧方3~6mm。Bernhart等（2000）研究发现，如果正畸种植体所需的骨量为4mm或更多，大约95%患者有充足的垂直方向的骨量，以容纳长为4mm的腭侧种植体，其他临床报告中也证实了这个观点（Schiel et al. 1996）。也有观点认为在腭侧种植体植入前应该使用头颅侧位片而不是CT获得拟种植位点的精准信息（Wehrbein et al. 1999a）。因为头颅侧位片常规用于正畸诊断和治疗计划，避免射线暴露；此外，在正畸支抗种植体术前，CT扫描导致的结构的重叠会让评估过程变得复杂、不准确且有害。

在线标记的颅骨上，X线片上可见的腭侧复合体的最高骨分界很大程度上与鼻底一致，而不与正中矢状鼻中隔一致，鼻中隔会额外增加垂直骨高度（Wehrbein et al. 1999a）。因此，硬腭的前、中1/3处的垂直骨高度至少比侧位片上确定的高2mm，所以如果基于侧位片制订治疗计划，安全水平至少为2mm（Wehrbein et al. 1999a）。头颅侧位片上的垂直距离反映的是旁矢状平面上的最小骨量，不是正中矢状面的最大垂直骨量。因此，只有在头颅侧位片显示骨量介于边缘水平时，术前才使用CT或锥形束计算机断层扫描（CBCT）（Jung et al. 2011b, 2012b）。

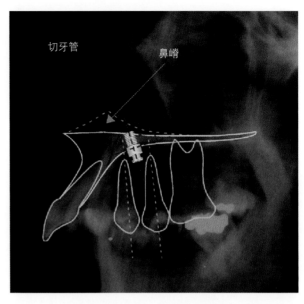

切牙管　鼻嵴

图59-13　大多数种植体植入皮质骨的满意位置位于：前后方向上，在上颌第一和第二前磨牙水平，并与腭表面垂直（资料来源：Männchen & Schätzle 2008。经过John Wiley & Sons许可）。

必须意识到的是，即使一些种植体可能在头颅侧位片中越过鼻底，但还是可能是假阳性结果，并不是真的穿透鼻腔（Crismani et al. 2005c）。如果腭部发生穿孔，术中必须使用牙周探针或者窦道探针进行确认。

在正中矢状面植入种植体时，确定种植体前后位置和倾斜角度过程中，除了腭骨形态之外，还需要考虑上颌中切牙治疗前和治疗后拟达到的位置（图59-13，图59-14）。

正中矢状面和旁正中区的骨存在区别。在正中矢状面植入植体应限于成年人和发育完全的青少年，因为该过程会影响腭中缝的发育（Glatzmaier et al. 1995; Wehrbein et al. 1996）。

腭侧种植体及其对发育期患者的可能影响

在生长过程中，上颌骨横向扩展是牙槽突外侧的改建以及腭中缝处的生长的结果（Björk & Skieller 1974）。牙槽突外侧改建导致牙弓扩展，腭中缝处的生长导致上腭的扩展，这是上颌宽度扩展中最重要的影响因素。从10岁到18岁之间，上颌平均扩展宽度为3mm（Björk & Skieller 1977）。如果选择正中或旁正中前腭作为腭侧种

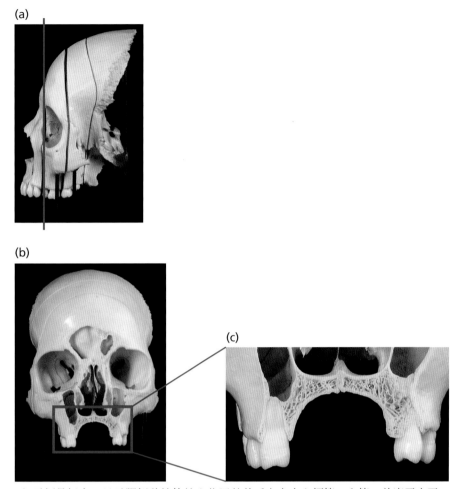

图59-14 （a~c）干颅骨标本，显示腭侧种植体植入位置的前后方向在上颌第一和第二前磨牙水平。

植体的植入位点，那么就需要考虑正畸支抗种植体是否会影响腭部正常横向生长。一项动物研究显示，腭侧种植体对腭骨的正常横向生长存在影响（Asscherickx et al. 2005），腭侧种植体部位的横向生长减少。

上颌骨的横向宽度不足会导致上颌牙弓长度存在不调，引起尖牙阻生（McConnell et al. 1996）。因此，所有会影响上颌正常横向生长的因素都应该避免。对未成年比格犬的研究显示，在腭中缝处植入种植体可能会限制腭部的正常横向生长（McConnell et al. 1996），因此对处于生长发育期的个体，最好在旁正中区植入腭侧种植体。而且，研究表明生长发育期的患者缺乏能够提供初期稳定性的骨（Bernhart et al. 2001; Lioubavina-Hack et al. 2006），因此在这类患者的腭中缝处植入正畸种植体是禁忌证，但这在人类组织研究中尚未得到证实（Wehrbein 2008）。

相反，前腭的旁正中区从生长的角度来看是大体稳定的（Thilander 1995）。

上颌骨垂直方向上的生长主要是因为上颌骨复合体的移位以及表面改建。上颌骨复合体的降低以及眶底和颧下嵴的表面骨质沉积使其不受腭侧种植体的影响。但是，腭侧种植体可能会影响骨吸收导致的鼻底降低和上颌骨高度增加。现在已经确定了从4岁至成年期间的平均生长水平（Björk & Skieller 1977），鼻底向下方移动4.6mm，上颌牙槽骨高度增加14.6mm。假设这些生长改变的1/3发生于12岁至成年期间，就意味着在腭侧的剩余垂直生长量为1.5mm，上牙槽骨可以增加约5mm（图59-15）。

骨结合种植体与骨组织直接接触，两者之间不存在牙周膜，因此类似于固连牙。所以，腭侧的骨内种植体比相邻骨组织低1.5mm，而植入牙槽骨内的种植体在相同时间内会形成5mm的低咬

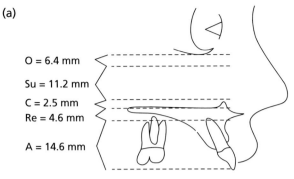

(a)

O = 6.4 mm
Su = 11.2 mm
C = 2.5 mm
Re = 4.6 mm
A = 14.6 mm

（b）垂直生长（4岁至成年）

O：眶底表面沉积
Su：骨缝所致上颌骨下降
C：颧下嵴的表面沉积
Re：鼻底吸收所致下降量
A：增加牙槽突高度的表面沉积

图59-15　（a，b）从4岁至成年期间发生的与垂直方向生长相关的变化（来源：Björk & Skieller 1977。经Maney出版社的许可）。

合。因此，直接或间接连接在牙齿上的腭侧种植体会导致单颗牙、多颗牙或整个上颌牙列的萌出不足。在上颌骨垂直方向生长受到影响的同时，下颌骨的水平位置也受到影响，在下颌平面角上有闭合效应（下颌前部向上旋转）。然而，作为TAD的腭侧种植体通常会在原位保持1~2年；那么，潜在的垂直和横向生长影响很可能<1mm。

腭侧种植钉植入的临床操作和负荷时间安排

可以通过微创技术减少患者种植、取出种植体以及术后创口愈合过程中的紧张情绪。取出腭侧种植体时，应在局部麻醉状态下使用专用腭侧黏膜打孔器或系统配套的环锯，从腭黏膜穿透皮质骨，并使用牙挺或挖匙去除种植体（图59-16a）。使暴露的骨表面光滑，防止成形钻滑脱，使用定位球钻对拟种植位点的中心进行标记（图59-16b）。之后，使用一系列先锋钻和螺纹钻逐次扩大骨孔至所需深度（图59-16c），这个过程是以术前头影测量分析为基础的，并且钻轴垂直于骨面。当预备植入位点时，应使用中间钻和预冷生理盐水或林格溶液（Ringer's solution）对预备种植通道进行间断操作和冷却。然后种植体应尽可能使用手动安装，并使用棘轮扳

手将种植体拧紧至其最后位置（图59-16d）。在对120位患者进行腭侧种植体植入和前磨牙拔除术中，探索疼痛的强度与不适的随机对照临床研究中显示，与Onplant® 种植体植入或前磨牙拔除术相比，Orthosystem® 种植体植入术后患者的疼痛强度明显较小（Feldmann et al. 2007）。用愈合帽覆盖种植体，以预防种植体的螺钉被堵塞或被增生的黏膜组织覆盖（图59-16e）。Orthosystem® 种植体植入后，其愈合需要12周，这段时间内不应负荷。

一些病例中，在正畸负荷前出现了种植体过早松动的现象，这可能是缺乏早期稳定性引起。这种早期稳定性不足能够引起种植的过早松动（Friberg et al. 1991; Lioubavina - Hack et al. 2006）。因此，通常推荐使用直径为4.1mm的Orthosystem® 腭侧种植体。只有直径较小（常规直径4.1mm）的种植体达不到必需的初期稳定性时，才使用直径为4.8mm的种植体。

骨内种植体植入后，生物结合逐渐取代早期机械稳定性。在伤口愈合的第1个月，种植体设计提供的早期机械稳定性转换为骨结合过程提供的生物稳定性（Berglundh et al. 2003; Schätzle et al. 2009a）。在一项通过共振频率分析仪（resonance frequency analysis，RFA）研究种植体由初期稳定性向二期稳定性转换的人类实验中证实，种植体植入后从骨吸收向更好的稳定性过渡需要35天（5周），而达到最初测量的种植体稳定系数值至少需要84天（12周）（Crismani et al. 2006; Schätzle et al. 2009a）。在这段关键时期，正畸种植体不应作为支抗使用。

尽管种植体植入后仍需一段至少3个月（12周愈合时间）的静止等待时间（Wehrbein et al. 1996a, 1998; Keles et al. 2003; Crismani et al. 2005a, b），其作为绝对正畸支抗装置能够促进并加速正畸治疗（Trisi & Rebaudi 2002）。特别是在成年患者中，迫切需要缩短这段等待时间，并在早期负荷期间降低种植失败的风险。也有一些研究报道过在牙槽嵴处植入的常规口腔种植体早期／即刻负荷成功的病例（Calandriello et al. 2003; Rocci et al. 2003; Bischof et al. 2004; Gallucci et al. 2004; Glauser et al. 2004; Jaffin et al. 2004）。但是，仅有2项研究通过共振频率分析仪（RFA）对腭侧种植体的早期负荷做出了评价。在一项以人为实验对象的腭侧种植体的回顾性临床研究中显示，即刻负荷与常规负荷相比，前者失败率较高，并且种植体—骨接触率（bone-to-implant contact，

BIC）较低（Göllner et al. 2009b）。在此基础上，比上述更早的文献中建议腭侧正畸种植体的早期负荷应该谨慎（Crismani et al. 2006; Schätzle et al. 2009a）（图59-17）。在一项前瞻性多中心研究中显示出了满意的结果：腭侧种植体间接即刻负荷的成功率相当于常规种植体负荷4N力6个月后的状态（Jung et al. 20011c）。然而在一项

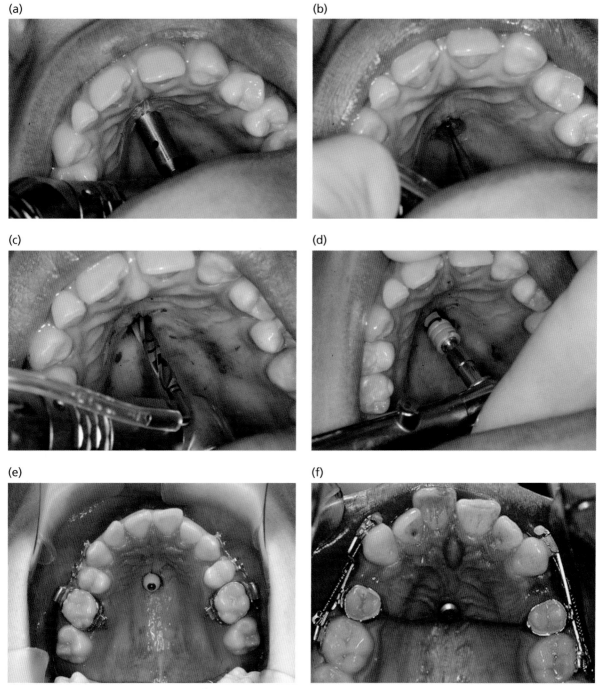

图59-16 植入腭侧种植体Orthosystenm®（Institut Straumann, Waldenburg, Switzerland）的临床步骤。（a）使用专用黏膜打孔器或环锯穿透腭黏膜。（b）使用定位球钻对拟种植位点的中心进行标记。（c）在术前确定的、垂直于骨面的位点预备种植部位。（d）使用棘轮扳手拧紧正畸种植体。（e）将愈合帽覆盖在种植体上。（f）附加的腭弓作为间接负荷装置（来源: Wehrbein等1998）。

(g)

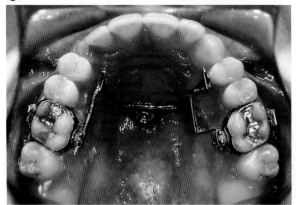

(h)

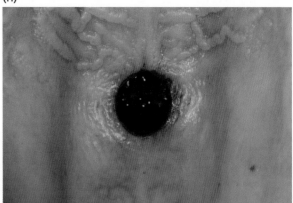

(i)

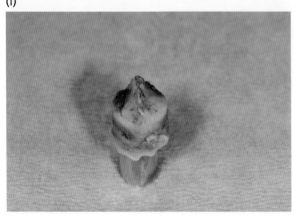

图59-16（续） （g）作为直接负荷装置（根据Männchen 1999）。（h）取出种植体后的腭侧正畸支抗位点。（i）取出的腭侧Orthosystem®种植体（来源：Hänggi et al. 2014）。

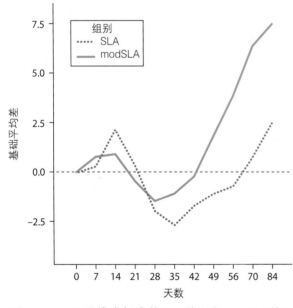

图59-17 以基线为标准的SLA处理和modSLA处理的腭侧种植体的平均种植体稳定性数值（ISQ）变化（modSLA：改良喷砂/酸蚀）（来源：Schätzle et al. 2009a。经John Wiley & Sons许可）。

双中心研究中，绝大多数种植体失败发生在植入后第1个月和第2个月（Jung et al. 2012a）。

关于腭侧种植体负荷前的充分愈合期的组织

学证据仍然不足，需要进一步研究证明从初期稳定性到骨结合过程转变的一系列组织学变化，并确定尽可能短的愈合期。

在建议的静止愈合期以后，横腭杆（TPA）结构连接会产生一定的影响（图59-16f，g）。TPA结合后，与种植体相关的正畸治疗可以开始。在治疗期间，根据治疗目标、治疗计划以及TPA设计，同一患者可能需要不同类型的腭杆。

直接或间接的种植支抗

正畸弓丝与正畸种植体可靠的三维连接是至关重要的。使用种植体作为正畸支抗有两条原则：

- 作为间接支抗，利用刚性连接（如TPA、舌弓）将支抗牙和种植体连接在一起，保持支抗牙原位不动，获得绝对支抗（Wehrbein et al. 1996）。直接连接牙齿的附件可能会限制牙齿移动，需要由技工调整或者重做TPA（图59-16f）。

- 作为直接支抗，力直接作用于移动牙和种植体之间，那么通过调整TPA弓丝的加力部分更容易调节TPA（Männchen 1999）。但是，必须考虑的是种植体应放置在同一侧的正中旁区以保持扭矩尽可能小，且应对种植体施加一直接单侧矢状力（图59-16g）。

可以通过机械性卡帽、焊接帽或预激光处理的柱帽获得正畸弓丝与种植体的三维附着。

连接附件除了需要为种植体基台提供可靠的固定以外，还必须有足够的刚性以防止移位。有报道显示，切牙内收或腭侧负转矩时支抗平均丧失约为1mm（Wehrbein et al. 1999），这有可能是由于TPA变形和／或上部结构的轻微旋转。这些少量支抗丧失可能无临床意义，连接附件向相反方向的预激活能够避免这一副作用。

种植体支持的牙齿会受到持续的负荷刺激，这点毋庸置疑。与依赖患者配合的支抗装置相似，可以减少或避免作用在支抗牙上的不利摆动力。这将在牙周支抗减少的病例中发挥决定性的作用。

稳定性与成功率

尽管正畸种植体支抗装置尺寸小，但是它作为绝对支抗，必须在正畸负荷下保持其位置稳定性。由于结缔组织包裹将使种植体移位，因此骨结合是前提。对取出的人腭侧正畸种植体骨组织标本的组织学检查显示，在临床中长期的正畸负荷下骨结合仍能保持（图59-2，图59-3）。患者种植体骨结合的百分比在34%～93%之间，平均值为75%（Wehrbein et al. 1998; Jung et al. 2011a），这表明支抗是经得起正畸负荷的。

有两个队列研究回顾显示Orthosystem® 腭侧种植体的成功率，样本量分别为70例（Männchen & Schätzle 2008）和239例（Jung et al. 2012a）。在这些研究中，大约有5%没有成功形成骨结合并在愈合阶段脱落，这可能与舌头的异常运动以及刷牙造成的人为直接创伤有关（Asscherickx et al. 2010）。外科医生的经验也

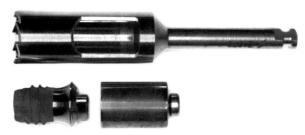

图59-18　直径5.5mm的标准环锯以及安装好的种植体圆柱体构成的常规取出套装（来源：Hänggi et al. 2014）。

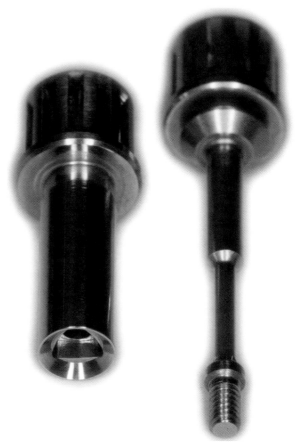

图59-19　内部呈三角形卡口（左）的定制手柄，在拧紧螺纹过程中，能够牢牢抓住种植体冠部（来源：Hänggi et al. 2014）。

对腭侧种植体的成功有着显著的影响（Arcuri et al. 2007; Sandler et al. 2008; Jung et al. 2012a）。

仅有很小一部分的腭侧种植体是由于正畸负荷的原因脱落的，概率约为1.5%（Männchen & Schätzle）和0.8%（Jung et al. 2012a），并且脱落与种植体的设计、支抗、负荷力或负载方向等无关。也就是说，腭侧种植体在对抗各种类型的矫治器、支抗和各种方向、各种大小负荷时很大程度上是非常坚固的。同样的，种植支抗的脱落和患者一般情况也没有关系，也就是说，种植支抗的脱落和患者的年龄及性别都没有关系（Jung et al. 2012a）。有学者将腭侧种植体在正畸负荷后的成功率与报道的常规口腔种植体的成功率进行了对比（Berglundh et al. 2002; Pjetursson et al. 2007）。在一项系统回顾中，对上颌弓来说，相对于其他所有骨支抗装置，腭侧种植体显然是一种优先选择的治疗方式。腭侧种植体提供了安全有效、高成功率（>90%）、在治疗期间副作用或问题少的支抗可能性（Schätzle et al. 2009b）。

种植体的移除

目前并没有报道提出"休眠的（sleeping）腭侧正畸种植体"。因而，在正畸治疗结束后需要将种植体取出，使用专用环锯可将种植体周围骨分离，然后使用拔牙钳通过缓慢的旋转将种植体与周围骨一同取出（图59-18），随后种植体被取出（图59-16h, i）。种植体取出后3~4周内支抗初始位点将会完全恢复。

与上述方法不同，可以通过反时针方向旋转定制的种植体钥匙，破除种植体–骨之间的结合；采用种植体就位的棘轮扳手让螺纹与卡口紧密固定，通过三角形内切口牢牢抓住种植体冠部（图59-19）。取出的腭侧种植体除了在其尖端的反旋转凹槽内可见骨附着，在其他部位可能没有骨附着（图59-20）（Hänggi et al. 2014）。取出植体时不使用环锯可能更有利，可以减少去骨量，可能会进一步减少手术并发症及不良反应的范围。此外，进行临床实验来研究这种新型的无创腭侧种植体取出操作相较于使用环锯取出种植体的优势是很有必要的（Hänggi et al. 2014）。

在一项回顾性研究中（Fäh & Schätzle 2014）报道，在腭侧种植体植入和取出后会发生

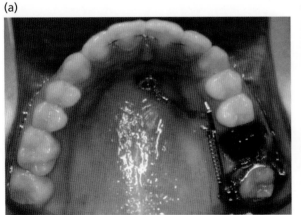

图59-20　取出的腭侧种植体除了在其尖端反转凹槽内可见骨附着，在其他部位没有骨附着（来源: Hänggi et al. 2014）。

(a)

(b)

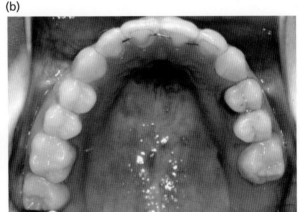

图59-21　正畸腭侧种植体作为完全支抗以避免整个上颌牙列使用固定正畸矫治器粘接的需要。（a）牙齿26拔除后，伸长的牙齿27作为直接支抗负荷。（b）种植体和正畸矫治器去除后，牙齿25和27之间的间隙完全关闭，从而避免了局部固定义齿修复（R. Männchen, Winterthur友情提供）。

广泛的外科手术并发症及不良反应。除了一个种植体外，其他的植体都出现了短暂的轻微不良反应。有一个患者出现了种植体植入后硬腭前部长期感觉减退。这个过程中特别重要的是注意是否发生鼻底穿孔。如果出现，则需要手术将其闭合以预防持续口鼻瘘发生。尽管出现腭前区永久性感觉障碍或对神经血管束造成损害的可能性很小，但是必须告知患者存在此风险。

优点与缺点

虽然正畸治疗在种植体配合下能够更快完成，并更具有可预测性，但是患者却需要经历两次小手术。此外，种植体植入后也需要一段等待时间，植入腭侧正畸种植体的额外费用也必须与其他治疗方式进行权衡。除了考虑患者的依从性和美观外，正颌外科和／或修复重建的费用可以通过作为正畸支抗的种植体来避免或减少。在腭侧种植体直接负荷的病例中，整个下颌或全口粘接托槽可能是不需要的（图59-21）。使用正畸

种植体支抗可能遇到的主要风险是种植体周围感染、上颌窦穿通和／或正畸治疗完成前种植体缺失。

结论

骨结合种植体在低至中度正畸负荷下能够提供完全正畸支抗，比任何牙性的支抗装置更好（Schätzle et al. 2009b）。正畸种植体支抗的适应证包括：牙周支抗不足、不具备口外和／或口内支抗装置条件、预防常规支抗装置的潜在副作用、为了美观或避免发育完成后进行正颌外科手术，此外，还有可能避免修复重建。植入（Feldmann et al. 2007）和取出时（Fäh & Schätzle 2014）的操作简便性，低创伤性（Feldmann et al. 2007）和可靠的成功率是被正畸患者高度接受的先决条件。但是，需要记住的是只有详细的治疗计划才能实现治疗目标，应根据诊断以及相应的治疗计划来选择合适的正畸支抗。

参考文献

[1] Akin-Nergiz, N., Nergiz, I., Schulz, A., Arpak, N. & Niedermeier, W. (1998). Reactions of peri-implant tissues to continuous loading of osseointegrated implants. *American Journal of Orthodontics and Dentofacial Orthopedics* **114**, 292–298.

[2] Angle, E.H. (1907). *Treatment of Malocclusion of Teeth*, 7th edn. Philadelphia: S.S. White Dental Manufacturing Comp.

[3] Arcuri, C., Muzzi, F., Santini, F., Barlattani, A. & Giancotti, A. (2007). Five years of experience using palatal mini-implants for orthodontic anchorage. *International Journal of Oral and Maxillofacial Surgery* **65**, 2492–2497.

[4] Asikainen, P., Klemetti, E., Vuillemin, T. *et al.* (1997). Titanium implants and lateral forces. An experimental study with sheep. *Clinical Oral Implants Research* **8**, 465–468.

[5] Asscherickx, K., Hanssens, J.L., Wehrbein, H. & Sabzevar, M.M. (2005). Orthodontic anchorage implants inserted in the median palatal suture and normal transverse maxillary growth in growing dogs: a biometric and radiographic study. *Angle Orthodontist* **75**, 826–831.

[6] Asscherickx, K., Vannet, B.V., Bottenberg, P., Wehrbein, H. & Sabzevar, M.M. (2010). Clinical observations and success rates of palatal implants. *American Journal of Orthodontics and Dentofacial Orthopedics* **137**, 114–122.

[7] Bantleon, H.P., Bernhart, T., Crismani, A.G. & Zachrisson, B.J. (2002). Stable orthodontic anchorage with palatal osseointegrated implants. *World Journal of Orthodontics* **3**, 109–116.

[8] Begg, P.R. & Kesling, P.C. (1977). The differential force method of orthodontic treatment. *American Journal of Orthodontics* **71**, 1–39.

[9] Berglundh, T., Persson, L. & Klinge, B. (2002). a systematic review of the incidence of biological and technical complications in implant dentistry reported in prospective longitudinal studies of at least 5 years. *Journal of Clinical Periodontology* **29**, 197–202.

[10] Berglundh, T., Abrahamsson, I., Lang, N.P. & Lindhe, J. (2003). *De novo* alveolar bone formation adjacent to endosseous implants. *Clinical Oral Implants Research* **14**, 251–262.

[11] Bernard, J.P., Schatz, J.P., Christou, P., Belser, U. & Kiliaridis, S. (2004). Long-term vertical changes of the anterior maxillary teeth adjacent to single implants in young and mature adults. A retrospective study. *Journal of Clinical Periodontology* **31**, 1024–1028.

[12] Bernhart, T., Vollgruber, A., Gahleitner, A., Dortbudak, O. & Haas, R. (2000). Alternative to the median region of the palate for placement of an orthodontic implant. *Clinical Oral Implants Research* **11**, 595–601.

[13] Bernhart, T., Freudenthaler, J., Dortbudak, O., Bantleon, H.-P. & Watzek, G. (2001). Short epithetic implants for orthodontic anchorage in the paramedian region of the palate – a clinical study. *Clinical Oral Implants Research* **12**, 624–631.

[14] Bischof, M., Nedir, R., Szmukler-Moncler, S., Bernard, J.P. & Samson, J. (2004). Implant stability measurement of delayed and immediately loaded implants during healing. *Clinical Oral Implants Research* **15**, 529–539.

[15] Björk, A. & Skieller, V. (1974). Growth in width of the maxilla studied by the implant method. *Scandinavian Journal of Plastic and Reconstructive Surgery* **8**, 26–33.

[16] Björk, A. & Skieller, V. (1977). Growth of the maxilla in three dimensions as revealed radiographically by the implant method.

British Journal of Orthodontics **4**, 53–64.

[17] Block, M.S. & Hoffman, D.R. (1995). A new device for absolute anchorage for orthodontics. *American Journal of Orthodontics and Dentofacial Orthopedics* **3**, 251–258.

[18] Bousquet, F., Bousquet, P., Mauran, G. & Parguel, P. (1996). Use of an impacted post for anchorage. *Journal of Clinical Orthodontics* **30**, 261–265.

[19] Burr, D.B., Schaffler, M.B., Yang, K.H. *et al.* (1989). Skeletal change in response to altered strain environments: is woven bone a response to elevated strain? *Bone* **10**, 223–233.

[20] Burstone, C.J. (1982). The segmented arch approach to space closure. *American Journal of Orthodontics* **82**, 361–378.

[21] Byloff, F.K., Karcher, H., Clar, E. & Stoff, F. (2000). An implant to eliminate anchorage loss during molar distalization: a case report involving the Graz implant-supported pendulum. *International Journal of Adult Orthodontics and Orthognathic Surgery* **15**, 129–137.

[22] Calandriello, R., Tomatis, M. & Rangert, B. (2003). Immediate functional loading of Brånemark Systems implants with enhanced initial stability: a prospective 1 to 2 year clinical & radiographic study. *Clinical Implant Dentistry and Related Research* **5 Suppl 1**, 10–20.

[23] Celenza, F. & Hochman, M.N. (2000). Absolute anchorage in orthodontics: direct and indirect implant-assisted modalities. *Journal of Clinical Orthodontics* **34**, 397–402.

[24] Costa, A., Raffaini, M. & Melsen, B. (1998). Miniscrews as orthodontic anchorage: a preliminary report. *International Journal of Adult Orthodontics and Orthognathic Surgery* **13**, 201–209.

[25] Creekmore, T.D. & Eklund, M.K. (1983). The possibility of skeletal anchorage, *Journal of Clinical Orthodontics* **17**, 266–269.

[26] Crismani, A.G., Bernhart, T., Bantleon, H.-P. & Cope, J.B. (2005a). Palatal implants: the Straumann Orthosystem. *Seminars in Orthodontics* **11**, 16–23.

[27] Crismani, A.G., Bernhart, T., Bantleon, H.-P. & Kucher, G. (2005b). An innovative adhesive procedure for connecting transpalatal arches with palatal implants. *European Journal of Orthodontics* **27**, 226–230.

[28] Crismani, A.G., Bernhart, T., Tangl, S., Bantleon, H.P. & Watzek, G. (2005c). Nasal cavity perforation by palatal implants: false-positive records on the lateral cephalogram. *International Journal of Oral & Maxillofacial Implants* **20**, 267–273.

[29] Crismani, A.G., Bernhart, T., Schwarz, K. *et al.* (2006). Ninety percent success in palatal implants loaded 1 week after placement: a clinical evaluation by resonance frequency analysis. *Clinical Oral Implants Research* **17**, 445–450.

[30] Czochrowska, E.M., Stenvik, A., Album, B. & Zachrisson, B.U. (2000). Autotransplantation of premolars to replace maxillary incisors: a comparison with natural incisors. *American Journal of Orthodontics and Dentofacial Orthopedics* **118**, 592–600.

[31] Czochrowska, E.M., Skaare, A.B., Stenvik, A. & Zachrisson, B.U. (2003). Outcome of orthodontic space closure with a missing maxillary central incisor. *American Journal of Orthodontics and Dentofacial Orthopedics* **123**, 597–603.

[32] Daskalogiannakis, J. (2000). *Glossary of Orthodontic Terms*. Leipzig: Quintessence Publishing Co.

[33] De Clerck, H., Geerinckx, V. & Siciliano, S. (2002). The Zygoma Anchorage System. *Journal of Clinical Orthodontics* **36**, 455–459.

[34] De Pauw, G.A., Dermaut, L., De Bruyn, H. & Johansson, C. (1999). Stability of implants as anchorage for orthopedic traction. *Angle Orthodontist* **69**, 401–407.

[35] Diedrich, P. (1993). Different orthodontic anchorage systems. A critical examination. *Fortschritte der Kieferorthopädie* **54**,156–171.

[36] Fäh, R. & Schätzle, M. (2014). Complications and adverse patient reactions associated with the surgical insertion and removal of palatal implants: a retrospective study. *Clinical Oral Implants Research* **25**, 653–658

[37] Feldmann, I., List T., Feldmann, H. & Bondemark, L. (2007). Pain intensity and discomfort following surgical placement of orthodontic anchoring units and premolar extraction. *Angle Orthodontist* **77**, 578–585.

[38] Ferro, F., Perillo, L. & Ferro, A. (2004). Non extraction short-term arch changes. *Progress in Orthodontics* **5**: 18-43.

[39] Friberg, B., Jemt, T. & Lekholm, U. (1991). Early failures in 4,641 consecutively placed Brånemark dental implants: a study from stage 1 surgery to the connection of completed prostheses. *International Journal of Oral & Maxillofacial Implants* **6**, 142–146.

[40] Frost, H.M. (1987). The mechanostat: a proposed pathogenic mechanism of osteoporoses and the bone mass effects of mechanical and nonmechanical agents. *Bone & Mineral* **2**, 73–85.

[41] Gahleitner, A., Prodesser, B., Schick, S., Watzek, G. & Imhof, H. (2004). Dental CT and orthodontic implants: imaging technique and assessment of available bone volume in the hard palate. *European Journal of Radiology* **51**, 257–262.

[42] Gainsforth, B.L. & Higley, L.B. (1945). A study of orthodontic anchorage possibilities in basal bone, *American Journal of Orthodontics and Oral Surgery* **31**, 406–417.

[43] Gallucci, G. O., Bernard, J.P., Bertosa, M. & Belser, U.C. (2004). Immediate loading with fixed screw retained provisional restorations in edentulous jaws: the pickup technique. *International Journal of Oral & Maxillofacial Implants* **19**, 524–533.

[44] Glatzmaier, J., Wehrbein, H. & Diedrich, P. (1995). Die Entwicklung eines resorbierbaren Implantatsystems zur orthodontischen Verankerung. *Fortschritte der Kieferorthopädie* **56**, 175–181.

[45] Glauser, R., Sennerby, L., Meredith, N. *et al.* (2004). Resonance frequency analysis of implants subjected to immediate or early functional occlusal loading. Successful vs. failing implants. *Clinical Oral Implants Research* **15**, 428–434.

[46] Gotfredsen, K., Berglundh, T. & Lindhe, J. (2001). Bone reactions adjacent to titanium implants subjected to static load: a study in the dog (I). *Clinical Oral Implants Research* **12**, 1–8.

[47] Göllner, P., Jung, B.A., Wehrbein, H. & Liechti, T. (2009a). New method of temporary rehabilitation after traumatic tooth loss in a juvenile patient: a case report. *Dental Traumatology* **25**, 238–241.

[48] Göllner, P., Jung, B.A., Kunkel, M., Liechti, T. & Wehrbein, H. (2009b). Immediate vs. conventional loading of palatal implants in humans. *Clinical Oral Implants Research* **20**, 833–837.

[49] Grossen, J. & Ingervall, B. (1995). The effect of a lip bumper on lower dental arch dimensions and tooth positions. *European Journal of Orthodontics* **17**, 129–134.

[50] Higuchi, K.W. & Slack, J.M. (1991). The use of titanium fixtures for intraoral anchorage to facilitate orthodontic tooth movement. *International Journal of Oral & Maxillofacial Implants* **6**, 338–344.

[51] Hänggi, M., Kuhn, M., Göllner, P. & Schätzle, M. (2014). Noninvasive palatal implant removal. *Clinical Oral Implants Research* [Epub ahead of print].

[52] Hsieh, Y.D., Su, C.M., Yang, Y.H. *et al.* (2008). Evaluation on the movement of endosseous titanium implants under continuous orthodontic forces: an experimental study in the dog. *Clinical Oral Implants Research* **19**, 618–623.

[53] Iseri, H. & Solow, B. (1996). Continued eruption of maxillary incisors and first molars in girls from 9 to 25 years, studied by the implant method. *European Journal of Orthodontics* **18**, 245–256.

[54] Isidor, F. (1996). Histological evaluation of peri-implant bone at implants subjected to occlusal overload or plaque accumulation. *Clinical Oral Implants Research* **8**, 1–9.

[55] Jaffin, R.A., Kumar, A. & Berman, C.L. (2004). Immediate loading of dental implants in the completely edentulous maxilla: a clinical report. *International Journal of Oral and Maxillofacial Implants* **19**, 721–730.

[56] Jee, W.S. & Li, X.J. (1990). Adaptation of cancellous bone to

overloading in the adult rat: a single photon absorptiometry and histomorphometry study. *Anatomical Record* **227**, 418–426.

[57] Jung, B.A., Kunkel, M., Göllner, P. *et al.* (2011a). Does thread design influence relative bone-to-implant contact rate of palatal implants? *Journal of Orofacial Orthopedics* **72**, 204–213.

[58] Jung, B.A., Wehrbein, H., Heuser, L. & Kunkel, M. (2011b). Vertical palatal bone dimensions on lateral cephalometry and cone-beam computed tomography: implications for palatal implant placement. *Clinical Oral Implants Research* **22**, 664–668.

[59] Jung, B.A., Harzer, W., Wehrbein, H. *et al.* (2011c). Immediate versus conventional loading of palatal implants in humans: a first report of a multicenter RCT. *Clinical Oral Investigation* **15**, 495–502.

[60] Jung, B.A., Kunkel, M., Göllner, P. *et al.* (2012a). Prognostic parameters contributing to palatal implant failures: a long-term survival analysis of 239 patients. *Clinical Oral Implants Research* **23**, 746–750.

[61] Jung, B.A., Wehrbein, H., Wagner, W. & Kunkel, M. (2012b). Preoperative diagnostic for palatal implants: Is CT or CBCT necessary? *Clinical Implant Dentistry and Related Research* **14**, 400–405.

[62] Kang, S., Lee, S.J., Ahn, S.J., Heo, M.S. & Kim, T.W. (2007). Bone thickness of the palate of orthodontic mini-implant anchorage in adults. *American Journal of Orthodontics and Dentofacial Orthopedics* **131**, S74–S81.

[63] Kanomi, R. (1997). Mini-implant for orthodontic anchorage. *Journal of Clinical Orthodontics* **31**, 763–767.

[64] Keles, A., Erverdi, N. & Sezen, S. (2003). Bodily distalization of molars with absolute anchorage. *Angle Orthodontist* **73**, 471–482.

[65] King, K.S., Lam, E.W., Faulkner, M.G., Heo, G. & Major, P.W. (2007). Vertical bone volume in the paramedian palate of adolescents: a computed tomography study. *American Journal of Orthodontics and Dentofacial Orthopedics* **132**, 783–788.

[66] Kingsley, N.W. (1880). Cited in *A Treatise on Oral Deformities as a Branch of Mechanical Surgery* (2007). Kessinger Publishing Company.

[67] Kokich, V.G. (1996). Managing complex orthodontic problems: the use of implants for anchorage. *Seminars in Orthodontics* **2**, 153–160.

[68] Kokich, V.G. (2004). Maxillary lateral incisor implants Planning with the aid of orthodontics. *Journal of Oral and Maxillofacial Surgery* **62 Suppl 2**, 48–56.

[69] Kugel, B., Zeh, D. & Müssig, E. (2006). Incisor trauma and the planning of orthodontic treatment. *Journal of Orofacial Orthopedics* **67**, 48–57.

[70] Linkow, L.I. (1969). The endosseous blade implant and its use in orthodontics, *International Journal of Orthodontics* **7**, 149–154.

[71] Lindh, C., Petersson, A. & Klinge, B. (1995). Measurements of distances related to the mandibular canal in radiographs. *Clinical Oral Implant Research* **6**, 96–103.

[72] Lioubavina-Hack, N., Lang, N.P. & Karring, T. (2006). Significance of primary stability for osseointegration of dental implants. *Clinical Oral Implants Research* **17**, 244–250.

[73] Majzoub, Z., Finotti, M., Miotti, F. *et al.* (1999). Bone response to orthodontic loading of endosseous implants in the rabbit calvaria: early continuous distalizing forces. *European Journal of Orthodontics* **21**, 223–230.

[74] Marinello, C.P., Soom, U. & Schärer, P. (1988). Die Präparation in der Adhäsivprothetik. *Schweizerische Monatsschrift der Zahnmedizin* **98**, 138–154.

[75] Männchen, R. (1999). A new supraconstruction for palatal orthodontic implants. *Journal of Clinical Orthodontics* **33**, 373–382.

[76] Männchen, R. & Schätzle, M. (2008). Success rates of palatal orthodontic implants. A retrospective cohort study. *Clinical Oral Implants Research* **19**, 665–669.

[77] McConnell, T.L., Hoffman, D.L., Forbes, D.P., Janzen, E.K. & Weintraub, N.H. (1996). Maxillary canine impaction in patients with transverse maxillary deficiency. *ASDC Journal of Dental Children* **63**, 190–195.

[78] Melsen, B. (1999). Biological reaction of alveolar bone to orthodontic tooth movement. *Angle Orthodontist* **69**, 151–158.

[79] Melsen, B. (2001). Tissue reaction to orthodontic tooth movement – a new paradigm. *European Journal of Orthodontics* **23**, 671–681.

[80] Melsen, B. & Lang, N.P. (2001). Biological reactions of alveolar bone to orthodontic loading of oral implants. *Clinical Oral Implants Research* **12**, 144–152.

[81] Nanda, R.S. & Kierl, M.J. (1992). Prediction of cooperation in orthodontic treatment. *American Journal of Orthodontics* **102**, 15–21.

[82] Nevant, C.T., Buschang, P.H., Alexander, R.G. & Steffen, J.M. (1991). Lip bumper therapy for gaining arch length. *American Journal of Orthodontics* **100**, 330–336.

[83] Ödman, J., Lekholm, U., Jemt, T., Brånemark, P.I. & Thilander, B. (1988). Osseointegrated titanium implants--a new approach in orthodontic treatment. *European Journal of Orthodontics* **10**, 98–105.

[84] Ödman, J., Grondahl, K., Lekholm, U. & Thilander, B. (1991). The effect of osseointegrated implants on the dento-alveolar development. A clinical and radiographic study in growing pigs. *European Journal of Orthodontics* **13**, 279–286.

[85] Ödman, J., Lekholm, U., Jemt, T. & Thilander, B. (1994). Osseointegrated implants as orthodontic anchorage in the treatment of partially edentulous adult patients. *European Journal of Orthodontics* **16**, 187–201.

[86] Osborn, W.S., Nanda, R.S. & Currier, G.F. (1991). Mandibular arch perimeter changes with lip bumper treatment. *American Journal of Orthodontics* **99**, 527–532.

[87] Ottofy, L. (1923). *Standard Dental Dictionary*. Chicago: Laird and Lee, Inc.

[88] Paulsen, H.U. & Andreasen, J.O. (1998). Eruption of premolars subsequent to autotransplantation. A longitudinal radiographic study. *European Journal of Orthodontics* **20**, 45–55.

[89] Pjetursson, B.E., Brägger, U., Lang, N.P. & Zwahlen, M. (2007). Comparison of survival and complication rates of tooth-supported fixed dental prostheses (FDPs) and implant-supported fixed dental prostheses and single crowns (SCs). *Clinical Oral Implants Research* **18 Suppl 3**, 97–113.

[90] Ren, Y., Maltha, J.C. & Kuijpers-Jagtman, A.M. (2003). Optimum force magnitude for orthodontic tooth movement: a systematic literature review. *Angle Orthodontist* **73**, 86–92.

[91] Ricketts, R.M. (1976). Bioprogressive therapy as an answer to orthodontic needs. Part II. *American Journal of Orthodontics* **70**, 359–397.

[92] Roberts, W.E., Smith, R.K., Zilberman, Y., Mozsary, P.G. & Smith, R.S. (1984). Osseous adaptation to continuous loading of rigid endosseous implants, *American Journal of Orthodontics* **86**, 95–111.

[93] Roberts, W.E., Helm, F.R., Marshall, K.J. & Gongloff, R.K. (1989). Rigid endosseous implants for orthodontic and orthopedic anchorage. *Angle Orthodontist* **59**, 247–256.

[94] Roberts, W.E., Marshall, K.J. & Mozsary, P.G. (1990). Rigid endosseous implant utilized as anchorage to protract molars and close an atrophic extraction site. *Angle Orthodontist* **60**, 135–152.

[95] Rocci, A., Martignoni, M., Burgos, P.M., Gottlow, J. & Sennerby, L. (2003). Histology of retrieved immediately and early loaded oxidized implants: light microscopic observations after 5 to 9 months of loading in the posterior mandible. *Clinical Implant Dentistry and Related Research* **5 Suppl** 1, 88–98.

[96] Sandler, J., Benson, P.E., Doyle, P. *et al.* (2008). Palatal implants are a good alternative to headgear: a randomized trial. *American Journal of Orthodontics and Dentofacial Orthopedics* **133**, 51–57.

[97] Schätzle, M., Männchen, R., Balbach, U. *et al.* (2009a). Stability change of chemically modified SLA titanium palatal implants. A randomized controlled clinical trial. *Clinical Oral Implants Research* **20**, 489–495.

[98] Schätzle, M., Männchen, R., Zwahlen, M. & Lang, N.P. (2009b). Survival and failure rates of orthodontic temporary anchorage devices: a systematic review. *Clinical Oral Implants Research* **20**, 1351–1359.

[99] Schiel, H.J., Klein, J. & Widmer, B. (1996). Das enosssle Implantat als kieferorthopädisches Verankerungselement. *Zeitschrift für Zahnärztliche Implantologie* **12**,183–188.

[100] Sennerby, L., Ödman, J., Lekholm, U. & Thilander, B. (1993). Tissue reactions towards titanium implants inserted in growing jaws. A histological study in the pig. *Clinical Oral Implants Research* **4**, 65–75.

[101] Shapiro, P.A. & Kokich, V.G. (1988). Uses of implants in orthodontics. *Dental Clinics in North of America* **32**, 539–550.

[102] Smalley, W. (1995). Implants for orthodontic tooth movement. Determining implant location and orientation. *Journal of Esthetic Dentistry* **7**, 62–72.

[103] Smalley, W. & Blanco, A. (1995). Implants for tooth movement: A fabrication and placement technique for provisional restorations. *Journal of Esthetic Dentistry* **7**, 150–154.

[104] Stewart, C.M., Chaconas, S.J. & Caputo, A.A. (1978). Effects of intermaxillary elastic traction on orthodontic tooth movement. *Journal of Oral Rehabilitation* **5**, 159–166.

[105] Thilander, B. (1995). Basic mechanisms in craniofacial growth. *Acta Orthopaedica Scandinavica* **53**, 144–151.

[106] Thilander, B., Ödman, J., Grondahl, K. & Lekholm, U. (1992). Aspects on osseointegrated implants inserted in growing jaws. A biometric and radiographic study in the young pig. *European Journal of Orthodontics* **14**, 99–109.

[107] Thilander, B., Ödman, J., Grondahl, K. & Friberg, B. (1994). Osseointegrated implants in adolescents. An alternative in replacing missing teeth? *European Journal of Orthodontics* **16**, 84–95.

[108] Thilander, B., Ödman, J. & Jemt, T. (1999). Single implants in the upper incisor region and their relationship to the adjacent teeth. An 8-year follow-up study. *Clinical Oral Implant Research* **10**, 346–355

[109] Triaca, A., Antonini, M. & Wintermantel, E. (1992). Ein neues Titan-Flachschrauben-Implantat zur orthodontischen Verankerung am anterioren Gaumen. *Informationen aus Orthodontie und Kieferorthopädie* **24**, 251–257.

[110] Trisi, P. & Rebaudi, A. (2002). Progressive bone adaptation of titanium implants during and after orthodontic load in humans. International *Journal of Periodontics and Restorative Dentistry* **22**, 31–43.

[111] Turley, P.K., Shapiro, P.A. & Moffett, B.C. (1980). The loading of bioglass-coated aluminium oxide implants to produce sutural expansion of the maxillary complex in the pigtail monkey (*Macaca nemestrina*). *Archives of Oral Biology* **25**, 459–469.

[112] Turley, P.K., Kean, C., Schur, J. *et al.* (1988). Orthodontic force application to titanium endosseous implants. *Angle Orthodontist* **58**, 151–162.

[113] Tweed, C.H. (1941). The applications of the principles of the edgewise arch in the treatment of malocclusions. *Angle Orthodontist* **11**, 12–67.

[114] Umemori, M., Sugawara, J., Mitani, H., Nagasaka, H. & Kawamura, H. (1999). Skeletal anchorage system for open-bite correction. *American Journal Orthodontics and Dentofacial Orthopedics* **115**, 166–174.

[115] Wehrbein, H. (1994). Endosseous titanium implants as orthodontic anchoring elements. Experimental studies and clinical application. *Fortschritte der Kieferorthopädie* **55**, 236–250.

[116] Wehrbein H. (2008). Anatomic site evaluation of the palatal bone for temporary orthodontic anchorage devices. *Clinical Oral Implants Research* **19**, 653–656.

[117] Wehrbein, H. & Diedrich, P. (1993). Endosseous titanium implants during and after orthodontic load - an experimental study in the dog. *Clinical Oral Implants Research* **4**, 76–82.

[118] Wehrbein, H., Glatzmaier, J., Mundwiller, U. & Diedrich, P. (1996a). The Orthosystem-a new implant system for orthodontic anchorage in the palate. *Journal of Orofacial Orthopopedics* **57**, 142–153.

[119] Wehrbein, H. & Göllner P. (2009). Do palatal implants remain positionally stable under orthodontic load? A clinical radiologic study. *American Journal Orthodontics and Dentofacial Orthopedics* **136**, 695–699.

[120] Wehrbein, H. & Yildizhan, F. (2001). The mid-palatal suture in young adults. A radiological-histological investigation. *European Journal of Orthodontics* **23**, 105–114.

[121] Wehrbein, H., Merz, B. R., Diedrich, P. & Glatzmaier, J. (1996b). The use of palatal implants for orthodontic anchorage. Design and clinical application of the orthosystem. *Clinical Oral Implants Research* **7**, 410–416.

[122] Wehrbein, H., Merz, B.R., Hämmerle, C.H. & Lang, N.P. (1998). Bone-to-implant contact of orthodontic implants in humans subjected to horizontal loading. *Clinical Oral Implants Research* **9**, 348–353

[123] Wehrbein, H., Merz, B.R. & Diedrich, P. (1999a). Palatal bone support for orthodontic implant anchorage-a clinical and radiological study. *European Journal of Orthodontics* **21**, 65–70.

[124] Wehrbein, H., Feifel, H. & Diedrich, P. (1999b). Palatal implant anchorage reinforcement of posterior teeth a prospective study. *American Journal Orthodontics and Dentofacial Orthopedics* **116**, 678–686.

[125] Wexler, A., Tzadok, S. & Casap, N. (2007). Computerized navigation surgery for the safe placement of palatal implants. *American Journal of Orthodontics and Dentofacial Orthopedics* **131**, S100–S105.

第18部分：支持治疗

Orthodontics and Periodontics

第60章

牙周支持治疗
Supportive Periodontal Therapy

Niklaus P. Lang[1,2], Giedrė Matulienė[3], Giovanni E. Salvi[1], Maurizio S. Tonetti[4]

[1] Department of Periodontology, School of Dental Medicine, University of Berne, Berne, Switzerland
[2] Center of Dental Medicine, University of Zurich, Zurich, Switzerland
[3] Private Practice, Zurich, Switzerland
[4] European Research Group on Periodontology (ERGOPerio), Genoa, Italy

　　牙周炎治疗的长期临床追踪明确地证明了治疗后的专业维护是治疗不可分割的一部分。这也是保持长期疗效的唯一手段。通过定期复诊等严格的监督措施，对于大部分患者，再感染都可以被预防或控制在最小程度。然而，不同研究中采用的维护系统并没有为复诊频率和维护治疗模式给出一个明确的具有普适性的概念。对于一些患者，存在发生再次感染和疾病复发遭到忽视的危险，而其他患者则可能接受了过度治疗。

　　近年来，评估个体疾病复发风险的客观标准已经成为焦点。而此类评估仍然应该基于患者、牙或牙位的风险评估。

　　本章的目的，是讨论积极牙周治疗后持续的患者监测，以预防再次感染和评价治疗后的牙周病进展。也要评估为了达到此目的所采用的阻断性治疗的模式和程度。

定义

　　牙周治疗包括：

　　1. 患者健康的系统评估。

　　2. 病因相关治疗阶段（有些情况需要）。

　　3. 涉及牙周手术的纠正阶段。

　　4. 维护阶段。

　　美国牙周病学会第三次世界研讨会（1989）重命名这项治疗为"牙周支持治疗（supportive periodontal therapy，SPT）"。这个名称表达了有必要采取治疗手段，以支持患者对牙周感染的自我控制和避免再次感染。为了确保患者尽可能长时间地保持口腔健康，定期复诊应该作为医患之间积极的反馈机制。为了确保充分的治疗和优化个体化的治疗方案，持续对患者诊断监测是完善的SPT必不可少的一部分。

牙周病预防的基本规范

牙周维护治疗或称SPT，基于牙周病的病因学和发病机制，必须考虑到这类疾病是机会感染导致的。

大约在50年前，牙齿上的菌斑堆积和牙龈炎发生发展之间的因果关系得到证实（Löe et al. 1965）。去除菌斑后牙龈恢复健康也证明了这种因果关系的存在。10年后，动物实验进一步阐释了这种因果关系，随着菌斑堆积和牙周病发展，结缔组织附着丧失，牙槽骨吸收（Lindhe et al. 1975）。由于这些实验动物中的一部分尽管有持续48个月的菌斑堆积，但是并没有发生牙周病，因此必须要考虑微生物群的组成或者宿主对疾病的防御机制或易感性存在个体差异。然而，在之前提及的研究中，在出现明显的牙龈炎标志之前，牙周病往往就已经进入了初级阶段。因此，似乎可以预测牙龈炎的消除和牙龈组织健康的保持可以预防牙周病的发生与复发。事实上，早在1746年，Fauchard就说过"不注意清洁牙齿通常是所有破坏牙齿的疾病的病因"。

从临床角度来看，以上提及的结果表明，至少对于接受牙周病治疗的患者或牙周病易感的患者，适当的有规律的自我菌斑控制很有必要。这个简单的原则可能很难在所有患者那里得到贯彻执行，但是，定期进行专业的支持治疗可能在一定程度上可补偿自我口腔卫生维护的缺乏。

上述情况在自然发生牙周病的比格犬模型上已得到证实（Morrison et al. 1979）。实验分为两组，实验组在实验开始阶段接受了龈下刮治和根面平整术，随后每天用牙刷清除菌斑，并且每2周用橡皮杯抛光牙面，持续3年时间。而对照组在同一时期内没有进行龈下刮治和口腔卫生措施。但是，每6个月，对对照组和实验组动物对角1/4象限的牙齿实施龈下刮治和根面平整术。结果表明，实验组在接受初始龈下刮治和根面平整术后，无论是否接受反复的龈下刮治和根面平整术，牙周袋探诊深度（probing pocket depth，

PPD）的减少和附着水平的增加都能贯穿整个实验过程。另一方面，对照组的所有象限无论是否接受反复的龈下刮治和根面平整术，都表现为持续的PPD增加和附着丧失。然而，在每6个月接受反复的龈下刮治和根面平整术的象限中，牙周破坏的进程明显减小（图60-1）。这些结果表明定期的专业支持治疗，在一定程度上可以弥补"不理想"的个人口腔卫生维护。该方面已被证明，经过根面刮治后，龈下微生物的数量和特征都发生了明显改变（Listgarten et al. 1978），并且疾病相关的龈下微生物的重建可能需要几个月（Listgarten et al. 1978；Slots et al. 1979；Mousquès et al. 1980；Caton et al. 1982；Magnusson et al. 1984）。

大量关于牙周治疗效果的长期临床研究已经证实，SPT在保证治疗成功方面有重要作用（Ramfjord et al. 1968；Lindhe & Nyman et al. 1977；Knowles et al. 1979，1980；Badersten et al. 1981；Hill et al. 1981；Lindhe et al. 1982a，b；Pihlström et al. 1983；Westfelt et al. 1983a；Lindhe & Nyman 1984；Westfelt et al. 1985；Isidor & Karring 1986；Badersten et al. 1987；Kaldahl et al. 1988）。以上所有研究表明，不管基础治疗的形式如何，专业支持治疗（3~6个月复诊）可以保证PPD和临床附着水平的稳定。

在其中一项研究中（Nyman et al. 1977）有一个值得注意的结果，即重度牙周炎接受手术治疗的患者，但是却没有接受专业的牙周支持治疗，其表现出的牙周炎复发，包括附着丧失的概率比易感人群的牙周病的自发进程发生率高3~5倍（Löe et al. 1978，1986）。Axelsson和Lindhe（1981a）追踪研究了牙周治疗后6年内无支持治疗的结果，经过术前根面刮治和口腔卫生指导后，所有研究患者都接受了Widman改良翻瓣术。在2个月的愈合期内，每2周进行专业牙齿清洁。这个阶段后，获得临床基线数据，并让其中1/3的患者离开诊所，而剩余的患者接受3个月一次的复诊，行专业支持治疗。这些患者保持了非常好的口腔卫生，并且因此获得了一个很低的出

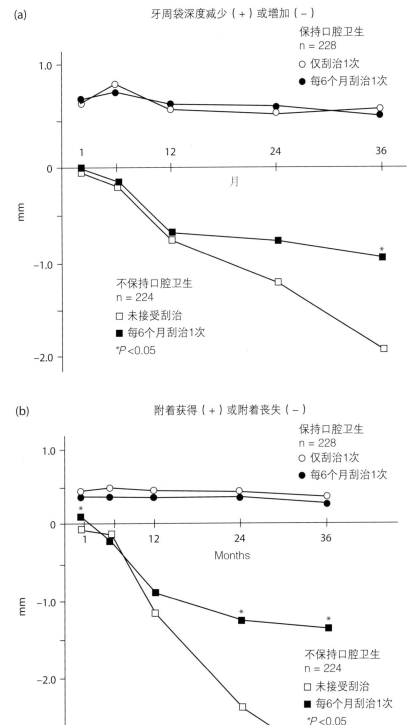

图60-1　（a）接受或不接受反复龈下刮治和根面平整术的实验组（有口腔卫生维护措施）和对照组（无口腔卫生维护措施）动物，其平均探诊深度减少（+）或探诊深度增加（-）与基线情况相比。（b）接受或不接受反复龈下刮治和根面平整术的实验组（有口腔卫生维护措施）和对照组（无口腔卫生维护措施）动物，其附着获得（+）或丧失（-）与基线情况相比（数据来自Morrison et al. 1979）。

血位点频率，PPD和附着探诊水平在6年内未发生变化。相反，没有定期复诊的患者，在3年后及6年后的复查时，表现出牙周炎复发的明显指征。Kerr（1981）进一步提出了不接受专业支持治疗的患者疾病复发可能性的证据。治疗成功5年后，45%的患者的牙周状况与他们治疗前的情况相似。这些患者仅仅在初始阶段的9～18个月接受了定期支持治疗。

对于接受了牙周治疗和重建治疗的患者，尽管进行了良好的长期临床追踪的数量非常有限，但仍发现专业支持治疗有很好的效果。在一项长期研究中，患有重度牙周炎并接受牙周和修复联合治疗的患者，在3～6个月定期复诊的情况下，牙周健康在研究期间可以维持5～8年时间（Nyman & Lindhe 1979）。Valderhayg和Birkeland（1976）以及Valderhaug（1980）经过长达15年的研究，也得到了相似的结果。另一项研究纳入了36名在牙周治疗后接受了多单元悬臂桥式修复体治疗的患者，证明了牙周健康可以保持5~12年（Laurell et al. 1991）。近期更多的对牙周病患者长期维护的研究表明，在慢性牙周炎治疗成功后并接受大范围的修复重建治疗的患者，规律的SPT可以保持其牙周健康的稳定。在长时间的观察期间（分别为10年和11年），只有1.3%（Hämmerle et al. 2000）和2.0%（Moser et al. 2002）的基牙在长期的观察中表现为少量附着丧失（分别是10年和11年）。相反，一项保险公司的病例报道了没有定期接受SPT的患者，经过6.5年观察期后，牙周炎复发率大约为10%（Randow et al. 1986）。

总结：牙龈炎和牙周炎的病因学机制已经得到了非常深入的了解。然而，引发并维持炎症反应的微生物刺激因素，可能无论多长时间都不能从龈牙结合部微环境中被彻底清除。刮治后菌斑会再次定植，形成再次感染的生态环境并导致疾病的进一步发展，因此要想达到彻底地清除，需要定期就诊接受龈上和龈下的专业细菌沉积物的清理。许多有对照的临床研究证明，定期清除龈下菌斑，干预龈下微环境，可以长时间预防疾病发展。

未经牙周支持治疗的牙周炎患者（风险评估）

未接受治疗的人群或依从性不好的患者，可能是研究牙周炎患者忽视SPT治疗后果的最佳对象。

为数不多的报道未经治疗的牙周炎易感人群的研究中，一篇报道了未接受牙科治疗的斯里兰卡茶场的工人，牙周附着丧失持续增加和牙齿数目减少（Löe et al. 1986）。在这个对于西方国家非常独特的模型情况下，研究人员发现每年平均每颗牙的附着丧失为0.3mm。并且，工人们每年因牙周炎导致的失牙数目为0.1~0.3之间。美国对另一个未经治疗的群体在4年的观察期间内发现，每年的失牙数为0.61颗牙（Becker

et al. 1979）。这个结果和有关持续接受牙周治疗的患者的失牙情况的研究报道大相径庭（例如：Hirschfeld & Wasserman 1978；McFall 1982；Becker et al. 1984；Wilson et al. 1987）。这些要么在长达22年的治疗阶段非常稳定，没有丧失任何牙齿，要么仅仅丧失一点点牙周附着和0.03颗（Hirschfeld & Wasserman 1978）或者0.06颗牙齿（Wilson et al. 1987）。

依从性差但对牙周炎易感的患者，牙周手术治疗后不接受SPT，无论接受何种手术，都发生了平均每年大约1mm的持续牙周附着丧失（Nyman et al. 1977）。这几乎是牙周病"自然"进展的3倍（Löe et al. 1978, 1986）。

在一项英国的私人诊所研究（Kerr 1981）中，患者牙周手术后到全科牙医复诊，5年后45%的患者表现为完全再感染。

牙周手术后不接受维护治疗的私人诊所的患者，也表现出相似的结果（Becker et al. 1984）。随后的检查发现牙周病复发的明显指征，包括PPD增加，多根牙根分叉病变，伴牙丧失。同时，在一组术后接受牙周支持治疗的频率为12个月不到一次的患者中，根尖片显示牙槽骨明显吸收，伴牙齿脱落（De Vore et al. 1986）。

这些研究证明，如果牙周支持治疗被忽视、拒绝或者遗漏，那么牙周治疗则无法维持牙周健康。

在关于缺乏SPT的易感人群的研究中，最令人印象深刻的研究可能是Axelsson & Lindhe的临床实验，研究中1/3患者接受全科医生维护治疗，2/3的患者在完善组织的维护治疗机构接受SPT治疗（Axelsson & Lindhe 1981a）。77位患者在治疗前，最后一次手术的2个月后，以及3年和6年后接受了检查。52位接受精心设计的SPT系统性治疗的患者，在最初2年每2个月复诊一次，后4年每3个月复诊一次。第二次检查的结果（最后一次手术2个月后）显示，2组患者最初的治疗效果都很好。随后，复诊患者能够保持良好的口腔卫生，牙周附着水平也没有发生变化。没有复诊的患者，菌斑评分和炎症牙龈单位数量从基线值

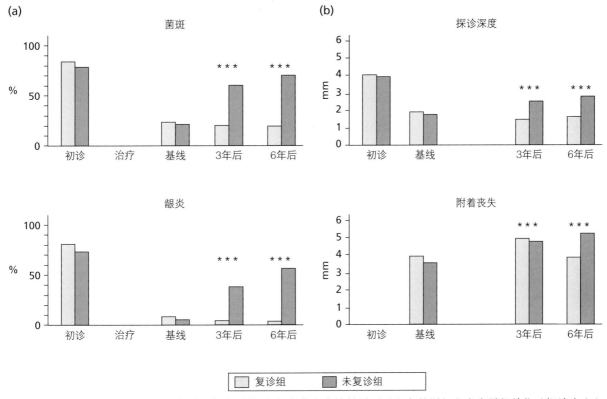

图60-2 直方图显示初诊时、基线时和复诊时的（a）有菌斑定植的牙面（上方的图）和炎症牙龈单位（探诊出血）（下方的图）的平均百分比，以及（b）平均探诊深度（上方的图）和探诊附着水平（下方的图）（数据来自Axelsson & Lindhe 1981b）。

表60-1 与基线检查时相比，牙周手术治疗后2个月和6年后复诊时附着水平发生明显变化的位点所占百分比

附着水平变化	发生变化的牙面所占百分比	
	复诊组	非复诊组
附着水平改善	17	1
无变化	72	10
附着丧失：		
≥1mm	10	34
2~5mm	1	55

图表来自Axelsson & Lindhe（1981b），John Wiley & Sons友情提供

显著增加（图60-2a）。随后出现牙周炎复发的明显指征。术后3年和6年检查的平均牙周袋深度和附着丧失大于基线值（图60-2b）。复诊组几乎99%的牙面都表现为附着情况改善、无变化，或者<1mm的附着丧失，而非复诊组只有45%（表60-1）。非复诊组患者55%的位点，在6年后的复查中，表现为2~5mm的进一步的附着丧失，20%的牙周袋深度≥4mm（表60-1，表60-2）。

总结：牙周病易感者如果不接受详细计划和仔细实施的SPT，发生再感染和牙周病损进展

的风险很高。所有接受牙周病治疗的患者，由于他们的病史，都属于这种高风险范畴，充分的支持治疗程序对于良好的长期治疗效果至关重要。SPT的目的是定期去除龈下微生物，并且必须辅以良好的患者自我龈上菌斑控制。

牙龈炎患者的牙周支持治疗

有关儿童的几项研究表明，定期的专业牙周预防治疗联合强化的自我口腔卫生维护在控制牙龈炎方面有效（Badersten et al. 1975；Poulsen et al. 1976；Axelsson & Lindhe 1981a，b；Bellini et al. 1981）。然而，这并不意味着儿童时期的维护治疗可以阻断以后更严重的疾病的发生。因此，患者必须终身接受专业SPT治疗。

保持良好的口腔卫生并接受专业牙周预防治疗的成年人，牙周明显比未参与这种治疗的患者健康（Lövdal et al. 1961；Suomi et al. 1971）。一项具有历史意义的特殊研究纳入了挪威奥斯陆工业工厂的1428位成年人（Lövdal et al. 1961）。在

表60-2　复诊组和非复诊组患者在初诊检查、牙周治疗2个月后以及3年和6年随诊的不同牙周袋探诊深度的百分比

检查	不同牙周袋探诊深度的百分比					
	≤3mm		4～6mm		≥7mm	
	复诊组	非复诊组	复诊组	非复诊组	复诊组	非复诊组
初诊	35	50	58	38	8	12
基线	99	99	1	1	0	0
3年	99	91	1	9	0	0
6年	99	80	1	19	0	1

数据来自Axelsson & Lindhe（1981b）。获得John Wiley & Sons出版社允许

长达5年的观察期间，受试者每年复诊2～4次接受口腔卫生指导、龈上洁治和龈下刮治。比未采取这些措施的患者所预期的牙龈情况改善了大约60%，牙丧失情况下降了50%。

另一项研究（Suomi et al. 1971）追踪报道了年轻牙龈炎患者或者仅有少量附着丧失的年轻患者3年内牙周支持组织丧失的情况。实验组每3个月接受一次龈上洁治和口腔卫生指导，菌斑和牙龈炎症情况明显比不接受上述治疗的对照组患者少。实验组每个牙面的平均探诊附着丧失仅仅为0.08mm，而对照组为0.3mm。

当成年牙龈炎患者接受龈下刮治和根面平整术，但是不改善他们的口腔卫生状况，牙龈的情况与每6个月接受预防治疗的患者相比没有改善（Listgarten & Schifter 1982）。

总结：现有的知识揭示预防牙龈炎和牙龈炎患者的早期附着丧失主要依赖于自我菌斑控制水平，同时也依赖于减少龈上和龈下菌斑堆积的进一步治疗措施。

牙周炎患者的牙周支持治疗

如前所述，学者们已经开展了一系列关于牙周治疗方法的长期研究，首先在美国的密歇根大学，随后在瑞典的歌德堡大学、内布拉斯加州的明尼苏达大学和美国的洛马林达大学。这些研究总是让患者定期复诊（3～4个月）接受设计完善的治疗程序。尽管患者进行了不同程度的菌斑控制，对于大部分患者而言SPT都能很好地维持术后附着水平（Knowles 1973；Ramfjord et al.

1982）。

平均而言，长期研究记录的大多数患者，无论何种治疗方法，都能得到PPD持续减少和探诊附着水平持续增加的极佳结果（Ramfjord et al. 1975；Lindhe & Nyman 1975；Rosling et al. 1976；Nyman et al. 1977；Knowles et al. 1979，1980；Badersten et al. 1981；Hill et al. 1983；Westfelt et al. 1983a；Lindhe et al. 1982a；Pihlström et al. 1983；Westfelt et al. 1983a, b, 1985；Isidor & Karring 1986；Badersten et al. 1987）。

在一项纳入75位极重度牙周炎患者的研究中，通过病因相关治疗和改良的Widman翻瓣术，疾病成功地得到了治疗（Lindhe & Nyman 1984），在14年的有效SPT治疗期间，仅仅在很少的位点发生了再感染。然而，我们必须意识到牙周炎复发的时间间隔完全无法预测，而25%的患者会复发（每61个中15个）。这就表明，假如实施了完善的SPT治疗，牙周炎易感人群中大部分患者可以得到"治愈"，而相对较少的一部分患者（20%～25%）会发生偶发的牙周炎复发再感染。医生则需要辨别这些具有很高疾病易感性的患者，并长期监测患者是否复发牙周炎，这显然是一个挑战。

与Lindhe和Nyman（1984）仅仅纳入重度牙周炎患者的研究相反，另一项研究纳入了52位患有轻到中度牙周炎的成年患者，研究了在病因治疗结束后，为期8年的SPT治疗的效果（Brägger et al. 1992）。拍摄全口根尖片以评估根尖片上牙槽骨高度占牙根长度的百分比的变化。由于病因学治疗，探诊附着水平增加了，在随后8年中附

着丧失为0.5~0.8mm。在同一时期，根尖片上牙槽骨高度减少<2%，因此临床上无明显改变。在这组最初表现为轻到中度牙周炎的患者中，每年接受SPT治疗的频率不同并没有影响牙周病的进展。然而，在观察期间，8年内接受SPT治疗频率少于每年一次的患者，其附着丧失的情况更为严重。这些研究证明牙周炎患者需要SPT治疗。显然SPT治疗的频率取决于疾病的易感性。重度牙周炎患者需要间隔较短（3~4个月）的定期SPT治疗，而对轻到中度牙周炎患者而言，每年一次复诊就可能足以预防进一步的附着丧失。

最近，一个私人诊所开展了一项关于30年的以菌斑控制为基础的牙周维护治疗，对于牙丧失、龋齿和牙周病进展的作用的研究（Axelsson et al. 2004）。这项前瞻性对照队列研究开始时纳入了接受传统维护治疗（每年由指定医生实施1次或2次）的375位实验患者和180位对照患者。6年后，对照组患者不再继续接受治疗。实验组患者最初2年每两个月复诊并预防性治疗一次，随后27年里每3~12个月复诊并预防性治疗一次（具体间隔时间根据不同个体需求制定）。复诊时预防性治疗的内容为清除菌斑和专业机械牙齿清洁，其中包括使用氟化物洁牙粉。在维护的30年中，仅有极少量的牙齿丧失（0.4~1.8），牙齿丧失的原因主要是根折。在这30年中，只发现了1.2~2.1个新龋损（>80%为继发龋）。同一时期，只有2%~4%的位点发生了≥2mm的牙周附着丧失。这项特别的研究清楚地证明了在菌斑控制基础上根据患者个人需要实施SPT，可以明显地减少牙丧失，使继发龋的发生率最小化，并几乎保持完全的牙周稳定。

总结：SPT绝对是保证良好治疗效果，长时间维持临床附着水平的首要条件。对于大多数患者，治疗效果已被证明可以维持长达14年的时间，在私人诊所的研究中，这个时间甚至可以达到30年，但是必须意识到，在一个完全无法预测的情况下，小部分患者的少量位点可能发生牙周病复发再感染。持续的对患者、牙齿和牙齿位点水平进行风险评估，是SPT所面临的挑战。

持续的多水平风险评估

最初牙周诊断时就需要考虑疾病的后果，换言之就是要记录牙周附着丧失、伴随的牙周袋形成和炎症存在情况，与之相反，SPT阶段的诊断基于成功的牙周手术治疗后健康状况的变化。这反过来意味着，一旦牙周手术治疗的目的（例如1~3阶段）达到，牙周恢复健康后，就需要确立新的基线（Claffey 1991）。这个基线包括炎症得到控制后所获得的临床附着水平。理想状态下，牙周支持治疗可以维持手术治疗后获得的临床附着水平很多年。然而，如果发生再感染，临床附着丧失就会发生。因此，相关的问题是，对于接受过牙周治疗的位点的牙周破坏进展和再感染，临床参数是否能作为新发的或复发的感染和牙周破坏进展的早期指标？为了解释有关评估疾病进展的危险因素/指征的临床研究的结果，统一"进展性"疾病的定义也非常重要。第5次欧洲牙周病学会议提出了这样的定义（Tonetti & Claffey 2005）：≥2颗牙有长期的≥3mm的邻面附着丧失。在无法连续测量邻面附着丧失的部位，可以采用根尖片上≥2颗牙有长期的≥2mm的牙槽骨丧失作为替代。

从临床角度而言，牙周状况的稳定反映了细菌侵袭和有效的宿主防御之间的动态平衡。同样，无论其中哪一方占优势，这种体内稳态都倾向于发生快速变化。因此，显然诊断过程必须以持续的多水平危险因素监测为基础。诊断评估的间隔时间也必须根据所有的危险因素和预期的效果做调整。根据个体疾病复发的危险因素评估，安排患者接受SPT的成本效益已经得到证实（Axelsson & Lindhe 1981a, b；Axelsson et al. 1991）。

由于之前的疾病的易感性，接受牙周支持治疗的患者有中到高度的风险复发牙周感染。与无该病史的一般人群相反，牙周炎患者需要接受计划完善的复诊治疗，包括持续的风险评估和充分的支持治疗。否则，患者可能发生进展性的牙周附着丧失（Axelsson & Lindhe 1981a；Kerr 1981；Becker et al. 1984；Cortellini et al. 1994，1996）。

个体牙周风险评估

对于患者牙周炎复发风险的评估可能以一系列的临床指标为基础，这些指标的重要性彼此相当。同时需要评估全方位的危险因素和危险指标。为了达到这个目的，学者们建立了一个功能图谱（图60-3）（Lang & Tonetti 2003），这个图谱涵盖以下几个方面：

• 探诊出血（bleeding on probing，BoP）率。

• >4mm牙周袋位点数。

• 28颗牙中牙的丧失数。

• 牙周支持组织丧失与患者年龄之比。

• 全身健康状况和遗传学背景。

• 吸烟等环境因素。

每一个指标都有自己的高、中、低危险度的划分。牙周手术后对患者进行这些因素的综合评估，从而获得个体化的综合危险度评估，以此为依据决定SPT治疗的频率和复杂程度。如果未来出现额外的重要因素，那么功能图则会进行相应的修改。牙周危险度评估（periodontal

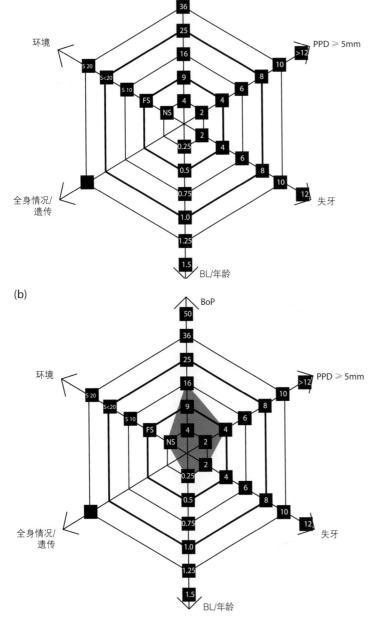

图60-3　（a）疾病复发危险度评估功能图谱。每一个向量代表一项危险因素或指标，并有低、中、高风险度的区域划分。同时评估所有因素，因此危险度相对低的就位于多边形的中央，而危险度相对高的范围就会超出第二个加粗的多边形。在两个加粗的环之间是危险度居中的。（b）低危险度患者的功能图谱。探诊出血（bleeding on probing，BoP）率是15%，4个位点牙周袋深度≥5mm，丧失2颗牙，骨因素与患者年龄之比为0.25，未发现全身因素，患者无吸烟史。

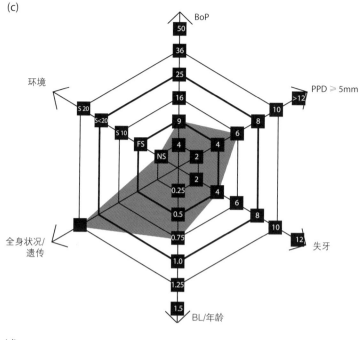

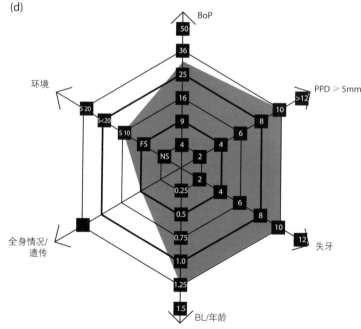

图60-3（续）（c）中危险度患者的图谱。BoP为9%，6个位点牙周袋深度≥5mm，丧失4颗牙，骨因素与患者年龄之比为0.75，患者有Ⅰ型糖尿病病史，无吸烟史。（d）高危险度患者的图谱。BoP为32%，10个位点牙周袋深度≥5mm，丧失10颗牙，骨因素与患者年龄之比为1.25，未发现全身因素，偶尔吸烟［BL（bone loss）：牙槽骨吸收；PPD（probing pocket depth）：牙周袋探诊深度］。

risk assessment，PRA）在以患者为本的牙周手术后治疗方案的制订方面的可靠性，已经在世界各地的一些队列研究中得到了验证（Lang et al. 2015）。

复诊依从性

一些调查表明只有很少一部分牙周患者能很好地配合接受规定的牙周支持治疗（Wilson et al. 1984；Mendoza et al. 1991；Checchi et al. 1994；Demetriou et al. 1995）。由于已经明确证明，牙周手术后，与不配合的患者相比，按要求接受定期牙周支持治疗的牙周患者的预后更好（Axelsson & Lindhe 1981a；Becker et al. 1984；Cortellini et al. 1994，1996），没有依从性或依从性差的患者应该属于牙周病高度风险。有一篇报道比较了牙周手术后按时定期复诊的患者和不按时复诊的患者的个体差异，发现后者生活压力大的概率更大，人际关系更不稳定（Becker et al. 1988）。

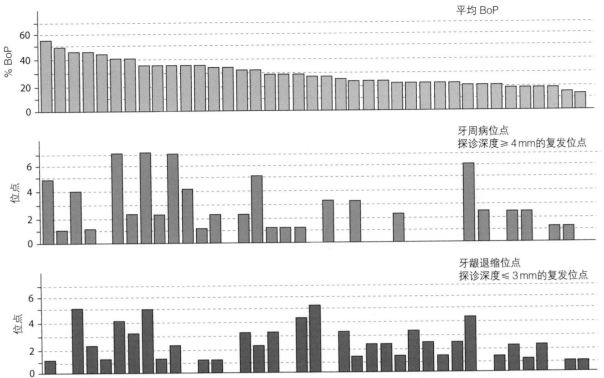

图60-4　伴有或不伴有牙龈退缩的牙周病复发位点[牙周袋探诊深度（pocket probingdepth，PPD）≥4mm]在4年观察期内的平均探诊出血（bleeding on probing，BoP）百分比情况。根据平均BoP百分比减少的程度将患者分类。BoP＜20%的患者牙周病复发的概率显著减小（数据取自Joss et al. 1994）。

口腔卫生

由于菌斑是目前牙周病发生最重要的病因（来自Kornman & Löe的综述 1993），因此全口菌斑评估在判断疾病复发风险方面有关键作用。然而，需要意识到牙周支持治疗期间对微生物环境的定期干扰，最终会掩盖这样明显的相关性。在接受不同手术和非手术治疗的患者身上，已经清楚证明了菌斑感染的牙列会在多处复发牙周病，而菌斑得到控制并接受定期支持治疗的牙列牙周情况多年可以保持稳定（Rosling et al. 1976；Axelsson & Lindhe 1981a，b）。迄今为止的研究还没有发现能够与牙周健康的维持相互兼容的一个菌斑感染水平。然而，在一项临床规定中，菌斑控制计分在20%～40%能被大多数患者接受。需要意识到全口菌斑计分应该与患者的宿主反应相联系，换句话说就是与炎症指标相比较，这一点很重要。

探诊出血位点的比率

轻柔探诊时出血是炎症的客观指标，这一指标已经纳入了牙周健康状况评分系统（Löe & Silness 1963；Mühlemann & Son 1971），本身也是一个参数。在评估患者复发牙周炎的危险度方面，BoP至少部分反映患者的依从性和口腔卫生维护水平。尚没有发现危险度升高时，BoP发生率高于某个特定水平。然而，一项私人诊所的前瞻性研究表明，BoP发生率为25%是患者4年内保持牙周稳定和相同时间段内复发之间的分界点（Joss et al. 1994）（图60-4）。Claffey等（1990）和Badersten等（1990）进一步证明BoP发生率在20%～30%之间时，疾病进展的危险度更高。

评估患者疾病进展危险度时，BoP发生率反映了患者菌斑控制能力、对于细菌入侵的宿主抵抗和患者依从性等综合特性。因此，BoP发生率是功能图谱评估危险度的第一个危险度指标（图60-3）。数值范围为次方形式，如占该向量的4%、9%、16%、25%、36%和49%。

BoP发生率平均值低（＜10%的牙面）的患者可能复发的危险度低（Lang et al. 1990），而BoP发生率平均值＞25%的患者发生再感染的危险度高。

牙周袋 > 4mm的位点

PPD > 4mm的牙周袋数目一定程度上反映牙周治疗的效果。尽管深度本身作为单独的指标时，没有太多意义，与BoP和/或脓肿等其他指标一起评估时，可以反映再感染的来源和发生的生态环境。因此，可以想到，剩余牙周袋的最小数量反映牙列中牙周情况的稳定。对于某一位点而言，牙周基础治疗后剩余的深牙周袋和牙周支持治疗期间不断加深的牙周袋，与疾病进展高危险度相关（Badersten et al. 1990；Claffey et al. 1990）。然而，对于某一患者而言，这个证据则不够充分。在一项研究中，16位患者患有重度牙周炎（Claffey & Egelberg 1995），牙周基础治疗后，PPD≥6mm的剩余牙周袋的高发生率，表示在42个月的时间内，患者易于发生进一步的附着丧失。近期一项平均为期11.3年的回顾性研究中，对172位患者接受牙周炎治疗的患者实施SPT治疗（Matuliene et al. 2008）。在患者水平对数据进行分析发现，除了重度吸烟（≥20支烟/天），SPT治疗时间长于10年，初期诊断为重度牙周炎（Tonetti & Claffey 2005)，以及至少有一个位点PPD≥6mm或9个及以上位点PPD≥5mm，会导致牙周炎进展危险度显著增加（Matuliene et al. 2008）。

另一方面，需要意识到剩余牙周袋的增加，并不代表再感染或疾病进展危险度的增加，因为大量长期研究证明，患者接受支持治疗，更深的牙周袋甚至也可能长年保持稳定，而疾病不发生进一步的进展（Knowles et al. 1979；Lindhe & Nyman 1984）。

然而，评估患者疾病进展的危险度时，PPD≥5mm的剩余牙周袋数量是疾病复发危险度评估功能图谱上的第二个危险度指标（图60-3）。范围为线性形式，如占向量的2%、4%、6%、8%、10%和12%。剩余牙周袋数目4个的患者风险度可能相对较低，而大于8个时，复发的风险度高。

总28颗牙齿中牙的丧失数

尽管牙丧失的原因不明，牙列中剩余牙的数目反映了牙列的功能。仅有前磨牙的短牙弓，即20颗牙齿，也能保证下颌的稳定性和个体的良好功能。短牙弓似乎不会导致下颌紊乱（Witter et al. 1990，1994）。然而，如果总共28颗牙中丧失的牙齿数目多于8颗，常常会损害口腔功能（Käyser 1981，1994，1996）。由于牙丧失也是反映患者口腔疾病和创伤病史的真实的结果，因此这个危险指标顺理成章地成为危险度评估功能图谱的第三个危险指标（图60-3）。计算牙列中除了第三磨牙以外（28颗牙）牙丧失的数目，而不考虑牙位。范围为线性形式，如占向量的2%、4%、6%、8%、10%和12%。

患者丧失4颗牙可能是低危险度，而丧失8颗牙以上则为高危险度。

牙周支持组织丧失与患者年龄的相关性

通过影像上牙槽骨的高度对牙周附着丧失的程度和患病率（即患病经历和易感性）进行评估，也许是与患者年龄相关的危险因素中最明显的指标。鉴于目前对牙周疾病发展过程，以及牙周炎开始和进展因不同的时段与个体而异（van der Velden 1991）的认识，我们应该意识到与患者年龄相关的早期的附着丧失不能排除存在病变快速进展的可能。因此，偶尔会低估某些个体之后疾病进展的实际风险。而治疗有望对疾病的进展速度产生积极影响，因此，与牙周治疗前相比，SPT过程中患者年龄相关的附着丧失可能是一个更为精准的指标。假设高度减少（即为牙根长度的25%~50%）的牙周支持组织，可以满足大部分患者终身的功能需求，那么，对经过牙周治疗患者的风险评估，可能是实现牙列终身功能性使用这一总体治疗目标的稳定预测指标（Papapanou et al. 1988）。

通过根尖片检查后牙区的牙槽骨丧失，评估最严重位点处骨吸收占总根长的百分比，或者通过颌翼片对最严重的位点进行评估并以毫米记录。1mm相当于10%的骨丧失。然后将百分比除以患者的年龄，将此作为一个影响因素。例如，一位40岁患者后牙区最严重位点处有20%的骨吸收（BL），计分为BL/年龄=0.5。而如果一位40岁的患者后牙区最严重位点处有50%的BL，则BL/年龄=1.25。

在对患者进行疾病进展风险的评估中，将与年龄相关的牙槽骨丧失程度作为疾病复发风险评估功能图谱中的第四个危险度指标（图60-3）。BL/年龄这一指标以0.25为一刻度进行性增加，将0.5作为疾病进展低度和中度风险的分界，1.0作为疾病进展中度和高度风险的分界。反之，这意味着在多参数的风险评估中，如果患者相对于其年龄而言，后牙区牙槽骨丧失的百分比较预期更高，则在风险的多因子评估中关于该向量具有更高的风险。

全身情况

对1型和2型（胰岛素依赖型和非胰岛素依赖型）糖尿病人群的研究充分地证明了疾病易感性和/或牙周疾病进展的关系（Gusberti et al. 1983；Emrich et al. 1991；Genco & Löe 1993）。

我们应该意识到，关于糖尿病对牙周病的影响是在未经治疗的牙周病患者中研究，但直至目前，对于经过治疗的患者并没有明确的证据。然而，对全身情况的改变影响疾病的复发假设是合理的。

近年来，遗传标记可用来确定不同基因型患者对牙周疾病的易感性。对白介素-1（IL-1）多态性的研究表明，同一年龄组中，与IL-1基因型阴性患者相比，阳性患者表现出更严重的牙周病损（Kornman et al. 1997）。同时，IL-1基因型阳性个体具有更高的牙齿缺失率（McGuire & Nunn，1999）。在一项纳入300位以上维护良好的牙周患者的回顾性分析中，IL-1基因型阳性患者BoP阳性位点百分比更高，这些患者在1年期的复查中，BoP百分比较IL-1基因型阴性患者高（Lang et al. 2000）。此外，在相同的维护期中，后者BoP的百分比改善为前者的2倍，

表明IL-1基因型阳性的个体即使通过有效的SPT进行规律的维护仍表现为过度反应（Lang et al. 2000）。在澳大利亚一所大学校园里对白领和蓝领工人进行了一项为期5年的前瞻性研究，发现50岁以上的个体中，与IL-1基因型阴性组相比，IL-1基因型阳性组具有更大的PPD，特别是当研究对象均为非吸烟者时。

在评估患者疾病进展风险时，仅考虑了系统因素，若已知的系统因素在复发性疾病风险评估功能图中作为第五个危险度指标（图60-3）。在此情况下，高风险的面积是以这一向量作为标记。如果不知道或无系统因素影响，则未将系统性因素考虑在风险综合评估内。

关于生理或心理压力对牙周炎进展和易感性的影响或关联的研究目前较少（Cohen-Cole et al. 1981；Green et al. 1986；Freeman & Goss 1993）。然而有研究详细记录了与生理或心理压力相关的激素改变（Selye 1950）。

吸烟

烟草主要通过吸烟或咀嚼的形式摄入，吸烟会影响成年牙周炎患者的易感性和疗效。关于这些现象的经典解释有吸烟与口腔卫生不良相关，以及吸烟者缺乏普遍的健康意识（Pindborg 1949；Rivera-Hidalgo 1986）。然而，最近的研究证实，吸烟不仅是一项风险指标，也可能是牙周炎的一个真正危险因素（Ismail et al. 1983；Bergström 1989；Bergström et al. 1991；Haber et al. 1993）。在年轻群体中（19～30岁），51%～56%的牙周炎与吸烟有关（Haber et al.1993）。已证实吸烟与牙周炎间具有剂量相关性（Haber et al. 1993）。已有研究表明吸烟会对龈下刮治和根面平整术（Preber & Bergström1985）、改良的Widman翻瓣术（Preber & Bergström 1990）和牙周再生治疗（Tonetti et al. 1995）后的术后疗效产生影响。此外，难治性患者中的大部分属于吸烟者（Bergström & Blomlöf 1992）。有研究报道了吸烟对进行牙周支持治疗患者长期疗效的影响。在随后的

复查和为期6个月的牙周支持治疗（supportive periodontal therapy，SPT）中，吸烟者的创面愈合欠佳（Baumert-Ah et al. 1994）。另一个研究也证实了这一发现：与非吸烟者相比，牙周积极治疗后，重度吸烟者发生多个（≥9）残留牙周袋（≥5mm）的比例更高（吸烟者与非吸烟者发生率分别为31.2%/7.3%），并且11年SPT后，两者发生率分别为52.4%/14.8%（Matuliene et al. 2008）。这一研究还发现，重度吸烟者发生进展性牙周炎的风险显著。此外，84位侵袭性牙周炎患者经过10.5年的SPT后，吸烟是牙周炎复发的一个主要危险因素。复查中发现，超过一半的吸烟者发生了牙周炎的复发，与非吸烟者相比复发风险增加了10倍（Bäumer et al. 2011）。在一个纳入13个长期牙周维护治疗的观察性研究中发现，吸烟与牙缺失相关，而牙缺失正是牙周炎进展的终点（Chambrone et al. 2010）。

综上，目前已有足够的证据表明，吸烟可降低牙周支持治疗的疗效。因此，在维护期中将重度吸烟者（>20支/天）纳入高危组是合理的。

为了评估疾病进程中患者的危险因素，如吸烟等环境因素应该考虑为风险评估图中疾病复发的第六个危险度指标（图60-3）。非吸烟者（non-smokers，NS）和曾吸烟者（former smokers，FS）（戒烟>5年）牙周炎复发的风险较低，而重度吸烟者（heavy smokers，HS），即每天吸烟超过一包者牙周炎复发风险高。偶尔吸烟者（Occasional smokers，OS）（每天<10支）和中度吸烟者（moderate smokers，MS）（每日吸烟11~19支）对于疾病复发具有中度风险。

计算患者的个体患病风险

基于以上6个特异性参数，构建了一个PRA多功能结构图。在图中，是基于所获得的科学证据构建的矢量，并在不断验证中做了一定的修改。

1. 低度牙周风险（periodontal risk，PR）患者：所有参数属于低度风险或至多1项参数属于中度风险（图60-3b）。

2. 中度PR患者：至少两项参数属于中度风险，至多一项参数属于高度风险（图60-3c）。

3. 高度PR患者：至少两项参数属于高度风险（图60-3d）。

几个研究已验证了基于患者的PRA多功能结构图。一项4年的前瞻性队列研究表明（Persson et al. 2003），IL-1基因多态性阴性的患者在个性化的复诊期内全部达到了完全的牙周稳定。但IL-1基因多态性阳性的患者仅90%达到牙周稳定。另一方面，两个最近发表的研究，分别纳入100位和160位患者，评估其为期>10年的SPT的结果，表明与低、中度风险患者相比，高度风险患者在牙周积极治疗后更容易发生牙周炎复发（Matuliene et al. 2010）和牙缺失（Eickholz et al. 2008；Matuliene et al. 2010）。

总结：患者的风险评估可能预测牙周炎进展的易感性。其评估包括了感染水平（全口牙BoP）、剩余牙周袋数目、缺失牙、与患者年龄相关的牙周支持组织丧失，以及患者的全身状况。最后，也要评估环境和行为因素，如吸烟和压力。应该考虑到以上所有因素并进行综合评估。一个功能性的结构图（图60-3）能够帮助临床医生决定患者水平的疾病进展风险。这对于之后个性化地制订患者的SPT内容及频率非常有用。

牙齿风险评估

牙在牙弓中的位置

早期临床研究表明牙周病的患病率和严重程度与牙列不齐和错𬌗有关（Ditto & Hall 1954；Bilimoria 1963）。然而，之后的许多研究用临床评估方法并不能验证这一结论（Beagrie & James 1962；Geiger 1962；Gould & Picton 1966）。虽然牙列拥挤与增加的菌斑滞留和牙龈炎症具有相关性（Ingervall et al. 1977；Buckley 1980；Griffith & Addy 1981；Hörup et al. 1987），但在前牙区，覆𬌗覆盖（Geiger 1973）、拥挤和牙间隙（Geiger et al. 1974）、轴倾斜和牙漂移与牙周破坏（继发于牙龈炎症后的附着丧失）之间没有显著相关性。文献中明确提到：牙列拥挤可能因为不规律的口腔卫生行为而影响牙列菌斑堆积的总量，从而导致慢性牙龈炎的发展。然而，迄今为止，牙齿在牙弓中位置不正是否会导致牙周附着丧失风险增加还需要更多的证据来支持。

根分叉病变

如何有效治疗牙周病累及根分叉的多根牙已经成为这几年的一个密集的治疗研究主题（Kalkwarf & Reinhardt 1988）。一项由牙周专科医生完成的大样本牙周治疗回顾性分析（Hirschfeld & Wasserman 1978；McFall 1982）显示：维护治疗期内多根牙发生牙缺失的风险大。最令人印象深刻的是一项包括600多名患者的研究中，患者平均接受了22年维护治疗，10%的患者甚至接受了＞30年的维护治疗（Hirschfeld & Wasserman 1978）。其中，83%的患者被认为是"维护良好"，在整个观察期中仅仅缺失了0～3颗牙；4%（25位）的患者被认为是疾病进展高度风险，在定期地维护治疗中丧失了10～23颗牙。无论这些患者在维护期中属于疾病进展低度、中度或高度风险，大多数丧失的牙为病变累及了根分叉的磨牙（Hirschfeld & Wasserman 1978）。在另一项纳入100位患者，经过牙周治疗后接受了15年或更长时间维护治疗的研究中也得到了相似的结果（McFall 1982）。

在关于多根牙的牙周治疗的前瞻性研究中，通过BoP、PPD减少和附着水平来评估治疗效果，发现在非磨牙位点和磨牙平整表面、根分叉区域具有显著差异（Nordland et al. 1987）。此外，累及根分叉病变且PPD＞6mm的患牙治疗效果欠佳。

Ramfjord等（1987）进行的超过5年的前瞻性研究已经证实了与累及根分叉的多根牙相比，单根牙、不累及根分叉的多根牙预后较好。但是，需要意识到这些结果并不意味着累及根分叉病变的多根牙应该被拔除，因为许多前瞻性研究都表明，对于这样的患牙，如果进行完善有规律的维护治疗，也可以获得很好的总体预后。

医源性因素

修复体悬突和不佳的冠边缘常常会成为菌斑滞留的区域，已经有许多相关研究报道了医源性因素增加牙周炎的发生（可参加综述Leon 1977）。这些因素在龈上和龈下的位置会影响到疾病进展的风险。研究表明，修复体细微的龈下边缘悬突将改变龈下微生态环境，更有利于革兰阴性厌氧菌生态系的形成（Lang et al. 1983）。毫无疑问，龈下微生物的这一转变更有利于牙周致病菌，如果未进行有效治疗，将会增加牙周组织崩解的风险。

尽管许多临床医生认为牙周支持组织减少的患牙不能够独立行使功能，应该拔除或进行夹板固定，然而一些纵向研究表明牙周组织严重减少但健康的牙齿，可以独立行使功能或作为基牙数年，且不会发生进一步的附着丧失（Nyman & Lindhe 1979；Nyman & Ericsson 1982；Brägger et al. 1990）。因此，经过有效牙周治疗的患牙无论其剩余多少牙周支持组织，仍可以维持数十年，并且可作为固定桥的基牙或单独的咀嚼单位发挥功能。但条件是承受生理性的咀嚼应力而不是持续的创伤，持续的创伤可能会导致牙齿的自然脱落。显而易见，支持组织严重减少的患牙，如果疾病进一步发展，将会发生自然脱落。

松动度

对牙周支持组织严重减少但健康的基牙而言，牙齿渐进性松动可作为持续性创伤的指标（Nyman & Lang 1994）。当评估牙的动度时，应意识到两个因素会导致动度增大：（1）牙冠受到单向或多向的力量导致牙周膜增宽，这样的力量达到一定的强度和频率会导致牙槽骨壁的吸收；（2）牙周支持组织的高度。如果曾经的牙周病变导致了牙周支持组织高度降低，但牙周膜的宽度并没有改变，则剩余的牙周膜内牙根松动的幅度与牙周支持组织高度正常的牙齿相同。但在给牙冠施加应力后，牙齿受到的力量会发生改

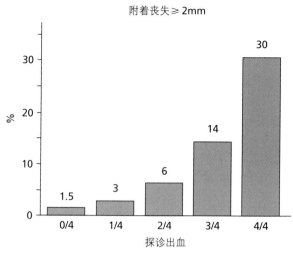

图60-5　48位患者进行积极牙周治疗后，4次SPT就诊中出现探诊出血分别为0、1、2、3、4次的位点对应2年后探诊附着丧失≥2mm的阳性预测值（数据来自Lang et al. 1986）。

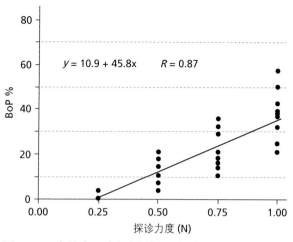

图60-6　在具有正常解剖形态和健康牙龈的年轻口腔医学生中应用探诊力度与平均探诊出血（BoP）百分比间的回归分析。探诊力度与BoP百分比间相关系数高（*R*=0.87），两者呈现很好的线性关系（数据来自Lang et al. 1991）。

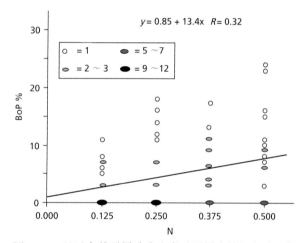

图60-7　经过完善牙周治疗患者（牙周支持组织减少但健康）中探诊力度与平均探诊出血（BoP）百分比间的线性关系（数据来自Karayiannis et al. 1991）。

变。因此，应意识到所有牙周支持组织丧失的牙齿发生松动度增加，是因为对牙冠施加了应力。但是，这种过度松动被认为是生理性的（Nyman & Lindhe 1976）。

由于牙松动受剩余的牙周高度的影响比作用于牙上单向或多向力大，因此，以松动度来评估牙周状况仍需受到质疑。几项研究已经表明在牙周治疗前、中、后，牙齿会发生轻微的松动（Persson 1980，1981a，b）。从这些研究中可以得出，患牙在牙周非手术和/或手术治疗后其松动度减少。但是，在手术治疗后的愈合期内，牙松动度可能临时增加，之后又逐渐减少。临时夹板固定作为非手术或手术治疗的辅助性措施并不会影响到牙齿最终的松动度。

总结：患牙风险评估包括对剩余牙周支持组织、根分叉病变、医源性因素和用于评估功能性稳定的牙齿松动度的评估。在对单颗牙的预后和功能评估中，牙水平的风险评估具有一定的作用，可以提示在SPT复诊中是否需要进行特别的治疗措施。

位点风险评估

探诊出血

采用标准的BoP检查方法，未出现探诊出血表明牙周组织状态尚可（Lang et al. 1990），

探诊出血则表明牙龈具有炎症。然而，认为随着时间推移出现反复BoP表明病损发生进展并不恰当（Lang et al. 1986，1990；Vanooteghem et al. 1987）。但如果位点出现反复BoP阳性，则之后发生附着丧失的可能性为30%（图60-5）（Badersten et al. 1985；Lang et al. 1986；Vanooteghem et al. 1987；Badersten et al. 1990；Claffey et al. 1990；Vanooteghem1990）。

显而易见，BoP较其他作用于组织上的应力更为敏感。在健康的年轻成人的研究中，所使用的探诊力度与探诊出血位点百分比几乎呈线性关系（*R*=0.87）（图60-6）（Lang et al. 1991）。如果探诊力度超过0.25N（25g），组织将遭到创

伤，出血则是创伤的结果而不是组织炎症的反映。为了评估"真实的"炎性出血位点百分比，应该使用不超过0.25N的探诊力度，即临床上所说的轻探。这已在存在附着丧失，且经过有效治疗的重度牙周炎患者上得到证实（图60-7）（Karayiannis et al. 1991；Lang et al. 1991）。

当使用0.25N时，BoP阴性可以98%～99%地预测牙周状态较好（Lang et al. 1990），因此，这一临床参数作为在日常检查中最可靠的监测指标。BoP阴性的位点认为是牙周稳定的。此外，出血位点发生进展性牙周炎的风险更高，尤其是同一位点在不同时间检查中均出现了探诊出血（Lang et al. 1986；Claffey et al. 1990）。

综上，应用0.25N的探诊力度检测BoP是恰当的。这可以计算患者的平均BoP，同时记录出血位点的具体位置。维护期间内，反复出现BoP阳性的位点发生附着丧失风险更高。

探诊深度和附着丧失

临床探诊是用于记录附着丧失和诊断牙周炎的一个最常用的参数。然而，这种方法存在的固有误差导致测量存在一定的变异。这些固有因素包括：（1）牙周探针的大小；（2）探针达到的位置和选择的参考点；（3）测量比例的误差；（4）探诊力度；（5）牙龈组织状态。

尽管临床探诊这一方法存在固有误差，但探诊不仅是最常用的诊断程序，而且还是评估牙周组织最可靠的参数。但应当意识到增加的PPD和存在探诊附着丧失表明有牙周炎病史，而不是目前处于活跃状态。为了获取疾病进展更可靠的信息，或者更简单地说是治疗后的愈合情况，就需要进行多因素的评估。显而易见，治疗前首次评估的结果比治疗后的评估受到误差影响更大。即使使用标准的探针位置和探诊力度，但有时牙石或修复体可能会遮挡参考点（釉牙骨质界），牙龈组织的状态可能使得牙周探针更易插入组织。这些生物学参数（组织状态和牙石）在首次牙周治疗后可能减少到最低，因此，重复地探诊评估将提高评估的准确性。在初次牙周治疗愈合后应进行第一次牙周评估，将其作为长期临床监测的基线（Claffey 1994）。

溢脓

牙周病变处可能会有脓液形成并从牙周袋内溢出。在对病损处进行临床探诊时，最好使用磨光的球形器械进行探诊，可以知道是否发生溢脓（Singh et al. 1977）。几项关于牙周治疗疗效的纵向研究已经评估了包括溢脓在内的临床参数，可以作为对之后附着丧失的预测（Badersten et al. 1985，1990；Claffey et al. 1990）。在所有这些研究中，出现溢脓和其他临床参数，如BoP和探诊深度增加，将增加疾病进展的阳性预测值。因此，在治疗后，溢脓表明牙周炎位点病变可能正在进行性加重（Kaldahl et al. 1990）。

总结：牙位点的风险评估包括BoP、探诊深度、附着丧失和溢脓。位点水平的风险评估有助于评估牙周疾病的活动性、牙周稳定性和炎症进展性。在SPT中，位点的风险评估对于确定需要治疗的位点是必要的。

牙周病进展的影像学评估

我们需要决定是否进行牙周的影像学检查，以进行临床风险评估（Hirschmann et al. 1994）。影像学检查与监测疾病广义上的进展或局部病变有关。不仅是从牙周单方面考虑，而应在综合考虑的情况上来选择影像学技术（Rohlin & Akerblom 1992）。不是基于临床表现和特征的影像学检查不能简单地用于确定健康状况。

牙周病变的影像学检查具有高度特异性和低度敏感性，会低估牙周病损的严重性（Hämmerle et al. 1990；Åkesson et al. 1992）。牙槽骨上不易探查的微小变化与重复拍摄时投射过度或变异有关（Lang & Hill 1977；Goodson et al. 1984；Jenkins et al. 1992）。这也许会导致牙槽骨高度变异，掩盖了根分叉形态等。此外，后期的调整处理可能会使牙槽骨密度改变，从而使评估不真实（Rams et al. 1994）。

牙周影像学检查的标准过程是直线的持片

系统和长圆锥形的平行投照技术（Rushton & Horner 1994）。在持片系统中，添加指示针作为参考位点以再定位，从而减少方法误差（Carpio et al. 1994）。

总之，口腔放射的标准与技术的选择、X线片的质量及诊断相关，需要进一步地提高（Brägger 1996）。

临床应用

在维护治疗期间，3个水平的风险评估代表了开始治疗前的临床评估的逻辑顺序。从逐步评估中收集的信息不应该影响而是应提高牙周二级预防保健与治疗的疗效。在短期内易于获得检查的顺序，无须支付额外的实验室测试费用。临床监测和多级风险评估所获得的信息能够促进个人的牙周健康状况，减少患者发生进一步感染和/或疾病进展的可能风险。

到目前为止，已发表的大多数纵向研究都是基于单一水平，如位点或牙的风险评估，而并不是基于风险评估最明显的因素——患者本身。充足的证据表明，少数患者仍有这些问题存在，因此，他们的维护治疗将完全不同于大多数患者。虽然在一些研究中已明确地解决了这一问题（Hirschfeld & Wasserman，1978），但确定一位患者是属于维护良好的一组还是属于持续牙周附着丧失的一组的决定性因素尚未被确定。

总结：建议从以上提及的3个水平对患者进行评估。在患者水平，支持组织丧失与患者年龄、全口菌斑指数、BoP指数、剩余牙周袋的发生率，系统性因素或环境因素（如吸烟等）相关，以上因素都可对预后产生影响。第一水平风险评估的临床作用主要在于决定维护期复诊的时间和频率。应该基于牙和牙-位点水平进行风险评估。

在牙和牙-位点水平，剩余牙周支持组织、炎性因素的存在使得进入如根分叉等微小环境中变得困难，医源性因素也应该纳入患者整体的风险评估（图60-8）。牙和牙-位点的风险评估的临床作用包括对于高风险位点合理分配复诊时间，以及提供选择不同形式的治疗方案。

牙周支持治疗的目标

支持治疗的目标是保持牙龈和牙周组织健

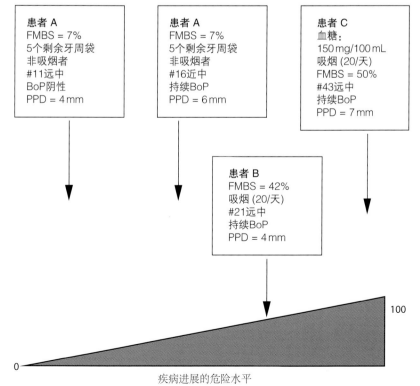

图60-8　连续多水平的风险评估。结合患者、牙、位点等多个参数评估疾病进展的风险。请注意同一患者的不同位点可能有不同的风险水平。基于患者的危险因素是将牙和/或位点评估考虑在内（FMBS：全口出血指数；PPD：牙周袋深度）。

康，即牙周积极治疗的结果。因此，不管是否进行了额外的治疗，如修复体的重建或种植体的植入，患者定期有效地清除龈上菌斑是获得长期预后的先决条件。为了实现这些目标，需要终身履行定期进行临床再评估和合适的治疗，医生有义务对患者进行持续的心理支持和激励。

　　确定维护治疗的复诊频率没有固定的总原则。但是，一般而言需要考虑以下几个方面：患者个人的口腔卫生状况、BoP位点百分比、治疗前的附着水平和牙槽骨高度。这也就意味着，与菌斑控制较好、牙龈组织健康的患者相比，菌斑控制欠佳和/或高出血位点百分比的患者应进行更频繁的复诊。然而，牙龈健康却伴有严重牙周支持组织高度降低的患者，为了减少或者避免牙缺失的风险，复诊的时间间隔应该缩短（不超过3~4个月）。在上文提及的大多数纵向研究中，3~6个月定期进行维护治疗可以保持良好的治疗效果。因此，在治疗后应至少3~4个月进行一次维护治疗，之后根据上述讨论的几方面决定延长或缩短复诊时间。

　　在牙周积极治疗后，临床附着水平通常可以稳定6个月，因此有人建议将完成治疗的第一个6月作为愈合期（Westfelt et al. 1983b），推荐在此期间经常性地进行专业的牙齿清洁。愈合期后，在安排合理的系统性SPT中应每隔3~4个月复诊行牙周治疗。目前，已经意识到虽然临床的附着水平表现为稳定的，但组织的轮廓可能因重建的过程受到影响。因此，形态学改变可能有利于牙面进行口腔清洁数月甚至数年。良好的口腔卫生习惯是可以长期维持稳定的疗效的最重要的患者因素（Knowles et al. 1979；Ramfjord et al. 1982；Lindhe & Nyman 1984；Ramfjord et al. 1987）。反过来，良好的口腔卫生习惯也需要患者不断改善和提高自我口腔机械清洁技能，当机械清洁较为困难时可以使用化学药物，如强效杀菌剂氯己定等，作为愈合期的辅助性措施（Westfelt et al. 1983a）。显然，在完成病因相关的治疗后应尽快安排定期的SPT复诊，即使在对组织进行仔细的再评估后仍然应该进行牙周手术治疗。将维护

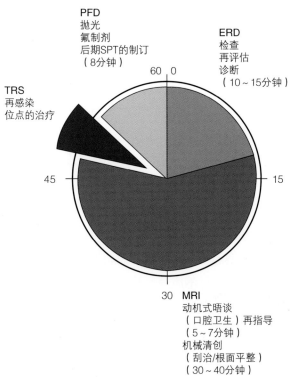

图60-9　SPT复诊时间分为4个部分。（1）检查、再评估和诊断（ERD）提供稳定和炎症位点的信息。这部分需要10~15分钟。（2）动机式晤谈，（口腔卫生）再指导和机械清创（MRI）占复诊的大部分时间（30~40分钟）。对不健康的位点进行机械清创。（3）再感染位点的治疗（TRS）需要再次复诊。（4）所有牙面的抛光、氟制剂的应用、制订之后复诊时间（PFD），需要5~10分钟。

治疗的过程延长至矫形治疗，如外科手术、根管治疗、种植体治疗、手术或重建治疗。使患者更好地意识到，与自己定期地自我优化和合适的口腔卫生习惯相比，访问专业的治疗师或保健师可以更好地维持较好的疗效与达到最优预后。

常规牙周支持治疗

　　复诊的时间应该按照患者个体需要进行安排。它基于4个不同部分，在定期计划的复诊中可能需要的时间长短不同：

- 检查、再评估和诊断（ERD）。
- 动机式晤谈、（口腔卫生）再指导和机械清创。
- 再感染位点（TRS）的治疗。
- 全牙列的抛光、应用氟制剂、决定下次SPT的时间（PFD）。

SPT复诊时间分配（图60-9）通常包括10～15分钟的诊断过程（ERD），随后是30～40分钟的动机式晤谈、口腔卫生再指导和治疗（MRI)，其中机械清创主要集中于诊断为持续性炎症的位点。再感染位点（TRS）的治疗应该包括小的成形手术、局部应用药物或仅在局部麻醉下加强机械清创。上述过程如果必要，则需要预约额外的治疗时间。复诊的时间分配一般包括全牙列的抛光、氟制剂的应用和对疾病程度的再评估，包括制订以后SPT的复诊时间（PFD）。大约需要为这部分内容预留5～10分钟。

检查、再评估和诊断

在SPT的过程中，患者的健康状况和使用药物情况可能会发生改变，因此，一般需要更新健康组织的信息。应当留意健康状况和使用药物的改变。特别在中老年患者中，这些因素可能会影响患者未来的治疗方案。在SPT中应该检查口外和口内软组织的情况，以尽早发现异常情况，并作为口腔癌的筛查，应尤其注意检查舌缘和口底。在维护治疗结束时，对患者的风险因素评估将对决定后期SPT的选择和复诊时间间隔产生影响。对患者的风险因素进行评估后，对牙位点的相关危险因素也进行评估。如上所述，诊断程序通常包括以下几个方面：

- 口腔卫生和菌斑情况。
- 检测BoP位点，了解是否存在持续性炎症。
- 临床探诊深度和临床附着水平的计分。后者非常费时，需要釉牙骨质界作为参考点，对每个牙根的6个位点进行记录。因此，SPT评估通常仅包括临床探诊深度计分。
- 检查溢脓的再感染位点。
- 评估重建情况，包括对基牙的活力检测。
- 龋病的检查。

对牙及口腔种植体均进行这些评估。在SPT治疗中有时会进行传统的影像学检查。采用标准化平行投照技术进行单一的根尖片检查，尤其对于死髓牙、基牙和口腔种植体很有价值。颌翼片尤其适用于检查龋损，也适合于检查菌斑滞留区

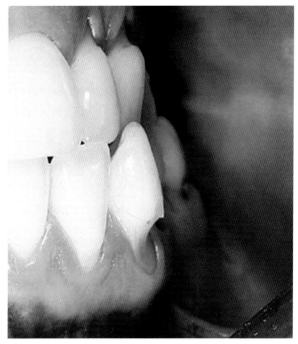

图60-10　楔状缺损的根方直达釉牙骨质界，频繁且不当的刷牙方式导致了牙龈退缩。

如充填体悬突、充填不佳的冠边缘。这部分的时间仅为10～15分钟，因此必须有序地进行这些评估内容。如果有口腔助手记录所有的诊断测试结果或能使用一个声控的计算机辅助记录系统将能更好地完成这一部分。

加强主观能动性、（口腔卫生）再指导和治疗

这部分占SPT就诊的大部分时间。当了解诊断的结果后，例如BoP百分比或超过4mm的牙周袋数量时，应对患者进行动机式晤谈，分数低时以肯定的方式，分数高时以激励的方式，调动患者的主观能动性。通常，鼓励比批评更有利于推动事态的积极发展，因此，应尽量对患者的行为给予肯定。

对于接受充分口腔卫生措施的情况下却依旧复发的患者应当进一步鼓励他们进行恰当的口腔卫生行为。如果患者个人的生活情况影响其行为，那么非常适合进行积极的鼓励。应该以个性化的方式取代刻板的"说教"。

偶尔，出现硬组织病损（楔状缺损）的患者，表明其运用了频繁且不当的机械清洁（图60-10）。应帮助患者改变这样的习惯，反复强

调刷牙方法应为颤动而不是用力刷洗。

在分配的时间内完成全牙列168个位点的机械清创是不可能的，因此，在SPT就诊中，仅对有炎症表现和疾病活动性进展的位点进行再次清创。对健康位点进行反复清创所造成的创伤将毫无疑问导致持续的附着丧失（Lindhe et al. 1982a）。此外，剩余牙周袋≥6mm将导致牙周炎进展和牙齿丧失（Badersten et al. 1990；Claffey et al. 1990；Matuliene et al. 2008）。表60-3显示了经过11.3年以上的维护治疗后，在位点水平和牙水平上，剩余PPD和牙缺失间的相关性。从剩余PPD为4mm开始，PPD每增加1mm与牙缺失具有高度相关性。因此，应对所有的BoP阳性位点和所有的PPD>4mm的牙周袋进行仔细的刮治与根面平整，而健康的位点进行反复的清创必然会导致机械性的附着丧失（Lindhe et al. 1982a）。

表60-3　在平均11.3年的牙周支持治疗后，位点的牙周袋探诊深度（PPD）与治疗终点牙缺失时最深PPD间的多水平逻辑回归模型（未统计探诊出血）

PPD (mm)	位点水平			牙水平		
	OR	95% CI	P 值	OR	95% CI	P 值
≤3	1.0					
4	2.6	2.2~3.1	<0.0001	2.5	1.8~3.6	<0.0001
5	5.8	4.3~7.9	<0.0001	7.7	4.8~12.3	<0.0001
6	9.3	6.2~13.9	<0.0001	11.0	6.1~20.1	<0.0001
≥7	37.9	17.9~80.2	<0.0001	64.2	24.9~165.1	<0.0001

改编自Matuliene等（2008），获得John Wiley & Sons出版社允许。OR：比值比；CI：可信区间

在Claffey等（1988）的临床研究中也观察到了相似的结果：在机械清创后观察到24%的位点出现临床附着丧失。几个纵向研究的回归分析（如Lindhe et al. 1982b）表明，对低于约2.9mm这一"临界的探诊深度"的位点进行机械清创后会出现探诊附着丧失。因此，不推荐对浅沟进行机械清创。正如几项研究所显示的那样，探诊不出血的位点表明处于稳定状态（Lang et al. 1986，1990；Joss et al. 1994），因此，应当对探诊不出血的位点仅进行抛光，而将机械清创主要集中于BoP阳性或PPD>5mm的位点。为了保护硬组织，应该谨慎地进行根面平整。在SPT时，

不再推荐对"感染的"牙骨质进行深刮（Nyman et al. 1986，1988；Mombelli et al. 1995）。在SPT中，根面机械清创应主要去除龈下菌斑而不是去除"感染的"牙骨质。这可能需要推荐一种新的方式。就这点而言，应当重新评估超声的使用。

再感染位点的治疗

单一位点，尤其是根分叉区域或其他难以进入的位点，可能会偶尔出现再次感染或溢脓。这样的位点需要在麻醉下进行全面的机械清创，局部应用控释的抗生素或清创术。有证据表明，在常规的复诊时间里进行这些治疗过程非常耗时，因此，重新与患者预约治疗时间是必需的。在SPT中，这些位点未进行彻底治疗或仅进行了不完善的根面清创术可能会导致持续的探诊附着丧失（Kaldahl et al. 1988；Kalkwarf et al. 1989）。

再感染位点的治疗选择应基于对其最可能的病因分析。一般而言，再感染是未进行完善SPT的结果。虽然不是所有BoP阳性的位点都会进一步发展，最后导致附着丧失，但是更高的BoP百分比则需要更频繁的护理和SPT复诊。有时，在复诊后的2~3周进行第二次复诊时，要对患者在家中的口腔护理情况进行检查。如果患者的个体评估风险较高，疾病可能会向重度牙周炎发展，则应密切关注，这一点非常重要（Westfelt et al. 1983b；Ramfjord 1987）。局部区域菌斑控制不佳或促进牙周微生态的改变将可能导致局部再感染。牙水平的风险评估也许可以认识到这些常规口腔行为难以达到的地方。根分叉区域常常代表严重的牙周危险因素，在定期的SPT复诊中，对其进行诊断后可能需要额外的治疗。

抛光、（使用）氟制剂和制订复查间隔

常以对整个牙列进行抛光，去除所有的残余软垢和着色作为复诊的结束。这可能会使患者感觉口气清新并有利于早期龋病的诊断。在抛光后，可以应用高浓度的氟制剂以补充牙表面可能因机械清创而去除的氟化物。氟化物或氯己定漆也可以应用于预防根面龋，特别是在发生牙龈退

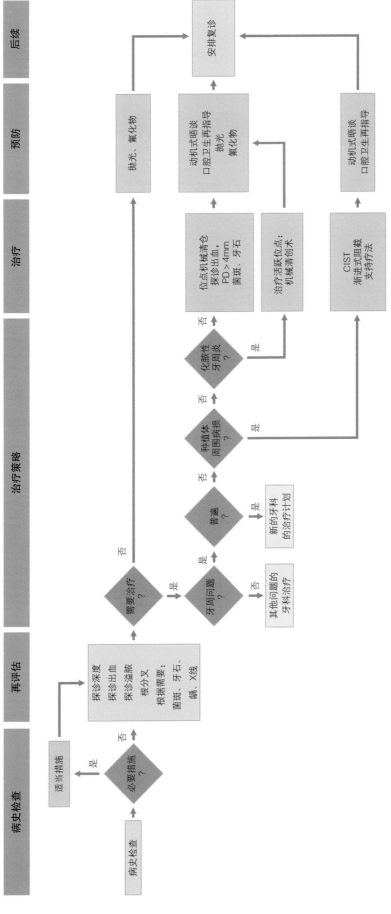

图60-11 牙周支持治疗（SPT）流程图，包括复诊治疗的策略决定图。

缩的区域。后期SPT复诊的时间需要根据患者的风险评估情况进行制订。

总结：图60-11展示了SPT的流程图。SPT复诊时间分为4个部分。第一部分，10~15分钟用于检查、再评估和诊断。第二个部分，是最耗时的，需要30~40分钟，进行口腔卫生再指导和对

诊断过程中判断为危险的位点进行机械清创。一些再感染位点可能需要进一步的治疗，因此需要与患者再约治疗时间。复诊时间还包括了牙列的抛光、应用氟制剂以及制订之后SPT复诊的频率。

参考文献

[1] Åkesson, L., Håkonsson, J. & Rohlin, M. (1992). Comparison of panoramic and intraoral radiography and pocket probing for the measurement of alveolar bone. *Journal of Clinical Periodontology* 19, 326–332.

[2] Axelsson, P. & Lindhe, J. (1981a). Effect of controlled oral hygiene procedures on caries and periodontal disease in adults. Results after 6 years. *Journal of Clinical Periodontology* 8, 239–248.

[3] Axelsson, P. & Lindhe, J. (1981b). The significance of maintenance care in the treatment of periodontal disease. *Journal of Clinical Periodontology* 8, 281–294.

[4] Axelsson, P., Lindhe, J. & Nyström, B. (1991). On the prevention of caries and periodontal disease. Results of a 15-year longitudinal study in adults. *Journal of Clinical Periodontology* 18, 182–189.

[5] Axelsson, P., Nyström, B. & Lindhe, J. (2004). The long-term effect of a plaque control program on tooth mortality, caries and periodontal disease in adults. Results after 30 years of maintenance. *Journal of Clinical Periodontology* 31, 749–757.

[6] Badersten, A., Egelberg, J. & Koch, G. (1975). Effects of monthly prophylaxis on caries and gingivitis in school children. *Community Dentistry and Oral Epidemiology* 3, 1–4.

[7] Badersten, A., Nilvéus, R. & Egelberg, J. (1981). Effect of non-surgical periodontal therapy. I. Moderately advanced periodontitis. *Journal of Clinical Periodontology* 8, 57–72.

[8] Badersten, A., Nilvéus, R. & Egelberg, J. (1985). Effect of non-surgical periodontal therapy. (VII) Bleeding, suppuration and probing depths in sites with probing attachment loss. *Journal of Clinical Periodontology* 12, 432–440.

[9] Badersten, A., Nilvéus, R. & Egelberg, J. (1987). Effect of non-surgical periodontal therapy. (VIII) Probing attachment changes related to clinical characteristics. *Journal of Clinical Periodontology* 14, 425–437.

[10] Badersten, A., Nilvéus, R. & Egelberg, J. (1990). Scores of plaque, bleeding, suppuration and probing depth to predict probing attachment loss. *Journal of Clinical Periodontology* 17, 102–107.

[11] Bäumer, A., El Sayed, N., Kim, T.S. *et al.* (2011). Patient-related risk factors for tooth loss in aggressive periodontitis after active periodontal therapy. *Journal of Clinical Periodontology* 38, 347–354.

[12] Baumert-Ah, M., Johnson, G., Kaldahl, W., Patil, K. & Kalkwarf, K. (1994). The effect of smoking on the response to periodontal therapy. *Journal of Clinical Periodontology* 21, 91–97.

[13] Beagrie, G. & James, G. (1962). The association of posterior tooth irregularities and periodontal disease. *British Dental Journal* 113, 239–243.

[14] Becker, W., Berg, L.E. & Becker, B.E. (1979). Untreated periodontal disease: A longitudinal study. *Journal of Periodontology* 50, 234–244.

[15] Becker, W., Becker, B.E. & Berg, L.E. (1984). Periodontal treatment without maintenance. A retrospective study in 44 patients. *Journal of Periodontology* 55, 505–509.

[16] Becker, B., Karp, C., Becker, W. & Berg, L. (1988). Personality differences and stressful life events. Differences between treated periodontal patients with and without maintenance. *Journal of Clinical Periodontology* 15, 49–52.

[17] Bellini, H., Campi, R. & Denardi, J. (1981). Four years of monthly professional tooth cleaning and topical fluoride application in Brazilian school children. *Journal of Clinical Periodontology* 8, 231–238.

[18] Bergström, J. (1989). Cigarette smoking as a risk factor in chronic periodontal disease. *Journal of Clinical Periodontology* 17, 245–247.

[19] Bergström, J. & Blomlöf, L. (1992). Tobacco smoking a major risk factor associated with refractory periodontal disease. *Journal of Dental Research* 71 Spec issue, 297 #1530 (IADR Abstr).

[20] Bergström, J., Eliasson, S. & Preber, H. (1991). Cigarette smoking and periodontal bone loss. *Journal of Periodontology* 62, 242–246.

[21] Bilimoria, K. (1963). Malocclusion – Its role in the causation of periodontal disease. *Journal of the All-India Dental Association* 35, 293–300.

[22] Brägger, U. (1996). Radiographic diagnosis of periodontal disease progression. *Current Opinions in Dentistry* 3, 59–67.

[23] Brägger, U., Nyman, S., Lang, N.P. *et al.* (1990). The significance of alveolar bone in periodontal disease. A long-term observation in patients with cleft lip, alveolus and palate. *Journal of Clinical Periodontology* 17, 379–384.

[24] Brägger, U., Håkanson, D. & Lang, N.P. (1992). Progression of periodontal disease in patients with mild to moderate adult periodontitis. *Journal of Clinical Periodontology* 19, 659–666.

[25] Buckley, L. (1980). The relationship between irregular teeth, plaque, calculus and gingival disease. A study of 300 subjects. *British Dental Journal* 148, 67–69.

[26] Carpio, L.C., Hausmann, E., Dunford, R.G., Allen, R.M. & Christensson, L.A. (1994). Evaluation of a simple modified radiographic alignment system for routine use. *Journal of Periodontology* 65, 62–67.

[27] Caton, J.G., Proye, M. & Polson, A.M. (1982). Maintenance of healed periodontal pockets after a single episode of root planing. *Journal of Periodontology* 53, 420–424.

[28] Chambrone, L., Chambrone, D., Lima, L.A. & Chambrone, L.A. (2010). Predictors of tooth loss during long-term periodontal maintenance: a systematic review of observational studies. *Journal of Clinical Periodontology* 37, 675–684.

[29] Checchi, L., Pellicioni, G., Gatto, M. & Kelescian, L. (1994). Patient compliance with maintenance therapy in an Italian periodontal practice. *Journal of Clinical Periodontology* 21, 309–312.

[30] Claffey, N. (1991). Decision making in periodontal therapy. The re-evaluation. *Journal of Clinical Periodontology* 18, 384–389.

[31] Claffey, N. (1994). Gold Standard clinical and radiographical assessment of disease activity. In: Lang, N. & Karring, T., eds. *Proceedings of the 1st European Workshop on Periodontology*. London: Quintessence, pp. 42–53.

[32] Claffey, N. & Egelberg, J. (1995.) Clinical indicators of probing attachment loss following initial periodontal treatment in advanced

periodontitis patients. *Journal of Clinical Periodontology* **22**, 690–696.

[33] Claffey, N., Loos, B., Gantes, B. *et al.* (1988). The relative effects of therapy and periodontal disease on loss of probing attachment after root debridement. *Journal of Clinical Periodontology* **15**, 163–169.

[34] Claffey, N., Nylund, K., Kiger, R., Garrett, S. & Egelberg, J. (1990). Diagnostic predictability of scores of plaque, bleeding, suppuration, and probing pocket depths for probing attachment loss. 3½ years of observation following initial therapy. *Journal of Clinical Periodontology* **17**, 108–114.

[35] Cohen-Cole, S., Cogen, R., Stevens, A. *et al.* (1981). Psychosocial, endocrine and immune factors in acute necrotizing ulcerative gingivitis. *Psychosomatic Medicine* **43**, 91.

[36] Cortellini, P., Pini Prato, G. & Tonetti, M. (1994). Periodontal regeneration of human infrabony defects. V. Effect of oral hygiene on long term stability. *Journal of Clinical Periodontology* **21**, 606–610.

[37] Cortellini, P., Pini Prato, G. & Tonetti, M. (1996). Long term stability of clinical attachment following guided tissue regeneration and conventional therapy. *Journal of Clinical Periodontology* **23**, 106–111.

[38] Demetriou, N., Tsami-Pandi, A. & Parashis, A. (1995). Compliance with supportive periodontal treatment in private periodontal practice. A 14-year retrospective study. *Journal of Periodontology* **66**, 145–149.

[39] De Vore, C.H., Duckworth, J.E., Beck, F.M. *et al.* (1986). Bone loss following periodontal therapy in subjects without frequent periodontal maintenance. *Journal of Periodontology* **57**, 354–359.

[40] Ditto, W. & Hall, D. (1954). A survey of 143 periodontal cases in terms of age and malocclusion. *American Journal of Orthodontics* **40**, 234–243.

[41] Eickholz, P., Kaltschmitt, J., Berbig, J., Reitmeir, P. & Pretzl, B. (2008) Tooth loss after active periodontal therapy. 1: patient-related factors for risk, prognosis, and quality of outcome. *Journal of Clinical Periodontology* **35**, 165–174.

[42] Emrich, L., Schlossman, M. & Genco, R. (1991). Periodontal disease in non-insulin dependent diabetes mellitus. *Journal of Periodontology* **62**, 123–130.

[43] Fauchard, P. (1746). *Le Chirurgien Dentiste, au Traité des Dents.* Chap. XI. Paris: P-J Mariette, pp. 177–182.

[44] Freeman, R. & Goss, S. (1993). Stress measures as predictors of periodontal disease – a preliminary communication. *Community Dentistry and Oral Epidemiology* **21**, 176–177.

[45] Geiger, A. (1962). Occlusal studies in 188 consecutive cases of periodontal disease. *American Journal of Orthodontics* **48**, 330–360.

[46] Geiger, A. & Wasserman, B. (1980). Relationship of occlusion and periodontal disease. Part XI. Relation of axial inclination (mesial-distal) and tooth drift to periodontal status. *Journal of Periodontology* **51**, 283–290.

[47] Geiger, A., Wasserman, B. & Turgeon, L. (1973). Relationship of occlusion and periodontal disease. Part VI. Relation of anterior overjet and overbite to periodontal destruction and gingival inflammation. *Journal of Periodontology* **44**, 150–157.

[48] Geiger, A., Wasserman, B. & Turgeon, L. (1974). Relationship of occlusion and gingival inflammation. *Journal of Periodontology* **45**, 43–49.

[49] Genco, R. & Löe, H. (1993). The role of systemic conditions and disorders in periodontal disease. *Periodontology 2000* **2**, 98–116.

[50] Goodson, J.M., Haffajee, A.D. & Socransky, S.S. (1984). The relationship between attachment level loss and alveolar bone loss. *Journal of Clinical Periodontology* **11**, 348–359.

[51] Gould, M. & Picton, D. (1966). The relation between irregularities of teeth and periodontal disease. *British Dental Journal* **121**, 20–23.

[52] Green, L., Tryon, W., Marks, B. & Huryn, J. (1986). Periodontal disease as a function of life events stress. *Journal of Human Stress* **12**, 32–36.

[53] Griffith, G. & Addy, M. (1981). Effects of malalignment of teeth in the anterior segments on plaque accumulation. *Journal of Clinical Periodontology* **8**, 481–490.

[54] Gusberti, F.A., Syed, S.A., Bacon, G., Grossman, N. & Loesche, W.J. (1983). Puberty gingivitis in insulin-dependent diabetic children. I. Cross-sectional observations. *Journal of Periodontology* **54**, 714–720.

[55] Haber, J., Wattles, J., Crowley, M. *et al.* (1993). Evidence for cigarette smoking as a major risk factor for periodontitis. *Journal of Periodontology* **64**, 16–23.

[56] Hämmerle, C.H.F., Ingold, H-P. & Lang, N.P. (1990). Evaluation of clinical and radiographic scoring methods before and after initial periodontal therapy. *Journal of Clinical Periodontology* **17**, 255–263.

[57] Hämmerle, C.H.F., Ungerer, M.C., Fantoni, P.C. *et al.* (2000). Long-term analysis of biological and technical aspects of fixed partial dentures with cantilevers. *International Journal of Prosthodontics* **13**, 409–415.

[58] Hill, R.W., Ramfjord, S.P., Morrison, E.C. *et al.* (1981). Four types of periodontal treatment compared over two years. *Journal of Periodontology* **52**, 655–677.

[59] Hirschfeld, L. & Wasserman, B. (1978). A long-term survey of tooth loss in 600 treated periodontal patients. *Journal of Periodontology* **49**, 225–237.

[60] Hirschmann, P.N., Horner, K. & Rushton, V.E. (1994). Selection criteria for periodontal radiography. *Journal of Clinical Periodontology* **176**, 324–325.

[61] Hörup, N., Melsen, B. & Terp, S. (1987). Relationship between malocclusion and maintenance of teeth. *Community Dentistry and Oral Epidemiology* **15**, 74–78.

[62] Ingervall, B., Jacobsson, U. & Nyman, S. (1977). A clinical study of the relationship between crowding of teeth, plaque and gingival conditions. *Journal of Clinical Periodontology* **4**, 214–222.

[63] Isidor, F. & Karring, T. (1986). Long-term effect of surgical and non-surgical periodontal treatment. A 5-year clinical study. *Journal of Periodontal Research* **21**, 462–472.

[64] Ismail, A.L., Burt, B.A. & Eklund, S.A. (1983). Epidemiologic patterns of smoking and periodontal disease in the United States. *Journal of the Alabama Dental Association* **106**, 617–621.

[65] Jenkins, S.M., Dammer, P.M. & Addy, M. (1992). Radiographic evaluation of early periodontal bone loss in adolescents. An overview. *Journal of Clinical Periodontology* **19**, 363–366.

[66] Joss, A., Adler, R. & Lang, N.P. (1994). Bleeding on probing. A parameter for monitoring periodontal conditions in clinical practice. *Journal of Clinical Periodontology* **21**, 402–408.

[67] Kaldahl, W.B., Kalkwarf, K.L., Patil, K.D., Dyer, J.K. & Bates, R.E. (1988). Evaluation of four modalities of periodontal therapy. Mean probing depth, probing attachment level and recession changes. *Journal of Periodontology* **59**, 783–793.

[68] Kaldahl, W., Kalkwarf, K., Patil, K.D. & Molvar, M. (1990). Evaluation of gingival suppuration and supragingival plaque following 4 modalities of periodontal therapy. *Journal of Clinical Periodontology* **17**, 642–649.

[69] Kalkwarf, K. & Reinhardt, R. (1988). The furcation problem: current controversies and future directions. *Dental Clinics of North America* **22**, 243–266.

[70] Kalkwarf, K.L., Kaldahl, W.B., Patil, K.D. & Molvar, M.P. (1989). Evaluation of gingival bleeding following 4 types of periodontal therapy. *Journal of Clinical Periodontology* **16**, 601–608.

[71] Karayiannis, A., Lang, N.P., Joss, A. & Nyman, S. (1991). Bleeding on probing as it relates to probing pressures and gingival health in patients with a reduced but healthy periodontium. A clinical study. *Journal of Clinical Periodontology* **19**, 471–475.

[72] Käyser, A.F. (1981). Shortened dental arches and oral function. *Journal of Oral Rehabilitation* **8**, 457–462.

[73] Käyser, A.F. (1994). Limited treatment goals – shortened dental arches. *Periodontology 2000* **4**, 7–14.

[74] Käyser, A.F. (1996). Teeth, tooth loss and prosthetic appliances.

In: Øwall, B., Käyser, A.F. & Carlsson, G.E., eds. *Prosthodontics: Principles and Management Strategies*. London: Mosby-Wolfe, pp. 35–48.

[75] Kerr, N.W. (1981). Treatment of chronic periodontitis. 45% failure rate. *British Dental Journal* **150**, 222–224.

[76] Knowles, J.W. (1973). Oral hygiene related to long-term effects of periodontal therapy. *Journal of the Michigan State Dental Association* **55**, 147–150.

[77] Knowles, J.W., Burgett, F.G., Nissle, R.R. *et al.* (1979). Results of periodontal treatment related to pocket depth and attachment level. Eight years. *Journal of Periodontology* **50**, 225–233.

[78] Knowles, J.W., Burgett, F.G., Morrison, E.C., Nissle, R.R. & Ramfjord, S.P. (1980). Comparison of results following three modalities of periodontal therapy related to tooth type and initial pocket depth. *Journal of Clinical Periodontology* **7**, 32–47.

[79] Kornman, K. & Löe, H. (1993). The role of local factors in the etiology of periodontal diseases. *Periodontology 2000* **2**, 83–97.

[80] Kornman, K.S., Crane, A., Wang, H.Y. *et al.* (1997). The interleukin-1 genotype as a severity factor in adult periodontal disease. *Journal of Clinical Periodontology* **24**, 72–77.

[81] Lang, N.P. & Hill, R.W. (1977). Radiographs in periodontics. *Journal of Clinical Periodontology* **4**, 16–28.

[82] Lang, N.P. & Tonetti, M.S. (2003). Periodontal risk assessment for patients in supportive periodontal therapy (SPT). *Oral Health and Preventive Dentistry* **1**, 7–16.

[83] Lang, N.P., Kiel, R. & Anderhalden, K. (1983). Clinical and microbiological effects of subgingival restorations with overhanging or clinically perfect margins. *Journal of Clinical Periodontology* **10**, 563–578.

[84] Lang, N.P., Joss, A., Orsanic, T., Gusberti, F.A. & Siegrist, B.E. (1986). Bleeding on probing. A predictor for the progression of periodontal disease? *Journal of Clinical Periodontology* **13**, 590–596.

[85] Lang, N.P., Adler, R., Joss, A. & Nyman, S. (1990). Absence of bleeding on probing. An indicator of periodontal stability. *Journal of Clinical Periodontology* **17**, 714–721.

[86] Lang, N.P., Nyman, S., Senn, C. & Joss, A. (1991). Bleeding on probing as it relates to probing pressure and gingival health. *Journal of Clinical Periodontology* **18**, 257–261.

[87] Lang, N.P., Tonetti, M.S., Suter, J., Duff, G.W. & Kornmann, K.S. (2000). Effect of interleukin-1 gene polymorphisms on gingival inflammation assessed by bleeding on probing in a periodontal maintenance population. *Journal for Periodontal Research* **35**, 102–107.

[88] Lang, N.P., Suvan, J.E. & Tonetti, M.S. (2015). Risk factor assessment tools for the prevention of periodontitis progression. A systematic review. *Journal of Clinical Periodontology* **42** (in press)

[89] Laurell, K., Lundgren, D., Falk, H. & Hugoson, A. (1991). Long-term prognosis of extensive poly-unit cantilevered fixed partial dentures. *Journal of Prosthetic Dentistry* **66**, 545–552.

[90] Leon, A. (1977). The periodontium and restorative procedures. A critical review. *Journal of Oral Rehabilitation* **21**, 105–117.

[91] Lindhe, J. & Nyman, S. (1975). The effect of plaque control and surgical pocket elimination on the establishment and maintenance of periodontal health. A longitudinal study of periodontal therapy in cases of advanced disease. *Journal of Clinical Periodontology* **2**, 67–79.

[92] Lindhe, J. & Nyman, S. (1984). Long-term maintenance of patients treated for advanced periodontal disease. *Journal of Clinical Periodontology* **11**, 504–514.

[93] Lindhe, J., Hamp, S-E. & Löe, H. (1975). Plaque induced periodontal disease in beagle dogs. A 4-year clinical, roentgenographical and histometric study. *Journal of Periodontal Research* **10**, 243–253.

[94] Lindhe, J., Nyman, S. & Karring, T. (1982a). Scaling and root planing in shallow pockets. *Journal of Clinical Periodontology* **9**, 415–418.

[95] Lindhe, J., Socransky, S.S., Nyman, S., Haffajee, A. & Westfelt, E. (1982b). "Critical probing depths" in periodontal therapy. *Journal of Clinical Periodontology* **9**, 323–336.

[96] Listgarten, M.A. & Schifter, C. (1982). Differential darkfield microscopy of subgingival bacteria as an aid in selecting recall intervals: Results after 18 months. *Journal of Clinical Periodontology* **9**, 305–316.

[97] Listgarten, M.A., Lindhe, J. & Helldén, L. (1978). Effect of tetracycline and/or scaling on human periodontal disease. Clinical, microbiological and histological observations. *Journal of Clinical Periodontology* **5**, 246–271.

[98] Löe, H. & Silness, J. (1963). Periodontal disease in pregnancy. I. Prevalence and severity. *Acta Odontologica Scandinavia* **21**, 533–551.

[99] Löe, H., Theilade, E. & Jensen, S.B. (1965). Experimental gingivitis in man. *Journal of Periodontology* **36**, 177–187.

[100] Löe, H., Ånerud, Å., Boysen, H. & Smith, M. (1978). The natural history of periodontal disease in man. The role of periodontal destruction before 40 years. *Journal of Periodontal Research* **49**, 607–620.

[101] Löe, H., Ånerud, Å., Boysen, H. & Morrison, E.C. (1986). Natural history of periodontal disease in man. Rapid, moderate and no loss of attachment in Sri Lankan laborers 14–46 years of age. *Journal of Clinical Periodontology* **13**, 431–440.

[102] Lövdal, A., Arnö, A., Schei, O. & Waerhaug, J. (1961). Combined effect of subgingival scaling and controlled oral hygiene on the incidence of gingivitis. *Acta Odontologica Scandinavia* **19**, 537–553.

[103] Magnusson, I., Lindhe, J., Yoneyama, T. & Liljenberg, B. (1984). Recolonization of a subgingival microbiota following scaling in deep pockets. *Journal of Clinical Periodontology* **11**, 193–207.

[104] Matuliene, G., Pjetursson, B.E., Salvi, G.E. *et al.* (2008). Influence of residual pockets on progression of periodontitis and tooth loss. Results after eleven years of maintenance. *Journal of Clinical Periodontology* **35**, 685–695.

[105] Matuliene, G., Studer, R., Lang, N.P. *et al.* (2010). Significance of Periodontal Risk Assessment on the recurrence of periodontitis and tooth loss. *Journal of Clinical Periodontology* **37**, 191–199.

[106] McFall, W.T. (1982). Tooth loss in 100 treated patients with periodontal disease in a long-term study. *Journal of Periodontology* **53**, 539–549.

[107] McGuire, M.K. & Nunn, M.E. (1999). Prognosis versus actual outcome. IV. The effectiveness of clinical parameters and IL-1 genotype in accurately predicting prognoses and tooth survival. *Journal of Periodontology* **70**, 49–56.

[108] Mendoza, A., Newcomb, G. & Nixon, K. (1991). Compliance with supportive periodontal therapy. *Journal of Periodontology* **62**, 731–736.

[109] Mombelli, A., Nyman, S., Brägger, U., Wennström, J. & Lang, N.P. (1995). Clinical and microbiological changes associated with an altered subgingival environment induced by periodontal pocket reduction. *Journal of Clinical Periodontology* **22**, 780–787.

[110] Morrison, E.C., Lang, N.P., Löe, H. & Ramfjord, S.P. (1979). Effects of repeated scaling and root planing and/or controlled oral hygiene on the periodontal attachment level and pocket depth in beagle dogs. I. Clinical findings. *Journal of Periodontal Research* **14**, 428–437.

[111] Moser, P., Hämmerle, C.H.F., Lang, N.P., Schlegel-Bregenzer, B. & Persson, R.G. (2002). Maintenance of periodontal attachment levels in prosthetically treated patients with gingivitis or moderate chronic periodontitis 5–17 years post therapy. *Journal of Clinical Periodontology* **29**, 531–539.

[112] Mousquès, T., Listgarten, M.A. & Phillips, R.W. (1980). Effect of scaling and root planing on the composition of the human subgingival microbial flora. *Journal of Periodontal Research* **15**, 144–151.

[113] Mühlemann, H.R. & Son, S. (1971). Gingival sulcus bleeding – a leading symptom in initial gingivitis. *Helvetica Odontologica Acta* **15**, 107–113.

[114] Nordland, P., Garret, S., Kiger, R. *et al.* (1987). The effect of

plaque control and root debridement in molar teeth. *Journal of Clinical Periodontology* **14**, 231–236.

[115] Nyman, S. & Ericsson, I. (1982). The capacity of reduced periodontal tissues to support fixed bridgework. *Journal of Clinical Periodontology* **9**, 409–414.

[116] Nyman, S. & Lang, N.P. (1994). Tooth mobility and biological rationale for splinting teeth. *Periodontology 2000* **4**, 15–22.

[117] Nyman, S. & Lindhe, J. (1976). Persistent tooth hypermobility following completion of periodontal treatment. *Journal of Clinical Periodontology* **3**, 81–93.

[118] Nyman, S. & Lindhe, J. (1979). A longitudinal study of combined periodontal and prosthetic treatment of patients with advanced periodontal disease. *Journal of Periodontology* **50**, 163–169.

[119] Nyman, S., Lindhe, J. & Rosling, B. (1977). Periodontal surgery in plaque-infected dentitions. *Journal of Clinical Periodontology* **4**, 240–249.

[120] Nyman, S., Sarhed, G., Ericsson, I., Gottlow, J. & Karring, T. (1986). The role of "diseased" root cementum for healing following treatment of periodontal disease. *Journal of Periodontal Research* **21**, 496–503.

[121] Nyman, S., Westfelt, E., Sarhed, G. & Karring, T. (1988). Role of "diseased" root cementum in healing following treatment of periodontal disease. A clinical study. *Journal of Clinical Periodontology* **15**, 464–468.

[122] Papapanou, P., Wennström, J. & Gröndahl, K. (1988). Periodontal status in relation to age and tooth type. A cross-sectional radiographic study. *Journal of Clinical Periodontology* **15**, 469–478.

[123] Persson, R. (1980). Assessment of tooth mobility using small loads. II. Effect of oral hygiene procedures. *Journal of Clinical Periodontology* **7**, 506–515.

[124] Persson, R. (1981a). Assessment of tooth mobility using small loads. III. Effect of periodontal treatment including a gingivectomy procedure. *Journal of Clinical Periodontology* **8**, 4–11.

[125] Persson, R. (1981b). Assessment of tooth mobility using small loads. IV. The effect of periodontal treatment including gingivectomy and flap procedures. *Journal of Clinical Periodontology* **8**, 88–97.

[126] Persson, G.R., Matulienė, G., Ramseier, C.A. *et al.* (2003). Influence of interleukin-1 gene polymorphism on the outcome of supportive periodontal therapy explored by a multi-factorial periodontal risk assessment model (PRA). *Oral Health and Preventive Dentistry* **1**, 17–27.

[127] Pihlström, B.L., McHugh, R.B., Oliphant, T.H. & Ortiz-Campos, C. (1983). Comparison of surgical and non-surgical treatment of periodontal disease. A review of current studies and additional results after 6½ years. *Journal of Clinical Periodontology* **10**, 524–541.

[128] Pindborg, J. (1949). Correlation between consumption of tobacco, ulcero-membraneous gingivitis and calculus. *Journal of Dental Research* **28**, 461–463.

[129] Poulsen, S., Agerbaek, N., Melsen, B. *et al.* (1976). The effect of professional tooth cleaning on gingivitis and dental caries in children after 1 year. *Community Dentistry and Oral Epidemiology* **4**, 195–199.

[130] Preber, H. & Bergström, J. (1985). The effect of non-surgical treatment on periodontal pockets in smokers and nonsmokers. *Journal of Clinical Periodontology* **13**, 319–323.

[131] Preber, H. & Bergström, J. (1990). Effect of cigarette smoking on periodontal healing following surgical therapy. *Journal of Clinical Periodontology* **17**, 324–328.

[132] Ramfjord, S.P. (1987). Maintenance care for treated periodontitis patients. *Journal of Clinical Periodontology* **14**, 433–437.

[133] Ramfjord, S.P., Nissle, R.R., Shick, R.A. & Cooper, H. (1968). Subgingival curettage versus surgical elimination of periodontal pockets. *Journal of Periodontology* **39**, 167–175.

[134] Ramfjord, S.P., Knowles, J.W., Nissle, R.R., Shick, R.A. & Burgett, F.G. (1975). Results following three modalities of periodontal therapy. *Journal of Periodontology* **46**, 522–526.

[135] Ramfjord, S.P., Caffesse, R.G., Morrison, E.C. *et al.* (1987). Four modalities of periodontal treatment compared over 5 years. *Journal of Clinical Periodontology* **14**, 445–452.

[136] Ramfjord, S.P., Morrison, E.C., Burgett, F.G. *et al.* (1982). Oral hygiene and maintenance of periodontal support. *Journal of Periodontology* **53**, 26–30.

[137] Rams, T.E., Listgarten, M.A. & Slots, J. (1994). Utility of radiographic crestal lamina dura for predicting periodontal disease activity. *Journal of Clinical Periodontology* **21**, 571–576.

[138] Randow, K., Glantz, P.-O. & Zöger, B. (1986). Technical failures and some related clinical complications in extensive fixed prosthodontics. *Acta Odontologica Scandinavia* **44**, 241–255.

[139] Rivera-Hidalgo, F. (1986). Smoking and periodontal disease. *Journal of Periodontology* **57**, 617–624.

[140] Rohlin, M. & Akerblom, A. (1992). Individualized periapical radiography determined by clinical and panoramic examination. *Dental and Maxillofacial Radiology* **21**, 135–141.

[141] Rosling, B., Nyman, S., Lindhe, J. & Jern, B. (1976). The healing potential of the periodontal tissues following different techniques of periodontal surgery in plaque-free dentitions. *Journal of Clinical Periodontology* **3**, 233–250.

[142] Rushton, V.E. & Horner, K. (1994). A comparative study of radiographic quality with five periapical techniques in general dental practice. *Dental and Maxillofacial Radiology* **23**, 37–45.

[143] Selye, H. (1950). *The Physiology and Pathology of Stress: A Treatise Based on the Concepts of the General-Adaptation-Syndrome and the Diseases of Adaptation.* Montreal: Acta Medical Publishers, pp. 203.

[144] Singh, S., Cianciola, L. & Genco, R. (1977). The suppurative index: an indicator of active periodontal disease. *Journal of Dental Research* **56**, 200, #593.

[145] Slots, J., Mashimo, P., Levine, M.J. & Genco, R.J. (1979). Periodontal therapy in humans. I. Microbiological and clinical effects of a single course of periodontal scaling and root planing, and of adjunctive tetracycline therapy. *Journal of Periodontology* **50**, 495–509.

[146] Suomi, J.D., Greene, J.C., Vermillion, J.R., Doyle Chang, J.J. & Leatherwood, E.C. (1971). The effect of controlled oral hygiene procedures on the progression of periodontal disease in adults: Results after third and final year. *Journal of Periodontology* **42**, 152–160.

[147] Tonetti M.S. & Claffey N. (2005). Advances in the progression of periodontitis and proposal of definitions of a periodontitis case and disease progression for use in risk factor research. Group C consensus report of the 5th European Workshop in Periodontology. *Journal of Clinical Periodontology* **32 Suppl 6**, 210–213.

[148] Tonetti, M., Pini Prato, G. & Cortellini, P. (1995). Effect of cigarette smoking on periodontal healing following GTR in infrabony defects. A preliminary retrospective study. *Journal of Clinical Periodontology* **22**, 229–234.

[149] Valderhaug, J. (1980). Periodontal conditions and carious lesions following the insertion of fixed prostheses: a 10-year follow-up study. *International Dental Journal* **30**, 296–304.

[150] Valderhaug, J. & Birkeland, J.M. (1976). Periodontal conditions in patients 5 years following insertion of fixed prostheses. *Journal of Oral Rehabilitation* **3**, 237–243.

[151] van der Velden, U. (1991). The onset age of periodontal destruction. *Journal of Clinical Periodontology* **18**, 380–383.

[152] Vanooteghem, R., Hutchens, L.H., Bowers, G. *et al.* (1990). Subjective criteria and probing attachment loss to evaluate the effects of plaque control and root debridement. *Journal of Clinical Periodontology* **17**, 580–587.

[153] Vanooteghem, R., Hutchens, L.H., Garrett, S., Kiger, R. & Egelberg, J. (1987). Bleeding on probing and probing depth as indicators of the response to plaque control and root debridement. *Journal of Clinical Periodontology* **14**, 226–230.

[154] Westfelt, E., Nyman, S., Lindhe, J. & Socransky, S.S. (1983a). Use of chlorhexidine as a plaque control measure following

surgical treatment of periodontal disease. *Journal of Clinical Periodontology* **10**, 22–36.

[155] Westfelt, E., Nyman, S., Socransky, S.S. & Lindhe, J. (1983b). Significance of frequency of professional tooth cleaning for healing following periodontal surgery. *Journal of Clinical Periodontology* **10**, 148–156.

[156] Westfelt, E., Bragd, L., Socransky, S.S. *et al.* (1985). Improved periodontal conditions following therapy. *Journal of Clinical Periodontology* **12**, 283–293.

[157] Wilson, T., Glover, M., Schoen, J., Baus, C. & Jacobs, T. (1984). Compliance with maintenance therapy in a private periodontal practice. *Journal of Periodontology* **55**, 468–473.

[158] Wilson, T.G., Glover, M.E., Malik, A.K., Schoen, J.A. & Dorsett, D. (1987). Tooth loss in maintenance patients in a private periodontal practice. *Journal of Periodontology* **58**, 231–235.

[159] Witter, D.J., Cramwinckel, A.B., van Rossum, G.M. & Käyser, A.F. (1990). Shortened dental arches and masticatory ability. *Journal of Dentistry* **18**, 185–189.

[160] Witter, D.J., De Haan, A.F.J., Käyser, A.F. & van Rossum, G.M. (1994). A 6-year follow-up study of oral function in shortened dental arches. *Journal of Oral Rehabilitation* **21**, 113–125.